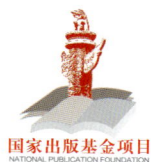

"十二五"国家重点图书出版规划项目

协和手术要点难点及对策 丛书

总主编／赵玉沛 王国斌

创伤骨科手术
要点难点及对策

主编 刘国辉

科学出版社
龙门书局
北京

内 容 简 介

本书系《协和手术要点难点及对策丛书》之一，全书共 12 章。内容包括创伤骨科各主要手术，基本按照适应证，禁忌证，术前准备，手术要点、难点及对策，术后监测与处理，术后常见并发症的预防与处理的顺序予以介绍，最后对该手术的临床效果给出评价。临床上，外科医生的主要"武器"是手术，而手术成功的关键在于手术难点的解决，同样的手术，难点处理好了就成功了大半。本书作者均有着丰富的手术经验，且来自于全国，所介绍的手术方式及技巧也来源于临床经验的总结。全书紧密结合临床工作实际，重点介绍手术要点、难点及处理对策，具有权威性高、实用性强，内容丰富、重点突出、图文并茂的特点，可供各级医院创伤骨科低年资医师和具有一定手术经验的中高年资医师参考使用。

图书在版编目（CIP）数据

创伤骨科手术要点难点及对策 / 刘国辉主编 . —北京：科学出版社，2017.8

（协和手术要点难点及对策丛书 / 赵玉沛，王国斌总主编）

"十二五"国家重点图书出版规划项目

ISBN 978-7-03-053452-1

Ⅰ . 创… Ⅱ . ①刘… Ⅲ . 骨损伤 - 外科手术 Ⅳ . R683

中国版本图书馆 CIP 数据核字 (2017) 第 135108 号

责任编辑：戚东桂 肖 芳 / 责任校对：何艳萍 张小霞
责任印制：肖 兴 / 封面设计：黄华斌

科学出版社 龍門書局 出版

北京东黄城根北街16号
邮政编码：100717
http://www.sciencep.com

北京利丰雅高长城印刷有限公司 印刷
科学出版社发行 各地新华书店经销

*

2017年8月第 一 版 开本：787×1092 1/16
2017年8月第一次印刷 印张：37 1/2
字数：863 000

定价：268.00元
（如有印装质量问题，我社负责调换）

《协和手术要点难点及对策丛书》编委会

总 主 编 赵玉沛 王国斌

编 委（按姓氏汉语拼音排序）

蔡世荣　中山大学附属第一医院
陈莉莉　华中科技大学同济医学院附属协和医院
陈有信　北京协和医院
陈振兵　华中科技大学同济医学院附属协和医院
池　畔　福建医科大学附属协和医院
董念国　华中科技大学同济医学院附属协和医院
杜晓辉　中国人民解放军总医院
房学东　吉林大学第二医院
高志强　北京协和医院
顾朝辉　郑州大学第一附属医院
郭和清　中国人民解放军空军总医院
郭朱明　中山大学附属肿瘤医院
何晓顺　中山大学附属第一医院
洪光祥　华中科技大学同济医学院附属协和医院
胡建昆　四川大学华西医院
胡俊波　华中科技大学同济医学院附属同济医院
黄　韬　华中科技大学同济医学院附属协和医院
姜可伟　北京大学人民医院
揭志刚　南昌大学第一附属医院
孔维佳　华中科技大学同济医学院附属协和医院
兰　平　中山大学附属第六医院
李　莹　北京协和医院
李单青　北京协和医院
李国新　南方医科大学南方医院

李毅清　华中科技大学同济医学院附属协和医院
李子禹　北京大学肿瘤医院
刘　勇　华中科技大学同济医学院附属协和医院
刘昌伟　北京协和医院
刘存东　南方医科大学第三附属医院
刘国辉　华中科技大学同济医学院附属协和医院
刘金钢　中国医科大学附属盛京医院
路来金　吉林大学白求恩第一医院
苗　齐　北京协和医院
乔　杰　北京大学第三医院
秦新裕　复旦大学附属中山医院
桑新亭　北京协和医院
邵新中　河北医科大学第三医院
沈建雄　北京协和医院
孙家明　华中科技大学同济医学院附属协和医院
孙益红　复旦大学附属中山医院
汤绍涛　华中科技大学同济医学院附属协和医院
陶凯雄　华中科技大学同济医学院附属协和医院
田　文　北京积水潭医院
王　硕　首都医科大学附属北京天坛医院
王春友　华中科技大学同济医学院附属协和医院
王国斌　华中科技大学同济医学院附属协和医院
王建军　华中科技大学同济医学院附属协和医院
王任直　北京协和医院
王锡山　哈尔滨医科大学附属第二医院
王晓军　北京协和医院
王泽华　华中科技大学同济医学院附属协和医院
卫洪波　中山大学附属第三医院
夏家红　华中科技大学同济医学院附属协和医院
向　阳　北京协和医院
徐文东　复旦大学附属华山医院
许伟华　华中科技大学同济医学院附属协和医院

杨　操　华中科技大学同济医学院附属协和医院
杨述华　华中科技大学同济医学院附属协和医院
姚礼庆　复旦大学附属中山医院
余可谊　北京协和医院
余佩武　第三军医大学西南医院
曾甫清　华中科技大学同济医学院附属协和医院
张　旭　中国人民解放军总医院
张保中　北京协和医院
张美芬　北京协和医院
张明昌　华中科技大学同济医学院附属协和医院
张顺华　北京协和医院
张太平　北京协和医院
张忠涛　首都医科大学附属北京友谊医院
章小平　华中科技大学同济医学院附属协和医院
赵洪洋　华中科技大学同济医学院附属协和医院
赵继志　北京协和医院
赵玉沛　北京协和医院
郑启昌　华中科技大学同济医学院附属协和医院
钟　勇　北京协和医院
朱精强　四川大学华西医院

总编写秘书　舒晓刚

《创伤骨科手术要点难点及对策》编写人员

主　　　编　刘国辉

副　主　编　郭晓东　张保中　刘　勇　叶哲伟

顾　　　问　杨述华　杜靖远　邵增务

编　　　者　（按姓氏汉语拼音排序）

曹发奇　陈　超　但　洋　段德宇　冯晓波

傅德皓　郭晓东　华文彬　李　进　刘　勇

刘国辉　王　洪　王小红　吴星火　夏　天

谢　卯　熊蠡茗　叶哲伟　迮仁浩　张保中

张志才　周　武

主编秘书　谢　卯　张志才　周　武

《协和手术要点难点及对策丛书》序

庄子曰："技进乎艺，艺进乎道。"外科医生追求的不仅是技术，更是艺术，进而达到游刃有余、出神入化"道"的最高境界。手术操作是外科的重要组成部分之一，是外科医生必不可少的基本功，外科技术也被称为天使的艺术。如果把一台手术比喻成一个战场，那么手术中的难点和要点则是战场中的制高点；也是外科医生作为指挥者面临最大的挑战和机遇；同时也是赢得这场战争的关键。

手术的成功要有精准的策略作为指导，同时也离不开术者及其团队充分的术前准备，对手术要点、难点的精确把握，以及对手术技术的娴熟运用。外科医生需要在手术前对患者的病情有全面细致的了解，根据患者病情制定适合患者的详细手术治疗策略，在术前就必须在一定程度上预见可能在术中遇到的困难，并抓住主要矛盾，确定手术需要解决的关键问题。在保证患者生命安全的前提下，通过手术使患者最大获益，延长生存期，提升生活质量。在医疗理论和技术迅猛发展的今天，随着外科理论研究的不断深入，手术技术、手术器械、手术方式等均在不断发展；同时随着精准医疗理念的提出，针对不同患者进行不同的手术策略制定、手术要点分析及手术难点预测，将会成为外科手术的发展趋势，并能从更大程度上使患者获益。

百年协和，薪火相传。北京协和医院与华中科技大学同济医学院附属协和医院都是拥有百年或近百年历史的大型国家卫计委属（管）医院，在百年历史的长河中涌现出了大量星光熠熠的外科大师。在长期的外科实践当中，积累了丰富的临床经验，如何对其进行传承和发扬光大是当代外科医生的责任与义务。本丛书的作者都是学科精英，同时也是全国外科领域的翘楚，他们同国内其他名家一道，编纂了本大型丛书，旨在分享与交流对手术的独到见解。

众所周知，外科学涉及脏器众多，疾病谱复杂，手术方式极为繁多，加之患者病情各不相同，手术方式也存在着诸多差异。在外科临床实践中，准确掌握各种手术方式的要点、全面熟悉可能出现的各种难点、充分了解手术策略的制定、尽可能规避手术发生危险、提高手术安全性、减少术后并发症、努力提高手术治疗效果并改善患者预后，是每一位外科医师需要不断学习并提高的重要内容。古人云："操千曲而后晓声，观千剑而后识器。"只有博览众家之长，才能达到"端州石工巧如神，踏天磨刀割紫云"的自如境界。

"不兴其艺，不能乐学。"如何在浩瀚如海的医学书籍中寻找到自己心目中的经典是读者的一大困惑。编者在丛书设计上也是独具匠心，丛书共分为20个分册，包括胃肠外科、肝胆外科、胰腺外科、乳腺甲状腺外科、血管外科、心外科、胸外科、神经外科、泌尿外科、创伤骨科、关节外科、脊柱外科、手外科、整形美容外科、小儿外科、器官移植、妇产科、眼科、耳鼻咽喉－头颈外科及口腔颌面外科。内容涵盖常见病症和疑难病症的手术治疗要点、难点，以及手术策略的制定方法。本丛书不同于其他外科手术学参考书，其内容均来源于临床医师的经验总结：在常规手术方式的基础上，结合不同患者的具体情况，详述各种手术方式的要点和危险点，并介绍控制和回避风险的技巧，对于特殊病情的手术策略制定亦有详尽的描述。丛书内容丰富，图文并茂，展示了具体手术中的各种操作要点、难点及对策：针对不同病情选择不同策略；运用循证医学思维介绍不同的要点及难点；既充分体现了精准医疗的理念，也充分体现了现代外科手术的先进水平。

"荆岫之玉，必含纤瑕，骊龙之珠，亦有微隙"。虽本丛书编者夙夜匪懈、殚精竭思，但囿于知识和经验的不足，缺陷和错误在所难免，还望读者不吝赐教，以便再版时改进。

中国科学院院士　北京协和医院院长

赵玉沛

华中科技大学同济医学院附属协和医院院长

王国斌

2016 年 9 月

序

随着现代社会的进步，机械化损伤、交通事故的发生越来越多，同时各种自然灾害、战争军事化行动有增无减，创伤骨科的病例呈上升趋势，尤其是一些复杂创伤越来越常见。因此，掌握创伤骨科的知识与技能成为骨科医师必备的基本功。而创伤骨科患者的最初治疗往往决定了治疗的最终结果。

由华中科技大学同济医学院附属协和医院创伤骨科主任刘国辉教授主编的《创伤骨科手术要点难点及对策》是一本实用性很强的创伤骨科学专著。其涵盖面广泛，涉及从脊柱、骨盆到四肢的各种类型骨折的治疗。该书编排合理，图文并茂，作者将其多年的骨科临床经验与最新的国内外骨折治疗的研究成果相结合，系统阐述了各种常见骨与软组织损伤等手术治疗过程的要点和难点，并配有大量典型病例及多年积累的手术和影像学资料图片，生动地描述了各类创伤骨科疾病的系统治疗过程，使读者能更直观地掌握骨与软组织损伤治疗各个阶段的知识和技术，是帮助广大骨科医生掌握现代骨折的治疗理念与技术的优秀参考书。《创伤骨科手术要点难点及对策》同时介绍了目前国内外先进的骨与软组织损伤分类方法及常用的疗效评价方法，对于临床工作的总结及论文撰写也有很大的帮助。

有理由相信，该书的出版将唤起更多中国骨科医师特别是广大青年医师对创伤骨科的兴趣。通过阅读掌握创伤骨科的基本理论与方法，并在临床上付诸实践，在提高创伤患者治疗效果的同时，也推动我国创伤骨科向前发展，百尺竿头更进一步。我衷心祝贺该书的出版发行，并极力推荐给广大中青年骨科医师。

中国医师协会骨科医师分会常委
中华医学会骨科学分会创伤学组组长
中华医学会创伤学分会常委兼秘书长
唐佩福
2016 年 11 月 8 日

绘制了 500 余幅精选插图，运用了大量术中实图及精致的示意图，图文并茂地讲解了手术中的重点难点及相关操作技巧，大大提高了本书的可读性及参考价值。

希望本书既能帮助初、中级医师掌握手术要点、攻克手术难点，同时又能成为高级骨科专家临床工作中必备的参考书籍，还可以为医学院学生、创伤骨科研究生及相关领域其他学科医学工作者提供帮助。本书在编写过程中难免存在不足之处，恳请广大读者及同仁指正，并提出宝贵建议。

最后，对参与本书编写工作的华中科技大学同济医学院附属协和医院、北京协和医院骨科的各位专家、学者，对为本书的出版付出辛勤劳动的编写秘书谢卯、张志才、周武博士及校对冯晓波博士等工作人员致以衷心的感谢。

2016 年 11 月 5 日

目 录

第一章 上肢骨折

第一节 锁骨骨折

锁骨骨折占所有骨折的 1.23% ~ 2.6%。2/3 发生在锁骨中段，2% 发生在胸骨端，余下的发生在肩峰端。既往多数锁骨骨折采用非手术方法治疗。当时的观点认为手术治疗新鲜的锁骨骨折往往带来很多问题，如骨折不愈合、疼痛、瘢痕等，常造成比非手术治疗更差的结果。近年来，随着治疗理念的更新、外科技术的完善和固定器材的改进，对锁骨骨折的治疗出现新的趋势。Zlowodzki 等的 Meta 分析结果显示锁骨中段移位骨折非手术治疗的不愈合率高达 15.1%，而接骨板固定的不愈合率降低了 86%，仅为 2.2%。目前，越来越多的学者认为成人锁骨中段移位骨折是很严重的损伤，倾向于手术治疗。下面介绍锁骨中段骨折切开复位内固定术。

（一）适应证

1. 移位＞ 2cm。
2. 短缩＞ 2cm。
3. ＞ 3 块的粉碎性骨折。
4. 多段骨折。
5. 开放性骨折。
6. 由于软组织受损即将开放的骨折。
7. 外观畸形明显。
8. 查体见翼状肩胛。
9. 血管损伤需要修补。
10. 神经损害有进展。
11. 合并同侧上肢损伤或骨折。
12. 同侧上肋多发骨折。
13. "漂浮肩"。
14. 双侧锁骨骨折。
15. 多发伤需要上肢早期持重。
16. 患者需要早期恢复功能。

（二）禁忌证

1. 手术部位或附近的软组织损伤。
2. 全身活动性感染。
3. 依从性差或不同意手术的患者。
4. 滥用药物（乙醇、违法药物、处方类毒麻药）的患者。
5. 前期做过放疗。
6. 妨碍充分内固定的病理性骨折或严重骨质疏松患者。

（三）术前准备

通常一张标准的锁骨前后位 X 线片足以明确诊断。

锁骨骨折的 Robinson 分类：由于 Robinson 分型是基于大规模的前瞻性研究、客观临床数据结果提出的，我们认为该分型方法适于在临床应用。因为此分型能够帮助医师评估预后，有助于手术和固定方法的选择。

认真记录上肢神经、血管检查的结果，以明确有无术前损伤。

麻醉：采用全身麻醉或颈浅丛加臂丛神经阻滞。

（四）手术要点、难点及对策

1. 体位　患者取沙滩椅位，在患侧肩下垫一小枕稍作抬高，并检查预期的钉道路径是否畅通。在肩胛骨下面垫枕可以帮助锁骨骨折复位，也帮助肩部及外侧骨块向外侧移位，从骨折断端移开。调整头部和气管插管的位置，尽量远离术区，更易于锁骨的显露。患者手臂不需要自然下垂来帮助牵引骨折端，通常用衬垫绑缚在患者身旁即可。

2. 切口　以骨折部位正上方为中心平行于锁骨长轴做斜行切口。随着技术、经验的增加，可以本着微创原则做一较小切口。

3. 显露　逐层切开皮肤、皮下组织、深筋膜及颈阔肌，不常规显露锁骨上神经，可分辨出的较大分支应予以保护，应提前告诉患者在切口下方可能会有一些麻木感，这种感觉会随着时间的推移而逐渐改善。

将皮下组织、深筋膜及颈阔肌作为一层沿锁骨走向分离，切开骨膜直到骨面，显露骨折端。需要小心地保留每个主要骨折块上附着的软组织，尤其是常见的垂直方向上向前上方移位的骨折块，剥离所有骨折块以完成复位是不必要的。主要骨折线及主要骨折块要清晰地分辨出来，清除其周围的碎片和断端间的血肿及软组织。

4. 复位及固定　首先应构想出骨折的固定方法。如果有一个结构上相当重要的游离骨折块（如占到锁骨周径的 1/3 或更多），根据断端契合程度来判断与近端或远端锁骨通过拉力螺钉进行复位，将骨折转化为较简单的模式。

对于较大的蝶形骨块钻孔后用皮质骨螺钉固定，而较小者我们通常用 0 号薇乔缝线环绕锁骨固定。

用复位钳对骨折的远、近端进行复位，复位之后可以用 2.0mm 克氏针来维持，理想的情况下最好用螺钉稳定。

将 1 块长度足够的 3.5mm 重建接骨板塑形后置于锁骨上表面。如果置入了 1 枚拉力螺钉，通常情况下在骨折端两侧各置入 3 枚双皮质螺钉可将骨折稳固固定。如果无法置入 1 枚拉力螺钉，建议在骨折端两侧各置入 4 枚螺钉。

简单骨折或主骨折线比较稳定的骨折，可在骨折处进行加压固定。如果骨折粉碎或不稳定，接骨板需放置在中立位（图 1-1）。

注意不要侵入锁骨下间隙和该部位的重要结构，包括锁骨下血管、臂丛神经、胸膜 / 肺。通常建议钻孔时在锁骨下面插入器械进行保护，螺钉均外露 1 圈螺纹。

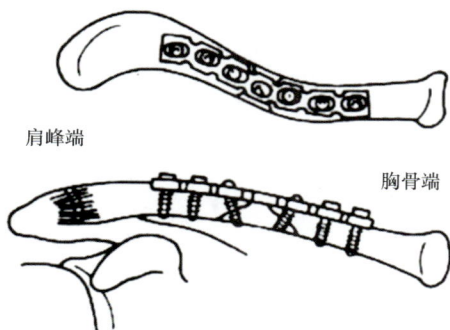

图 1-1　锁骨骨折钢板内固定示意图

我们近年来应用预先塑形适合锁骨的解剖型接骨板（图 1-2）。解剖型接骨板或预弯接骨板，对锁骨骨折固定而言是最理想的，因为这些接骨板更贴附锁骨的"S"走行，常可用于辅助复杂或粉碎性骨折的复位。尽管这些接骨板通常也需要在术中做一些调整，但相比将一块笔直的接骨板塑成锁骨形态，预弯接骨板能有效地节省手术时间。术中重塑直接骨板突出的末端容易摩擦刺激软组织，而预先塑形的接骨板明显有助于降低该风险。

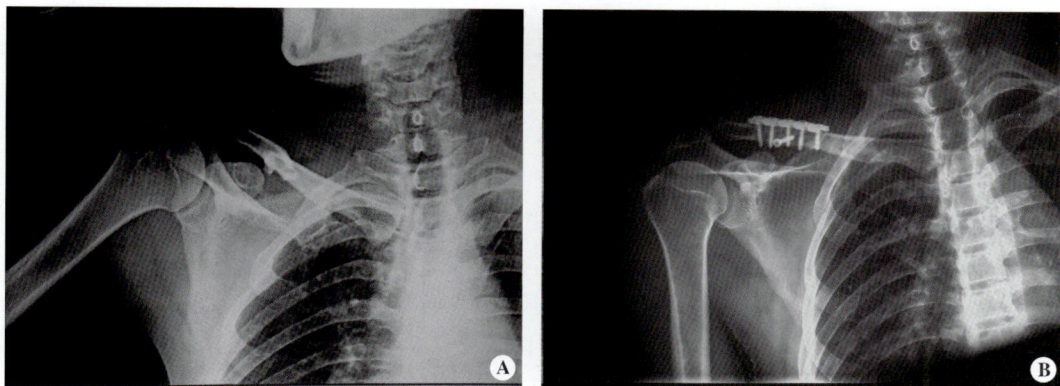

图 1-2　右侧锁骨骨折，断端错位（A）；锁骨骨折钢板内固定术后（B）

5. 植骨　如果接骨板对侧的皮质骨被广泛剥离或粉碎性骨折有缺损，我们通常取适量块状可吸收骨替代材料放入骨折处。

6. 关闭切口　C 形臂透视证实骨折复位、固定良好后，充分止血，通常不放置引流物。先后用 2-0、3-0 可吸收缝线缝合肌筋膜层及皮下两层软组织，皮肤用 4-0 可 / 不可吸收缝线行皮内缝合。

（五）术后监测与处理

术后 10 ~ 14 天内患肢悬吊可使患者较为舒适，允许轻微的摆臂活动。

然后到门诊复查，检查伤口愈合情况。此时停止悬吊，可进行无限制的活动关节运动，并可以用手臂进行较轻负荷的日常生活活动，但不能进行力量、对抗性或体育等运动。如果患者认为无法达到正常的活动，则进行仰卧位的伸展运动或 Codman 钟摆运动等功能锻炼。

术后 6 周复查 X 线片，判断骨折愈合情况。如果愈合满意，则开始肩关节主动前屈和外展动作，并允许患者进行循序渐进的力量锻炼。如果有延迟愈合的迹象，则要避免剧烈的运动。

一般来说，术后 12 周内接触性的运动（如足球、曲棍球等）和存在难以预知情况的运动（如山地车骑行、单板滑雪等）都是要避免的。

（六）术后常见并发症的预防与处理

1. 感染　就手术本身而言，锁骨骨折接骨板固定在感染、失血、内固定物的突出及断裂方面具有很小的风险。深部感染可导致内固定物松动、软组织溃疡及骨折不愈合，但是锁骨骨折接骨板固定的术后感染率却是很低的。笔者所在医院近 10 年的病例无感染发生。在 Bostman 等报道的 103 例研究中只有 5 例发生了深部感染，需要重新手术取出内固定物；3 例发生了浅表感染，均在应用了抗生素后缓解。与 Bostman 的结果相似，Shen 等报道在 232 例患者中只有 1 例发生深部感染，4 例发生浅表感染。对于接骨板固定后的深部感染需尽早发现并积极治疗。尽管长程抗生素应用和局部清创是标准的治疗，在大多数患者中为了控制感染取出内固定物也是必需的。浅表感染可以用局部灌洗和清创并短期应用口服抗生素治疗。

2. 骨折畸形愈合　锁骨骨折接骨板固定后的畸形愈合非常罕见，通常是由于内固定物断裂或安装技术错误造成的。

3. 骨折不愈合　假如锁骨骨折术后 4 ~ 6 个月没有愈合可以归类为不愈合。尽管不愈合的确切原因还不清楚，但在它的发展过程中有几个全身和局部因素已被考虑。全身因素包括吸烟、酒精中毒、营养不良及存在慢性系统性疾病。骨折复位不良或固定不牢靠也可导致骨折不愈合的发生。

4. 内固定失效　当在选择和应用接骨板时遵循适当的原则，内固定失效是很少发生的。Schwarz 等用 2.7mm 接骨板固定移位的锁骨中段骨折，失败率高达 12%，笔者归因于固定不牢靠。根据生物力学功能，直的 3.5mm 接骨板（LC-DCP 或 LCP）或 3.5mm 重建接骨板都可以使用。重建接骨板更容易塑形成"S"形贴合锁骨，但机械强度要弱于直的接骨板，在应用桥接技术固定锁骨粉碎性骨折时要格外注意这一点。接骨板要足够长，以确保两个主要骨折端至少有 3 枚螺钉固定。近年来，锁定接骨板技术的发展使之在锁骨固定上有了特别的优势，理论上能够减少接骨板脱出的可能性。现在，锁骨接骨板为了更好地与锁骨贴附而被制作成"S"形，并将接骨板固定于锁骨的上方。固定器材的不断改进有助于锁骨骨折手术疗效的进一步提高。

5. 软组织刺激　锁骨是软组织覆盖较为薄弱的骨，接骨板内固定术后接骨板突出一直是临床关注的问题，以往许多患者要求在骨折愈合后取出内固定物。现在，随着固定技术的不断发展，新的接骨板在保持强度的同时，允许更加精确地贴附，接骨板突出的问题已越来越少。在笔者所在医院收治的病例中，所有使用不锈钢材料内植物的患者，我们在术后 12 ~ 16 个月时将接骨板取出。约 1/3 使用钛制内植物的患者因美容或舒适的原因要求取出，我们在术后 12 ~ 24 个月时将接骨板取出。取出后 2 ~ 3 个月内禁止做接触性的体育运动和举重运动。如今，常规的接骨板取出已不是必需的了。

6. 再骨折 Poigenfurst 等报道了 122 例经过锁骨接骨板治疗的患者，取出接骨板后 4 例发生了再骨折。Schwarz 等报道了 19 例锁骨骨折接骨板固定的患者，1 例发生了再骨折。由于锁骨良好的愈合通常能迅速缓解疼痛和恢复肩关节功能，这样就使得较活跃的患者忽视医嘱而放松警惕。Renner 和 Simmermacher 认为，由于有再次骨折的风险，切开复位内固定手术后的 2 年内一般不建议取出内固定物。我们的经验是，只要在骨折固定 12 ~ 18 个月后取出内固定物，再骨折是很少发生的。

（七）临床效果评价

传统观念认为移位的锁骨中段骨折保守治疗不愈合率低，锁骨畸形愈合对上肢功能影响不大，而手术是造成锁骨骨折不愈合的原因，故对移位的锁骨中段骨折应行保守治疗，即使影像学检查残留移位，也对功能影响不大，锁骨缺失或切除不影响上肢功能。事实上，锁骨对于附着其上肌肉的收缩和功能的发挥、肩胛带及盂肱关节的活动、加强上肢带的稳定、保护神经及大血管、使肩部外形美观和辅助呼吸均有重要作用。近年来，随着人们认识的不断深入，对锁骨骨折预后的评价方式也由以外科医生为中心的方式转为以患者为中心的方式，从而发现了锁骨骨折畸形愈合的一些并发症，例如，进行性肌肉力量障碍引起的功能受限、肩关节畸形、疼痛和神经血管损伤等一系列问题。Hill 等的研究表明，除儿童骨折外，锁骨中段骨折采取保守治疗的骨折不愈合发生率高达 15%，而 31% 的患者对最终疗效不满意。Zlowodzki 等对 2144 例锁骨中段骨折的治疗进行了循证骨科学的研究，随机对照数据显示接骨板固定组不愈合率为 0，非手术组不愈合率为 24%，采用接骨板固定可以显著降低不愈合率。另外，非手术组 44% 对肩关节外观不满意，30% 合并上肢神经症状。加拿大创伤骨科协会的一项多中心、随机对照、前瞻性的研究结果亦显示，手术组的 Constant Shoulder 评分、DASH 评分对于肩关节外观的满意程度显著高于非手术组。

我们认为，锁骨骨折接骨板固定与髓内钉固定相比是一个更好的治疗选择。首先，也是最重要的，髓内钉固定不能提供骨折部位的旋转稳定，而接骨板固定可以控制长度和旋转，同时可提供纵向稳定骨折的加压。接骨板固定后获得的稳定程度允许上肢早期活动，不像髓内钉固定通常需要术后制动。到目前为止，髓内钉固定并未在众多研究中被证明与接骨板固定一样可靠，仍需要进一步改良技术和相关的固定装置，以提供更加可靠的疗效。

接骨板可以放置于锁骨的上方或前下方。在钻孔和拧入螺钉的过程中，放置于上方时有损伤锁骨下血管的风险，放置于前方时有损伤臂丛神经的风险。接骨板置于锁骨前下方可以减轻接骨板突出程度，比放在锁骨上方产生的炎症刺激更小，但需要部分剥离三角肌、胸大肌起点。锁骨的力学特点决定了锁骨上平面为张力侧，根据张力带接骨板的原理，接骨板安置在锁骨上方更符合力学特点。虽然有研究报道生物力学上在两种位置放置接骨板没有显著差异，但更多的生物力学研究指出最佳接骨板置入位置是上部。所以，我们更倾向于上方手术入路和应用上位接骨板，因为入路操作简单，临床应用疗效好。

近年来人们对锁定接骨板有越来越多的兴趣。Ryan Will 的研究表明，应用锁定接骨板固定锁骨骨折，较非锁定接骨板具有更好的抗旋转应力性能。Celestre 等亦指出，在生物力学方面上位锁定接骨板优于传统的加压接骨板。如今，多家厂商推出了适合锁骨的解剖型锁定接骨板，该接骨板减少了术中塑形的困难，同时旋转稳定性更适用于骨质疏松的患者。然而到目前为止，这项技术在锁骨上的应用还不多，有关的临床报道也较少，尤其缺乏大宗病例的文献。我们的经验也不认为锁骨骨折须常规使用锁定接骨板。

第二节　肱骨近端骨折

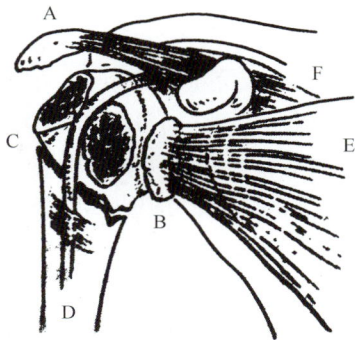

图 1-3　肱骨近端的解剖及相关骨折
A. 大结节；B. 小结节；C. 外科颈；D. 肱二头肌长头；E. 冈下肌；F. 冈上肌

肱骨近端的基础解剖见图 1-3。解剖颈位于关节面后方，大小结节位于解剖颈和外科颈之间，外科颈连接肱骨头及肱骨干。根据解剖颈和外科颈及大小结节的移位情况定义不同的骨折类型。

肩袖肌肉在关节囊止点后方止于肱骨近端；小圆肌止于大转子后方及肱骨干近端；冈下肌走行于小圆肌表面，止于大转子表面、冈上肌后方，后者走行于肩峰下，止于大转子尖；肩胛下肌离开肩胛骨后向前走行，止于小转子及肱骨干近端。

肱骨近端的主要手术入路是经三角肌入路，即分开三角肌及胸大肌。三角肌起自锁骨远端、肩峰及肩胛冈，止于肱骨干的三角肌粗隆。胸大肌起自胸壁及锁骨，止于肱骨干近端。头静脉位于肌肉之间，是肌间隙的标志。肱二头肌短头及喙肱肌位于三角肌、胸大肌和前肩袖之间，均起自喙突。肌皮神经在喙突下方 4cm 处穿出喙肱肌，在肩关节前方手术时有损伤风险。腋神经走行于股骨近端后方，同样有损伤风险。该区域的主要血运来自腋动脉，后者发出旋肱前动脉及旋肱后动脉，这些交通支围绕肱骨外科颈并发出上行穿支供应肱骨头。骨折破坏血运可导致肱骨头缺血坏死，这种情况多见于四部分骨折及骨折脱位等情况。

肱骨近端骨折有两种分型，在一定程度上，两者互为补充。

1. Neer 分型　1970 年，Neer 介绍了肱骨近端骨折的分型方法（表 1-1）。分型依据是大结节、解剖颈和外科颈的移位情况及是否合并脱位。Neer 对骨折块移位的定义是骨折块移位超过 1cm 或成角超过 45°。根据上述标准，Neer 将肱骨近端骨折分为无移位骨折，

表 1-1　肱骨近端骨折的 Neer 分型

Neer 分型		百分比 /%
无移位骨折		49
两部分骨折	解剖颈骨折	0.3
	外科颈骨折	28
	大结节骨折	4
	小结节骨折	0
三部分骨折		9.3

续表

Neer 分型	百分比 /%
四部分骨折	2
两部分骨折脱位	5.2
三部分骨折脱位	0.2
四部分骨折脱位	1.1
肱骨头劈裂骨折	0.7

移位的两部分解剖颈、外科颈及大小结节骨折。同时还提出了三部分及四部分骨折概念，即大小结节之一或全部合并外科颈骨折。此外，还分为两部分、三部分、四部分骨折脱位及肱骨头劈裂骨折等类型。

2. AO-OTA 分型　1997 年 OTA 提出分型，将肱骨近端骨折分为 27 亚型，因此可更明确地区分不同的骨折（图 1-4）。A 型为单处骨折，A1 为大转子骨折，A2 及 A3 均为外科颈骨折，A2 为嵌插骨折，A3 为非嵌插骨折。A1 型骨折中，后缀 ".1" ～ ".3" 分别代表大结节移位或盂肱关节脱位。A2 及 A3 型骨折中，后缀 ".1" ～ ".3" 分别代表不同的骨折类型。B 型为双处骨折，B1 为干骺端嵌插骨折，B2 及 B3 为非嵌插骨折，其中 B3 合并盂肱关节脱位。后缀 ".1" ～ ".3" 分别代表不同的骨折类型。C 型为解剖颈骨折，C1 为轻度移位骨折，C2 为显著移位骨折，C3 合并盂肱关节脱位或为肱骨头劈裂骨折。同样，后缀 ".1" ～ ".3" 分别代表不同的骨折类型。

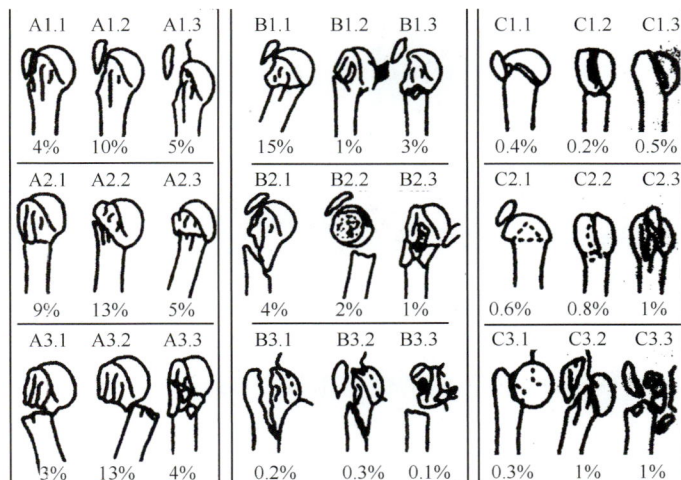

图 1-4　肱骨近端骨折的 OTA 分型及发生率

两种分型系统可相互补充。Neer 分型缺乏对不同类型骨折的详细描述，同时未涉及外翻嵌插骨折。OTA 分型更为详细，但未考虑骨折的移位情况。因此最好将 OTA 分型与 Neer 分型的移位标准结合起来。

一、切开复位接骨板内固定

（一）适应证

切开复位接骨板内固定适用于 Neer Ⅱ 型以上骨折。锁定接骨板技术和传统加压接骨板的原理有很大不同。锁定接骨板可作为内固定支架，不通过加压来获得稳定。可保留骨膜血运。对于骨质疏松病例，可提供旋转稳定性和更稳定的螺钉固定。因此，锁定接骨板尤其适用于老年骨质疏松患者。

锁定接骨板与传统接骨板相比，抗扭转疲劳强度增加，对肱骨头的把持力更好。其和髓内钉相比，在零负荷条件下，两部分骨折的断端没有显著移动，只允许骨折块间微动，既能早期提供良好的生物力学环境，又能提供足够的稳定性，适用于老年骨质疏松性骨折（图 1-5）。

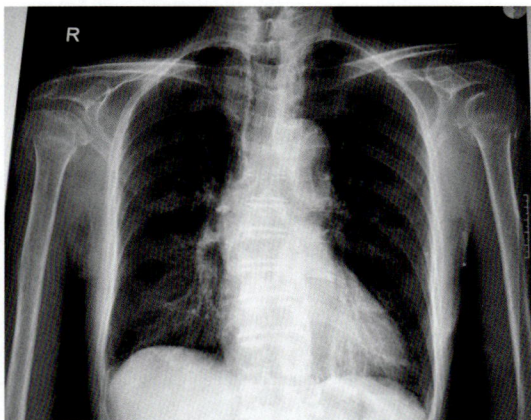

图 1-5 患者女性，71 岁，摔倒时双手扑地，诉双肩关节疼痛，活动受限来院。X 线片提示双侧肱骨近端骨折（Neer Ⅲ 型）

（二）禁忌证

患者一般情况差、不能耐受手术者。

（三）术前准备

完善术前常规检查。

（四）手术要点、难点及对策

患者取沙滩椅位。常规消毒、铺无菌巾。取肩前内侧切口，起自喙突，经三角肌前缘至三角肌止点，保护头静脉，如骨折位置较高显露欠佳，则可切断三角肌锁骨部，在肱二头肌长头腱外侧切开骨膜，骨膜下剥离，显露骨折，复位关节脱位及骨折。

术中应妥善保护头静脉，尽可能不要切断三角肌肩峰部，以避免损伤腋神经和保持三角肌的力量，以利于术后外展肌力恢复，肩袖撕裂时应同时修补。尽可能减少对关节和附着于骨折块的软组织损伤，以避免术后的骨坏死和关节的粘连。

骨缺损明显时，可行植骨。应用肱骨近端锁定加压钢板内固定（图 1-6，图 1-7）时，注意螺钉不要穿出肱骨头关节面。

（五）术后监测与处理

术后疼痛消失后，开始小范围的肩关节被动活动锻炼，2 周后开始进行肩关节主动摆动锻炼并逐渐加强主动功能锻炼。

（六）术后常见并发症的预防与处理

接骨板固定的主要并发症包括：无法满意地固定大小结节骨折块；螺钉穿出、内植物引发撞击，内植物位置不佳及骨折复位不充分等也时有发生；肱骨头缺血坏死。

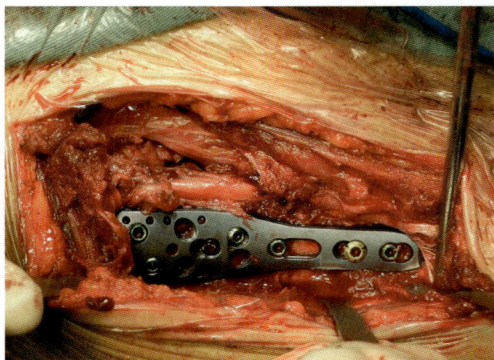

图1-6　术中采用沙滩椅位。经三角肌胸大肌间沟入路，以肱二头肌腱沟为标志，复位骨折，植骨，采用肱骨近端解剖型锁定接骨板固定。接骨板前方为肱二头肌长头腱

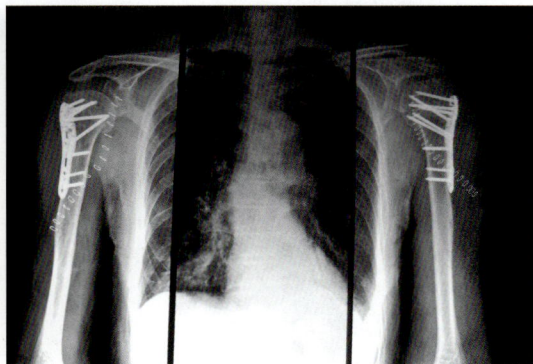

图1-7　一期双侧切开复位接骨板内固定术后双肩正位片

使用锁定接骨板可以显著减低使用传统接骨板时最终导致的关节置换比例，降低肱骨头发生血管性坏死的风险。对于肱骨头缺血性坏死（AVN），首先与骨折程度密切相关，同时固定不充分将导致血管进一步受损，使用锁定接骨板可避免因过度剥离导致的医源性损伤，还可采用肩关节前外侧入路进行微创手术。

肱骨近端骨折的手术入路非常重要，既要能获得稳定固定，又要避免软组织过度剥离损伤。一项研究显示，三角肌劈开入路，既能获得良好功能，又能减轻早期活动时的疼痛感。但是，经三角肌胸肌入路的中期疗效更胜一筹。

一旦发生肱骨头缺血坏死，锁定接骨板的螺钉就可能穿出或切出塌陷的肱骨头。研究表明，内侧铰链结构破坏的骨折，AVN发生率更高，因此不适宜使用外侧锁定接骨板。复位不良、内侧骨膜铰链破坏，结节处未使用张力带缝合，是老年骨质疏松骨折出现并发症的主要原因。

（七）临床效果评价

初始为内翻成角的骨折，与同类别初始为外翻成角的患者相比，预后更差。其他影响因素还包括年龄、吸烟、干骺端骨折块粉碎、精神状况等。对于难以复位固定的粉碎性骨折，可以采取肩关节置换，但其适应证和禁忌证需要严格掌控。

二、闭合复位髓内钉技术

（一）适应证

髓内钉主要用来治疗肱骨干骨折。治疗肱骨近端骨折的髓内钉是需要特殊设计的，锁定方法各异，但都能提供满意的固定。

　　髓内钉是负荷分散的固定装置，对于干骺端骨折，髓内钉的抗折弯和抗旋转的生物力学特性优于接骨板。

　　两部分骨折的治疗效果优于三部分及四部分骨折。年轻患者的效果优于合并骨质疏松的老年患者。

（二）禁忌证

　　由于髓内钉不能防止骨折块间的活动，因此最适用于不太粉碎的两部骨折，合并肱骨干骨折等情况，不能用于严重粉碎的骨折。

（三）术前准备

　　完善术前常规检查；排查禁忌证；同时为患者消肿，做皮肤条件准备。

（四）手术要点、难点及对策

　　全身麻醉。患者取沙滩椅位，避免床旁金属影响透视。固定头部，避免术中牵拉臂丛神经。检查确定牵拉肢体能使肱骨头位于肩峰前方。肱骨头和肩峰的距离太小会造成髓内钉的进针点偏前，是导致骨折复位和固定失败的一个主要原因。术前应行肩部及肱骨近端前后位和轴位透视，确认手术过程中可便捷透视。

　　消毒，铺无菌巾。从肩峰前端向外侧和远端切开皮肤，根据复位和固定结节骨折块需要适当延长切口。对于单纯的肱骨近端两部骨折，切口3cm左右即可。切口远端可经三角肌前侧和中间肌纤维间隙平面向下延长。注意不要损伤位于三角肌深处的腋神经。切口还可向远端延长形成扩大的前外侧肩关节入路。

　　要恢复肱骨头相对于肩胛盂的位置。在三部分肱骨近端骨折中，肱骨头会在附着于肱骨头上的肩袖肌肉的牵拉下发生典型的旋转移位。治疗极不稳定的肱骨近端骨折，需要使用克氏针横向穿过复位后的肱骨头将其固定在肩胛盂上以维持复位。为了便于复位肱骨头并避免旋转，间隔1～2cm插入2枚克氏针。肱骨头解剖复位后，复位移位的结节骨折块。复位的结节骨折块可用克氏针固定，最后通过牵引和闭合手法将肱骨干部分与接近解剖复位的肱骨近端复位。复位过程中必须非常小心，以避免损伤腋神经或者肱骨距内侧的肱骨近端后路回旋动脉。只有恢复主要骨折块的对线才能确定正确的髓内钉进针点，肱骨头和肱骨干的移位必须在固定前复位。

　　在冈上肌大结节止点肱二头肌肌腱内侧后方1cm处切开冈上肌腱，根据肌腱纤维方向做长约2cm的纵行切开。牵开保护肌腱，显露肱骨头。进钉点位于肱二头肌后方肱骨头顶点，肱骨干正侧位片的解剖轴线上。正侧位透视确定定位杆的位置和方向。常见的错误是定位杆太过偏外或偏前，将导致骨折复位不良，髓内钉近端入点不在最佳骨质部位，损伤冈上肌止点，最终影响固定强度。

　　定位杆扩开肱骨头后，插入髓内钉。髓内钉需打入软骨下2～3mm。

　　髓内钉的近端和远端均用螺钉锁定。近端锁定需形成角度稳定性。尽可能将锁定螺钉拧入骨质良好的肱骨近端后内侧区域并至少置入3枚锁定螺钉，这对骨质疏松和严重干骺端粉碎者尤其重要。为避免螺钉穿入盂肱关节，钻孔时不要钻透软骨下骨，使用钝头螺钉攻丝，并多方向透视确认。

　　远端锁定螺钉应优先选择多平面稳定或角度稳定固定，这样可以最大程度地减少髓内钉转动。通过使用额外的肱骨距螺钉也可以增加髓内钉的稳定性（图1-8）。

（五）术后监测与处理

　　术后患肢吊带制动。术后第一天即开始主动辅助运动。术后3周内，主要进行关节活动度（ROM）训练。术后6周开始对抗重力锻炼。

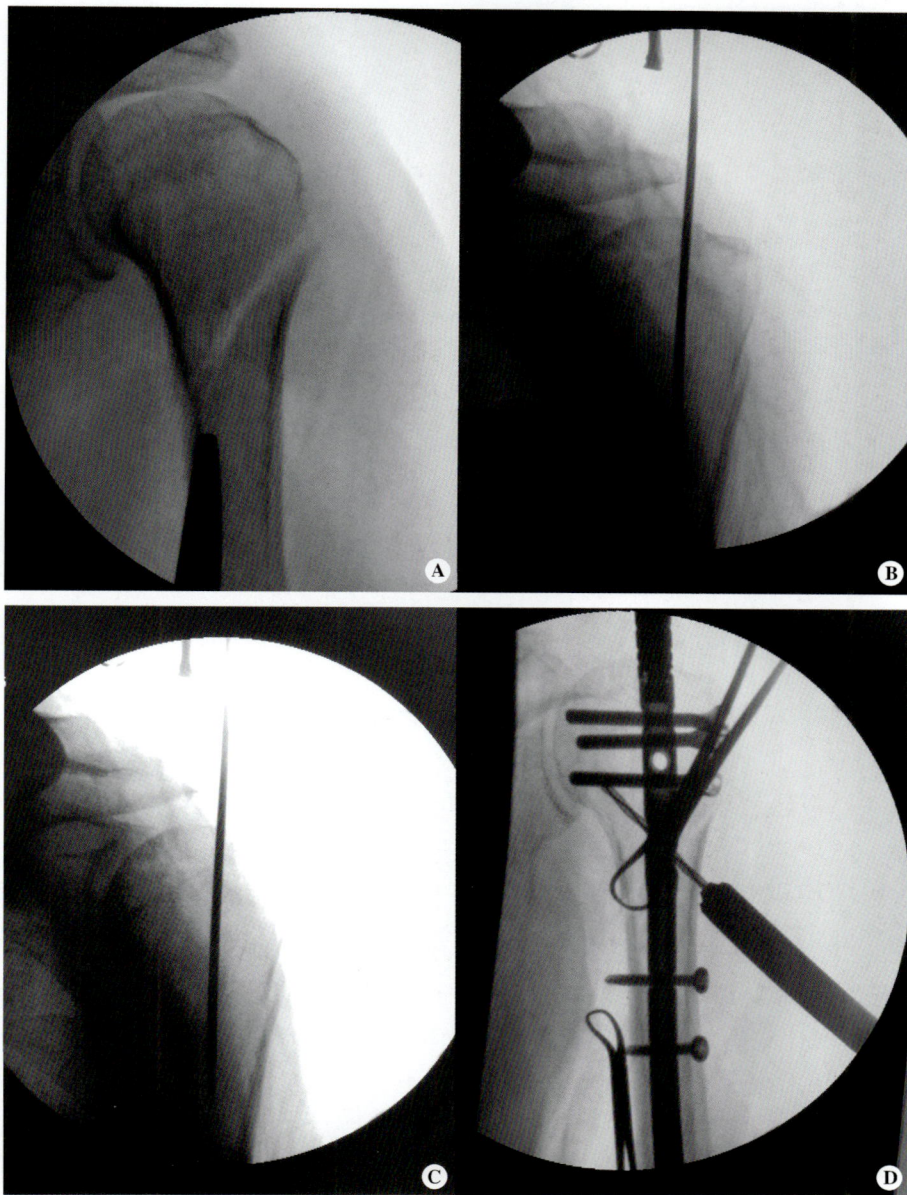

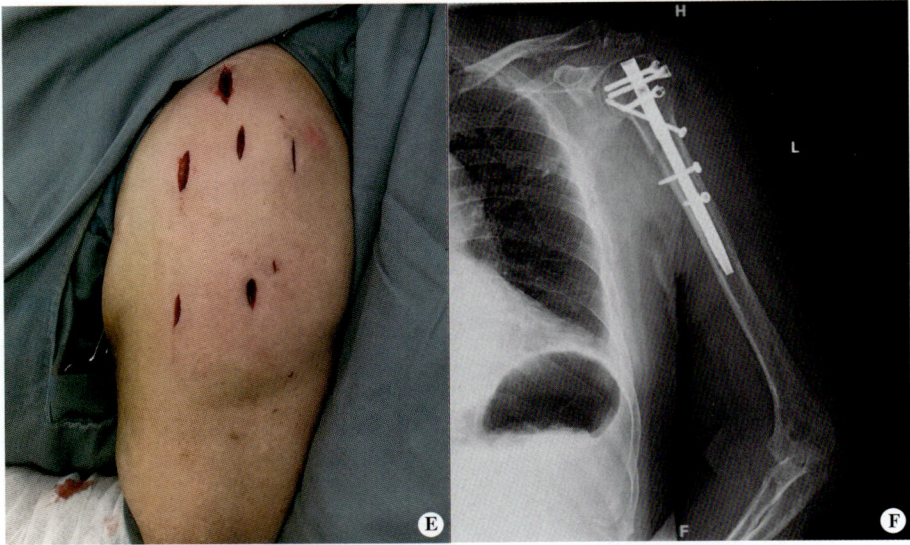

图 1-8　患者男性，81 岁，因跌倒致左肱骨近端两部骨折一天收入院

A. 术前正位透视；B. 术中肱骨近端内旋 45° 透视确定入针点；C. 术中肱骨近端外旋 45° 透视确认入针点；D. 维持复位，扩髓，插入髓内钉，远端近端锁定，注意钻头只穿透一层皮质，避免从内侧穿出；E. 切口；F. 术后正位片

（六）术后常见并发症的预防与处理

术后常见并发症包括：神经损伤（腋神经）；进针点不佳导致复位丢失，内翻畸形；大结节移位或畸形愈合；锁定螺钉穿出关节面；肱骨头坏死塌陷。并发症严重影响肩关节功能，可行关节置换等挽救性手术。

（七）临床效果评价

闭合复位髓内针技术对于横行骨折或者短斜行骨折患者具有良好的治疗效果。

三、肩关节置换术

（一）适应证

采用肱骨假体置换术治疗肱骨近端骨折有严格的适应证，包括：①四部分骨折及四部分骨折脱位；②肱骨头压缩骨折范围＞40%；③肱骨头劈裂骨折；④三部分骨折脱位合并严重骨质疏松；⑤解剖颈骨折无法进行内固定修复；⑥患者心理和生理情况适于术后康复治疗（图 1-9A，图 1-9B）。

（二）禁忌证

肱骨假体置换术术后需要长时间临床康复治疗，对于那些心理或生理上不能耐受，特别是嗜酒者或合并精神疾病的患者为手术禁忌，应考虑保守治疗。考虑到假体寿命问题，对于年轻患者应尽可能行切开复位内固定治疗。

（三）术前准备

完善术前常规检查，排查禁忌证。

（四）手术要点、难点及对策

患者整个上肢置于手术床外。全身麻醉状态下将患者置于沙滩椅体位。常规消毒，铺无菌手术巾。

取右肩三角肌胸大肌间沟入路，依次切开皮肤、皮下组织，保护好头静脉，向外侧牵开三角肌，向内侧牵开胸大肌，显露右肱骨近端的小结节、大结节和肱骨头等结构，探查肱骨近端骨折的程度。保留大结节，取出肱骨头，清理骨折周围软组织，保护好附着于大、小结节的肩袖。冲洗近端肱骨髓腔并扩髓，于肱骨近端皮质钻孔，预留置缝合大、小结节的不可吸收缝线或钢缆备用，放置肱骨头试模，暂时复位大、小结节，活动肩关节，见张力和肱骨头试模的大小合适，肩关节活动好，取出试模，打入骨水泥，安装适宜大小的肱骨头假体，待骨水泥完全凝固，以预留置的不可吸收缝线或钢缆分别将大、小结节复位于假体背侧翼的外侧和内侧，固定牢固后将肱骨头的松质骨修整成碎骨块，在大、小结节和肱骨干之间充分植骨，将冈上肌腱和肩胛下肌腱间隙缝合，再次活动肩关节，外展无撞击，活动好。清点器械材料，冲洗，放置引流，逐层缝合软组织，无菌敷料包扎。

假体植入的关键因素是假体选择，假体放置后倾角度、高度及肱骨头大小的确定是手术成功与否的重要因素。良好的假体植入是平衡假体周围组织张力和维持术后肩关节稳定的基础。偏心型可调肱骨假体头及假体有多种型号，选择灵活，可非常接近患者原解剖结构。关于假体植入高度：假体植入过深而高度较低会导致肩关节周围组织张力降低，术后可出现肩关节不稳定；假体植入过浅而高度较高将导致肩关节周围组织张力过高，且易出现撞击综合征，影响肩关节活动度。目前临床上针对此问题的解决方法尚无定论。假体高度目前主要是根据术中植入试模后看能否在向后或向下"脱位"50%时肩袖等软组织有合适的张力，也可参照当假体植入后肱二头肌长头腱张力情况判断假体的高度是否合适，该肌腱同时也能对植入假体上移有一定的限制作用。另外可于术前行双侧影像学检查，根据健侧正常肱骨头及肱骨长度，间接计算出假体高度，为术中应用的假体高度的确定提供了量化的依据，使植入假体更加接近生理解剖位置。关于假体后倾角度：术中确定假体的后倾角度时，应用后倾角定位器将假体后倾角度控制于30°左右。有学者推荐确定假体后倾角度时可依据假体翼的位置，将假体翼置于结节间沟后方1cm处，可保障假体良好的后倾角度。另外，也可以根据健侧肱骨头后倾角度，个体化确定术中假体植入后倾角。所选择的肱骨头的大小则要求与原肱骨头大小一致。

（五）术后监测与处理

术后第二天，拔除引流管，复查X线片提示假体位置良好（图1-9C），开始被动活动肩关节，以外旋和外展为主，每日上、下午各10次。术后6周复查X线片，提示大、小结节有愈合迹象，开始主动活动。3个月后开始抗阻力训练。

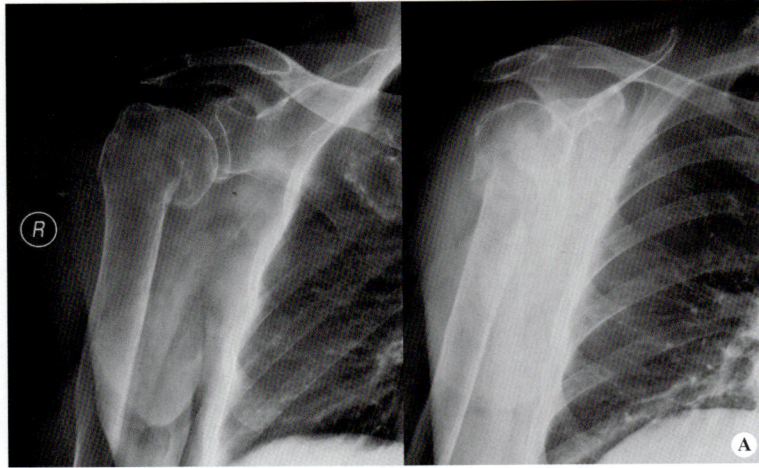

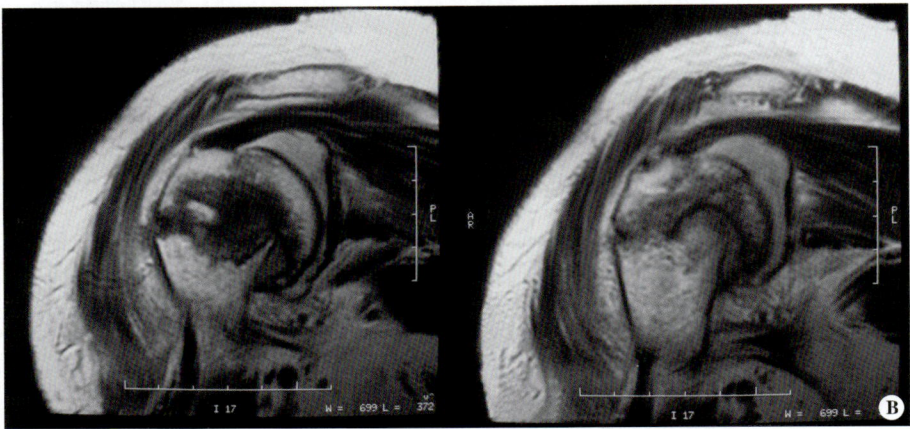

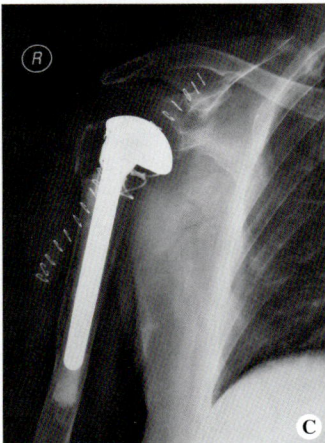

图 1-9 患者女性，52 岁，因"右肩部摔伤后疼痛伴活动受限 3 小时"入院。查体：右肩部肿胀，压痛明显，可及骨擦感，右肩关节各个方向活动均因剧烈疼痛而受限

A. 右肩胛骨正侧位 X 线片：右肱骨近端骨折，骨断端嵌插、关节间隙尚可；B. 右肩关节 MR（斜冠状位，T_2 加权像）提示为右肱骨近端骨折，骨折线累及解剖颈，部分肩袖损伤；C. 术后右肩正位片

　　一个设计完善、实施成功的术后康复计划是肩关节达到良好功能恢复的必备条件；手术医生应自始至终积极地参与到患者的康复治疗计划中；患者的合作程度直接影响到康复治疗的结果。康复计划应根据个体患者术前及术中实际情况行适当的调整，但总体应根据 Neer 等

的康复原则来进行，可分为 3 个阶段。第 1 阶段术后 24 小时内即开始，此阶段练习为健侧辅助下的被动练习；约 6 周时若发现 X 线片上存在大、小结节愈合的证据，则开始第 2 阶段康复计划，本阶段主要是早期主动活动练习、抗阻肌力练习及牵拉练习。但如果 X 线片上不存在大、小结节愈合的证据，那么第 2 阶段应延时。正常情况下术后 3 个月开始第 3 阶段的康复锻炼，本阶段的目标是逐渐完全恢复良好的患肩肌力和活动度。在康复的全过程中需手术医生对患者始终进行耐心指导和鼓励，帮助患者顺利度过康复期（6 个月～1 年）。

（六）术后常见并发症的预防与处理

Compito 等报道 70 例行肱骨近端假体置换术的患者有 17 例（24%）效果不满意，并发症有大、小结节不愈合，假体松动，肩关节不稳定，异位骨化，感染，神经损伤等。Cofield 回顾总结了 23 篇报道中的 1459 例人工肩关节置换病例（同样包括全肩和半肩置换），并发症的发生率为 14%，其中发生率居于首位的就是肩关节不稳定，考虑原因可能为术后患者肩袖和三角肌肌力恢复及初期保护性疼痛肌紧张所致。随着功能锻炼的进行，肌肉长度逐渐伸展，肌力重新分配，移位也得到明显改善。一般来讲，在术中假体高度满意的情况下，术后出现假体近端上移半脱位，通过系统化功能锻炼将有明显改善。

肱骨大、小结节不愈合亦是肱骨近端假体置换术后常见的并发症。大、小结节不愈合或吸收与下列因素有关：取肱骨头时破坏了带有韧带和供血血管的骨块；假体与骨干通过骨水泥固定时，假体近端外露区即大、小结节拟复位区的骨水泥有残留，影响骨折块正常连接；单存的缝线捆扎固定不够牢靠；训练时机过早或不当。解决方案包括：手术中应尽最大可能保留好肱骨近端的骨块，特别是带有韧带和供血血管的骨块；假体与骨干通过骨水泥固定时，将假体近端外露区残留骨水泥彻底清理，为大、小结节复位后与肱骨远端愈合创造良好的条件；加强大、小结节的复位和固定质量，这一点尤其重要，必须牢记大、小结节的解剖复位是术后进行早期功能锻炼和获得良好的长期预后的基础。除了采用缝线固定大、小结节外，目前已有人尝试用钢丝或钢缆进行大、小结节与肱骨干近端的固定，这对骨愈合、预防骨折块吸收及早期功能训练有一定的帮助。

肱骨头置换术后的康复也极为重要，图 1-9 患者术后首先进行被动活动，在术后 6 周复查平片发现大、小结节有愈合迹象时，我们才让其开始主动活动。抗阻力的练习延迟到 3 个月后，主要是防止大、小结节的继发移位、肩峰撞击征等并发症。

（七）临床效果评价

对于骨折严重难以复位的患者、高龄患者，肩关节置换术不失为一种快捷有效的治疗手段。

四、其他固定方法

外固定主要用于无法及时清创并行内固定的开放性骨折，或者合并多发损伤的重症患者。

经皮穿针固定技术适用于外翻稳定型的三部分或四部分骨折。技术要求高，要严格掌握适应证。

经骨缝合技术适用于不太粉碎的两、三、四部分外翻稳定骨折。

影响肱骨近端手术疗效的因素很多，如骨折类型、患者年龄、骨质质量、复位程序、骨固定牢固度和患者术后康复。而手术则应首先要恢复肱骨近端的解剖结构，并维持相对的稳定，允许患者早期的锻炼，最终达到满意的肩关节功能的目的。因此在选择手术和内固定方法上必须考虑到上述因素。

康复训练是影响肩关节术后效果的重要组成部分。肩关节系易粘连关节，尤其是骨折和长时间的内固定后更易发生，因此强调妥善固定后，早期功能锻炼。肱骨近端骨折大多为骨质疏松骨折。患者应注意治疗骨质疏松，避免再次骨折。

第三节　肱骨干骨折

肱骨干近端起自外科颈，远端到达肱骨髁。近端为圆柱体，中段为圆锥形，远端则变为前后扁平形状。肱骨头位于髓腔近端，且成一线。肱骨髁与髓腔远端不在一条直线上。肱骨近端的解剖颈将肱骨头和大、小结节分开。远端背侧为三角形，两侧为内外侧髁，下为鹰嘴窝。

肱骨干中 1/3 外侧为三角肌粗隆，为三角肌的附着点。三角肌粗隆近端附着有胸大肌、背阔肌、大圆肌。远端有肱肌、喙肱肌和肱三头肌止点。

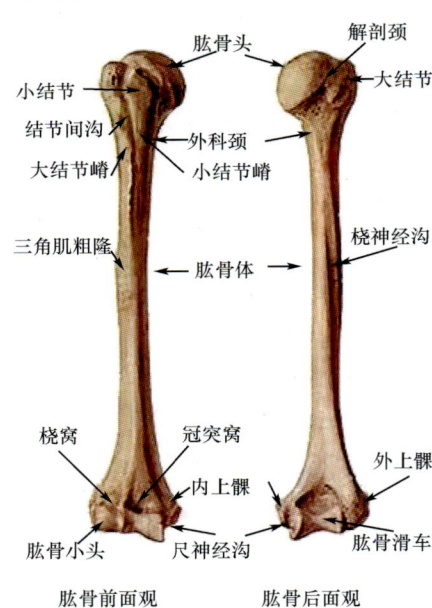

图 1-10　肱骨的解剖标志

肌肉分为屈肌和伸肌两个间隔。肱二头肌、肱肌、喙肱肌和肱桡肌位于前间隔内，主要神经血管束包括肱动静脉、正中神经及尺神经，位于肱二头肌肌腱沟内侧。后间隔内主要为肱三头肌和桡神经。桡神经穿过三角肌，在后方肱骨干中段走行于桡神经沟内，穿过肌间隔向远端走行。桡神经在肌间隔内相对固定，骨折移位时容易受到损伤。腋神经和旋肱后动脉起自偏后的位置，在肩峰下 5 ~ 6cm 处绕过肱骨外科颈（图 1-10）。

肱骨干骨折占全身骨折的 1% ~ 3%，可发生在任何年龄段，可并发神经损伤，需要仔细询问病史和查体。

肱骨干骨折多由创伤所致，如摔倒时前臂伸展或体育活动时的低能量损伤。螺旋骨折可见于摔跤和投掷运动。肱骨干粉碎性骨折提示高能量损伤，包括交通事故、高处坠落、工业事故和枪击伤。高能量损伤和开放性骨折往往合并肢体的血管神经损伤。桡神经损伤并发于骨干远端骨折和开放性骨折。

病理性骨折多见于老年人群，多由低能量损伤机制所致，多合并代谢性或转移性疾病。

骨折端的成角与移位取决于引发骨折的暴力方向、骨折的水平、两骨折段受到的肌肉牵拉作用的共同影响。

肱骨干骨折可根据不同的分类依据分为不同的类型。Muller 于 1990 年提出的骨折 AO 分型以标准化的分类方式将骨折进行统一分类，共 3 类、9 组、27 亚组。AO 分型具有一定的科学性和规律性，便于创伤骨科学界的学术总结与交流。AO 分型及其图解见表 1-2 及图 1-11。

表 1-2　肱骨干骨折 AO 分型

12-A = 简单骨折	12-B = 楔形骨折	12-C = 复杂骨折
A1 简单骨折、螺旋形	B1 楔形骨折、螺旋楔形	C1 复杂骨折、螺旋形
A1.1 近端	B1.1 近端	C1.1 有 2 个中间折块
A1.2 中段	B1.2 中段	C1.2 有 3 个中间折块
A1.3 远端	B1.3 远端	C1.3 多于 3 个中间折块
A2 简单骨折、斜行（≥30°）	B2 楔形骨折、弯曲楔形	C2 复杂骨折、多段
A2.1 近端	B2.1 近端	C2.1 有一个中间节段折块
A2.2 中段	B2.2 中段	C2.2 有一个中间节段折块附加楔形骨折块
A2.3 远端	B2.3 远端	C2.3 有 2 个中间节段折块
A3 简单骨折、横行（<30°）	B3 楔形骨折、粉碎楔形	C3 复杂骨折、无规律
A3.1 近端	B3.1 近端	C3.1 有 2 个或 3 个中间节段折块
A3.2 中段	B3.2 中段	C3.2 有限粉碎（<4cm）
A3.3 远端	B3.3 远端	C3.3 广泛粉碎（≥4cm）

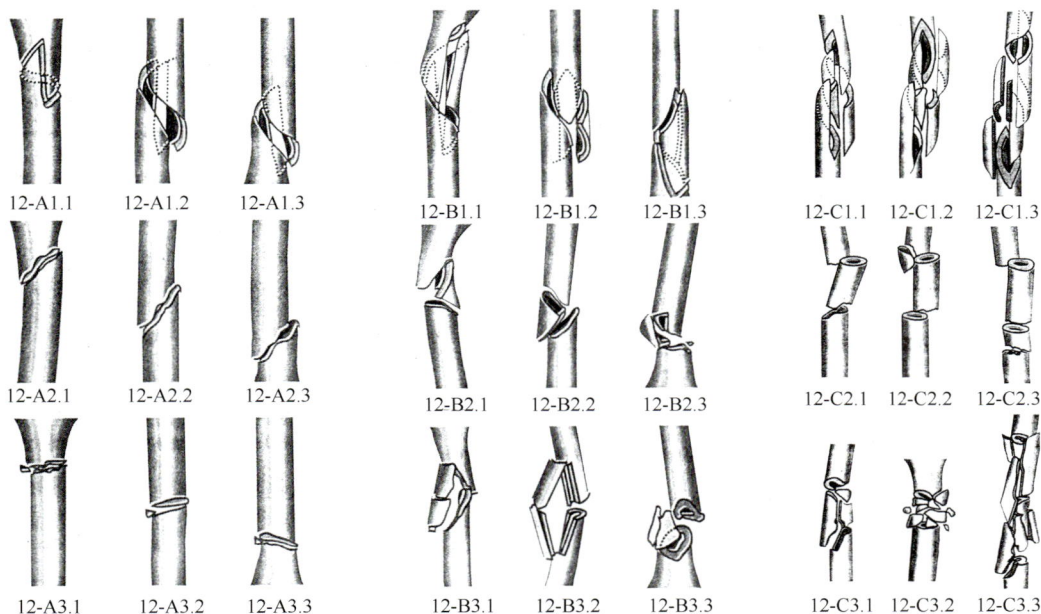

图 1-11　肱骨干骨折 AO 分型

肱骨干骨折患者大多有明确的外伤史，如典型的直接暴力，或旋转暴力较大的体育活动，如棒球、摔跤。骨折后可有疼痛、肿胀和畸形等表现。除了多发伤昏迷患者外，都容易诊断。

注意细致完整的软组织和神经系统检查：有无与骨折相通的皮肤破口；现场处理时有无散落的骨块；检查虎口区和伸腕伸指，桡神经损伤表现为手背虎口区感觉减退或消失及垂腕、手部掌指关节不能伸直、拇指不能伸展。

肱骨干骨折后，应检查双上肢的桡动脉搏动、甲床充盈时间和皮肤温度。必要时行超声或血管造影，以排除肱动脉损伤，必要时测定筋膜室的压力。闭合手法复位后，必须再次进行神经血管检查。正中神经和尺神经的损伤不太常见。

骨折相对于肌肉止点的位置决定了畸形和骨折块移位特点（图 1-12）。

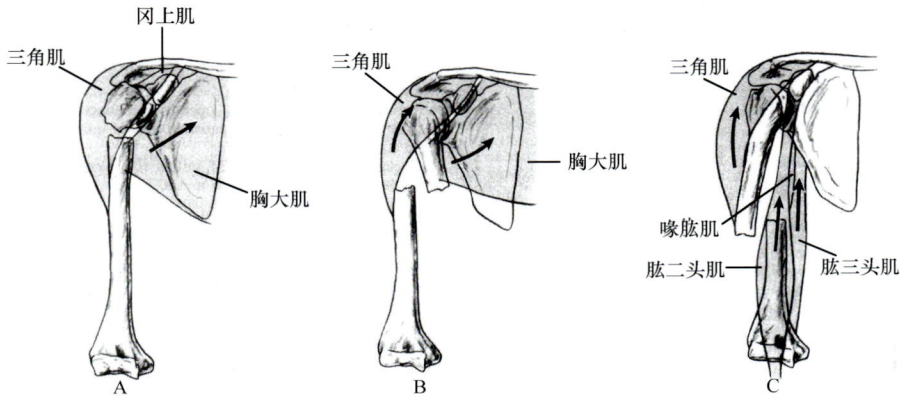

图 1-12 肌肉止点和肱骨干骨折移位的关系图解

A. 胸大肌止点以上的骨折引起近端骨折块的外展和外旋；B. 胸大肌和三角肌止点之间的骨折引起近端骨折的内收，而三角肌收缩造成干部骨折的短缩和外侧移位；C. 三角肌止点以下的骨折造成近端骨折块的外展

必须强调准确完整地记录体格检查所见的重要性。

常规拍摄包括肱骨干和相邻关节（肩肘关节）的正侧位片。平片或病史提示为病理性骨折，可行 CT、MRI 和骨扫描检查，同时注意寻找原发病灶，明确原发病变的类型。MRI 有助于诊断骨折块间嵌有软组织或伴发神经损伤。

术后即刻拍片复查。术后第 6 周、第 12 周和术后 1 年拍片随诊。6~8 周时 X 线片上可见到骨痂，12~16 周进入骨折塑形期，1 年后塑形完成。

骨折间隙、内植物处的骨质溶解、内植物移位、骨折端肥大骨痂形成提示骨折不稳定。8 个月后 X 线片上骨折断端硬化提示假关节形成。

一、保守治疗

肱骨干骨折的传统治疗是上肢制动直到骨折愈合。由于肱骨周围有大量软组织覆盖，只要骨折块不是显著平移或牵开，延迟愈合和不愈合都不常见。大多数病例的最终处理都是非手术治疗。国内外文献报道非手术治疗的成功率可达 94%。但在临床实践中，非手术治疗因其周期过长、患者所受痛苦较大、生活质量低下，加之现代骨折内固定技术的飞速发展，非手术治疗的应用范围逐渐变窄。

（一）适应证

1. 移位不明显的骨折（AO 12-A 型骨折）。

2. 有移位的中下 1/3 骨折经手法可达功能复位者。

（二）禁忌证

1. 无法获得或维持可接受的闭合复位。
2. 患者不能或不愿遵守非手术治疗。
3. 合并软组织损伤，无法支具制动。
4. 合并神经血管损伤。

（三）治疗方法

肱骨属于非负重骨，轻度畸形愈合可由肩胛骨代偿，故其复位标准是四肢中最低的。轻度对线不良（矢状面成角＜ 20°，冠状面成角＜ 30°，旋转畸形＜ 15°，短缩＜ 2.5cm）完全可以接受。

骨折愈合定义为疼痛消失，骨折处无反常活动，同时 X 线片有愈合的证据。

肱骨干骨折闭合治疗中可供选择的方法包括悬垂石膏（图 1-13）、接骨夹板、特制外展夹板、Velpeau 带和功能性支具。近年来功能性支具因其优良的效果和良好的耐受性成为肱骨非手术治疗的首选（图 1-14）。

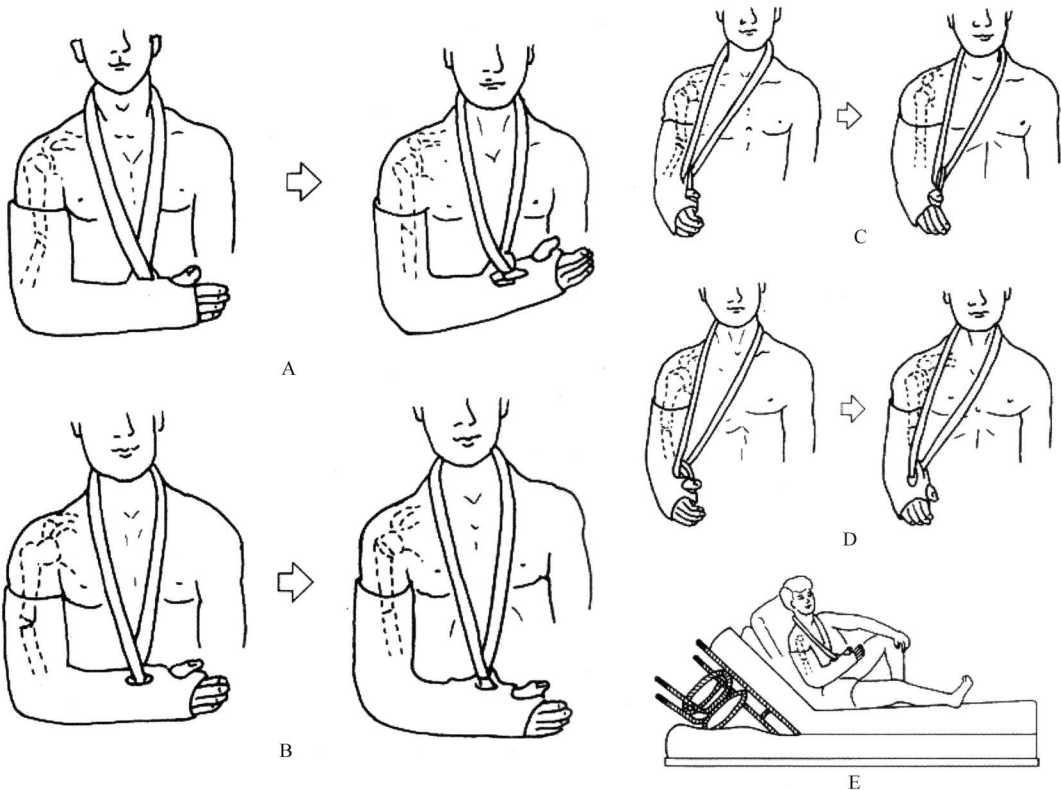

图 1-13　肱骨干骨折的悬垂石膏治疗

A ～ D. 分别纠正骨折远端的外展、内收、外旋及内旋畸形，石膏辅助固定；E. 石膏外固定术后常规采用半卧位

（四）常见并发症的预防与处理

保守治疗期间应注意密切观察。定期复查 X 线片，判断骨折愈合过程。注意石膏是否对邻近部位造成压迫，一旦发现，及早处理。加强肩关节和腕指关节活动度锻炼及肌力训练。

保守治疗超过 10 周仍无愈合迹象且同时出现失用性骨质疏松时，应考虑采取其他方法。

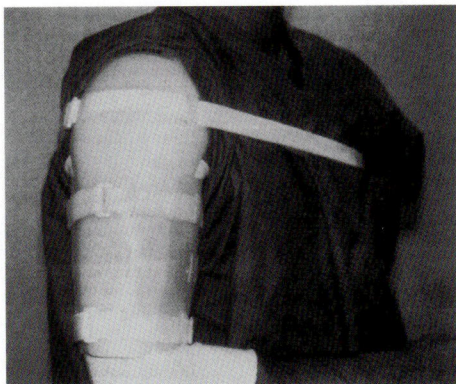

图 1-14　定制的肱骨支具

二、外固定治疗

（一）适应证

伴有严重软组织损伤、骨缺损或污染的复杂骨折，如枪击伤、交通事故、局部烧伤等。

（二）禁忌证

不适用于中上 1/3 骨折。

（三）术前准备

完善相关术前检查，伤口局部肿胀控制。

（四）手术要点、难点及对策

外固定针常从外向内放置，分别位于肱骨近端 1/3（大结节和干骺端）、中段和远端 1/3（外侧髁和干骺端），这些位置称为"安全区"，可避开位于肱骨近中 1/3 交界处的腋神经和肱骨中远 1/3 交界处的桡神经。建议有限切开后再放置外固定针，经小切口钝性分开显露骨皮质，随后穿入外固定针。

（五）术后监测与处理

外固定后需要注意针道的护理。外固定器可放置 8 ~ 16 周，去除外固定支架后，视需要继续使用一段时间功能性支具。外固定也可作为临时固定措施，放置时间较短（小于 4 ~ 5 天），去除外固定后可直接更换为接骨板或髓内钉。放置时间较长，直接更换为内固定存在感染风险，可先去除外固定，采用支具保护，待临床情况稳定，软组织情况改善后再改用内固定。

（六）术后常见并发症的预防与处理

常见并发症为针道的感染，要严格注意针道的护理。

（七）临床效果评价

外固定架采用单侧半针结构或张力固定针即可稳定骨折端（图 1-15）。优点是创伤小、固定可靠、愈合周期短、无须二次手术、对邻近关节扰动小。缺点是针道可发生感染、外固定架不够轻便。

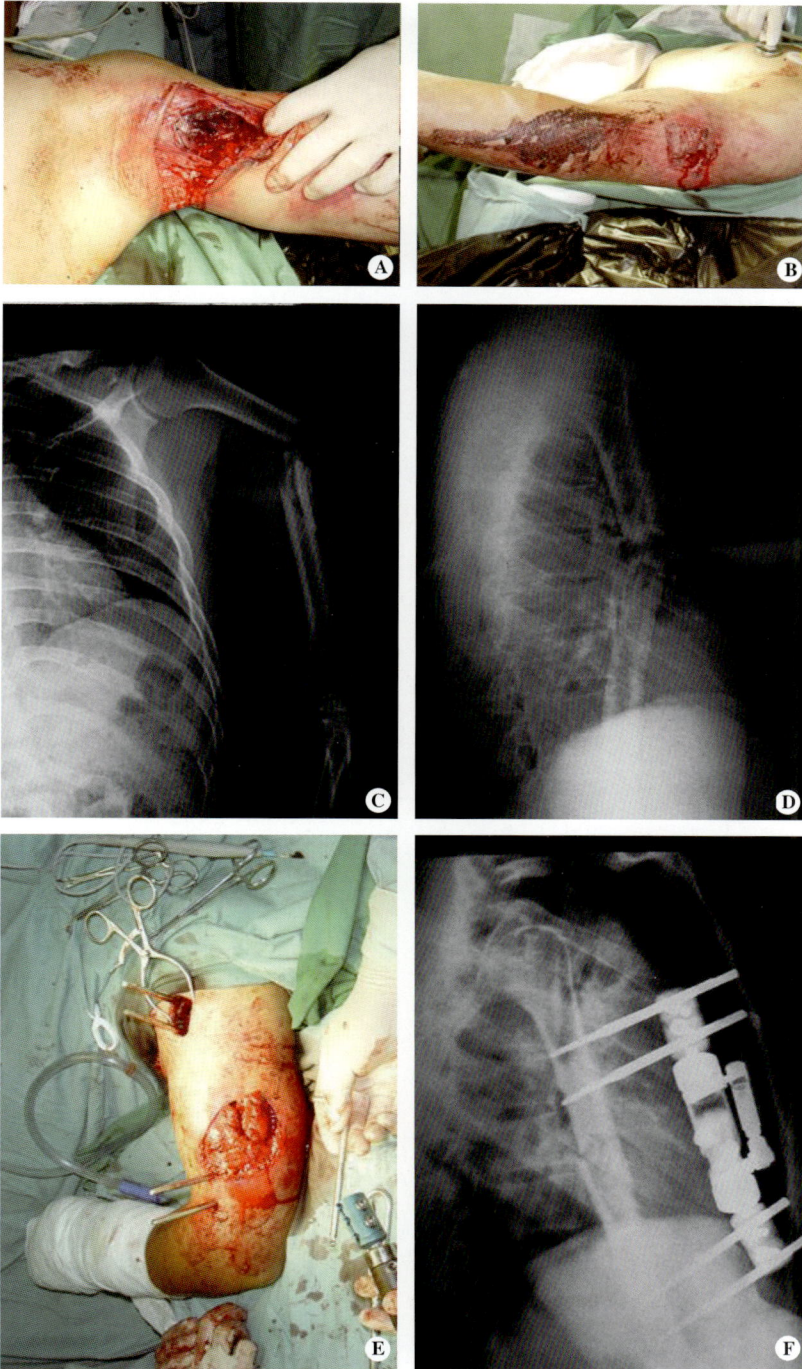

图 1-15　肱骨干开放骨折的外固定治疗

患者男性，44 岁，左上肢被水泥罐车绞伤。左肱骨干开放骨折（AO 12-C3.1 型）。A、B. 伤后大体像显示腋部及肱骨外侧开放伤口，腋部伤口内可见腋动、静脉；C、D. 伤口正位及穿胸位片显示肱骨干骨折；E. 术中经小切口钝性分开显露骨皮质，由外向内放置外固定针，分别位于肱骨近端 1/3（大结节和干骺端）、中段和远端 1/3（外侧髁和干骺端）的"安全区"，以避开肱骨近中 1/3 交界处的腋神经和肱骨中远 1/3 交界处的桡神经；F. 术后 X 线片显示骨折复位良好

肱骨与其周围的神经血管束关系密切，是使用外固定较为困难的骨骼之一。正中神经同肱动脉一同走行，在肱骨近端 2/3，神经位于肱骨的内侧，在肱骨远端 1/3，神经向外侧移行并在肘关节水平位于肱骨前方。尺神经在上臂上 2/3 与正中神经伴行，然后折向后方，在肘关节水平位于肱骨后内方。桡神经在肱骨中 1/3 由内侧向外侧穿过肱骨后方。在肘关节水平，桡神经位于肱骨前外侧。

三、内固定方法及入路选择

（一）适应证

开放骨折、"漂浮肘"或"漂浮肩"、血管神经损伤、多发伤、多段骨折、骨折延至关节内、病理性骨折、手法治疗后桡神经功能障碍、横行骨折类型及闭合治疗失败（表 1-3）。

表 1-3　肱骨干骨折的手术适应证

绝对指征	相对指征
多发创伤	长螺旋骨折
开放骨折	横断骨折
双侧肱骨干骨折	臂丛神经损伤
病理性骨折	主要神经麻痹
"漂浮肘"	闭合复位不满意
"漂浮肩"	神经缺损
血管损伤	帕金森病
闭合复位后桡神经损伤	乙醇或药物成瘾，不能配合治疗
骨折不愈合或畸形愈合	肥胖

（二）禁忌证

患者全身情况差，不能耐受手术者；或者局部皮肤条件差，不适合行切开内固定术者。

（三）术前准备

完善术前检查，骨折部位消肿处理等。制订合理的内固定计划。

内固定可选用接骨板和髓内钉。接骨板固定是比较各种手术固定方法的标准。接骨板适用于任何部位的骨折，直接检查桡神经，无须 X 线透视，愈合率达 95% ~ 100%。弹性髓内钉方法简单，但旋转稳定性不足。顺行或逆行交锁髓内钉具有很高的愈合率。

（四）手术要点、难点及对策

1. 手术入路　包括内侧入路、前方入路、前外侧入路、直接外侧入路和后方入路。

（1）前方入路：可经三角肌胸大肌间隙显露肱骨最近端的部分，直到关节远端约 5cm。适用于近端和中 1/3 段骨折。经肱二头肌和肱肌间隙，沿肌纤维方向劈开肱肌，显露肱骨远端前面（图 1-16）。

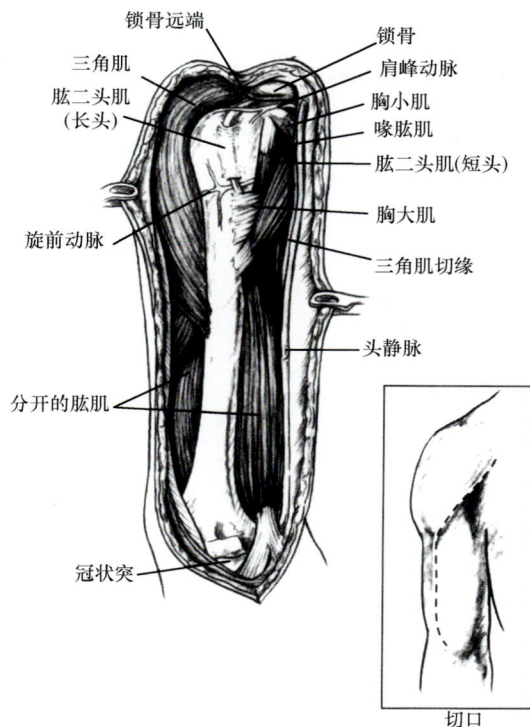

图 1-16 前方入路

经肱二头肌和肱肌间隙，沿肌纤维方向劈开肱肌

（2）前外侧入路：可显露整个肱骨干。适用于肱骨干任何部位的骨折，但常用于近端和中段 1/3 骨折。近端 1/3 骨折经三角肌胸大肌间隙显露。整个肱骨干都可经外侧肌间隙显露。必须找到桡神经并予以保护。在远端，继续沿肱肌和肱桡肌之间的间隙进行解剖，桡神经正在此间隙内。前外侧和直接外侧入路都可能损伤前臂外侧皮神经。

直接外侧入路可显露整个肱骨干，常用来显露中段或远端 1/3 骨折。外侧显露的最大优点在于患者可取仰卧位，可探查桡神经全程。在近端可经三角肌胸大肌间隙解剖到达肩部前方。在远端可经肱三头肌和肱桡肌间隙进入（图 1-17）。

（3）后方入路：最常用于中段和远端骨折，尤其是需要修补桡神经时。主要缺点是需取俯卧位或侧卧位，并需劈开肱三头肌内侧头，带来不同程度的失神经支配（图 1-18）。

（4）内侧入路：可以显露近端从胸大肌止点到远端鹰嘴窝的肱骨干。美容效果很好，尤其适用于二次手术。经前侧和后侧肌筋膜间室之间的肌间隙进行显露。入路中必须找到尺神经、正中神经和肱动脉。除了伴有肱动脉损伤者外，该入路并不常用。

2. 内固定中常用的手术技术有以下几种。

（1）接骨板技术：接骨板是治疗肱骨干骨折的金标准。根据肱骨的大小使用 4.5mm 的宽动力加压接骨板或窄接骨板（DCP 或 LC-DCP）。

应遵循的基本原则包括：①充分显露；②避免不必要的软组织切除；③解剖鉴别神经血管结构，尤其是桡神经，术中注意保护神经血管束；④坚强的加压内固定。

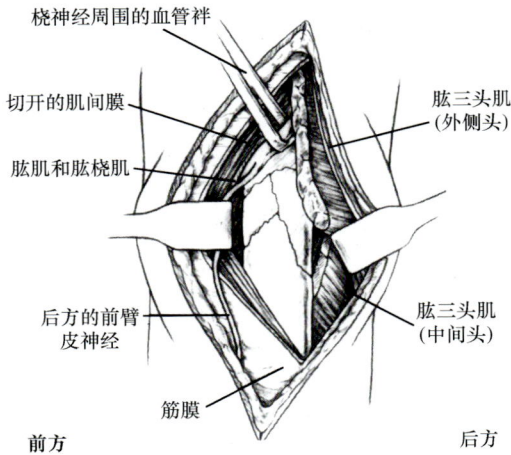

图 1-17　外侧入路

经肱三头肌和外侧肌间隔、肱肌和肱桡肌之间的间隙显露

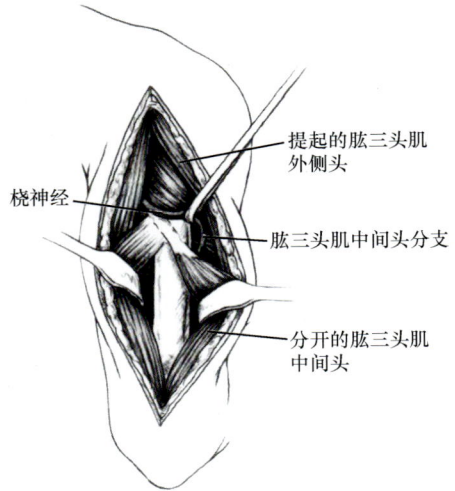

图 1-18　后方入路

劈开肱三头肌显露骨折端。该入路需要移开桡神经，并带来肱三头肌不同程度的失神经支配

接骨板固定的入路选择由骨折部位、类型、粉碎（位置和大小）和当时状况（如胸腹部创伤）决定。一般采取前外侧入路。复位应采取无创操作。细致牵引，维持长度。接骨板应放在骨膜外。减少骨膜剥离，尽量做到解剖复位，以免骨折不愈合。

接骨板应有足够的长度，建议在骨折端上下至少各固定 7 层皮质骨，以获得足够的固定强度，使用骨折块间加压固定。对有皮质骨缺损的骨折或粉碎性骨折，可行植骨，植骨材料以自体松质骨为佳。对骨折不愈合行翻修手术者应常规采用植骨。对于开放性骨折，必须有足够的软组织覆盖才能植骨。

应直视下解剖桡神经，以免放置内固定时将其损伤。放置接骨板后，应将神经与内固定隔离开，以免内固定刺激神经。同时手术记录中详细描述桡神经的放置位置，以备将来取出内固定时参考，避免二次手术时损伤桡神经。

（2）髓内钉技术

髓内钉固定的优点包括：①髓内钉固定属于髓内固定，更接近骨的机械轴线，因此弯曲应力远小于接骨板，应力遮挡效应也明显减少，取出内固定后产生的应力性骨折也大为减少；②髓内钉固定所需的切口较小，不直接显露骨折端，有利于保护骨折端的血运。

髓内钉固定的难点包括：①闭合穿钉技术要求很高；②不宜用于骨折并发桡神经损伤且需要探查桡神经者；③不宜用于有假关节形成，需行切开断端清创者。

髓内固定系统主要包括弹性髓内固定系统和坚强髓内固定系统。弹性固定系统包括 Enders 钉、Hachethal 钉等，可经肱骨大结节顺行穿钉，或经肱骨髁上逆行穿钉。弹性髓内钉不能为肱骨提供坚强的内固定，在骨折早期不能有效地控制骨折的轴向移位和旋转移位。因此，采用弹性髓内固定后早期，应采用其他制动措施（夹板或功能支具）来增加骨折端的稳定性。

顺行髓内钉技术：通过术前 X 线片估计髓内钉的直径、皮质厚度、扩髓程度和髓内钉的长度。闭合穿钉前应牵引复位，维持理想的长度和力线。有移位的陈旧骨折，应切开复位，探查并保护神经。顺行穿钉时，髓内钉应插入大结节顶部内侧，肱二头肌沟后方 5mm 处，

024

以减少对肩袖的损伤。近端应埋入骨内。髓内钉的入点应在肱骨中立位置。髓内钉末端应在鹰嘴窝上 1 ～ 2cm。对于粉碎性骨折，应注意避免过度牵引，造成肱骨分离，远期导致延迟愈合或不愈合。根据患者的身材、肱骨形态选择恰当的髓内钉。

患者一般采用沙滩椅位。患侧尽量靠近手术床边缘。头转向对侧，以增加肩部的显露。手术床应能透 X 线。在同侧肩胛下垫一小的布巾卷。C 形臂放在患肢对侧，将阴极旋转 180°，置于手术床和患者下方。患侧上臂轻度后伸（20°），屈肘 90°，前臂可放在胸腹壁上。该位置将肱骨远端向内旋 70° ～ 90°，常可复位骨折造成的旋转。将 C 形臂转回 45° ～ 60° 可以获得肩部和肱骨的正位像。同样，上肢在同一位置，将 C 形臂转向患者上方 20° ～ 40° 可以获得穿肩胛侧位像（肱骨头有层次的"肩胛 Y 像"）。这样就可以不搬动患肢而获得相互垂直的图像，并允许在肱骨近端和肩部的两个标准像上找到正确的入点。

也可将 C 形臂放在患肢同侧，垂直于床面或在床头平行于患者身体。但不论做何种安排，C 形臂和技师的存在都会使医生、助手和器械护士觉得拥挤。

在肩峰外缘沿 Langer 线做切口考虑到了皮肤的美容效果，但多数医生采用垂直于 Langer 线而平行于三角肌纤维的切口。皮肤切口自肩峰外侧向远端 4cm。切开三角肌，触及大结节。三角肌切开不要超过 4 ～ 5cm，以免损伤腋神经。

手术操作的具体内容如下。

1）确定入钉点：如果使用坚强髓内钉，入钉点在正位像上大结节内侧沟内。使用弹性髓内钉时，入钉点穿过大结节的外侧部分，在肩袖止点远端。

通过肱骨近端的正位像和侧位像观察入钉点处的螺纹斯氏针（或尖钻）。在侧位像上，入钉点正在肱骨干的中轴线上。在正位像上，入钉点在紧靠大结节内侧的沟内。一旦确定入钉点，按照扩髓髓内钉近端部分同样的角度（10° ～ 15°）将斯氏针插入肱骨近端（图 1-19）。

025

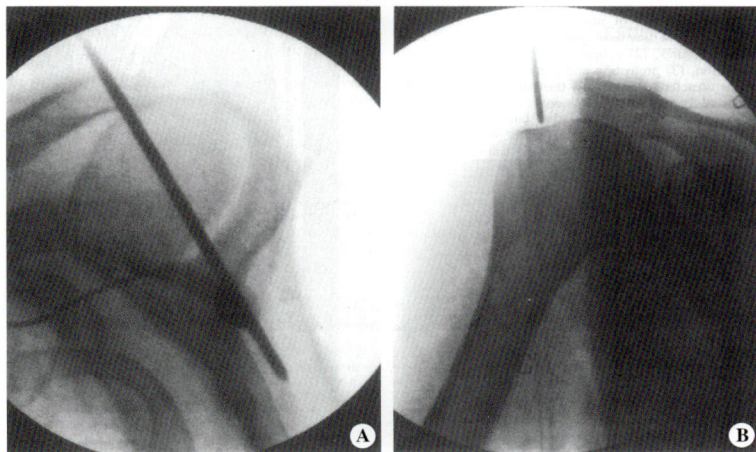

图 1-19 术中透视
A. 交锁髓内钉入钉点的正位像；B. 同一入钉点的肩胛 Y 侧位像

沿三角肌纤维方向钝性分开并从肩袖止点和大结节上掀起三角肌。用 Gelpi 撑开器保持肩袖的入路。沿肩袖纤维方向紧靠其止点内侧锐性切开肩袖。在肩袖两侧置两根缝线以利牵开和以后的修补。

2）插入导针，确定髓内钉长度：通过末端带螺纹的斯氏针用 8mm 空心钻头扩髓，随后去除斯氏针。使用扩髓髓内钉时，应将球形头扩髓导针插入入钉点，在 C 形臂协助下穿过骨折端，并打入鹰嘴窝上方的远端肱骨中央，距离鹰嘴窝 1 ~ 2cm 处。用第二根同样长度的导针测量第一根导针髓内部分的长度，以选择合适长度的髓内钉。

3）扩髓和穿钉：如果需要扩髓，应使用软式髓腔锉。扩髓至鹰嘴窝上方时动作应轻柔，也可不扩至此处。扩髓直径应超过髓内钉直径 0.5 ~ 1.0mm。切忌插入直径超过扩髓直径的髓内钉。对于开放骨折，一般不采用扩髓髓内钉。扩至所需直径后，利用交换管将球形头导针换为平头导针。

扩髓时动作应轻柔，避免损伤桡神经。如果怀疑骨折端有软组织嵌顿，可做一小切口，显露骨折端，保证扩髓时不会卷入软组织。

扩髓后，沿导针缓慢插入髓内钉并经过骨折端。髓内钉的锁定导向器有助于控制旋转，指引髓内钉的方向。髓内钉近端的弧度应指向外侧。髓内钉的近端应埋入骨皮质内，以免引起撞击。

4）远近端锁定：髓内钉的远端椭圆形螺钉孔呈前后方向。一般采用前方入路进行远端锁定。顺行髓内钉没有远端瞄准器，故应采用徒手锁定法。此时应在透视下调整肢体方向，使远端锁定孔呈椭圆形。在髓内钉远端锁定孔水平做 1 ~ 2cm 的直切口，钝性分离至骨膜。锁定螺钉应放在椭圆形锁定孔的远端，以利于轴向加压。

近端锁定一般采用瞄准器。

术后应及时拍片复查，确认锁定位置和骨折端情况。

3. 肱骨干骨折常用的固定方法优缺点比较见表1-4。

表 1-4　肱骨干骨折主要治疗方法优缺点的比较

方法	优点	缺点
功能性支具	简单 价廉 稳定的愈合率	患者不适主诉 随诊评估频繁
接骨板	快速 可行桡神经探查 避开肩肘关节 无须 X 线透视 愈合率很高	需要切开显露 显露和扰动桡神经 需要较多剥离 对骨质疏松骨固定不佳 瘢痕大
交锁髓内钉	快速 可早期负重 是负荷分担装置 适用于骨质疏松症	需 X 线透视 影响肩（顺行）、肘（逆行）关节
多根弹性髓内钉	快速 愈合率高	不能交锁
外固定	快速骨稳定 适用于严重软组织损伤	针道炎症和感染 活动受软组织 - 固定针的界面限制 愈合率较低

（五）术后监测与处理

患肢应行早期主动活动度锻炼。保守治疗时，疼痛和肿胀消退后就应去除早期固定，改用功能性支具。鼓励早期行肩肘活动度锻炼。指导患者睡觉时取坐位以保持骨折的对线。6 ~ 10 周后当骨折愈合已经足够防止对线变化时去除支具。

内固定术后应早期开始肩肘关节活动度锻炼。采用接骨板、交锁髓内钉或外固定治疗的患者术后无须制动。初步愈合后即开始轻度力量锻炼。使用顺行交锁钉，主动活动度锻炼需推迟到肩袖愈合后。

外固定术后，需要经常用 1% 过氧化氢保护针道（每日两次）。如果针道情况允许外固定器放置足够长的时间，可在 8 ~ 16 周去除外固定。

（六）术后常见并发症的预防与处理

肱骨干骨折的任何治疗方法都存在导致愈合不良及不愈合、肱动脉损伤、桡神经麻痹及感染等并发症的风险。

1. 畸形愈合、延迟愈合和不愈合（图 1-20）　骨折的畸形愈合是指骨折端在非解剖位置愈合。肱骨畸形的耐受性很好。多达 20° ~ 25° 的成角、15° 的旋转和 2 ~ 3cm 的短缩都不会引起任何功能受限。

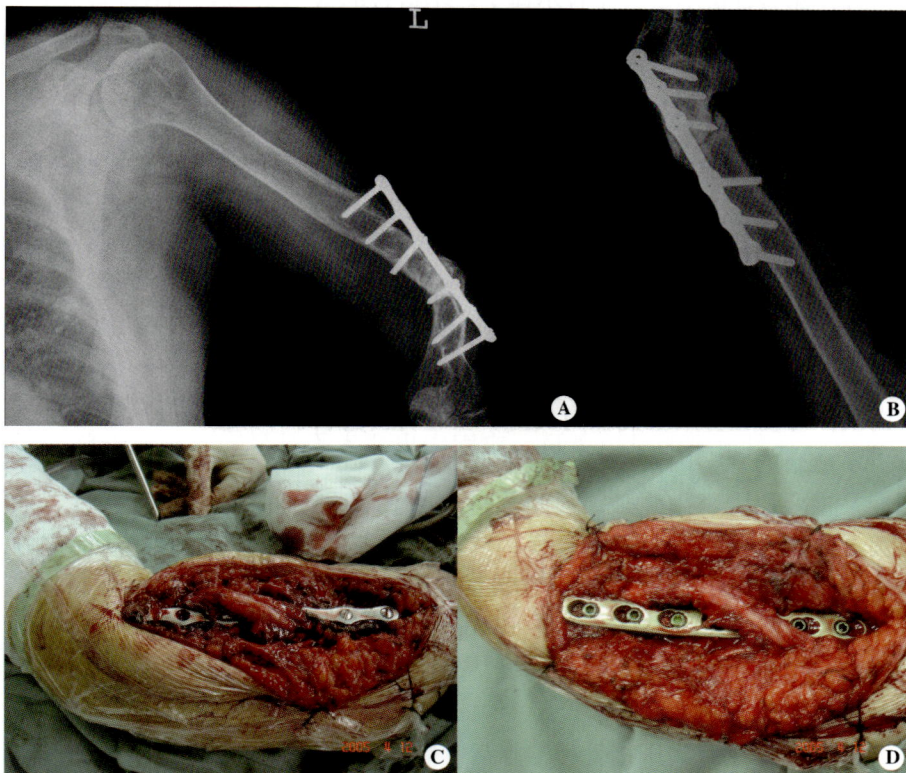

第四节　肱骨远端骨折

肱骨远端结构扁薄，髁上部为松质骨和密质骨交界处。在冠状窝和鹰嘴窝之间仅为一层极薄的骨质，该处又是肱骨圆柱形移行为三棱形的形变交汇点，不仅是应力弱点，也是应力交汇处。致伤暴力作用于肘部时，在肱骨远端骨结构薄弱及形变交汇区形成应力集中，当其形变超过骨强度时即引起髁上骨折。如暴力巨大，可进一步引起髁间骨折或合并尺骨鹰嘴等骨折。

肱骨远端骨折治疗不当，极易引起肘关节活动障碍、僵硬、肘部畸形及诱发骨化性肌炎等并发症，严重者可导致血管神经损伤，诱发缺血性挛缩。保守治疗曾经是肱骨远端骨折的主要治疗方法，然而随着内固定技术的改进和理论的完善，现在只适用于内科情况无法耐受麻醉及无法配合治疗、康复锻炼的患者。

一、手术适应证

外科手术治疗的目的是恢复一个无痛、具有功能、稳定的肘关节，以确保患者能独立生活。目前对于肱骨远端骨折，主要以骨折的分型，即骨折的严重程度为基础，结合患者的年龄、骨质、功能要求、职业和生活状况的治疗。总的来说，其适应证为既往无骨关节炎或类风湿关节炎等关节病变的相对简单骨折。多项研究显示，现代固定技术的疗效满意率较高，并发症发生率可以接受。即使肱骨髁间骨折甚至粉碎性骨折，坚强内固定也可以获得好的效果，为早期功能锻炼赢得了时间，加快康复，减少骨折畸形愈合。

所以，所有移位的肱骨远端骨折，只要能耐受麻醉，都应该进行手术治疗。

二、手术禁忌证

近些年对肱骨远端骨折保守治疗的报道少之又少。在 Robinson 的回顾性研究中，肱骨远端骨折保守治疗的不愈合率是手术治疗的 6 倍，延迟愈合率是手术治疗的 4 倍。即使是保守治疗也应该考虑早期活动，通常需要肘关节屈曲 60° 位固定 2 ~ 3 周，之后行轻柔的肘关节功能锻炼。

三、术前准备

在高能量损伤中，对软组织损伤的情况进行正确评估是非常重要的。注意后方有无小的开放伤口，因为这可能是骨折断端穿透肱三头肌和皮肤所致。高能量的开放骨折，其污染范围常常超出伤口的范围，其粉碎程度和骨丢失情况都比较重。此外也要注意远端血运的情况，如果血运异常或者存在可疑，就要考虑存在肱血管损伤，要进行多普勒超声、血管造影检查，甚至考虑进行血管探查。

肘关节周围骨折常合并神经损伤。有学者报道，肱骨远端合并桡神经损伤的概率为12%、尺神经损伤概率为8%。尤其是关节内骨折，合并尺神经损伤的发生率可达24%。不像桡神经损伤，大多数尺神经损伤的临床表现并不明显，易于被忽视，所以术前要仔细检查尺神经的感觉和运动功能并予以记录。

对于老年患者，之前存在的关节炎症状、合并症情况和功能状态，有助于手术策略的选择：内固定还是肘关节置换。

在手术前要进行详细的影像学评估，以制订手术计划。标准的正侧 X 线片足以诊断骨折和评估简单骨折。对于复杂的关节内骨折，应当进行 CT 扫描并进行三维立体重建，对明确骨折的分型、理解骨折的特征非常有帮助。对于老年患者，如果 CT 提示骨折粉碎严重，可考虑一期行肘关节置换。

对肱骨远端骨折进行分型，其目的是描述骨折形态，包括骨折线的水平、内外侧柱的累及情况和关节面的累及情况。不同的分型方法都有一个共同点，就是尽可能详细地描述关节损伤的程度，以指导治疗和判断并发症的可能性。

AO 分型仍是大多数学者采用的分型。AO 分型将骨折分为 3 个大的类型：A 型为关节外骨折；B 型为部关节内骨折；C 型为完全关节内骨折。每一类型又根据骨折线的位置和粉碎程度的不同分为 3 个亚型，每一亚型又分为 3 个小型。

Mehne 和 Matta 根据解剖特点将肱骨远端骨折分为 3 个基本类型，包括关节内骨折、关节囊内关节外骨折、关节囊外骨折。关节内骨折分为 4 个亚型：单柱损伤、双柱损伤、肱骨小头骨折和滑车骨折。单柱损伤又可分为内侧柱损伤和外侧柱损伤，并根据骨折线位置再分为高位和低位骨折。高位单柱骨折的特点是骨折块包含大块滑车结构，尺桡骨连同肱骨远端骨折块一起移位。双柱损伤累及肱骨远端三角形的每一边结构，根据骨折线的位置、斜度及关节内骨折块和位置来再进行分类。主要模式有：高位或低位的"T"、"Y"、"H"形骨折，内侧和外侧"λ"形骨折。通过骨折块的大小和形状分析，这一分型系统有助于预测内固定的模式。如果骨折发生在鹰嘴和冠突窝水平以下，例如，"H"形损伤，会包括小的关节内骨块，很难达到稳妥固定，而且缺血性骨坏死的概率增加。

肱骨小头和肱骨滑车的剪切骨折较为少见，通过三维 CT 重建可以在术前得到诊断；这两部位的骨折可归类于 AO 分型的 B3 型骨折。另外还有一些分型系统用于对这类损伤的描述和指导手术显露和固定。其中一种分型将其分为 4 型：1 型又称为 Hahn-Steinthal 骨折，指肱骨小头冠状面的剪切骨折，滑车受累轻微或不受累；2 型骨折又称为 Kocher-Lorenz 骨折，指肱骨小头软骨的浅层剪切骨折，附着有少许软骨下骨；3 型骨折指肱骨小头的粉碎骨折；4 型骨折指肱骨远端冠状面上通过肱骨小头、累及大部滑车外侧缘及外侧部的剪切骨折，后者可以从 X 线侧位片上发现"双弓征"，其中一个"弓"是指肱骨小头的软骨下骨，另一个"弓"指滑车的外侧缘。Ring 提出了关节内结构骨折的第 5 型，骨折线自肱骨小头延至滑车，同时肱骨小头和滑车后方干骺端压缩，妨碍了前方关节内骨块的复位。Dubberley 等认为如果肱骨小头和滑车骨折并分离，是又一种类型，因为这种情况下如果后方髁部粉碎，就需要附加固定和植骨。

四、手术难点、要点及对策

（一）患者体位

患者体位是第一个要考虑的问题。正确的体位取决于显露方式、骨折类型、合并损伤及手术医师的经验。对于多发损伤患者或者合并肱动脉损伤的患者，可能需要采取仰卧位。这种情况下，如果进行后方入路，就需要将患肢放置于胸前，这就需要增加一个助手或专用装置辅助。

对于绝大多数肱骨远端骨折，可以先选择侧卧位或者是俯卧位；如果存在软骨面的剪切骨折，需要进行外侧显露，那么就需要采取平卧位，将患肢放置于手术桌上。

当采取侧卧位时，患者就当靠近手术床的边缘，患肢用支架支撑，使肘关节可以屈曲90°，并进行 C 形臂透视。铺单时要靠近腋部。髂嵴处也要消毒铺单以备取骨。推荐使用无菌止血带。考虑到手术时间可能会很久，以及侧卧及俯卧位气道管理困难，推荐全身麻醉下手术。

（二）手术显露

对于多数后方显露，可以采取后正中切口。全层切开，直至肱三头肌和肘肌表面筋膜。从内侧肌间隔处找出尺神经，并进行松解，近端至内侧髁上 8cm 处、远端至进入尺侧腕屈肌两个头之间处。尺神经可以保留于原位，也可以前置于皮下，主要取决于内侧柱的损伤及修复情况。如果内固定物通过尺神经的行径，尺神经就应当前置，以避免过度牵拉或意外损伤。否则，尺神经就可以保留于原位，但手术期间应用橡皮片牵引标志，以免损伤。

对于桡神经而言，多数肱骨远端骨折无须显露。但如果需要对外侧柱进行显露至肱骨中段，超过外侧髁上 14cm，那么就需要显露桡神经并对其进行保护。

可以通过不同的方式来显露骨折，包括尺骨鹰嘴截骨、肱三头肌旁入路、劈开肱三头肌入路、肱三头肌腱舌形瓣入路、肱三头肌反转肘肌蒂入路。对这些入路的选择，取决于关节内骨折的类型、是否需要显露前方关节结构、是否有关节置换的准备及术者的经验。

（三）尺骨鹰嘴截骨

尺骨鹰嘴截骨能够为关节面提供最充分的显露，可以看到 60% 的关节面。绝大多数鹰嘴截骨会在 6 个月内愈合，不过 13% 的患者会因为固定克氏针引起的症状而需要取出。截骨时先用摆锯，然后用小骨刀打开软骨下骨，截骨不要过于平滑，过于平滑会使后期复位和固定困难。截骨后，将鹰嘴连同肱三头肌从肱骨上抬起。对截骨的固定可采用张力带技术。复位时可用单爪钳维持位置，然后用两枚 2mm 克氏针从鹰嘴的背侧打入，进针角度向前并略向内侧，使克氏针从尺骨前缘的内侧穿出，目的是避免退针和干扰桡侧结构。在截骨处的远端尺骨干上横行钻孔，穿过 20 号或 22 号钢丝，绕成"8"字形，近端要穿过肱三头肌腱在尺骨鹰嘴处的止点。钢丝收紧打结后截断，残端弯入软组织内。克氏针的尾端要用血管钳或老虎钳折弯 180°，再用锤子敲入尺骨鹰嘴内。

（四）外侧切口的扩大显露

外侧入路适用于外侧柱损伤、软骨的剪切骨折和单纯肱骨小头骨折，不需要进行外上髁截骨。患者取仰卧位，患肢置于手术桌上。虽然推荐使用外侧皮肤切口，但如果需要其他部位手术，也可以采用后正中皮肤切口。从外上髁开始分离，将桡侧腕伸肌止点从外上髁处剥下，然后锐性剥离前方关节囊。伸肌总腱起点和外侧副韧带复合体，位于肱骨小头假想中分线的后方，要保护其在外上髁上的附着点。将肱三头肌的外侧面从肱骨远端和尺骨鹰嘴上剥离。如果需要更广泛的显露，就需要用骨刀进行外上髁截骨以显露关节面。最后通过经骨缝合来仔细修复外上髁。

（五）骨折复位和固定

将多个关节内骨折块复位是最有挑战性的步骤。滑车的内外侧边缘进行复位时要尽可能维持其宽度。对于冠状面的骨折，可以使用直径 1.0mm 的克氏针来临时固定，最后可以使用埋头螺钉或是带螺纹的克氏针来固定。对于较大的关节骨块，可以使用直径 1.5mm 的克氏针将其与其所在的柱相连。然后仍用直径 1.5mm 的克氏针将剩余的骨块复位后与已复位的较大骨块相连。如果在滑车的关节面处存在骨缺损，就要使用松质骨打压植骨来维持解剖宽度和滑车的稳定性。内固定使用的接骨板螺钉要相互垂直或平行。这两种构型在固定稳定性、骨折愈合和功能结果方面没有明显差异。最佳的双接骨板构型要根据骨折模式、螺钉的方向和位置，使之能最稳妥地固定关节骨折块。应当首先在较大关节内骨折块一侧进行接骨板固定，这样对内固定物更容易塑形，更容易设计远端螺钉的位置。在内侧柱部位，解剖型或者重建接骨板都可以提供足够的稳定性，重建接骨板能塑形成包绕内侧髁的形状，远端两枚螺钉应当互成 90°，或者使用一枚长螺钉从远端打入至近端外侧柱。在外侧柱，后方的接骨板可以一直延伸至肱骨小头后方。当置入最远端螺钉时，要小心不要穿透肱骨小头前方关节面。当然也可以瞄准外上髁边缘向近端、向外侧方向置入螺钉。还有一个选择是将接骨板放在外侧面，这样就可以单独使用外侧接骨板或联合后外侧接骨板。最远端的螺钉应当穿过滑车、止于最坚硬的软骨下骨处。在固定结束后，要进行全幅度的活动进行检验。

五、术后监测与处理

术后 24 ~ 48 小时内，肘关节保持伸直位，并应用软枕抬高。如果固定可靠，在术后 24 ~ 48 小时内就可以开始重力辅助下主动伸屈肘功能锻炼。在仰卧位时，患者将上肢举起处于垂直状态，然后在重力协助下主动屈肘。在伸直锻炼时，上肢的位置应当处于身体的一侧，使得重力能够协助伸直。在术后 4 ~ 6 周内，逐渐增加活动幅度。如果患者无法获得足够的活动度或者肘关节周围疼痛，就要仔细对尺神经进行检查，以除外尺神经炎。如果活动度不理想，应当使用可调的肘关节支具和夜间伸直夹板。抗阻力锻炼应当在影像学证实骨折愈合以后进行，通常是在术后 12 周。

六、术后常见并发症的预防与处理

（一）尺神经炎

肱骨远端骨折术后尺神经炎的发生率报道不一。迟发性尺神经炎的发生率为 7% ~ 38%。主要影响因素包括术前已经存在的尺神经功能障碍、术中对尺神经的保护不足、过度牵引、内固定物干扰、瘢痕形成和骨折愈合反应。Ruan 等报道术前无尺神经损伤症状的患者不会出现迟发尺神经症状，而术前存在尺神经损伤表现的患者有 31% 会出现尺神经炎症状。有研究显示尺神经前置对预防迟发性尺神经炎并无帮助。何种情况下尺神经应当前置，尚没有共识。如果存在术前麻痹、内固定物干扰或者术中需要牵引，可考虑将尺神经进行前置。

（二）骨折不愈合

肱骨远端骨折术后不愈合率，据报道为 0 ~ 7%。大多数骨折不愈合的部位在肱骨髁上，主要是因为固定不稳定的结果。其他因素包括高能量损伤、广泛粉碎性骨折、低骨量。疼痛、活动度丢失和相关的尺神经炎是骨不愈合最常见的表现。

对骨折不愈合的治疗，需要手术切除增生的纤维和滑膜组织，去除硬化的骨折面，对内固定进行翻修并自体骨植骨，切除前后关节囊，并松解尺神经。有时候，如果骨折不愈合非常不稳定或者难以愈合，可以考虑带血管的腓骨移植、外固定架，以及考虑肘关节置换。

（三）异位骨化

肱骨远端骨折术后发生异位骨化会影响其功能。有学者主张对所有患者进行常规预防；也有学者提倡对某些高风险的患者进行选择性预防。Gofton 等对 C 型肱骨远端骨折术后是否进行预防进行了比较，发现未行预防者 12 例中 5 例出现异位骨化，而预防性服用吲哚美辛 6 周者 11 例仅 2 例发生异位骨化。从以往的研究总结来看，肱骨远端骨折术后不进行预防治疗，异位骨化发生率为 0 ~ 20%（平均 8%）。异位骨化可导致肘关节运动和功能的重要限制，异位骨化发生率与肘关节创伤严重程度多成正比。就目前研究来看，肱骨骨折切开内固定术后没有足够的证据证明是否常规预防异位骨化，目前认为对异位骨化的预防是没有必要的。但对肘关节损伤严重的患者，术后建议预防异位骨化。

（四）肘关节僵硬

如果手术固定稳固，并且能够在术后几天内就开始功能锻炼的话，通常都能达到满足功能的肘关节运动幅度。导致活动度受限的因素包括多发创伤、高能量损伤、手术延迟、多次手术和开放骨折。异位骨化的发生率在创伤后超过 24 小时的患者中有增加。如果经过康复锻炼，活动度仍低于 100°，可以考虑进行关节囊松解手术，但不宜在手术后 4 个月内进行。

严重影响功能的创伤后肘关节僵硬的发生率为 10% ~ 15%。延长制动时间将导致肘关节僵硬的发生率增加。制动时间是临床可控的因素之一，手术后尽早开始充分有效的关节活动度训练是防止瘢痕增生导致关节僵直的关键。现在很多学者认为，患者在坚强内固定的基础上，可早期行肘关节的功能锻炼。严重肘关节僵直合并异位骨化，通过肘关节松解、异位骨化清除、铰链外固定架植入手术后，配合早期系统康复治疗能够有效改善肘关节功能。

七、临床效果评价

术后肘关节评估方法常用的有：① Cassebaum 肘关节功能评分（优：屈肘或伸肘活动度丧失在 15° 以内，肘关节无症状；良：肘关节活动度为 40° ~ 120°，肘关节有主观症状；可：肘关节活动度为 50° ~ 110°，肘关节有症状；差：肘关节活动度小于 50°，关节功能受限）。② MEPS 肘关节功能评分：最高为 100 分。疼痛程度（45 分）、运动范围（20 分）、关节的稳定性（10 分）、关节功能（25 分），总评分 95 ~ 100 分为优，85 ~ 94 分为良好，50 ~ 84 分为中，< 50 分为差。

第五节　尺骨冠状突骨折

单纯尺骨冠状突骨折比较少见，多伴发于复杂的肘关节骨折脱位，如肘关节恐怖三联征、鹰嘴骨折肘关节后脱位（即后方孟氏骨折）、经鹰嘴肘关节前脱位和内翻旋转半脱位等。目前，创伤骨科医生已逐渐认识到了尺骨冠状突在肘关节稳定性中所起的重要作用，冠状突骨折的复位和固定已受到越来越多的关注。

尺骨冠状突是位于尺骨近端前面的骨性突起（图 1-21），在结构上可分为 3 个部分：①向前方的突起形成冠状突尖，其基底外侧面形成桡骨头切迹，参与上尺桡关节的组成。Cage 等通过解剖学研究，发现冠状突尖部是位于肘关节腔内的结构，并没有软组织的附着，而肘关节的前方关节囊附着在冠状突尖以远 4 ~ 6 mm。②向前内侧的突起形成前内侧面。Doornberg 等通过对影像学测量发现，平均有 60% 的冠状突前内侧面没有尺骨干骺端和骨干支持，因此容易受到内翻暴力而发生劈裂骨折。③非关节面部分也有一小隆起，称为高耸结节，为肘内侧副韧带前束的止点，该束韧带是维持肘关节内侧稳定的主要因素。除了肘关节前方关节囊和肘内侧副韧带前束外，肱肌的止点也附着在尺骨冠状突上。

尺骨冠状突骨折常用 Regan-Morrey 分型（图 1-22）和 O'Driscoll 分型（图 1-23）。1989 年，Regan 和 Morrey 以侧位 X 线片上骨折累及的冠状突高度作为标准，将其分为 3 型：Ⅰ 型骨折累及冠状突尖；Ⅱ 型骨折累及的冠状突高度为 50% 以下；Ⅲ 型骨折累及冠状突基底部，超过冠状突高度的 50%。每一型又根据肘关节脱位与否，分为 2 个亚型。该分类简单明了，因此仍是多数骨科医生首选的分型方法，但这种分类方法并未考虑损伤机制、骨折部位等其他因素。2003 年，O'Driscoll 等根据冠状突骨折的部位、大小和损伤机制，提出了冠状突前内侧面骨折的重要性，并提出了更详细的分型方法。Ⅰ 型为冠状突尖横行骨折；Ⅱ 型为冠状突前内侧面的骨折；Ⅲ 型为冠状突基底部的骨折。依据骨折累及程度的不同，以上 3 种类型又进一步分为不同的亚型。

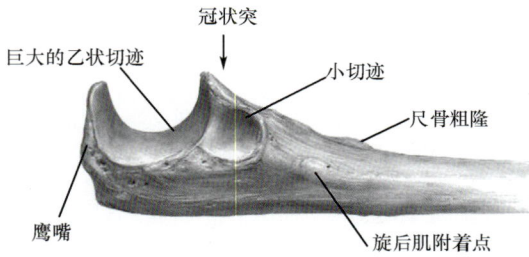
图 1-21　冠状突解剖模式图

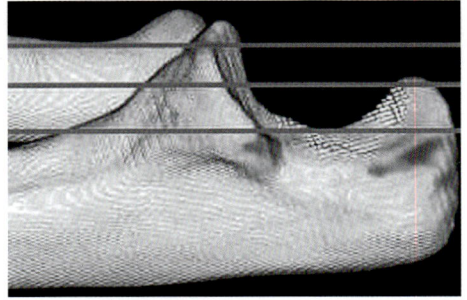
图 1-22　Regan-Morrey 分型

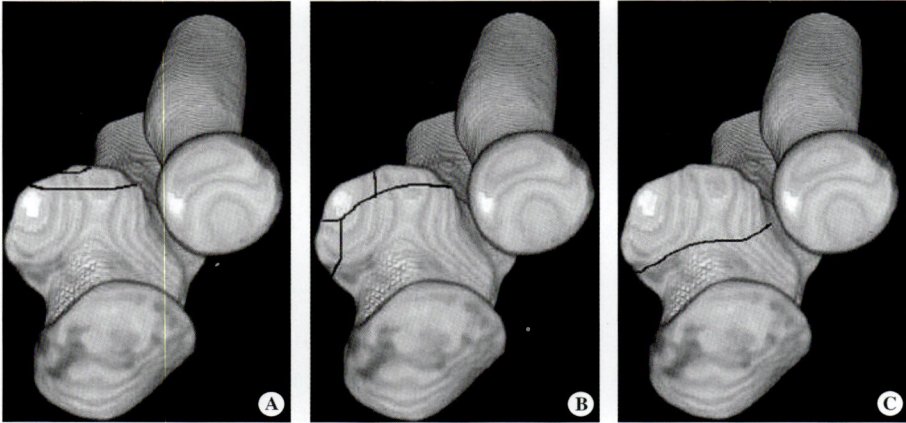
图 1-23　O' Driscoll 分型

由于冠状突骨折多伴发于复杂肘关节骨折脱位，而且肘关节解剖结构复杂，加上冠状突位置深在、形状不规则，选择合适的固定器材较为困难，因此冠状突骨折的治疗方面仍较为薄弱，亟待改善和提高。

一、手术适应证

对骨折块较大、移位明显或同时伴有肘关节不稳定的冠状突骨折患者均应手术治疗，以获得肘关节的中心复位和稳定。冠状突骨折的手术尚没有公认的标准，但在下列情况中主张手术治疗。

1. 肘关节恐怖三联征，即冠状突骨折合并桡骨头骨折及肘关节后脱位，此类损伤中，冠状突骨折多累及尖部，属于 Regan-Morrey 的 I 型或者 II 型，虽然冠状突骨折块较小，但不行手术固定将导致严重的肘关节不稳定，易于再次后脱位。

2. 内翻后内侧旋转不稳定，即冠状突前内侧面骨折合并肘外侧副韧带完全性撕脱。冠状突前内侧面骨折是关节内骨折，影响肱尺关节的稳定，需要解剖复位和坚强固定，并同时修复断裂的外侧副韧带。

3. 冠状突骨折合并鹰嘴骨折脱位（包括前脱位和后脱位），该类损伤伴发的冠状突骨折块均较大，累及冠状突基底部，若不行手术治疗会遗留慢性肘关节不稳和创伤性关节炎。

二、手术禁忌证

全身情况不允许接受麻醉或者局部软组织情况不适合手术；骨折移位不明显、肘关节稳定，可选择保守治疗者。

三、术前准备

仔细检查桡神经、正中神经和尺神经的感觉和运动功能并予以记录。

术前要进行必要的影像学检查。标准的正侧 X 线片足以诊断骨折和评估简单骨折。对于复杂的关节内骨折，应当进行 CT 扫描并进行三维立体重建。

冠状突骨折治疗策略确定之前，首先要评估肘关节是否稳定。肘关节稳定系统分为结构性稳定系统和动力性稳定系统。Heim 将结构性稳定系统归结为肘关节稳定环，稳定环由内侧柱、外侧柱、前柱和后柱组成（图 1-24）；内侧柱由内侧副韧带（MCL）、尺骨鹰嘴内侧 1/2 和肱骨内侧髁组成；外侧柱由桡骨头、含外侧关节囊的外侧副韧带（LCL）复合体、肱骨外侧髁组成；前柱由冠状突、前方关节囊和肱二头肌组成；后柱由鹰嘴、后方关节囊和肱三头肌组成。最常见的肘关节不稳有 3 种情况，即后外侧旋转不稳定、外翻不稳定和内翻内侧旋后不稳定。

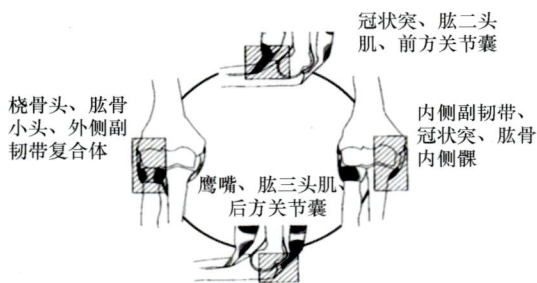

图 1-24　Heim 肘关节稳定环

准备术中复位和固定所需器械，包括点状骨折复位钳、高张力缝线、克氏针和钢丝、微型螺钉接骨板器械等。

四、手术要点、难点及对策

（一）手术入路

冠状突骨折的手术入路主要取决于肘关节伴发损伤的类型。

1. 外侧入路　主要适用于合并桡骨头粉碎性骨折的冠状突骨折。切开皮肤与浅筋膜后，于桡侧腕伸肌长头和短头之间分离，由于肘外侧副韧带通常从肱骨外上髁起点完全撕脱，伸肌总腱起点同时也有损伤，因此无须过多剥离即可暴露肱桡关节。如果伸肌总腱的腱膜没有损伤，需要将其劈开。此时，应注意保护好进入旋后肌的骨间后神经，以免造成损伤。去除桡骨头的骨片后可显露尺骨冠状突。

2. 后侧入路　主要适用于合并尺骨鹰嘴骨折的患者。由常规后正中切口可直接暴露至尺骨鹰嘴，注意在切开后关节囊和内侧肌肉时应首先将尺神经分离出来并加以保护。由于尺骨鹰嘴已经骨折，因此无须像治疗肱骨远端骨折那样进行鹰嘴截骨。当清除关节内的血凝块并将关节置于屈曲位时，即可通过鹰嘴骨折线暴露尺骨冠状突。

3.内侧入路　当冠状突骨折为单发损伤或仅合并肘关节脱位时，可直接采用肘关节内侧入路，于尺侧屈腕肌两头起点之间分离，即到达骨折端。

（二）固定方法

1.缝线及钢丝固定　小的冠状突骨折块可以采用缝线固定，其目的是保留前方关节囊的止点和肘关节前方的骨性支撑，而不要求将尺骨冠状突进行精确的解剖复位。Ring 介绍了一种较为简单的方法，他用缝线穿在带孔的钢针上，将钢针自冠状突尖钻孔并穿出尺骨，缝线即通过钢针穿到尺骨背侧，也可用钢丝代替缝线进行内固定，自鹰嘴远端 4～5cm 处斜向冠状突顶端依次钻入 2 枚直径 1.5mm 带孔克氏针，用钢丝将骨折块"U"形兜住后沿骨隧道抽出并拉紧，将两端结扎于鹰嘴背侧皮下（图 1-25）。

2.螺钉及钢板固定　当冠状突骨折块较大且患者骨量较好时可采用螺钉固定。螺钉固定时可采用部分螺纹的空心钉在导针的引导下从后向前拧入，借助膝关节前交叉韧带导向器能使导针更为精确地由尺骨后方穿至冠状突骨块，并且能在直视下拧入螺钉，以避免螺钉过长进入肘关节腔。通常需要 2 枚螺钉以达到足够的固定强度（图 1-26）。Jeon 等采用这种方法对 8 例 Regan-Morrey Ⅲ型骨折进行固定，患者的平均肘关节活动度达到了 105°，Mayo 肘关节功能评分平均为 76.9 分。也可由前向后进行螺钉固定（图 1-27）。对于较大骨块，可以应用预弯的冠状突钢板、微型钢板或者重建钢板等（图 1-28）进行固定，其固定强度更高。一般通过肱肌止点和肘内侧副韧带前束止点之间放置，为防止尺骨向后脱位提供支撑作用。

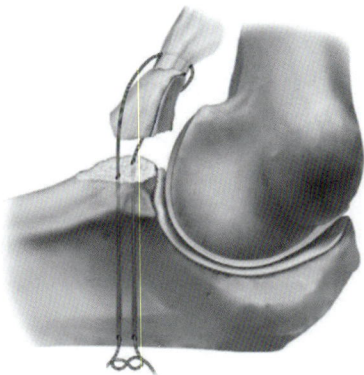

图 1-25　缝线或钢丝固定冠状突

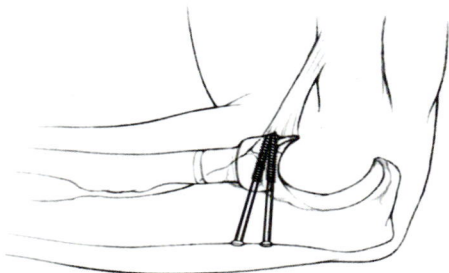

图 1-26　由后向前螺钉固定冠状突骨折

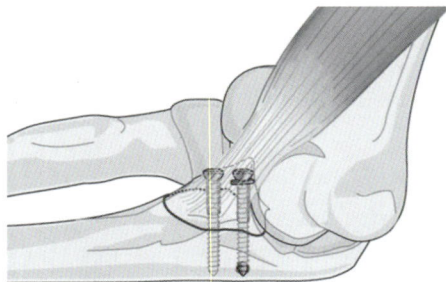

图 1-27　由前向后螺钉固定冠状突骨折

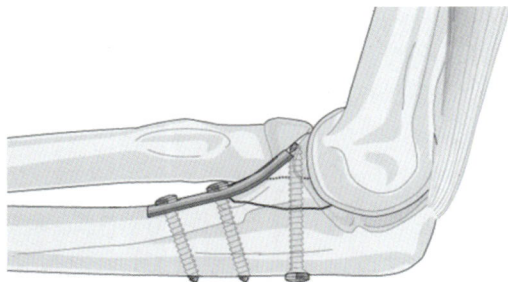

图 1-28　微型螺钉钢板固定冠状突骨折

3.冠状突的重建 对于陈旧性和粉碎性程度严重的冠状突骨折，很难进行骨折内固定，此时为保持肘关节稳定性，常需要重建冠状突，可采用同侧鹰嘴骨块、自体髂骨块、无法修复的桡骨头骨折块来进行重建。

五、术后监测与处理

冠状突骨折手术后处理应根据骨折固定情况，尽量不做外固定，术后第2~3天即行肘关节主动功能训练；对骨折粉碎、内固定效果不确实的病例，术后可适当结合外固定，术后1~2周即应进行肘关节功能锻炼，外固定时间最好不要超过3周。

六、术后常见并发症的预防与处理

肘关节僵硬、异位骨化、尺神经卡压、肘关节创伤性骨关节炎和肘关节不稳定是手术后最常见的并发症。预防并发症的有效方法是骨折的解剖复位和可靠的内固定，手术操作应尽量轻柔以减少软组织的剥离和损伤，同时进行术后早期的功能锻炼。

七、临床效果评价

术后一般采用Mayo肘关节功能评分标准（MEPS）（表1-5）。最高为100分。疼痛程度（45分）、运动范围（20分）、关节的稳定性（10分）、关节功能（25分），总评分90~100分为优，75~89分为良，60~74分为中，<60分为差。

表1-5 Mayo肘关节功能评分标准（MEPS）

功能评价内容	得分
疼痛	45
无疼痛	45
轻度疼痛：偶尔疼痛	30
中度疼痛：偶尔疼痛，需服用止痛药，活动受限	15
重度疼痛：丧失活动能力	0
运动功能	20
运动弧在100°以上	20
运动弧在50°~100°	15
运动弧在50°以下	5
稳定性	10
稳定：没有明显的内翻外翻不稳	10
中度不稳：内外翻不稳<10°	5
重度不稳：内外翻不稳>10°	0
日常活动	25
梳头	5

续表

功能评价内容	得分	
吃饭	5	
个人卫生	5	
穿衬衣	5	
穿鞋	5	
最高得分	100	
优 =90 分以上，良 =75 ~ 89 分，中 =60 ~ 74 分，差 = 小于 60 分		

第六节　尺骨鹰嘴骨折

尺骨鹰嘴是肘关节的重要组成部分，具有稳定肘关节的作用。骨折多波及关节面，根据其损伤机制，严重创伤或高能量损伤产生的直接暴力多造成尺骨鹰嘴粉碎性骨折，常伴有肘关节稳定性的丧失。而间接暴力多造成尺骨鹰嘴横行或短斜行骨折。准确的骨折复位、坚强固定和早期功能锻炼是防止关节不稳，预防创伤性关节炎及关节僵硬发生的有效措施。

较常用的尺骨鹰嘴骨折的分型有 Colton 分型、Schatzker 分型、Mayo 分型及 AO 分型。其分型依据都是骨折的稳定性、移位和粉碎程度。以 Colton 分型为例，根据骨折是否移位和骨折特点将鹰嘴骨折分为 2 型：Ⅰ型骨折为无移位骨折，即分离＜ 2mm，肘关节屈曲 90° 时移位无增加，患者可以克服重力伸展肘关节；Ⅱ型骨折为移位骨折，进一步分为ⅡA 型为撕脱性骨折，ⅡB 型为斜行和横行骨折，ⅡC 型为粉碎性骨折，ⅡD 型为骨折脱位。

肘关节的稳定性对于尺骨鹰嘴骨折的预后非常重要，Schatzker 分型和 Mayo 分型对于肘关节预后的预测很有价值，Schatzker C 型、D 型及 Mayo Ⅲ型通常预后不良。

一、手术适应证

对于有移位的尺骨鹰嘴骨折，大多数学者都不主张采用手法复位外固定，他们认为尺骨鹰嘴骨折后，其近端常受肱三头肌的牵拉而向上移位，单纯手法复位不易成功，多次反复手法复位易造成骨化性肌炎等多种并发症；外固定使关节部位骨折固定不牢或固定时间过长，致多数患者肘关节僵硬于半伸直位，影响早期关节活动。因此，手法复位及外固定现已较少应用。

尺骨鹰嘴骨折除小块撕脱骨折外，大多波及肱尺半月状关节面，任何残留的关节面不平整都会引起活动受限、恢复延迟和创伤性关节炎。尺骨鹰嘴骨折块受肱三头肌的牵拉，闭合复位后容易再移位，因此，对尺骨鹰嘴骨折进行手术切开复位内固定已成为绝大多数医生的共识。目前，尺骨鹰嘴骨折手术的适应证为骨折移位明显，经手法复位失败或不宜手法复位。

二、手术禁忌证

手术禁忌证包括非移位骨折而且不伴有肘关节伸肌装置断裂、患者身体状况不能耐受手术及麻醉。

三、术前准备

仔细检查桡神经、尺神经和正中神经的感觉和运动功能并予以记录。对肘关节稳定性进行评估，包括内、外侧副韧带压痛与稳定性。

术前要进行必要的影像学检查。标准的正侧 X 线片足以诊断骨折和评估简单骨折。对于合并肘关节脱位和不稳的尺骨鹰嘴骨折，应当进行 CT 扫描并进行三维立体重建，以排除合并损伤和复杂肘关节骨折脱位的可能。

准备术中复位和固定所需器械，包括点状骨折复位钳、克氏针和钢丝、解剖型螺钉接骨板器械等。

四、手术要点、难点及对策

（一）体位

手术体位一般采取侧卧位或俯卧位。如为侧卧位，患肢可置于身体侧方进行操作，也可前置于上肢托板上进行手术；如为俯卧位，则患肢外展置于手术桌上。

（二）手术目标

1.恢复鹰嘴的纵向对线，并获得充分的稳定，以允许早期活动，防止退行性骨关节炎。

2.鹰嘴的关节面应解剖复位，有缺损时应植骨。

3.维护较大的冠状突，以构成关节面的远端限制，恢复肘关节稳定性。

4.确保伸肘机制的完整。其中，解剖复位非常重要，Murphy 等指出，复位后关节面"台阶"大于 2 mm 可造成术后肘关节功能不良，可致骨关节炎，故尺骨鹰嘴骨折要求尽可能解剖复位。

（三）手术入路

一般采取后正中入路。

（四）固定方法

尺骨鹰嘴骨折的治疗有许多内固定方法，如"8"字钢丝、克氏针张力带、解剖接骨板、1/3 管型接骨板、空心螺钉张力带和记忆合金等，但最常用的还是张力带钢丝和接骨板内固定。对于横行骨折，张力带固定较为可靠，成功率高，并发症较少，且能够抵抗术后早期活动产生的有害应力；对于粉碎性骨折，宜采用接骨板固定，目前常用解剖型接骨板。当以上方法均不能获得有效固定时，可选择近端骨折块切除并重建肱三头肌止点。

1. 张力带钢丝固定　主要用于治疗横行非粉碎性尺骨鹰嘴骨折（图 1-29）。其技术操作优势在于张力带固定能将作用于骨折端的张力转变为压应力，使骨折端更加紧密，促进骨折更好地愈合，术中不必广泛剥离骨折周围组织，且损伤小、操作简单。骨折复位后，自尺骨鹰嘴尖端钻入 2 枚克氏针，使其与尺骨长轴平行，部分患者可采用克氏针固定尺骨双皮质。然后在尺骨骨折线远端背侧皮质上钻骨孔，穿入直径 1.0 mm 钢丝，经肱三头肌止点深面穿过，形成"8"字张力带拧紧固定，弯曲克氏针尾端。

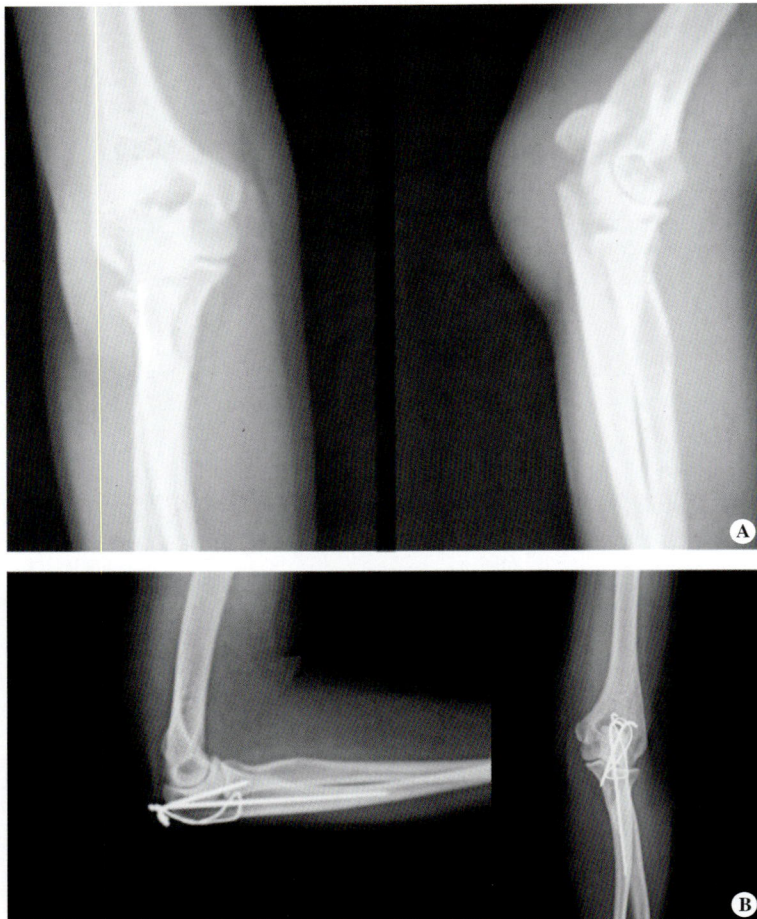

图 1-29　尺骨鹰嘴骨折（A）；尺骨鹰嘴骨折张力带钢丝内固定术后（B）

2. 解剖型接骨板螺钉固定　接骨板固定适用于各种类型的尺骨鹰嘴骨折（图 1-30），尤其对于鹰嘴粉碎性骨折固定牢固。骨折端解剖复位后可用克氏针临时固定，将接骨板置于尺骨的背侧，使之与骨纵轴贴合。在近端平行尺骨纵轴打入 2 ~ 3 枚骨螺钉，再在骨折线远端垂直于尺骨打入 3 ~ 5 枚皮质骨螺钉固定。术中对于关节面的碎骨块尽量予以解剖复位，并要求螺钉尽可能固定到冠状突前侧骨皮质以支撑关节面，合并关节面缺损压缩明显者需 I 期植骨。

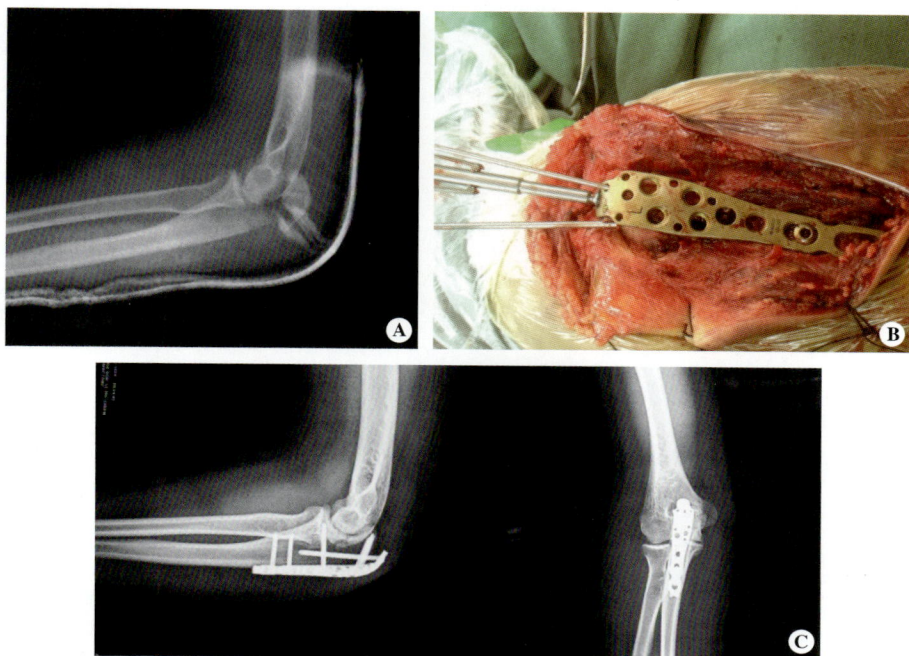

图 1-30 显示尺骨鹰嘴骨折石膏外固定后复位不佳（A）；切开复位术中放置钢板（B）；尺骨鹰嘴骨折解剖型接骨板螺钉内固定术后 X 线片（C）

3.尺骨鹰嘴切除术 主要用于骨折累及 < 50% 尺骨鹰嘴关节面的老年骨质疏松症患者和严重粉碎性骨折无法插入内固定的情况，不适用于尺骨鹰嘴骨折伴肘前软组织损伤、合并冠状突骨折、伴有桡骨头前脱位或肘关节前脱位者。此法先将骨折块切除，再将肱三头肌肌腱重新固定到尺骨近端，并再造一个光滑的关节面。

五、术后监测与处理

术后 3 天即开始鼓励患者行肘关节屈伸功能锻炼。骨折脱位或侧副韧带修复患者则需石膏托固定于屈肘 90°，3 周后再开始功能锻炼。

六、术后常见并发症的预防与处理

肘关节活动度丢失、骨折不愈合、尺神经麻痹、畸形愈合、创伤后关节炎是尺骨鹰嘴骨折较为常见的并发症。

在 Mayo 临床病例中，75% 的骨折会产生某些运动丧失，50% 有 20° ~ 60° 运动丧失，20% 运动丧失大于 60°，如果获得加强内固定，运动丧失的程度直接与固定时间和关节水肿成正比。

张力带钢丝固定方式最主要的并发症是克氏针针尾对软组织的刺激，以及克氏针容易滑出，导致固定失效。其并发症包括针尾退出、皮肤滑囊形成及局部破溃，如内固定断裂或失效，将导致提前取内固定而改石膏外固定制动。克氏针张力带钢丝固定不适用于所有类型的尺骨鹰嘴骨折，如粉碎性骨折、长斜行骨折、累及冠状突的尺骨鹰嘴骨折及骨折脱位等不适合采用此内固定。

七、临床效果评价

术后一般采用 Mayo 肘关节功能评分标准（MEPS）（见表 1-5）。最高为 100 分。疼痛程度（45 分）、运动范围（20 分）、关节的稳定性（10 分）、关节功能（25 分），总评分 90 ～ 100 分为优，75 ～ 89 分为良，60 ～ 74 分为中，< 60 分为差。

第七节　前臂骨折

前臂骨折是上肢骨折中的常见类型，其发生率约占全身骨折发生率的 11.2%。其常见的致伤原因为通过手向前臂传递的轴向暴力。上肢骨距离皮肤较为表浅，骨折后前臂可见明显的畸形，结合前臂正侧位 X 线片可明确诊断。大样本的病例系列研究表明，切开复位内固定术对于成人前臂骨折而言是最有效的治疗措施。总体来说，使用切开复位内固定术治疗成人前臂骨折是很好的，只会丢失前臂很小的一部分伸展和旋转功能。对于前臂骨折，石膏保守治疗效果不佳，而髓内针抗旋转效果差，目前仍以行钢板内固定为主。

一、手术适应证

目前认为，前臂及其之间的骨间膜是维持前臂旋转功能的特殊"关节"，前臂骨折后，即使很小的移位，也有导致骨折愈合不良及不愈合的风险；且尺桡骨之间的旋转移位若超过 20°，即有可能造成前臂的旋转功能受限。有鉴于此，前臂骨折的治疗原则应按照关节内骨折进行，即对骨折进行解剖复位、坚强固定。所以，除极少数单纯尺骨、单纯桡骨骨折且骨折无移位的前臂骨折可以使用超肘关节石膏制动进行保守治疗外，绝大多数的前臂骨折应采取手术治疗。

二、手术禁忌证

如患者的全身情况允许，针对这种骨折来说，进行切开复位内固定没有绝对禁忌证。即使患者为开放性骨折，在患者软组织条件恢复良好之后，仍然可以进行内固定治疗。

三、术前准备

1. 投照合格的前臂正侧位 X 线片，对于严重的粉碎性骨折，应投照健侧 X 线片来确定前臂的力线；一般来说，仅行前臂正侧位检查即可满足诊断及术前规划的需求，无须行 CT

等进一步检查。

2. 详细评估前臂血管、神经及软组织的损伤情况，注意有无肌肉无力、缺血等征象。

3. 如患者为开放伤，术前应用静脉抗生素。

4. 根据患者既往进行破伤风杆菌免疫的情况，如有必要，注射破伤风抗毒素。

5. 无论是闭合还是开放的前臂双骨骨折，等待手术期间均可以使用支具进行临时制动。

四、手术要点、难点及对策

（一）手术原则

手术要按照关节内骨折固定原则进行，解剖复位，坚强固定。桡骨与尺骨最多允许有 < 10° 的旋转移位，慎重植骨，以免造成异位骨化，影响前臂旋转功能。

（二）体位及切口

前臂置于手术台上，肘关节充分伸直并旋后，桡骨可以通过掌侧或背侧切口进行显露，切口的位置根据骨折的部位进行选择，对于近端骨折，推荐采用背侧 Thompson 入路，因为其在良好地显露骨折的同时，也可以充分显露神经、血管平面，方便进行血管、神经探查。掌侧 Henry 入路可以良好地显露近端结构，若需固定至前臂骨近端，建议采用该入路；其近端标志为肱桡肌和肱二头肌肌腱远端之间的沟，远端标志为桡骨茎突，在其连线之间做切口。

（三）操作过程

将肱桡肌牵向桡侧，而将桡动脉及其伴行静脉牵向尺侧，逐层分离肌肉；仔细剥离骨膜，避免环形剥离；使用两把小复位钳牵拉复位远近骨折断端，可使用点式复位钳，避免过多剥离软组织；若复位困难，可先用接骨板固定骨折一端，然后将骨折的另一端复位；使用 C 形臂进行透视，确保复位良好。

选择接骨板，每侧至少固定 3 枚螺钉，尽可能使用 3.5mm 的钢板及螺钉，能够获得较好的软组织覆盖；首先在骨折线与接骨板成钝角的骨折断端固定 1 枚中心螺钉，最好使用拉力螺钉，以获得绝对稳定。

拧入剩余螺钉，用 C 形臂进行透视，确保复位良好，螺钉及钢板位置良好。

根据骨缺损的情况决定是否行植骨术，如需进行植骨，建议选择松质骨植骨，植骨区应远离内侧骨间膜。

五、术后监测与处理

术后注意观察手指末梢的血运及感觉、运动恢复情况，使用柔软的敷料进行覆盖即可，一般无须石膏进行辅助制动。只有在肘和腕关节有损伤或内固定无法取得良好疗效时才使用石膏进行辅助制动。术后 3 ~ 7 天进行功能锻炼，骨折愈合之前禁止持重。

六、术后常见并发症的预防与处理

1. 术后移除内固定物时发生再骨折　尤其是在行内固定物取出术后 6 个月内，其发生率为最高，甚至有报道可以达到 11%。Chapman 等研究表明，与使用 4.5mm 直径的螺钉相比，使用 3.5mm 直径的螺钉可以明显降低再骨折的发生率。行内固定物取出术后，应使用石膏制动 6 周，逐渐恢复前臂的活动，且在这期间应进行仔细的影像学评估，待骨折完全愈合后再完全持重。许多专家反对移除前臂内固定物，即使必须取出，也必须进行详细的影像学评估，确认骨折完全愈合后，再进行内固定物取出术。

2. 骨折愈合不良或不愈合　其发生率在 5% 左右，其会限制前臂的旋转功能，并且会导致前臂骨的轴向失稳定，导致尺桡关节疼痛及前臂长度的丢失。其预防的方案有以下原则：其一为行骨折的良好复位，特别是避免过大的旋转移位，将旋转移位控制在 10° 以内；其二为注意是否有潜在的感染灶，行良好的清创术，消除感染。

3. 异位骨化　发生率较低，常在前臂骨近端 1/3 骨折、伴有严重软组织损伤及多发伤，与患者无法遵嘱进行早期活动相关。精确复位，减少植骨，早期活动，均可以明显减少异位骨化的发生。

七、临床效果评价

术后骨折愈合良好。

功能评价标准：优，骨折愈合，肘或腕关节伸或屈功能丧失＜ 10%，前臂旋转功能丧失＜ 25%；良，骨折愈合，肘或腕关节伸或屈功能丧失＜ 20%，前臂旋转功能丧失＜ 50%；可，肘或腕关节伸或屈功能丧失＞ 30%，前臂旋转功能丧失＞ 50%；差，骨折不愈合或畸形愈合或伴有骨髓炎。术后可适当持重。

第八节　桡骨头骨折

桡骨头是在内侧副韧带稳定的情况下维持肘关节外翻稳定性的次要结构，也具有防止肘关节后外旋转不稳定的作用。桡骨头骨折是肘部最常见的骨折，大约占肘部骨折的 1/3。其中，85% 的骨折发生于年轻患者。这类骨折可单独发生或合并其他肘部骨折或韧带损伤。桡骨头骨折常发生于手伸展时跌倒着地，同时肘关节稍屈曲、前臂旋前位，轴向、外翻及后外侧旋转应力导致骨折，也可发生于直接暴力。

桡骨头骨折的治疗主要包括保守治疗和手术治疗。其术式的选择主要依据 Mason 分型。同时应根据骨折块的大小、移位程度、部位，肘关节活动是否受限，骨质情况及韧带稳定性等综合判断。Mason 分型的优点在于其特别适用于桡骨头骨折的治疗。Mason 在 1954 年根据骨折大小及移位程度将桡骨头骨折分为 3 型：Ⅰ型，小或边缘骨折，微小移位；Ⅱ型，有移位的边缘骨折；Ⅲ型，桡骨头粉碎性骨折。Hotchkiss 在 1997 年根据患者的 X 线片表现、临床特征及合并伤的情况对 Mason 分型进行了改良：Ⅰ型，桡骨头或颈骨折，无或微小移位；Ⅱ型，桡骨头或颈骨折，脱位 > 2 mm；Ⅲ型，桡骨头和桡骨颈严重粉碎性骨折；Ⅳ型，桡骨头骨折伴肘关节脱位。桡骨头骨折同时合并下尺桡关节分离，称为 Essex-Lopresti 损伤，常伴腕部严重症状。

在拟定手术治疗方案时，骨折块的大小、部位、移位程度，以及伴发的其他损伤等重要因素必须仔细评估，当然还要考虑患者的年龄及其对骨折治疗的期望值、骨骼的质量、平时的活动量等。

一、手术适应证

手术治疗的适应证可归纳为：①桡骨头颈部严重粉碎性骨折；②超过 1/3 关节面的边缘骨折，特别是累及尺桡关节的骨折；③骨折块嵌入肘关节间隙；④桡骨颈骨折有成角，影响前臂旋转功能者。Mason Ⅱ型以上桡骨头骨折，通常选择手术治疗，其手术方式及内固定物选择通常需根据术中所见及个体化特点所决定。

Mason Ⅰ型桡骨头骨折，其骨折块无移位或轻微移位（< 2 mm），骨折块大小 < 1/3 关节面，骨折块常位于桡骨头的前外侧面，不形成机械阻挡，通常不会影响前臂旋转功能，但因为急性疼痛和肿胀可能影响前臂旋转，此时可抽出关节内积血并注射局部麻醉药物（如利多卡因等），减轻患者疼痛的同时，允许肘关节早期屈伸及前臂旋转以排除机械阻挡。然后用三角巾将前臂悬吊于胸前，鼓励患者早期进行主动功能锻炼。通常 2 ~ 3 天后疼痛缓解后即开始主被动屈伸肘关节。6 周内避免患肢负重以防骨折移位。非手术治疗通常能取得优良效果，在 6 周内肘关节活动度可明显改善，6 ~ 12 周可基本接近正常。

二、手术禁忌证

对于桡骨头骨折，除非患者全身情况不允许接受麻醉或者局部软组织情况不适合手术，目前没有明确的禁忌证。

三、术前准备

仔细检查桡神经和尺神经的感觉和运动功能并予以记录。对肘关节稳定性进行评估，包括内、外侧副韧带压痛与稳定性，检查时还要注意下尺桡关节压痛情况、前臂旋转功能和肘关节屈伸功能等。

术前要进行必要的影像学检查。标准的正侧 X 线片足以诊断骨折和评估简单骨折。对于复杂的关节内骨折，应当进行 CT 扫描及三维立体重建。

准备术中复位和固定所需器械，包括手外科剥离器、小的点状骨折复位钳、克氏针、2.0mm 和 2.4mm 规格的螺钉接骨板器械、可吸收螺钉、Herbert 螺钉等，并备好桡骨头置换系统以防内固定手术无法完成。

四、手术难点、要点及对策

（一）体位

手术体位一般采取仰卧位，上肢外展置于手术桌上，前臂充分旋前。

（二）手术入路

手术显露一般采取肘外侧切口，此切口以肱骨外侧髁为中心，斜行跨过桡骨头。在许多情况下，由于外侧副韧带损伤，伸肌总腱从肱骨外侧髁起点处撕脱，当切开皮下组织时即可暴露桡骨头。切口自肱骨外上髁的后侧开始，向下和向内止于尺骨后侧缘，大约在鹰嘴尖端 6cm 处，行一轻度弧形切口，也可选择切口近端以肱骨外上髁为基准，做一 5cm 纵行切口，切口顺着皮褶，且直接位于桡骨头上方。前臂旋前，可使骨间背神经远离手术区域，以防损伤（图 1-31）。

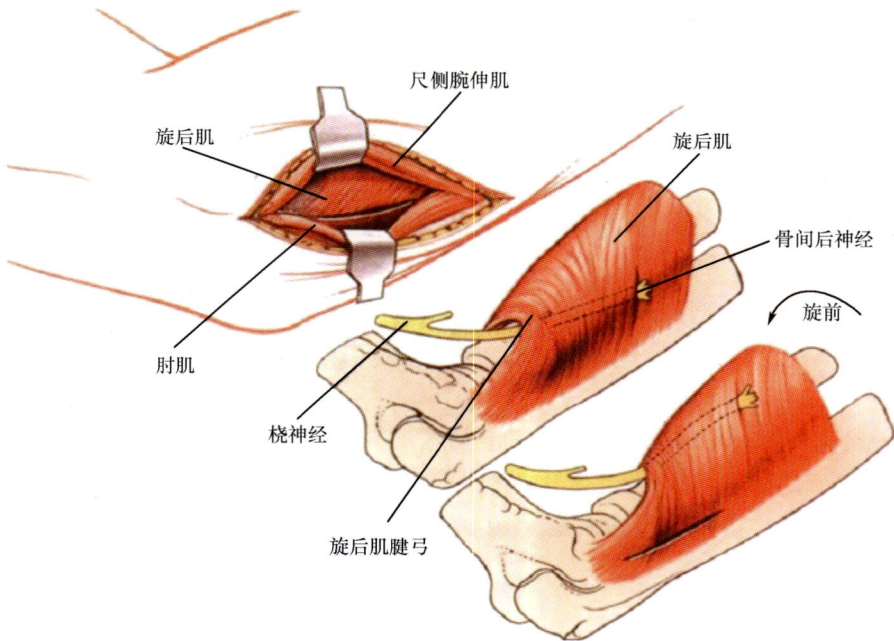

图 1-31　桡骨头骨折手术入路：肘外侧切口

（三）安全区概念

1996 年 Smith 和 Hotchkiss 提出桡骨头在解剖上存在"安全区"，其外侧不与尺骨近端相关节，弧度约为 110°。前臂旋转时，桡骨头"安全区"未与尺骨近端相关节，约占桡骨头周径的 1/3，此区域内放置内固定物，可避免与上尺桡关节发生撞击，不影响前臂的旋转活动，防止发生医源性并发症，提高手术效果。Caputo 等测量后认为"安全区"平均约 113°，临床定义为桡骨茎突和 Lister 结节之间的部位投射在桡骨头上的范围。"安全区"位于桡骨头后外侧，旋转中始终不与尺骨切迹接触，其软骨面薄、偏灰色，在术前、术中较易分辨（图 1-32）。

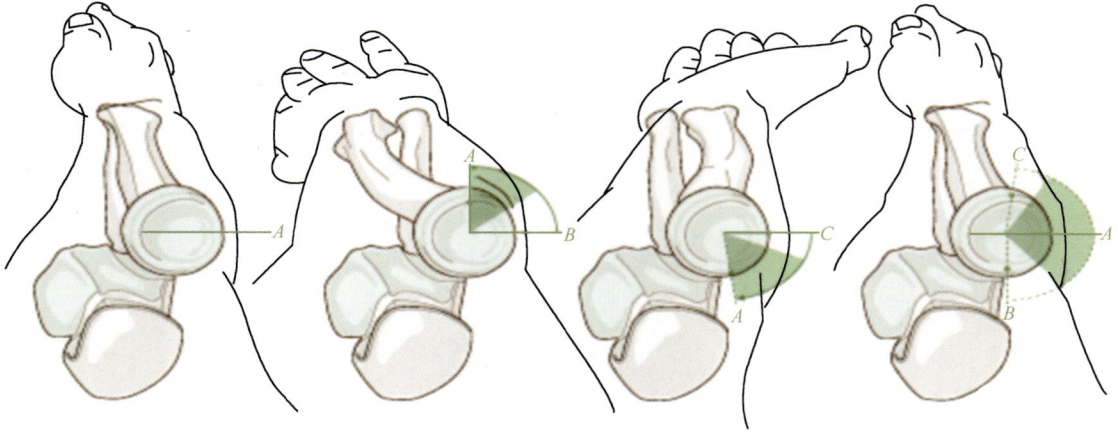

图 1-32　桡骨头"安全区"范围

前臂位于中立位时，经过桡骨小头中心点向尺桡关节面作垂线称为 A 线；前臂位于充分旋前位时，经过桡骨小头中心点向尺桡关节面作垂线称为 B 线；前臂位于充分旋后位时，经过桡骨小头中心点向尺桡关节面作垂线称为 C 线，则 B 线和 C 线所夹的扇形部分称为"安全区"

（四）内固定方式

内固定方式通常需根据术中所见及个体化特点所决定。内固定物多种多样，包括克氏针、可吸收螺钉、Herbert 螺钉、门形钉、普通金属螺钉、各种接骨板等。最终的治疗目标是获得坚强的内固定，允许术后早期功能锻炼。若为累及桡骨颈的非粉碎性桡骨头骨折，可采用交叉螺钉技术。首先将骨折块取出，复位桡骨头的外形，用克氏针临时固定，然后再复位至近端桡骨，螺钉从桡骨头边缘斜向远端对侧钉入对侧皮质，螺钉跨过远端骨折线，同理在对侧放置另一枚螺钉形成交叉（图 1-33）。交叉螺钉固定具有以下优点：体积小，基本不会与环状韧带发生撞击；切口显露小，骨膜剥离少，最大限度地保存了骨折血供；对骨间后神经的损伤风险小。这从理论上降低了术后肘关节发生僵硬、异位骨化形成、上尺桡关节融合和骨不愈合等的发生。钢板螺钉固定也比较常用，如微型髁钢板、微型 T 钢板、角钢板、网状钢板或桡骨头解剖钢板等。微型 T 钢板体积小，容易放置，符合解剖，通过折弯可与桡骨头紧密贴实，使关节面复位固定平整，对骨折起支撑作用（图 1-34）。门形钉操作简便，对骨折块之间有加压作用，也适用于一些类型的桡骨头骨折（图 1-35）。Herbert 螺钉体积较小，可固定很小的骨折块，其钉尾能全部埋于软骨面下，不影响关节活动，内固定牢固，可行早期功能锻炼，无须再次手术取出。可吸收内固定材料螺钉也是较为理想的内固定选择，无须二次手术，避免了二次手术带来的肘关节周围组织再损伤。

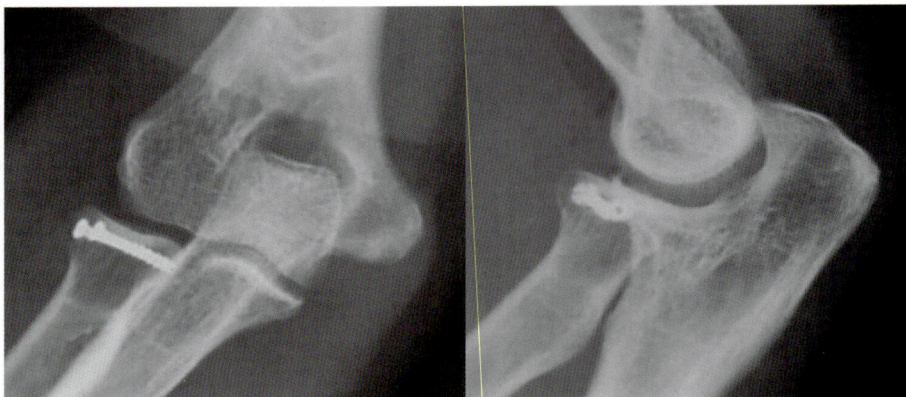

图 1-33 桡骨头骨折交叉螺钉固定

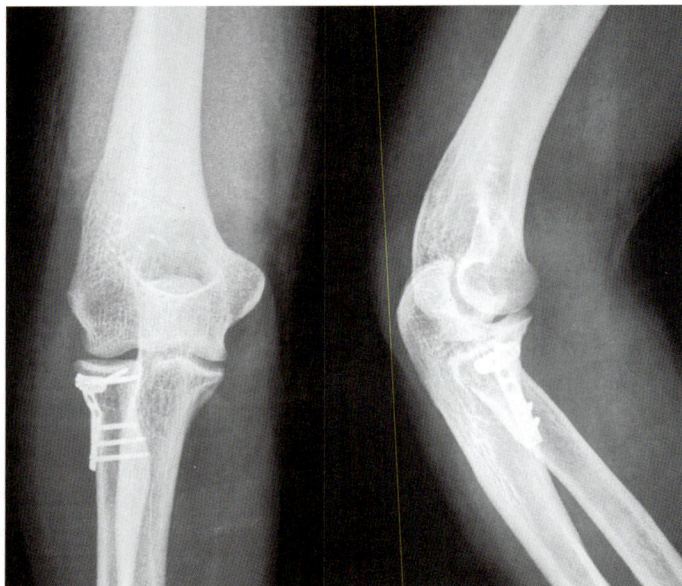

图 1-34 桡骨头骨折微型 T 钢板固定

（五）桡骨头切除术

Mason Ⅲ型桡骨头骨折，骨折粉碎严重，无法通过复位恢复桡骨头的解剖关系，可选择桡骨头切除，或同时行桡骨头置换。当无尺侧副韧带损伤或前臂骨间膜损伤（即 Essex-Lopresti 损伤）时，可行单纯桡骨头切除术，以改善肘关节及前臂活动，减轻肘部疼痛。Chebil 等认为桡骨头切除术短期疗效满意，但行桡骨头切除后，必须检查肘关节及前臂的稳定性，评估内外翻及轴向应力。若合并肱骨小头软骨骨折，冠突骨折，最好同时行桡骨头置换，在置换前，先处理其他损伤。

单纯桡骨头切除术不作为桡骨头骨折首选治疗方法，只作为改善功能的最后选择。桡骨头承担了从腕部传递至肘部负荷的 60%，同时桡骨头是肘关节后外侧旋转稳定性的重要结构。当单纯行桡骨头切除后，肘关节的运动学改变，稳定性丧失，肘部的轴向符合传递至肱尺关节，术后易并发肱尺关节炎，同时外侧副韧带失去了桡骨头的紧张作用，肘关节已发生后外侧旋转不稳定。此外，理论上的并发症还有：肘关节屈伸受限；前臂旋后受限；腕部疼痛；肌力降低；握力下降；桡骨向近端移位；下尺桡关节脱位；提携角增加；肘关节外翻不稳；后外侧旋转不稳定；创伤性尺神经炎；近端尺桡骨融合；桡骨切除断端骨质增生；创伤后关节炎；骨化性肌炎等。因此，桡骨头切除术较少采用。

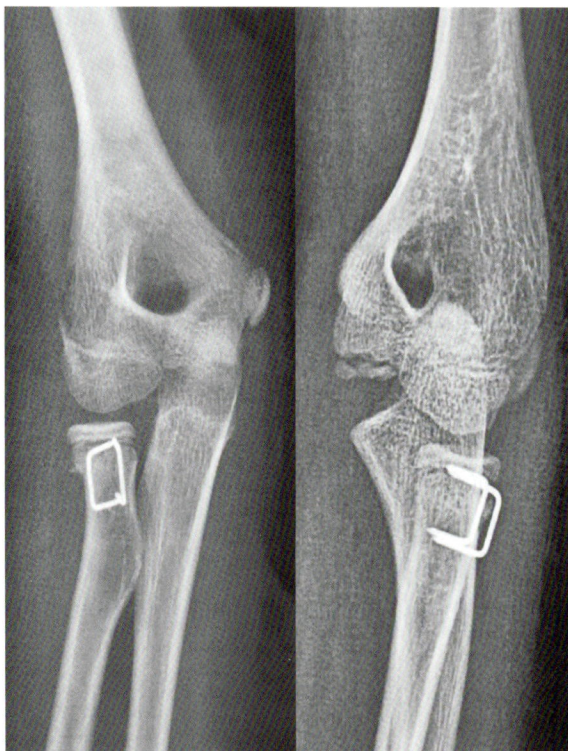

图 1-35 桡骨头骨折门形钉固定

（六）桡骨头置换术

对于合并肘关节脱位、无法重建的移位桡骨头骨折，合并韧带损伤或 Essex-Lopresti 损伤时，可行桡骨头置换术。目前金属假体已替代了以往的硅胶假体。金属假体可以恢复肘关节接近生理状态的稳定性，弹性模量与骨骼相近，可取得满意的效果。取上述手术入路进入，显露桡骨头，通常在桡骨粗隆近端截骨。具体截骨水平主要根据骨折波及范围、备用假体颈长为标准。若截骨过少，肱桡关节应力过大，导致肘关节疼痛；截骨过多则造成肘关节松弛和不稳。截下的桡骨头可用作确定假体的大小，但仍需安置假体试模做出准确判断，放置试模后需在术中 C 形臂下确定假体试模的大小、直径、高度，同时需核对下尺桡关节的匹配度、尺骨变异、肱尺关节的内外侧间隙等。确定试模合适后，选择相应假体植入。避免假体植入时过紧或过松，以免影响肘关节的稳定性。假体头部应与肱骨小头至少保留 2mm 间距，假体安置后修复环状韧带时，不宜过紧，防止术后肘关节活动受限。

（四）手术要点、难点及对策（掌侧入路）

1. 患者取仰卧位，患肢外展置于手外科架上。于前臂桡动脉和桡侧腕屈肌间做 8cm 切口，延长至腕横纹，可以完全暴露骨折并且防止瘢痕挛缩。远端切口不需要进入手掌（图 1-36A）。

2. 沿切口达桡侧腕屈肌腱鞘（图 1-36B），打开腱鞘，切开前臂深筋膜暴露拇长屈肌。用示指将拇长屈肌拨向尺侧，部分游离拇长屈肌肌腹以完全暴露旋前方肌（图 1-36C）。

3. 沿桡骨的桡侧做"L"形切开至桡骨茎突，暴露旋前方肌，然后用剥离子从桡骨上剥离下来，暴露整个骨折线（图 1-36D、图 1-36E）。

4. 从骨折线插入剥离子或小骨刀，作为杠杆复位骨折。插入剥离子或小骨刀全程横越骨折线到背侧骨皮质，以解除压缩，复位远端骨折块。用手指在背侧压紧以复位背侧骨折块。

当桡骨茎突骨折时，由于肱桡肌的牵拉，使桡骨茎突骨折复位困难。为了减小牵拉的力量，可以处理肱桡肌或者从桡骨远端剥离下来。如果需要，可以用克氏针把远端骨折块暂时固定于近端骨折块。

如果尺骨茎突骨折并移位，远端尺桡关节不稳，可以用 1 ～ 2 枚克氏针经皮固定，掌侧入路可以复位尺骨茎突。较小的骨折块通常不需要手术处理。但是如果在固定桡骨后，远端尺桡关节不稳，茎突骨折块可以切除并将三角纤维软骨复合体的边缘用锚钉或丝线缝合于尺骨茎突。

5. 通过牵引的帮助可以利用关节囊及韧带解除嵌插并复位骨折。骨折成功复位后，在 X 线透视引导下确定掌侧钢板的放置位置并在椭圆孔或滑动孔拧入 1 枚螺钉以方便调整位置（图 1-36F）。用 2.5mm 的钻孔钻入椭圆孔的中心位置，并置入 3.5mm 的自攻钉。

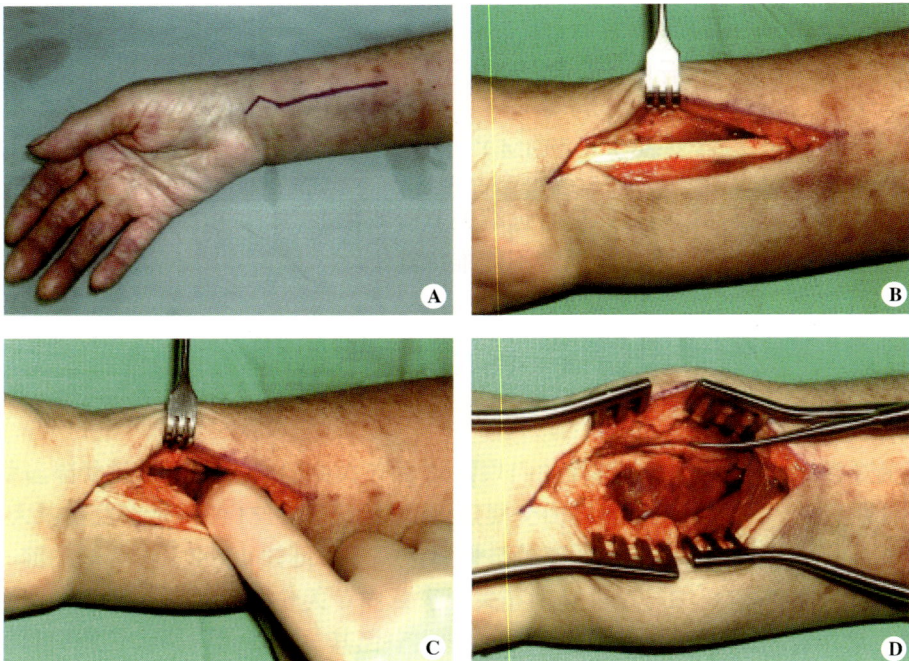

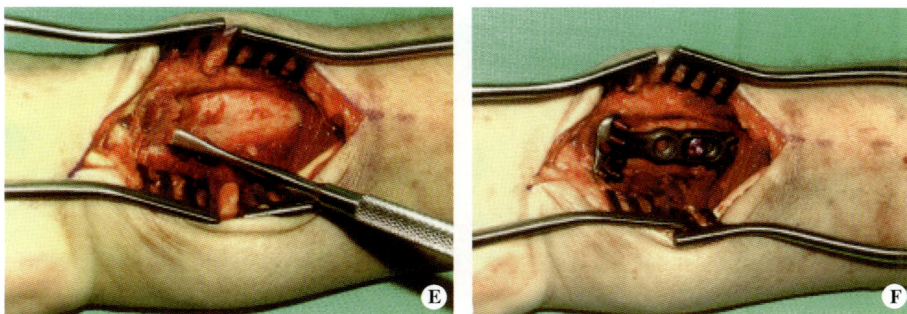

图 1-36　皮肤切口（A）；桡侧腕屈肌腱鞘的切口（B）；剥离部分屈肌腱以暴露旋前方肌（C）；劈开旋前方肌以暴露桡骨（D）；暴露骨折线（E）；放置掌侧钢板，拧入第 1 枚螺钉（F）

6. 用 C 形臂透视确认钢板位置放置合适。如果需要，可以向远端或近端推移钢板以获得最好的远端螺钉放置位置。

7. 用 2.0mm 钻在钢板远端孔钻孔，测深并拧入锁定螺钉。钉子要比测得的距离短 2mm，以避免螺钉穿透并突出于背侧骨皮质，一般 20 ~ 22mm 的螺钉即可，而固定于桡骨茎突的要更短。拧入远端螺钉后拧入剩下的近端螺钉。

因为螺钉的角度是设计好的，所以如果钢板放置太靠近远端，螺钉则会进入腕关节。从冠状位及矢状位拍摄关节软骨下骨的切线位片以评价是否进入关节，然后根据提示调整钢板和（或）螺钉（图 1-37）。

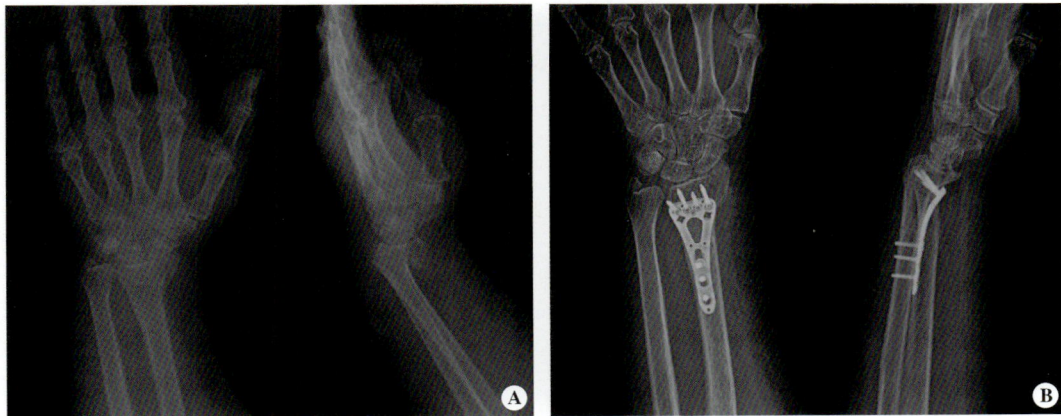

图 1-37　掌侧接骨板固定桡骨远端骨折

A. 桡骨远端骨折术前正侧位 X 线片，显示远端向掌侧移位；B. 术后正侧位 X 线片，显示骨折复位良好，腕关节间隙良好

8. 用不可吸收缝线缝合旋前方肌，注意肌肉不会完全覆盖钢板，远端部分应该被覆盖以尽可能减少屈肌腱和钢板的接触。旋前方肌缝合于肱桡肌的边缘可以达到此目的。逐层关闭切口，必要时可用石膏固定。

（五）术后监测与处理

术毕应注意检查患者肢体血运、感觉及活动情况。术后 2 周拆线并确信骨折稳定的情况下开始主动活动腕关节。

（六）术后常见并发症的预防与处理

1. 腕部神经损伤　桡骨远端骨折常可累及腕关节周围的正中神经、尺神经和桡神经感觉支，其中桡骨远端骨折畸形引起腕管压迫出现正中神经损伤是桡骨远端骨折的常见并发症之一。及时复位骨折有利于减轻局部压力。如果症状加重可行腕管减压术或骨折切开复位内固定术。

2. 创伤性关节炎　各种原因造成的复位不良或复位后再移位未能纠正，常可导致腕关节创伤性关节炎，是骨折后腕关节疼痛的主要原因。

3. 桡骨远端骨折畸形愈合　对于不稳定的桡骨远端骨折，手法复位不满意或手法复位后再移位未能及时纠正，骨折严重粉碎，骨质疏松，内固定未能达到足够的强度，不适当的功能锻炼等因素都可以引起骨折畸形愈合。治疗上总的原则是最大限度地恢复桡骨远端的功能，减轻疼痛症状。

（七）临床效果评价

桡骨远端骨折的损伤涉及软组织、骨和关节，尤其是韧带结构，在其去除外固定架后，或发现关节发生僵硬，或有明显软组织原因造成的关节活动度丧失的情况下更是如此。

影响桡骨远端骨折治疗后功能康复的因素主要有：①解剖学复位程度；②软组织尤其是远端桡尺韧带、腕关节韧带的损伤程度；③患者年龄；④治疗方法及内外固定的时间、位置；⑤患者的全身状态，包括骨质疏松情况。

总之，治疗桡骨远端骨折要综合考虑骨折类型、损伤能量、并发症、骨质量、功能需求及患者的依从性，从而选择最佳的治疗方案。

（北京协和医院　张保中）

参 考 文 献

白煜，刘智 . 2012. 成人肱骨远端骨折治疗进展 . 中国骨与关节外科，（5）：452-456.

姜保国，陈建海 . 2012. 锁骨骨折 // 王亦璁，姜保国 . 骨与关节损伤 . 第 5 版 . 北京：人民卫生出版社，717-728.

马俊峰，张世民 . 2009. 尺骨冠状突骨折的诊断与手术治疗进展 . 中国骨与关节损伤杂志，24（5）：476-478.

王杰，马剑雄，马信龙 . 2012. 尺骨鹰嘴骨折治疗的研究进展 . 中国骨与关节外科，5（6）：527-532.

王序全 . 2009. 重视肱骨远端骨折的诊治 . 中国骨伤，（5）：327-329.

查晔军，蒋协远，公茂琪 . 2012. 老年肱骨远端骨折的治疗选择 . 中国骨伤，（9）：773-778.

张世民，袁锋，俞光荣 . 2007. 尺骨冠突骨折与复杂性肘关节骨折脱位 . 中国矫形外科杂志，（18）：1403-1405.

Böstman O，Manninen M，Pihlajamäki H. 1997. Complications of plate fixation in fresh displaced midclavicular fractures. J Trauma，43（5）：778-783.

Chalidis B E，Sachinis N C，Samoladas E P，et al. 2008. Is tension band wiring technique the "gold standard" for the treatment of olecranon fractures? A long term functional outcome study. J Orthop Surg Res，3（1）：9.

Colton C L. 1973. Fractures of the olecranon in adults：classification and management. Injury，5（2）：121-129.

Ikeda M，Fukushima Y，Kobayashi Y，et al. 2001. Comminuted fractures of the olecranon. Management by bone graft from the iliac crest and multiple tension-band wiring. J Bone Joint Surg Br，83（6）：805-808.

Murphy D F，Greene W B，Gilbert J A，et al. 1987. Displaced olecranon fractures in adults. Biomechanical analysis of fixation methods. Clin Orthop Relat Res，（224）：210-214.

Rampoldi M，Palombi D，Tagliente D，2011. Distal radius fractures with diaphyseal involvement：fixation with fixed angle volar plate. J Orthop Traumatol，12（3）：137-143.

Ring D，Doornberg J N. 2007. Fracture of the anteromedial facet of the coronoid process. Surgical technique. J Bone Joint Surg Am，89（2）：267-283.

Ring D，Jupiter J B. 2002. Fracture-dislocation of the elbow. Hand Clin，18（1）：55-63.

Ring D，Jupiter J B，Sanders R W，et al. 1997. Transolecranon fracture-dislocation of the elbow. J Orthop Trauma，11（8）：545-550.

Roh Y H，2014.Factors associated with complex regional pain syndrome type I in patients with surgically treated distal radius fracture. Arch Orthop Trauma Surg，134（12）：1775-1781.

Rommens P M，Küchle R，Schneider R U，et al. 2004. Olecranon fractures in adults：factors influencing outcome. Injury，35（11）：1149-1157.

Vazquez O，Rutgers M，Ring D C，et al. 2010. Fate of the ulnar nerve after operative fixation of distal humerus fractures. J Orthop Trauma，24（7）：395-399.

Vennettilli M，Athwal G S. 2012. Parallel versus orthogonal plating for distal humerus fractures. J Hand Surg Am，37（4）：819-820.

Zlowodzki M，Zelle B A，Cole P A，et al. 2005. Treatment of acute midshaft clavicle fractures：systemic review of 2144 fractures. J Orthop Trauma，19：504-507.

第二章　下肢骨折

第一节　股骨头骨折

股骨头骨折多因较强的间接暴力所致，可以单独发生，但更多的是合并髋关节脱位。髋关节前脱位可合并股骨头内上方的骨折；髋关节后脱位，可并发股骨头内下方的骨折或股骨头上部的骨折，有时也可见到股骨头粉碎性骨折。

一、手术适应证

1. 股骨头严重粉碎性骨折。
2. 因关节盂唇撕裂或骨性、软骨性碎块等致闭合复位失败。
3. 股骨头骨折，单一骨折块移位超过 2mm 或股骨头负重区的单一大块骨折。
4. 股骨头骨折闭合复位后出现可疑坐骨神经损伤。
5. 股骨头骨折合并股骨颈骨折。

二、手术禁忌证

无明显绝对禁忌证，对于稳定性好、微小移位的股骨头骨折者，建议行牵引治疗。活动较少的患者或老年患者适合行闭合处理。

三、术前准备

股骨头骨折是严重的骨科损伤，年轻患者较为多见，常伴髋关节脱位，多发生于高能量交通事故或高处坠落伤。在首诊接诊患者时应检查神经有无损伤，髋关节脱位可通过直接牵拉而致坐骨神经损伤；检查有无髋臼壁、股骨干和股骨颈的合并骨折，高质量的 X 线片和 CT 对于明确诊断十分重要；检查有无下肢重要血管的损伤，有时血管成像和血管造影很有必要。在排除以上可能存在的一系列情况下，应在麻醉状态下试行无创手法复位，复位后的神经功能也应记录。

所有患者应在意识良好状态下拍摄骨盆片和胸片。骨盆片用来初步判断骨盆是否异常，确定是否需要行进一步特异性诊断检查；骨盆轴位扫描也可明确股骨头损伤情况，有助于制订治疗计划。

麻醉：一般采用全身麻醉，若患者无法行全身麻醉，也可选择连续硬膜外麻醉。

监测：与一般手术无明显差别，主要是心电监护，以了解患者的基本生命体征。

四、手术要点、难点及对策

（一）单纯股骨头骨折

1. 体位及切口　对于不伴有后部髋臼损伤的股骨头骨折患者，建议采用 Smith-Peterson 入路。患者在可透视手术台上取仰卧位，患侧腰骶部垫软枕抬高患髋，以利于手术区充分暴露和操作。患肢消毒范围应包括整个下肢和腰部，以利于术中顺利活动髋关节，完成髋关节"4"字征检查。

切口起于髂嵴，在髂前上棘附近弯向股骨外侧，大致与髌骨外侧线重合，若髂前上棘皮肤较薄，切口应更靠外侧为好，避免术后伤口愈合困难（图 2-1）。

2. 手术显露时应注意保护股外侧皮神经，确认缝匠肌和阔筋膜张肌肌间隙，切断和松解阔筋膜张肌的部分髂嵴起点，沿其内侧向远端并把肌纤维牵向外侧显露股直肌，并牵向内侧，显露出股直肌和股外侧肌。

3. 锐性分离股直肌和股外侧肌之间的筋膜，显露旋股外侧动脉的升支，将其结扎、切断（图 2-2）。

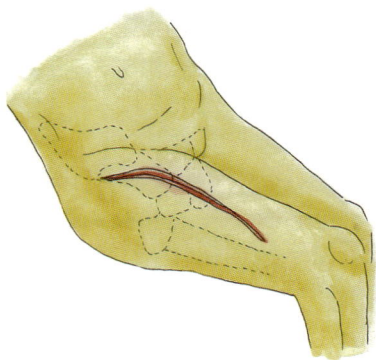

图 2-1　Smith-Peterson 入路　　　图 2-2　切口分离后显露手术野

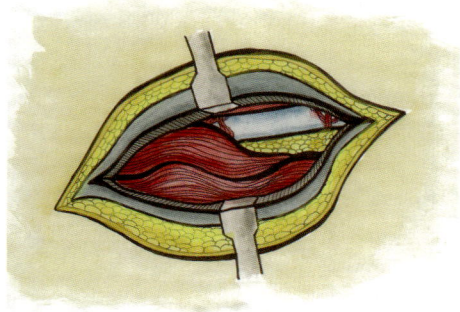

4. 切断股直肌的反折头并牵开，显露髋臼前方关节囊。T 形或 L 形切开前关节囊，显露关节。

5. 清除关节腔内血肿，使下肢处于外展外旋位，最大程度地显露股骨头骨折。此时可使用牙科牵引钩牵拉骨折块，用小吸引器头和头灯可使术野更清晰。

6. 复位　股骨头骨折应尽可能完全复位，为确保完全复位，用小的克氏针做临床固定十分必要，但克氏针应远离内固定物的预固定位置，除非通过此克氏针应用空心螺钉固定。骨折固定的方法多样，主要取决于骨折的类型，目前用于股骨头骨折的固定主要是应用 Herbert 螺钉，它作为无帽、空心加压螺钉的代表，在关节内骨折中发挥着重大作用。螺钉的最佳固定位置是螺钉头部刚刚拧到关节软骨折返处。直视下活动髋关节，评估内固定的效果图。

7. 缝合　充分冲洗关节后，缝合关节囊，缝合部分股直肌的反折头。深部及皮下放置引流管，闭合切口。

（二）切除骨折块

非负重区的 Pipkin Ⅰ型骨折或某些严重粉碎性骨折且不适合关节置换者，切除骨折块通常是有益的。部分患者建议行关节置换术。其入路和切口同上。

（三）股骨头和髋臼后部同时骨折

股骨头骨折伴髋臼后壁或后柱骨折，适用于 Kocher-Langenbeck 后方入路行固定。

1. 体位及切口　患者取侧卧位或俯卧位，患肢尽可能维持屈曲位以减轻坐骨神经张力。患肢消毒范围应包括整个下肢和腰部，以利于术中顺利活动髋关节和术中牵引。切口从髂后上棘向股骨大转子尖然后沿股骨外侧向远端延长成弧形。

2. 切开臀区皮肤及浅筋膜，切开臀大肌筋膜，对于肥胖患者，一定得触摸确认大转子的位置以显露手术切口，必要时可向前延长切口。沿股骨长轴方向切开髂胫束和股外侧深筋膜，筋膜切开起始于臀大肌肌腱止点，为增加后方显露可以剥离肌腱止点，沿臀大肌纤维方向切开臀大肌筋膜，然后用手指钝性分离（图 2-3）。

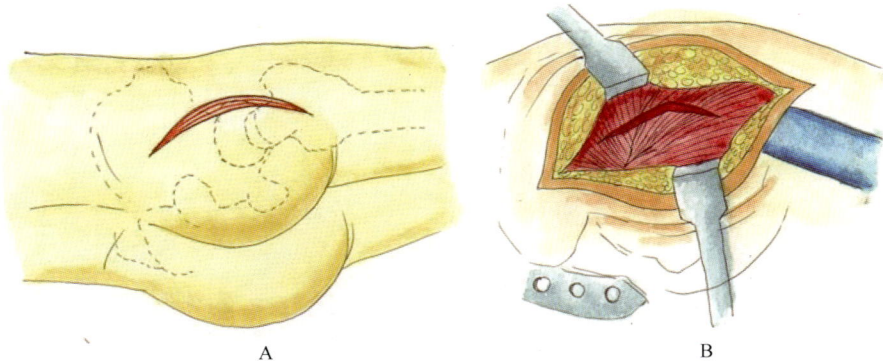

A　　　　　　　　　　　　　B

图 2-3　显示手术切口（A）；钝性分离臀大肌（B）

3. 分离臀大肌和髂胫束，向后牵开皮瓣，内旋下肢辨认外旋肌群，梨状肌自止点约 1cm 处标记、切断并向后切开，同时同一水平切断闭孔内肌及上孖肌、下孖肌自止点。注意不要在肌肉止点剥离，防止损伤股骨头血运，同时又不能太远以避免损伤坐骨神经。将闭孔内肌和上孖肌、下孖肌肌束向后牵开以保护坐骨神经。若显露视野小，可切断部分股方肌止点。在臀小肌下剥离，向前牵拉外展肌（图 2-4）。

4. 这样髋臼后方关节囊即可显露。T 形或 L 形切开前关节囊，显露关节。

5. 清理关节腔血肿，显露术区。

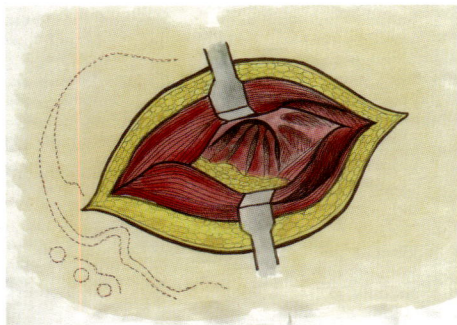

图 2-4　暴露关节囊

6.复位 股骨头骨折复位固定如前述，同时还需应用内固定术固定髋臼后壁或后柱。关于髋臼骨折的固定方式详见第四章相关内容。

7.缝合 充分冲洗关节及术区，缝合关节囊，缝合梨状肌，闭孔内肌和上孖肌、下孖肌肌束及部分股方肌。深部放置引流管，闭合切口。

五、术后监测与处理

术后应观察引流量，一般引流量小于50ml可拔除引流管。

术毕应注意检查患者肢体活动及神经功能。术后服用吲哚美辛预防异位骨化发生。伴髋臼后壁骨折的患者，屈髋需小于60°。所有患者可在理疗辅助下行髋部肌肉力量锻炼。术后立即、术后6周及术后3个月拍片复查，以了解骨折愈合情况和内固定位置，同时术后需评价关节的功能恢复情况。

六、术后常见并发症的预防与处理

1.异位骨化的发生与前入路显露术野的两个因素相关，一是髋部外展肌群是否从髂骨外表面剥离；二是髋外展肌群的受牵拉程度。部分患者应用吲哚美辛或是低剂量局部放疗，可预防或减轻异位骨化的程度。

2.股骨头缺血坏死是股骨头骨折的潜在并发症，这与股骨头血供及髋关节脱位时间密切相关。股骨头骨折移位，其血供也相应受到破坏。股骨头凹上的骨折可能损伤外侧骶动脉的终末动脉分支；髋关节脱位时间越长，发生股骨头缺血坏死的概率越高；延长复位，软组织嵌入无法及时复位均增加了股骨头缺血坏死的发生率。因此，在接诊此类患者时，应积极完善相关检查，尽早复位脱位的髋关节和骨折，同时术中尽可能保护股骨头的血供，使股骨头缺血坏死的发生率降到最低。术后改善微循环药物的积极应用也可起到一定的预防作用。

3.复位不良是常见并发症，尤其对于股骨头严重粉碎性骨折。术前全面评估骨折类型，充分考虑各种情况的发生，多准备手术方案。

4.创伤性骨关节炎多因复位不良发生，因股骨头骨折属于关节内骨折，关节面的不平整使关节运动时摩擦系数增加且髋关节是负重关节，故手术时应尽可能解剖复位，或术中评估预后，较差可行关节置换术。

5.感染偶有发生，与手术无菌操作、患者抵抗力降低相关。医护人员行使医疗操作时注意无菌原则，增强患者抵抗力，早期预防性应用抗生素可减低感染的发生。

6.内固定物的松动等，因固定不牢靠或是过早功能锻炼有致内固定失败的可能。

七、临床效果评价

影响股骨头骨折手术效果的因素包括复位时间、手术时机的选择、术前病情评估、固定方式的选择及术后的功能锻炼等。

对于股骨头骨折合并髋关节脱位的患者，应在生命体征稳定的情况下尽早复位。脱位

061

时间长，关节囊血运破坏，可使股骨头血供减少或丧失，增加股骨头缺血坏死的发生；同时脱位时间长，关节软骨可因缺乏关节滑液的营养，而较早发生退变及骨关节炎。

对股骨头骨折合并髋臼骨折，一些学者认为一般不需要急诊手术，除非开放性骨折或合并无法复位的髋关节脱位、重要神经血管的损伤如坐骨神经损伤和股动静脉断裂等需立即手术。一般情况可在伤后4~7天行手术治疗，最好在伤后4~5天进行，此时患者全身状况稳定，骨盆出血减少且血肿机化、软组织粘连和骨痂尚未形成。

术前评估，骨折类型的分析与临床疗效密切相关，依据不同的骨折类型选择不同的手术方案和固定方式直接影响到患者预后。

术后恰当的功能锻炼有助于软骨的修复和髋关节功能恢复。

第二节　股骨颈骨折

股骨颈骨折是指自股骨头下至股骨颈基底部之间的骨折，好发于老年人，多为跌倒时的扭转暴力所致，随着人口老龄化，股骨颈骨折的发生率不断上升。由于老年人常常合并各种慢性疾病（如心肌梗死、慢性肾衰竭、骨质疏松、偏瘫和阿尔茨海默病等），骨折后患者的生存状况受到严重影响，且死亡率较高。年轻人的股骨颈骨折多因车祸或从高处坠落等高能量创伤引起，常合并多发性损伤，后果往往较为严重。除股骨颈基底部骨折外，其余骨折均属于关节囊内骨折。由于股骨头血液供应的特殊性，骨折后易使股骨头的主要血液供应受阻，在临床上常常导致骨折不愈合（10%~20%）和股骨头坏死（20%~40%），因此，股骨颈骨折一直是创伤骨科研究的重点和难点之一。

一、手术适应证

1. 几乎对所有的股骨颈骨折都应采取手术治疗已成为大家的共识。
2. 嵌插型和无移位型股骨颈骨折。
3. 所有的无移位型股骨颈骨折。
4. 移位型股骨颈骨折。

二、手术禁忌证

年龄过大且全身情况差合并心、肺及肝肾功能障碍者。

三、术前准备

所有患者应在意识良好的状态下拍摄骨盆片和胸片。骨盆轴位扫描也可明确股骨头损伤情况，有助于制订治疗计划。

骨盆正位像，股骨近端正位片和侧位片。侧位片能帮助评价股骨近端后方的骨折粉碎情况。拍照时注意，将患侧股骨内旋 10°~ 15°，以抵消股骨颈的前倾，获得股骨近端真正的正位片。

当怀疑髋部骨折但 X 线不能明确诊断时，MRI 是有帮助的，MRI 在受伤后 24 小时进行。

麻醉：一般采用全身麻醉，若患者无法行全身麻醉，也可选择连续硬膜外麻醉。

监测：与一般手术无明显差别，主要是心电监护，以了解患者的基本生命体征。

复位：患者仰卧于骨折手术台上，患髋屈曲 90°，并外旋使骨折端分离，然后在保持小腿内旋位下，施加牵引力，将髋关节完全伸直，复位后，可将足跟放在掌心上观察，如复位完善，足无外旋倾向，即可将伤足绑在足托板上（或由专人扶住），维持外展 20°~ 30°、足内旋 45° 位，使骨折端稳定和股骨大转子、股骨颈和头部在同一水平位，然后，放好定位用的止血钳或铁丝网板，拍摄正、侧位 X 线片检查复位情况。复位应达到解剖对位；如不符合要求，应重新复位。复位时严禁使用暴力。比较患侧和健侧下肢的最大内旋度，两侧相称说明复位成功。

四、手术要点、难点及对策

（一）空心加压螺钉内固定

1. 体位及切口　患者取仰卧位，下肢置于脚套内，将垫好衬垫的会阴部挡柱置于同侧的腹股沟处，应小心不要挤压阴唇或阴囊。然后将健腿屈曲、外展和外旋，给 C 形臂让出位置。在准备体位时，必须确认骨折已经复位，以获得股骨近端全长的正侧位 X 线片（图 2-5），然后开始从骨盆到小腿对下肢进行消毒铺巾。

2. 切口、显露　常规消毒皮肤，铺手术巾，用缝线固定于皮肤上（不要用巾钳夹，以免影响术中摄片）。在大转子侧方做弧形切口，长为 8 ~ 10cm，起自大转子上前方，向后绕过其侧面达股外侧上、中 1/3 交界处。切开髂胫束，向两侧拉开。在大转子下横断股外侧肌的起点，并沿其后缘切开，向前拉开，然后，在大转子下方将骨膜 I 形切开、剥离，显露股骨上段的外侧皮质骨（图 2-6）。

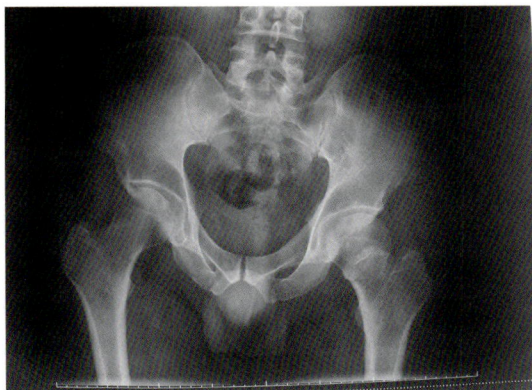

图 2-5　左侧股骨颈骨折患者 X 线片

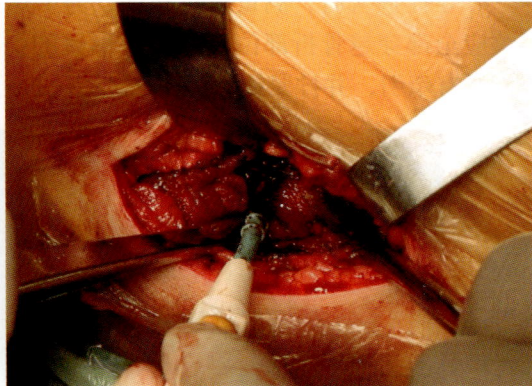

图 2-6　暴露股骨上段外侧皮质骨

3. 插置刻度导针　在大转子下皮质骨进针点（多在大转子下 2cm 处）先凿一孔，在 C 形臂引导下将导针置入股骨颈和头部，1 枚导针在下，两枚导针在上呈倒三角形排列，这

小粗隆尖有助于确定 135° 钢板的进针点，它们约在股外侧肌嵴以下 2cm 处，一般在小粗隆尖水平进入。将尖端为 3.2mm 的螺纹导针连接至电钻，当钢板的角度在打入导针以前已确定时，于股骨外侧皮质中线置入合适的角度固定导向器，以保证导针打入已设计好的平面，导向器必须与外侧皮质平齐且平行，以保证角度准确；导针朝向股骨头的顶点，平行于股骨颈且位于股骨颈中心直达与软骨下骨的交叉点上，术中应证实侧位像上导针亦位于中心位置，避免在周边各个方向上向侧边偏移，因为只有确认导针在正侧位上均位于中心位置，拧入的松质骨螺钉才能保证在关节下 10mm 的安全位置，而不致在任何方向上从关节腔内穿出。

5. 股骨扩孔　插入导针并测量好螺钉的长度后，可将导针再向软骨下骨前进 5mm。严格按测量长度扩孔和选择螺钉；按照测量好的松质骨螺钉长度，设置电动联合钻的深度，然后开始扩孔，直到阻挡器远端抵达外侧皮质时停止，扩孔时，应保持其与导针在同一轴心，以免导针弯曲，同时间段透视注意导针有无向盆腔内滑移，或随扩孔器退出。如果导针无意中退出，则需更换导针定位器，重新打入导针。

6. 置入钢板和拉力螺钉　将合适的标准钢板和松质骨螺钉装配在标准的固定扳钳上，将拉力螺钉护杆拧入松质骨螺钉尾端，直到获得牢固的连接，滑动 AMBI 即标准的中央袖套至标准的拧入扳手上；通过导针将整个装置引导入已扩好的孔内，不可将扳手当导针使用，将松质骨螺钉拧至已确定的水平，同时在透视时注意观察其位置。使用 135° 钢板时，拉力螺钉应进入固定扳手上的环，与中央袖套的 135° 标记在一条线上。拉力螺钉每旋转 180°，则前进 1.5mm。螺钉在股骨头内的位置和深度应在透视下于前后位及侧位得到核实。当螺钉固定结束时，固定扳钳的手柄必须垂直于股骨干的轴心，以保证拉力螺钉合适地套进钢板的套筒。移去中央袖套，将钢板套在拉力螺钉的杆上，用钢板打入器将钢板安放贴附，由螺钉尾部松开松质骨螺钉的护杆，移去固定扳钳，最后移去尖端为 3.2mm 的螺纹导针。

7. 固定钢板　用钢板握持器将钢板固定到股骨干，松开牵引，在这个位置上以手法嵌压骨折块，尤其是对线良好但又不稳定的骨折，在此过程中应重新调节钢板握持器；使用 3.4mm 螺旋钻头在组合导向器绿色端中立位导引下于骨上钻出螺钉孔；用测深器量取正确的皮质骨螺钉的长度；用自持型的六棱螺丝起子拧入螺钉。当所有的螺钉都已固定好并拧紧，所有的牵引均已松开后，通常就可使用长 19mm 的加压螺钉进行骨折的加压；使用加压螺钉时必须小心，加压力量一定不要超过骨质所允许的范围；透视下观察股骨头处拉力螺钉的位置，确保在拧紧回压螺钉时拉力螺钉不被拉出。固定第一颗螺钉大约产生 1mm 的加压，通过第一个螺钉加压孔之后的加压孔重复上述步骤产生另外 1mm 的加压，为了产生额外的加压，应在第二颗螺钉抵在钉孔壁上但未拧到底之前，先拧松第一个偏置的螺钉，然后在拧紧第二个螺钉后，再次拧紧第一个螺钉而产生加压作用，剩下的螺钉钻孔均在联合钻头导向器绿色端导引下进行。

8. 固定小粗隆和后内侧骨折块　大多数钢板的最近侧孔的形状可允许拧入一个 6.5mm 的松质骨螺钉或普通的空心螺钉，以固定小粗隆或后内侧大的骨折块。固定空心钉时，将 2.4mm 导针引导器固定在联合钻把手上，从近侧的钉孔内向骨折块方向钻入 2.4mm 的导针，用空心钉器械固定合适的 6.5mm 空心钉；留置负压引流系统，逐层缝合切口。

（三）人工假体置换术

人工髋关节置换术治疗新鲜移位型股骨颈骨折的优点主要有：术后患者可以尽快肢体活动及部分负重，有利于迅速恢复功能，避免了老年患者因长期卧床所引起的致命性并发症的发生，使得老年人股骨颈骨折死亡率降低；避免了股骨头坏死及骨折不愈合等并发症；降低了内固定术失败后的再手术率。这对老年人尤为重要，适用于老年人不稳定的头下型骨折、闭合复位失败、股骨颈病理性骨折、陈旧性股骨颈骨折不连或股骨头缺血性坏死。

手术要点详见髋关节置换术（图2-10）。

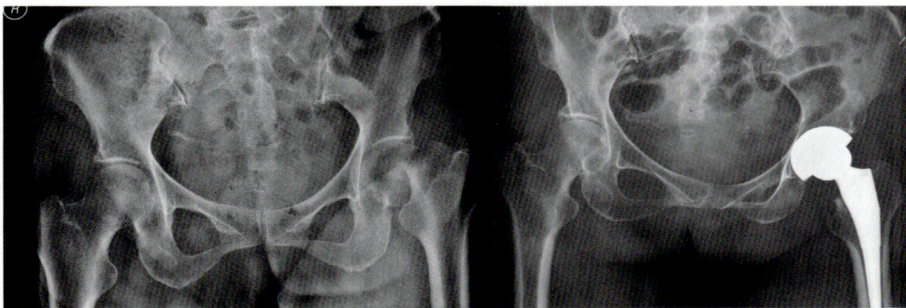

图 2-10　68 岁女性患者，外伤致左侧股骨颈骨折，予以行全髋关节置换术

五、术后监测与处理

术后应观察引流量，一般引流量小于 50ml 可拔除引流管。

术毕应注意检查患者肢体活动及神经功能。术后服用吲哚美辛预防异位骨化发生。手术 2 ~ 3 天后开始进行功能锻炼，用拐杖（年轻人）或助步器（老年人）行走。限制使用非甾体消炎药，以防胃肠道和手术切口出血。伤后 8 ~ 12 周使用辅助行走装置。许多老年患者不能按功能锻炼要求负重，这对其功能恢复（尤其是非移位骨折内固定术后）非常不利。大多数患者在术后 4 ~ 6 周能够在依靠外在的帮助下安全活动。术后随访 2 ~ 3 年，同时术后需评价关节的功能恢复情况。

六、术后常见并发症的预防与处理

（一）股骨颈骨折不愈合

股骨颈骨折不愈合的发生率在四肢骨折中的发生率最高,国内外文献报道为7% ~ 15%。而在股骨颈骨折部位分型中，以头下型骨折不愈合最常见，其发生机制可能与股骨颈特殊的解剖结构、相对脆弱的血供、生物力学特征及复位不良密切相关。

未经治疗的移位骨折由于界面长久存在剪切应力，多不能愈合。一旦发生不愈合，为了改善症状和恢复关节功能，应考虑手术治疗，多数情况下需进行人工关节置换术，而对于未发生股骨头坏死的年轻患者，可考虑粗隆间截骨内固定术。

影响骨折愈合的因素有：①年龄；②骨密度；③骨折部位；④骨折移位程度；⑤股骨颈后方的完整性；⑥治疗时间；⑦复位质量；⑧内固定质量；⑨负重时间。因此，早期高质量的复位和内固定术、术后在合适的时间早期行功能锻炼和负重，可以减少股骨颈骨折不愈合的发生率。

股骨颈骨折不愈合的治疗方式如下。

1. 植骨

（1）不带血管的植骨块取自胫骨、腓骨或髂骨。经股骨大转子下方钻好的隧道插入，越过骨折端，方向与内固定物平行。此法操作简单，骨折愈合后能恢复肢体长度，保持髋关节的最佳活动功能，但是骨折愈合时间较长，需制动的时间长。

（2）有血供的植骨块，包括股方肌骨瓣和带旋髂深血管的髂骨瓣带转移及吻合血管的腓骨游离移植。

2. 截骨　通过截骨改变髋关节的力学关系使因骨关节疾病造成的异常生物力学改变回复到正常状态，以矫正畸形，促进骨折愈合，改善髋关节功能。重新矫正下肢的负重力线，使之通过股骨头和髋臼；使得骨折线变水平，消除或减少剪应力；恢复臀肌的张力，如将截骨远端内移，则可使腰大肌和内收肌的张力减弱。这些生物力学的改善有利于骨折的愈合及髋关节功能的重建。

在应用截骨术治疗股骨颈骨折不愈合时，需严格掌握其适应证：股骨头未发生缺血坏死，股骨颈无明显吸收，骨折能够复位，这是截骨术成功与否的关键。

常用的术式有转子间截骨术和转子下截骨术。

3. 关节置换术　对于年龄较大、股骨颈骨折不愈合患者，可以考虑进行全髋关节置换术（图 2-11）。

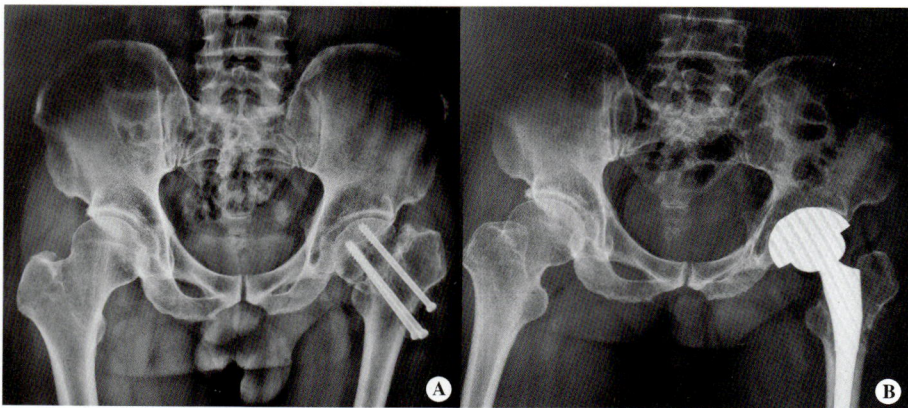

图 2-11　58岁男性患者，股骨颈骨折术后半年X线片示骨折不愈合（A）；行全髋关节置换术后X线片（B）

（二）股骨头缺血坏死

坏死股骨头可塌陷、碎裂、变形，引起创伤性关节炎，严重影响功能。其病例大致分为 3 个阶段，即坏死期、修复期和塌陷变形期，反映了显微骨折，骨小梁骨折，骨损害其修复过程，通常认为股骨头骨坏死由血运障碍而致骨细胞死亡引起，故称为缺血性坏死。多数由于重要的供血支干骺端上侧动脉和骺端外侧动脉在骨折中受损所致。但许多学者又发现股骨头坏死与复位不良，即畸形愈合引起的生物力学异常有密切关联。

股骨头坏死是股骨颈骨折最常见也是最严重的并发症，文献报道发生率为 10%～23.3%，90% 以上的股骨头坏死发生在股骨颈骨折后 3 年以内，最短为 1.5 个月，主要症状为髋部疼痛、关节僵硬及活动受限、跛行，其最常见的体征为外展、内旋或外旋活动受限，"4"字试验（＋），Thomas 征（＋），Trendelenburg 试验（＋），Allis 征（＋）。借助相关辅助检查如骨盆 X 线片，髋关节 CT、MRI 可以明确诊断，早期 X 线片和 CT 常表现为股骨头软骨下硬化、囊性变，晚期常表现为股骨头塌陷变扁，关节间隙狭窄，髋臼退变。髋关节 MRI 主要表现为股骨头内信号混杂不均，骨髓水肿。

与坏死有关的因素：①年龄；②骨折类型；③就诊时间；④复位质量；⑤选择的治疗方法。因此，早期高质量的复位和正确的手术方式是降低股骨头缺血坏死发生率的关键。

股骨颈骨折后发生股骨头坏死应行手术治疗，如患者年纪较轻股骨头形态及关节间隙基本正常，可考虑髓芯减压结合骨笼或自体或异体骨移植治疗或吻合血管的腓骨移植术。如果股骨头已经塌陷，应行人工关节置换术，术后大多数患者可恢复关节功能。

（三）内固定失败

内固定失败的患者在早期就出现腹股沟或臀部疼痛。X 线片或断层摄影可发现骨折向内侧或向后成角或移位，内固定物周围 X 线透光影，或内固定物向后退出。患者的年龄和骨折移位的程度，对预测发生内固定失败的可能很有价值。术后早期内固定失败多发生于粉碎性股骨颈骨折。

内固定失败可能与内固定物周围的骨质疏松有关，掌握合适的手术适应证显得极其重要。进行骨密度测定有助于判断患者是应接受内固定术还是接受人工关节置换术。反复复位、螺钉过短、螺纹通过骨折线等技术问题也是导致内固定失败的原因。

术中在 X 线下仔细观察钉尖的位置。一旦术中发现螺钉穿出股骨头，应更换稍短的螺钉并从新的针道拧入，不能沿原针道拧入螺钉。术后早期发现钉子进入关节内，应按照同样的方法处理。如果发现较晚，已发生创伤后退变性髋关节炎，则应取出内固定物行保守治疗，条件允许者可进行人工关节置换术。

对内固定失败后出现骨折移位者，应根据患者的年龄、功能要求、全身情况及骨密度等选择治疗方法。如患者一般情况好，骨密度正常，可重新复位内固定；发生骨不愈合时，可行外翻截骨术；对骨密度差、功能要求低的老年患者，可选择双极或全髋关节置换术。

（四）压疮

压疮经常发生于股骨颈骨折的患者。虚弱的患者摔倒后长时间卧床可导致压疮，但更多髋部骨折患者在住院治疗期间发生压疮，应注意预防。骶骨和足跟是压疮的多发部位，以伤肢多见。Jensen 和 Junker 报道髋部骨折后压疮的发生率为 30%，压疮通常在术后 1 周左右发生，尤其多见于老年女性患者，其使患者住院时间延长，死亡率也随之增加。定时为患者翻身，以及垫高小腿远端使足跟离开床垫可避免大多数压疮的发生，必要时可使用充气床垫。密切观察，加强护理，及时处理因皮肤受压而出现的红斑，可使得压疮的发生率降到最低。

七、临床效果评价

影响股骨颈骨折手术效果的因素包括复位时间、手术时机的选择、术前病情评估、固定方式的选择及术后的功能锻炼等。

闭合复位后，多用 Garden 对位指数判断复位的满意程度，即根据正侧位片将复位结果分为四级。正常正位片上股骨干内缘与股骨头内侧压力骨小梁成 160° 交角；侧位片上股骨头轴线与股骨颈轴线成直线 180°。

术前评估，骨折类型的分析与临床疗效密切相关，依据不同的骨折类型选择不同的手术方案和固定方式直接影响到患者预后。

术后恰当的功能锻炼有助于软骨的修复和髋关节功能恢复。

第三节　转子间骨折

转子间骨折主要发生于有骨质疏松的老年患者，长期卧床会引起各种并发症，围手术期死亡率高。因此，只要患者能够耐受手术均应接受手术治疗。

Evans 分型系统将转子间骨折分为稳定和不稳定两类（图 2-12）。其又进一步区分不稳定型骨折：一种通过解剖复位或近似解剖复位可以恢复稳定性；另一种即使解剖复位也不能获得稳定性。Evans Ⅰ 型骨折的骨折线由小转子向外上方延伸，Ⅱ 型为逆向斜行骨折，主要骨折线由小转子向外下方延伸。由于内收肌的牵拉，该型骨折的股骨干有向内侧移位的倾向。

其中 Evans Ⅰ 型骨折可进一步分为 4 个亚组：Ⅰa 型，骨折无移位，小转子无骨折，为稳定骨折；Ⅰb 型，骨折有移位，小转子有骨折，复位后内侧皮质能对合，为稳定骨折；Ⅰc 型，骨折有移位，小转子有骨折，复位后内侧皮质不能对合，骨折不稳定；Ⅰd 型，粉碎性骨折，大小转子成为单独骨块，为四部分骨折，骨折不稳定。

转子间骨折最常用的两种手术方式是闭合复位髓内钉内固定术和切开复位动力髋螺钉（dynamic hip screw，DHS）内固定术。此外，还可以采取人工股骨头置换术和外固定架等手术方式。

术中髋内、外翻的 X 线判断：大转子顶点与股骨头中心的关系，正常情况下两点应该处于同一平面上（图 2-13）。股骨头中心低于大转子顶点，髋关节处于内翻状态；股骨头中心高于大转子顶点，髋关节处于外翻状态。健侧术前 X 线片可作为患髋颈干角的参考。

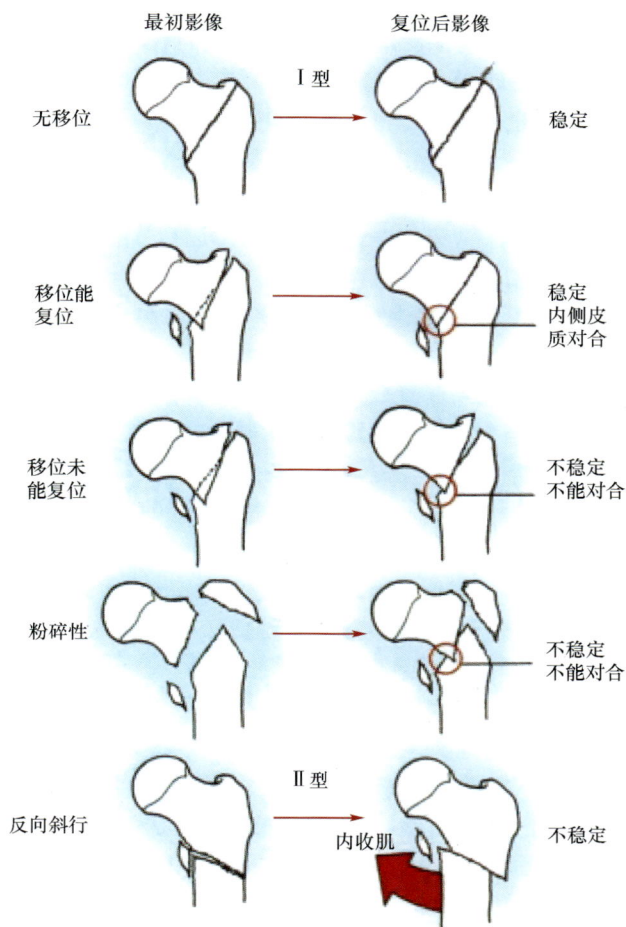

图 2-12　转子间骨折的 Evans 分型，以骨折线的走向为基础（引自《坎贝尔骨科手术学》第 11 版图 52-3）

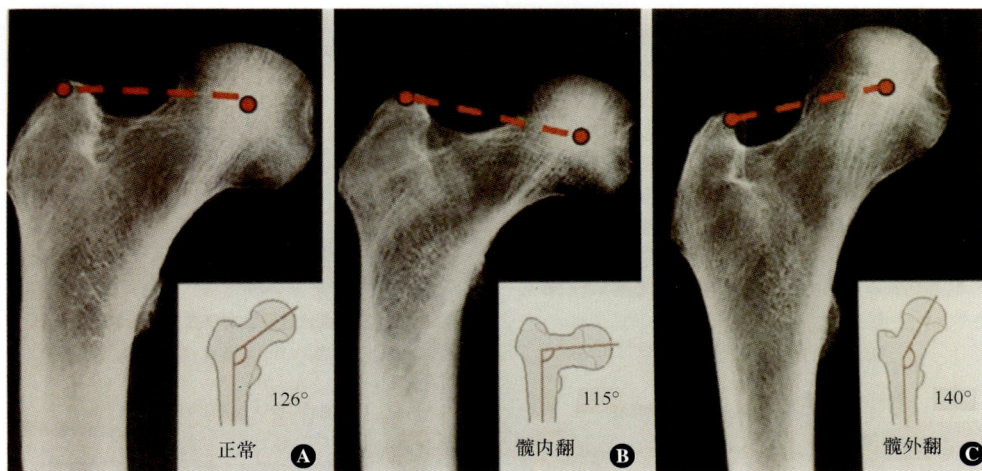

图 2-13　正常情况下大转子尖应同股骨头中心位于同一水平（A）；如果股骨头中心低于大转子顶点，则为髋内翻（B）；如果股骨头中心高于大转子顶点，则为髋外翻（C）（引自《解放军总医院创伤骨科手术学》图 12-9）

转子间骨折的复位标准：内翻不超过 5°；外翻不超过 20°。

对于内翻畸形的复位严格程度明显高于外翻畸形，是由于适度的外翻可以减少偏心力矩，一方面可以减少内置物的剪切应力；另一方面也可以减轻肢体的短缩程度（图 2-14）。

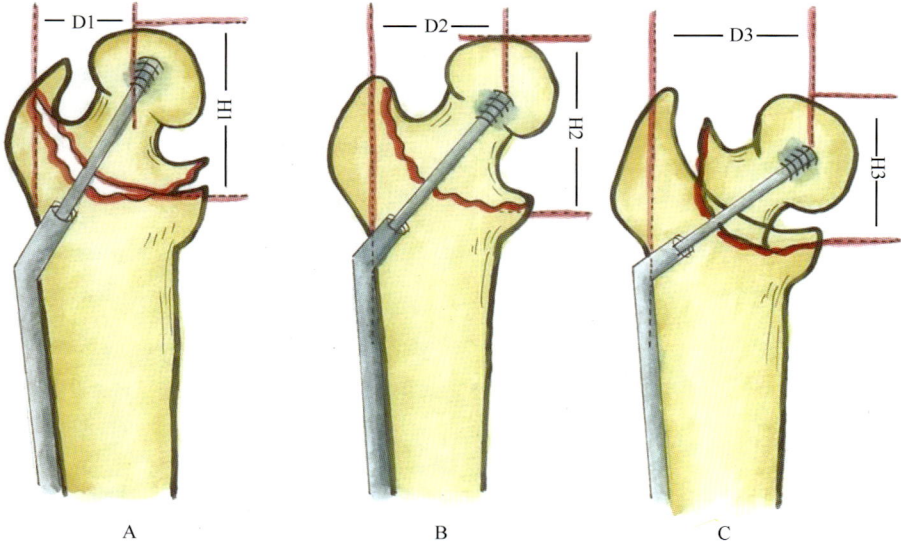

图 2-14 应用滑动髋螺钉固定转子间骨折时，骨折复位情况对于偏心力矩和肢体长度的影响

A. 骨折端较健侧存留 10° 外翻角，D1 为偏心力矩，H1 为股骨头顶点到小转子距离；B. 骨折断端复位，D2 为偏心力矩，H2 为股骨头顶点到小转子距离；C. 骨折端较健侧存留 10° 内翻角，D3 为偏心力矩，H3 为股骨头顶点到小转子距离

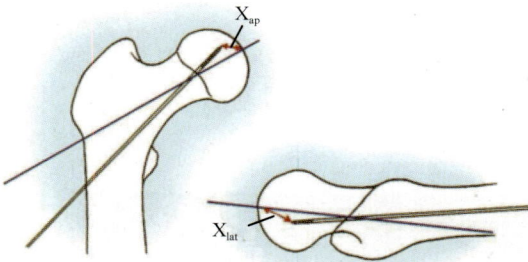

图 2-15 尖顶距（TAD）的计算（引自《坎贝尔骨科手术学》第 11 版图 52-6）

侧位像成角不能 > 10°。旋转移位很难判断，可在透视下先将股骨髁调整至水平位置，再投照股骨近端标注侧位像，即可获得真实的前倾角。

Baumgaerter 等提出尖顶距（TAD）的概念，即在矫正放大率后，正侧位 X 线片上所测得的拉力螺钉尖端到股骨头顶点距离的总和。其中 X_{ap} 指前后位 X 线片上拉力螺钉尖端到股骨头顶点的距离，X_{lat} 指侧位 X 线片上拉力螺钉尖端到股骨头顶点的距离（图 2-15）。

一、切开复位动力髋螺钉固定术

（一）适应证

Evans Ⅰa、Ⅰb 型转子间骨折。

（二）禁忌证

逆转子间骨折，延及转子下的骨折。

（三）术前准备

1. 患者入院后，平卧于牵引床，行胫骨结节骨牵引或跟骨骨牵引。

2. 除一般手术的常规准备外，患者术前应戒烟，手术前 3 天停用血管扩张药及抗血小板凝聚药，以减少术中出血。控制患者高血压（＜ 140/80mmHg）、心率（60 ～ 80 次 / 分）。糖尿病患者应控制血糖接近正常水平。完善骨盆 X 线、髋关节 CT 等检查。必要时需完善双下肢彩超检查。

3. 综合治疗　血容量的补充，吸氧，原有基础疾病相关药物治疗。一旦患者病情稳定，应尽快进行手术。无内科疾病或内科疾病较轻者，手术风险较小，应该在 48 小时内尽快完成手术；内科疾病较重、手术风险较大者，需进行内科调整，一旦病情允许，应尽快手术。

4. 麻醉　连续硬膜外麻醉或全身麻醉均可。连续硬膜外麻醉下患者清醒，便于术中变换体位，与患者沟通；全身麻醉能确保呼吸道通畅和供氧，且患者熟睡有利于手术的顺利进行。

（四）手术要点、难点及对策

1. 患者体位　一种方法是，患者仰卧于骨折复位床（图 2-16），两腿之间于会阴部放置带衬垫、可透 X 线的对抗牵引柱，健肢髋关节屈曲外展置于大腿支架上，用衬垫保护健侧的腓总神经；另一种方法是将健肢足部固定在骨折床一侧下肢牵引臂的足托上，使健肢处于较大的外展位，同样将患肢足部固定在骨折手术床的另一下肢牵引臂上，牵引患肢。

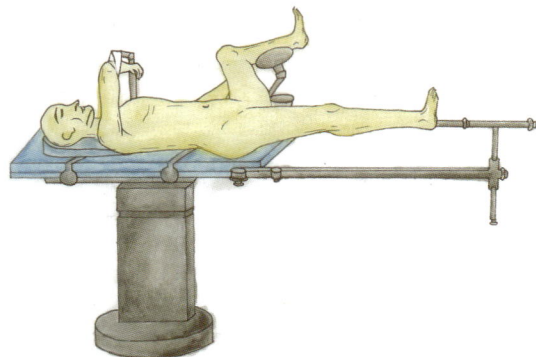

图 2-16　患者体位及骨牵引

这两种体位都允许使用 C 形臂在患者的两腿之间定位，以获得前后位或侧位像，同时应将 C 形臂置于垂直的透明隔离单的有菌侧。术前准备时应核实前后位和真正的侧位像是否合适。

2. 闭合复位　将下肢稳妥地固定在牵引臂的足托后，在外展外旋位沿下肢长轴牵引。维持牵引，内收同时内旋下肢。通常转子间骨折可在中立位或稍内旋位复位。对于转子间骨折复位，牵引是最重要的一步。仔细调节牵引即可获得复位，避免过度牵引以防止外翻。

C 形臂检查前后位、侧位骨折复位，应特别注意内侧及后侧骨皮质的接触情况。此时可估测股骨颈相对地面的前倾角。

3. 切口体表投影　透视下标记处大转子和股骨干长轴，作为手术切口的参考。

4. 显露　沿切口体表投影切开皮肤及皮下组织，沿切口方向切开阔筋膜及阔筋膜张肌近端。切开股外侧肌的筋膜，钝性劈开股外侧肌。在股骨上下方，分别放置拉钩，钝性劈开股外侧肌，切断、结扎在术野中的肌肉穿支血管（图 2-17）。

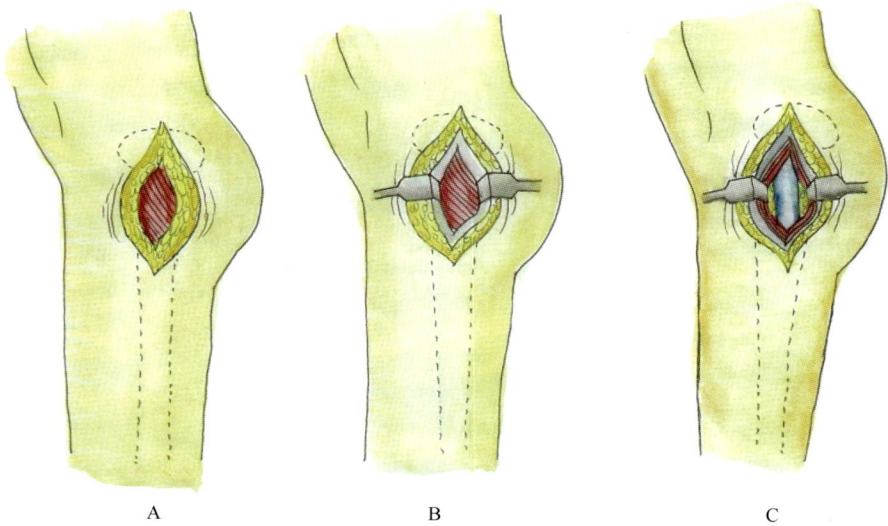

图 2-17　显露步骤示意图

A.切开皮肤及皮下；B.纵行切开阔筋膜近端；C.纵行钝性劈开股外侧肌，结扎或电凝所遇到的穿支血管

5.复位　透视检查复位情况，如果闭合复位不满意，则可先清理断端内嵌顿的软组织，调整牵引的位置，恢复长度，旋转患肢，然后使用点式复位钳，一端置于小转子附近，夹紧复位钳完成复位（图 2-18）。

6.插入导针　根据钢板角度确定穿入导针的平面。臀大肌骨性附着点的近端与小转子尖（股外侧肌棘以下约 2cm 处）有助于确定 135° 钢板的进针点（图 2-19）。如果选用角度较大的钢板，套筒角度每增加 5°，进针点应向远端移动 5mm。

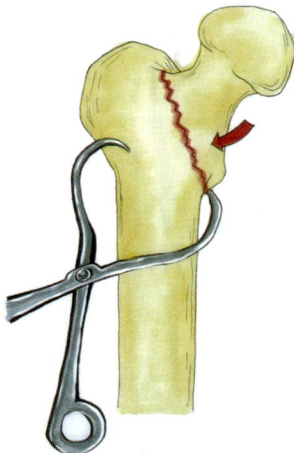

图 2-18　应用点式复位钳协助复位转子间骨折

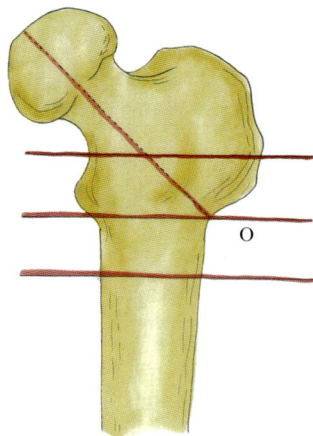

图 2-19　转子间骨折加压滑动螺钉内固定，导针正确进针点"O"

将尖端为 3.2mm 的螺纹导针与电钻连接。如果在插入导针前已确定钢板角度，于股骨外侧放置合适的固定角度导向器，使导针从指定进针点插入。导向器务必与外侧皮质平行紧贴，以保证角度准确（图 2-20）。

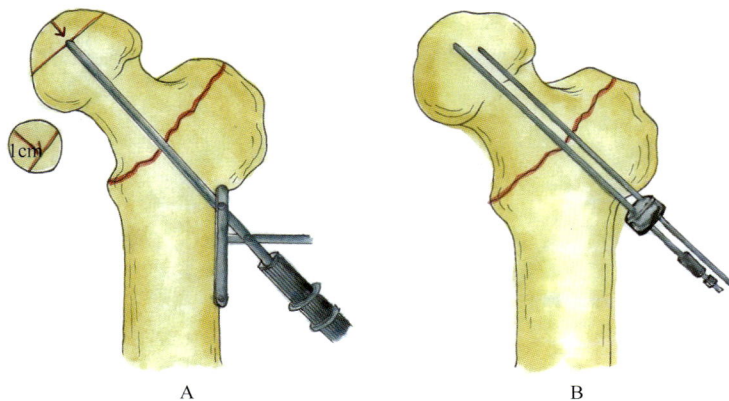

图 **2-20**　转子间骨折加压滑动螺钉内固定

A. 导向器平行紧贴于外侧骨皮质以确保角度的精准；B. 用量角器量出合适的钢板角度

导针朝向股骨头的顶点，即位于股骨颈中心并与之平行的直线和股骨头软骨下骨的交叉点。侧位像上导针亦位于中心位置。

术中应避免导针向周围任何方向倾斜。因为只有当导针在正侧位上均位于中心位时，拉力螺钉才能安全地拧入距关节面下 10mm 的位置，而没有穿入关节的危险。

如果未用导向器而徒手插入导针，可在外侧皮质上以孔钻开窗。

确定导针尖端在前后、侧位像上位置均正确后，应用可调节角度的导向器确定钢板的合适角度。

如螺钉位于中央且深度足够，可在骨质最佳处获得可靠的把持力，还可使螺钉有最大程度的塌陷而不产生螺纹与套筒的碰撞，这两种因素可减少内固定力学失败的危险，应在前后位、侧位透视像上细心检查导针的位置与股骨头顶点的关系。如果观察到在影像上出现导针偏斜或过浅，应调整导针方向。过矫正后，尖顶距应增加到 25mm 或更小。

导针满意就位后，确定所需拉力螺钉的长度和扩孔的深度。

7. 股骨扩孔　个别情况下，扩孔器退出时，可将导针带出。为减少其退出，不应在导针的螺纹部位扩孔。

插入导针并测量好拉力螺钉的长度后，可将导针再向软骨下骨前进 5mm，严格按测量好的拉力螺钉长度进行扩孔，并按此长度选择拉力螺钉。也可先将导针插入软骨下骨，再测量导针长度，设定扩孔器较此长度短 5mm，按扩孔深度选择拉力螺钉。

按照拉力螺钉的长度，设置电动扩孔钻的深度，然后开始扩孔，直到自动阻挡器的远侧缘抵住外侧皮质时停止（图 2-21A）。扩孔时应保持其与导针在同一轴心，以免折弯导针，在扩孔结束时应行"点片"透视检查，确定导针未前进至盆腔内或随扩孔器退出。

如果导针无意中退出，则需倒转导针定位器重新插入股骨，重新打入导针。

如果选择短套筒的 Richards 加压髋螺钉，应按拉力螺钉的长度再加上 5mm 来设置电动扩孔器深度。为避免钻头穿出，当套筒扩孔器上的短套筒凹槽标志抵达外侧骨皮质时，应

12. 术毕冲洗术区，逐层缝合切口　术后 X 线片确定内固定位置（图 2-25）。

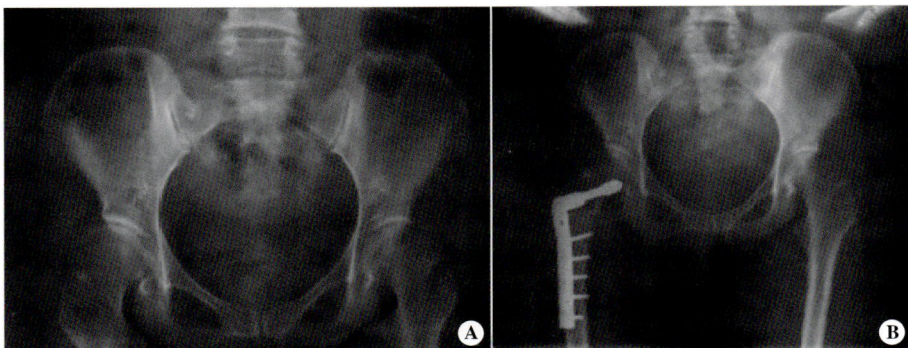

图 2-25　转子间骨折动力髋螺钉内固定术前（A）和术后（B）X 线片

（五）术后监测与处理

围手术期，常规预防性使用抗生素，一般使用第一代头孢菌素。Gustilo 报道，不预防性使用抗生素的感染率为 3%～5%，使用抗生素后可下降至 1% 以下。

患者应行预防性抗凝治疗，如使用低分子肝素钠或华法林，但有可能会引起出血及术后血肿等并发症。

术后第 1 天患者可坐在椅子上，开始进行上肢和下肢的主动功能锻炼。根据患者的情况和内固定的稳定性，使用助行器开始负重，以能够忍耐为度。

（六）术后常见并发症的预防与处理

1. 术后感染　围手术期合理使用抗生素，预防感染。

2. 下肢深静脉血栓及肺栓塞　患者应预防性抗凝治疗，如使用低分子肝素钠或华法林。

3. 拉力螺钉切出　拉力螺钉在股骨头中的位置是影响转子间骨折内固定稳定性的最重要的因素之一，特别体现在骨质疏松的老年患者中；骨折复位不良，通常侧位上骨折复位不良，是导致拉力螺钉位置不良的主要原因。

尖顶距可以对股骨头内拉力螺钉的深度和中心化程度做出准确评估，是测量内固定位置的重要指标，一般认为股骨头内拉力螺钉的位置应当偏下，偶尔还可以偏后，确保螺钉的上方及前方可以保留更多的骨质。

拉力螺钉在正侧位影像上均位于软骨下骨 10mm 以内，并在股骨头的中央，才能避免尖顶距过长，减少螺钉的切出率。要求尖顶距＜ 25mm，甚至有些学者主张尖顶距应该＜ 20mm。无论是髓内固定，还是髓外固定，尖顶距都是预测手术成功率的重要参考指数。

使用加压螺钉时，松质骨螺钉在加压过程中可产生 5mm 的加压移动，或在螺钉杆退出套筒之前产生 5mm 的压缩，需要在透视下证实正侧位螺钉位置。加压螺钉产生的动力与骨的质量有关，骨质疏松的患者在加压时需要谨慎，避免螺钉从股骨头内拔出。

动力髋螺钉固定尖顶距同内置物选择：动力髋螺钉有多种头钉角度规格，需按健侧肢体情况，以及复位情况选择合适的内置物，如果选择了不合适的头钉角度，有可能造成尖顶距的增加，导致内固定失败。

4. 髋内翻 骨折累及外侧壁，可造成大转子骨折，大转子骨块受臀中肌的牵拉，向上、向后移位，近端骨块因此失去了外侧阻挡而陷入骨折端，导致内翻畸形和肢体短缩。

根据转子间骨折的复位标准进行骨折复位，并根据术中C形臂透视判断复位情况，以及髋内翻情况，必要时需及时调整骨折端位置。

5. 钢板或螺钉断裂 钢板或螺钉断裂主要见于动力髋螺钉用于不稳定性骨折时，此时需要防旋螺钉、大转子稳定钢板等方法辅助固定，达到稳定大转子、控制股骨头的旋转移位，实现骨折的坚强固定的目的。螺旋刀片等内固定设计可以提高把持力，增加抗旋转性能。

（七）临床效果评价

动力髋螺钉由拉力螺钉和侧方钢板组成，具有静力性加压和动力性加压的双重作用，能够将股骨头承受的压力均匀传递至股骨中、上段坚实的骨皮质处。

然而动力髋螺钉为偏心固定，力臂长、弯矩大，有一定的生物力学缺陷：对稳定型骨折固定效果可靠，但是对于不稳定型骨折，特别是后内侧皮质粉碎者，股骨距不能很好地完成内侧压应力的传导，内置物承受较大的应力，易出现髋内翻、钢板或螺钉断裂等并发症。

对逆转子间骨折或转子下骨折，因内收肌的牵拉作用致使骨折远端向内侧移位，臀中、小肌等的牵拉作用，致使骨折近端屈曲、外旋、外展移位，骨折端产生较大的剪切力，内固定很容易失败或折断（图2-26）。应用动力髋螺钉固定失败的概率非常高，文献报道高达24%～56%，应视为动力髋螺钉内固定的禁忌证。

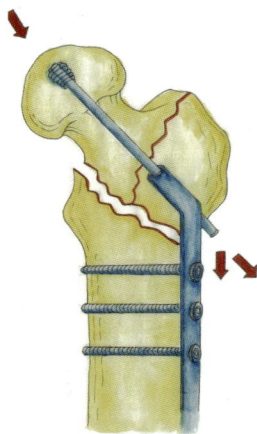

图 2-26 逆转子间骨折，骨折端产生较大的剪切力，可能造成内固定物折断（骨折端形成剪切力的示意图）

二、闭合复位髓内钉内固定术

（一）适应证

Evans Ⅰa、Ⅰb、Ⅰc、Ⅰd、Ⅱ型转子间骨折。

（二）禁忌证

无绝对手术禁忌证。

（三）术前准备

1. 体位 患者平卧于牵引床，足部轻度内旋、持续牵引。
2. 除一般手术的常规准备外，术前应戒烟，手术前3天停用血管扩张药及抗血小板凝聚药，以减少术中出血。控制患者的高血压（＜140/80mmHg）、心率（60～80次/分）。糖尿病患者应控制血糖接近正常水平。完善骨盆X线、髋关节CT等检查。必要时需完善双下肢彩超检查。

3. 综合治疗　血容量的补充，吸氧，原有基础疾病相关药物治疗。一旦患者病情稳定，应尽快进行手术。无内科疾病或内科疾病较轻者，手术风险较小，应该在48小时内尽快完成手术；内科疾病较重，手术风险较大，需进行内科调整，一旦病情允许，应尽快手术。

4. 麻醉　连续硬膜外麻醉或全身麻醉均可。连续硬膜外麻醉下患者清醒，便于术中变换体位，与患者沟通；全身麻醉能确保呼吸道通畅和供氧，且患者熟睡，有利于手术的顺利进行。

（四）手术要点、难点及对策

1. 患者体位　患者仰卧于标准骨折复位床上，双足放在垫有软垫的足架上，会阴处放置对抗牵引柱，骨盆必须置于水平位。患者患侧臀部尽量靠近手术台边缘，上身向健侧倾斜10°～15°，患肢内收10°～15°以显露进针点，便于操作；这一点对于肥胖患者尤其重要（图2-27）。

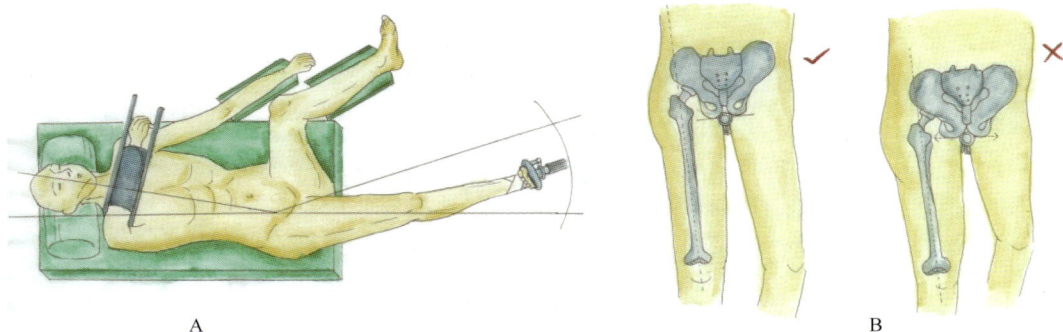

图2-27　合理摆放体位，方便手术操作

A. 标准体位示意图；B. 骨盆的摆放位置也会影响手术操作，骨盆向健侧倾斜操作空间变大，反之向患侧倾斜操作空间变小

患肢内收以便于转子区的手术，内收躯干和患肢，同时外展健侧下肢。躯干弯向健侧，将患侧上肢固定于胸前，这对于肥胖患者尤为重要。

健侧下肢可靠近患肢，或屈曲外旋，不影响两腿之间放置C形臂进行透视。

2. 闭合复位　股骨内旋和牵引下常可使转子周围骨折。多数转子下骨折可用轻度外旋获得复位。

避免患肢牵引过度。要保证股骨头侧的骨折块与股骨干在侧方完全复位，此点尤为重要。在透视下检查复位效果。复位标准同滑动髋螺钉固定术部分。

先复位后扩髓：骨折尚未复位，切勿扩髓。转子间骨折行髓内钉固定之前应先进行复位，试图借助髓内钉复位，或插入髓内钉后再行复位往往会徒劳无助。无法完成闭合复位时，可采取经皮或有限切开等方法辅助复位。

3. 切口体表投影　沿股骨干轴线向近端延伸，越过大转子画线，以其与经过髂前上棘垂直于地面的直线交点为中心做切口。注意，如果患者较胖，可以适当向近端延长切口，避免过厚的软组织影响操作（图 2-28A）。

4.显露 沿切口体表投影（外侧切口）切开皮肤及皮下组织，逐层分离皮下组织至阔筋膜。依据患者体型或肥胖程度，切口自转子顶点向近侧延伸 3 ~ 8cm（图 2-28A）。

自转子顶点向近侧约 5cm，按肌纤维方向分开臀大肌。此时可在转子顶点与梨状窝间观察到一小的脂肪垫。按肌纤维方向分开臀中肌。

切口最终的长度取决于患者的肥胖度和骨折是否充分复位。多数患者在术前即获得满意的复位。如果需要切开复位，向远侧延长手术切口，允许从前方入路到关节囊和骨折部位。

5.股骨准备 寻找大转子顶点，经大转子顶点插入髋髓内钉，方向朝向股骨髓腔。髓内钉 4° 弧度使其不侵扰股骨颈，否则可造成股骨颈骨折。

在大转子顶点放置软组织保护套，避免术后出现切口内脂肪液化。经保护套内的导针中心套筒插入 3.2mm 的螺纹导针（图 2-28B）。

导针沿髓腔下行越过转子下部位，C 形臂透视确认导丝的位置。

从组织保护套内去除导针中心套筒。

用近端扩孔钻于股骨近端钻孔，扩孔直径为 18mm，以容纳髓内钉的近端（直径 17.5mm），扩孔最小深度为 7cm。按所需深度设定自动阻挡器挡位，沿导针将近端扩孔钻穿入组织套进行扩孔，直到自动阻挡器触及组织保护套的外部（图 2-28C）。

扩开皮质时受软组织和手术铺单等的影响，扩髓或插入髓内钉等过程中均可使大转子顶点的开口逐渐扩大并偏向外侧，最终导致髓内钉插入后的位置较预期偏外，因此在扩开皮质及之后的扩髓过程中，均应向套筒施加向内的力量，避免向外侧偏移。

6.组装钻头导向器和髓内钉 组装钻头导向器与选好的髓内钉及连接相应角度的导向器非常关键。如果角度导向器与髓内钉不匹配，就不可能拧入拉力螺钉。

首先将钻头导向器与其把手连接。将角度导向器安装于钻头导向器上并用固定螺栓固定、拧紧（图 2-28D）。将选好的髓内钉用其固定螺栓连接于钻头导向器上，拧紧。将植入手柄与钻头导向器连接并拧紧。将套筒扩孔器穿过钻头套筒和髋髓内钉的近端孔（图 2-28E）。

7.插入髓内钉 有些患者不用导杆就可顺利插入髓内钉。如使用长的髓内钉，务必确认其"前弓"朝向前方。

在透视下，将髓内钉的尾端插入准备好的股骨近端，并将其推入骨干。徒手插入主钉，如果遇到阻力可以旋转手柄，尽量不要锤打主钉，有可能造成医源性股骨干骨折。如果适度转动植入手柄不能将髓内钉轻松插入的话，应取出，将髓腔再扩大 1 ~ 2mm 后重新插入。

8.近端定位 髓内钉位置插入正确，对确保拉力螺钉在正侧位上均位于股骨头的中央非常关键。

髓内钉位置正确后，选用合适的钻头套筒旋入角度导向器，接触的皮肤处行一小切口继续穿入，直到钻头套筒与角度导向器平齐。选择插入后最贴近骨皮质但不能妨碍其完全旋入角度导向器的钻头套筒。插入导针使其抵于股外侧皮质上。

　　导针套插入后要贴齐于股骨上，以减少导针"跑位"的可能，此点较为重要。行正位透视，估计拉力螺钉的大致位置。

　　经导针套插入 3.2mm 顶端带螺纹的导针，进入股骨颈、股骨头。正侧位透视明确导针的位置，也就是拉力螺钉的最终位置。

　　如需对髓内钉的深度进行微调，可退出导针，插入或稍退出髓内钉，直到获得正确的最终位置为止。

　　导针的最佳位置是在正侧位片上均位于股骨颈、头的正中央，至少应位于股骨头、颈中央 1/3 的位置。导针在正侧位片上的位置均正确后，将其插入至股骨头关节面 5mm 以内（图 2-28F）。在股骨头内，螺钉理想的位置是螺钉尖到顶点的距离之和（尖顶距）不超过 25mm。

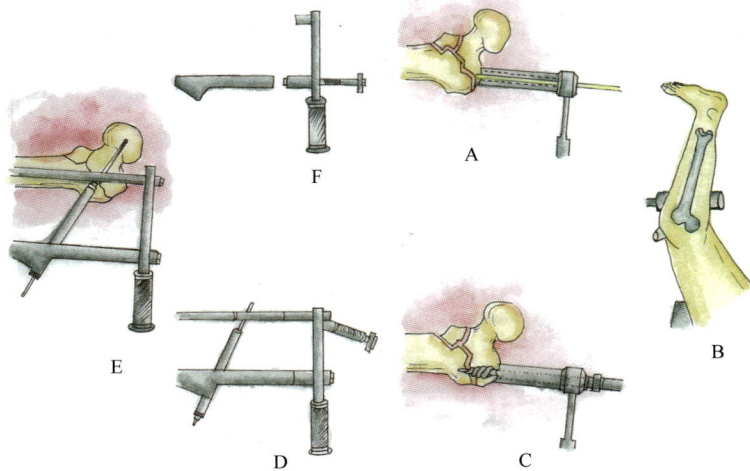

图 2-28　髓髓内钉内固定技术

A. 置入；B. 股骨准备；C. 保护软组织，同时钻孔；D、E. 组装钉和钻头导向器；F. 近端定位和置入钉

　　9. 置入拉力螺钉　插入导针后，自钻头套筒内取出导针套，以准确测量拉力螺钉的长度（图 2-29A）。

　　使用拉力螺钉杆的扩孔钻于股骨颈扩孔。扩孔的深度是在先前测量的导针长度上减去 5mm。设定扩孔钻的正确深度，经钻头套筒钻入股骨头，直到自动阻挡器被钻头套筒阻挡（图 2-29B）。

　　透视检查扩孔钻的位置，取下拉力螺钉杆扩孔钻。用拉力螺钉套筒扩钻于股骨外侧皮质、干骺端处扩孔，直到自动阻挡器被钻头套筒阻挡（图 2-29C）。

　　为拉力螺钉攻丝：股骨骨质疏松者不需攻丝。对于年轻患者，最好在股骨颈、股骨头上为拉力螺钉攻丝，否则可能引起股骨颈、股骨头的旋转。攻丝的深度与拉力螺钉扩孔钻的深度一致（比所测导针长度短 5mm）。

　　选择拉力螺钉：使用标准的 Richards AMBI/Classic 拉力螺钉。

　　将拉力螺钉中心套筒安装到拉力螺钉植入扳手上。将选择好的拉力螺钉与植入扳手连接、拧紧，安装扳手手柄（图 2-29D）。沿导针经钻头套筒插入。透视下拧入拉力螺钉进入股骨近端的理想位置（图 2-29E）。扳手手柄必须与股骨干轴线垂直，以保证拉力螺钉在体内的最大强度。

拉力螺钉就位后，取下手柄，不取下与拉力螺钉相连的连接杆及植入扳手杆。于扳手杆上套入中心套筒打入器，将拉力螺钉中心套筒穿经股骨外侧皮质、进入髓内钉近端孔内（图 2-29F）。前后位透视确定中心套筒位于髓内钉中央。

使用通用固定螺钉植入器将 1 枚固定螺钉经钻头导向器拧入髓内钉顶部（图 2-29G）。

取下中心套筒打入器、拉力螺钉植入扳手和钻头套筒。

置入加压螺钉：松开患肢的牵引，如骨折线位置良好，此时可加压拉力螺钉（图 2-29H）。

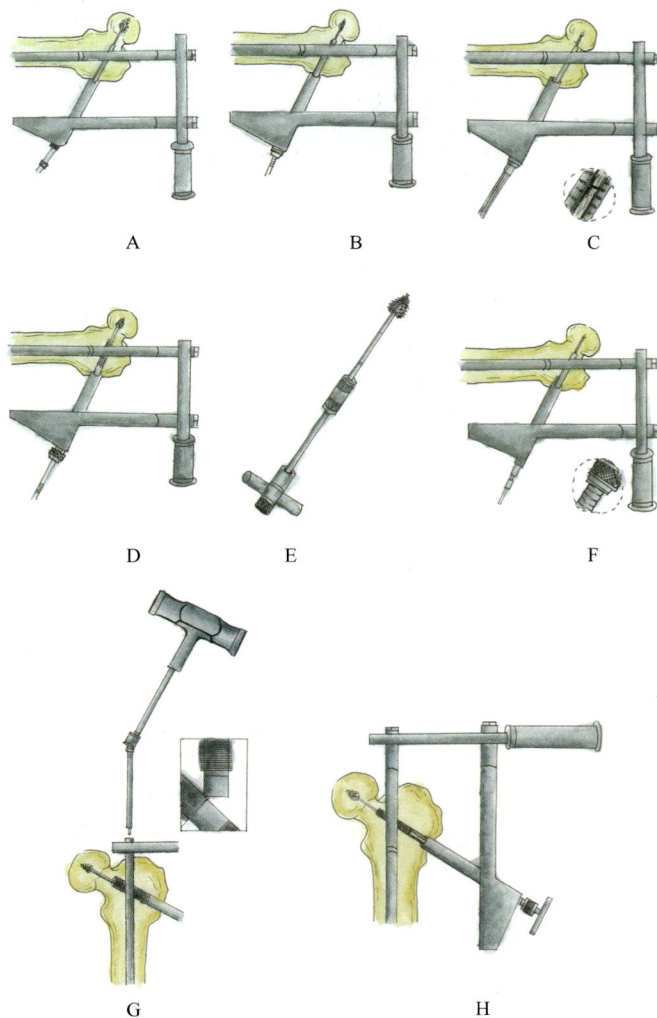

图 2-29 髋髓内钉手术方法

A. 选择拉力螺钉长度；B、C. 为拉力螺钉扩孔；D. 组装拉力螺钉、套筒和扳手；E. 拧入组装的拉力螺钉、套筒和扳手；F. 可用撞锤轻敲中心套筒打入器，直至其与钻头套筒相抵；G. 拧入固定螺钉；H. 拧入加压螺钉

置入远端锁定：将皮质骨锁钉锁入长髓内钉的远端。如果存在轻微粉碎及髓腔尺寸不超过主钉，可以不使用远端锁钉。

10.关闭切口　放置负压吸引,冲洗后逐层缝合切口。术后X线片确定内固定位置(图2-30)。

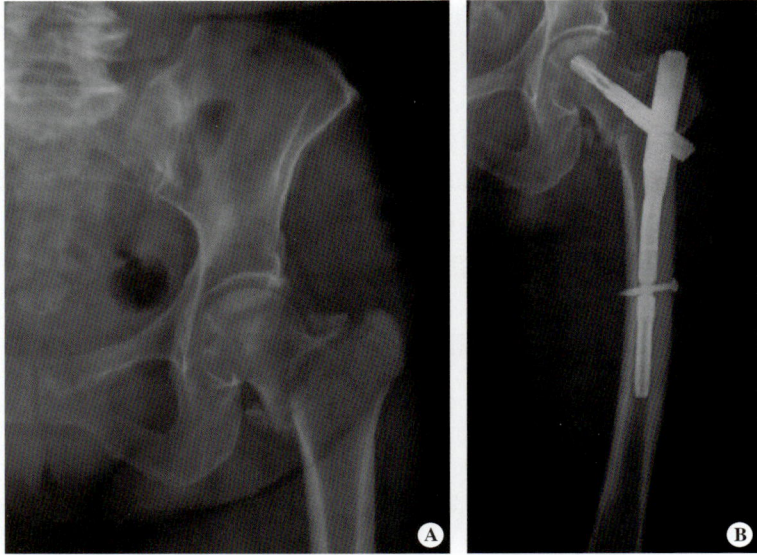

图 2-30　股骨转子间骨折髓内钉内固定术前（A）及术后（B）X线片

（五）术后监测与处理

围手术期患者，常规预防性使用抗生素，一般使用第一代头孢菌素。

患者应预防性抗凝治疗，如使用低分子肝素钠或华法林，但有可能会引起出血及术后血肿等并发症。

对于结构稳定（即内侧支撑皮质及小转子完整）的转子周围骨折，允许早期完全负重。术后第1天患者即可活动，允许在可以耐受的情况下完全负重。

（六）术后常见并发症的预防与处理

1.术后感染　围手术期患者合理使用抗生素，预防感染。

2.下肢深静脉血栓及肺栓塞　患者应预防性抗凝治疗，如使用低分子肝素钠或华法林。

3.拉力螺钉切出　与骨质疏松、骨折复位差、髋内翻、拉力螺钉在股骨头颈内的位置不理想等有关。因此，术中必须将螺旋刀头置于合适位置。

头钉选择螺旋刀片或者普通螺纹。

对于老年、骨质疏松的患者，应当选择螺旋刀片，因为螺旋刀片的设计解决了防旋转和承重两个问题。螺旋刀片直接打入，不需要预先钻孔，不会造成骨质丢失。螺旋刀片在打入股骨头、股骨颈过程中，对其周围的松质骨造成挤压，可以夯实疏松的骨质，使其变得更加结实、密集，增加螺钉的锚合力（图2-31）。对于年轻人，股骨颈内骨质较好，不应采取螺旋刀片，因为直接打入有可能造成股骨颈的医源性骨折。

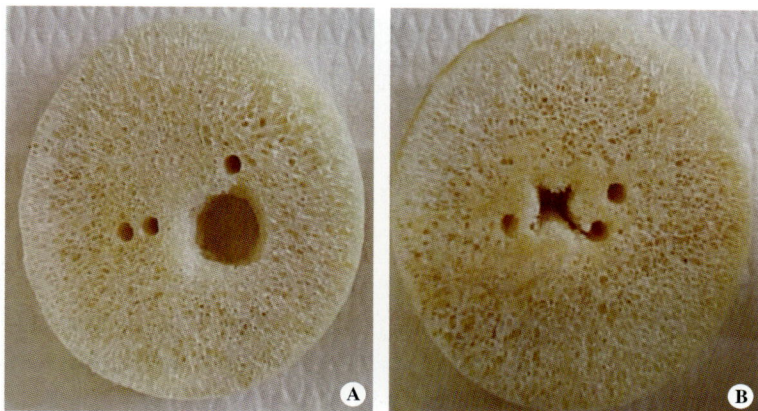

图 2-31　普通螺纹的头钉置入时需要预先钻孔，以免造成骨丢失（A）；螺旋刀片直接打入股骨颈，对周围骨松质造成挤压，不会造成骨丢失（B）（引自《解放军总医院创伤骨科手术学：创（战）伤救治理论与手术技术》图 12-30）

4.髋内翻　骨折累及外侧壁，可造成大转子骨折，大转子骨块受臀中肌的牵拉，向上、向后移位，近端骨块因此失去了外侧阻挡而陷入骨折端，导致内翻畸形和肢体短缩。

根据转子间骨折的复位标准进行骨折复位，并根据术中 C 形臂透视判断复位情况，以及髋内翻情况，必要时需及时调整骨折端位置。

5.骨折端分离、骨折不愈合　对于横行、逆转子间方向的骨折，在实施内固定时，易造成骨折端的分离或旋转移位。

骨折端在分离位置上固定，负重时骨折端的接触减少，不能有效分担应力载荷，应力将全部集中在内固定装置上，会出现骨不愈合，或内固定疲劳折断等并发症。

为避免骨折块分离，应适时放松下肢牵引，并在透视下确定骨块之间获得接触，方可完成拉力螺钉加压和远端锁定等操作。

开放复位髓内钉固定软组织损伤过大，必然会破坏骨折愈合的生物环境，造成骨不连等并发症。

6.髓内钉尖端骨折　内置物的尖端会产生应力集中，导致骨折，一些髓内钉的尖端设计了两枚交锁螺钉，同时锁定会增加内置物的稳定性，但也相对产生更大的应力集中。对于一些稳定性较好的骨折类型，可选择近端 1 枚螺钉交锁，远端钉孔旷置，减少应力集中。

（七）临床效果评价

1.股骨近端髓内钉或者长髓内钉　不稳定型转子间骨折，髓内钉会承受更大的应力。长髓内钉可将应力更多地分布到股骨干上，减少局部应力集中导致的并发症。

2.髓内钉应该采用微创术式置入，骨折块无需解剖复位、固定。

3.准确的入针点　确保大转子顶点入钉。

（1）导致入钉点偏外的原因：除了错误的进针外，操作不当也可以导致入针点偏外。受软组织和手术铺单等的影响，扩髓或插入髓内钉等过程中均可使大转子顶点的开口逐渐扩大并偏向外侧，最终导致髓内钉插入后的位置较预期偏外。

（2）入钉点偏外置钉的后果：入钉点偏外置入髓内钉，一方面可以导致复位丢失，出现髋内翻（图 2-32）；另一方面置入股骨头内的拉力螺钉位置会偏高，增加了拉力螺钉切割的风险。

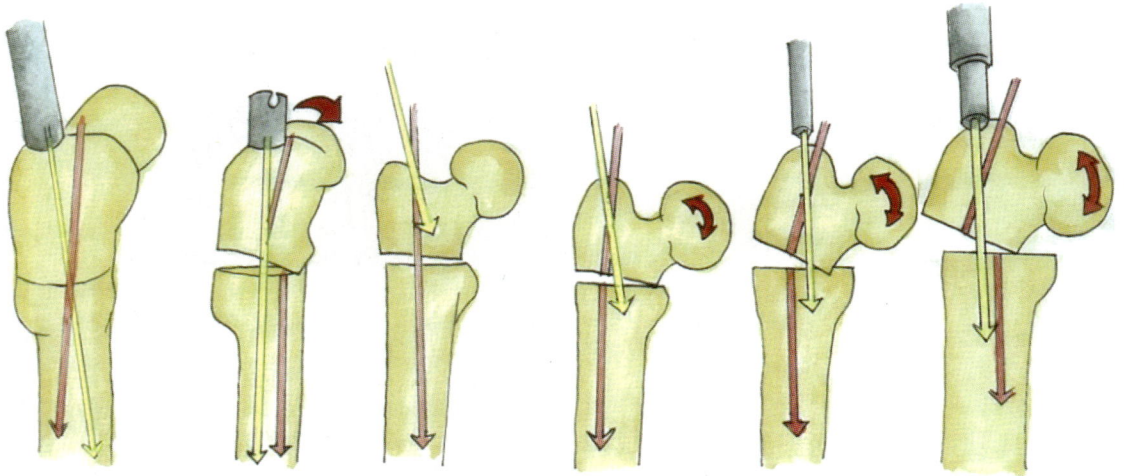

图 2-32　错误的进针点造成复位丢失

（3）避免操作失误的方法：在影像监视下寻找准确的入钉点，前后位影像显示进针点位于大转子顶点，侧位影像显示进针点位于大转子的中前 1/3，进针方向与股骨髓腔一致。扩髓时应在套筒保护下操作，扩髓过程中向躯体侧推压套筒，避免髓腔开口和扩髓过程中铰刀逐渐外移，造成钉道偏向外侧。

4. 内固定设计

（1）对抗选择设计：股骨头颈的旋转移位是内固定失效的重要因素之一。

针对控制股骨头颈旋转的内固定设计和手术技巧，始终是骨科医师关注的焦点。股骨头颈内的双钉设计、螺旋刀片设计等都是为了增强抗旋转性能（图 2-33）。

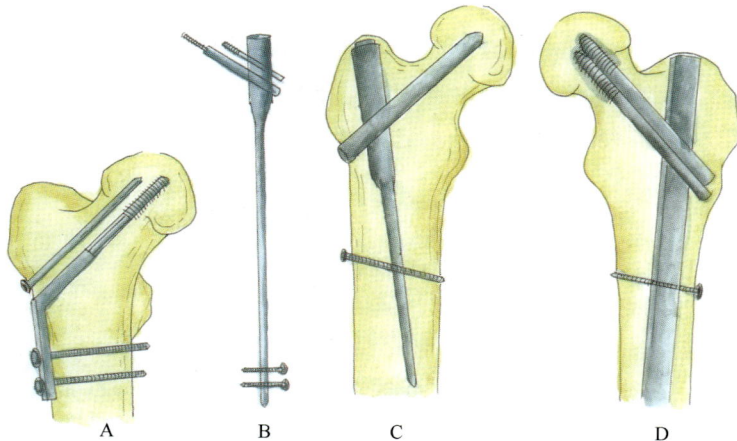

图 2-33　控制头钉旋转的手术方法和设计

A. DHS 上方打入螺钉控制旋转；B. 髓内钉头钉双钉设计；C. 髓内钉头钉螺旋刀片设计；D. Intertan 双钉设计

（2）骨折端加压设计（图2-34）：动力加压可以促进骨愈合，无论是髓外固定，还是髓内固定，滑动加压设计始终是核心内容。加压螺钉和主钉之间沿轴向滑动，使骨折端获得加压，并维持稳定。滑动加压设计经历了由单钉到双钉，又回到单钉设计的过程，因为股骨近端复杂的力学传递，很难获得双钉同时滑动加压，也因此出现一些并发症，如"Z"字退钉等。

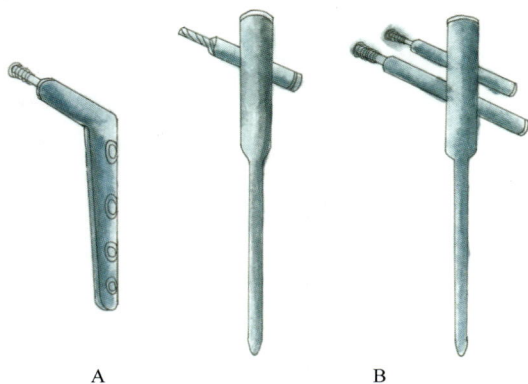

图 2-34　骨折端加压设计

A. DHS、PFNA、PFN 滑动加压设计；B. PFN 双钉很难同步滑动，造成"Z"字退钉

三、人工股骨头置换术

（一）适应证

1. 骨折前已经患有股骨头坏死、骨关节炎、类风湿关节炎等髋关节疾病。
2. 骨折不愈合和内固定失败的病例。
3. 合并非常严重的骨质疏松，内固定治疗不稳定的病例。
4. 不稳定、粉碎性转子间骨折。

（二）禁忌证

无绝对手术禁忌证。对于活动要求不高，且预期寿命不长的老年患者来说，手术及创伤过大，没有必要。

（三）术前准备

1. 体位　患者取侧卧位，患肢在上。
2. 除一般手术的常规准备外，术前应戒烟，手术前3天停用血管扩张药及抗血小板凝聚药，以减少术中出血。控制患者高血压（＜ 140/80 mmHg）、心率（60 ~ 80 次 / 分）。糖尿病患者应控制血糖接近正常水平。完善骨盆 X 线、髋关节 CT 等检查。必要时需完善双下肢彩超检查。
3. 综合治疗　血容量的补充，吸氧，原有基础疾病相关药物治疗。一旦患者病情稳定，应尽快进行手术。无内科疾病或内科疾病较轻者，手术风险较小；应该在48 小时内尽快完成手术；内科疾病较重、手术风险较大者，需进行内科调整，一旦病情允许，应尽快手术。
4. 麻醉　连续硬膜外麻醉或全身麻醉均可。连续硬膜外麻醉下患者清醒，便于术中变换体位，与患者沟通；全身麻醉能确保呼吸道通畅和供氧，且患者熟睡有利于手术的顺利进行。

（四）手术要点、难点与对策

1. 体位和切口
（1）体位：患者取侧卧位，患肢在上。
（2）切口：后外侧入路切口。

2. 骨折的复位　紧邻股骨颈基底切断外旋肌群并向外翻转，保护坐骨神经。将一把骨钩放在梨状窝处，将大转子向前、向远端牵开，使大转子复位，然后再切断短外旋肌群及后关节囊。

3. 假体置入前的处理　靠近股骨颈基底的骨折，残留股骨颈很少，可直接将股骨头取出。如果股骨颈连同股骨距且股骨距骨块较大，可保留股骨颈下部 1cm 截骨，保留股骨距，取出股骨头。保留的股骨距可在股骨近端重建时重新插入骨折缺损部位，恢复股骨距的完整性。

清理髋臼窝和圆韧带的残端。髋臼横韧带部位的闭孔动脉分支会有显性出血，注意止血。

股骨近端重建：手术的关键步骤，对恢复髋关节的功能至关重要。

利用"8"字钢丝固定大转子：大转子骨折可根据张力带的原理进行"8"字钢丝固定。大转子为松质骨，在收紧钢丝时不要过分用力，以免钢丝对骨造成切割。

钢丝环扎法固定小转子：将移位的小转子复位后，通过环形钢丝引导器分别于小转子上、下各安放一道钢丝（图 2-35）。在收紧钢丝时，可在髓腔内预置一个髓腔锉，防止在钢丝收紧过程中造成髓腔狭窄。为了避免钢丝滑移，有时要在钢丝固定处造成沟槽，增加钢丝的稳定性。

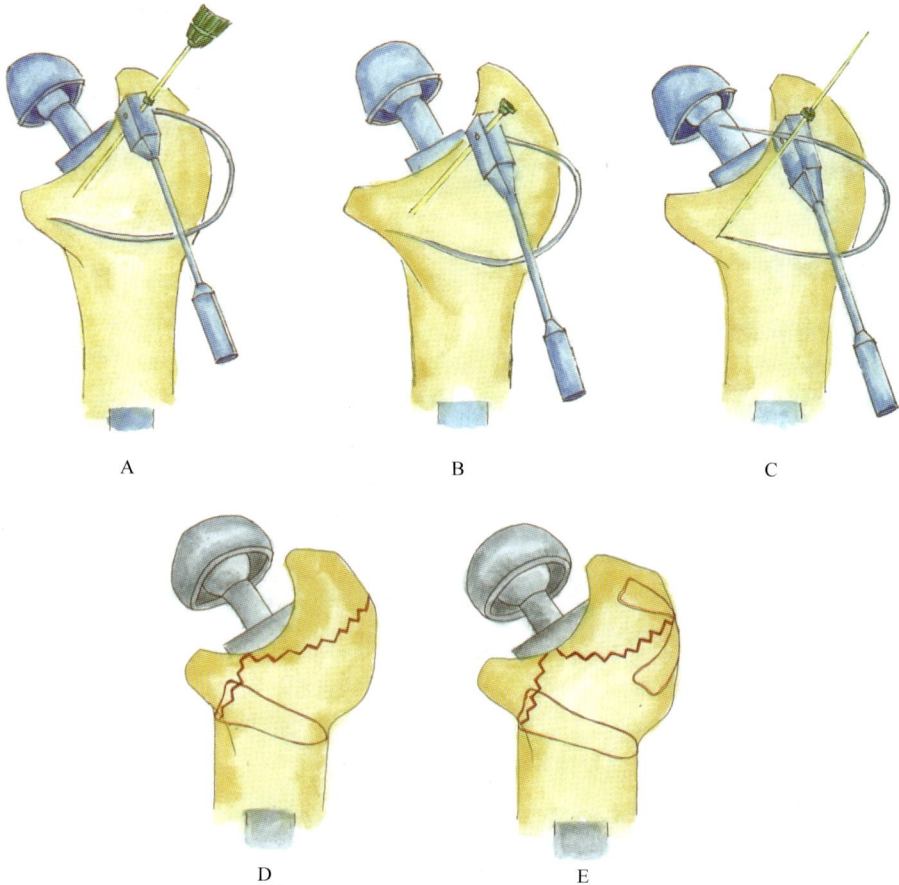

图 2-35　钢丝环扎法固定小转子

A. 复位小转子骨块，利用导向器在小转子骨块上钻孔；B ~ D. 利用导向器通过骨孔穿入钢丝进行环扎，注意收紧钢丝时在髓腔内预置髓腔锉，避免髓腔狭窄；E. 通过导向器钻孔并用"8"字钢丝固定大转子

股骨距的处理：将截骨预留的股骨距骨块插入远端骨折缺损处，通过钢丝环扎，重建股骨近端髓腔。若股骨距粉碎无法固定甚至完全缺损时，可采用骨水泥重塑股骨距。

4. 股骨假体前倾角的处理 转子间骨折累及股骨颈基底，甚至遗留股骨距缺损时，股骨假体安装缺乏参考标志。可以保持髋、膝各屈曲90°，使股骨髁连线与水平面一致，参照此水平将股骨假体前倾15°，以此确定股骨假体的前倾角。前倾角可适度加大，防止假体后脱位。

5. 骨水泥渗漏的处理 骨水泥固定假体时，不可避免地造成骨水泥渗入骨折间隙，影响骨愈合。预防的方法是尽量使骨折获得较好的复位，钢丝捆扎尽可能收紧，缩小骨折间隙。另外，尽量选择骨水泥的面团期插入假体，也可以减少骨水泥的渗入。

6. 肢体长度的处理 骨折造成股骨距缺失，假体插入深度缺乏标志。假体插入过深会造成肢体短缩、脱位等并发症，插入过浅则导致肢体过长，复位困难。在进行骨水泥固定前，可将假体试插入髓腔，通过大转子顶点与股骨头中心的关系预测假体大概插入的深度，即假体的顶端应与大转子的顶点在同一水平线上。

（五）术后监测与处理

围手术期，常规预防性使用抗生素，一般使用第一代头孢菌素。

患者应预防性抗凝治疗，如使用低分子肝素钠或华法林，但有可能会引起出血及术后血肿等并发症。

（六）术后常见并发症的预防与处理

1. 术后感染 围手术期合理使用抗生素，预防感染。

2. 下肢深静脉血栓及肺栓塞 患者应行预防性抗凝治疗，如使用低分子肝素钠或华法林。

3. 人工股骨头脱位 合理选择切口，术后修复关节囊，并合理进行功能锻炼，避免人工股骨头脱位的发生。

4. 假体松动下沉 老年患者合并严重的骨质疏松，骨脆性增强，骨与假体之间的机械嵌合力差，不宜采用生物型固定，应该使用骨水泥固定，否则会出现假体松动下沉等并发症。

（七）临床效果评价

1. 手术适应证的把握 转子间骨折进行关节置换时，需要对大、小转子复位，并通过环扎钢丝等进行固定，手术创伤大，出血多，时间长，与内固定相比手术风险更大，因此需要严格控制手术适应证，不作为常规方法推荐使用。

2. 选择合适的假体 目前关节置换治疗转子间骨折的假体选择比较混乱，缺乏统一的标准。有学者撰文报道采用生物型假体置换，甚至应用肿瘤型股骨近端假体置换治疗转子间骨折，显然是画蛇添足，增加了手术的复杂程度，造成了更大的创伤和并发症。

近年来，一些用于转子间骨折的特制假体不断涌现，特点是比普通假体增加了固定大、小转子的设计，以期方便手术，改善髋关节功能。

国内学者报道，选择普通骨水泥假体置换，采用钢丝环扎等方法重建股骨近端，钢丝分别对大、小转子固定，保留了大、小转子的肌肉附着点，使髋周肌群能够正常发挥功能。

钢丝与骨水泥混合固定，能够重建一个稳定的髋关节。

第四节　股骨转子下骨折

　　股骨转子下骨折（subtrochanteric fractures），是指自股骨小转子下缘至远端 5cm 之内的骨折或者股骨干中、上 1/3 以上的骨折，即股骨髓腔最狭窄处之间的骨折。此骨折属于较为常见的骨折，发生率占髋部骨折的 10% ~ 30%，常见于两类人：发生在老年人上的骨折多由低能量创伤所致；发生在年轻组的骨折多由高能量创伤所致。这些骨折可能出现所谓的典型横向或短斜行的皮质增厚的"鸟嘴"。在老龄患者中，滑倒后导致髋关节外伤是最常见的受伤原因，也常考虑病理性骨折。年轻人多为交通事故导致的直接创伤。转子下骨折多为皮质骨，骨折常为粉碎性骨折，并且股骨转子部髓腔较大，固定的稳定性差且畸形愈合的风险较高，因此，此部位的骨折内固定失败风险很高。

一、骨折分型

　　目前转子下骨折有多种分型系统，但是很少有一种既能解释受伤机制，指导术前计划，又能说明预后的分型系统。每个分型系统各有优缺点。目前报道比较常用的分型有 Seinsheimer 分型和 Russell-Taylor 分型。

（一）Seinsheimer 分型

　　Seinsheimer 分型（图 2-36）是考虑到那些丧失内侧骨皮质稳定性的骨折，此分型根据主要骨折块的数目及骨折线的位置和形态进行划分。该分型显示主骨折线的位置靠近远侧，出现并发症的概率就越高，对于治疗和预后有指导意义。

　　1. Ⅰ型　骨折无移位或移位＜ 2mm。

　　2. Ⅱ型　骨折移位为两个骨折块。其又分为 3 个亚型，ⅡA 小粗隆下横行骨折；ⅡB 螺旋骨折，小粗隆在近侧骨折块；ⅡC 螺旋骨折，小粗隆在远侧骨折块。

　　3. Ⅲ型　骨折有 3 个骨折块，即除粗隆下骨折外，ⅢA，尚有小粗隆骨折；ⅢB，在粗隆下骨折中间有一蝶形骨折块。

　　4. Ⅳ型　粉碎性骨折，有 4 个骨折块或更多。

　　5. Ⅴ型　粗隆下骨折伴有粗隆间骨折。

（二）Russell-Taylor 分型

　　Russell-Taylor 系统首先根据骨折是否累及大转子（外侧壁）分成Ⅰ类（大转子无骨折）和Ⅱ类（大转子有骨折）。其次，根据小转子区域内侧皮质的稳定性分成 A 型（内侧皮质可恢复稳定）和 B 型（内侧皮质骨折不稳定）。该分型对于股骨转子下骨折选择合适的内固定物有指导意义。

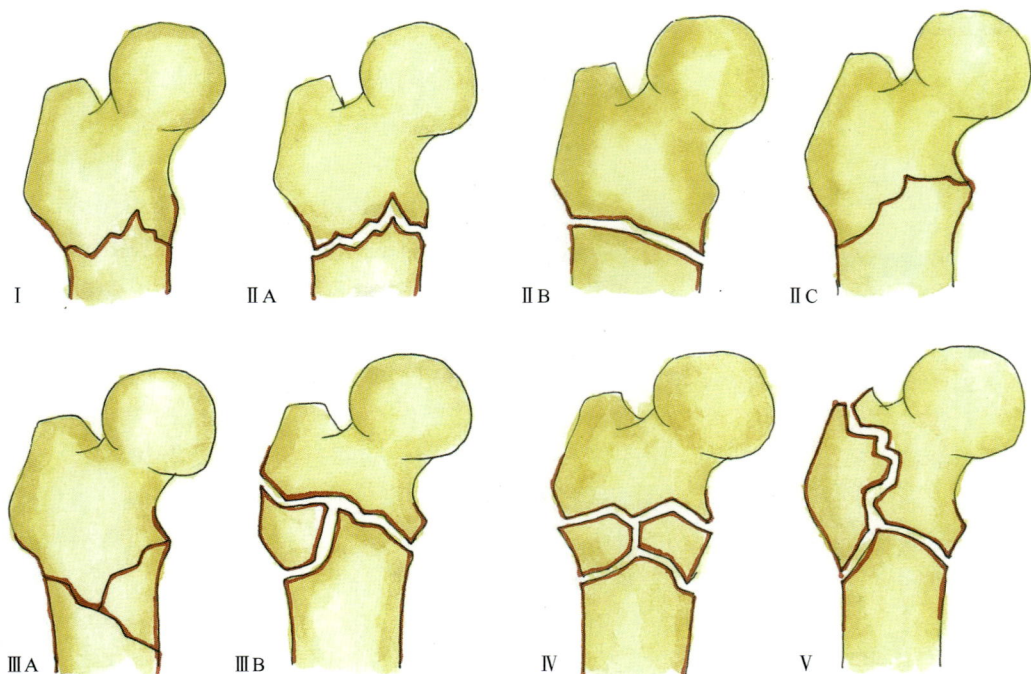

图 2-36 股骨转子下骨折的 Seinsheimer 分型

1. Ⅰ型　骨折线未波及梨状窝。ⅠA型骨折，骨折块和骨折线自小粗隆下延至股骨峡部区域，这一区域可有各种程度的粉碎骨块，包括双侧皮质骨碎块；ⅠB型骨折的多骨折线和碎块包括在小粗隆至峡部区域。

2. Ⅱ型　骨折线向近端延伸至大粗隆及梨状窝。ⅡA型骨折，自小粗隆经股骨峡部延伸至梨状窝，但小粗隆无严重的粉碎或较大的骨折块；ⅡB型骨折骨折线延伸至梨状窝，同时股骨内侧皮质有明显粉碎，小粗隆的连续性丧失。

以上分型各有优缺点，Seinsheimer 分型由于认识到了股骨转子下区内侧皮质在骨折治疗中的特殊作用，术者能够根据特殊的分型进行预后分析，有益于术前计划，对于采用牵引或髓外固定技术治疗股骨转子下骨折具有指导意义。而 Russell-Taylor 分型根据治疗方法进行分型，由于重视了髓内钉的固定技术，可以指导术前对于不同类型髓内钉的选择。

二、治疗方式

（一）非手术治疗

非手术治疗的适应证如下。

1. 儿童和少年的股骨转子下骨折。
2. 活动不便或阿尔茨海默病患者。
3. 成年人严重污染的开放性或粉碎性股骨转子下骨折，不能通过手术方法获得稳定固定者。

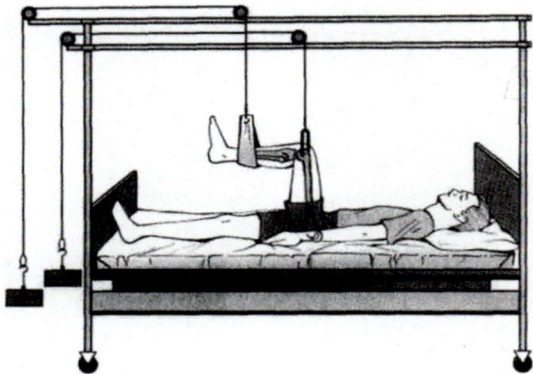

图 2-37　股骨转子下骨折的非手术治疗

4. 严重骨质疏松患者。

5. 合并其他疾病，不适合手术的患者。

总体而言，成年人的非手术治疗会导致并发症率和死亡率的增加，多数情况下建议手术治疗。对于非手术治疗者，可以服用镇痛药物控制疼痛，也可以采用骨牵引缓解疼痛。

牵引的方法：牵引采用 Dellee 方法（图 2-37），患肢需要被悬吊起来，髋膝关节都屈曲 90°，牵引的重量为 13 ~ 18kg。牵引的目标：向内侧成角小于 5°，正侧位骨折对位不少于 25%，向前成角不超过 10°，缩短不能大于 1cm，不会影响肢体的功能。牵引维持 12 ~ 16 周，期间每周定期复查 X 线片。一般牵引 3 周后，第 4 周开始根据 X 线片的检查结果，可逐渐伸直下肢，减少屈髋。当患肢完全伸直后，复查 X 线片显示早期骨痂形成（8 周左右），开始更换管型支具或夹板，管型支具应使患肢固定在外展 15°~ 20°，可改用石膏支具固定。

（二）手术治疗

1. 适应证　除儿童和少年及全身状况不允许麻醉及手术的患者，以及活动性感染和粉碎性骨折的患者，多数转子下骨折者均应考虑手术治疗。

2. 禁忌证　污染严重骨折患者和严重粉碎性骨折患者，以及部分骨折线累及股骨转子间区的严重粉碎性股骨转子下骨折患者，可以考虑用骨牵引术治疗。

3. 手术时机　下肢长骨骨折的治疗原则是采用内固定治疗使骨折实现早期稳定，以利于活动及最大限度地恢复功能。在患者生命体征稳定的情况下，一般应尽早手术，手术时间一般在伤后 48 小时之内进行。如果估计手术时间延迟超过 8 小时，那么应该给予骨牵引。一旦选择了手术治疗，就应尽早手术，有研究提示，推迟手术两天，手术 1 年后的死亡率增加，并且关键的延迟是患者受伤到送到医院的时间间隔。

4. 内固定方式的选择　目前，随着长骨干骨折手术治疗新理念的兴起，治疗的目的更倾向于"恢复解剖对线，稳定固定"，复位的首要目的是恢复骨干的长度并纠正成角畸形。复位后则应给予稳定的内固定以实现早期活动。内固定技术的原则是尽可能减少对软组织及骨折块的损伤，促进骨折愈合。现在治疗转子下骨折的内固定物有动力髋螺钉、动力髁螺钉、普通带锁髓内针和重建髓内针。

通常，转子下骨折内固定选择：依据骨折部位分型，股骨内侧结构粉碎程度，各种内固定材料生物力学特点及手术损伤、出血情况决定。根据 Russell-Taylor 分类，Ⅰ A 型骨折，粗隆完整，通常用闭合带锁髓内针治疗最有效；Ⅰ B 型骨折，小粗隆有骨折可用重建髓内针固定。对于长斜行或螺旋形骨折，在闭合复位骨折的过程中，往往复位不满意，影响内固定的稳定或导致畸形，建议进行有限切开复位，然后再用带锁髓内针固定，可以不植骨。对于Ⅱ A 型和Ⅱ B 型骨折，大粗隆包括梨状窝粉碎，动力髁螺钉的固定作用是可靠的。动力髁螺钉可获得满意的复位，在术中应至少保证 2 根或以上的皮质骨螺钉进入股骨距，可防止内收和旋转畸形。复位过程中避免显露内侧骨折块，否则骨膜的广泛剥离可能增加骨不连的发生率。动力髁螺钉因为不能提供足够的防旋转能力，有学者认为其不适合股骨转子下骨折的治疗。

骨折线在小转子以下，梨状窝或大转子完整者可以选择普通的近端交锁髓内钉。但由于其近端交锁钉必须固定在股骨头内合适的位置上，这就对术者的操作技术提出更高的要求。髓内钉固定前要求必须完成复位，且必须维持复位直到完全置入髓内钉和近端的骨折片。而骨折线向近端延伸至大转子或梨状窝的股骨转子下骨折，骨质量较好者可选用动力髁螺钉，骨质量较差的老年患者则选用转子部髓内钉；骨折涉及小转子但大转子或梨状窝完整的病例，可根据具体情况，选用动力髋螺钉或自梨状窝进针的重建钉。

动力髋螺钉与动力髁螺钉：属于偏心的钉 - 接骨板结构，弯矩大，剪切力大，可以产生滑动使骨折嵌插，并促使远折段内移。但小转子和股骨距骨折时其固定强度大大降低。小转子和股骨距骨折越粉碎、缺损越多，骨折越不稳定，股骨距的承受力也就越小，从而对内固定的刚度及强度要求也越高。但是 95° 动力髁螺钉承受较高的弯曲负荷，这种生物力学缺陷，再加上手术时没有完全修复内侧皮质骨的支撑作用，必将导致继发的疲劳失败。因此，在内置物的选择上，对于不能实现内侧皮质解剖重建的粉碎性骨折，应该选择动力髁螺钉固定，控制塌陷。

5. 体位

（1）仰卧位：转子下骨折手术一般取仰卧位，因为仰卧位更容易摆放，透视也更方便，股骨远端骨针牵引有利于恢复骨折长度。患肢使用可透视的塑料垫或三角形架抬高。使股骨远端处于屈曲位，与屈曲移位的股骨近端相对合（远端对近端），有利于骨折复位。侧卧位对于逆转子骨折手术比较有利。

取仰卧位时，患侧骨盆和躯干下方垫枕抬高。尽可能使患者靠近牵引床边缘，使得半个臀部悬空于手术台外，将健侧肢体于屈曲、外旋位固定。这个体位可以使得从梨状窝进针的髓内钉有利于插入，并且测试在铺巾前确定能获得较好的前后位和侧位影像。股骨粗隆下骨折不依靠牵引床提供复位，仅提供透视和固定所需体位，因此不必过度牵引患肢，避免造成骨折块进一步加重移位。铺巾前调整好体位，必须确保获得满意的正侧位 X 线片。

（2）侧卧位：有利于暴露股骨近端，有利于进钉点的显露，适用于病理性肥胖患者，并且可避免仰卧位时发生的骨折端后坠。同时，将患者的臀部垫高，使其维持在半侧卧位。将髂前上棘和股关节的前外侧暴露清楚，以便于操作，若取侧卧位，应该将肢体包裹消毒，以便于肢体的活动及骨折的复位。

6. 术前准备

（1）转子下骨折的患者不可避免地出现大腿的疼痛，肢体如果没有及时进行固定，将会出现畸形甚至加重损害。通常根据受伤的情况，要考虑转子下骨折伴发其他血管、神经的损失，特别是神经血管损失，老年患者最好常规行双下肢动静脉血管彩超，已明确血管情况。

（2）术前常规需要拍摄骨盆及患侧髋部的前后位 X 线片，术前阅读 X 线片可以判断骨折类型。对于有些复杂的髋部骨折，必要时可以考虑做 CT。在牵引状态下拍摄侧位 X 线片，有助于估计钉的长度或直径。估计内植物的长度和直径，同时术前应测量健侧肢体的颈干角，以便估计所要取得的复位。

（3）髋部骨折大多呈多段骨折，尤其在高能量损伤中几乎都是如此，这类患者注意术前需要拍摄整个股骨全长片，以便评估整个股骨受累的情况，可以避免遗漏股骨的其他损伤。按照骨折的类型和患者的年龄选择合适的内植物。

7. 手术要点、难点及对策

（1）髓外固定：动力髁螺钉

动力髁螺钉的适应证为横行、短斜行或长斜行的股骨转子下骨折，以及合并小转子撕脱或小转子位于骨折远折段的股骨转子下骨折。动力髁螺钉的主要优点：①易于插入；②即使伴有大转子粉碎性骨折，也可以随时调整导针的位置；③由于带套筒钢板的设计可以通过旋转钢板，恢复股骨在轴向的解剖力线；④大的松质骨螺钉可以提供牢固的近端固定；⑤动力髁螺钉在设计上已经增加了强度和抗疲劳失败的抵抗力。

1）体位：仰卧位或者侧卧位。

2）入路：做股骨近端外侧直切口，由大转子向小转子远端约4cm处做皮肤切口，沿手术切口分离筋膜，暴露股外侧肌筋膜在转子边缘的起点。将股外侧肌从粗隆线处的止点剥离，近端剥离不要超过股骨前缘。

3）复位：直视下用点式复位钳复位骨块，不要过度剥离内侧骨块，不要将大的拉钩置于股骨内侧，也不要使用持骨钳进行内侧骨块复位，以免破坏其血供，增加骨不连的发生率。有时也可先将接骨板与近端固定，然后在接骨板远端的骨皮质上打入1枚螺钉，通过复位器牵拉接骨板的远端和更远端的固定螺钉，对骨折进行间接复位，并且需要纠正旋转移位，复位完全后注意复位的维持，最好通过牵引床或者暂时用克氏针固定（图2-38）。在正侧位片上查看骨折的复位情况。通常，复位包括骨折的移位、颈干角、前倾角、旋转和股骨干的下倾，争取在各个位上达到接近解剖复位（正常或轻度外翻片上成角＜20°，侧位像成角不能＞10°，骨折断端间移位＜4mm）。

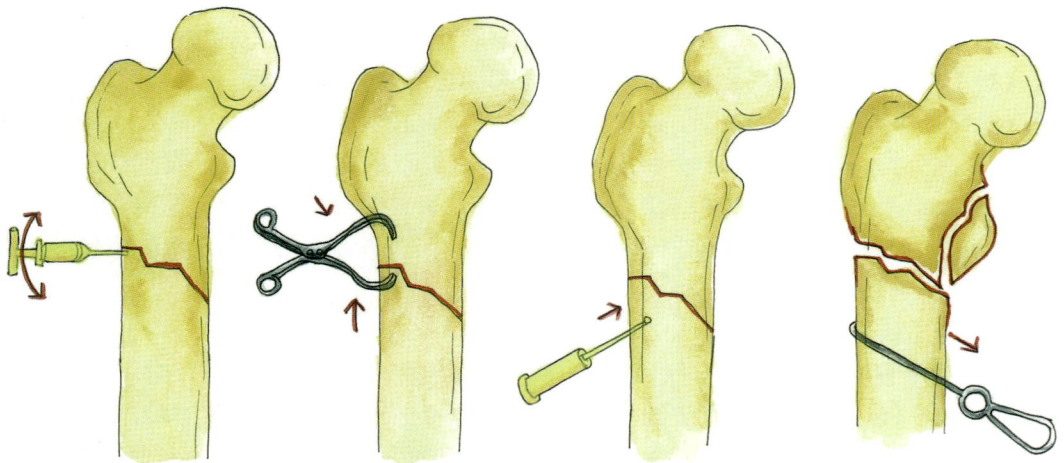

图 2-38 辅助复位的方法

4）动力髁螺钉内固定

A. 确定股骨颈轴线：通常用克氏针沿股骨颈下缘，从股骨颈前方插入至股骨头颈交界处确定股骨颈轴线方向（图2-39）。

B. 确定入针点位置：入针点位于大粗隆前、中 1/3 交界处，将髁钢板导向器置于大粗隆侧，透视下调整导向器位置，使导针指向股骨头下部，此位置即为导针入针点（图 2-40）。

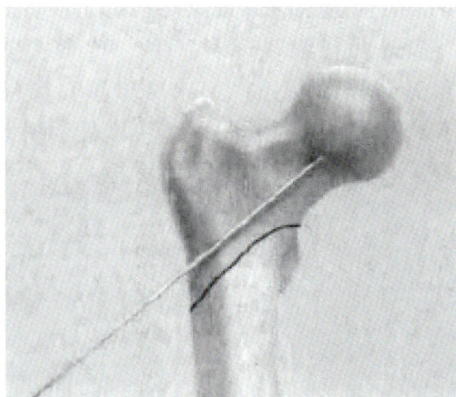

图 2-39　用克氏针沿股骨颈下缘，从股骨颈前方插入至股骨头颈交界处确定股骨颈轴线方向

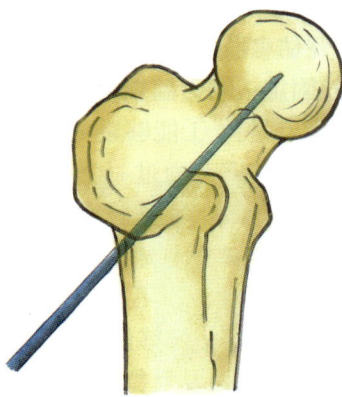

图 2-40　入针点位于大粗隆前、中 1/3 交界处

C. 导针的放置：钻入导针，注意侧位像上应与克氏针平行，针尖距股骨头软骨下 1.5cm 左右，位于股骨头内下象限。

D. 测深，钻孔，攻丝：测量导针长度，沿导针钻孔，攻丝（老年骨质疏松患者不攻丝），选取相应长度动力髁螺钉滑动加压螺钉并置入。在松质骨中，螺钉应多拧入 5mm。侧方钢板的长度根据骨折类型而定，一般位于远折端不应少于 5 个螺孔。在骨折近端钻孔，置入 2 枚松质骨拉力螺钉，防止近端骨折块旋转（图 2-41）。

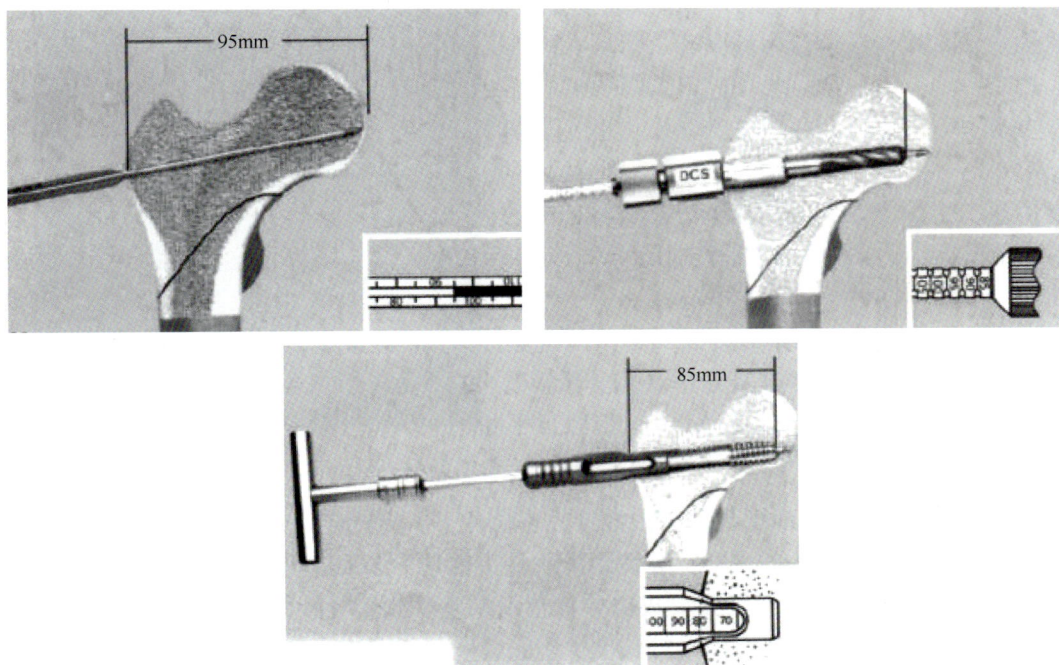

图 2-41　在松质骨中，螺钉应多拧入 5 mm

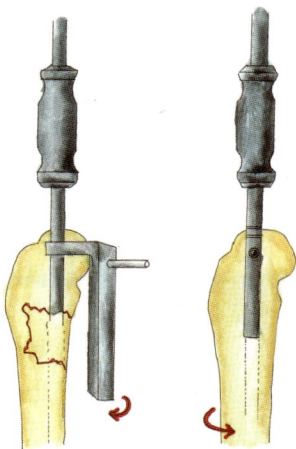

图 2-46 髓内钉进针方向及扩髓

荐梨状窝进针点。梨状窝正确进针点：位于大粗隆内侧。在一些患者中，大粗隆可能弯曲或靠内侧，这时则需要挖去大粗隆内侧部分以显露进针点。

4）开口与扩髓：复位及确认进针点后，应用空心弯曲的尖锥开髓、将 2.5mm 球形导针通过尖锥置入髓腔，一直到达远端。透视股骨远端，确定导针远端的位置。用探子确定股骨髓腔直径。徒手沿导杆插入探子，如果遇到阻力或者在打入的过程中骨折出现旋转，撤出探子（图 2-46），可以借助导丝测量髓内钉的长度并将合适的髓内钉插入。如果需要扩髓，锉头直径每次递增 0.5mm，最后扩至 10mm。能够顺利通过股骨峡部的探子的最大直径就是髓腔直径。对股骨干近端和中段骨折，扩髓必须比选用的髓内钉直径大 1mm。

进行扩髓时要仔细操作，由于导针钉道、重力及骨折近段的屈曲和外展等原因，每次更换髓腔钻时，导针会倾向于扩髓道一侧偏移。要注意纠正或对抗这种偏移，相继的每次扩髓就会越来越偏向后外，在扩髓时使用止血钳环或其他器械，保持导针于居中位置，可防止钉道因扩髓而发生偏移。

5）置入主钉：连接主钉和导向，注意固定螺钉一定要旋紧，否则在置入头钉时导向不准确。拧紧后，用手沿导杆插入髓内钉。为确定主钉的插入深度是否合适，在近端定位器放入下位的钻头套筒，使远位螺钉刚好位于股骨距上方。

插入髓内钉时要注意打入过程旋转的变化可能导致锁钉时的旋转复位不良，如果出现这样的情况，应该注意调整旋转的角度后再重现打入。髓内钉插入最后 5cm 之前，要将远端牵引解除，这样可使骨折复位在正确的位置。

6）近端交锁：根据所选用髓内钉的不同，近端锁定方式各异，但大多数设计都要求尽量将锁钉置于股骨颈的中心位置。如果近端只锁 1 枚螺钉，需要将髓内钉插入股骨头软骨下骨5mm 以内，确认骨折复位满意后，再测量深度。双针设计的交锁，通过最末端的近端瞄准孔打入靠下方的那枚导针，应位于股骨颈下缘上 5mm，侧位透视应位于股骨颈中心，尖端在股骨头软骨下 5mm（图 2-47）。一旦髓内钉近端锁定完成，近侧锁钉导向器应被移除。在扩髓和置入内植物的过程中必须保持肢体力线和骨折复位，以确保髓内钉位置的正确，同时维持骨折复位。与典型的股骨干骨折髓内钉固定相比，当使用从转子进针的髓内钉（如股骨重建钉）固定时，进针点要稍微偏前内侧。

7）远端交锁：多数髓内钉系统可通过瞄准器完成远端交锁，一般来说，单枚双皮质锁钉即可。长髓内钉亦可进行远端交锁，同样可选择静力锁钉，

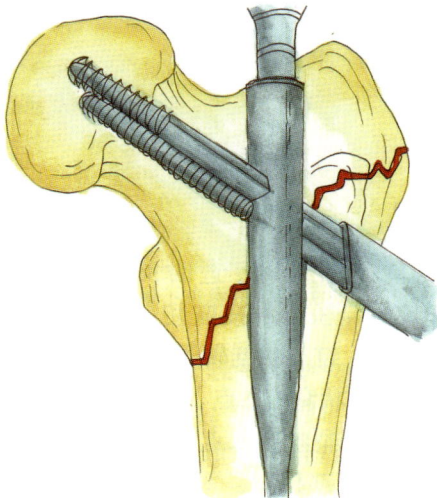

图 2-47 设计的双针交锁

或者动 - 静力复合交锁。对于纵向稳定性骨折，选择单枚双皮质螺钉进行动力交锁。相反，对于复杂或粉碎性骨折，推荐采用两枚螺钉进行交锁。应用"完美圆圈"技术，在远端锁定孔水平制造小切口，钻孔并且在干前端将远端锁钉拧入髓内钉。

8）闭合伤口：常规冲洗后，分层闭合伤口，放置引流管。

8. 术后监测与处理　术后处理：术后常规应用抗生素 2 ~ 3 天，并且使用抗凝药物 2 ~ 4 周。术后可要求患者加强营养，并在住院期间指导患者进行双侧下肢外展肌的训练。术后常规复查 X 线片，简单的骨折可以根据愈合情况，早期下地，复杂骨折避免过早负重，以免内固定失败。术后 2 周随访、拍片，此后每个月进行随访，通常在术后 6 个月完全恢复活动能力。根据骨折的稳定情况，于术后 6 ~ 8 周开始部分负重。12 周以后开始完全负重。

9. 术后常见并发症的预防与处理

（1）骨折不愈合：通常患肢 3 ~ 6 个月后不能完全负重，局部的持续疼痛和大腿上段局部的温度增高是延迟愈合和骨不连的临床指征。X 线检查有助于诊断。骨折不愈合的治疗是个性化的，因骨折不愈合类型、内固定种类和有无骨缺损而异，必要时可以切开清创植骨，对于所有骨不连者，应进行骨折处（或扩髓的碎屑）的细菌培养，以确定有无感染发生。接骨板固定是髓内钉之外的另外一种治疗骨不连的办法。同时，术中注意避免过多地剥离内侧骨块，否则内侧支撑破坏可能造成内固定失败。股骨近端距股骨干间隙过大同样有可能造成骨不连。对于粗隆下骨折，动力髋螺钉难以提供足够的抗旋转性，且易造成近端骨块过度滑动从而造成内固定失败，因此粗隆下骨折为动力髋螺钉的禁忌证。有研究表明，解剖复位可以明显减少术后内固定的失败率。

（2）感染：常在术后第 4 ~ 10 天，因为疼痛加重和感染的一般征象而表现出来。必要时可进行穿刺抽取深部积液来确诊。骨扫描对急性感染的诊断确诊意义不大。浅表感染可用口服或静脉滴注抗生素治疗。深部感染必须使用敏感的抗生素，彻底清创并反复冲洗。如果内固定物仍然有效，可以考虑将其留于原位直至骨折愈合。抗生素应至少使用 6 周。一旦骨折愈合即可取出内植物并扩髓，必要时使用抗生素以根除感染。难以控制的深部感染同时伴有内固定物松动者则需清创，使用抗生素并取出内植物后用外固定支架固定直至感染得到控制。感染控制后便可进行最终的重建手术。转子下骨折感染最常见于切开复位内固定术后；而用闭合髓内钉固定技术则感染的风险要小得多。预防性抗生素的使用也可明显降低术后感染的可能性。

（3）畸形愈合：畸形愈合的患者常诉跛行、肢体短缩或旋转畸形。可以通过和对侧肢体比较以确定这些畸形。畸形主要包括成角、肢体长度缩短和旋转。对于成角畸形，需要再次手术行外翻截骨及内固定。肢体长度缩短可能是成角的原因，也可能是骨折本身的原因。通常患者缩短在 2cm 内是可以接受的，超过 2cm 可能需要再次手术。若足够严重，该畸形最好由闭合髓内短缩来矫正，如接骨板要被取出也可用开放的方式来施行，但髓内钉固定通常是最好的方法。对于旋转畸形，早期术中尽量避免，若后期才发现明显的内外翻畸形，则应行去旋转截骨术。在髓内钉术后应行闭合去旋转截骨术同时交锁定髓内钉来治疗。

（4）内固定失败：常常继发于骨质疏松的骨或 I 期手术时技术失误。应用滑动加压髋螺钉治疗股骨转子下骨折最常见的失败是拉力螺钉从股骨头内切出。螺钉切出是一种严重并发症，可造成整个内固定装置的失败或髓内钉周围骨折，需要进行翻修手术。再次手术可选择锁定重建钢板、95° 角钢板、换用更长的髓内钉或者人工关节置换手术。骨折良好的复位及内固定位置的可靠有助于减少内固定失败的发生。有研究表明，当应用髓内钉固定移位的股骨粗隆下骨折，闭合复位不满意时，行切开复位可以减少畸形愈合的概率，且不增加骨不连和感染的概率；因此在闭合复位不满意时应果断采取有限切开的方法，获得解剖复位。

10. 临床效果评价　髋部骨折后的康复目标就是获得满意的临床结果。满意的临床结果通常是指恢复到骨折前的功能水平，要达到这样的要求，需要骨折愈合、正常的解剖位置及良好的肢体力量。有些患者通过治疗（手术和术后功能锻炼）可能最后也会丧失髋关节的部分功能。在对这些损害的评估过程中，目前较为常用的是 Harris 髋关节评分系统，评分系统分为 100 分，观察指标主要包括疼痛痛、功能、畸形和关节活动度 4 个方面分级标准：优，90 ～ 100 分；良，80 ～ 89 分；可，70 ～ 79 分；差，< 69 分。Harris 髋关节评分系统也有其缺点，主要表现在，总分并不能直观地反映术后髋关节在疼痛、功能和关节活动方面的改善情况，而且分数计算方法复杂，在实际运用中可以灵活掌握。

第五节　股骨干骨折

股骨干骨折是指发生于股骨小转子下方 5cm 至远侧干骺端 6 ～ 8cm 骨干的骨折，其常见损伤机制为直接暴力及间接暴力。常见的手术方式为股骨干骨折切开复位内固定术（femoral fractures open reduction and internal fixation）、顺行髓内钉固定术（anterograde intramedullary nail fixation）及逆行髓内钉固定术（retrograde intramedullary nail fixation）。

股骨干骨折根据 AO-OTA 分型系统（图 2-48）可分为：①A 型，简单骨折（A1 螺旋形骨折，A2 短斜行骨折，A3 横断骨折）；②B 型，楔形骨折（B1 螺旋形蝶形骨折，B2 斜行蝶形骨折，B3 粉碎性蝶形骨折）；③C 型，复杂骨折（C1 复杂螺旋形骨折，C2 节段性骨折，C3 复杂不规则形骨折）。

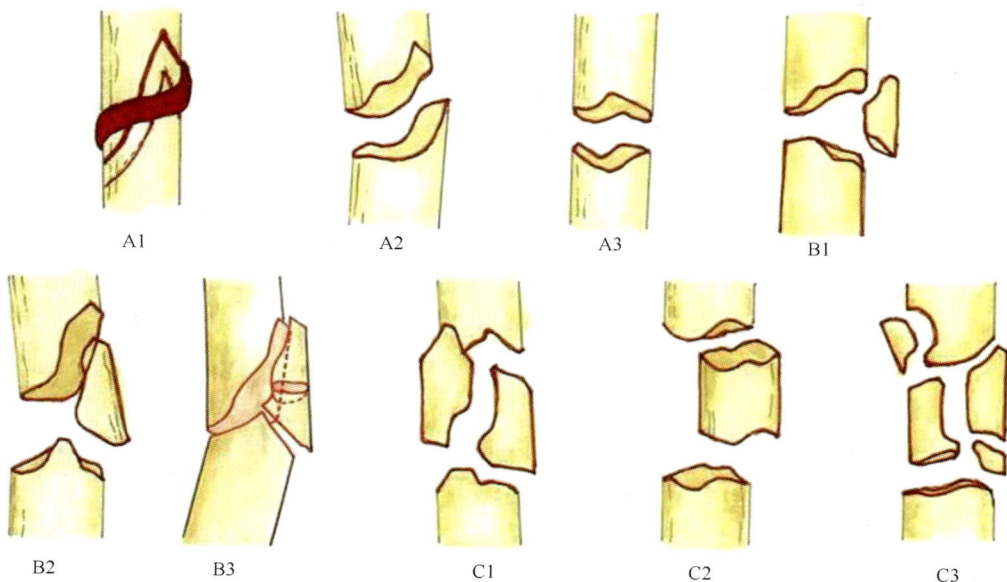

图 2-48　股骨干骨折 AO-OTA 分型

一、钢板螺钉内固定术

（一）适应证

1. 所有 A 型骨折及 B 型骨折均可用钢板固定。
2. 髓腔狭窄很难或不能行髓内钉固定的股骨干骨折。
3. 保守治疗失败或感染导致的髓腔闭塞的股骨干骨折。
4. 股骨干远端靠近股骨髁骨折或者近端靠近转子骨折，髓内钉固定受限。
5. 合并血管损伤，探查血管时，可用钢板固定。
6. 骨折畸形愈合后再次骨折难以行髓内针固定的股骨干骨折。

（二）禁忌证

粉碎严重且为多节段者无法行钢板固定的股骨干骨折。

（三）术前准备

除一般手术的常规准备外，术前要求备血，备好各种手术器械，尤其是所将选用的各种钢板，麻醉可以选取全身麻醉或硬膜外麻醉，手术室应选择带 C 形臂的可透视间并要求有可透视手术床或牵引床。

（四）手术要点、难点及对策

1. 体位及切口　患者取平卧位，用软垫将患侧髋部垫高（图 2-49），切口应位于大腿外侧股骨长轴的皮肤处，切口的长度可根据骨折位置及范围和手术需要而定（图 2-50）。

101

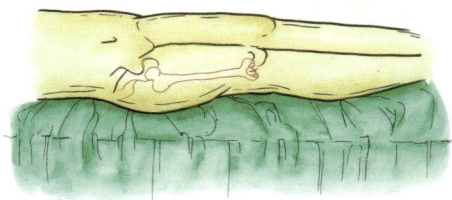

图 2-49　手术体位

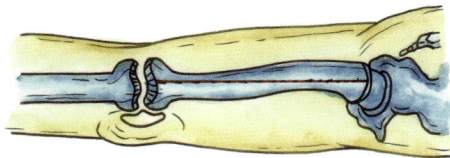

图 2-50　手术切口

2. 手术入路

（1）沿上述外侧入路切口切开皮肤、皮下组织，暴露阔筋膜，沿阔筋膜张肌下部后缘纵行切开阔筋膜，牵开阔筋膜及阔筋膜张肌显露股外侧肌（图 2-51）。

（2）分离股外侧肌至外侧肌间隔，再沿外侧肌间隔继续分离并掀开股外侧肌（图 2-52），接近股骨时可见若干横穿股骨干的血管，需结扎，尽量不要用电凝（图 2-53），继续分离股外侧肌至完全暴露股骨干（图 2-54）。分离时应紧贴肌间隔，不要直接劈开股外侧肌，可减少术中出血。

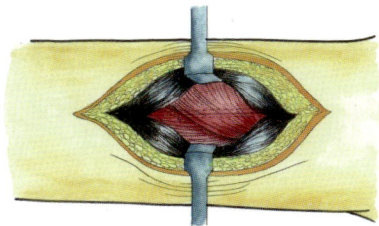

图 2-51　切开阔筋膜，暴露股外侧肌

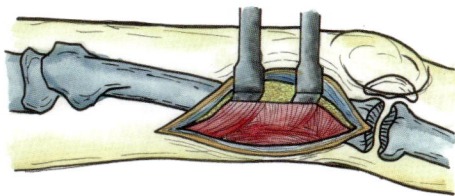

图 2-52　沿外侧肌间隔分离并掀开股外侧肌

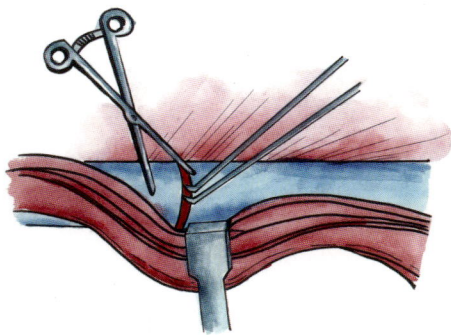

图 2-53　结扎横穿股骨干的穿支血管

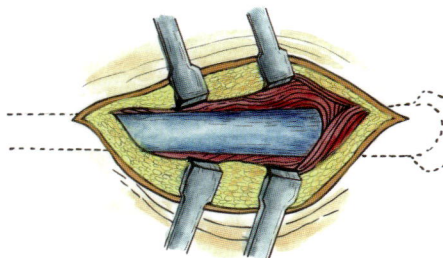

图 2-54　暴露股骨干

（3）用拉钩牵开肌肉，切开骨膜并沿股骨粗线边缘开始纵行剥离骨膜，其范围要求达到容纳钢板的宽度，钢板应该放在股骨张力侧（外侧），同时应注意复位股骨的压力侧（内侧）的骨块，尽量使股骨内侧皮质保持完整。

（4）复位骨折，钢板螺钉固定，不同类型的骨折，我们应采取不同的固定方式。

1）对于 A 型骨折，可选用加压钢板技术。用持骨钳夹住骨折两端，通过牵引、旋转等方法复位骨折，再将钢板放于骨折的后外侧，借助持骨钳固定于骨干上，在邻近骨折端各打入 1 枚螺钉，拧紧加压，若骨折为稍长的短斜行或螺旋形骨折，可以选用拉力螺钉固定技术，即透过骨折线打入 1 枚螺钉，再依次打入其余螺钉（图 2-55）。

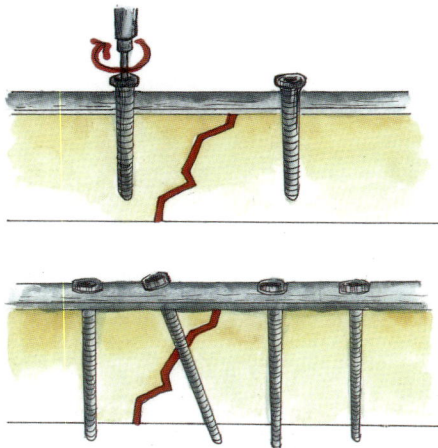

图 2-55　在邻近骨折端各打入 1 枚螺钉及最终拧入螺钉的顺序

2）对于 B1、B2 型骨折，可选用拉力螺钉＋保护钢板固定技术，先把 B 型骨折转化为 A 型骨折，在用点式复位钳复位蝶形骨块时，注意不要广泛剥脱或游离蝶形骨块，应保护其软组织附着点，在主骨块侧，钻头垂直于骨折面钻孔，拧入拉力螺钉，尽量使 1 枚拉力螺钉穿过钢板拧入，再放入钢板，依次打入其余螺钉，骨折两端分别拧入至少 3 枚双层皮质骨螺钉（图 2-56）。

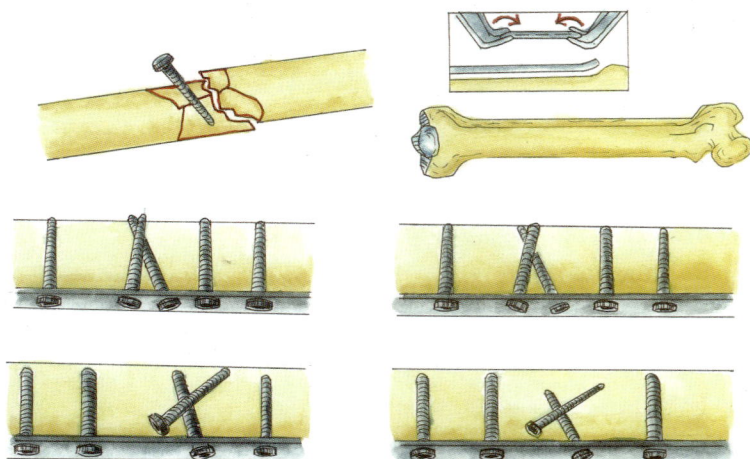

图 2-56 骨折两端至少 3 枚双层皮质螺钉，尽量使 1 枚拉力螺钉透过钢板

3）对于 B3、C 型骨折，选取桥接钢板技术，这类骨折粉碎严重，很难达到解剖复位，只需恢复患肢的力线、长度、旋转即可，通过牵引、股骨牵开器、持骨器、拉力螺钉等大致复位骨折块，持骨器维持，放入塑性钢板或锁定钢板，骨折两端至少 3 枚螺钉固定，如有骨缺损，则要求植骨（图 2-57）。

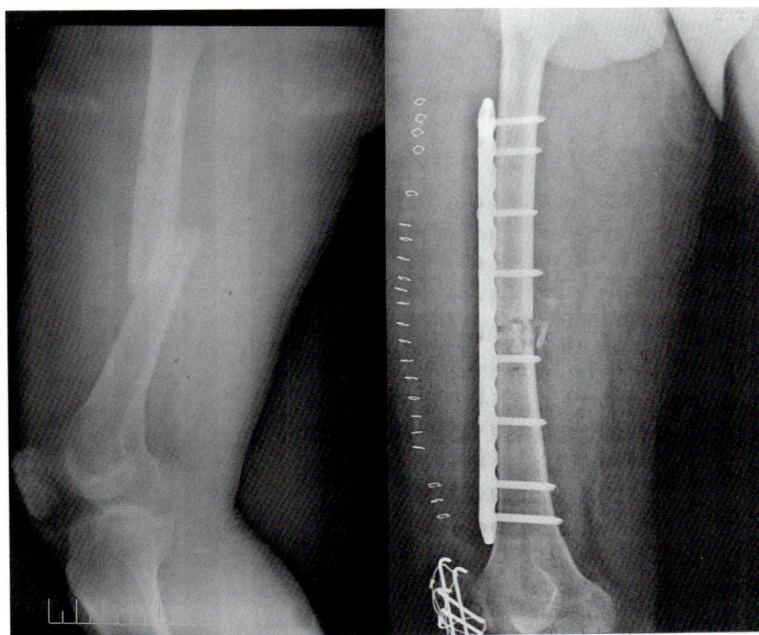

图 2-57 股骨干骨折 AO 分型 A3 型，采用切开复位钢板螺钉固定术，骨折两端各 4 枚双层皮质钉

（5）止血，将股外侧肌放回原处，覆盖钢板，可不用修复、缝合股外侧肌，引流管应置于此肌群下方，连续缝合阔筋膜，依次缝合切口，无菌敷料包扎。

（五）术后监测与处理

术后应用抗生素，48小时拔出引流管，患肢定期复查X线片，术后患肢行非负重膝关节主动、被动功能锻炼（术后第1天膝关节行被动功能锻炼），肌力锻炼及负重时间需根据骨折愈合而定。

（六）术后常见并发症的预防与处理

1. 除了骨折的常见并发症以外，此种固定方法可能由于对骨折分型认识不足，以致理念错误而导致骨折不愈合；简单骨折可以选用桥接钢板或者断端加压，使骨折达到绝对稳定而愈合。但在使用桥接钢板时，应注意最近的螺钉距离横行骨折的骨折线应达到骨折线宽度的8～10倍。而对于粉碎性骨折，采用桥接钢板固定的理念，选择超过骨折区域3倍的钢板，螺钉应位于骨折区域外。

2. 断钉、断板现象，股骨干内侧骨皮质缺损可造成断钉、断板，内侧属于压力侧，该侧骨皮质应保持完整从而使骨皮质获得支撑，可减少断钉、断板的发生，植骨是一个很好的选择。而由于过早负重造成的断钉、断板现象，则要求患者有良好的依从性。

（七）临床效果评价

1. 钢板的承受力较大，固定后不容易出现松动，因此该法在临床的使用较多。
2. 钢板固定能够造成固定区域的血液供应不足，这对骨折的愈合相当不利。
3. 与髓内钉技术相比，钢板固定的感染率较高。
4. 钢板固定属于偏心型固定，其在矫正恢复正常股骨力线方面存在缺陷，钢板承受较大的弯曲应力，易发生断裂，特别是当同时伴有股骨内侧骨质缺失时，将增加骨折畸形愈合的风险。

二、顺行髓内钉固定术

（一）适应证

1. 大多数股骨干骨折都可选用顺行髓内钉固定术。
2. 合并血管损伤的股骨干骨折可以采用即刻及延迟髓内钉固定术。
3. 钢板固定失败而需要取出折断的内固定物的股骨干骨折。

（二）禁忌证

顺行髓内钉适用于股骨干各种类型骨折，股骨干远端骨呈严重粉碎性骨折时，不建议顺行髓内钉治疗。

（三）术前准备

除一般手术的常规准备外，还应在影片资料上估测股骨髓腔的大小及长度，是否已准备好合适的髓内钉或者决定扩髓与否，且要备齐各种大小及长度的髓内钉和所选用髓内钉的各种相关器械，以备手术之需。麻醉可以选取全身麻醉或硬膜外麻醉，手术室应选择带C形臂的可透视间，手术间要求带牵引床或者一般的透视床带牵引装置。

（四）手术要点、难点及对策

1.体位及切口　患者选取仰卧位或侧卧位，仰卧位较为通用。体位的选择与骨折类型、个体差异、是否合并其他疾病等有一定的关系，如肥胖患者多选用侧卧位，伴有脊髓损伤或者胸部严重损伤的患者更适合选用仰卧位。选取仰卧位时，应使患者双腿分开并使用会阴部挡柱并垫好，内收患肢及躯干并伸直健肢且使其低于患肢，必要时足部行支架牵引，并确认C形臂能从各个方位对股骨进行透视。选取侧卧位时，骨盆应前倾15°，患肢在上，屈髋、屈膝、行胫骨结节牵引或股骨髁上牵引，再可联合小腿皮肤牵引或足部牵引靴牵引，健肢在下，可向后伸展，足部牵引靴牵引，并要求使用会阴柱避免阴部神经牵拉伤（图2-58）。切口在大转子上方4～10cm处，做斜行的皮肤切口并向近侧及内侧延伸至大转子，长度为6～8cm，与股骨干同轴（图2-59）。

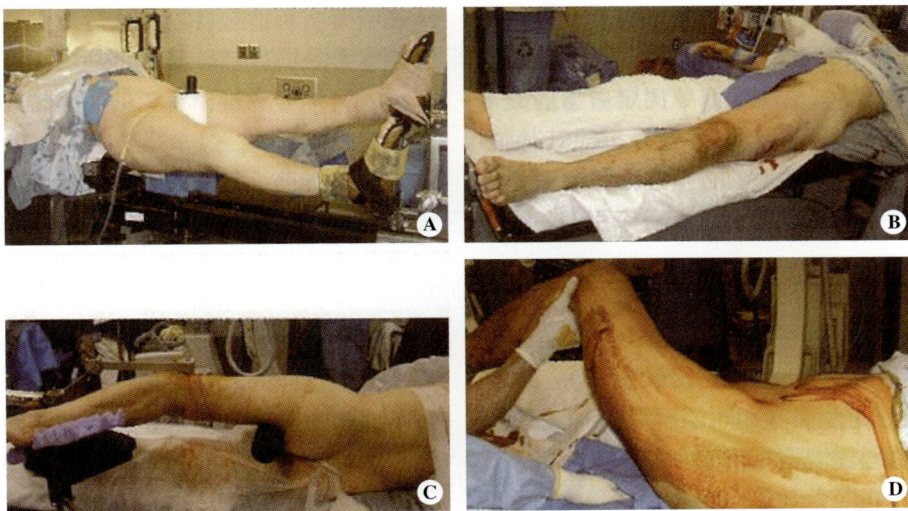

图2-58　仰卧位于骨折牵引床，双下肢交叉错开，将臀部垫高以利于显露髋部（A）；仰卧于无牵引床，可使患侧髋部靠近手术床边缘，垫高臀部以利于显露髋部，可以利用髋关节侧位来确定进针点（B）；带牵引的侧卧位，胫骨结节牵引或股骨髁牵引均可，最适用于股骨近端骨折（C）；不带牵引的手术床，暴露臀后部，双腿交叉，可以很好地显露进针点（D）

2.手术入路

（1）沿上述切口切开皮肤及阔筋膜肌，沿臀大肌肌纤维方向钝性分离臀大肌，找到到大转子顶点。

（2）进针点的选取：可以采用大转子入点和梨状窝入点。若采用梨状窝入点，向内侧触摸，可在大转子后方找到梨状窝，该处即为梨状窝进针点（图

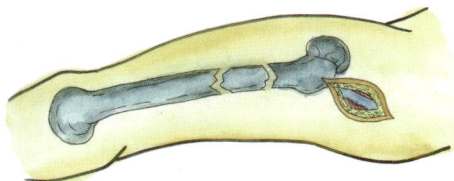

图2-59　手术切口

2-60，图 2-61）；若采用大转子进针点，应选择大转子顶点前 1/3 与 2/3 的交界处作为进针点；再通过 C 形臂透视确定进针点，进针点应位于股骨干的延长线上。

（3）进针及复位骨折：确定进针点后，用尖锥或螺纹导针钻破该处的骨皮质进入骨松质，继续前进进入髓腔，此时要注意不要穿破前侧骨皮质，将导针折弯成"J"形后慢慢推进或选用预弯的圆头导针推进（圆头应能从髓内钉通过），到达骨折端时，旋转导针，协助复位（图 2-62）。

若骨折未有效复位，则可以通过牵拉复位或者利用髓内钉系统的导针套筒，通过硬的套筒充当把手功能在靠近骨折端时复位骨折，或者直接运用 F 把手和丁字杆复位骨折，使导针通过，此过程在透视下完成；如复位困难，则只需要使断端简单对位，使导针通过便可。

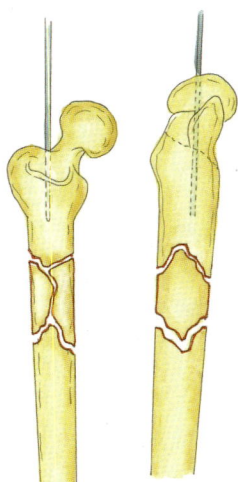

图 2-60　梨状窝进针点

开放髓内钉技术：可以在断端平面的大腿开一切口直视下复位而使导针通过，此方法不常规使用，仅在骨折断端不稳定、尝试多种复位方法不成功时使用。

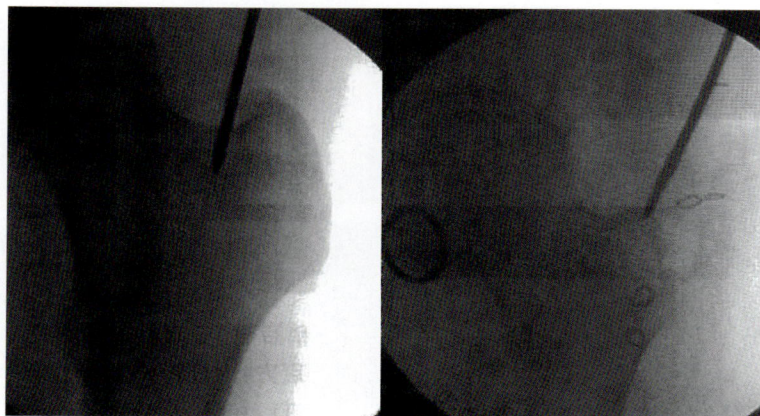

图 2-61　正位像上梨状窝及大转子入点导针

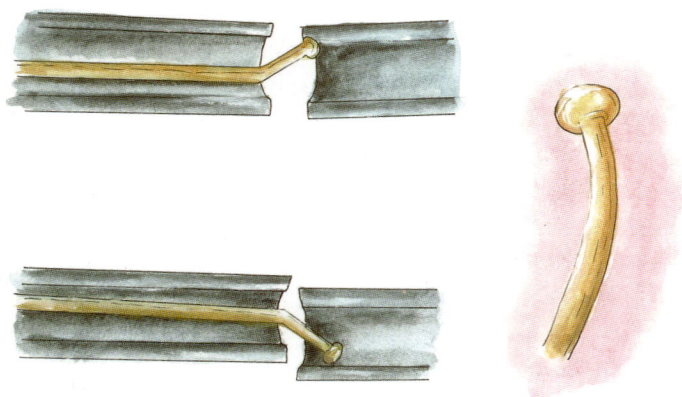

图 2-62　圆头导针及其在骨折端时旋转可协助骨折复位

（4）测量与扩髓：导针放置到位后，用相同长度的导针或髓内钉系统中的探测器测量髓内钉的准确长度，注意两枚导针要平行，使用测量器时应注意测量器应与骨面紧贴（图 2-63）。此时我们可以根据 X 线片来估计所用的扩髓转的直径，或者选择最小的扩髓转（一般是 8mm 或 9mm）依次以 1mm 或 0.5mm 逐渐增加，将扩髓器置于股骨近端偏内侧，慢慢进入髓腔完成扩髓（图 2-64），在此过程中注意避免使用暴力及偏移力量而引起新的骨折及骨折块移位，甚或导致髓内钉穿出骨皮质，导致扩髓失败。扩髓后髓腔的直径应比植入髓内钉的直径大 1mm。

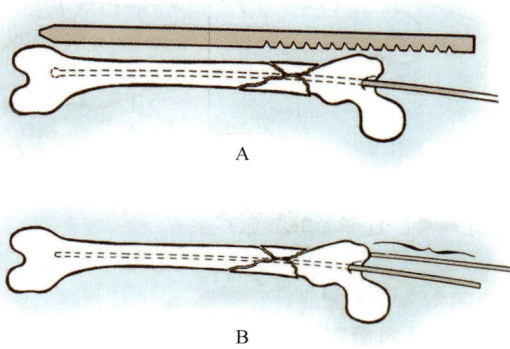

图 2-63　两种测量髓内钉长度的方法
A. 直接测量法；B. 间接测量法

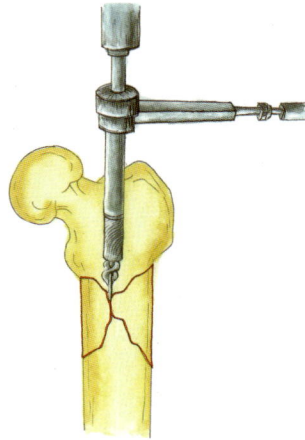

图 2-64　用扩髓转扩大股骨髓腔

（5）置入髓内钉：用选好的髓内钉套住导针并顺着导针方向，一手握住导向器向侧方伸出的环形手柄，一手维持髓内钉于水平位并要求其前侧的弧形与股骨相一致，再将髓内钉的锁槽与导向器近端的锁钥对齐，用螺栓将两者固定，再将滑动锤或打入器固定到导向器六棱螺栓上，用手柄控制髓内钉旋转，插入髓内钉（图 2-65），在髓内钉快到远端干骺端时（导针在梨状窝或大转子处突出不多），抽出导针，继续打入或锤入髓内钉至近端砖头导向器与股骨大粗隆平齐，去除滑动锤或打入器（图 2-66）。

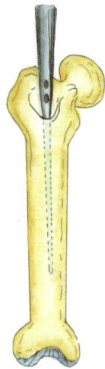

图 2-65　插入髓内钉

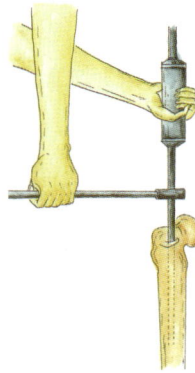

图 2-66　击入髓内钉使尾端与股骨大粗隆平齐

107

在透视下分别检查髓内钉在近端、骨折端、远端的位置，还应确认骨折是否复位，若没有完全复位，则要通过牵拉或者旋转恢复长度及纠正旋转移位，旋转移位纠正的标准：骨近端皮质厚度及髓腔直径和远端一致或者透视双侧肢体，若两者呈现双侧镜面对称，则说明旋转移位已纠正。

（6）近端及远端锁定：一般情况下，髓内钉都应行静力锁定，一般先锁近端再锁远端（骨折轴向稳定的应先锁远端，再回敲使骨折断端加压，再锁近端，不稳定的骨折通常先锁远端，再锁近端），在锁定的过程中，应当保持牵引维持复位。

近端锁定使用近侧瞄准器，将转头导向器和近端六棱螺栓拧紧，导向器内植入套筒，钻透双侧皮质，测量深度，插入选好的锁钉锁紧。近端至少要锁入 1 枚锁钉，除非骨折端稳定，一般都应选择静力锁定孔，最好是靠近骨折线的孔，近端斜行锁定稳定性较好（图 2-67）。

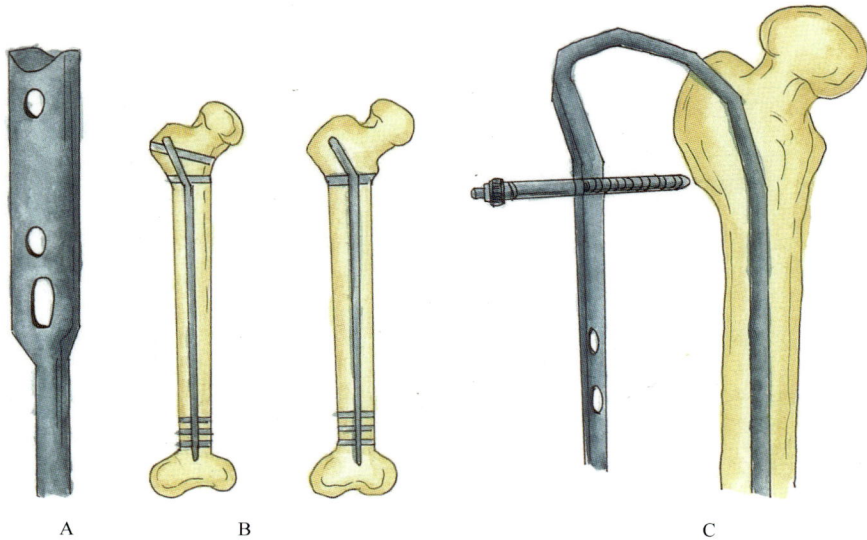

图 2-67　根据髓内钉的设计方式和术中需要，近端可以选取不同锁定方式，锁定时可应用瞄准器辅助

A. 股骨近端锁定设计包括斜行锁定、静力锁定、动力锁定；B. 交锁钉可以有效地控制旋转；C. 使用近侧瞄准器，可以确保交锁钉准确置入

远端的交锁一般是徒手完成，C 形臂透视下找到远端髓内钉锁孔并调整肢体以获得髓内钉完全的侧位像（髓内钉锁孔呈完美的圆孔，图 2-68），用刀片或钻头确定皮肤切口的位置，并刺透筋膜肌肉直抵骨面，将钻头对准圆孔中心，并使钻头、锁孔中心及透视投射中心线共轴；敲击钻头或者直接钻透近侧骨皮质，透视确认后，继续推进，穿过锁孔，到达对侧皮质并钻穿。移出钻头，用测量器测深度或用已知髓内钉直径估测深度，螺钉穿过对侧皮质 2～3 个螺纹最佳，拧入螺钉，重复上述操作，交锁远端螺钉。

（7）最后透视确认，活动肢体查看有无隐匿性骨折，闭合伤口，敷料包扎。

若骨折粉碎且为长的斜行或螺旋形骨折，髓内钉不稳可能发生移位时，可以运用阻挡螺钉技术：在扩髓前，可在髓腔宽大的部位植入两枚阻挡钉（普通螺钉、锁定钉均可），

108

但要注意在扩髓时避免损伤钻头（图 2-69）。

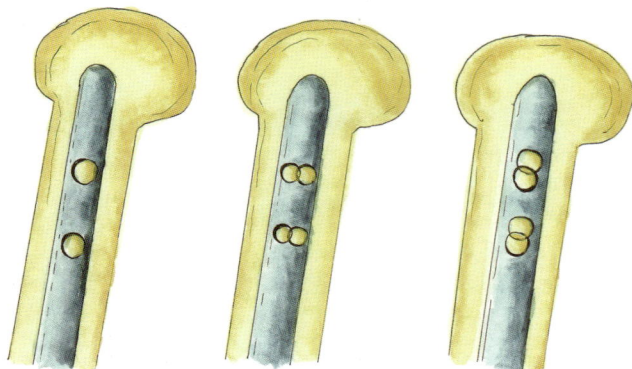

图 2-68 徒手锁钉的等圆孔技术

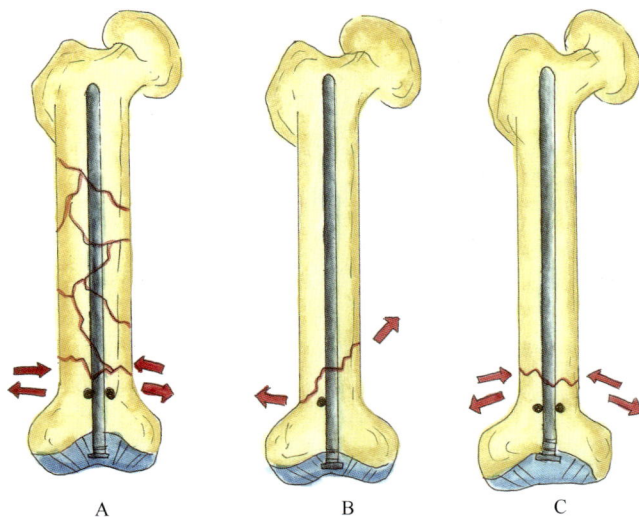

A   B   C

图 2-69 不同的骨折选取不同的阻挡钉技术

A. 横行骨折可选两枚阻挡钉；B. 斜行骨折根据移位方向可用 1 枚阻挡钉；C. 粉碎性骨折根据其
移位趋势和髓腔大小也可应用阻挡钉技术

（五）术后监测与处理

1. 术后要摄片来确认骨折的旋转复位及对位情况，以及髓内钉及锁定螺钉和股骨颈有无骨折。

2. 检查膝关节和髋关节，确认是否造成两者潜在的损伤。

3. 术后第 1 天允许患肢点地负重，适时鼓励患者进行髋关节和膝关节功能锻炼。

4. 可在术后一定时间内去除近端螺钉及远端交锁螺钉变为动力性固定，如果动力化会损害股骨的结构，则不能动力化。

（六）术后常见并发症的预防与处理

1. 肥胖患者影响进针点位置准确性，可能增加骨折畸形愈合及不愈合的风险，在扩髓前应选好合适的体位（侧卧位）及进针点。

2. 医源性骨折，若进钉点偏梨状窝内侧，易致股骨颈骨折；扩髓时应注意维持复位的稳定，不然有可能造成新的骨折或是偏心性扩髓而导致畸形愈合。

3. 粉碎性骨折有长斜行及螺旋形骨折块且主骨块剩余不足 2/3 环周时，髓内钉固定后稳定性差，可以运用阻挡钉技术（图 2-69）。

4. 旋转畸形，对于 15° 以内的旋转畸形可以接受，若旋转畸形大于 15°，则需要纠正，可在术中纠正。

5. 髋关节疼痛，其主要原因是钉尾过长，钉尾超过了股骨粗隆顶点，髋关节活动时，钉尾和软组织产生摩擦，髋关节不可避免地出现疼痛及活动受限，这可通过术者仔细操作，使钉尾位于粗隆顶点以下即可大大降低髋关节疼痛发生率。

6. 感染、脂肪栓塞、转子间疼痛、交锁螺钉断裂等较少发生。

（七）临床效果评价

1. 髓内钉固定的股骨干骨折愈合率较高，可达 95%，感染率低，不足 5%。

2. 髓内钉固定属于中心型固定，术后能够早期进行膝关节的功能锻炼，可以实现早期负重。

3. 一些术后症状如持续的膝关节、大腿及髋关节疼痛可能与顺行髓内钉固定有一定的关系。

三、逆行髓内钉固定术

（一）适应证

1. 所有股骨干骨折，多用于股骨干下 1/3 的骨折。

2. 双侧股骨干骨折。

3. 合并同侧股骨颈、股骨转子间、髋臼、髌骨、胫骨骨折及不稳定型脊柱骨折的股骨干骨折。

4. 病例性肥胖患者，孕妇。

5. 髋关节置换后同侧股骨干骨折及全膝关节置换术假体周围骨折。

6. 同侧膝关节以远截肢患者的股骨干骨折。

7. 多发伤、髋部软组织损伤。

（二）禁忌证

1. 股骨膝关节创伤，伤口污染严重。

2. 膝关节感染。

3.膝关节僵硬，无法屈曲 40°～ 60°。

4.骨骺未停止发育。

（三）术前准备

除一般手术的常规准备外，还应在影片资料上测量股骨峡部的直径，选用合适直径的髓内钉，还要在影片资料上通过对侧肢体估测患肢所用髓内钉的长度，且要备齐各种大小和长度的髓内钉及所选用髓内钉的各种相关器械，以备手术之需。明确并分析骨折的类型，以在手术中应对各种困难。麻醉可以选取全身麻醉或硬膜外麻醉，手术室应选择带 C 形臂的可透视间，若骨折严重短缩，复位困难，则要求手术间带牵引床或者一般的透视床带牵引装置，以用来协助复位。

（四）手术要点、难点及对策

1.体位及切口 患者仰卧于可透视的手术床上，确保由髋到膝的股骨全长均可透视，检查健肢以了解正常的下肢长度及旋转，垫高膝关节屈曲至40°～ 60°，腘窝垫软垫，小腿中立位（图 2-70）。切口位于髌骨下缘正中方向向远端延伸（图 2-71）。

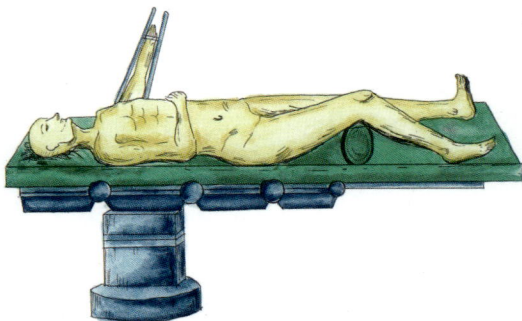

图 2-70 逆行髓内钉固定体位图

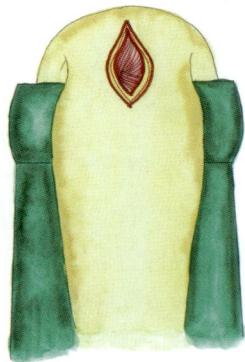

图 2-71 髌骨下缘正中延伸的纵行切口

2.手术入路

（1）消毒铺巾后，用无菌记号笔标出髌骨的形态或者在透视下用一导针确定股骨长轴中线，沿上述切口做一长为 1.5 ～ 3cm 的纵行切口，经皮下分离掀起内侧皮瓣，暴露髌韧带，牵开髌腱或者直接纵行劈开髌腱，进入关节腔，暴露髁间窝处的进针点。

（2）确定进针点：在透视下确定该处的进针点，正位下进针点应位于髁间窝正中（图 2-72，图 2-73）；侧位下，进针点应位于 Blumensaat 线即髁间窝皮质线（髁间窝前后皮质连线）的末端前方（图 2-74）。

（3）置入导针并开口：进针时，可使导针轻微朝前以避免损伤交叉韧带的附着点，随后放正，保持置入的导针与股骨干同轴；向近端移动 C 形臂，保持导针位于股骨髓腔中心，拔出导针，用扩髓器或钻头或锥子开口。

111

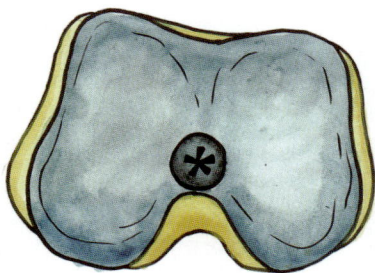

图 2-72 髁间窝正中进针点

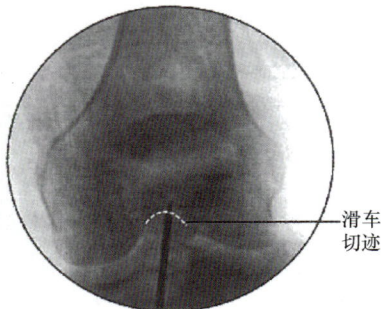

图 2-73 正位片显示滑车切迹

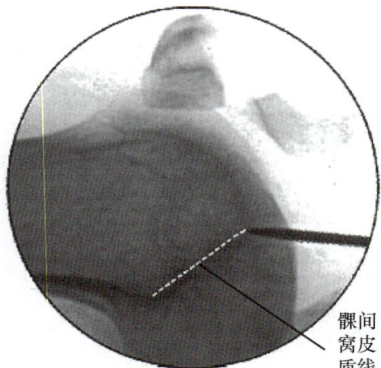

图 2-74 侧位片显示 Blumensaat 线

（4）复位骨折：透视下通过牵拉、旋转、推动等方法复位骨折。股骨干近段、高位转子下骨折及股骨近侧 1/3 骨折，在骨折近侧及大转子处从外侧经皮插入单皮质钉来调整近侧骨块位置以复位骨折；股骨中段骨折可以通过牵引床复位，也可在骨折近、远侧打入 1 枚皮质钉协助复位；股骨远段骨折可以利用阻挡钉技术借助髓内钉来协助复位；一些软组织嵌顿的骨折可以选择切开复位。

（5）扩髓：插入圆头导针并推进至梨状窝下方，用带尖刃的髓钻扩髓，方法和顺行髓内钉扩髓方法类似，扩髓后冲洗关节内碎屑。

（6）置入髓内钉：在导针的协助下，可以徒手插入选定规格的髓内钉，也可以轻轻敲击髓内钉进入髓腔，髓内钉近端应位于小转子水平或到达其上方，但注意不要突破近端骨皮质，髓内钉远端应埋于关节软骨下，不能突出关节面（图 2-75），髓内钉尾端可以根据其埋的深度选取适当长度的尾帽来调节其长度，并使之能够取出。

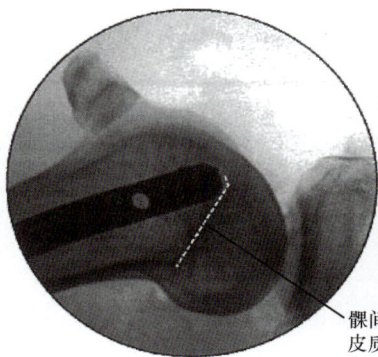

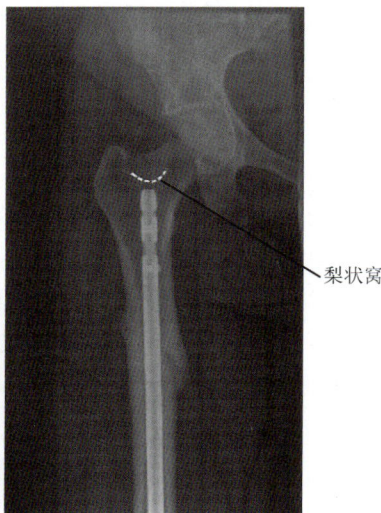

图 2-75 髓内钉远端插入深达 Blumensaat 线，近端到达梨状窝下方、小转子上方

（7）近端及远端的锁定：远端锁定在导向器下锁定，横行骨折可以采用动力锁定，中段的横行骨折，可只用1枚锁钉从外向内锁定，粉碎性骨折一般采用静力锁定，粉碎性骨折及股骨远端骨折需要加用1枚由外向后的锁钉，注意锁钉尽量不要穿出对侧皮质。

远端锁定完毕后，应再次透视确认骨折复位的情况，若有移位，则需重新调整患肢的力线与旋转畸形，屈髋屈膝观察髋关节内、外旋情况，参照健侧肢体来评估已纠正旋转畸形，然后则可以进行近端的锁定，近端的锁定可以参照顺行髓内钉远端锁定的手术技巧，操作过程中应注意避免损伤坐骨神经，大部分骨折近端使用1枚锁钉便可，若骨折很靠近近端，则可加用1枚锁钉，再次透视观察骨折复位情况及有无医源性骨折发生（图2-76）。

（8）冲洗后，缝合关节囊、髌韧带，缝合皮肤，伤口敷料包扎。

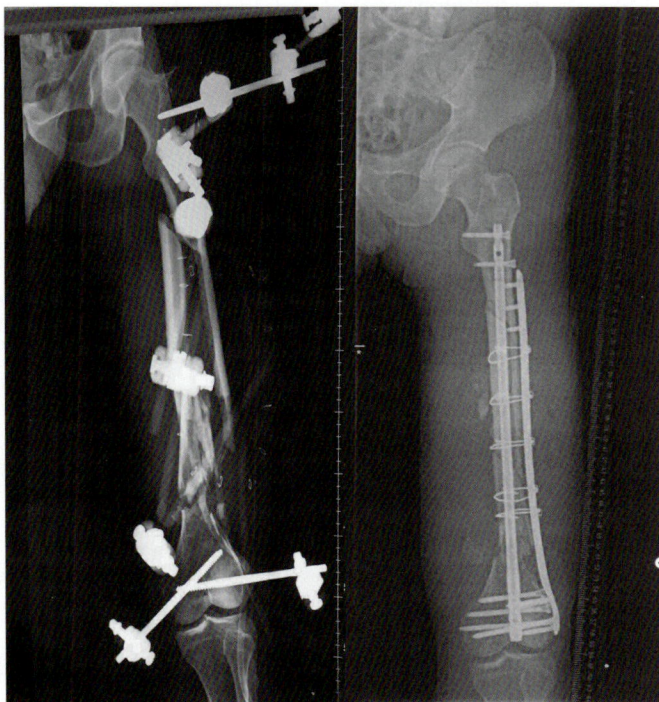

图 2-76 股骨干粉碎性骨折使用逆行髓内钉并加用一块钢板固定

（五）术后监测与处理

1. 术后第1天，膝关节可行主动及被动功能锻炼。

2. 术后前两周膝关节先行非负重功能锻炼，后可行部分负重功能锻炼。

3. 术后患者即刻可行可控制性负重锻炼，根据患者耐受情况逐渐增加负重。

4. 术后应注意患者肿胀情况，监测深静脉血栓是否形成，可在术后第1天就开始用抗凝药。

（六）术后常见并发症的预防与处理

1. 远端锁钉突出造成膝关节疼痛，可以在远端透视时将患肢远端内旋30°，投射内侧髁皮质的切线位以确定锁钉是否突出内侧皮质并予以调整。

2. 在手术过程中适时的透视可以确认骨折是否存在旋转畸形及短缩，可以及时调整近端锁定钉已完成复位，或在扩髓前使用阻挡钉技术。

3. 医源性骨折或是偏心性扩髓而导致畸形愈合可以在手术过程中通过维持复位的稳定及适时调整扩髓方向得以改善。

4. 一些并发症如阴部神经麻痹、髓内钉钉尾埋得过深或过浅及骨折复位不理想等都可以通过精细的手术操作及合理的操作方法来避免。

（七）临床效果评价

1. 逆行髓内钉除对患者术中的创伤较小外，还有明显改善髋关节功能的作用，这对术后患者的临床恢复将起到较大的帮助。

2. 使用逆行髓内钉术，骨折愈合率和顺行髓内钉术相当，但其畸形愈合也较多。

3. 术后早期，逆行髓内钉术所导致患者疼痛发生率较顺行髓内钉术高，骨折愈合后，两者无明显差别。

4. 逆行髓内钉术增加了膝关节感染率、术后粘连及骨关节炎的发生率，加速了膝关节退变，导致膝关节疼痛。

第六节　股骨远端骨折

股骨远端骨折多为高能量损伤，损伤程度严重，并且由于股骨远端解剖复杂，处理比较棘手，并发症多，治疗效果始终不十分满意。随着新的手术方法的改进和内固定材料的发展，股骨远端骨折的处理变得容易。

一、手术适应证

1. 移位的膝关节内骨折，适合手术复位和固定。
2. 经适当的非手术治疗后失败的不稳定骨折。
3. 伴有重要肌肉 - 肌腱单元或韧带断裂并已证明非手术治疗效果不佳的大的撕脱骨折。
4. 非临终患者的移位性病理骨折。
5. 已知经非手术治疗功能会很差的骨折，如股骨下端膝关节内粉碎性骨折。
6. 具有阻碍生长倾向的移位的骨骺损伤。
7. 伴有间室综合征需行筋膜切开术的骨折。
8. 非手术治疗或手术治疗失败后的骨折不愈合，尤其是复位不佳者。

二、手术禁忌证

骨质疏松骨太脆不能承受内固定。

由于瘢痕、烧伤、活动性感染或皮炎导致骨折或计划手术部位的软组织覆盖太差，此时如行内固定将破坏软组织覆盖或使感染恶化。

活动性感染或骨髓炎。髓内钉也可行，但建议作为最后手段，不建议常规使用。

已不能成功地进行重建的粉碎性骨折。如冲击暴力破坏了关节面的严重关节面骨折。

一般来说，如果患者的全身情况不能耐受麻醉，那么骨折的手术治疗也是禁忌证。

无移位骨折或稳定的嵌入骨折其位置可以接受时不需要做手术探查或复位。

当没有足够的设备、人力、训练和经验时。

术前准备：术前半小时应静脉给予抗生素。患者仰卧于可透视 X 线的手术床上，大腿近端一般不用止血带，如果需要可以使用消毒止血带。消毒区域包括同侧髂嵴和整个下肢，但足部可不消毒，用无菌袋包扎。术中膝关节屈曲 60° 左右，有利于股骨远端力线的恢复。膝关节伸直时，由于腓肠肌、内收肌的牵拉，骨折端成角和短缩，不利于术中骨折的复位。

三、手术要点、难点及对策

（一）股骨单髁骨折

1. 内侧髁骨折的固定

（1）膝关节前内侧纵切口，起于关节线近侧 10cm，向远侧延长至关节平面以下。在关节平面沿切口方向切开关节囊、滑膜，向近侧继续切开股内侧肌与股四头肌肌腱交界处的股内侧肌外缘。近侧切开要足够，以便充分显露股骨内侧髁、髌骨沟及髁间部位。

（2）在大的骨折块上插入 1 枚斯氏针或者螺钉可作为复位时的杠杆。

（3）彻底冲洗，清除关节内所有的碎屑和游离骨片，利用钢针或螺钉做杠杆在直视下将骨折块复位。

（4）将多枚克氏针穿过骨折块插入完好的股骨外侧髁。

（5）将 2 枚骨松质螺钉垂直于骨折线拧入，将内髁骨折块与完好的股骨外侧髁固定。

（6）移除临时固定的多枚克氏针，拍摄 2 个平面的 X 线片，确保骨折复位。

2. 股骨内侧髁后部骨折的固定

（1）为充分显露骨折，一般需做前内侧及后内侧 2 个切口。关节面的解剖复位至关重要。

（2）经后内侧 Henderson 切口行内侧髁后部骨折复位，用数枚克氏针临时固定。

（3）根据骨折块的大小，经前外侧切口拧入 2 枚 3.5mm 或 4.5mm 骨松质拉力螺钉，自前方骨折块拧入分离的后方骨折块。

（4）将所有经关节面拧入的螺钉进行埋头处理，检查确认螺钉没有穿透后侧的关节面。

（5）拔出临时固定的克氏针。

（6）螺钉拧入后，拍摄 X 线片以检查骨折复位情况及螺钉的位置，关闭切口。

（二）股骨髁间骨折

1. 股骨远端的 Swashbuckler 手术入路

（1）患者取仰卧位，最好用可透视手术台。

（2）仅在需要时使用消毒的止血带以避免股四头肌内侧牵拉。

（3）膝下垫一圆枕或三角枕。在骨折上方做一个正中切口，向外侧经过髌骨。

（4）向下加深切口到股四头肌肌筋膜，向外侧锐性分开股外侧肌表面的股四头肌筋膜，至筋膜与髂胫束融合处。

（5）向外牵开髂胫束和筋膜，继续向下分离至粗线。

（6）切开外侧髌旁支持带，将其与股外侧肌分开。

（7）切开外侧髌旁关节囊显露股骨髁。

（8）在股外侧肌和股内侧肌下放置拉钩，显露股骨远端。

（9）结扎穿支血管，掀起股外侧肌，显露整个股骨远端。按需要进行内固定。原位缝合筋膜，关闭切口。

2. 双钢板固定　外侧钢板固定后评估骨折稳定性是否可以满足早期功能锻炼，如果不够稳定应附加内侧纵切口行内侧固定。入路：从鹅足前缘沿内收肌管做一个前内侧切口。沿股内侧肌下方入路（Southern 入路）进行深层分离。沿股内侧肌的后缘切开覆盖此肌肉的筋膜。钝性分离位于内收肌结节至近侧正常股骨干之间的股内侧肌，将其从骨膜及肌间隔分离并掀起。在远端，锐性切开 2 ~ 3cm 宽的股内侧肌在关节囊内侧的腱性附着点。通过标准的髌旁关节内侧切开术暴露关节。检查内侧间室结构，包括半月板与内侧副韧带，清除关节内的游离骨折片，继续向后显露，直至见到正常股骨干的内侧面，在进行分离及牵开时，尽可能少地剥离软组织。如角钢板固定方法一样，分别复位并暂时固定股骨内、外侧髁的骨折块，然后将两髁复位并固定在一起，包括所有嵌插的骨块。将克氏针或尖（Weber）持骨钳暂时固定。将重建的远端关节骨块复位，并与股骨干临时固定。放置一块外侧钢板，于股骨远端临时固定。拍摄正侧位 X 线片检查骨折复位情况。若复位满意，X 线透视下在钢板的近端及远端各拧入 2 ~ 4 枚螺钉固定。预弯内侧支撑钢板，使其与股骨内侧的轮廓相适应。钢板的横臂放在远端，便于有螺钉经由相应的螺钉孔拧入股骨髁的前部和后部。前部螺钉需行双髁贯穿固定。拧入螺钉后，用自体松质骨充填骨缺损。修复关节囊切口，关闭切口。

（三）股骨髁上骨折

大部分股骨髁上骨折可采用交锁髓内钉或钢板螺钉技术。采用髓内钉固定时，远端螺钉选择变化较多，它是提供足够稳定性的关键因素。

股骨远端骨折的髓内钉固定：使用顺行交锁髓内钉时，可以将光滑的斯氏针从髌骨的内外侧穿入股骨远端，以此整复骨折并维持正确对线，防止卧位穿钉造成的侧位成角。对于 AO 分类大部分 A 型骨折和距髁间距窝 4 ~ 5cm 的许多 C1 型及 C2 型骨折，可用静力型交锁髓内钉。经皮螺钉固定双髁可使无移位的髁间劈裂 C1、C2 型骨折转变为 A 型骨折，通常使用 6.5mm 空心螺钉。移位的髁间骨折可通过一个前侧髌旁切口复位，并于预期的髓内钉插入通道的前面及后面拧入螺钉固定。然后，可进行闭合顺行交锁髓内钉固定（图 2-77）。

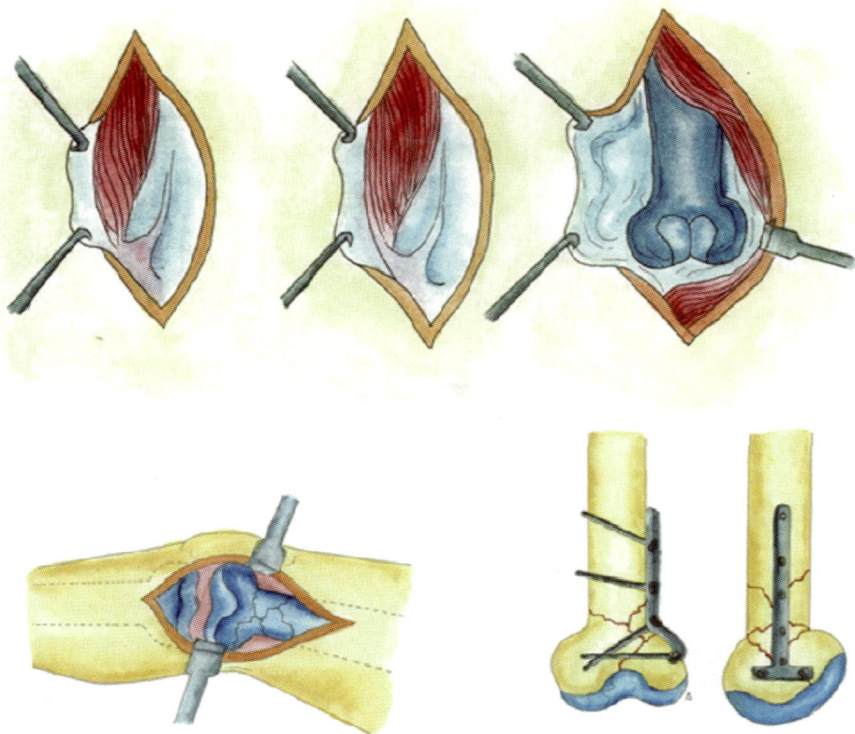

图 2-77　股骨远端手术组图

117

四、术后监测与处理

术后继续应用抗生素 1～2 天。负压引流 1～2 天，如骨折内固定稳定，术后用关节持续被动活动器（CPM）锻炼。CPM 可以增加膝关节活动、减少肢体肿胀和股四头肌粘连。鼓励患者做肌肉等长收缩和在一定范围内主动的活动，内固定稳定，允许患者扶拐部分负重行走。如术后 6 周 X 线显示骨痂逐渐明显，可继续增加负重力量。在 12 周多数患者可以完全负重，但患者仍需要拐杖辅助。如内固定不稳定，则需支具或外固定保护，一定要在 X 线片上有明显的愈合征象后才可进行负重。

五、术后常见并发症的预防与处理

（一）感染

预防：精确的手术操作、仔细的软组织保护、预防性使用抗生素和充分的内固定或外固定。处理：对伤口进行引流及积极的灌洗和扩创。如深部感染形成脓肿，则应开放伤口，二期进行闭合。如存在感染，稳定的内固定可以保留，如已发生松动，应取出内固定物，采取胫骨结节牵引或外固定架固定，待感染控制后再进行植骨以防发生骨折不愈合。

（二）骨不连

预防：术后早期的运动有利于增加骨折处血供，降低骨不连固定部位的杠杆力臂。处理：较高的股骨上髁骨折骨不连，可用交锁髓内钉进行固定。但大多数髁上骨不连的病例需要用固定装置和侧钢板进行内固定。如果骨不连为肥大型，只需稳定的内固定恢复力学稳定性。

（三）骨折畸形愈合

预防：内外翻畸形常由于固定角度装置的不恰当安放引起，因而术前准备非常重要，尽量在术前获得足够的影像学资料，根据健侧确定正确的解剖对线，选择内植物的正确位置，以避免对线不良的发生。

处理：截骨矫形和内固定。

（四）内固定失败

预防：在明确手术内固定的稳定程度的前提下，切开复位内固定后最好尽早进行功能锻炼，早期使用持续被动运动辅助训练，随后加强主动锻炼并辅以被动锻炼。

处理：一旦固定失败证据确凿，应判断通过减少活动或负重能否获得愈合，如果不能，应再次切开复位内固定。

（五）膝关节挛缩和功能受限

临床效果评价：有报道钢板治疗股骨远端骨折的结果，优良率为84%，不愈合率为0～5.7%，感染率为0～5.3%，畸形愈合率为5.3%～11%，约1/3骨折需行植骨。术者的手术技巧是一个影响因素。这是一个桥接严重粉碎性骨折的好方法，可以从股骨的内侧或外侧操作。有报道髓内钉治疗股骨远端骨折的结果，优良率为95%，骨折愈合率为90%～100%，膝关节活动度为100°～160°，感染率为0～4%，畸形愈合率为0～8%，内固定失败率为4%～10%，断钉的比例为0～8%，钉子阻挡膝关节伸直的比例为0～12%。这是一个更接近"生物学"的固定，承载负荷而不是遮挡负荷的方法。

第七节 髌骨骨折

髌骨是人体骨骼中最大的籽骨，是膝关节的一个重要组成部分。研究表明切除髌骨后，在伸膝关节活动中，股四头肌的肌力可减小约30%。髌骨骨折占全身骨折的1%～2%，会导致伸膝装置的连续性中断。髌骨骨折根据是否累及髌股关节面可大致分为关节内和关节外骨折，可能导致潜在的髌股关节失稳。髌骨骨折通常因受到直接或间接暴力引起，严重影响膝关节的功能。对于骨折移位较小、关节面不平较轻而且伸肌支持带完整的闭合髌骨骨折可以采用保守治疗的方法进行治疗；对于合并伸肌支持带撕裂的骨折分离移位超过3mm、关节面不平超过 2mm 及开放性骨折最好采用手术治疗。目前手术方法主要有克氏针张力带钢丝内固定术、可吸收螺钉内固定术、记忆合金聚髌器内固定术、Cable-Pin 空心钉 - 钛缆系统内固定术及髌骨部分或全切除术，部分髌骨骨折可辅以可吸收线缝扎或钢丝环扎术等。

一、克氏针张力带钢丝内固定术

（一）适应证

1. 髌骨横行骨折伴移位者。
2. 髌骨纵行骨折伴移位者。
3. 髌骨上、下极基底部非粉碎性骨折伴移位者。
4. 髌骨星形骨折伴移位者。
5. 髌骨极部除外的各种粉碎性骨折尚可保留髌骨者。

（二）禁忌证

1. 髌骨极部尖端的骨折。
2. 髌骨极部粉碎性骨折。
3. 髌骨粉碎性骨折不能保留髌骨者。
4. 骨折局部有超过 8 小时的开放性伤口的患者。
5. 患者整体情况不佳合并休克者。
6. 患者合并危及生命的颅脑、胸腔或腹腔等重要脏器损伤者。

（三）术前准备

1. 术前骨折部位应拍摄正侧位 X 线片，以明确骨折的部位、形态和移位情况。
2. 术者应提出需用的特殊器械，并检查器械准备是否齐全，以免临时准备，延长手术时间。
3. 于麻醉后立即静脉滴注抗生素。
4. 因故延期手术的患者，应先行牵引，既可复位，又可暂做固定，且能克服软组织挛缩，减少手术时复位困难。
5. 开放性骨折应即用抗生素和破伤风抗毒素；或原为开放性骨折因故延迟手术达 2 周以上者，应再用抗生素及重复注射破伤风抗毒素。

（四）手术要点、难点及对策

1. 体位及切口　患者取仰卧位，在大腿根部上止血带。一般推荐髌前横行、正中纵行或髌旁外侧切口。有严重支持带撕裂的患者，可以采用髌前横弧形切口减小切口的长度，弧顶部朝向远侧骨折块，从而提供充分的显露，以便进行骨折复位及修复伸肌扩张部；对于粉碎性骨折或是预期行膝关节置换术的患者，可以选用正中纵行切口或髌旁外侧切口。
2. 显露　将皮肤及皮下组织向两侧牵开，显露髌骨前面的全貌、股四头肌和髌韧带，

119

2. 伤口迟发无菌性炎症　因为关节内血供差，可吸收钉降解产物吸收慢，异物反应比较明显，容易出现无菌性滑膜炎。操作中应尽可能避免经关节软骨面进钉或螺钉暴露于关节面。

3. 内固定失败　可吸收螺钉强度不如金属螺钉，用力不当可扭断螺帽；可吸收螺钉固定不如金属钢丝或螺钉固定牢固。应强调骨折的解剖复位，钻孔攻丝上螺钉应追求一次成功；骨折块较大时，可用多枚螺钉固定，可拉力螺钉配合全螺纹螺钉使用；术后适当配合石膏外固定，谨慎进行膝关节功能锻炼。

4. 创伤性髌骨软化症　由于原发关节面损伤重或关节面复位后不平造成的，可给予对症止痛治疗，对于年轻顽固的疼痛患者可考虑行胫骨结节抬高术。术中应尽可能解剖复位髌骨关节面。

5. 膝关节功能障碍　术后因疼痛、伸膝支持带挛缩、石膏或支具固定时间过长、锻炼不充分等可能导致膝关节屈伸功能受限，加强主动或被动功能锻炼数月后，若活动度仍未改善，可二次手术行关节内松解术。术中彻底止血、术后充分引流及合理功能锻炼可降低该并发症风险。

（七）临床效果评价

可吸收螺钉是一种新型生物内固定材料，是通过生物小分子在一定条件下通过聚合反应生成的高分子聚合物，具有良好的生物相容性，且其降解产物可吸收或排泄。一般其完全降解时间为 12 ～ 18 个月，这可以保证固定时间足够。同时可吸收螺钉固定减少了克氏针张力带钢丝固定时的应力遮挡作用，其弹性模量与松质骨相当，局部微动有利于骨折愈合。可降解的生物特性可以避免二次手术取出内固定物，减少了医疗费用，同时也减轻了患者的心理负担。

三、记忆合金聚髌器内固定术

（一）适应证

1. 适用于各种类型的髌骨骨折。
2. 尤其适用于严重粉碎性髌骨骨折。
3. 尤其适用于伴有骨质疏松的髌骨骨折。

（二）禁忌证

1. 骨折局部有超过 8 小时的开放性伤口的患者。
2. 患者整体情况不佳合并休克者。
3. 患者合并危及生命的颅脑、胸腔或腹腔等重要脏器损伤的。
4. 合并严重糖尿病或出血性疾病的患者慎用。

（三）术前准备

1. 拍摄患肢膝关节 X 线片了解骨折类型和程度。
2. 对症处理相关的合并疾病。

3.备用 0 ~ 8℃的消毒冰盐水。

4.灭菌准备不同型号的聚髌器。

（四）手术要点、难点及对策

1.**体位及切口**　患者取仰卧位,麻醉满意后,常规上止血带。做髌前正中纵行切口或"U"形切口:距伤前髌骨内缘 1.5cm 处为起点,两端止于髌正中线处做一弧形切口。

2.**暴露**　清除关节腔内的积血及碎骨片,紧贴髌骨内外侧骨缘缝合撕裂的髌支持带。充分暴露骨折端,辨清碎骨的解剖关系,还纳、对合和复位,直视下完成髌骨骨折端的解剖复位。

3.**骨折对合及固定**　对于粉碎性骨折患者,可先使用可吸收缝线将骨折各个碎块环扎成相对完整的髌骨块,用掌心拍击髌骨,使骨折的髌关节面在髌骨与股骨髁髌关节面的"模具"作用下,达到解剖复位。巾钳临时固定,选择合适大小的聚髌器,浸入 0 ~ 8℃冷盐水中 5 分钟,使其变软并均匀展开,一般以聚髌器内径较髌骨直径小 10% ~ 20% 为宜。用持针器夹住聚髌器腰部,使髌尖功能爪支的中支对应髌正中线,在距髌尖下缘 0.5cm 处同时刺入髌韧带,钩抱住髌尖下缘;将髌底功能爪扣入韧带切口处,使其端钩嵌入髌底骨质,注意各功能爪尖勿插入关节腔内。取 40℃左右的温盐水纱布加热聚髌器,复温的聚髌器恢复其原来的形状,各功能爪支回缩起到加压固定作用。伸直膝关节,以手指探查髌骨下表面了解骨折复位及关节面恢复的情况,若支持带无明显撕裂,可在关节内侧或外侧做一小切口,方便探查关节面。行 X 线透视观察骨折复位效果(图 2-82,图 2-83)。

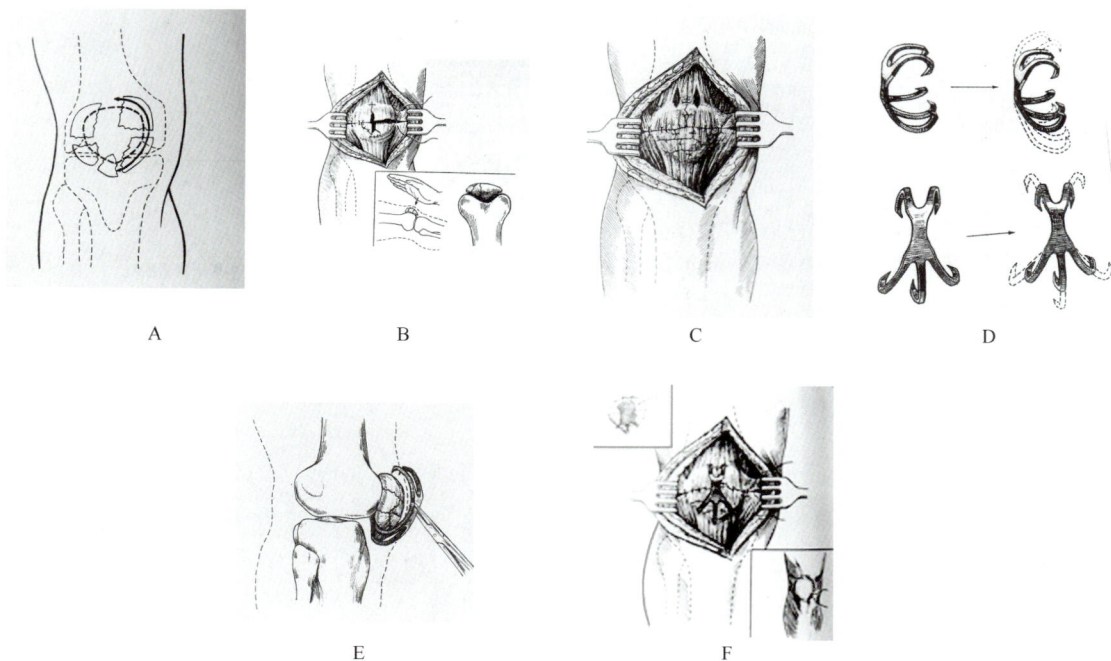

A　　　　　　　B　　　　　　　C　　　　　　　D

E　　　　　　　　　F

图 2-82　聚髌器内固定术治疗髌骨骨折示意图

A.取髌前"U"形切口;B.充分暴露骨折部分,直视下做到解剖复位;C.对于较严重的粉碎性骨折,可用四线将碎骨片缝合成较大的骨块;D.在冷盐水中使聚髌器伸展成合适的形状;E.持针器夹住聚髌器腰部安置于髌骨表面;F.各功能爪支安装好后,以温盐水纱布复温聚髌器使之回缩,检查满意后逐层缝合伤口(葛宝丰 卢世璧,2009)

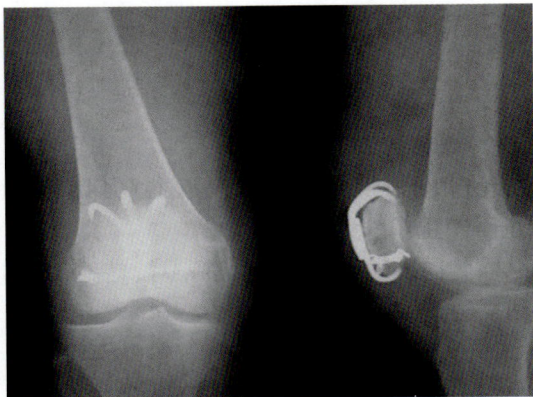

图 2-83 聚髌器内固定术治疗髌骨骨折前后（杨述华，2014）

4. 缝合伤口　检查并修复撕裂的伸膝支持带及内外侧支持带，逐层缝合伤口。

（五）术后监测与处理

髌骨骨折粉碎严重的术后行石膏托外固定，术后练习股四头肌等长收缩，3 周后拆除外固定可进行膝关节伸缩练习；骨折情况较轻的，术后第 2 天可练习股四头肌收缩，可主动伸缩膝关节和抬举下肢，术后 2 周左右伤口愈合拆线后可挂拐下床活动，患肢禁止负重。术后 6 个月骨折愈合后可考虑取出聚髌器。

（六）术后常见并发症的预防与处理

1. 伤口愈合不良、伤口感染　多见于开放性骨折或者膝关节局部皮肤条件不佳的患者。伤口局部对症处理，合理应用抗生素一般可以解决问题；若感染发展成关节内感染，需要大剂量应用有效抗生素，必要时行关节腔内冲洗引流。

2. 固定失败、骨折不愈合　聚髌器有时因固定强度过大，导致部分患者发生聚髌器下骨质吸收、骨折延迟愈合或不愈合，必要时需提前取出聚髌器，二次手术内固定。

3. 创伤性髌骨软化症　由于原发关节面损伤重或关节面复位后不平造成的，可给予对症止痛治疗，对于年轻顽固的疼痛患者可考虑行胫骨结节抬高术。术中应尽可能解剖复位髌骨关节面。

4. 膝关节功能障碍　聚髌器直接放于髌骨表面，一定程度上破坏了髌韧带的力学效应，会影响早期膝关节功能活动。术后因疼痛、伸膝支持带挛缩、石膏或支具固定时间过长、锻炼不充分等可能导致膝关节屈伸功能受限，加强主动或被动功能锻炼数月后，若活动度仍未改善，可二次手术行关节内松解术。术中彻底止血、术后充分引流及合理功能锻炼可降低该并发症风险。

（七）临床效果评价

对于严重粉碎性髌骨骨折、老年骨质疏松性髌骨骨折及二次手术的患者，聚髌器可作为最佳选择。它由镍钛合金制成，有优异的形状记忆效应、丰富的相变能力及良好的力学性能等特点。聚髌器在体温下恢复原形状，通过与髌骨的弧差产生的回复力共同构成了持续的以纵向为主的多维向心压应力，这些压应力结合膝关节锻炼时机体产生的生理性应力一起作用于骨折愈合过程当中，可以有效地促进骨折愈合，降低骨折不愈合或延迟愈合的风险。另一方面，聚髌器费用较昂贵；而且在相对简单的髌骨骨折患者，相比克氏针张力带钢丝，可能创伤较大、手术时间更长。

四、Cable-Pin 空心钉钛缆系统内固定术

（一）适应证

本适应证基本同克氏针张力带钢丝内固定术。

（二）禁忌证

1. 严重粉碎性骨折患者。
2. 冠状面有骨折的患者。
3. 对于骨质疏松严重的老年患者也应慎重使用。
4. 骨折局部有超过 8 小时的开放性伤口的患者。
5. 整体情况不佳合并休克者。
6. 合并危及生命的颅脑、胸腔或腹腔等重要脏器损伤者。

（三）术前准备

其术前准备基本同克氏针张力带钢丝内固定术。

（四）手术要点、难点及对策

1. 体位及切口　取仰卧位，麻醉满意后，采用膝前正中纵行切口或横弧形切口。
2. 暴露　逐层切开至关节腔，显露髌骨，翻开皮瓣，清除关节腔内及骨折断端的血凝块和碎骨片。
3. 骨折对合及固定　直视下解剖复位髌骨骨折端，巾钳临时固定，分别在髌骨 3 等分分界线处穿入 2 根克氏针，克氏针穿入方向以骨折线位置为准，若骨折线靠近下缘，则自下而上穿针，若骨折线靠近上缘，则自上而下穿针。透视见骨折对线佳、导针位置恰当时，沿导针方向扩孔，然后沿导针转入直径 4.5mm 中空钛合金加压螺钉并旋紧，注意选择合适长度的螺钉，以螺钉尾部包埋于髌骨面以下为宜。将直径约 1.3mm 的钛合金缆绳从中空螺钉中穿过，沿髌骨一周均匀穿行，收紧环扎髌骨，用专用的钢缆固定器固定，收紧钢缆的技术是手术成功的关键，收紧之前将钢缆尽量拉紧，使钢缆产生足够张力，达到坚强内固定的目的。伸直膝关节，以手指探查髌骨下表面了解骨折复位及关节面恢复的情况，若支持带无明显撕裂，可在关节内侧或外侧做一小切口方便探查关节面，触摸关节面平整，用钢丝钳将钢缆在离缆索扣 1 ~ 2mm 处剪断，行 X 线透视观察骨折复位效果（图 2-84）。
4. 缝合伤口　清洗创面，修复膝关节支持带，逐层缝合伤口。

（五）术后监测与处理

其术后监测与处理基本同克氏针张力带钢丝内固定术。

（六）术后常见并发症的预防与处理

其术后常见并发症的预防与处理基本同克氏针张力带钢丝内固定术。

少有骨折愈合及关节面不平滑的问题。术后配合关节活动度及股四头肌肌力锻炼，可以获得较好的膝关节功能。

六、 髌骨全切除术

（一）适应证

其适应证为严重的粉碎性骨折，没有较大的骨块能够保留的患者。

（二）禁忌证

其禁忌证基本同部分切除术。

（三）术前准备

其术前准备基本同部分切除术。

（四）手术要点、难点及对策

1.患者取仰卧位，麻醉满意后，采用膝前正中纵行或横弧形切口，选择切口时注意避免皮肤切口与筋膜切口不在同一平面，以免愈合过程中相互粘连，影响屈膝功能。

2.切除所有的骨折片，尽可能多地保留髌韧带和股四头肌肌腱。彻底冲洗关节腔，清除积血及碎骨片，必要时可术中透视排除尚未清除的骨折碎片。用粗的不可吸收缝线穿过髌韧带和股四头肌肌腱的边缘及膝关节内外侧关节囊的扩张部进行荷包缝合，将缝线拉紧使肌腱的残端全部外翻在关节之外，一般髌骨切除后，股四头肌肌腱会延长，松弛的肌腱可用重叠的方法缝合（或者紧缩修补）；如果肌腱不够长，则不能直接将其缝合在一起，可采用股四头肌肌腱延长术。

3.补充性间断缝合修复破裂的关节囊，进一步对合修整股四头肌肌腱和髌韧带的残端。逐层缝合伤口。

（五）术后监测及处理

术后常规对症支持治疗及预防感染。长腿石膏托或支具固定四周，之后逐渐练习膝关节活动度及股四头肌肌力。

（六）术后常见并发症的预防与处理

1.伤口愈合不良、伤口感染　多见于开放性骨折或者膝关节局部皮肤条件不佳的患者。伤口局部对症处理，合理应用抗生素一般可以解决问题；若感染发展成关节内感染，需要大剂量应用有效抗生素，必要时行关节腔内冲洗引流。

2.膝关节不稳　髌骨全切后，髌韧带在屈膝时下降到髁间切迹，表现为患者上楼梯时无法用足够的力量来支撑膝关节。

3.股四头肌萎缩　患者因膝关节结构破坏、膝关节不稳，日常生活中膝关节屈伸不便，长时间影响会导致股四头肌萎缩，可适当加强肌肉力量训练。

4.膝关节功能障碍　术后因髌骨缺损膝关节本身结构破坏、相关肌肉韧带萎缩等导致患者膝关节伸膝功能障碍。

（七）临床效果评价

髌骨全切后，膝关节动力系统破坏，相关肌肉韧带也会逐渐萎缩，力量下降，膝关节功能会受到很大的影响，故目前的观点是尽可能保留髌骨，全切术仅限于严重粉碎性且无法保留的骨折。

第八节　胫骨平台骨折

胫骨近端关节面，即胫骨平台的损伤多见于各种高能量损伤，如交通事故、严重撞击、运动伤、坠落伤及部分轻度暴力伤，尤其易发生于老年骨质疏松症患者。胫骨平台骨折是临床上最常见的关节内骨折，约占全身骨折的1%。治疗难度大，是一种极具挑战的损伤。由于膝关节是人体的主要承重关节，该处的损伤会极大地破坏膝关节乃至下肢的功能，对膝关节的活动范围及稳定性产生不同程度的限制。此外，高能量损伤造成的胫骨平台骨折常合并神经血管损伤、骨筋膜室综合征、深静脉血栓、软组织挫裂伤、挤压伤或开放性创口。复杂胫骨平台骨折必须详细地评估软组织的损伤情况并制订详细的手术策略。随着高能量损伤在临床的日益多见，胫骨平台骨折正成为骨科领域的讨论热点和难点。

复杂胫骨平台骨折最早是被认为Schatzker V、VI型的胫骨平台骨折，通常伴有胫骨平台后侧平台的骨折。其后Waston等将关节面严重压缩、骨折明显移位、干骺端严重粉碎，软组织广泛损伤的胫骨平台骨折定义为高能量胫骨平台骨折。朱奕等报道胫骨平台骨折中有9.3%是累及三柱的复杂胫骨平台骨折。Molenaars RJ等在*JBJS*上发表的文献指出后柱骨折有78%发生在后内侧。Schatzker V、VI型骨折存在双侧平台的楔形骨折块，常合并关节面塌陷、粉碎性骨折块、半月板及膝关节周围韧带的损伤或膝关节脱位。处理难度大，为骨科临床医师带来了很大的挑战。如果胫骨平台关节软骨面的平整和正确的下肢力线不能恢复，将导致膝关节功能的退变甚至膝关节功能的丧失。对骨折块进行复位和坚强固定重建膝关节功能的同时，减少对软组织的激惹，是复杂胫骨平台骨折的最佳治疗方案。进行手术的目的是恢复正常的关节稳定度，关节面平整及正常的下肢力线；提供坚强的内固定以便于患者早期活动锻炼；避免创伤性关节炎及为远期患肢功能的恢复提供良好的条件。Biyani的临床随访提示，患肢膝关节创伤性关节炎的出现与力线不正的关联强度大于关节面不平整的关联强度。而对下肢力线的恢复及关节面塌陷的修复，最佳的手术方案就是直视下解剖复位后，予以坚强内固定。因此，选择合适的入路及固定方式十分重要。

胫骨平台骨折的标准入路为髌旁前外侧入路和胫骨后内侧入路。以往的膝关节正中入路因损伤太大，剥离的组织过多，不利于患者术后的恢复和早期功能锻炼，现已被淘汰。前外侧入路和后内侧入路能处理大部分的胫骨平台骨折，是临床上应用较为成熟完善的手术入路。但是单一的切口无法对双侧的胫骨平台予以暴露。存在双侧平台损伤的Schatzker

131

Ⅴ、Ⅵ型胫骨平台骨折必须使用内外侧联合入路，才能对双侧平台及后侧平台的骨折块同时予以显露。以往因为胫骨平台后侧平台附近重要血管神经穿行，对软组织进行过多剥离可能会造成血管神经损伤、术后膝关节功能恢复不佳等风险，对累及后柱的胫骨平台骨折束手无策。目前对胫骨平台后侧平台骨折的重视不断提高，针对胫骨平台后侧平台的手术入路，如膝后正中入路、膝后双 S 形切口等不断被国内外的专家提出。而如今胫骨平台后侧平台的主流入路是后内侧倒 L 形切口和后外侧 Lobenhoffer 入路，而后内侧入路和后外侧 Lobenhoffer 入路经过适当地延伸及组织剥离，可以实现一条入路置入两块钢板。因此，使用内外侧联合入路能对 Schatzker Ⅴ、Ⅵ型胫骨平台骨折完成充分的暴露。

随着骨科手术的理念及固定系统的不断更新，现有的固定系统给了临床医师很大的选择空间。Schatzker Ⅴ、Ⅵ型胫骨平台骨折的软组织损伤程度常大于骨折引起的损伤，由于软组织损伤严重，切口术后风险大，可能出现皮瓣坏死，内固定外露，或因为软组织容积不够，伤口难以缝合而造成内固定失效甚至内固定周围感染。既往对于 Schatzker Ⅴ、Ⅵ型胫骨平台骨折多采取保守治疗或环形外固定架固定。保守治疗为手法牵引复位后予以石膏或铰链支具固定。保守治疗的前提是患者膝关节的稳定，治疗的关键在于在固定的基础上早期进行限制负重的功能锻炼。但是由于 Schatzker Ⅴ、Ⅵ型骨折极度不稳定，Ⅵ型还合并干骺端和骨干的分离，该种治疗效果差。有报道显示 10%～32% 患者对非手术治疗的预后不满意，患者因下肢力线对位不良，关节面塌陷或膝关节周围韧带损伤而出现创伤性关节炎。因此对于 Schatzker Ⅴ、Ⅵ型胫骨平台骨折，必须进行手术，提供坚强的固定，给患者的早期功能锻炼提供保障。Hybrid 环形外固定架也是近来提出的新技术，该技术将 Ilizarov 环形外固定架与 Schanz 螺钉相结合，保留两者的优点，对于部分软组织严重损伤的胫骨平台骨折，甚至可作为最终的治疗方案。Hybrid 环形外固定架可以跨过关节置入，或在胫骨近端使用 2～4 枚贯穿全针固定胫骨平台骨折块，后者允许患者膝关节活动及限制负重锻炼。但外固定架只能提供相对的弹性固定，缺少坚强内固定的支撑，胫骨关节面难以恢复，甚至下肢的力线也不能正常对合，患者很难恢复满意的膝关节功能。因此，目前环形外固定架只用于软组织条件差的复杂胫骨平台骨折患者，外固定架保留至患者软组织条件恢复，随后对患者进行切开复位内固定，或作为有限切开内固定的辅助外固定。此外，专家型胫骨髓内钉（ETNS）也可用于复杂胫骨平台骨折的治疗，ETNS 不同于以往传统的胫骨髓内钉，其在近端提供了多达 5 个的近端交锁钉提供不同方向的固定，且交锁钉由阻挡帽提供旋转稳定性，能在不同方向上对胫骨近端的骨折块予以固定。但该种髓内钉近端交锁钉无法提供加压功能，对于双侧平台分离的胫骨平台骨折无法提供稳定的固定，远期患者容易出现内固定失效，胫骨平台宽度增加，以及创伤性关节炎等并发症，预后较差。临床上 ETNS 多用于合并胫骨干多段骨折的胫骨平台骨折，或软组织条件差不能包容钢板的胫骨平台骨折。传统的外侧单块钢板能有效对 Schatzker Ⅰ～Ⅲ型骨折提供解剖复位及坚强的内固定，适用于简单的胫骨平台骨折。但是对于双侧平台受累的 Schatzker Ⅴ、Ⅵ型骨折，固定难以提供足够强度的支撑，且单块钢板无法做到同时对双侧平台固定。因此，以上的技术均不能有效地对胫骨平台骨折提供所需要的坚强内固定。对于 Schatzker Ⅴ、Ⅵ型的胫骨平台骨折，内侧、外侧及后侧的三钢板能对胫骨平台骨折提供稳定的支撑，为患者的恢复及早期的功能锻炼提供了良好的条件。随着锁定加压钢板（LCP），排钉技术的出现；新型钢板提供更符合人体解剖的贴合，以及在保证强度的前提下提供坚固的力学特性和对膝关节周围解剖认识的提高。三钢板技术能在提供稳定支撑的同时对软组织的激惹减少到最小，是目前国内外学者首选的固定方式。

胫骨平台后侧平台的骨折是目前胫骨平台骨折的热点，传统的 Schatzker 分型基于膝关节的正侧 X 线透视结果进行分型。由于胫骨平台存在 10°～15° 的后倾角，常规的膝关节正位片不平行关节面，难以观察全部的胫骨平台关节面，因此后侧平台骨折的漏诊率高。Froseh 等报告胫骨平台后外侧平台骨折发生率约占所有胫骨平台骨折的 7%，后内侧平台骨折发生率与后外侧平台骨折相近。因此对于胫骨平台骨折的患者需进行高质量的膝关节 CT 扫描，以免漏诊后侧平台的骨折。Weaver 等的研究发现有一部分胫骨平台骨折的患者存在冠状骨折线，对此类患者单纯使用侧方的钢板固定无法对后侧的骨折块提供有效的固定，术后容易出现关节面的塌陷或者内固定的失效。因此对后侧骨折块的漏诊或者不处理，是不少胫骨平台骨折术后内固定失效的原因之一，后侧骨折块必须予以复位及内固定。以往因为后侧平台周围重要血管神经穿行，需要分离的组织多，手术风险大，术后患者恢复慢，且后侧平台结构复杂，常规钢板难以贴附等原因，后侧平台骨折一直是骨科手术的重点和难点。目前，随着对后侧平台的认识不断加深，我国学者罗从风教授提出了三柱理论分型，将胫骨平台分为内侧柱、外侧柱和后柱，为临床诊治及手术策略提供了指导作用，并指出，各柱的骨折均需要坚强的内固定；后内侧倒 L 形入路及后外侧 Lobenhoffer 入路的提出也使临床医生在充分暴露后侧平台的同时对膝关节周围软组织的损伤达到最小；新式钢板的出现也为后柱骨折块的固定提供了新的手段。新技术、新的内固定系统的出现为三柱骨折三钢板固定提供了技术支持，降低了手术难度及患者的损伤，提高了临床效率及患者的预后水平。

一、手术适应证

1. 开放性骨折。
2. 骨折合并神经血管损伤或骨筋膜室综合征。
3. 骨折致关节面塌陷或移位＞10mm，关节不稳，髁增宽＞5mm。
4. 骨折伴脱位。
5. 多发伤患者。

二、手术禁忌证

1. 开放性骨折合并严重的软组织损伤，不建议早期手术治疗者。
2. 合并不可逆的血管损伤，大范围的皮肤、皮下组织及肌肉坏死者。
3. 合并严重的基础疾病，无法耐受手术或麻醉者。

三、术前准备

所有的患者术前均需拍摄高质量的膝关节正侧位 X 摄片及 CT 扫描。放射球管头倾 15°

133

的角度拍摄的膝关节正位能消除胫骨平台 10°～15° 后倾带来的遮挡，更好地观察胫骨近端关节面。对怀疑膝关节周围韧带或半月板损伤的患者需行 MRI 检查。下肢肿胀，挤压小腿三头肌疼痛明显的患者应高度怀疑下肢深静脉血栓，行下肢深静脉彩超证实下肢深静脉血栓形成后，应在术前放置下腔静脉滤网再行胫骨手术。

除一般手术的常规术前准备外，术前禁烟，完善患肢的 DR 和 CT 检查明确骨折分型及骨折块移位情况，如有必要可补充 CTA、MRI 及下肢深静脉血管彩超等明确韧带、半月板、血管、神经等周围软组织的损伤程度。术前患肢应制动、抬高，同时予以活血化瘀类药物治疗，促进局部肿胀消退，改善骨折局部血液循环，增强周围软组织抗感染能力。糖尿病患者应积极控制血糖，有高血压、冠心病等基础疾病的患者应积极控制病情，降低麻醉及手术风险，明确下肢深静脉血栓者，术前应在下腔静脉置入滤网。

胫骨平台骨折多见于高能量损伤，多合并严重的软组织损伤，若软组织肿胀严重，需等待 7～10 日或者更长的时间直到可以安全进行手术，一个很好的临床指征是皮肤出现皱纹征，表明肿胀消退。但不建议等待时间超过 2 周，因为新生的骨痂会造成手术难度增大，难以达到解剖复位。发生骨筋膜室综合征或开放性骨折患者，不能一期关闭创口，可以覆盖负压人工皮系统获得临时的覆盖。

麻醉采用腰部连续硬膜外麻醉和全身麻醉均可。若手术时间较长，患者无法耐受，无法配合手术，或患者腰部情况不允许连续硬膜外麻醉，建议采取全身麻醉。

止血带的使用，术中使用止血带可以减少手术出血，提供良好的术野。但复杂胫骨平台骨折手术耗时较长，并且长时间使用止血带可能造成"止血带瘫痪"，加重患肢缺血及掩盖血管损伤，故不推荐常规使用止血带。

四、手术要点、难点及对策

（一）解剖标志

胫骨平台重要的解剖标志包括胫骨结节、Gerdy 结节、鹅足和上胫腓关节。其中，胫骨结节是髌韧带的附着点，其是否损伤在骨折患者的术后恢复锻炼中最为重要；Gerdy 结节是髂胫束的止点；鹅足由缝匠肌、半腱肌和股薄肌组成；腓骨小头附着有多条韧带，是胫骨平台外侧柱的支撑部分。

胫骨内侧平台关节面为凹面，较外侧大，外侧平台则更高、更小且为凸面。因此，从外髁植入软骨下螺钉筏状固定需避免螺钉进入关节腔。内侧平台较外侧平台坚固，且由于膝关节解剖轴线有 7° 外翻角，故临床上胫骨平台骨折多见于外侧，且外侧平台骨折多为关节面塌陷骨折和粉碎性骨折。内侧平台的骨折多见于高能量损伤，骨折多为较大块的骨折块，常伴更高程度的软组织损伤。胫骨平台有 10°～15° 的后倾角，外侧髁平台平台后倾角为（10.2±4.25）°，内侧髁平台后倾角为（11.6±3.3）°，故后外髁骨折的发生率大于后内髁骨折。膝关节屈曲时，内髁向后移位 5～6mm，外髁移位 10～12mm，屈膝时股骨外旋后，左右移位前后两点的连线形成 20° 角，故高能量损伤胫骨平台骨折时屈膝，外后髁劈裂骨折块小，内后髁劈裂骨折块大；后外髁以压缩为主，后内髁劈裂为主。

（二）体位及切口

大多数患者可采取仰卧位，同侧臀部垫高可增加小腿内旋，对侧臀部垫高方便对小腿内侧的手术，如需行前、后联合入路，可采取侧卧位。

胫骨平台骨折的标准入路为前外侧入路和后内侧入路。前方正中入路由于剥离的组织过于广泛，不利于患者的术后恢复，引起较多的并发症，现很少应用。前外侧髌骨旁入路为膝关节屈曲 30°自股骨外上髁到腓骨头和 Gredy 结节间的弧形切口。外侧平台骨折经前外侧髌骨旁入路，横行切开半月板与胫骨平台连接处打开侧方关节囊，向上牵开半月板后可达到良好的暴露。可向近端和远端延长。此入路较安全，深层结构为髂胫束，分离时小心勿伤及其他可能移位的组织如半月板、外侧副韧带等。如后外侧骨折块显露困难，Lobenhoffer 等介绍了经腓骨颈截骨入路，切断胫腓联合韧带，将腓骨头连同半月板、胫腓韧带一起翻向上方，切开关节囊于关节内显露胫骨平台后外侧，骨折固定后再将腓骨小头原位回植固定。后内侧切口应直接位于内侧胫骨骨折块的后内侧缘，将鹅足向前牵开或切断后可暴露内侧平台的骨折块。也可行内侧倒"L"形切口暴露。双髁骨折伴有内侧髁移位，单纯前外侧切口很难达到解剖复位，需要行后内侧和前外侧双切口操作。

（三）手术技术

1.外侧平台骨折

（1）患者取仰卧位，患肢经前外侧入路切开皮肤，切口可根据需要做延伸。

（2）平行于髂胫束方向分离髂胫束，注意避免对皮瓣下的软组织做不必要的剥离。术中发现半月板周围撕裂必须修复将其缝合在冠状韧带上，如修复困难可二期行关节镜修复。屈膝 90°有助于关节面的显露。

（3）在外髁的前外侧面电刀剥离伸肌的起点，向外翻开肌肉，显露外侧髁的骨折线。

（4）标准前外侧入路显露有限，如后外侧骨折块显露困难，可向远端分离腓总神经，经腓骨颈截骨后将腓骨小头向患者头侧翻起显露骨折块，注意勿损伤腓总神经。

（5）清理骨折块周围的血凝块及嵌入的软组织，注意勿损伤周围的血管、神经及韧带等结构。

（6）在塌陷区域下方的骨皮质开窗，以便复位塌陷的骨折块，在塌陷的关节下插入吸引器套筒或类似器械，缓慢地将关节骨折块和挤压的骨松质作为一个整体抬起，可多次术中透视确定关节高度恢复满意，对于在干骺端形成的空腔，必须进行植骨支撑以免移位、骨块下沉和继发性骨折等。

（7）骨膜剥离器结合点式复位钳复位骨折块后，使用内固定物固定。该处的骨折块可使用数枚 3.5mm 的空心拉力螺钉固定，也可使用钢板，该处可选择普通的支撑钢板，"L"形、"T"形或高尔夫解剖板，或者预弯的锁定板固定。钢板的植入可以使用 MIPPO 技术以减少软组织损伤。

（8）所有内固定物均需适当的软组织覆盖，常规留置引流管。逐层缝合皮肤，肿胀严重关闭困难，合并骨筋膜室综合征，或开放性骨折患者无法一期关闭创口，可以负压人工皮系统覆盖。

135

2. 内侧平台骨折

（1）经由后内侧入路对内侧平台和后内侧平台的骨折块予以复位及固定。该切口直接沿胫骨后内侧缘走行，为 5 ~ 8cm，超过骨折线。切开浅筋膜后将腓肠肌内侧头用骨膜剥离子从胫骨后内侧面上剥离，注意保留腓肠肌头。

（2）在胫骨的关节面内侧下方 3 ~ 4cm 处可见鹅足，即半腱肌、股薄肌和缝匠肌三者的结合点，对该结构予以适当的游离，向前牵开即可获得良好的暴露，部分临床医生选择将鹅足切断，术后再予以缝合，但膝关节周围韧带的损伤会影响膝关节的活动从而影响术后患者的功能锻炼，因此还是尽量对鹅足予以保留。后内侧切口位于胫骨平台后内侧缘，牵拉腓肠肌内侧头可部分暴露胫骨平台的后内侧平台，因此对于合并后内侧骨折块的胫骨平台骨折，可由此切口进行后内侧骨块的复位及固定。

（3）内侧平台的固定使用 3.5mm 的胫骨近端内侧内固定，后内侧的骨折块使用 3.5mm 的胫骨近端后内侧内固定。如后内侧骨折块较大，经后内侧入路显露不充分，可将切口的近端沿膝线向膝关节外侧延伸至腘窝中点，成为倒 "L" 形入路。向外侧牵开腓肠肌的内侧头后，部分剥离比目鱼肌在胫骨近端的止点，纵向切开腘肌即可对胫骨后内侧平台充分显露。

3. 胫骨平台后外侧入路　切口起自膝线上 2 ~ 3cm，沿股二头肌内侧缘向下，超过后外侧骨折线。分离筋膜的时候注意在股二头肌内侧缘附近或者腓骨头下方寻找腓总神经，游离后用橡皮片牵开保护。后将腓肠肌的外侧头向内侧牵开，部分剥离比目鱼肌在胫骨近端后侧的止点，即可显露胫骨平台后外侧平台。向前方剥离胫骨前外侧的筋膜，即可显露胫骨的外侧平台。对后外侧骨折块和外侧平台复位，予以克氏针临时固定后，可采取 C 形臂头倾 10° ~ 15° 的方向透视膝关节正位观察膝关节面是否存在台阶。透视满意后使用 3.5mm 的后侧解剖锁定板固定外侧平台，由于腓骨头的阻挡，后外侧平台的显露范围小，多采用预弯的重建锁定钢板固定后外侧骨折块。固定前可在胫骨的后外侧角处置入 1 枚 3.5mm 的空心拉力螺钉对骨折块进行加压（图 2-85）。

136

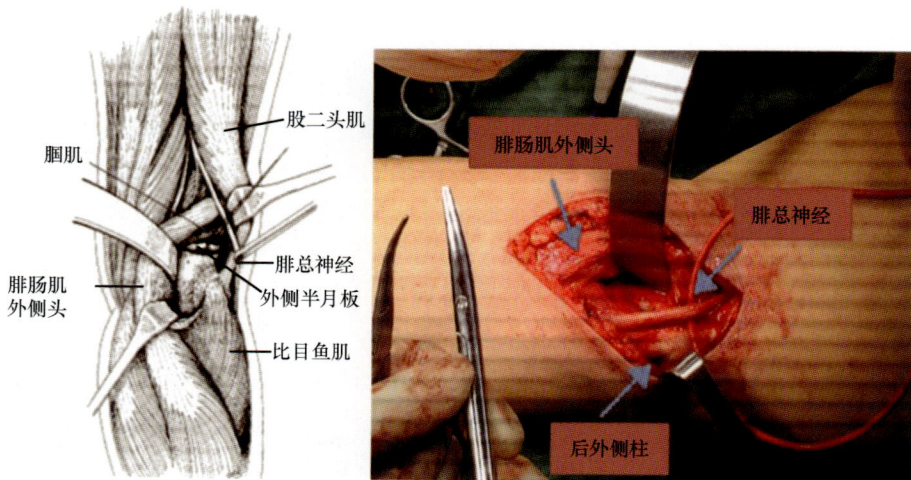

图 2-85　胫骨平台骨折后外侧手术入路

4. 复杂双髁骨折（图 2-86 ～图 2-88）

（1）高能量损伤导致的 Schatzker Ⅴ、Ⅵ型胫骨平台骨折涉及双髁，显露困难，手术难度大。需经前外侧切口联合后内侧或内侧倒 "L" 形切口显露，注意两切口间皮桥宽度应＞7cm，以免引起皮肤坏死。

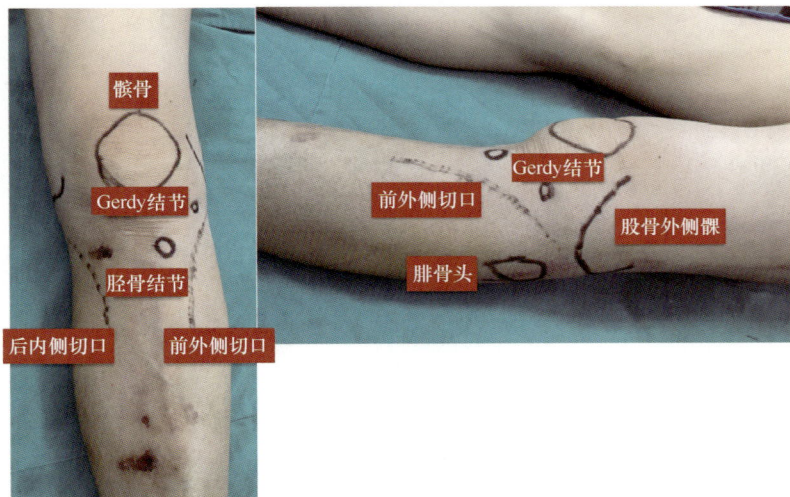

图 2-86　复杂胫骨平台双髁骨折手术内外侧入路切口

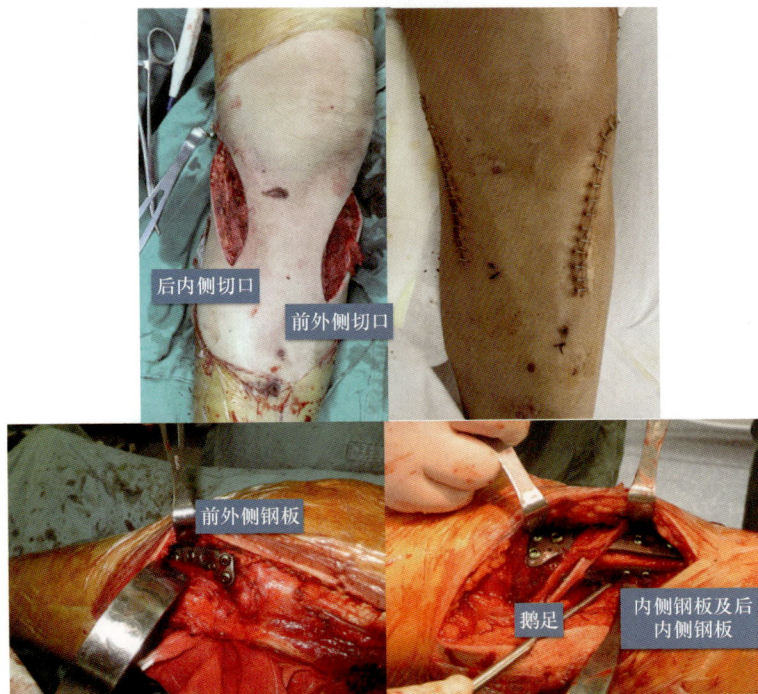

图 2-87　复杂胫骨平台双髁骨折术中要点

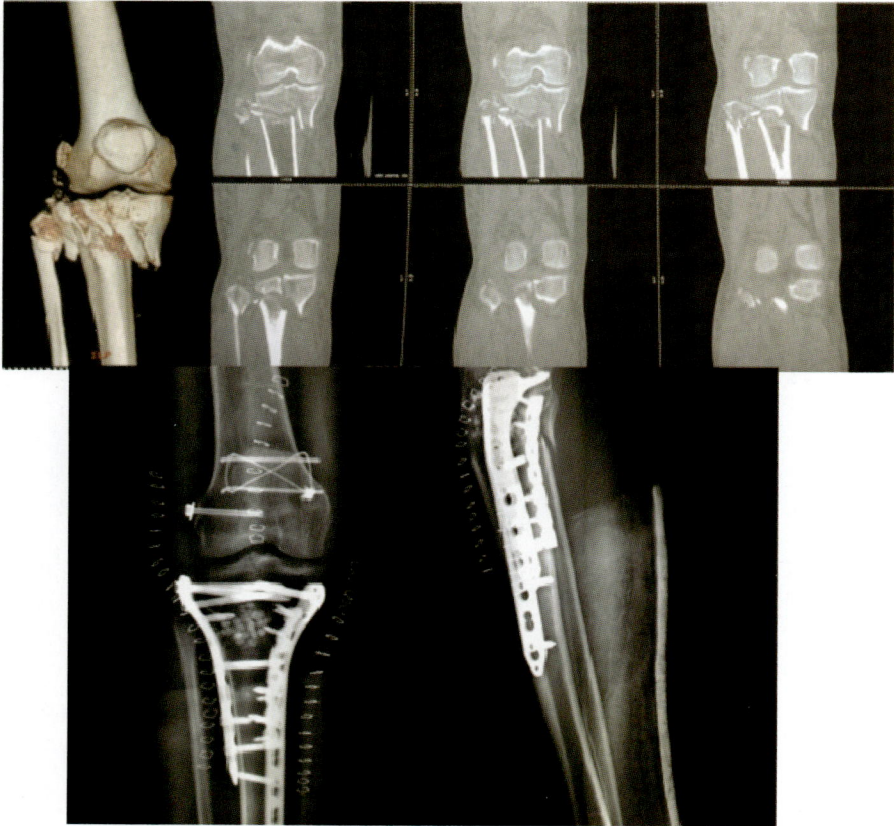

图 2-88 复杂胫骨平台骨折病例术前及术后 X 线片

（2）先经内侧倒"L"形入路，暴露内侧柱，处理方法同前，若复位困难可加用 3.5mm 拉力螺钉固定。

（3）在内侧用胫骨近端"L"形解剖钢板固定，如有需要可对后内侧骨折块使用"T"形锁定钢板固定。

（4）后经前外侧切口显露外侧柱，骨折处理方法同前。双钢板甚至三钢板的螺钉可相互交锁以增强关节稳定。生物力学研究表明，内外侧联合双钢板固定后相比于单侧钢板支撑固定，胫骨平台能承受的最大载荷是后者的 4 倍以上。

（5）对骨折块分离严重的患者，可使用胫骨平台复位钳钳夹双侧平台加压后放置钢板，也可在胫骨近端使用 1 ~ 2 枚 3.5mm 空心拉力螺钉轴向加压。在加压下置入钢板，才能使胫骨平台的增宽得到恢复。此外，对于双侧钢板置入的骨折，需注意的是，双钢板最远端的螺钉应避开处于同一水平线上，如果最远端螺钉位于同一水平线上，则应力过于集中于此，可能发生术后内固定周围骨折。

五、术后监测与处理

术后 24 ~ 48 小时拔除引流管；高危切口，伤口覆盖人工皮负压吸引者，术后 3

日予以拆除。患者麻醉苏醒后检查肢体末端血运及脚趾感觉活动状况。术后患肢加压包扎并抬高，抗感染治疗 3 ~ 5 天。术后第 3 天要求患者在能忍受的范围内床上活动膝关节及足尖负重锻炼。对于骨质疏松严重、骨缺损较多及严重韧带损伤者，可予以长腿支具固定 3 周。术后 1 周开始行 CPM 机辅助膝关节功能锻炼，4 周复查膝关节正侧位和放射球管头倾15°的 X 线摄片。根据影像学结果观察骨折愈合情况，术后 8 ~ 10 周行患肢部分负重并逐渐增加负重强度。患肢合并韧带或半月板边缘损伤术中予以修复，修复困难者可术后二期在关节镜下修复。 术后 10 ~ 12 个月根据骨折愈合情况取出内固定物。

六、术后常见并发症预防与处理

胫骨平台骨折，尤其是 Schatzker V ~ Ⅵ型骨折术后并发症发生率为23% ~ 55%。并发症包括关节僵硬、深部软组织感染、皮肤坏死、膝关节内感染、腓神经麻痹、内固定失效、畸形愈合及骨筋膜室综合征。主要与术后软组织的感染相关，故术前评估软组织能否耐受手术，术中减少对软组织的损伤及术后及时有效的抗感染、消肿能降低相应并发症的发生率。因此，对于胫骨平台骨折患者，医生必须加倍谨慎进行治疗。

七、临床效果评价

手术效果比较确切，当然预后与患者骨折类型及术后是否发生并发症密切相关。

139

第九节　胫腓骨干骨折

胫腓骨骨折在长骨骨折中最常见，约占全身骨折的 12%。10 岁以下儿童尤为多见，其中以胫腓骨双骨折最多，胫骨骨折次之，腓骨骨最少。胫腓骨由于部位的关系遭受直接暴力的机会多，又因胫骨前内侧紧贴皮肤，所以开放性骨折较多见。骨折粉碎、污染严重、软组织损伤严重是本症的特点。此外，胫骨的血供较其他有肌肉包绕的骨骼差很多，发生在胫骨下 1/3 的骨折术后发生骨不连概率较高。

一、手术适应证

1. 开放性骨折。
2. 骨折合并神经血管损伤或骨筋膜室综合征。
3. 伴有复合伤的骨折或多处骨折。
4. 骨折明显移位，包括短缩移位＞ 12mm。
5. 不稳定骨折，包括胫骨干近远端的骨折。

6.闭合复位后达不到理想力线的骨折。

二、手术禁忌证

1.开放性骨折合并严重的软组织损伤，不建议早期手术治疗者。
2.合并不可逆的血管损伤，大范围的皮肤、皮下组织及肌肉坏死者。
3.合并严重的基础疾病，无法耐受手术或麻醉者。

三、术前准备

除一般手术的常规术前准备外，术前禁烟，予以高质量的胫骨正侧位 DR 和胫骨 CT 检查明确骨折分型及骨折块移位情况，如有必要可补充 CTA、MRI 及下肢深静脉血管彩超等明确软组织的损伤程度。术前患肢应制动、抬高，同时予以活血化瘀类药物治疗，促进局部肿胀消退，改善骨折局部血液循环，增强周围软组织抗感染能力。糖尿病患者应积极控制血糖，有高血压、冠心病等基础疾病的患者应积极控制病情，降低麻醉及手术风险，明确下肢深静脉血栓者，术前应在下腔静脉置入滤网。

胫骨的下 1/3 无肌肉覆盖且直接位于皮下，因此绝大多数胫骨骨折均伴有皮肤及皮下软组织损伤，患肢皮肤肿胀时进行常规外科手术不安全，应先借助夹板、牵引、支具等临时固定，推迟手术时间直至皮肤再次出现皱纹。

麻醉采用腰部连续硬膜外麻醉和全身麻醉均可。若手术时间较长，患者无法耐受，无法配合手术，或患者腰部情况不允许连续硬膜外麻醉，建议采取全身麻醉。

止血带的使用，术中使用止血带可以减少手术出血，提供良好的术野。但复杂胫骨平台骨折手术耗时较长，并且长时间使用止血带可能造成"止血带瘫痪"，加重患肢缺血及掩盖血管损伤，故不推荐常规使用止血带。

四、手术要点、难点及对策

（一）解剖标志

胫骨骨干密质骨厚而坚固，抗压能力强。胫骨上 1/3 横断面大致是三角形的，胫骨中、下 1/3 交界处，是三棱形与四边形骨干形态移行部，为骨折多发部位。胫骨前缘的锐性骨嵴是骨折复位的标志。胫骨的髓腔呈不规则的三角形，髓腔的狭窄部在中、下 1/3 交界处。

胫骨的滋养动脉由胫骨上端外侧穿入，向远、近端走行，并与干骺端的血管相吻合。骨膜动脉沿途分出垂直小支穿入密质骨外层。此外，胫骨中、上段的前外侧有丰富的肌肉包绕，肌肉与骨膜之间侧支循环丰富。骨折移位破坏滋养动脉的血供，如果外周软组织也被严重剥离，会导致血供的丧失，影响骨折的愈合。

骨间膜将胫骨的外侧嵴和腓骨的前内侧缘连接起来，它的主要纤维向下外走行。胫骨单独走行时，腓骨借骨间膜的联系，对胫骨骨折有支撑作用，但腓骨因屈从作用向外侧弯曲，胫骨上骨折段有向下内方滑移的趋势。胫腓双骨折采用内固定时，若将腓骨骨折同时固定则更可靠。腓骨的远端在维持踝关节的结构完整性方面有重要的地位，它通过韧带联合及骨间膜与远端胫骨紧密相连。这些韧带的断裂将使腓骨失去对距骨的支持。胫骨干骨折任何方向的移位，都会使踝关节承载的应力异常。

小腿骨间膜、胫腓骨、深筋膜及肌间隔形成4个界限清楚的筋膜室，其中包含肌肉、神经及血管：前侧筋膜室内走行胫骨前肌、趾伸肌。外侧室为腓骨肌。后侧浅室为小腿三头肌，是最大的骨筋膜间隔室。后侧深室为趾屈肌。小腿骨折并发血管及严重软组织损伤可引起骨筋膜室综合征。

（二）体位及切口

大多数患者可采取仰卧位，同侧臀部垫高可增加小腿内旋，对侧臀部垫高方便对小腿内侧的手术。

（三）牵引床的使用

如果使用牵引床，在摆放体位前穿入跟骨牵引针，患者取仰卧位，屈髋45°，屈膝90°，在腘窝处放置软垫维持屈曲位。将跟骨牵引针放置在牵引床的牵引装置上，在透视下牵引使骨折复位。复位后放松牵引减少神经损伤风险，维持当前状态准备消毒铺单。

（四）手术技术

1. 单纯腓骨骨折　单纯腓骨干骨折较少见，多由直接暴力打击小腿外侧所致。在骨折外力作用的部位，骨折线呈横行或粉碎。固有完整的胫骨作为支柱，骨折很少移位。但腓骨头下骨折容易损伤腓总神经。一般的腓骨骨折如不影响踝关节的稳定性，均不需复位及手术治疗，用石膏托或者夹板固定4～6周即可；如骨折轻微，只需弹力绷带缠紧，手杖保护行走，骨折即可愈合。

非手术治疗：无移位或整复后骨折面接触稳定无侧向移位趋势的横断骨折、短斜行骨折等，可在麻醉下行手法复位及外固定，即长腿石膏固定。膝关节应保持20°左右轻度屈曲位，3～4周后可开始部分负重行走。

斜行、螺旋形或轻度粉碎性的不稳定骨折，单纯外固定不可能维持良好的对位。可在局部麻醉下行跟骨穿刺牵引，复位后持续牵引3周左右。待纤维愈合后，除去牵引，用长腿石膏继续固定直至骨愈合。

石膏固定的优点是可以按肢体的轮廓进行塑形，固定确实。缺点是固定范围超越关节，固定时间长，常可影响膝、踝关节活动功能。为此，可在石膏固定6～8周已有骨痂形成时，改用小夹板固定，开始关节活动，以减低延迟愈合及不愈合的发生率，并使膝关节功能及早恢复。

2. 胫骨骨折

（1）髓内钉（图2-89）：目前交锁髓内钉固定是大多数胫骨干Ⅰ、Ⅱ和ⅢA型开放性和闭合性骨折治疗的首选，尤其适用于多段的和双侧胫骨干骨折。髓内钉允许早期下床活动。

141

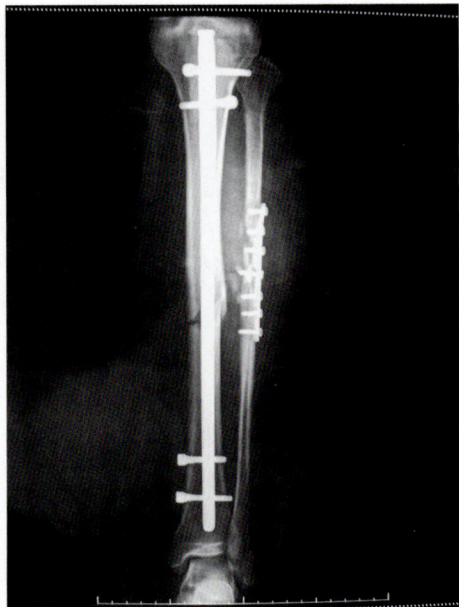

图 2-89   胫骨骨折髓内钉固定术

1）患者采取仰卧位，屈髋，屈膝，在牵引床辅助下复位或由助手手法复位。

2）在髌韧带内侧做 3cm 切口，自胫骨结节向近端延伸，建立入口。

3）用带螺纹的导针钻穿前方干骺端进入髓腔，将导针在多平面成像指引下植入正确的开口位置，术中正位透视，该部位位于胫骨近端斜坡的中央，侧位片上位于关节缘的前方。

4）肢体外旋，入口可能太靠内侧，入口太靠近内侧可能累及胫骨平台，损伤半月板。入口太远会损伤髌韧带的止点。确认位置正确后，插入弯锥，在透视下观察弯锥的进入过程。其放置的安全区域位于外侧髁间嵴的内侧，关节面的前方。

5）导针刺透皮质时需与骨干垂直，随着插入深度的增加，导针逐渐朝于骨干平行的方向向下倾斜以保护后方皮质。

6）经入口插入球形头的导针进入胫骨髓腔，在透视下将导针穿过骨折部位进入胫骨，透视下，导针应位于远离骨折端骨的长度中央，距离踝关节 0.5 ～ 1cm。

7）根据需要扩髓，可按 0.5mm 增量扩髓，最初扩髓钻头的直径应小于测量的胫骨髓腔的直径。扩髓时屈膝保护前方皮质并维持骨折的复位。

8）使用的髓内钉直径应小于最后使用的扩髓钻 1 ～ 1.5mm，入口应扩张至足够大以容纳所用钉的近端，也可以使用不扩髓的髓内钉。

9）扩髓结束后使用深度测量器测量置入钉的长度，测量时注意保持骨折部位的长度，粉碎性骨折可在术前的 DR 上测量出适合的髓内钉长度。

10）将插入装置和近端锁钉瞄准器于髓内钉相连，髓内钉近端弯曲部分的顶点指向后方。插入是保持屈膝以免撞击髌骨。插入前确认力线正常。可以轻柔地前后扭转或只用骨锤敲入髓内钉，如果该过程中髓内钉前进困难，则应该拔出髓内钉后重新扩髓或更换较细的髓内钉。

11）髓内钉进入远端骨折块后，去除导针以免卡钉，在髓内钉最终到位后去除牵引，允许骨折断端嵌插。髓内钉完全插入后其近端应在开口皮质下 0.5 ～ 1cm。远端钉尖应距踝关节软骨下骨 0.5 ～ 2cm。

12）使用定位器拧入近端锁钉。套筒经小切口插至胫骨。从钻头上的刻度读出所需锁钉的长度，使用的螺钉的数量取决于骨折的具体情况。

13）术中透视"正圆"后，徒手进行远端锁钉，经小切口放入钻头，其尖端位于圆心。保持钻头尖端位置不变，钻透近端皮质。

14）拧入锁钉后，侧位透视确定螺钉穿过锁孔，大多数骨折，远端应使用两枚远端锁钉。远端锁钉后，透视下观察骨折部位，小心回敲髓内钉使骨折端嵌插。

（2）单纯螺钉固定：适用于胫骨长斜行或螺旋形骨折。长斜行者主要是控制短缩移位，而螺旋形骨折者主要是控制外旋及短缩移位。螺钉固定时可垂直于骨干纵轴固定或垂直于骨折面固定，但螺钉必须通过骨折块的中心部。如腓骨同时有骨折采用接骨板固定后可大大增强胫骨骨折复位后的稳定性。但无论腓骨是否有接骨板固定，术后均需石膏外固定。

（3）接骨板螺钉固定（图2-90）：斜行、横断或粉碎性骨折均可应用。由于胫骨前内侧皮肤及皮下组织较薄，因此接骨板最好放在胫骨外侧、胫前肌的深面。但应注意以往临床常用的加压接骨板，由于压力过大有可能造成骨折端压迫坏死，反而影响骨痂生长，且可使骨的生理应力消失，发生应力保护作用。骨皮质可因而萎缩变薄，拆除接骨板后易发生再骨折。目前此类接骨板已较少应用，近年来接骨板内固定有了较大发展，符合 BO 原理的接骨板已较成熟，如锁定加压接骨板。锁定加压接骨板的螺钉锁定于接骨板上的孔内，提供了更好的稳定性，减少了接骨板与骨质的接触，减少了对骨的血运的破坏，特别是采用 MIPPO 技术，其锁定孔与结合孔、单皮质与双皮质的灵活运用，使固定后的力学分布更加合理，应用范围也更加广泛，尤其适用于近干骺端的骨折及粉碎性骨折。

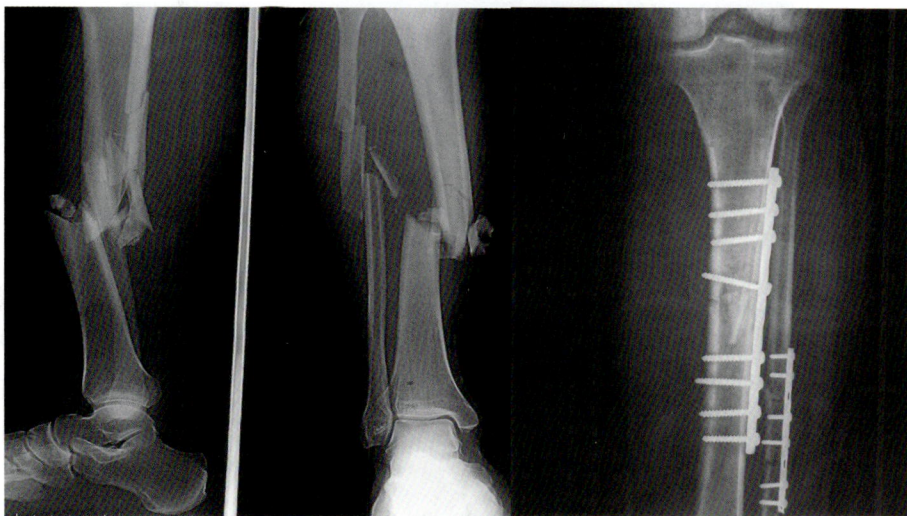

图 2-90　胫腓骨干骨折钢板内固定术

（4）外固定架（图2-91）：有皮肤软组织开放性损伤的胫腓骨骨折，外固定架可使骨折得到确实固定，并便于观察和处理软组织损伤。十分严重的开放性骨折，软组织广泛挫裂伤或脱套伤；粉碎性骨折或骨缺损时，外固定架可以维持肢体的长度，有利于晚期植骨，往往是唯一的固定方式。开放性骨折愈严重愈是能显示出外固定架的优点。外固定架既可作为开放性骨折的临时固定，二期再改接骨板内固定，也可作为最终固定。外固定架还用于骨折内固定术后感染对骨折进行复位固定。外固定架因不美观，护理不方便，钉道感染，术后容易发生骨折不愈合等影响了其广泛应用。

五、术后监测与处理

膝关节使用支具固定，患肢抬高，术后 1 ~ 2 天开始理疗并进行股四头肌等长收缩

液循环，增强周围软组织抗感染能力。糖尿病患者应积极控制血糖，有高血压、冠心病等基础疾病的患者应积极控制病情，降低麻醉及手术风险，明确下肢深静脉血栓者，术前应在下腔静脉置入滤网。

该类损伤多合并严重软组织损伤，常为开放性，尤其是位于内侧的损伤，由于该处胫骨直接位于皮下，故损伤后肿胀明显。应早期对骨折进行复位固定，如外固定架和根骨牵引等，以缓解由骨性畸形引起的皮肤压力。此外，应限制患肢的活动以减轻软组织肿胀。

麻醉采用腰部连续硬膜外麻醉和全身麻醉均可。若手术时间较长，患者无法耐受，无法配合手术，或患者腰部情况不允许连续硬膜外麻醉，建议采取全身麻醉。

止血带的使用，术中使用止血带可以减少手术出血，提供良好的术野。但复杂胫骨平台骨折手术耗时较长，并且长时间使用止血带可能造成"止血带瘫痪"，加重患肢缺血及掩盖血管损伤，故不推荐常规使用止血带。

四、手术要点、难点及对策

（一）解剖标志

踝关节是人体的主要承重关节之一，由胫骨、腓骨下端和距骨构成，踝关节是一个复杂的铰链关节，其中的骨及韧带均有重要的作用并且密不可分。胫骨远端呈四边形，并且逐步由致密的管状皮质骨变化为干骺端的网状松质骨。胫骨远端前内侧向下突出，形成内踝，覆盖距骨内侧的1/4面积，较外踝为小。内踝以丘部间沟为界，可以分成前丘部和后丘部。三角韧带的浅部（内侧韧带）起于内踝的前丘，止于舟骨、距骨和跟骨。其对踝关节的稳定作用较小；三角韧带的深部起于内踝的后丘，几乎呈横行走行，表面有滑膜覆盖，其对踝关节的稳定起着关键的作用。由于其为关节内韧带，所以在关节外接触不到其结构，除非内踝因为骨折或者截骨被掀起或者距骨从外侧切除。修复三角韧带损伤如果没有包括其深部将不能达到恢复内踝韧带稳定的目的。

胫骨远端关节面侧面观，其前缘形成一骨性突起称为胫骨前唇；关节面的后缘形成一骨性的突起，称为胫骨后唇或后踝。后踝与内外踝的关节面合成一个腔以容纳距骨，与内外踝一起构成所谓的"三踝"，三踝骨折包括内外踝及后踝的骨折。基于临床观察和经验，有大的后踝碎片的三踝骨折多伴有距骨后外侧半脱位，因此认为后踝能够限制距骨向后位移。腓骨下端向下形成外踝，是构成踝关节不可缺少的重要部分，外踝略呈三角形，靠近端凹陷，是下胫腓联合韧带及距腓后韧带的起点；外踝尖比内踝尖低1cm。外踝的前缘粗糙，有距腓前韧带、外踝前韧带及跟腓韧带附着。外踝的内侧面为关节面，多数呈梨形和三角形，与距骨的外侧关节面相关。踝关节周围韧带是维持踝关节的重要结构。其由内向外依次为内侧韧带（三角韧带）、下胫腓联合韧带及外侧韧带。

（二）手术技术

1.三踝骨折　多由外展或外旋损伤造成，除内踝和腓骨远端骨折外，胫骨关节面后唇，即后踝骨折移位。以上损伤造成踝关节后外侧移位和伴随足部旋后的外旋畸形。后踝骨折累计 25% ～ 30% 以上的关节面，应该行切开解剖复位并内固定。

（1）首先固定外踝，患者取仰卧位，通过腓骨前外侧纵行切口显露外踝及腓骨远端，保护腓肠神经及腓浅神经。

（2）清理骨折断端软组织，分离骨折面，可使用 2 枚拉力螺钉或使用髓内钉固定。但若骨折面在下胫腓联合之上，可使用锁定钢板固定骨折块。

（3）然后处理内踝，患者取仰卧位，在患肢踝关节内侧做前内侧切口，起自骨折线近端 2cm，向远端向后延伸，止于内踝尖端下约 2cm，将皮瓣与其皮下一起掀起，保护大隐静脉及隐神经。

（4）清理嵌入骨折端的软组织，暴露骨折面。用巾钳将内踝骨折复位至正常位置并维持，钻入 2 枚 2mm 的克氏针，穿过骨折部位临时固定。

（5）术中透视复位满意后，沿着两枚克氏针钻入两枚 4mm 拉力螺钉，并拔出克氏针。再次透视踝关节面，确认克氏针位置满意，未进入踝穴，踝关节平整。术中若见三角韧带撕裂，予以修复。

（6）最后处理后踝。通过内侧或外侧切口显露胫骨下关节面后侧骨折线，牵开关节，便于直视下确认达到解剖复位，切开胫后肌腱鞘可以显露后踝。行骨膜下剥离到达后踝。

（7）在胫骨前唇上方由前向后插入两枚克氏针，进入后侧骨折块。透视满意后，拧入 1 枚松质螺钉使骨折块间产生加压作用。

（8）如果后踝骨折偏外侧，可使用后外侧切口。在跟腱外侧做一 7.5cm 切口，保护腓肠神经，将跟腱牵向内侧，腓骨肌腱牵向外侧，暴露后踝。

（9）巾钳复位并维持固定骨折块，2 枚拉力螺钉固定。

2. Pilon 骨折　即胫骨远端平台骨折，在高能量损伤中，距骨撞击胫骨下端关节面，造成关节面爆裂，骨折复杂，多合并严重的周围软组织损伤。可根据 Gustilo 系统对该处的开放性骨折进行分类，该处的骨折可在软组织水肿消退后行二期内固定手术。

（1）患者全身麻醉，患肢上止血带，术前抗生素治疗，俯卧位，驱血后使用止血带，在腓骨肌腱和拇长屈肌腱之间进入胫骨远端，切口可根据需要向近侧延伸。

（2）找到并分离腓肠神经，如有需要，在此切口内固定腓骨骨折。

（3）直视下使用巾钳及骨膜剥离器复位关节骨折块，透视确认复位结果，使用 3.5mm 拉力螺钉或 4.0mm 松质螺钉固定关节骨折块。

（4）根据具体情况，选用 3.5 mm 预弯钢板或者远端解剖板固定，干骺端充分植骨。

五、术后监测与处理

患者使用支具固定，弹力绷带的使用能减轻术后渗血，患肢抬高，术后 1 ～ 2 天开始理疗。密切观察患者是否肿胀及出现花斑，预防骨筋膜室综合征及内固定周围感染。术后两周拆线。

六、术后常见并发症的预防与处理

胫骨远端骨折并发症包括关节僵硬、深部软组织感染、皮肤坏死、关节内感染、腓神

147

经麻痹、内固定失效、畸形愈合及骨筋膜室综合征，主要与术后软组织的感染相关，故术前评估软组织能否耐受手术，术中减少对软组织的损伤及术后及时有效的抗感染、消肿能降低相应并发症的发生率。

（华中科技大学同济医学院附属协和医院骨科医院　刘国辉）

参 考 文 献

曹丙伦，等 . 2007. 镍钛形状记忆合金聚髌器治疗髌骨骨折 127 例疗效分析 . 中国矫形外科杂志，15（10）：784-785.

范卫星，等 . 2013. 带孔骨针和钢缆内固定系统治疗髌骨骨折 . 浙江创伤外科，（4）：529-530.

何重荣，冯宗权 . 2007. 髌骨骨折的生物力学研究和内固定治疗进展 . 国际医药卫生导报，13（15）：172-174.

科瓦尔 J（Koval K J）. 2009. 骨科手术图谱 . 邱贵兴主译 . 北京：人民卫生出版社：254-268.

刘国辉，等 . 2007. 可吸收螺钉与克氏针张力带治疗髌骨骨折应用选择比较 . 中国矫形外科杂志，15（14）：1059-1061.

刘树清，胥少汀 . 1988. 股骨髁上骨折的槽形角状钢板固定 . 中华骨科杂志，26：736.

农家隆 . 2012. 髌骨爪与克氏针张力带治疗髌骨骨折的疗效比较 . 右江医学，（5）：663-665.

荣国威，王承武 . 2004. 骨折 . 北京：人民卫生出版社：929-994.

王东，尹芸生 . 2008. 骨与关节创伤外科临床指导 . 武汉：华中科技大学出版社：324-335.

王亦璁 . 2007. 骨与关节损伤 . 第 4 版 . 北京：人民卫生出版社：1275-1293.

杨述华 . 2014. 骨科学教程 . 北京：人民卫生出版社：434-436.

钟志勇，陈砚平，石磊 . 2012. 空心钉及钛缆索在髌骨骨折中的应用 . 实用骨科杂志，18（12）：1129-1130.

Browner，等 . 2007. 创伤骨科学 . 王学谦，等主译 . 天津：天津科技翻译出版公司：1965-1998.

Canale S T，等 . 2013. 坎贝尔骨科手术学 . 第 12 版 . 王岩主译 . 北京：人民军医出版社：2460-2490.

Afsari A，Liporace F，Lindvall E，et al. 2010. Clamp-assisted reduction of high subtrochanteric fractures of the femur：surgical technique. J Bone Joint Surg Am，91（8）：217-225.

Baker D M. 1997. Postoperative complications and mortality associated with operative delay in older patients who have a fracture of the hip. J Bone Joint Surg Am，79（3）：470.

Başcı O，Karakaşlı A，Kumtepe E，et al. 2015 .Combination of anatomical locking plate and retrograde intramedullary nail in distal femoral fractures：comparison of mechanical stability. Eklem hastaliklari ve cerrahisi，26（1）：21-26.

Bhandari M，Devereaux P J，Tornetta P，et al. 2005. Operative management of displaced femoral neck fractures in elderly patients. An international survey. J Bone Joint Surg Am，87（9）：2122-2130.

Blair B J，Koval K J，Kummer F，et al. 1994. A biomechanical comparison of multiple cancellous screws to the sliding hip screw for the treatment of basocervical fractures. Clin Orthop，306：256-263.

Bliemel C，Buecking B，Mueller T，et al. 2015.Distal femoral fractures in the elderly：biomechanical analysis of a polyaxial angle-stable locking plate versus a retrograde intramedullary nail in a human cadaveric bone model. Arch Orthop Trauma Surg. 135（1）：49-58.

Blomfeldt R，Törnkvist H，Ponzer S，et al. 2005. Comparison of internal fixation with total hip replacement for displaced femoral neck fractures. Randomized，controlled trial performed at four years. J Bone Joint Surg Am，87（8）：1680-1688.

Carpenter J E, et al.1997. Biomechanical evaluation of current patella fracture fixation techniques. J Orthop Trauma, 11（5）: 351-356.

Carvalho M, Fonseca R, Simões P, et al. 2014.Bilateral distal femoral nailing in a rare symmetrical periprosthetic knee fracture. Case Rep Orthop, 2014: 745083.

Chammout G K, Mukka S S, Carlsson T, et al. 2012. Total hip replacement versus open reduction and internal fixation of displaced femoral neck fractures: a randomized long-term follow-up study. J Bone Joint Surg Am, 94（21）: 1921-1928.

Cobb A G, Gibson P H. 1986. Screw fixation of subcapital fractures of the femur: a better method of treatment. Injury, 17（4）: 259-264.

Crawford E J, Emery R J, Hansell D M, et al. 1988. Capsular distension and intracapsular pressure in subcaptial fractures of the femur. J Bone Joint Surg Br, 70（2）: 195-198.

Davidovitch R I, Jordan C J, Egol K A, et al. 2010. Challenges in the treatment of femoral neck fractures in the nonelderly adult. J Trauma, 68（1）: 236-242.

Delee J C, Evans J A, Thomas J. 1980. Anterior dislocation of the hip and associated femoral-head fractures. J Bone Joint Surg Am, 62（6）: 960-964.

Garden R S. 1971. Malreduction and avascular necrosis in subcapital fractures of the femur. J Bone Joint Surg Br, 53（2）: 183-197.

Gardner S, Weaver M J, Jerabek S, et al. 2015. Predictors of early failure in young patients with displaced femoral neck fractures. J Orthop, 12（2）: 75-80.

Giannoudis P V, Kontakis G, Christoforakis Z, et al. 2009. Management, complications and clinical results of femoral head fractures. Injury, 40（12）: 1245-1251.

Haidukewych G J, Israel T A, Berry D J. 2001. Reverse obliquity fractures of the intertrochanteric region of the femur. J Bone Joint Surg Am, 83-A（5）: 643-650.

Harris W H. 1969. Traumatic arthritis of the hip after dislocation and acetabular fractures: treatment by mold arthroplasty. An end-result study using a new method of result evaluation. J Bone Joint Surg Am, 51（4）: 737-755.

Heng C H, Wang B H, Chang P C. 2015 .Distal femoral fracture after double-bundle anterior cruciate ligament reconstruction surgery. Am J Sports Med, 43（4）: 953-956.

Hongisto M T, Pihlajamäki H, Niemi S, et al. 2014. Surgical procedures in femoral neck fracture in Finland: a nationwide study between 1998 and 2011. Int Orthop, 38（8）: 1685-1690.

Hu S J, Zhang S M, Yu G R. 2012. Treatment of femoral subtrochanteric fractures with proximal lateral femur locking plates. Acta Ortop Bras, 20（6）: 329-333.

Kang S, McAndrew M P, Johnson K D. 1995. The reconstruction locked nail for complex fractures of the proximal femur. J Orthop Trauma, 9（6）: 453-463.

Kannan A, Kancherla R, McMahon S, et al. 2012. Arthroplasty options in femoral-neck fracture: answers from the national registries. Int Orthop, 36（1）: 1-8.

Karantana A, Boulton C, Bouliotis G, et al. 2011. Epidemiology and outcome of fracture of the hip in women aged 65 years and under: a cohort study. J Bone Joint Surg Br, 93（5）: 658-664.

Lowe J A, Crist B D, Bhandari M, et al. 2010. Optimal treatment of femoral neck fractures according to patient's physiologic age: an evidence-based review. Orthop Clin North Am, 41（2）: 157-166.

McLoughlin S W, Wheeler D L, Rider J, et al. 2000. Biomechanical evaluation of the dynamic hip screw with two- and four-hole side plates. J Orthop Trauma, 14（5）: 318-323.

Papadakis S A, Shepherd L, Babourda E C, et al. 2005. Piriform and trochanteric fossae. A drawing mismatch or a terminology error? A review. Surg Radiol Anat, 27（3）: 223-226.

Pauyo T，Drager J，Albers A，et al. 2014. Management of femoral neck fractures in the young patient：A critical analysis review. World J Orthop，5（3）：204-217.

Petrie J，Sassoon A，Haidukewych G J. 2013. When femoral fracture fixation fails：salvage options. Bone Joint J，95-B（11 Suppl A）：7-10.

Refior H J，Kusswetter W. 1973. [Femoral head fracture and its management]. Arch Orthop Unfallchir，76（2）：129-135.

Roeder L J，Delee J C. 1980. Femoral head fractures associated with posterior hip dislocation. Clin Orthop Relat Res，（147）：121-130.

Shukla S，Johnston P，Ahmad M A，et al. 2007.Outcome of traumatic subtrochanteric femoral fractures fixed using cephalo-medullary nails. Injury，38（11）：1286-1293.

Speer K P，Spritzer C E，Harrelson J M，et al .1988. Intracapsular pressures in undisplaced fractures of the femoral neck. J Bone Joint Surg Br，70（2）：192-194.

Stewart M J，Milford L W.1954. Fracture-dislocation of the hip；an end-result study. J Bone Joint Surg Am，36（A：2）：315-342.

Strömqvist B，Nilsson L T，Egund N，et al .1988. Intracapsular pressure in undisplaced fracture of the femoral neck. J Bone Joint Surg Br，70（2）：192-194.

Valaviciene R，Macijauskiene J，Tarasevicius S，et al. 2012. Femoral neck fractures in Lithuania and Sweden. The differences in care and outcome. Int Orthop，36（8）：1681-1686.

Vandenbussche E，Lebaron M，et al. 2014. SOFCOT. Blade-plate fixation for distal femoral fractures：a case-control study. Orthop Traumatol Surg Res，100（5）：555-560.

Wang W，Wei J，Xu Z，et al. 2014. Open reduction and closed reduction internal fixation in treatment of femoral neck fractures：a meta-analysis. BMC Musculoskelet Disord，15（1）：167.

Wiss D A，Brien W W. 1992. Subtrochanteric fractures of the femur. Results of treatment by interlocking nailing. Clin Orthop Relat Res，（283）：231-236.

Yang J J，Lin L C，Chao K H，et al. 2013. Risk factors for nonunion in patients with intracapsular femoral neck fractures treated with three cannulated screws placed in either a triangle or an inverted triangle configuration. J Bone Joint Surg Am，95（1）：61-69.

Zlowodzki M，Brink O，Switzer J，et al. 2008. The effect of shortening and varus collapse of the femoral neck on function after fixation of intracapsular fracture of the hip：a multi-centre cohort study. J Bone Joint Surg Br，90（11）：1487-1494.

第三章　脊柱骨折和脊髓损伤

第一节　颈椎骨折、颈髓损伤

颈椎是脊柱中活动性最大的部分，保护着连接脑干的颈髓。它连接躯干和头部，保证其在正常生理负荷下运动。由于结构的不同，颈椎特别容易受到损伤，7 个颈椎的特殊小关节结构允许颈椎在屈、伸、侧屈和旋转等几个方向进行运动。然而在异常外力作用下，超过其保护结构所能承受的能量时，颈椎将受损伤。通常可以根据部位、类型及年龄来定义颈椎损伤。按部位分为上颈椎和中下颈椎；按类型分为骨折和韧带撕裂；按年龄分为成人和儿童。许多颈椎损伤是由患颈椎病的老年患者或先天性椎管狭窄的年轻患者的过伸动作引起。Jefferson 发现，创伤引起的颈椎损伤常涉及两个特殊区域：$C_1 \sim C_2$ 和 $C_5 \sim C_7$。Meyer 证实，C_2 和 C_5 是颈椎损伤最常见的两个区域。脊椎损伤中大约有 40% 的患者发生神经损伤。大约有 10% 的创伤性脊髓损伤患者无明显脊椎损伤的 X 线证据。

颈椎损伤的治疗目的是：①恢复脊柱序列；②预防未受损神经组织功能丧失；③促进神经功能恢复；④获得并维持脊柱稳定；⑤获得早期的功能恢复。无论有无脊髓损伤，颈椎的不稳定性损伤一般都需手术治疗。White 和 Panjabi 将脊柱的临床不稳定定义为：脊柱失去了在生理负荷下维持椎体间稳定关系的能力、丧失了使脊髓或神经根不受损伤或刺激、不产生畸形或疼痛的能力。颈椎损伤后，颈椎不稳、骨折、血肿及脊髓挫伤后水肿都会对脊髓形成持续性压迫，是导致脊髓持续损伤的原因。大量的实验性研究对脊髓持续压迫期情况及减压后效果进行了评测，研究者发现，在 6 周恢复期之内，致压物持续时间越短，运动功能评分越高。Shields 等证明脊髓损伤程度跟脊髓受压持续时间直接成正比。笔者在临床工作研究中发现早期的减压，包括硬脊膜切开的更为彻底的减压对脊髓功能的恢复及预防继发性脊髓损伤是有益的。

一、齿突螺钉固定

前路齿突螺钉用于固定不稳定的齿突骨折是理想的，其保留了 $C_1 \sim C_2$ 旋转活动和避免了取自体骨，效果优于 $C_1 \sim C_2$ 后路融合。自从 Bohler 介绍这种技术后，该手术方法变得越来越流行。现用于治疗不稳定的 Ⅱ 型和浅 Ⅲ 型齿突骨折。齿突螺钉固定的目的是立即稳定 Ⅱ 型和浅 Ⅲ 型齿突骨折，而不需要使用外固定器。

（一）适应证

1. Ⅱ 型齿突骨折。

2. 非手术治疗失败的浅 Ⅲ 型齿突骨折。

3. 用 Halo 架固定和其他外固定失败的老年患者。

4. 不愿意使用 Halo 架固定和其他外固定的患者。

（二）禁忌证

1. 严重的 C_1 和 C_2 骨折。

2. Ⅱ 型齿突骨折相关的颈枕不稳。

3. 陈旧骨折超过 18 个月，骨折不愈合但骨量不足以行螺钉内固定。

4. 颈椎过度后凸畸形患者。

5. 胸腔巨大的患者（桶状胸）。

6. 前方的与螺钉方向平行的斜行骨折患者。

（三）术前准备

除一般手术常规准备外，术前应有标准颈椎正侧位片，上颈椎的 CT 扫描及骨重建片，颈椎的磁共振，有高血压、高血糖患者应控制血压、血糖于稳定范围内，术前置鼻胃管，以帮助确定食管位置和预防食管穿孔。

麻醉：对于颈椎不稳的患者行清醒纤维气管镜插管，静脉吸入复合麻醉。

监测：除常规心电监护外，可行动脉穿刺，术中严格监测和控制动脉血压，血氧饱和度，可以进行神经监测，包括体感诱发电位（SEP）和运动诱发电位（MEPs）。

（四）手术要点、难点及对策

1. 气管诱导全身麻醉后，将患者仰卧于手术台上。用 Gardner-Wells 颅骨钳或头环牵引将移位的骨折复位。

2. 应用空心螺钉系统行内固定前，一定达到解剖复位。

3. 在手术台上接一个环状枕圈，以稳定患者头部。将头颈部摆放于能最大限度显露颈椎前部位置。因为容纳器械和螺钉植入需要一个向下的陡直角度，下颌与胸骨的垂直距离要足够大，螺钉的置入必须有能透视正侧位的高清晰双球管透视机辅助。

4. 手术开始之前，在颈部侧方预定置钉方向摆放长克氏针 1 枚，透视以确定手术时使用器械的工作路径。如有胸骨阻挡，需要调整患者位置。

5. 术区消毒铺单，透视球管用无菌单包住。

6. 在 C_5 水平，沿皮肤横纹做一个单侧颈中部小切口，长为 6 ~ 7cm。水平分离颈阔肌，在内侧的咽部与食管和外侧的颈动脉鞘之间形成工作平面（图 3-1）。

7. 钝性分离显露颈椎，切开颈长肌双侧，挑起并置入带利齿的颈椎牵开器，挡片紧贴肌肉下方连接到牵开叶片上。在显露 $C_2 \sim C_3$ 水平时有可能需要结扎甲状腺上动脉。

8. 牵开器牢固的固定很重要，因为在钻孔和固定螺钉时会在拉钩上施加一定张力。在牵开器放好后，使用 Kittner 剥离器清理颈椎前方达 C_1 水平。

9. 分离完成后，放置上位带角度的牵开器，这个牵开叶片应达邻近 C_1 水平。这个牵开叶片通过特殊装置连接到侧方的牵开叶片上。一旦放好牵开器，钻孔和置入齿突螺钉的工作通道即可形成（图 3-2）。

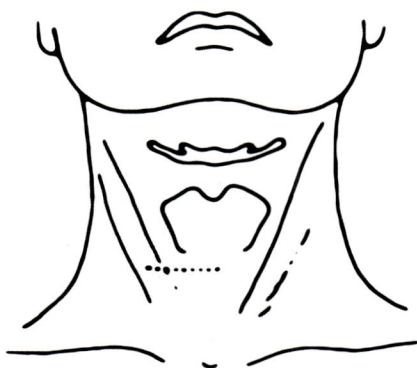

图 3-1　手术入路和皮肤切口

10. 使用锋利的克氏针，通过正侧位透视，选取 C_2 前下缘为进针点。进针点的定位取决于放置 1 枚还是 2 枚螺钉：如果放置 1 枚螺钉，进针点应该是在 C_2 前下缘中点；如果是 2 枚螺钉，进针点应稍偏中线外侧 $2 \sim 3cm$。

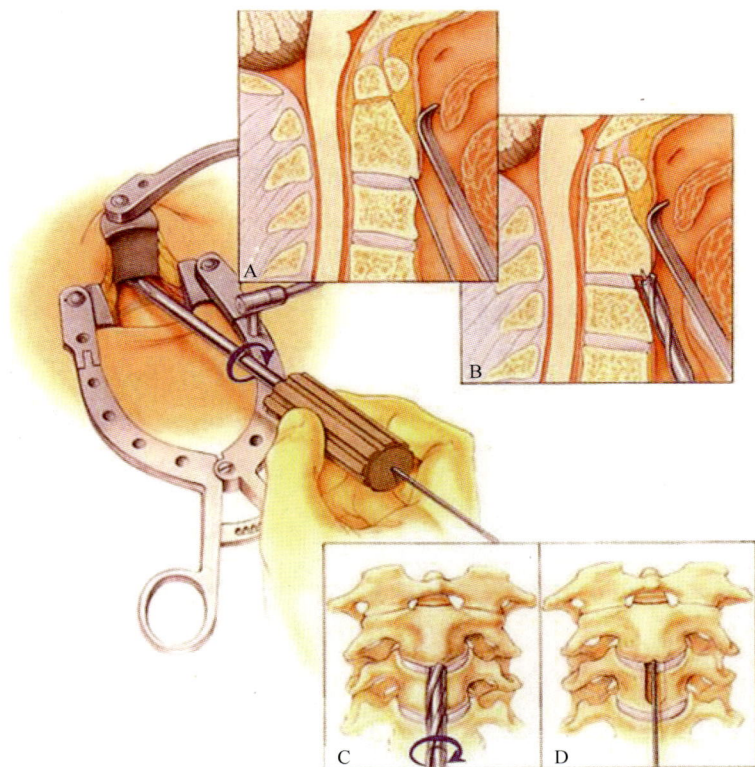

图 3-2　分离暴露咽喉间隙，插入导针（A）；沿导针于 $C_2 \sim C_3$ 间隙钻孔（B ~ D）

11. 在透视下，克氏针穿入椎体约 5mm。一旦克氏针固定后，使用钻套入克氏针，在 C_3 的前方表面和 $C_2 \sim C_3$ 的纤维环切割出一个浅槽。

12. 连接内外钻导向器并套入克氏针。外部钻有锐刺，在透视下手动，小心地跨过 C_3 椎体，这时需要剪短穿出内部套钻的克氏针。内部套钻外保留导丝至少 1cm，以便克氏针拔出。

13. 塑料冲击套筒放在克氏针上方，用锤子将外钻筒锐利打入 C_3 椎体。

14. 内部导向钻继续向前直到接触到 C_2 下缘。这时可以操作手柄调整颈椎到适当的钉道角度。

15. 拔出克氏针时不要影响力线和位置稳定性。通过提起和下压打入到 C_3 的导向套管，调节 C_1 和 C_2 力线。如果齿突向后移位，下压导向套管可以获得好的角度钻入，需在透视下监视。

16. 通过导向套管插入钻头，在正侧位透视下穿过 C_2 齿突。穿过骨折位置前，下压或提拉 $C_2 \sim C_3$ 复合体前调整导向钻。一旦达到需要力线，钻可以深入穿过齿突尖。特别是骨质疏松患者，要穿过顶部双皮质来避免螺钉脱出。

17. 适合螺钉长度取决于骨钻近端量尺上刻度。退出骨钻，插入量尺。测量双皮质钉道的长度，撤出量尺，在透视下放置钛合金螺钉完全穿透齿突远端皮质，有时可以回撤一点使骨块贴合。拉力螺钉协助闭合骨折间隙和加快融合过程。

18. 如果放入第 2 枚螺钉，重复同样过程。

19. 撤出拉钩，用可吸收缝线轻柔缝合肌肉，关闭皮肤，放置引流管一根。透视下屈伸位可以确定稳定性。

（五）术后监测与处理

术后在 ICU 病房观察 24 小时，密切观察患者的呼吸，引流管引流状况。术毕检查患者肢体活动情况。牢固的颈部支具固定 6 周。术后 6 周、12 周和 24 周复查 X 线片了解愈合情况（图 3-3）。

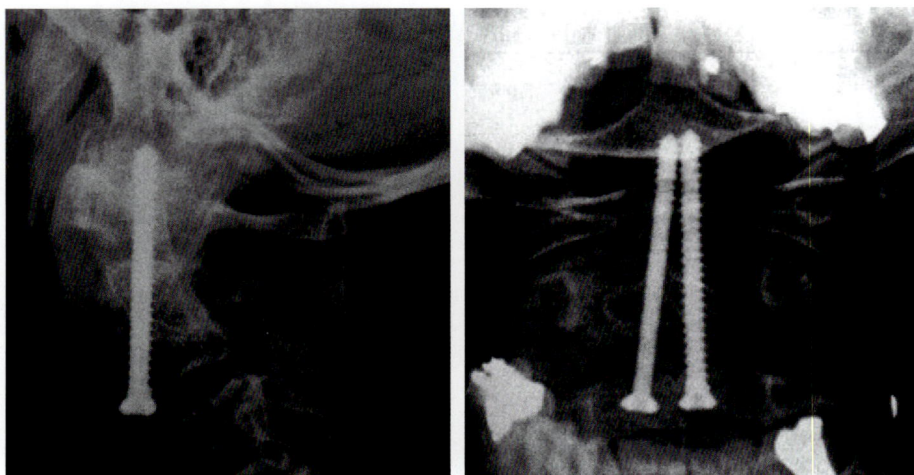

图 3-3 术后 X 线表现

（六）术后常见并发症的预防与处理

1. 术后伤口感染 术前纠正全身情况，控制血糖，纠正贫血，及时发现远隔感染。术中精细操作，避免过多损伤周围组织，缝合时逐层清洗。保证通畅引流预防伤口积液、积血。术后全身支持治疗，保持机体抵抗力。

2. 内固定失败　内固定失败是齿突螺钉内固定最常见的并发症之一，包括螺钉断裂和退出。其发生率为 2.6% ~ 10%，多发生于Ⅲ型骨折。对于螺钉退出，多由于螺钉无法把持骨折远端的皮质骨造成。要防止内固定失败需注意：①进钉点位于 C_2 颈椎前缘偏后 2 ~ 3cm，以防前方螺钉切出；②钻孔、攻丝和拧螺钉时务必进入骨折远端皮质骨。

3. 吞咽困难　也是常见并发症之一，尤其老年患者。在经过短暂的胃管鼻饲后缓解。

（七）临床效果评价

Ⅱ型齿突骨折的骨折线位于齿突腰部，是人体内骨折最难愈合的部位之一，且多合并寰枢椎脱位不稳，单纯依靠外固定往往愈合率极低。近年来随着寰枢椎内固定技术的进步，多强调采用手术治疗。早期的手术方式多为寰枢椎后路固定融合术，包括 Gallie 钢丝、Brooks 钢丝、Halifax 椎板夹及 Apofix 椎板钩等固定方法，但由于这些方法三维稳定性差，植骨融合率偏低，目前以很少采用。随后出现的 Magerl 经侧块关节螺钉固定技术克服了上述不足，但置钉困难。生物力学研究发现，前路 2 枚齿突拉力螺钉固定可增强生物力学稳定性，同时最大可能地保留了颈椎的旋转功能。

二、前路经关节螺钉固定 C_1 ~ C_2

前路颈关节螺钉固定式一项实现 C_1 ~ C_2 稳定的微创技术，本节主要介绍颈前路（Smith-Robinson）经关节螺钉固定寰枢关节。使用空心或非空心螺钉，与矢状面成外 20° 角、与冠状面成后 30° 角置入。这种方法的优点是立竿见影的稳定性，无须辅助使用外固定器。这种前路固定能达到和后路固定相似的稳定性和刚度。

（一）适应证

1. 寰枢椎不稳。
2. 寰枢椎不稳无法实施后路手术。
3. 前期后路手术失败。
4. 寰枢椎不稳合并Ⅱ型齿状突骨折。

（二）禁忌证

1. C_1 ~ C_2 关节复合体骨折。
2. 椎动脉走行变异。
3. 颈部短粗患者。
4. 高桶状胸患者。

（三）术前准备

除一般手术常规准备外，术前应有标准颈椎正侧位片，上颈椎的 CT 扫描及骨重建片

155

了解横突孔位置及 $C_1 \sim C_2$ 关节复合体完整，椎动脉造影或 CTA，了解椎动脉走行，行颈椎磁共振检查，有高血压、高血糖患者应控制血压、血糖于稳定范围内。

麻醉：对于颈椎不稳的患者行清醒纤维气管镜插管，静脉吸入复合麻醉。

监测：除常规心电监护外，可行动脉穿刺，术中严格监测和控制动脉血压、血氧饱和度。可以做神经监测，包括体感诱发电位（SEP）和运动诱发电位（MEPs）。有条件可行立体定位导航技术置入螺钉，这样可降低手术风险。

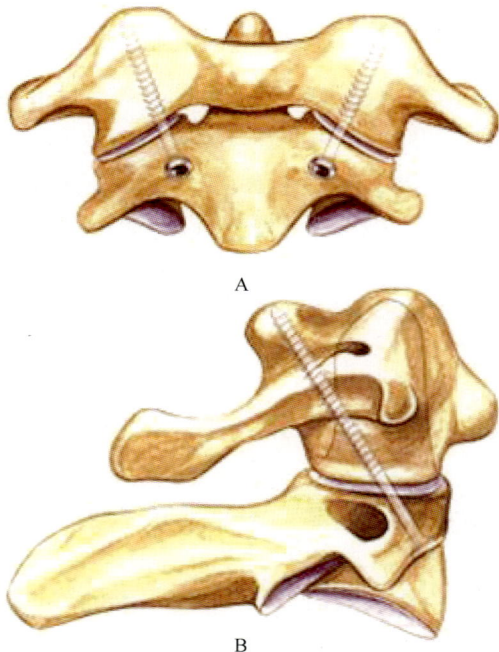

图 3-4　关节螺钉正面观（A）及侧面观（B）

（四）手术要点、难点及对策

1. 患者取仰卧位，头部使用 Mayfield 架固定，常规消毒铺单，在透视下将克氏针按置钉方向置入，以此确定切口部位通常在 $C_4 \sim C_5$ 水平。

2. 沿皮肤横纹做一横行皮肤切口，常规颈椎前侧入路即可显露 C_2 椎体前部，切断颈阔肌，显露颈部浅筋膜。沿胸锁乳突肌前缘纵向切开组织，将胸锁乳突肌牵开至一旁，显露下方颈长肌。

3. 用纱布向侧方移动，钝性分离以显露椎体面。显露出 C_3 椎体上半部和 C_2 椎体下半部，即可显露足够的手术视野。此步骤也可用手指操作。

4. 置钉点为 C_2 椎体中点平面，$C_1 \sim C_2$ 关节突关节内 1/3 处，C_2 椎体前裂沟下方（图 3-4）。

5. 钻孔、攻丝后，将 3.5mm 或 4mm 的螺钉向外侧偏 20°、向上倾斜 30° 置入寰椎侧块中（标准拉力螺钉技术）。

6. 应注意，使用空心螺钉，置钉时用克氏针引导会使置钉更加简单。空心钉的技术可以应用于此，将直径为 1.2mm、长度为 20cm 的克氏针，向后上方与冠状面成 20° 角、与矢状面成 30° 角预置入 C_2 椎体。测量克氏针长度以预测螺钉长度。使用的螺钉长度应为 20 ~ 25mm，使用齿突螺钉固定时，螺钉的长度可能需要 28mm 左右。安全地置入这些螺钉是可能的。

7. 直径为 3.5mm 的空心全螺纹和短螺纹螺钉均可使用。

8. 在寰枢椎侧块关节面的软骨下骨预打孔后置入空心螺钉。应通过透视监测螺钉的置入方向。

9. $C_1 \sim C_2$ 关节复侧部去皮质，行松质骨植骨融合。

10. 放置引流管，逐层关闭切口。

（五）术后监测与处理

术后在 ICU 病房观察 24 小时，密切观察患者的呼吸，引流管引流状况。术毕检查患者肢体活动情况。由于这种手术提供了良好的抗旋转稳定性，术后不必用头环背心固定，用颈围固定 8 ~ 12 周即可，术后 6 周、12 周和 24 周复查 X 线片了解愈合。

（六）术后常见并发症的预防与处理

1. 术后伤口感染　脊柱手术术后感染不常见，占所有脊柱手术的 1.0% ~ 5.4%，占前路手术的 0 ~ 7%。但感染的后果却很严重，如住院时间延长、费用增加及预后不佳。创伤患者的高感染率有很多原因，组织损伤和水肿是其中一个因素。另外创伤患者通常有皮肤挫裂伤，再加上手术创伤，延长卧床时间，支具覆盖皮肤切口，长时间待在重症监护室，手术的复杂程度都是增加高感染率的因素。如果术后患者出现伤口引流过多、时间长、发热及切口周围疼痛应高度怀疑术后感染。应仔细检查，评估伤口外观、生命体征、实验室检查（白细胞计数、C- 反应蛋白和血沉），如果可能应行 MRI 或 CT 扫描。治疗措施包括冲洗、清创和抗生素治疗。

2. 术中神经功能减退　颈髓损伤，特别是不完全损伤，手术可能会引起术中神经功能减退。受伤脊髓容易因麻醉引起的血压下降或任何术中哪怕是很细微的操作而加重损伤。建议术中脊髓监测，运动诱发电位和体感诱发电位可以降低手术风险。

3. 椎动脉损伤　使用螺钉技术时，椎动脉损伤是最严重的并发症，一侧椎动脉损伤可导致脑卒中，有报道双侧椎动脉损伤可以引起死亡。Madawi 等指出经 C_2 椎弓根螺钉固定使椎动脉发生损伤的风险增加到 20%。有搏动性出血时应怀疑椎动脉损伤，很多医生建议直接用螺钉塞住止血。如放置第 1 枚经关节螺钉时就怀疑椎动脉损伤，就不要放置对侧的经关节螺钉，可以改用其他方法。怀疑有损伤时术后可以行血管造影、球囊阻塞。

（七）临床效果评价

157

经前路皮肤小切口行双侧寰枢椎关节齿突固定，是合并齿突骨折、临床病情恶化、骨质量欠佳患者的一种替代手术疗法。对于多发骨折和老年不宜行大手术的患者而言，这种手术方式是更合适采用的。

三、经后路 C_1 ~ C_2 关节螺钉固定技术

已知有数种治疗寰枢椎不稳的技术，1987 年，Grob 和 Magerl 首先报道的后路经关节螺钉固定术是最坚强的内固定技术。C_1 ~ C_2 关节基本功能是旋转，其次是屈伸，因此，该节段的固定必然会限制屈伸、侧弯和轴向旋转功能。该技术钉道跨过关节减少关节的各方向活动，直接导致节段的高稳定。传统的 C_1 ~ C_2 融合必须要 C_1 环的完整，而经关节螺钉固定并不需要 C_1 环的完整。此外，这种技术还能防止寰枢关节滑移。然而，只有 C_1 ~ C_2 的椎板间植骨取得融合才能获得最终的稳定。

（一）适应证

1. 寰、枢椎不稳。

2. 齿突骨折。

3. 游离齿突骨折。

（二）禁忌证

1. $C_1 \sim C_2$ 间椎动脉走行异常。

2. C_2 峡部高度过小。

3. $C_1 \sim C_2$ 关节畸形不可复位。

4. C_1 侧块破坏，不完全性的 $C_1 \sim C_2$ 半脱位，C_2 的病理性骨折或破坏。

5. 做过经口齿突切除或 C_1 枕化的患者。

（三）术前准备

除一般手术常规准备外，术前应有标准颈椎正侧位片，上颈椎的 CT 扫描及骨重建片，椎动脉 CTA，颈椎的磁共振，为避免术中有意外情况，必须基于 CT 扫描的详细术前计划。手术前必须明确以下几个问题：①预计螺钉钉道与椎动脉之间距离是多少；②椎动脉走行是否异常；③ C_2 关节间部分的直径是否能够容纳 3.5mm 的螺钉；④是否存在关节软骨病变导致钻头偏离风险；⑤术前行三维 CT 扫描模拟评估螺钉方向。有高血压、高血糖患者应控制血压、血糖于稳定范围内。

麻醉：对于颈椎不稳的患者行清醒纤维气管镜插管，静脉吸入复合麻醉。

监测：除常规心电监护外，可行动脉穿刺，术中严格监测和控制动脉血压、血氧饱和度。可以做神经监测，包括体感诱发电位（SEP）和运动诱发电位（MEPs）。

（四）手术要点、难点及对策

1. 患者取俯卧位，透视后 Mayfield 架最终固定在手术床上。上颈椎应该处于绝对的去旋转和轻微后伸位。潜在的寰枢椎位置偏移需要纠正。检查预计的钻孔钉道。颈胸交界处的明显后突会限制钻孔口。将颈椎轻度向后牵拉以调整钉道。肩膀固定于体侧并轻度向尾侧牵引，如此会减少术中出血，因为肌肉里面的静脉受到压迫，但要确保静脉导管的通畅。在手术过程中由于俯卧位和精确的头部固定，会使麻醉意外的处理复杂化。

2. 从枕外隆凸到 C_7 做颈后正中切口，切开皮下组织，直到显露出项韧带，确保正中线切口，减少静脉出血。

3. 确认 $C_2 \sim C_4$ 棘突，用电刀切出附着于棘突上的头夹肌和头半棘肌。钝性分离 $C_3 \sim C_4$ 两边肌肉。不要破坏 $C_2 \sim C_3$ 和 $C_3 \sim C_4$ 关节囊，确定 $C_2 \sim C_3$ 关节面。

4. 分离双侧头下斜肌下部，确认 C_2 的椎弓根。切除头外侧直肌在 C_1 后弓的附着，钝性分离 C_1 的椎板，直到接近椎动脉沟内侧。

5. 骨膜下锐性剥离切除寰枢膜。确认 C_1 的椎板能够穿入钢丝，鉴别 C_1 关节。在这个过程中，很可能损伤周围静脉丛，止血物压迫比双极电凝更利于止血。

6. 通过神经探钩来识别 C_2 峡部内侧骨皮质边界，为钻孔的方向提供引导。

7. 螺钉置入的起始点通常在 C_2 关节面下缘上 2 ~ 3mm 处，并距离 C_2 峡部中间内侧骨皮质缘外侧 2 ~ 3mm（图 3-5）。

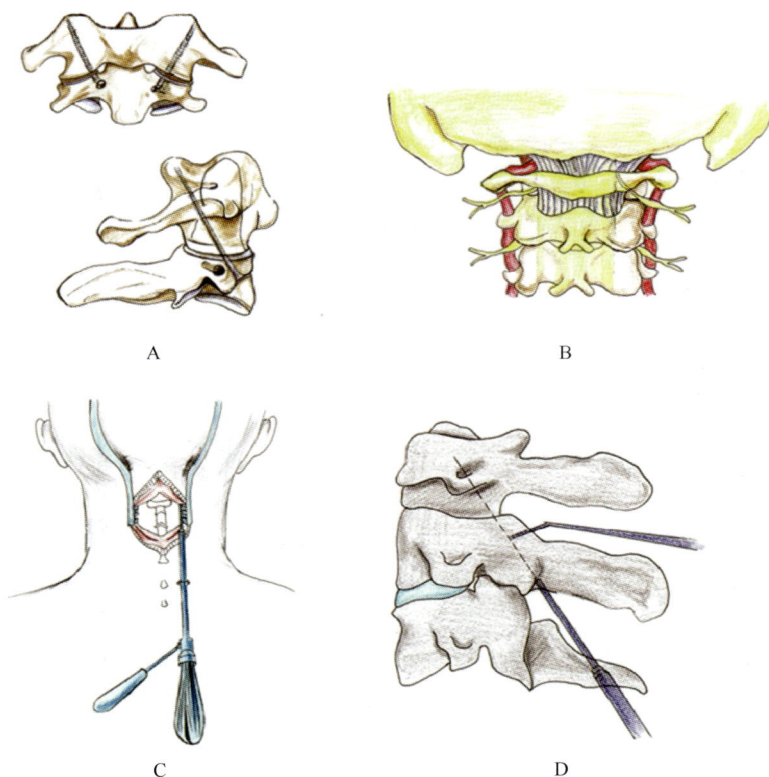

图 3-5　冠状面 C_1 ~ C_2 经关节螺钉固定的进钉点及钉道方向，螺钉置入点通常位于 C_2、C_3 关节突关节头侧 2mm，椎弓根内界偏外 2 ~ 3mm（A）；皮肤穿刺点位于中线旁 1.5 ~ 2.0cm（B）；矢状位经 C_1 ~ C_2 关节的钉道方向，应看到 C_2 椎弓根内侧界并触摸到 (C、D)

8. 钻头的进入点用骨锥打开，行侧位透视，导针朝向 C_1 前弓上方钻入。有时需要 C_7 下方的经皮质切口以确保在 C_1 钻孔的正确角度。钻孔的方向轻微朝向中间，平行于 C_2 峡部内侧壁。在钻孔期间，钻孔的方向是受紧贴着 C_2 峡部的神经探钩来控制的。

9. 在经过 C_1 关节软骨骨间隙时，导针可能偏离预定的方向。减少钻入的压力和连续 X 线监测可保持正确的钉道。在定位完成后，3.5mm 的中空导钻沿导针钻入。在透视的引导下，确保在钻孔时导丝不会发生前移。

10. 攻丝后拧入长度 38 ~ 50mm 的螺钉，行正侧位透视来评估螺钉方向（图 3-6）。

11. 对于 C_1 ~ C_2 关节顽固性脱位的患者，C_1 可以用固定在 C_1 椎板上的巾钳复位；或者可以推 C_2 的棘突而复位。在侧位透视下可以看到复位。首先使用导丝，中空器械和螺钉有明显的优点，即钻孔通道可以在临时固定 C_1 ~ C_2 关节时获得恢复。在置入所有螺钉后，C_2 的棘突用巾钳夹住并向后牵拉来检查 C_1 ~ C_2 的稳定性。

159

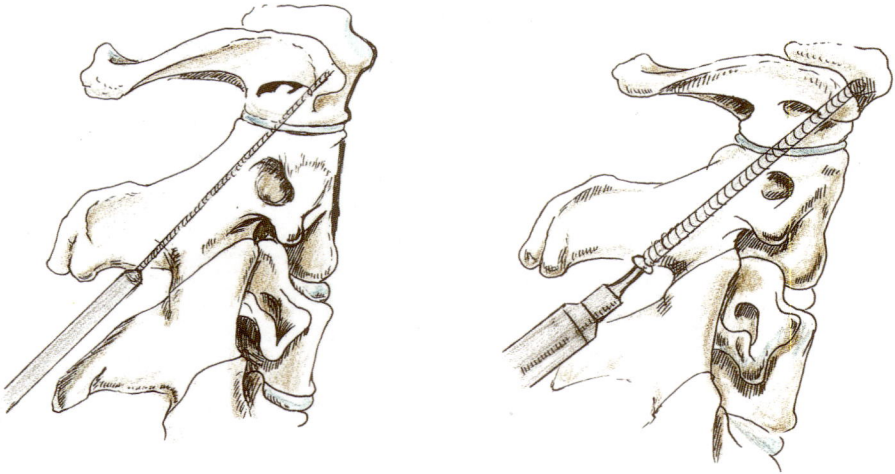

图 3-6　钻孔测深，并拧入螺钉

12. 为了融合和长期的稳定，植骨是必要的。从髂嵴取三面皮质骨移植将会达到最好的稳定。为了准备植入床，需要在 C_1 和 C_2 的椎板表面去皮质。因为残留的薄层椎板脆性增加易骨折，需小心操作。

13. 钢丝从下往上穿过寰椎后弓中点的下方。钢丝环持住 C_2 棘突与椎板交界处的切迹。移植骨镶嵌在 C_1 ~ C_2 椎板间。钢丝的两个端头轻微拉紧并在移植骨上拧紧。余下的松质骨片可以用来覆盖剩下的剥离区域。

14. 在 C_2 的棘突上面缝合深层剥离的颈部肌肉；放置引流，逐层缝合切口。

（五）术后监测与处理

术后监测生命体征、四肢感觉运动和伤口引流情况。术后 6 周、12 周、半年随访，行 X 线检查。术后如无螺钉松动，即可开始做颈部肌肉的张力锻炼。

（六）术后常见并发症的预防与处理

除颈椎手术常规并发症如伤口感染，内固定失效外，本手术最担心的并发症是椎动脉的损伤，表现为孔道严重的出血（与脉搏同步）。在这种情况下，该侧经关节的置钉应该放弃，有的医生建议直接用螺钉填塞，有的医生认为出血只有在止血物填塞钻孔时才能止住。一般建议行术后血管造影。

（七）临床效果评价

这种手术操作要求精准，因而术中要有影像增强设备。目前术中立体定位技术发展很快，这对上颈椎复杂解剖部位的内固定将会有很大帮助。经 C_1 ~ C_2 关节螺钉固定的主要限制，在于椎动脉的位置。解剖学研究确定了更好的螺钉轨迹，对于安全置入螺钉十分必要。Dickman 和 Sonntag 在一项前瞻性研究中，比较了 121 例患者应用后路经 C_1 ~ C_2 关节螺钉固定与后路钢丝固定自体骨植骨的临床疗效。在长期随访的 114 例患者中，经关节螺钉固定的融合率为98%，而后路 $C_1 \sim C_2$ 钢丝固定自体骨植骨的融合率为86%。Dickman 和 Sonntag 认为，螺钉的位置不当，严重的血管损伤或神经损伤的风险很小，可以通过术前 CT 判定横突孔的位置，术中高质量的透视或应用立体定位导航技术置入螺钉的方法把这种风险降至极低，121例中有2%的螺钉位置不当，但未产生不良的临床后果。

四、使用钉-棒系统进行颈枕固定

现在基于螺钉的颈枕内固定系统能使头颈交接区获得即刻稳定。螺钉设计的种类繁多，使得颈枕固定术在很多情况下既能保证充分减压，又能保证生物力学的稳定，在不借助外部支架固定时，骨融合成功率大于95%。颈枕融合固定的目标是稳定颈枕关节、减少畸形的发生、减少继发神经损伤、尽可能保留颈椎活动能力及使固定节段达到骨融合。

（一）适应证

其适应证为外伤导致的颈枕不稳（寰枕关节脱位，不稳定 Jefferson 骨折）。

（二）禁忌证

其禁忌证为椎动脉解剖结构异常导致螺钉无法使用者。

（三）术前准备

术前准备包括颈椎术前的常规准备，颈椎 CT、椎动脉 CTA 了解椎动脉走行是必需的，X 线透视机，体位固定装置（如棉垫），头部固定器（如 Mayfield 架），符合手术操作的内固定植入物和手术器械。术前需制订出针对患者自身解剖特点的手术计划。因椎动脉走行于寰椎附近，要特别注意其解剖学位置。在这个区域，三维重建图像对进钉路径有很大帮助。

麻醉：对于颈椎不稳的患者行清醒纤维气管镜插管，静脉吸入复合麻醉。

监测：除颈椎手术常规监测外，采用躯体感觉和运动诱发电位监测脊髓神经情况，防止颈椎严重不稳或者颈脊髓受压情况的发生。除此之外，我们还利用三维工作站设计螺钉置入的方向轨迹。

（四）手术要点、难点及对策

1. 体位及手术入路（图 3-7）　患者麻醉成功，在获得诱发电位基线后取俯卧位，用颅骨固定器来固定患者头部，并用棉垫垫起来。保持患者头部在正中位置并且固定良好，行侧位 X 线透视，保证颈椎处于水平位置，并获

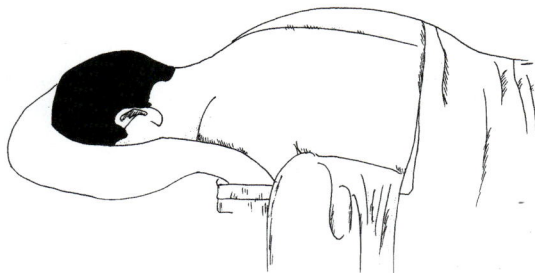

图 3-7　患者体位

161

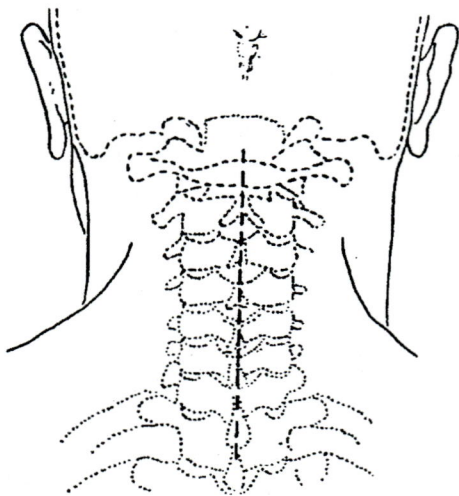

图 3-8 手术切口

得摆好体位之后的诱发电位。当电位消失则需恢复仰卧位，行唤醒实验。保持患者处于水平中立位，或者头部轻微向下的位置是十分重要的，因为对于颈枕融合术来说，如果患者处于头高脚低位，术后会导致患者出现步态不稳的问题。

从枕骨粗隆平面到 C_3 棘突行正中手术切口（图 3-8）。

沿着无血管的中线结构逐步切至质骨膜下，显露后方的骨性结构；枕后部的显露范围是从枕骨隆突到枕骨大孔，侧方显露至乳突。

如果置入侧块螺钉，寰椎侧方需显露至寰枢关节。这个时候经常会出现硬膜外静脉出血，可以用双极电凝、明胶海绵及止血酶来止血。显露神经根窝和硬脑膜的外侧部。如果用 Songer cables 来稳定植骨块，寰椎弓四周的软组织都要用刮匙刮除掉。

枢椎侧方显露到 $C_2 \sim C_3$ 小关节连接处，显露时要注意不要损伤小关节。

如果打算延长固定节段，则继续显露下颈椎。注意要保留 C_2 和 C_3 之间的棘突间韧带。

2. 内固定的置入　首先行寰枢椎螺钉固定，因为 C_3 的螺钉可能会阻碍经关节和 C_2 峡部螺钉的置入。

（1）关节螺钉固定（图 3-9）：用刮勺代替侧块螺钉对中间进钉点的边界进行定位，进而确定椎管的侧边界。典型的进钉点的位置是距离中线 2 ～ 3mm，在 $C_2 \sim C_3$ 关节连接处以上 2 ～ 3mm。当然，由于每位患者的解剖结构不尽相同，所以进钉点的位置也会有所不同。

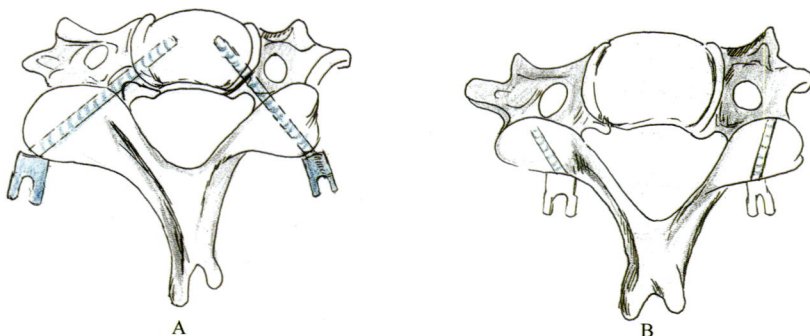

图 3-9 椎板螺钉示意图
A. 椎弓根螺钉；B. 侧块螺钉

当进钉孔确定后，移走定位针，用尖锥经过进钉孔钻成一完整的进钉通道。在 X 线透视的引导下，用电钻钻一孔道，作为钉道。可在峡部后方放一内固定器械作为 X 线的标志物。钻孔要从 C_1 侧块的上半部分钻出。

当钉道钻好后，置入 4.0mm 的万向螺钉。

162

（2）侧块螺钉：C_2神经根在尾部回缩，这可以用来确定C_1侧块进钉点的位置。典型的进钉点是在侧块中央的突出部位。需要钻开C_1的后弓来打开这个进钉点。

利用高速磨钻打开进钉通道。用带有钻头保护装置的高速磨钻钻成一个定位孔。在轴向平面轻微偏向内侧，在矢状位平面平行于C_1的后弓，在X线透视机的引导下钻孔，方向对准前结节。

用丝锥钻孔，然后置入万向螺钉，这样操作会减少枕神经痛的发生率。

（3）C_2峡部螺钉：进钉点、进钉方向和螺钉构造与颈关节螺钉固定相同。术前根据三维重建的图像来决定螺钉的长度。

（4）C_2椎弓根螺钉：典型的进钉位置位于C_2侧块的外上象限，用高速磨钻进行标记。术前重建图像可以有效地确定进钉点、进钉方向及螺钉长度。

螺钉进钉点用高速磨钻磨开，典型的进钉方向是偏离矢状位20°，向头侧倾斜20°。

（5）C_2椎板螺钉（图3-9）：典型的进钉点标志在棘突和椎板的连接处，在一侧的头侧进入，对侧螺钉在前一根螺钉的尾侧部。进钉点应该与对侧椎板的倾面在同一水平线上。

钻孔，放置螺钉，用探子来确定钻孔是否已经突破了前弓。对侧螺钉置于上1枚螺钉的尾侧。

（6）枕骨钢板：现已有很多商品化的枕骨钢板。枕骨钢板的优点是使用方便、体积大和置钉位置容易确定。枕骨在中央最厚，向两侧迅速变薄。螺钉置于枕骨中央部，能够提供很大的抗拔出能力。

用高速磨钻将枕骨后的骨嵴磨平，以便更好地放置钢板。首先置入椎板上方的螺钉。用磨钻钻入1个6mm深的导向孔来置入中线上的螺钉。当钻头钻入深处的骨皮质2mm时停止打孔。术前通过CT图像来测量骨厚度及确定进钉方向，进而确定侧块螺钉的大小，其余钉道钻孔方法同上。

用探针测量整个钉道深度，置入4.5mm粗的钝头螺钉，在置入第2根螺钉后，拧紧第一根螺钉。

大多数患者可以选用三面皮质骨的髂骨进行植骨，这种方法的融合效果非常好。修整好植骨块大小，使其与后路内固定置入物相适应。在底部造一V形切口，与C_2棘突相适应。用Songer器械固定骨移植物。螺钉置于移植骨头侧端的底部，进而确保其稳定在枕骨部（图3-10）。

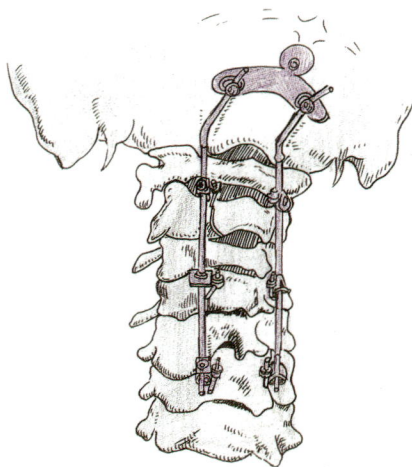

图 3-10　完成的颈枕固定

（五）术后监测与处理

术后监测患者生命体征，四肢感觉运动，伤口引流情况。予以佩戴颈部支具8～12周，直至骨性融合。避免吸烟和应用非甾体抗炎药物。术后6周、12周、24周随诊，复查颈椎X线片。

（六）术后常见并发症的预防与处理

1.术后伤口感染　术后伤口感染是脊柱手术后的一个常见并发症，降低其发生率高度依赖于有利的手术、精细的手术操作和术前预防性使用抗生素。最常见的病原菌为金黄色葡萄球菌，积极治疗是术后感染治疗的主要措施，包括伤口的清创和抗生素的应用。

2. 取骨区的疼痛　自体髂骨植骨融合由于其取骨方便、供骨量大而广泛应用。虽然自体髂骨植骨被认为是脊柱融合金标准，但也有许多严重并发症，疼痛是最主要的并发症。现在除非是由于严重吸烟或翻修手术患者，因其假关节发生率比较高，很多中心已经减少自体骨的使用，转而使用异体骨或人工骨。

（七）临床效果评价

颈枕融合可以使上颈椎的不稳得到即刻的稳定，术后对坚强外固定的要求减低。颈枕融合目前在技术上最新的进展为钉-棒系统和钉-板系统的应用，这一技术与颈椎侧块螺钉及椎弓根钉的推广应用有关，现有的钉-棒和钉-板系统制造时已经预弯成形，使用时根据患者的情况进行调整，可以达到很好的服帖。相对于钢丝捆绑固定、棒加钢丝等固定技术，钉-棒系统或钉-板系统的技术操作相对容易且危险性也更小。Crob 等报道了应用关节突螺钉加钢板及上颈椎侧块螺钉加钢板系统行颈枕融合，取得了很好的疗效。Abum 等报道了应用椎弓根螺钉技术行颈枕融合 26 例，除 2 例转移性肿瘤患者死于原发性疾病外，其他病例植骨均愈合良好，无螺钉松动、断裂及相关血管神经并发症。Oda 等测试了 4 种不同的"U"形结构与钢丝或颈椎和枕骨螺钉固定的不同组合，证明双侧钉-板或钉-棒结构在 C_2 固定椎弓根和侧块的方式具有更好的生物力学稳定性。朱若夫认为后路颈椎弓根系统螺钉与接头体积小，提供更大的植骨面积，可供选择的万向螺钉使非直线排列的螺钉易于安装，并且解决了枕部螺钉高度不一的问题。螺钉固定系统允许在融合节段行椎板切除和减压，这一点在钢丝结构和钢丝骨块固定上是不可能的。

五、颈椎前路椎间盘减压、融合及内固定术

颈椎前路椎间盘切除，椎间植骨融合内固定术是神经外科和脊柱骨科常用的术式。颈椎前路椎管减压，自体骨植入融合术最早由 Bailey 和 Badgley 提出，后由 Cloward、Smith、Robinson 及 Verbiest 等进行改良。但该术式用于治疗创伤性颈椎不稳时，术后容易出现手术节段再移位。为避免移植骨移位、塌陷等并发症及术后外固定架的使用，Hermann 首先介绍了前路颈椎钢板的使用，并于 1975 年正式报道其临床应用经验。此后其他学者相继报道了该方法的手术疗效。1989 年 Caspar 对该手术方法的规范化操作进行了系统的报道，包括手术器械、手术体位、手术入路、椎管减压、融合及植入物的选择（双侧皮质骨螺钉和钢板）等标准。至今，人们已对前路颈椎钢板进行了多次改良，并设计了单皮质螺钉、加厚的翻修螺钉及不同特点的钢板。

（一）适应证

为了便于在手术治疗中做出准确判断，现已建立了几种颈椎外伤分型。在这些分型中，颈椎往往被分为前部（前纵韧带与所有脊椎前部结构）和后部（后纵韧带和脊椎后部结构），并根据发病部位、损伤机制及神经功能对颈椎损伤进行分型。由于目前尚无公认的或足以

囊括所有损伤类型的分型，因此对于颈椎外伤的手术稳定性选择分型无法提供绝对的指导原则。颈椎前路手术最确切的适应证为颈前路神经受压性疾病，如颈椎间盘突出或椎体爆裂骨折。

（二）禁忌证

1. 生命体征不稳定，不能耐受手术患者。
2. 对植入物材料过敏者。
3. 颈椎后部结构损伤所致神经受压者。

（三）术前准备

一般手术常规准备，术前标准颈椎正侧位片，上颈椎的 CT 扫描及骨重建片，颈椎的磁共振，有高血压、高血糖患者应控制血压、血糖于稳定范围内。

麻醉：对于颈椎不稳的患者行清醒纤维气管镜插管，静脉吸入复合麻醉。

监测：除常规心电监护外，可行动脉穿刺，术中严格监测和控制动脉血压、血氧饱和度。可以做神经监测，包括体感诱发电位（SEP）和运动诱发电位（MEPs）。

（四）手术要点、难点及对策

1. 患者取仰卧位，头部置于可调节头颈支架上，用弹性绷带和牵引器进行固定。采用标准前外侧入路，根据术者习惯，选择纵切口或横切口。笔者习惯选择左侧横切口，由于左侧喉返神经的解剖位置更恒定，因而术中副损伤的风险较小。

2. 一般来说，显露 C_3 ~ C_5 水平时，切口要选在锁骨上 3 ~ 5 横指的位置；显露 C_5 ~ C_7 水平时，切口应选在锁骨上 2 ~ 3 横指的位置，横切口的中点应位于胸锁乳突肌前内缘（图 3-11）。

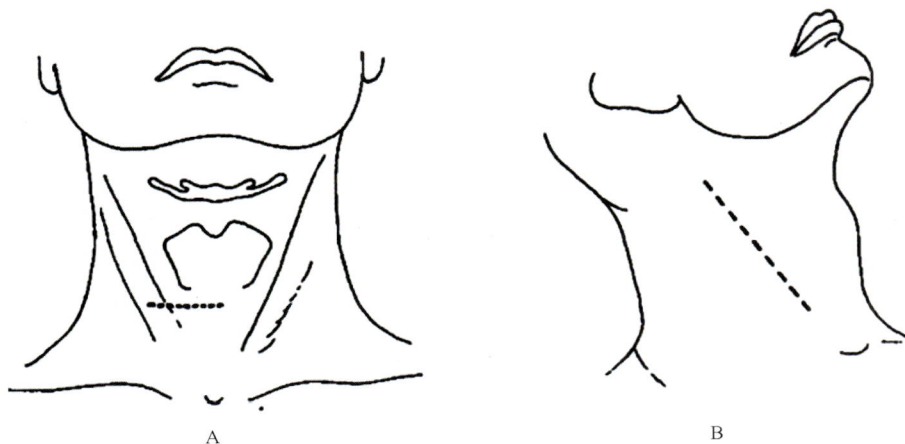

图 3-11　颈椎前路切口选择
A. 横切口；B. 纵切口

3. 皮肤和皮下组织用 1：500 000 肾上腺素盐水浸润以利止血，按皮肤切口方向切开颈阔肌。

4.辨认胸锁乳突肌的前内缘，在用手指触到颈动脉搏动后纵向切开颈深筋膜浅层。小心分离位于颈动脉鞘内侧、包裹肩胛舌骨肌的深筋膜中层。向外牵开胸锁乳突肌和颈动脉鞘，用手触摸到颈椎前部，确认气管后的食管，将气管、食管和甲状腺向内侧牵开。

5.钝性分离颈深筋膜深层，包括气管前层和覆盖颈长肌的椎前筋膜。将颈长肌从颈椎前部骨膜下剥离，并向侧方牵开至钩突关节处，为广泛减压和植骨做准备（图 3-12）。

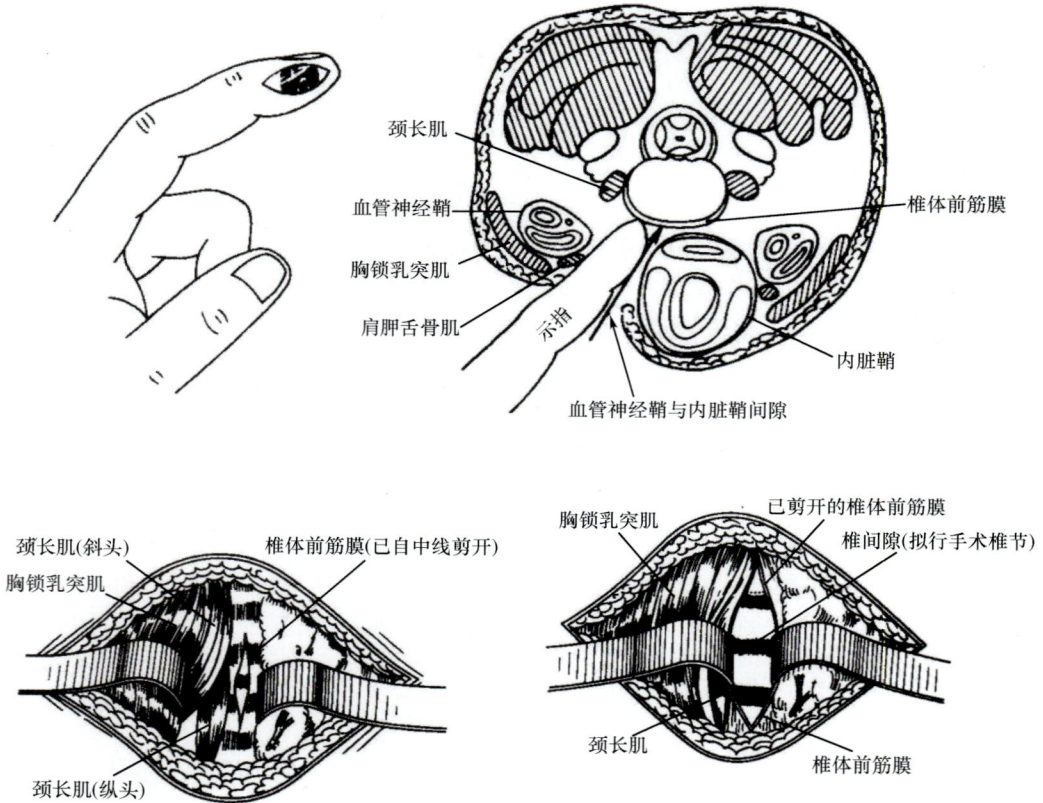

图 3-12　牵开双侧颈长肌

6.利用金属短针头插入目标节段椎间盘进行透视定位，注意插入深度不应超过 2mm。标记椎体中线。将 Caspar 颈椎拉钩的撑开叶片放置于椎体侧方的颈长肌附丽点剥离处，与自稳定撑开器相连。用 CCR 系统的钝头拉钩纵向显露手术野（图 3-13）。

7.确定了需要减压的部位后，切开前纵韧带和相邻椎间盘的纤维环，并将这些组织用刮匙刮除。用咬骨钳或高速磨钻将骨折椎体的前部切除，保留切除的碎骨片用于融合植骨。向后切除椎间盘组织至后纵韧带。完全切除椎间盘组织后确认后纵韧带，并确定椎体切除范围。

8.用磨钻或刮匙小心去除椎体后部骨质。切除椎体后部皮质时，可以用髓核钳操作。从椎管内小心摘除后突的骨块和椎间盘碎片。可以用钩突关节来确定减压的外侧界限。注意不要过分向外侧切除以避免损伤椎动脉（图 3-14）。

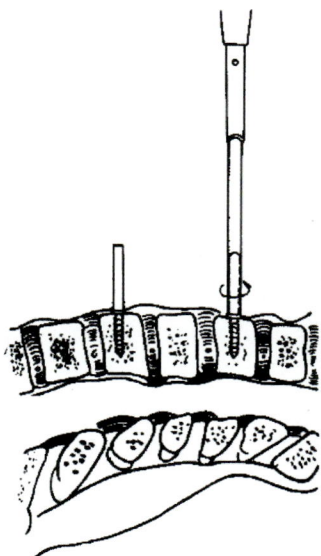

图 3-13　导引螺钉，在下位椎
体定位第一个钻孔；上位椎体
放置第二个撑开螺钉

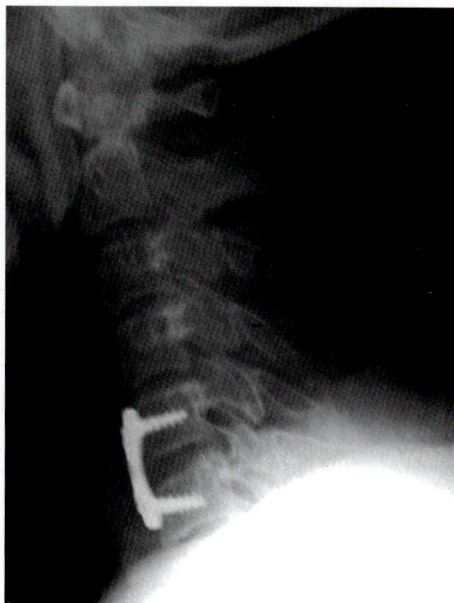

图 3-14　术后 X 线表现

9. 轻度牵引下置入椎间融合器，撤除撑开器。

10. 如需行椎体次全切除术，在即将切除的椎体之上或之下的椎间盘水平进行部分椎间盘切除，然后从中线开始用 Leksell 骨钳取掉椎体，取掉碎骨只要不涉及肿瘤，就可以被保留用于融合材料，留出足够宽的空间以接受选作椎体替代物的材料（钛笼）。这一宽度不应大于 25mm，以防对椎动脉造成损伤，骨槽完成后卡尺测量长度，植入填充有自体骨的合适钛笼（图 3-15）。

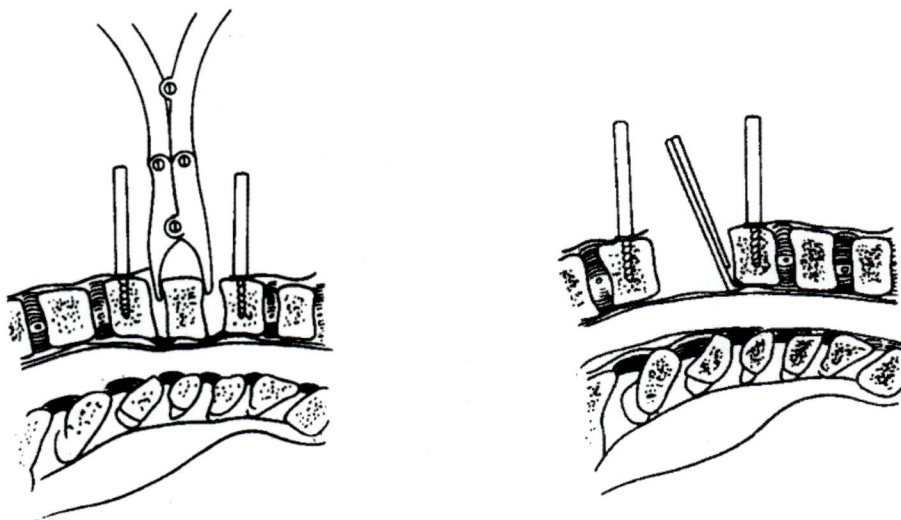

167

图 3-15　咬除椎体

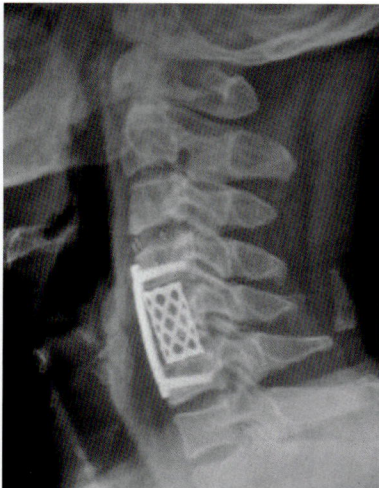

图 3-16 术后 X 线表现

11. 通过侧位透视确定钢板长度（钢板不能接触邻近节段椎间盘，并且应根据具体颈椎前凸进行预弯）。

12. 使用固定钉将钢板暂时固定于目标节段上下椎体，并处于中线位置。使用骨钻于上下椎体各钻两个钉孔后，分别置入两枚螺钉，螺钉尽可能长，但无须穿透椎体后方皮质。没有证据表明双皮质螺钉的固定更牢靠。

13. 为避免因骨质疏松造成螺钉松动，可以采取以下两种方法：一种是使用直径较大的翻修螺钉；另一种是扩大钉孔，注入骨水泥后再置入螺钉。如果使用骨水泥，为产生较大的扭转力矩，笔者偏向于在骨水泥凝固后再拧紧螺钉。

14. 术毕使用 C 形臂检查置入物位置（图 3-16）。

15. 椎前留置一条引流管，以防术后发生椎前间隙血肿而影响呼吸。

16. 逐层缝合颈阔肌、皮下组织和皮肤。

（五）术后监测与处理

术后监测生命体征，观察引流管情况，有无发声障碍，吞咽困难。术后颈围固定 8 ~ 12 周，分别于 6 周、12 周、24 周复查颈椎 X 线片。

（六）术后常见并发症的预防与处理

1. 喉返神经损伤　通常表现为声粗，严重的表现为发声困难，甚至呼吸和吞咽困难。永久性声粗发病率一般不到 4%，大多数情况下可以自行恢复，如持续 6 个月到 1 年未能恢复，则行手术治疗以减少吸气困难风险，改善发声质量。

2. 颈动脉损伤　发生率较低，小范围撕裂需行修补，如严重的损伤困难需行血管结扎。

3. 食管损伤　小范围损伤术中行一期修补，如大范围撕裂及慢性或感染性穿孔应由相关科室医生行手术修复，插入鼻胃管保证缝合伤口愈合。

4. 伤口血肿　术后伤口渗血可导致伤口局部血肿，压迫气道引起窒息，术后保证引流通畅。

5. 术后融合失败，内固定物失效，术后硬膜外血肿。往往需要再次手术治疗。

（七）临床效果评价

下颈椎骨折脱位合并颈脊髓损伤是临床上常见的创伤，尽早复位、神经减压及坚强内固定是目前普遍接受的治疗原则。手术目的在于充分减压的同时，经可能恢复颈椎正常序列重建颈椎即刻和长期的稳定性，以防损伤后椎间高度和生理曲度的再丢失，导致颈椎后凸畸形及与损伤邻近节段的继发退变。前路手术可以获得较高的复位率，具有后路手术所不可替代的优势。前路手术不仅创伤小，出血少，显露简单，还可以很好地恢复颈椎正常序列及椎间高度和生理曲度，而且前路手术重建符合载荷原则，融合率高，融合节段少，术后轴性症状发生率低，对颈椎活动影响较小。同时避免了前后路手术在体位变化过程中可能导致的二次脊髓损伤。研究表明，下颈椎骨折脱位大多合并椎间盘损伤或突出，对脊髓的致压物主要来自脊髓的前方，因此前路手术能够直接减压，充分解除脊髓压迫，恢复颈椎椎管的有效容量，为神经功能恢复提供条件。

六、颈椎后路钉 - 棒固定

外伤性颈椎损伤的后路固定有许多选择，许多外科医生对颈椎后路术式非常熟悉，并且手术并发症的发生率很低。钢丝固定已经被螺钉固定所取代。由于置入方法有更大的灵活性，钉 - 棒系统比螺钉 - 板系统更加常用。

（一）适应证

1. 创伤性上下颈椎不稳定，后方结构损伤，包括小关节脱位、后方双侧骨性结构损伤（椎板、椎弓、关节突）。
2. 需要增加后路固定的前路融合。
3. 因椎板切除或骨折导致后部结构缺损的不稳定。

（二）禁忌证

1. 椎体显著破坏。
2. 伴有明显前方压迫的颈椎损伤。

（三）术前准备

对于一个创伤患者的初期处置包括彻底遵循 ATLS 指南进行评估，以保证识别并着手治疗威胁生命的或伴随的继发损伤。一般手术常规准备（血液生化检查等），术前标准颈椎正侧位片，上颈椎的 CT 扫描及骨重建片，颈椎的磁共振，高血压、高血糖患者应控制血压、血糖处于稳定范围内。刚性固定头架、适当的植入物及相关的工具是必不可少的。术前 1 小时预防性使用抗生素。

麻醉：对于脊柱创伤的患者，尤其是不稳定性颈椎骨折和不完全性神经功能缺失者，麻醉诱导可能会有风险。插管过程中保持颈椎的对位对线是至关重要的。清醒状态下行纤维内镜插管是控制呼吸道最安全的方法。低血压麻醉有减少术中失血的作用，但低氧分压可潜在地造成已创伤脊髓的进一步缺氧损伤，建议在低血压麻醉中将平均动脉压保持在 80 ~ 90mmHg。

监测：除常规心电监护外，可行动脉穿刺，术中严格监测和控制动脉血压、血氧饱和度。可以做神经监测，包括体感诱发电位（SEP）和运动诱发电位（MEPs）。

（四）手术要点、难点及对策

1. 安装好体感诱发电位监测仪。将清醒仰卧患者移至可透视骨科床，麻醉成功后充分保证头部稳定，用 Mayfield 头架固定患者头部。避免眼、眉部受压，紧缚患者，旋转使其呈俯卧位，显露患者背部和颈后部。

2. 检查神经监测仪，C 形臂透视以明确骨折和脱位的复位情况。将患者的上肢置于两侧。注意避免双侧腋部、肘部受压，检查面部和眼部有无受压。

3. 枕颈部术区消毒铺单。

4. 于后正中线切开皮肤，电刀切开皮下组织和筋膜。如果融合包括枕部，显露应延伸至枕外隆凸。从后面的骨性结构分离所有的软组织，确认侧块。侧块内缘是侧块和椎板交界处的凹陷部位。横向边界是侧块外侧缘。上、下边界是各自的头、尾侧小关节面。对颈椎解剖结构的透彻了解是安全置入螺钉的前提。

5. 内固定器的置入，通常有两种不同的螺钉置入方式：①经椎弓根置入，即从外侧向内侧经过椎弓根置钉；②侧块置入，即侧块螺钉从侧块的内侧向上置入（图 3-17）。虽然颈椎椎弓根螺钉置入存在风险，但在有些临床应用中需要增加把持力时具有优势。

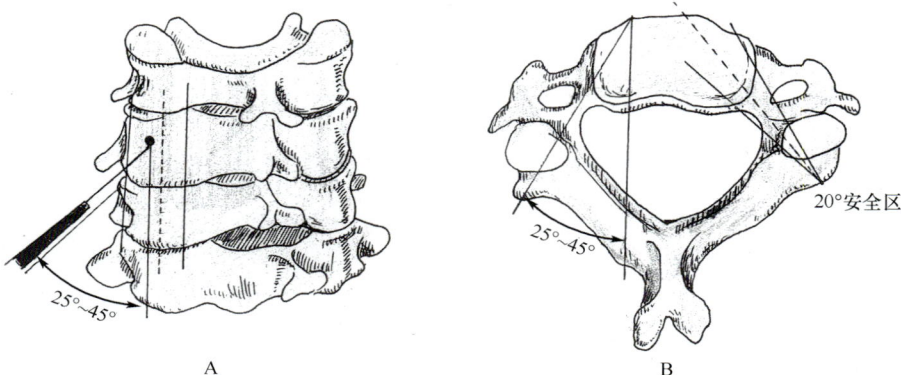

图 3-17　椎弓根螺钉置入示意图
A. 椎弓根钉进钉点；B. 椎弓根钉进钉角度

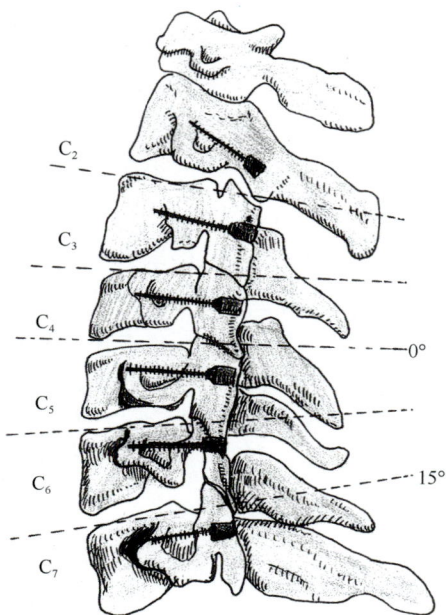

图 3-18　矢状位不同椎体椎弓根钉进钉角度

6. 根据解剖结构，螺钉可能有不同的置钉点。侧块螺钉的置钉点较椎弓根螺钉的置钉点偏内。侧块螺钉的置钉点位于侧块中心点偏内侧和头侧 2mm 处。侧块螺钉的置入使用 Magerl 技术（为实现正确的钻孔方向，切除部分"挡路"棘突可能有所帮助）。

7. 钉道的方向为偏外侧（棘突外侧）20°～25°和偏头侧 30°～40°。头倾角尽量与小关节平行。关节面的倾斜度可以通过向关节内插入一个小的剥离子来确定。可以用骨锥钻破骨皮质，也可以用一个小的去皮质钻头钻一个 1～2mm 的孔（图 3-18）。

8. 侧块钻孔时，在透视下使用可调整的导钻。导钻的初始长度设置为 12mm。用深度探测器检查孔的深度，每次增加导钻 1～2mm，直到钻头穿透远端皮质。

9. 显露椎弓根或侧块，确认螺钉长度后，用自锁多轴螺丝起子将合适的螺钉插入两边的预钻孔内。螺钉拧入后，使用螺钉体的操纵器调节多轴头的位置，便于安放固定棒。

10. 螺钉拧入后，在上棒之前，术中侧位透视确认颈椎前凸力线。用模棒来帮助弯棒或剪取合适的长度。将棒锁定螺帽放入多轴螺钉钉体，逆时针旋紧，转到听到或感觉到咔嗒声。用初始起子预先拧紧锁棒螺帽，最后通过扭力限制起子和反转保护套筒拧紧到预定的最佳力度。

11. 将松质骨植入去皮质骨的椎板和关节。

12. 如包括枕骨的钉-棒固定，枕骨板应放在枕骨粗隆和枕骨大孔的内侧。将枕骨板放置在通过中线的枕外隆凸处可获得最佳的稳定性，因为这里骨是最厚的。

13. 可以用钻引导架使枕骨板固定在枕骨。即使术前测量钻孔深度，也要小心钻入，防止损伤硬脑膜。拧入枕骨螺钉前用丝锥导钻和丝锥进一步备孔。

14. 拧入枕骨螺钉，枕骨板固定在枕骨。连接枕骨板至颈椎，插入预弯钛棒，并用螺钉固定。最厚使用扭矩扳手和反转保护套筒锁定螺钉。

15. 皮下组织放置负压引流后，逐层关闭切口。

（五）术后监测与处理

术后监测生命体征，观察引流管情况，监测患者神经功能，包括运动功能和感觉功能。术后颈围固定 8～12 周，分别于 6 周、12 周、24 周复查颈椎 X 线片。

（六）术后常见并发症的预防与处理

1. 眼部受压　使用头架时未将前额放置在头架上而直接压迫眼部或在手术中头部位置移动造成。避免方法是术前仔细检查眼部位置，使用 Mayfield 头架，如无此头架用颅骨牵引或宽胶布固定头部。此并发症一旦出现，患者可能终生失明。

2. 血肿压迫脊髓　由于伤口出血量较大而引流不畅造成。主要特点是进行性加重脊髓损害症状及体征，引流量少或无。疑似患者应行超声或 MRI 确诊，确诊后应立即行手术清除血肿、止血重新放置引流，否则将造成永久性脊髓损害。

3. C_5 神经根麻痹　多为一过性。术后出现肩部及上臂痛，三角肌和肱二头肌无力。主要由脊髓后移导致的神经根牵拉造成。非甾体抗炎药、颈部制动可以缓解疼痛，肌无力在 12 个月内逐渐恢复。

4. 椎动脉损伤　为椎弓根螺钉或侧块螺钉位置不当所致。

5. 内固定松动、断裂　最常见于最头端或最尾端的螺钉，可以更换。如已融合可以取出内固定。

（七）临床效果评价

现代颈椎后路固定手术起于 19 世纪初，时至今日，颈椎后路的钢丝固定术仍被广泛应用。毋庸讳言，颈椎后路钢丝固定存在明显的缺点。如固定强度不足，难以提供有效的即时稳定，术后卧床时间长；在某些情况下，当棘突、椎板及关节突骨折或无法保留时，难以应用等。1964 年，Roy-Camille 首先进行了经颈椎侧块固定手术，并认为其具有可靠的即时稳定、减少固定节段、可摆脱外固定依赖和功能恢复迅速等优点。此后经颈椎后路侧块固定被越来越多的骨科医师所接受。由此出现了许多有关的基础和临床报道，并研究出各种侧块螺钉的固定方法。Gill 和 Coe 认为与后路钢丝固定相比较，当后方结构完整时，固定强度相同；Ulruch 报道，颈椎侧块钢板螺钉固定强度优于钢丝固定并认为适用于长干骨的 AO 坚强固定原理同样适用于颈椎；Roy-Camille 发现，在屈曲负荷下，使用颈椎后路侧块钢板可增加 92% 的稳定性，而后路钢丝只增加 33%。侧块固定的方式亦层出不穷，常见的有 Roy-Camille 法、Magerl 法、An 法、Anderson 法及 Louis 法等。其中以 Roy-Camille 法和 Magerl 法较为常用。Hellercq 等报道，Roy-Camille 法的正确操作率为 92%，Magerl 法为 42%，在并发症方面，Roy-Camille 法较易穿透关节突关节，而 Magerl 法神经根损伤的危险性更高。Ebraheim 亦认为 Roy-Camille 法的可重复性较高。但在生物力学的测试中，Montesano 报道，Magerl 法的相关参数最为优越，固定强度最大。我们选用 Magerl 法，基于以下理由：①固定强度可靠；②操作便捷、安全，在进钉点决定后，仅需在冠状面上控制其外倾 25°，在矢状面上，可在上位椎间关节中插入 1 枚细克氏针，指示椎间关节的矢状面方向，确保螺钉平行椎间关节；③由于不强调两层皮质固定，神经损伤机会并不增大。

颈椎弓根螺钉具有良好的生物力学特性，不但具有提拉复位、纠正侧方移位的作用，而且具有纵向撑开和压缩功能，可三维复位固定不稳颈椎，非常适合于严重复杂颈椎骨折的手术治疗。Hiroaki 等报道了 40 例伴创伤性椎间盘突出的颈椎骨折脱位病例，所有患者均行单纯后路复位椎弓根融合固定，术后未见神经功能恶化病例，骨折脱位椎间隙高度和力线得到良好恢复。作者强调了应用术中轴向牵引和良好复位技术的重要性。

七、硬脊膜或脊髓切开减压术

目前，我国每年脊柱骨折脱位造成的脊髓损伤人数已超过 12 万人，部分病例存在脊髓广泛水肿甚至髓内血肿，特别在颈椎更易发生。颈髓广泛水肿和髓内血肿对患者生命体征有重要影响，如水肿蔓延到 C_4 节段以上，容易造成呼吸抑制。由于椎管骨性压迫和硬脊膜限制，使水肿脊髓内外受压，脑脊液循环消失，阻断硬膜外静脉及脊髓动静脉，使脊髓缺血、水肿和血肿进一步加重，加重继发性损伤，发生类似骨筋膜室综合征损害，在这里笔者引入"脊髓脊膜腔综合征"概念，即当脊髓广泛水肿时，脊髓因水肿和血肿导致脊髓内压增高，同时因椎管和硬脊膜限制导致脊髓外压增高，脊髓内外受压导致其腔室狭窄粘连、脑脊液阻断、动静脉受阻，导致局部缺血缺氧和继发性损伤加重，缺血缺氧状况反过来加重水肿蔓延、血肿坏死及脊髓内压增高，形成恶性循环。

脊髓水肿的自然消退时间很长，在严重的颈髓损伤 27 天后死亡的患者病灶中仍可见水肿；即使是脊髓轻微损伤，水肿自然消退也需 2～3 天。很多颈髓损伤患者虽复位固定良好，但术后仍因呼吸抑制、肺部感染、呼吸循环衰竭而死亡。目前临床常采用脱水药物加激素予以治疗脊髓水肿，但对严重的广泛水肿及髓内血肿的减压作用有限。尽早解除髓内外的机械性压迫，打破缺血水肿坏死的恶性进程，减轻继发性病理损伤，对于抢救生命、赢得宝贵的功能恢复时间至关重要。

（一）适应证

1. 脊柱外伤导致的全瘫或截瘫，ASIA 脊髓损伤评价系统分级在 C 级及 C 级以下。

2. 术前 MR 检查，T_2 加权像显示脊髓水肿高信号超过 2 个节段，硬膜下腔受压闭合，T_2 加权像显示脑脊液高信号中断。

3. 术前影像学检查可见硬膜下有碎骨片或血肿压迫脊髓。

（二）禁忌证

1. 外伤类型为贯通伤。
2. 脊髓完全横断，可见明显的腹侧硬脊膜和两侧脊髓断端。
3. 伴有脑部损伤或其他神经系统疾病者。
4. 无法耐受麻醉和手术者。

（三）术前准备

予以颈围等外固定，适当予以牵引。积极完善血常规、心电图、血生化、胸部平片、出凝血时间等相关检查，全部患者均行损伤部位正侧位 X 线、CT 三维重建及 MR 检查，了解脊柱骨折损伤情况及有无碎骨片压迫脊髓，观察脊髓水肿、髓内血肿部位及范围。同时给予激素及脱水药物，应用胃肠道黏膜保护剂，禁食、水，手术区域皮肤准备，根据情况适当采取预防性使用抗生素，防止肺部感染。

麻醉：对于颈椎不稳的患者行清醒纤维气管镜插管，静脉吸入复合麻醉。

监测：除颈椎手术常规监测外，采用躯体感觉和运动诱发电位监测脊髓神经情况，防止颈椎严重不稳或者颈脊髓受压情况的发生。

（四）手术要点、难点及对策

1. 患者予以全身麻醉后，取俯卧位，透视定位病变脊椎节段，行后路正中纵行切口，骨膜下剥离棘突两侧肌肉，充分暴露病变节段棘突、椎板侧块、椎弓根等。

2. 如果患者存在骨折脱位情况，先行局部后路椎板减压，采用正确的牵引撬拨对关节突绞锁及损伤椎间盘进行复位，然后对损伤节段进行内固定。

3. 对水肿节段补充行后路全椎板广泛减压，充分暴露水肿节段脊髓，当减压范围足够时，可见硬膜囊向椎板外膨出。采用冰盐水浸泡水肿节段。椎板减压的范围应该略大于脊髓水肿的范围，以留出充足的空间予以硬脊膜切开减压。硬脊膜切开减压的范围也应略大于脊髓水肿的范围，以充分暴露水肿脊髓，以防一端仍有硬脊膜压迫水肿脊髓，造成脊髓动静脉及脑脊液受压阻断。而脊髓切开则应在严格确定血肿坏死部位后，尽量选择表面无血管区域小范围切开，以免造成额外的脊髓损伤。

4. 在冰盐水浸泡过程中，可准备手术用显微镜，脊髓切开需在显微镜下操作。按照损伤及水肿节段范围，纵向切开硬脊膜及蛛网膜，缓慢放出脑脊液，并请麻醉师密切注意呼吸循环情况，清除硬膜下血肿、碎骨片等，松解蛛网膜粘连，切断数根齿状韧带以恢复脑脊液循环，恢复正常脑脊液波动，有助于脊髓正常的新陈代谢（图 3-19，图 3-20）。

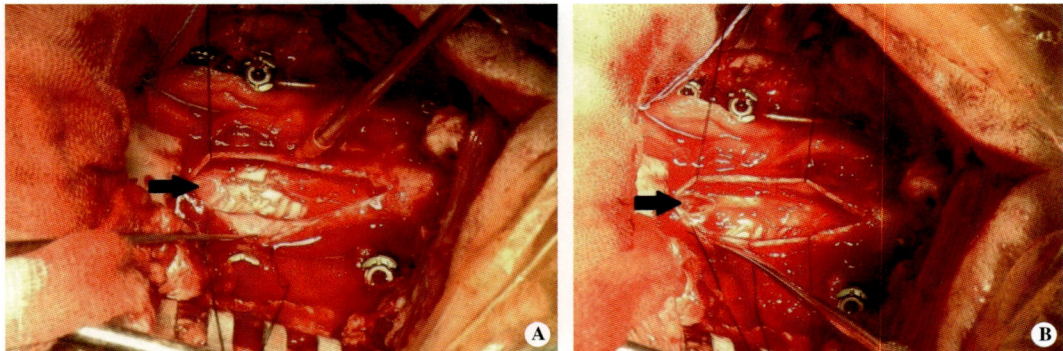

图 3-19　患者男，66 岁，C$_6$ 椎体滑脱合并双侧椎板骨折，C$_6$ ~ C$_7$ 小关节脱位交锁，C$_7$ 椎体前上缘骨折，脊髓水肿位于 C$_5$ ~ C$_7$ 节段，血肿位于平 C$_6$/C$_7$ 椎间隙，患者术前 ASIA 脊髓损伤分级 A 级，术后仍为 A 级，感觉平面下降 2 个节段，部分上肢肌力恢复 1 级

A. 硬脊膜切开后，可发现脊髓后根根丝缺如，脊髓缺损明显（如箭头所示）；B. 行脊髓切开后，采用冰盐水冲洗，并用吸引器轻柔吸引，箭头所指为脊髓切口部位

5. 如果术前 MR 检查显示脊髓内有血肿或软化坏死灶，靠近背侧，横径超过脊髓横径的 1/3 以上或直径大于 8mm，就需行脊髓切开减压术。术中需准确定位，根据术前 MR 所示节段、脊髓髓内血肿的位置严格确定血肿位置，辅以术中观察：在脊髓表面可见明显缺损，后根根丝出现明显缺如或紊乱；血肿靠近脊髓背侧可以在术中肉眼观察到局部颜色的变化；术中轻触病变部位脊髓表面，偶有隆起或囊性感。

6. 有条件者可辅以术中 B 超定位。如果无法准确定位血肿位置，即使有血肿也不轻易采取脊髓切开，以免对神经造成损害。在确定血肿部位后，选择无血管部位纵行切开脊髓浅表 5 ~ 10mm，采用冰盐水轻柔冲洗内部血肿及坏死组织，并浸泡 3 ~ 5 分钟。

7. 脊髓广泛水肿，采取行硬脊膜扩大成形术，即取自体深筋膜或人工硬脊膜修补硬脊膜。表面覆盖防粘连膜，并用明胶海绵予以保护。采用自体骨、同种异体骨或人工骨植骨融合。

8. 放置引流管，逐层严密重叠缝合各层组织，关闭切口。

（五）术后监测与处理

术后予以颈围等外固定 6 ~ 12 周，常规应用脱水药物 3 ~ 5 天，激素 3 天左右，胃黏膜保护剂 5 ~ 7 天，长期使用神经营养药物，弹力袜防止血栓形成，根据患者伤口局部情况、基础疾病等予以适当的抗感染、对症支持营养等治疗。存在脑脊液漏患者采取去枕仰卧位，注意严格换药，防止脑脊液感染，适当补液，注意监测血常规、血红细胞沉降率、白蛋白、电解质等指标，以防电解质紊乱等，术后 10 天内视伤口引流情况拔除引流管，如果 10 天时仍有脑脊液流出，仍需拔除引流管，挖深缝合两针，以免形成窦道。加强护理，防止褥疮、血栓形成、泌尿及呼吸系统感染。术后对患者行正侧位 X 线、CT 三维重建及 MR 检查，了解骨折脱位等复位情况、内固定位置及脊髓水肿血肿情况。

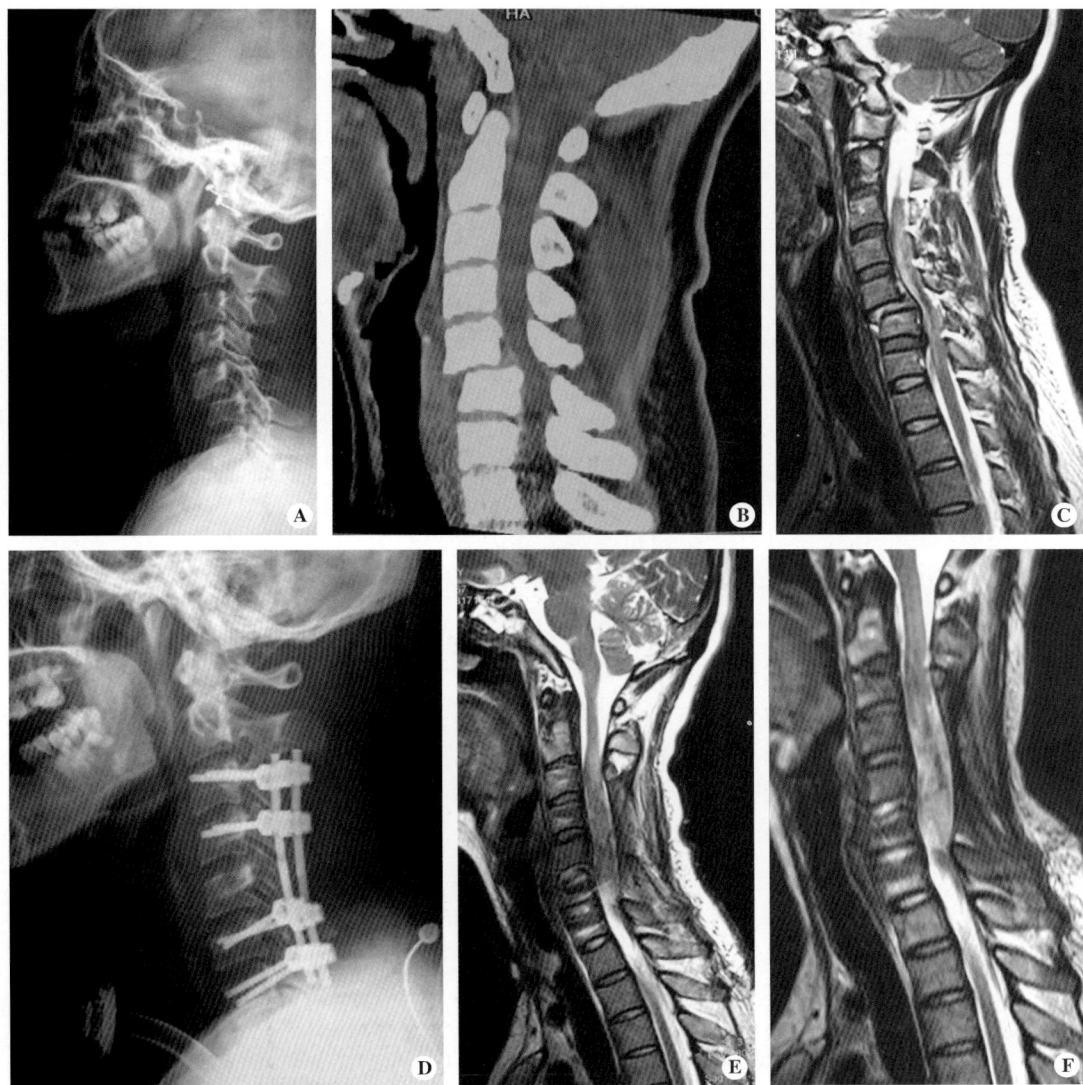

图 3-20 患者女，29 岁，术前 X 线片及 CT 示，C_5 II 度脱位并有关节突交锁（A、B）；术前 MR 示，C_5/C_6 椎间盘高信号改变，颈髓广泛水肿（C）；术后 X 线片示复位固定良好（D）；术后 2 周及 3 个月 MR 示，未见椎间盘突出压迫硬膜囊及脊髓神经，脊髓水肿及脑脊液信号中断得到明显改善（E、F）

（六）术后常见并发症的预防与处理

1.术后脑脊液漏 术中严密缝合深筋膜，放置通畅引流。

2.伤口、中枢神经系统感染 纠正全身情况，控制血糖，纠正贫血，及时发现远隔感染。术中精细、严格无菌操作，避免过多损伤周围组织，缝合时逐层清洗。保证通畅引流预防伤口积液、积血。术后全身支持治疗，保持机体抵抗力，预防性抗生素使用。

（七）临床效果评价

椎板减压后的硬脊膜切开，可有效清除硬膜下血肿及碎骨片，通过解除骨性压迫和硬脊膜张力以恢复硬膜外静脉及脊髓动静脉血供，通过松解蛛网膜下腔粘连可以重建脑脊液循环，缓解脊髓受压，减轻继发性损伤，能有效地促进脊髓神经功能改善。1988 年，Perkins 等对 6 名脊髓损伤的患者采用硬脊膜切开减压，患者神经功能 Frankel 分级获得明显的改善。有动物实验证明，硬脊膜减压能够有效促进神经功能的愈合，而在硬脊膜切开减压后加以硬脊膜移植能够通过降低脊髓被膜的纤维化以促进脑脊液流动，可有效减少脊髓空洞和瘢痕组织形成，减少巨噬细胞聚集及减轻进一步的继发性损伤。脊髓中央出血坏死后，灰质的出血坏死可逐步向周围白质发展，72 小时时脊髓灰质已完成坏死液化过程，少突胶质细胞凋亡增加，白质开始出现液化坏死，7 天时脊髓自溶现象才会终止。但即使有部分脊髓神经纤维丢失，也可能存在部分有用的神经功能。因此对有严重髓内血肿坏死的患者，应尽早进行脊髓切开减压，清除血肿坏死，改善损伤血管，防止出血坏死进程的进一步发展，预防更多细胞死亡，尽可能保存更多的脊髓神经细胞及神经功能。1989 年，岩崎喜信等对 4 名颈髓损伤的患者采用脊髓切开减压，患者的上肢运动功能有所恢复，感觉障碍有一定程度的减退。2008 年鞠躬院士报道对 30 例 ASIA 评分 A 级的急性亚急性脊髓损伤患者采用脊髓切开髓内减压术，结果所有的患者均获得一定的步行功能，13 例可借拐杖、手杖或不需任何支撑行走。此外，硬脊膜切开和脊髓切开应与脱水药物、激素和神经营养药物联合使用，即采取综合治疗方案。1981 年岩崎喜信等采用犬做动物模型，通过单用甘露醇或脊髓切开及两者合用观察对脊髓损伤犬模型的作用，实验证明单用甘露醇或脊髓切开，可使脊髓损伤犬站立或提臀，但无法行走，但采用甘露醇与脊髓切开两者合用，可使脊髓损伤犬行走站立。采用神经营养药物和激素可在一定程度上抑制神经细胞凋亡，减轻继发性损害。脊髓的原发性损害可引起一系列的病理性和分子性变化，这些变化可导致脊髓的继发性损伤，如出血、水肿、局部缺血、微循环障碍、自由基及神经递质改变、炎症、细胞凋亡等，并且持续的脊髓受压可加重神经组织损伤。多项研究表明，自体吞噬在脑脊髓受损时的继发性损害中起到重要作用。李建军等通过测量微管相关蛋白 LC3-Ⅱ 和雷帕霉素靶蛋白 1（mTORC1）的表达评价脊髓切开减压介导的神经功能保护与脊髓损伤后自体吞噬的关系，通过对大鼠进行脊髓损伤造模，并在 24 小时后予以脊髓切开，通过与脊髓损伤组及假手术组的比较，发现脊髓切开可以明显抑制 LC3-Ⅱ 的蛋白质和 mRNA 的表达，并且能够增加 mTORC1 的 mRNA 表达，LC3-Ⅱ 蛋白的表达与 BBB 评分呈明显的负相关，证明脊髓切开介导的神经保护可以抑制自体吞噬并且激活 mTORC1 的信号通路。

第二节　胸腰椎骨折、脊髓损伤

随着 CT 和 MRI 检查的进步，胸腰椎损伤的诊断方法已明显提高，治疗方法也发生了根本改变。最新的进展体现在手术技术、相关培训及任何脊柱损伤的前后路手术中均可使用的短节段固定器械。这些技术进步极大地提高了手术疗效，改善了患者功能。

随着医院、外科医师及手术技术的发展，出现了短节段固定手术。在这之前，多数骨折仍采取非手术治疗。但如果确实需要手术治疗，那么长节段固定手术是唯一选择，但因其有许多并发症，常难以施行。

在 CT 和 MRI 应用之前，X 线片是评估脊柱创伤的唯一影像学检查。此时出现了大量文献，试图描绘何种骨折为稳定，何种为不稳定，这种争论显然是由于当时的外科医师难以确定脊柱韧带的完整性、损伤椎体的粉碎程度和内在稳定性。稳定或不稳定的本质在于：不稳定手术需要手术才能获得良好疗效。区分稳定和不稳定，即可帮助外科医师轻松地确定治疗方案。不幸的是，这种简便的分析方法不足以涵盖脊柱脊髓损伤中的所有临床表现的结构变化，使得治疗患者成为一项非常棘手和充满挑战的工作。

关于稳定和不稳定的争论越来越少。对于疑受严重脊柱损伤患者，常规的 CT 和 MRI 就可以确定多部位和复杂的脊柱损伤。多数创伤中心现在都对严重创伤患者进行全身 CT 扫描。它们可以迅速精确地确定脊柱的骨骼韧带损伤并提供及时适当治疗所需的关键信息。

在 CT 应用到临床之后，Denis 和 McAfee 等提出了"三柱"概念。在这个分型中，他们将脊柱分为三个"柱"，其中特别强调了"中柱"对脊柱骨折稳定性的作用，以及关节突关节、椎间盘、韧带甚至椎体其他部分的完整性对脊柱稳定性的影响。目前，有学者提出了 AO/ASIF 骨折分类和负担 - 载荷分类方法，其利用 X 线影像学检查结合 CT 扫描信息，确切地对脊柱骨折的特点进行了描述。这两种分型是互补的。AO 分型是根据脊柱损伤的受力机制进行分类的，包括屈曲性损伤、后伸性损伤及旋转平移性损伤。负担 - 载荷分类法是根据椎体碎裂程度进行分类的。这种分类法可以预判短节段手术修复后，脊柱本身将如何转移载荷到躯干上。Vaccaro 等提出了一种新的分类方法，根据骨形态学、后方韧带的完整性及神经功能状况对胸腰椎骨折进行分类，并通过这 3 个变量的综合评估来判定手术指征。MRI 检查是对后纵韧带进行评估。这也是第一个将软组织损伤纳入评分体系的分型标准。虽然并不是绝对的手术指征，但在一定程度上可以帮助临床医生选择合适的治疗方法。这 3 种分型一起应用，结合临床和影像学检查，可以为选择治疗方法提供足够信息。

与保守治疗或者卧床治疗相比，手术治疗有其优点。首先，对于那些不能耐受支具或者卧床的患者可以提供即刻的稳定。在一个多发创伤的患者，长期的卧床将可能会产生严重的危及生命的并发症。及时的外科手术稳定可以允许患者早期坐起和康复治疗；其次，外科手术可以很好地恢复脊柱序列，纠正畸形；最后，解除对神经系统压迫。外科手术的主要目的是神经减压，以利于神经功能最大程度地恢复。减压可以通过前路、后路、后外侧、经椎弓根入路、非直线方式或以上两种方式结合。突入椎管的骨折块对神经的压迫可以通过间接的方法，即通过后侧器械（哈氏棒、CD 棒等椎弓根钉）来实现，这些技术使用器械的牵张力及完整的后纵韧带牵拉将突入椎管的骨折块复位达到减压的目的。也可以通过直接的侧方或前方入路切除骨块来解除压迫。外科手术另一个目的是要重建脊柱的稳定性，将脊柱曲线恢复到正常序列，任何脊柱内固定系统要实现这个目标都要能够对抗脊柱的移位和纠正不稳定，现代的内固定设计无论前路还是后路都可以在尽量短的内固定节段上提供脊柱强有力的稳定支持。

一、胸腰椎前路减压、融合及内固定术

胸腰椎骨折的病因通常是由于汽车碰撞（48% ~ 56%）或坠落（19% ~ 36%）。常伴有非连续性的脊柱骨折或其他伤害。一个典型创伤患者所具有的高度复杂性，以及目前对胸腰椎骨折处理理解得不全面，往往令外科医师需要考虑手术指征、手术时机、手术入路和技术等多个有争议问题。

（一）适应证

1. 不完全性脊髓损伤患者，两柱或三柱受伤且伴有不稳定和椎管压迫。
2. 后方突入骨块超过椎管容积 2/3，前方爆裂骨折并后凸成角超过 30°。
3. 后路手术复位困难的骨折。
4. 外伤后迟发性脊柱后凸畸形。
5. 单纯后路术后疗效欠佳需行翻修手术的患者。

（二）禁忌证

1. 患者本身情况不适合安全地进行前路手术。
2. 肺功能差和肥胖的患者。
3. 伴有严重的腹部、胸腔及膈肌损伤的患者。
4. 脊柱后方结构不良或后方韧带功能不全，伴有胸腰椎骨折脱位，无法通过单纯前路手术进行治疗者。

（三）术前准备

术前计划对手术的成功至关重要，术前应当确定减压和重建的目标节段。CT 扫描可以用来评价周围组织及骨性结构的详细情况，包括重建计划所需的解剖标志和大小尺寸。MRI 用来确定韧带的完整状况和神经结构受压情况。胸部及腹部 CT 以确定有无胸腹脏器联合损伤，术前一般身体评估，积极纠正体内内环境的紊乱。

麻醉：行气管内插管，静脉吸入复合麻醉。

监测：除外科手术常规监测外，采用躯体感觉和运动诱发电位监测脊髓神经情况。

（四）手术要点、难点及对策

1. 手术入路

（1）胸椎前侧入路：患者麻醉采用气管插管全身麻醉，应使用双腔导管进行气管插管，以使左右两侧的柱干支气管可以分别进行通气。这样可以进行一侧肺萎缩来良好地暴露脊柱结构，取左侧卧位，亦可使用右侧卧位。但右侧卧位有可能因为左侧的胸腔操作而对心脏和大血管产生干扰。

患者下方一侧腋窝远端放置衬垫，以防出现臂丛的牵拉麻痹。使用臂托使前臂处于自然位置，肩关节 90° 前屈，避免超过 90°，以减少臂丛麻痹的发生。

透视定位手术切口。通常侧位透视决定需要切除肋骨节段。多数情况下，切除更高一节段的肋骨易于操作。消毒范围应包括侧胸，后方越过中线，至对侧尽量多，以保证如需要经前方减压和后方融合固定同时进行。

切口经过皮肤和皮下到达深筋膜，自 T_2 至 T_5，很重要的一点是保护胸长神经，其自腋窝部位沿腋中线下行支配前锯肌，可将前锯肌从前胸壁分离并向头端掀起，并通过肩胛骨牵开可以获得更好的手术暴露（图 3-21，图 3-22）。

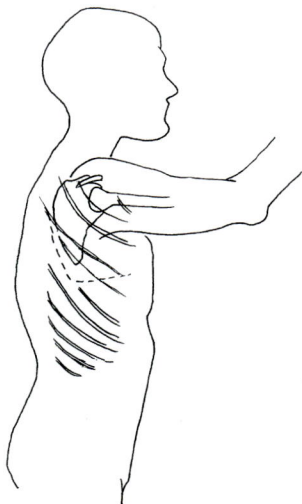

图 3-21　患者体位及手术切口　　图 3-22　切开皮肤及浅筋膜后暴露肋骨

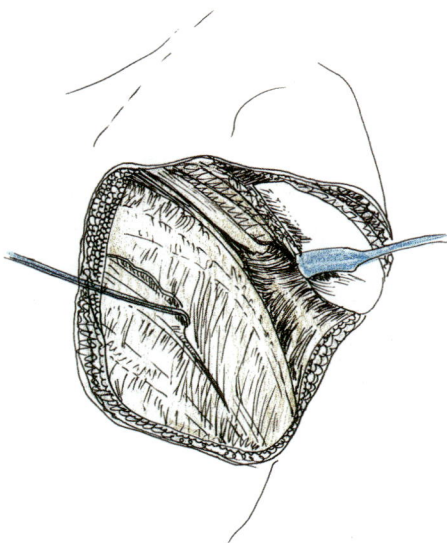

肋骨显露后再次透视定位，确定所切除肋骨，骨膜下剥离显露肋骨。从肋横突关节和肋椎关节处做关节离断，切除肋骨，用自动撑开器撑开伤口，行同侧肺萎陷。注意确认和保护肋骨下缘的肋间神经，因为它可以协助定位直通椎管的椎间孔。切开壁层胸膜，并将其从脊柱上剥开，通常剥离范围为受累椎体及上下各一个椎体，为病灶清除和植骨提供充分显露。

辨认、结扎、切断横跨每一节椎体中部的节段血管，用骨膜剥离子小心地剥离椎体骨膜，显露病变椎体，在椎间盘所在位置置入克氏针，透视定位手术节段。

（2）胸腰段前侧入路：患者取右侧卧位，臀和肩下放置支撑物。

做一弧形切口，根据需要可向上下两端延长。

切除第 10 肋可显露 $T_{10} \sim L_2$，$T_{12} \sim L_1$ 显露最充分。唯一的困难是辨认作为分隔结构的膈肌，它与胸腔壁贴得很近，在切开胸膜时，肺缘可突入到肋下的间隙中。

在进腹腔时要注意。由于腹横筋膜和腹膜在前侧是连在一起的，分离时要小心，并辨认清膈肌两侧的胸、腹腔。为达到胸、腹腔回合，可以将膈肌从下部肋骨上牵开，将膈肌脚从脊椎上切断翻开。

或采用另一方法，距止点 2.5cm 处切开膈肌，用缝线牵开，术毕准确缝合。

切开椎前筋膜，仔细辨认横过椎体中部的节段动静脉。在预显露的椎体中部小心游离、结扎、切断动静脉，按前面描述方法显露椎体。

（3）$L_1 \sim L_5$ 前侧腹膜外入路：患者采用侧卧位，一般右侧在下。为了避开肝脏和腔静脉，通常选择左侧切口。因为一旦在显露脊椎过程中发生血管损伤，腔静脉比主动脉更难修复。

将手术台两端折下，以增加第 12 肋与髂嵴之间的显露。轻度屈曲髋关节以减轻腰大肌张力。沿第 12 肋表面，从腰方肌外缘到腹直肌外缘做一斜切口，用于显露 L_1、L_2 椎体。同法，将切口于肋骨下缘平行下移几横指宽，即可显露下段腰椎（$L_3 \sim L_5$）。

沿皮肤切口用电刀切开皮下组织、深筋膜、腹外斜肌、腹内斜肌、腹横肌和腹横筋膜，小心保护腹膜，通过钝性分离将腹膜向前翻转，一旦分破腹膜，必须将其修复（图 3-23，图 3-24）。

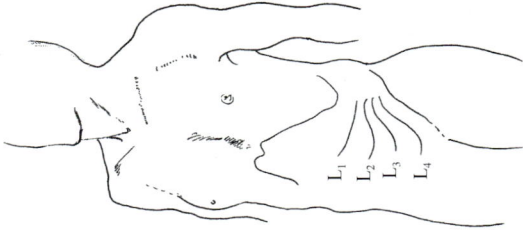

图 3-23 前侧腹膜外入路患者体位

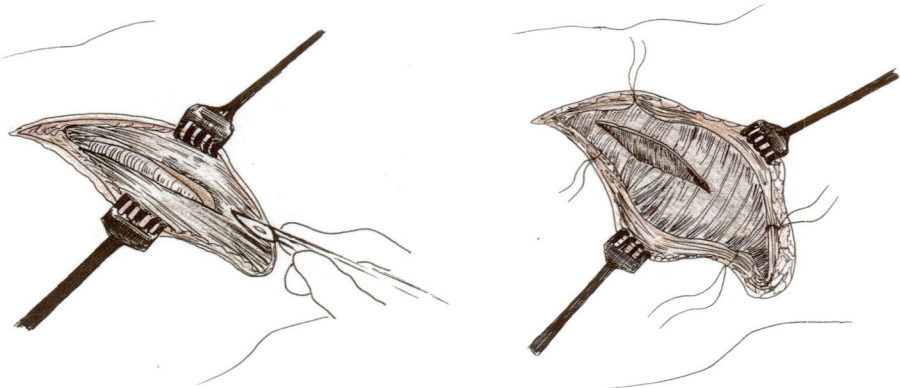

图 3-24 腋中线向腹直肌鞘边缘做皮肤切口。分离腹外斜肌、腹内斜肌和腹横肌，暴露腹膜。腹横筋膜较薄，紧靠腹膜

在腹膜后间隙辨认出腰大肌、输尿管，连同腹膜后脂肪一起向前方下行。

在椎体和腰大肌外缘之间可以找出交感神经链，生殖股神经位于腰大肌前面。

在肋缘和髂嵴之间放入 Finochietto 肋骨拉钩，帮助显露切口。用手指探查并确认 $T_{12} \sim L_5$ 椎体，用 Deaver 拉钩保护并维持体前大血管。注意腰节段血管即位于椎体中部，而相对血供较少的椎间盘在每一节段血管的上下两侧突起。

确认受累椎体后，从腰椎上钝性剥离开腰大肌，用 Richardson 拉钩将其向外牵开至横突平面，有时需要用咬骨钳咬除横突才能将腰大肌充分拉开。结扎、切断受累椎体节段血管（图 3-25）。

小的骨膜剥离子解剖除椎弓根，确定有神经根穿出的椎间孔。建议用双极电凝烧断椎间孔周围血管。用带角度的咬骨钳咬除椎弓根，显露硬脊膜。

2. 椎体次全切除 暴露好后切除损伤节段上下椎间盘组织和终板，如果可能尽量保留其前侧和对

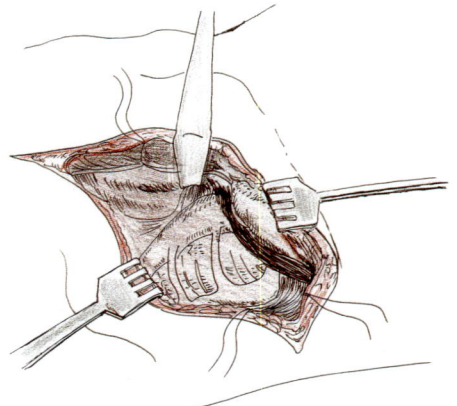

图 3-25 结扎节段血管，游离主动脉暴露椎体

侧的皮质完整。

将切除的椎体碎块，用作自体骨植骨的材料，进行前路充分减压（图3-26）。

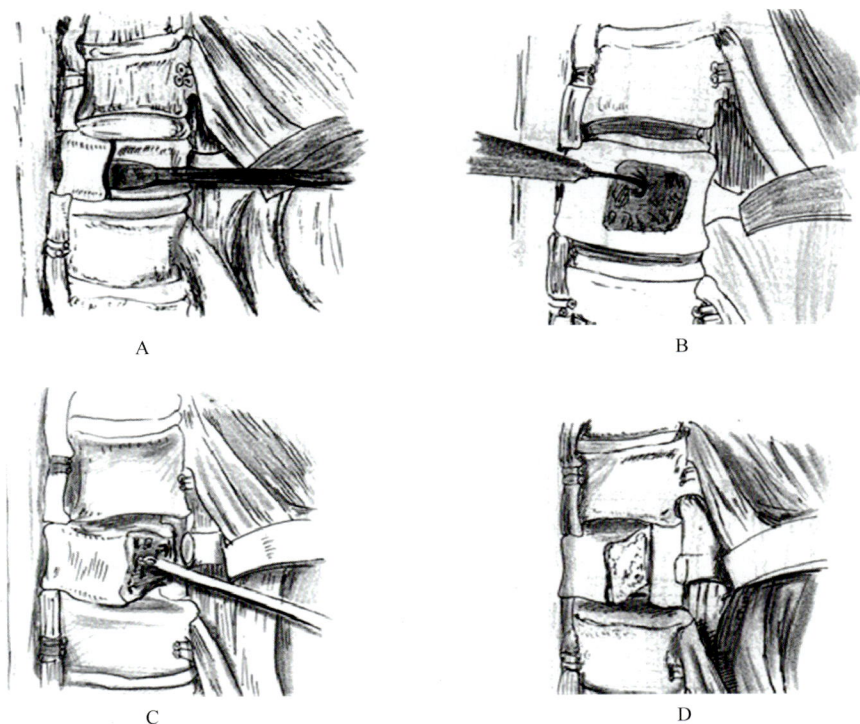

图 3-26　实施椎体切除

A.暴露并结扎节段血管，切除椎体并保留骨块；B.使用磨钻和咬骨钳对硬膜行减压；C.去除对侧骨块；D.总减压范围

3. 脊柱钢板的置入　四齿 Kaneda SR 脊柱钢板是安放 Kaneda SR 螺钉的模板，并且该设计可以防止螺钉在轴向负重作用下向椎体内移动。每个钢板都有 A（前方）、P（后方）和 C/R（尾侧/头侧）英文字母的标记，可以帮助正确安放。正确安放好钢板后，要是前侧的棒比后侧的棒长。

有 3 种规格的钢板，小号、中号和大号。选择能够最大限度覆盖椎体侧面的钢板，并且所有 4 个齿均保持在椎体边缘以内的一定距离，不要使齿穿进上方或下方的追间隙中。在每个椎体上放置并压紧钢板。

4. 脊柱螺钉的置入　螺钉的作用是固定纵向棒。每个开放的或闭合的螺钉都通过 VHG（V 形槽、凹形底）连接头与纵向棒相连，使用锁定螺钉固定。螺钉的直径为 6.25mm，长度规格很多，从 30mm 开始，以 5mm 的间隔直至 60mm。两个开放的螺钉不能用于同一脊柱钢板上。

通过测量术前 X 线片、用尺测量椎体切除部分或完整椎体的宽度，来确定所需螺钉长度。

置入后侧螺钉，其方向与同一椎体终板平行，并略向前倾、与椎体后壁约成 10°。置入前侧螺钉，其方向与同一终板平行，也与椎体后壁平行。使用同一个终板作为置入所有螺钉的参照标志，令所有螺钉和棒垂直。

拧入每个螺钉直到钉尾陷入钢板表面内，并使螺钉头对齐，以便棒能顺利穿过。

确保螺钉与椎体双侧骨皮质固着，并且每个螺钉钝头穿出椎体对侧皮质大约 2mm。通过直接触摸或 X 线透视确认螺钉位置正确。

5. 畸形矫正和植骨　在上下螺钉头之间安放椎体撑开器进行椎体撑开，直到恢复其正常的解剖学位置。前纵韧带或后纵韧带被拉紧说明椎体高度恢复，前凸 / 后凸得到矫正。如果前纵韧带妨碍后凸畸形的矫正，可以将其切断。

测量植骨床的大小，从髂嵴上取一块适当长度、带三面皮质骨的植骨块，植骨块的正确尺寸对确保其以一定压力置入上下椎体之间是非常重要的，这样可以使植骨块接受解剖负重，也可以维持椎体的正常解剖位置。植骨块的大小选择不当可能造成内固定物的断裂和临床效果不佳。

皮质骨朝向工作侧放置植骨块，将其轻轻敲入椎体间。保护好椎管前壁，在缺损的前侧置入肋骨植骨块。在缺损处进一步填塞碎骨块，撤去撑开器。

6. 棒的置入　用尺测量后侧最上方螺钉的上缘和后侧最下方螺钉的下缘之间的距离，加上棒从螺钉连接头边缘穿出的 2mm 长度。按照需要的长度截断棒，将其穿入，与两个后侧的螺钉衔接。

为防止影响插入棒，要预先调整好锁定螺钉的深浅，使其在插入棒之前不会突进 VHG 连接头中。将一个螺钉稍微旋转离开固定装置纵轴有助于棒的置入，插入棒后再将该螺钉旋回至正确的位置。在前侧那对螺钉上重复这一步骤。

用所有的锁定螺钉将棒固定在 VHG 的开口内，但是不要拧紧，将后侧的棒与一个上位或者下位的螺钉固定，拧紧锁定螺钉，用持棒钳在距离未固定螺钉大约 2cm 的位置夹住棒，作为一个加压锚。在未固定螺钉和持棒钳的外侧安置加压钳，可靠加压之后拧紧锁定螺钉。前棒也按照此步骤进行操作。可靠的加压是为了保证解剖负重能通过植骨块而不是通过固定器械传递。如果植骨块未承受压力，可以导致金属内固定物的断裂和临床效果不佳。

7. 横向连接器的安装　横向连接器可以稳定整个结构，每个前路固定使用两个横向连接器。将一个适当大小的横向连接器安到自持式 1/8in（1in=0.0254m）扳手上，松开螺钉，将连接器的上半片与下半片调至垂直位置。将下半片置入两棒下方。旋转 1/8in 扳手或 Penfield 扳手使连接器的下半片达到理想位置，再将连接器移到固定器的一端。

向上提拉下半片使其与棒咬合，并轻轻旋紧螺栓。在用组合式 1/8in 扳手最厚旋紧。同样方法安装第二个连接器。安装完固定装置后，至少以 60in-lb 的扭矩将纵棒的锁定螺钉和横向的连接器的锁定螺钉拧紧。

8. 前路钢板固定系统　患者手术入路如前所述，显露将要固定的节段后，切除病变部位上、下方的椎间盘组织。切除椎体，彻底减压椎管，如有必要，此时可以进行复位。

用测深尺测量切除节段上位和下位椎体的冠状面上的直径。用这个距离选择螺栓和螺钉长度。Z-plate-ATL 系统的螺栓和螺钉要求固定于椎体对侧的皮质。

确定进钉点，病变椎体上位椎体进钉点定位方法为经椎体上缘下方 8 ～ 10mm 处做一平行椎体上缘直线，经椎体后缘向椎体前方 8 ～ 10mm 处做一平行椎体后缘平行线，两线的交点即为上位椎体进钉点，下位椎体进钉点确定方法为距椎体下缘上方 8 ～ 10mm 处做一平行椎体下缘直线，距椎体后缘向椎体前方 8 ～ 10mm 处做一平行椎体后缘直线，两线交点即为下位椎体进钉点。

如果需要进行脊柱复位，应借助螺栓定位器，用直锥钻第 1 枚螺栓进入的位置。第 1 枚螺栓应放置在下后方位置，在确定这个位置时，尽量避免影响下方椎间隙的活动。

如果不需要进行脊柱复位，使用合适的模板确定所需钢板长度。确定上方沟槽的位置，将模板安放在相应位置上，用直锥钻第 1 枚螺栓的置入点。准备将第 1 枚螺栓置入下后方的位置上，标记好第 1 枚螺栓的位置后去掉模板。用快速连接手柄改锥，与下方终板平行并前倾约 10°（离开椎管方向），拧入第 1 枚螺栓。

在已经置入的螺栓上安放模板，模板的沟槽置于上方。通过后方的沟槽确定上后方螺栓的位置，此螺栓置于接近椎体上方终板的位置。

用直锥或弯锥钻第 2 枚螺栓的进钉点。需要注意如患者需要复位，因为不正常的解剖关系不可使用模板，对这样的患者应该借助螺栓定位器确定进钉点。

用快速连接手柄改锥，按与上方终板平行而并前倾大约 10°（离开椎管方向），拧入第 2 枚螺栓。

用手在脊柱后方施加压力，并用标准的椎板撑开器抵在椎体终板上进行撑开。使用 Z-plate-ATL 撑开器在螺栓末端上进行撑开。达到最终需要的撑开幅度后，撤去椎板撑开器。用卡尺测量椎体切除部分以确定植骨长度。

用 Z-plate-ATL 撑开器抵住螺栓末端的螺钉部分维持撑开位置，在椎体切除的间隙中置入骨块（由于撑开器不在椎体切除的间隙中，术者可以在椎体上、下方终板的任何部位进行操作）。

用 3/16in 的钢板持取器，将适当尺寸 Z-plate-ATL 钢板放置在已经拧入的螺栓上，带槽端朝向上方，为尽量减少对上方椎间隙活动的影响，并且达到最大程度的加压，选择尽可能短的钢板。

为放置钢板准备出比较平的骨面，要特别注意去除椎体终板侧方的骨赘，可以使用高速磨钻或咬骨钳。

将与螺栓配套的螺母连接至螺母套扳上，螺母的垫圈一定要朝向手柄，同时使用 2 个扳手，将 2 个螺母分别套在 2 个扳手上。

将螺母套扳末端的六角形突起插入下方螺栓的六角形凹槽内。握住防旋转手柄，顺时针方向旋转套管，直到螺母开始套入螺栓，此时只用手指的力量拧入螺母。螺母套扳应由助手维持在原位，因为稍后还要使用。

将第 2 枚螺母套扳的六角形末端插入上方的螺栓的六角形凹槽，握住防旋转手柄对抗扭力，顺时针方向旋转套管，直到螺母开始旋入螺栓。此时不要将螺母拧紧，也不要撤下螺母套扳。

用滑动 Z-plate-ATL 加压器的弯足钩住两个螺母套扳的底部。为了确保压力均匀分布通过椎间盘间隙，在施加和维持压缩力时，助手一定要握住防旋转手柄、并保持两者平行。握住防旋转手柄，用螺母扳手拧紧上方螺母。拧紧上方螺母后，用同样方法拧紧下方螺母。必须注意在拧紧螺母时一定要维持加压。用配有 7/16in 套扳头的指针式扭矩套扳，将两个螺母拧紧，扭矩至少达到 80in-lb。同时注意防旋转，撤去加压器。

拧入两个前方螺钉。使用锥钻导管和直锥，钻下方和上方螺钉的钉孔。这些螺钉的方向应该向后倾斜 0° ~ 10°。

用快速连接手柄改锥将螺钉拧入已经钻好的钉孔中（为固着到对侧骨皮质，螺钉长度应该比螺栓长 5mm）。

用 Z-plate-ATL 钢板卷曲器将螺母垫圈压扣至螺栓的无丝部分上。

止血、放置负压引流管，按常规方法闭合切口。

（五）术后监测与处理

术后监测患者生命体征，观察伤口引流量及引流物形状，监测患者神经功能，予以胸腰椎塑形支具固定 12 周或直到 X 线片显示骨性融合。分别于术后，术后 6 周、12 周、24 周复查 X 线片，了解术后融合及内固定情况。

（六）术后常见并发症的预防与处理

1. 与切口／入路相关

（1）切口问题：显露胸腰部椎体的切口往往是导致患者最持续抱怨的根源。切口周围，尤其是切口处远端麻木常常持续，是皮神经横断的表现，因为切口是斜行的。随着时间的推移，情况可以得到改善，但切口越短问题越少。这种入路亦可导致假疝形成。腹外斜肌、腹内斜肌和腹横肌纤维具有不同的方向，导致肌纤维的横断和肌肉失神经支配。所致的假疝可以不予处理，但偶尔需要用 Marlex 膜重建。暴露时从较高较外侧通过肋床可以减少腹部肌肉的分离。

（2）膈肌破裂：L_1 或 T_{12} 骨折前路手术一般需要不同程度的切断膈肌。切断越少膈肌并发症越少，但是不要因此影响手术视野，因为膈肌并发症很少。一些学者建议在膈肌切断时在外侧留一个膈肌侧袖用以随后修复；而另一些研究者者指出膈肌的神经支配起源于内侧，选择不是切断一个膈肌侧袖而是直接将膈肌从胸壁上分离。两种方法的关键是牢固地缝合膈肌。

（3）交感神经损伤：下肢交感神经干沿脊柱的前外侧面走行。为了充分暴露术野通常不可避免地触动交感干，从而有出现神经干损伤的潜在可能。此类患者往往表现为同侧下肢的温度觉异常。交感神经侧支代偿通常可以使此类症状消失。

（4）淋巴管损伤：淋巴管损伤和节段血管不同，淋巴管很难被解剖和固定。在椎间盘水平钝性分离，将软组织从外向内推移。可使淋巴管损伤降至最小。双极电凝对控制乳糜漏很有用。如果预计手术持续乳糜漏，患者应禁食水（NPO）以减少乳糜产生。如果乳糜漏在膈肌水平以上，则需要持续地行胸导管引流。极少需要再次探查。

（5）血管损伤：通常建议从左侧入路到达胸腰椎。由此术者可以避免触及大量肝脏组织且可靠近后壁的主动脉而非薄壁的次级大静脉进行手术。在经 X 线透视确定达到适当的脊柱水平后，必须辨认并保护好节段血管。一旦节段血管被控制，大血管可能移位到脊柱的对侧。血管损伤往往出现在分离、椎间盘切除、内固定放置等时，但通常发生在突发的操作失误时。因此，保护血管的警惕性特别重要。当血管发生损伤时，外科医师必须压迫止血，并在血管破损的近端结扎，必须暴露损伤，然后一期修复。假如有缺损，一期修复可致血管狭窄，必须用补片修补。骨科医师应积极寻求血管外科医生帮助。另外，在内置物完成时，术者需移除所有的拉钩并让局部脉管回归松弛状态。由于持续性脉管损伤已有报道，术者必须确定新放置的内置物不会激惹到脉管。

（6）输尿管损伤：输尿管附着在后腹膜上，与后腹膜一起牵动远比将其分离出来后牵拉有效得多。对于完全或不完全的断裂，首先应使两断端保持足够长度，置入导管进入膀胱并固定，用可吸收缝线缝合，使用支架的一期修复需在泌尿外科医师的指导下进行。

2. 与骨折相关并发症

（1）减压不足：前路胸腰椎手术治疗骨折的一个优点就是可以直接进行脊柱减压。然而，前路手术不能保证获得满意的减压效果。看清邻近椎体的上下终板和对侧椎弓根的基底部可保证充分的减压。假如患者的症状手术后未有改善，则医生必须在某个时间重新评估减压的充分性。如果压迫持续存在，主治医师则必须平衡再次探查手术和翻修减压的风险与静待症状自然缓解的潜在好处。

（2）复位不当：前路胸腰部手术后的持续畸形，通常为后凸畸形，即使已经充分减压，仍可导致持续性机械压迫症状，因此，获得解剖学的对线是值得追求的目标。保护和重建解剖标志有助于重新获得正常矢状力线。前纵韧带几乎不被骨折损害。通过重建前纵韧带的张力，可以获得前柱的解剖学高度。切勿在后方过度撑开，否则后凸畸形持续存在。适当的透视检查必须在手术室内伤口闭合前进行，确保矢状位和冠状位的力线。

（七）临床效果评价

大量研究报道前路减压和融合的结果，多数令人鼓舞。Kostuik 的研究显示 80 名胸腰椎骨折患者术后平均恢复 1.6 个 Frankel 分级级别。McAfee 等也报道前路减压固定术后的临床结果，42 例胸腰椎骨折伴不全瘫患者中的 37 例在术后 2 个月出现神经功能的明显改善。近一半因股四头肌和腘绳肌无力而无法行走的患者术后重新获得了完全的独立活动能力，1/3 圆锥损伤的患者恢复了膀胱功能。还有一些研究也报道前路减压对评估功能的恢复更加有效。Sasso 等最近报道了 40 例胸腰椎三柱损伤患者，其椎管占位平均 68.5%，后凸角度平均 44.5°，均采用单纯前路减压手术。术后 91% 患者神经功能改善至少一个 Frankel 级别，平均节段后凸有 22° 矫正为 7°。他认为标准的单纯前路技术足以处理胸腰椎三柱骨折。Wood 等进行的一项多中心、前瞻性随机研究，对 38 例神经功能正常的稳定型单节段胸腰椎移行部（$T_{10} \sim L_2$）爆裂性骨折进行前路或后路手术治疗的对照研究。前路组为椎体次全切除、异体骨植骨和内固定重建术。后路组为 3 ~ 4 个节段的螺钉和钩内固定系统加髂骨移植术。单纯前路组较后路组的并发症少，需要再次手术的也少。而其他学者报道的结果则差强人意。1019 例骨折多国回顾性研究显示，前路手术在改善神经功能方面（用 Frankel 分级或运动指数评分评估）并不比后路手术有效，不过用 Manabe 评分评估时，前路手术在统计学上更为有效。数据还提示前路手术比后路手术更有效地改善膀胱功能。

二、胸腰椎后路减压、融合和内固定术

几乎 90% 的脊柱骨折发生于胸椎或者腰椎，大多数位于通称为胸腰椎交界区的

$T_{11} \sim L_2$。自 1940 年首次提出分类系统以来，影像技术的发展促进了对这些损伤的病理机制的理解。反过来，这又刺激了对胸腰段损伤分类系统的进一步讨论，何谓最佳系统现在仍存有争议。尽管如此，现已确定了许多胸腰段损伤类型，并且在文献报告中几乎是一致的。

一个好的分类系统不仅要考虑损伤的自然机制，还要考虑对预后的指导意义。其应该可以清楚地描述损伤，还能对治疗决定做出指导。分类系统应当易于记忆，而且对于以后的研究能够提供交流的平台。Denis 基于三柱理论，将不稳定分为四类范畴，包括稳定损伤、机械性不稳定、神经性不稳定、机械和神经不稳。Denis 通过对 412 例胸椎和腰椎骨折的病例进行分析，他将这些骨折分为小骨折和大骨折。小骨折包括单独的关节突骨折、横突骨折、棘突骨折和关节突骨折。4 类大骨折包括压缩骨折、爆裂骨折、屈曲分离骨折和骨折脱位。

压缩性骨折是楔形骨折，通常局限于椎体前部及中部，后方结构无损伤，这恰好与爆裂性骨折相反。这一骨折方式通常认为是稳定的，但是，更为严重损伤所引起的后方韧带复合体撕裂会导致不稳定。爆裂性骨折的特征是椎体粉碎性骨折合并后方皮质的破裂。虽然不经常发生，但通常合并骨折碎片的后移，从而导致椎管内占位。在爆裂骨折中，后方韧带复合体不一定损伤。与同样有粉碎性骨折的骨折脱位不同，爆裂性骨折不合并平移畸形。屈曲分离损伤，通常被称为 Chance 骨折或安全带损伤，特征是前方和后方的结构被拉断，骨折线穿过骨质或韧带或者两者同时发生。经典观点认为以脊柱前方为旋转轴的屈曲力矩导致了这类损伤。但椎体压缩机制常常也有参与，提示损伤机制并非总是单纯的屈曲 - 牵张。骨折脱位的典型特征是平移畸形，抑或是矢状面和冠状面上的滑脱，这些明显的不稳定损伤基本源于高能创伤，可表现为前方和后方结构不同形式的骨折。胸腰椎骨折脱位损伤中的完全性神经损伤的发生率非常高。

外科手术的主要目的是神经减压，以利于神经功能的最大程度的恢复，另一个目的是要重建脊柱的稳定性，将脊柱曲线恢复到正常序列，任何脊柱内固定系统要实现这个目标都要能够对抗脊柱的移位和纠正不稳定。与支具外固定等保守治疗相比，手术治疗有其优点。首先，对于那些不能耐受支具或卧床患者可以提供即刻稳定。一个多发创伤的患者，长期的卧床可能会产生严重的危及生命的并发症。及时的外科手术稳定可以允许患者早期坐起和康复治疗；其次，外科手术可以很好地恢复脊柱序列，纠正畸形，解除对神经系统的压迫。

（一）适应证

1. 椎体前柱压缩超过 40%，或者后凸角度超过 25° ~ 30° 的压缩性骨折。
2. 椎体高度丢失超过 50%，或椎管侵占超过 50% 的爆裂骨折，或有明显后柱结构损伤的椎体爆裂骨折。
3. Chance 骨折或有骨折脱位的胸腰椎骨折。

（二）禁忌证

1. 严重的骨质疏松症，骨量不足。

2.椎弓根直径过小，无法置入椎弓根螺钉。

3.全身情况无法耐受手术者，手术部位存在感染患者。

（三）术前准备

一般手术常规准备，术前标准胸腰椎正侧位片，胸腰椎的 CT 扫描及骨重建片，胸腰椎的磁共振，有高血压、高血糖患者应控制血压、血糖于稳定范围内。

麻醉：予以气管镜插管，静脉吸入复合麻醉。

监测：除常规心电监护外，可行动脉穿刺，术中严格监测和控制动脉血压、血氧饱和度。有学者建议对无神经损伤或非完全性脊髓损伤患者行体感诱发电位（SEP）和运动诱发电位（MEPs），可在螺钉置入和复位过程中提供神经电生理资料，如有条件，脊髓导航也可以应用。

（四）手术要点、难点及对策

1.手术入路　患者取俯卧位，屈曲双膝关节以避免坐骨神经牵拉。悬空腹部降低腹压，有助于硬膜外静脉丛塌陷，减少术中出血。

常规消毒铺单，如拟行自体骨植骨，消毒髂嵴皮肤。

在拟显露区表面做一正中切口，切口应比计划融合椎体长度延长 2 个节段，沿切口切开浅筋膜和腰背筋膜至棘突尖。用骨膜剥离子从远端向近端做骨膜下剥离骶棘肌，并向外牵开至横突尖，显露后部结构。

2.椎弓根螺钉置入　由于脊柱后方横突和上关节突的解剖变异，每个胸椎椎弓根理想的进钉点都有少许变化。胸椎椎弓根理想的进钉点是上关节突中点垂直线和横突顶部的水平线的交点。近端区域（$T_1 \sim T_3$）的进钉点是横突中间，在中下胸椎位于横突的上 1/3，而 T_{12} 进钉点位于横突中间的顶点。在腰椎的进钉点为上关节突外侧缘的垂线和横突中点的水平线的交点处（图 3-27）。

椎弓根钉内侧偏移是最危险的并发症，可以伤及脊髓。正确的放置椎弓根螺钉应该遵循以下原则：①选择正确的进钉点。②选择正确的进钉方向。椎弓根钉的方向取决于椎弓根的内倾角和下斜角。内倾角为椎弓根轴线在椎体横断面上的投影与椎体冠状面垂线的夹角，在胸椎上，内倾角度逐渐减少，从 T_1 的 $20° \sim 25°$ 到 $T_4 \sim T_{12}$ 的 $5°$，在胸腰段及腰椎为 $5° \sim 15°$，下斜角为椎弓根轴线在矢状面上投影与椎体水平面之间成角，在胸腰段及腰椎一般为 $0°$，但应参考侧位片。

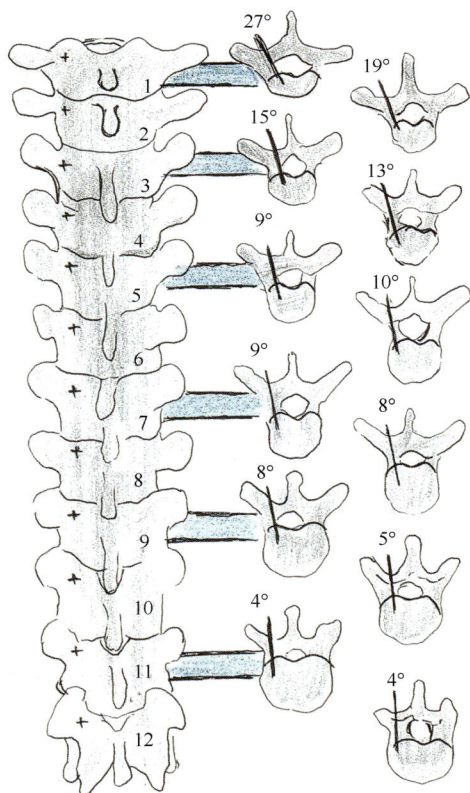

图 3-27　图示 $T_1 \sim T_{12}$ 椎体形态学特点

左侧显示横断面椎弓根宽度，中间显示椎弓根进钉点（+）及横突、椎板小关节关系，右侧显示横断面椎弓根角度

187

③进钉深度。一般认为深度达到椎弓根轴线长度的 80% 已获得足够的生物力学强度。

确定进钉点后，先咬除进钉点处皮质骨，短骨锥开口，后改用长骨锥。持稳后缓慢进入，如在松质骨内应阻力不大且均匀；如有大的阻力，可能遇到骨皮质，应拔出长骨锥，改变方向后再次进入，避免滑入原钉道。完成椎弓根钉道。此时通过置入椎弓根钉的扩孔锥直接刺激获得脊髓体感诱发电位（SSEP）、运动诱发电位（MEP）、肌电图（EMG）等神经监测记录，这些数据可以用于检测椎弓根螺钉通道的完整性。

椎弓根探子从椎弓根到椎体过程中始终处于松质骨内的感觉是非常重要的，外科医生需要一个相应的学习曲线。椎弓根探子在进行过程中的任何突破感都提示进入了软组织，意味着穿透了椎弓根或者椎体。螺钉的直径和长度的选择是基于术前评估，并需要术中确认。

一旦完成椎弓根钉道，神经监测数据没有显示钉道壁穿破，移除扩孔锥，观察钉道，以确保只有血液溢出。椎弓根孔出血过多可能表明硬膜外出血，这继发于椎弓根内侧壁穿孔。如出现脑脊液，则往往提示内侧壁破坏严重，已出现硬脊膜损伤。

再次椎弓根探子探查钉道，依次探测钉道 5 个壁，内侧部、外侧部、头部、尾部、底部，5 个壁的完整性对于椎弓根螺钉的置入至关重要。

置入合适椎弓根螺钉，透视以确定螺钉位置是否正确。侧位片螺钉应位于椎弓根内，钉尖不超过椎体前缘皮质，正位片钉尖向内不超过棘突中线。

3. 钩的置入　尽管有的医生可能就用椎弓根螺钉固定，但还是有许多外科医生喜欢在中上胸椎使用钩。椎弓根直径在这一区域通常较小，技术要求高。

现今有 3 种钩可供选择：椎板钩、椎弓根钩及横突钩。椎板钩可以向上或者向下放置。胸腰椎安装椎板钩时需剥离黄韧带。在胸椎放置向下椎板钩时，需切除小部分上邻重叠椎板以显露需要固定椎板的上缘。这是由于此处椎板呈叠瓦状排列（图 3-28）。

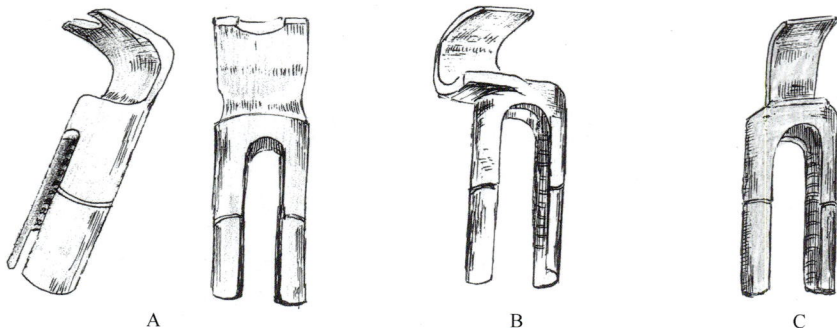

图 3-28　3 种不同类型的钩：椎弓根钩、横突钩、椎板钩

椎弓根钩只能向上放置。它们放置在关节突关节间，故需要破坏关节囊和局部稳定性韧带。横突钩则向下放置。在 3 种固定式放置中，横突钩的稳定性最差。钩是通过对"钩爪"对侧施压实现固定的。获得稳固前，非常容易脱落。因此笔者把置钩放在固定术的最后，正好在安装连接棒之前。

4. 连接棒的安装及复位策略　虽然螺钉置入是关键步骤，但棒的形态在很大程度上决定了畸形的最终矫正度。通常对棒进行预弯。连接棒预弯后应该接近固定节段的正常矢状曲度。胸腰结合部在矢状位上通常呈一直线。直棒最接近正常力线，因此适用于此节段大多数的胸椎和腰椎骨折。

在中胸段为了迎合正常的或受伤前的后凸曲度，弯棒变得更加具有挑战性。重要的是，避免过度弯棒或弯棒不足，因其可能在损伤位置发生移位。该技术中也可以应用带螺杆的螺钉。操作时朝向损伤节段撬动螺杆后端具有撑开作用和矫正前方结构的后凸，然后在矫正为将连接棒紧固在螺钉上。用侧位透视监控复位过程。

手术的挑战在于骨折的复位。有些病例通过直接在骨折节段操作即可复位。撬拨小关节和巾钳夹持棘突都可以有效地使其复位。但动作必须轻柔以避免进一步加重神经损伤。

有些病例的复位需要更为复杂的术中操作。这是通过椎弓根螺钉和预弯棒实现的。笔者的做法是首先将棒固定在骨折的近端或远端，然后将棒的游离端安装到其他空置的螺钉头内。锁定螺帽，把连接棒固定在螺钉上，维持复位。长节段应加横联，以增加抗扭转稳定性。

5. 撑开间接减压　爆裂性骨折后凸骨块间接减压的常用技术撑开。最理想的应用时机在伤后48小时内，螺钉置于损伤的上下端。然后置棒并锁定在下位螺钉上。持棒钳置于这些螺钉的上方，以作为锚点。

撑开器撑开钳子和顶端螺钉，可以有效地撑开，恢复椎体高度（图3-29）。

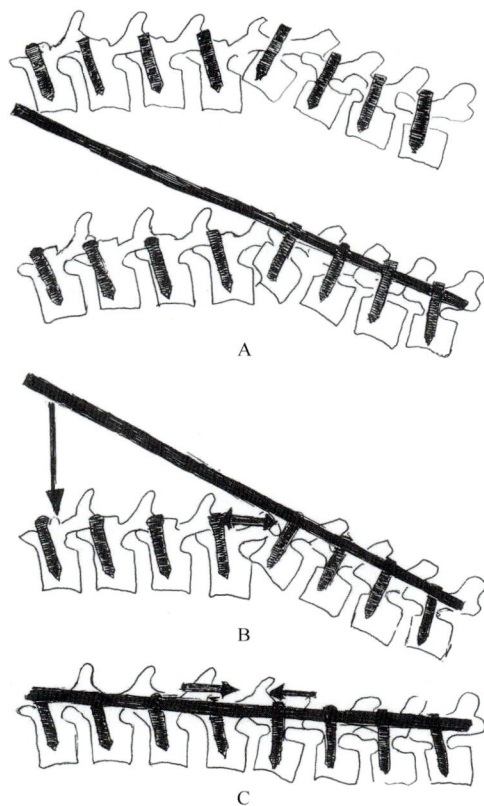

图 3-29　移位畸形的复位技术

A. 在伤椎头尾各安装 3 个以上节段的椎弓根螺钉，固定连接棒以复位骨折；B. 伤椎的翘起部分可以用压棒技术与其他螺钉相连接；C. 稍微撑开伤椎后可复位绞索型损伤，在复位完成后将受伤部位稍予以压缩以固定骨折

通常认为如果骨折碎片与后纵韧带或后方髓核相连，牵张的后纵韧带可以将骨折碎片推回受伤前的位置，完成复位。

该技术中也可以应用螺钉尾部。操作时，挤压伤椎上下端螺钉的尾部，即可撑开前柱，矫正后凸畸形，然后在矫正位将连接棒锁紧在螺钉上，用侧位透视监控复位过程。

6. 植骨床的准备　大多数胸腰椎损伤后路手术的基本目的是稳定。一旦完成后，应该把注意力集中到融合床的准备上，手术的长期目的是牢固融合，这对最大限度地维持力线矫正度和脊柱稳定性是非常重要的步骤。如果融合固定节段的棘间韧带在初始创伤中未损，应用较大的咬骨钳切除。重要的是，附着于邻近不融合节段的韧带和软组织必须保留，以防迟发畸形。然后清除融合节段椎板后面和小关节上所有软组织。所有暴露的骨面均用高速磨钻去皮质。

7. 自体骨的获得　以髂后上棘为始点，向上和向外行长为 5～6cm 深达皮下的圆弧形切口。术中避免损伤臀后神经，它距离髂后上棘约 8cm。

电刀切开深筋膜及臀大肌起点。骨膜剥离子行髂嵴外板骨膜下剥离。术中避免损伤骶髂关节周围韧带，不可进入远端的坐骨大切迹，以免损伤臀上动脉。

用摆锯或宽骨刀切开髂嵴外板皮质骨。用弯骨凿取出长条骨。可插入大刮匙，沿内层骨板取出更多的松质骨。止血后逐层关闭切口。

8.椎板切除及创伤性硬膜破裂修补 在实际工作中，胸腰椎骨折很少以椎板切除减压作为手术的首先方式。椎板或小关节突的骨折碎片很少向前或向中部移位进入椎管。如有进入椎管的病例，则可以行后路手术予以椎板切除手术。椎板切除也可以用于探查硬膜创伤性撕裂。后者通常发生于伴随椎板骨折的爆裂性骨折。它可能伴有神经根卡压。

内固定完成后，可以切除有问题的椎板。Kerrison 钳于峡部内侧行双侧椎板开骨槽，切断椎板上下邻近节段的棘间韧带后，整块截除椎板。椎板骨折大多碎裂为多块，应小心将其从黄韧带及小关节囊上分离下来。椎板骨折区的松解应先用 4 号神经剥离子确认神经组织与其他组织无粘连。

椎板切除后，硬膜后表面不能有遮挡。发现硬膜破裂，应小心地将露出的神经组织回纳。用 6-0 聚丙烯线连续缝合。由于硬膜裂口可能不规则，通常不能完全阻止脑脊液露出，可以配合应用硬膜补片或生物蛋白胶。

植骨的同时需保护暴露的硬膜表面，笔者应用湿的棉片覆盖置于硬膜表面直至植骨完成（图 3-30）。

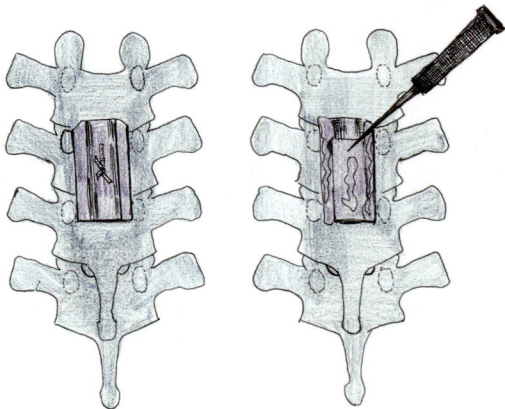

图 3-30 创伤性硬膜修复
首先要尽可能地进行硬膜修补，如对修补硬膜完整性有疑问，可用硬膜补片予以修补，修补后喷洒生物蛋白胶

（五）术后监测与处理

术后观察患者伤口引流情况，注意患者术后神经功能情况，监测患者生命体征，积极稳定患者内环境，保证电解质及酸碱平衡，积极的营养支持，术后 48 小时应用抗生素。术中如对神经刺激过多或修补硬脑膜，应于术后给予皮质激素。应该鼓励患者早期活动，术后当晚即可翻身，引流管拔出后拍摄术后片，内固定位置满意即可鼓励患者佩戴支具坐起或下床活动。支具佩戴 12 ~ 18 周，直到骨折愈合或植骨融合。分别于术后 6 周、12 周、24 周复查 X 线片，门诊随诊了解神经功能恢复情况及植骨融合情况。

（六）术后常见并发症的预防与处理

1.神经功能减退 在脊髓和脊髓圆锥水平发生神经损伤的风险要大于马尾水平。损伤的原因大多是技术上的错误，但少数病例的原因不清楚。这些病例在除外了其他原因之后，只剩下了血管原因。通常术后出现神经功能减退应该尽可能进行完整检查。神经损伤的风险可以通过以下方法的方法避免：①用磨钻和刮匙谨慎地处理椎体的后壁；②操作时尽可能远离椎管，避免神经结构受压。

2. 椎管减压不充分　当遇到神经功能受损的情况时应进行充分的椎管减压，且术后需要进行 CT 复查。对于术后仍存在椎管狭窄的病例应根据情况决定是否需要再次手术修正。

3. 硬脊膜撕裂　其发生率为 4% ~ 10%。可以行连续缝合修补。当撕裂范围较大时，无法完全修补，可以把肌肉组织缝合到该区或用硬膜补片、生物蛋白胶予以修补。

4. 椎弓根螺钉损伤　置钉位置不良会导致内固定稳定性下降，损伤到邻近椎间盘、神经根、硬膜，硬膜外静脉出血可以导致继发性神经损伤，在胸椎区域有可能伤及肺、节段血管、交感干和动脉。在处理右侧椎弓根时可能伤及食管、奇静脉和胸导管；处理左侧时可能损伤主动脉，对胸腰椎解剖的熟悉，术前详尽的手术计划，术中影像学监控能有效避免其发生。有一种复杂但是较安全的方法，就是导航下椎弓根置钉。

5. 术后硬膜外血肿　术中彻底止血，保证引流的通常，如一旦发生需行手术血肿清除。

6. 内固定失效、融合失败　如术后出现内固定失效、断裂，如骨折已愈合或已融合，行内固定取出。如融合失败，再次行翻修手术治疗。

7. 手术部位感染　其发生率在 2% 左右，手术切口的感染常导致切口延迟愈合或不愈合，必要时行清创处理，而深部感染若累及内固定物，在清创时要考虑取出内固定物以控制感染。

（七）临床效果评价

目前应用的椎弓根螺钉固定系统有不同类型和大小的螺钉，不同的螺钉连接方式，并且根据加压、撑开或原位固定有不同的选择。这些固定系统的一个主要优势在于常常可以应用短节段的固定，只需要固定损伤水平的上下各一个节段。

Esses 等对胸腰段创伤采用 AO 内固定物治疗的效果进行了前瞻性和多中心的研究。它们报道了椎管侵占平均改善 30%，后凸畸形平均改善 14°。并发症包括 7 例患者螺钉位置不良，3 例患者内固定断裂。没有患者出现假关节形成。Akbarnia 等复查了采用 VSP 系统治疗 61 例胸腰段和腰椎骨折患者。多数患者固定了损伤上下各一节段，90% 的复位得以维持，但是 15% 出现假关节，15% 出现螺钉断裂或位置不良。

Liu 等采用 AO 内固定物对 42 例患者进行后路短节段固定，经过平均为 66.1 个月的随访，显示后凸角度平均改善 14.2°，在随访中矫正角度平均丢失 3.3°。7 例患者出现并发症，6 例出现内固定失败，但是这些患者没有症状。1 例患者出现不融合合并螺钉断裂，采用手术重新后路融合和更换内固定治疗。Sasso 和 Cotler 对 70 例胸腰段骨折的患者进行了 Harrington 固定、Luque 椎板下钢丝固定和椎弓根螺钉固定的比较研究，平均固定节段的数量分别为 6.0、6.3 和 3.3。没有患者出现术后的神经损伤或神经功能恶化，并且 3 组患者的并发症发生率相似。在最终的随访中，椎弓根螺钉固定组在脊柱矢状位顺列维持最好。Markel 和 Graziano 将 Cotrel-Dubousset 内固定和椎弓根螺钉固定进行比较，发现后者可以显著地减少患者的融合节段。

在另一项研究中，Cresswell 等对 AO 内固定系统和 Hartshill 矩形椎板下钢丝在胸腰段骨折的治疗上进行了比较，认为两种系统对椎体前后方的高度恢复都有良好的初始效果。但在 2 年的随访中，Hartshill 组出现了椎体高度的丢失，而 AO 组的椎体高度明显维持得更好。他们认为，经椎弓根椎体植骨作为采用 AO 系统治疗的一部分，从某种程度上促进了该系统的成功使用。

　　尽管多数研究显示使用椎弓根螺钉对畸形具有极好的初步复位效果，该内固定的维持复位能力仍受到怀疑，但是矫形效果的丢失不一定伴随较差的临床效果或后期的神经功能恶化。例如，Carl 等报道采用椎弓根螺钉平均矫正畸形 7.4°，在最终的随访中平均矫正丢失 6°，最后的矫正度数只保留了 1° 多。然而，97% 的患者对治疗效果满意，85% 患者恢复工作。

第三节　骶尾椎骨折

　　骶骨的损伤与胸段、腰段脊柱的损伤不完全相同，还要考虑许多其他因素。这些因素包括骶骨解剖上的复杂性、固定的难度、复位及保持时的外力巨大、保留腰骶结合部活动度问题。除此之外，骶骨骨折还包括多种类型，从简单的骶骨翼骨折到合并骨盆损伤的严重粉碎性骨折。病因上分类，年轻人多见的是高能量损伤，如机动车事故、自杀；老年人多见的是低能量损伤，出现应力骨折。

　　20 世纪 70 年代和 80 年代，骶骨损伤的治疗由于缺乏满意的复位及固定技术，不能得到优良的效果，因此有一些学者提倡对这类损伤采用非手术的方法。偶有报道建议手术治疗可以达到较好的解剖复位，并能达到较好的功能。

　　随着影像诊断的准确性的提高及手术器械的改进，使我们处理骶骨损伤可以像近端脊柱一样自如。但是，我们还必须清楚地认识到骶骨在解剖和功能上与脊柱其他部分有很大的区别。我们处理脊柱创伤要达到以下目的：①解剖复位；②骨折的坚强固定；③神经组织减压，对骶椎应特别注意；④保持矢状面的平衡；⑤避免常见的并发症（骶骨内固定的失败、减压及复位的失败、假关节形成等）。由以上对骶骨特征的描述可以看出，前面章节谈及的治疗颈椎、胸椎、胸腰段、腰椎损伤的技术并不完全适用于骶骨骨折。

　　骶椎骨折有很多分类系统。这些分型可以帮助医生判断脊柱的稳定性，从而选择相应的治疗方法，如保守治疗、复位、减压和稳定形式。分型系统在确定是手术还是非手术治疗起关键作用。

　　Denis 等于 1988 年报道了骶骨骨折的最全面分型（图 3-31），该文章中分析了 776 例骨盆损伤中的 236 例骶骨骨折的患者。结果显示，21% 的神经损害于骶骨骨折有关。为了帮助数据分析，研究者进行尸体标本的解剖研究，揭示了骶孔内神经根之间的关系。该分型系统基于骶骨骨折的方向、位置和骨折水平。穿过骶骨的 3 个不同的垂直区被认为具有特征性临床表现。Ⅰ区位于骶骨翼；Ⅱ区为包括骶孔的区域；Ⅲ区为包括中央骶管的区域。以骨折线经过的最高区域确定损伤区域。因此，一个跨越全部 3 个区的骨折分型应为Ⅲ区骨折。

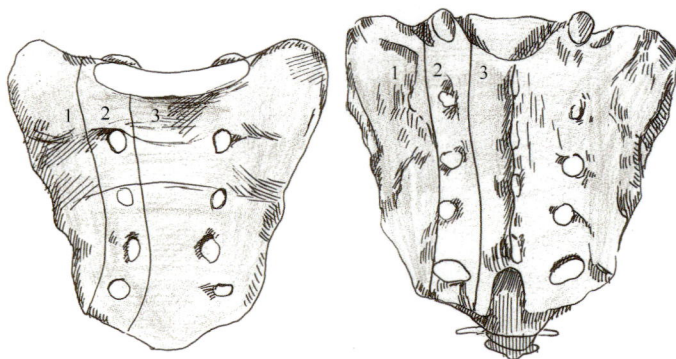

图 3-31　Denis 骨折分型

　　Ⅰ区骨折从轻度的撕脱骨折到不稳定的骶孔外侧纵行骨折，均保留了骶髂韧带。这些损伤很少表现出神经功能不全（5.9%），偶尔也可以出现坐骨神经或腰神经根的部分损伤，从而表现出坐骨神经性的症状。骨盆的垂直剪切力损伤可导致Ⅰ区损伤后骶骨翼向上移位。如果足够严重，向上移位的骨折块可以将 L_5 神经根卡压于 L_5 横突，导致创伤性极外侧综合征。

　　Ⅱ区骨折通过 1 ~ 2 个骶孔，但位于骶管之外。这些骨折通常伴发剪切力损伤，但也由侧向压缩引起。垂直剪切力损伤是巨大的暴力传导至骶骨和骨盆的结果，通常伴有骶髂关节损伤。据报道，Ⅱ区损伤中神经根损伤的发生率为 28.4% ~ 54%。因为此类骨折往往为单侧且不伤及中央管，所以不会发生肠道和膀胱损伤。

　　根据定义，Ⅲ区骨折侵犯中央管，包括垂直剪切力损伤、高位的低位的横行骨折、L_5 相对于 S_1 的创伤性脱位等。Ⅲ区骨折发生双侧神经根损伤的概率很高。超过一半（56.7%）的Ⅲ区骨折伴随鞍区麻痹和肠道、膀胱及性功能的障碍。

　　对于大部分骶骨骨折，治疗决策依据分类方案中的 3 个因素确定：①了解骶骨骨折是孤立性的，还是伴有骨盆损伤；②必须确定骨折线是垂直还是横行的；③如果是斜行骨折，确定它是否损伤 L_5 ~ S_1 关节，这也很重要。治疗骶骨骨折的 3 个原则如下：①重建骨盆环和腰骶关节的稳定性；②矫正和防止骨盆环 - 骶骨和腰骶关节的成角和滑移畸形；③防止进一步的神经损伤和通过正确的减压和固定治疗已经出现的神经损伤。

一、经皮骶髂关节螺钉固定术

　　后路切开手术对软组织的损伤很大，并发症较多，因此越来越多的医生寻求减小暴露的范围达到复位和固定的目的。透视下经皮骶髂关节后方固定术便应运而生。这种新技术适用于骶髂关节脱位和骶骨骨折的固定。固定前要求复位，并且要求医必须熟悉骶骨、髂骨翼和相关软组织的放射解剖。

（一）适应证

1.伤后 5 天之内的骨折，术前牵引以使骨折复位。

193

2. 严重的软组织损伤，不宜行切开复位患者。

3. 可以闭合复位的 Denis Ⅰ、Ⅱ、Ⅲ 区骨折。

（二）禁忌证

1. 无法闭合复位的骨折。

2. 用 C 形臂无法看到骶骨后侧和外侧结构。

3. 腰骶移行区存在畸形，可以按如下识别：出口位片上，骶骨上部和髂嵴在同一线上；出口位片上 $S_1 \sim S_2$ 存在残余间盘；翼状乳突；异常的骶骨翼；髂骨皮质密度与髂骨翼斜坡密度不同。

4. 严重的骨质疏松症患者。

（三）术前准备

一般手术常规准备，术前标准骨盆正位片，骨盆入口位片，骨盆出口位片，骨盆 CT 扫描及骨重建片，有条件可行磁共振检查，有高血压、高血糖患者应控制血压、血糖于稳定范围内。术前的骨牵引帮助复位及维持是必需的。

麻醉：予以气管镜插管，静脉吸入复合麻醉或硬膜外麻醉均可。

监测：除常规心电监护外，可行动脉穿刺，术中严格监测和控制动脉血压、血氧饱和度。

（四）手术要点、难点及对策

1. 麻醉成功后患者仰卧于手术床上，也可行俯卧位，这主要取决于医生喜好。患者腰骶部下面垫透光软枕使患者臀部抬高，这样在选择起始点螺钉的位置时可投照侧位片。

2. 确保透视时股骨头于坐骨大切迹不要重叠。如果得不到满意的图像，就难以鉴别骶骨弧度，螺钉就有可能从前方穿出。而如果 S_1 的前侧皮质于尾骨重叠，则 S_1 的后侧皮质就能看得很清楚，就能确保螺钉不会从后方穿出。旋转 C 形臂 90° 得到出口位像，耻骨结节恰在 S_1 神经孔下方，耻骨联合在骶骨中线上。

3. 完成所有角度的投照后，可以在麻醉肌肉松弛的作用下进行复位。闭合复位前需要了解骨折移位的情况。首先复位轴向畸形，可以通过股骨下端骨牵引完成。如果骨折向后移位，则可以施加向上的牵引以复位。旋转移位可以通过插在患者髂嵴的 1 ~ 2 枚 Schanz 螺钉使骨折复位，也可以使用外固定器帮助复位。一旦复位完成，即用 C 形臂按上述 3 个角度进行透视，可以用克氏针或用 C 钳临时固定。

4. 皮肤表面的螺钉进钉点位于股骨干轴线与髂前上棘垂线交点的下方 2cm 处（图 3-32）。切开皮肤，将克氏针或钻头置于髂骨后外侧。透视前后位像显示导针指向 S_1 椎体，垂直于骶髂关节。然后 C 形臂行侧位投照，证实导针在 S_1 椎体的中央。确认螺钉在骶骨翼皮质的下方非常重要，因为只有侧位片才能看清楚。如果位置正确则导针继续向 S_1 椎体的方向前进。当出口位像上显示导针的尖端已到达第一骶神经孔外侧的上表面时就要停止前进了。再次行侧位透视证实导针尖端在 S_1 椎体的安全区域内。整个过程都要在 3 个方向的透视监视下完成。

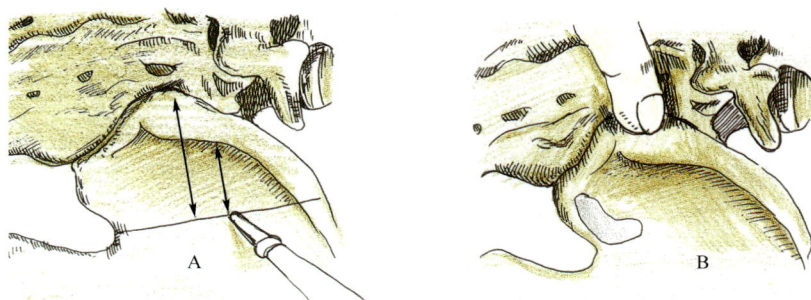

图 3-32   骶骨纵向垂直骨折螺钉的进钉点，合适的位置位于坐骨大切迹顶点与髂后上棘臀肌止点前方 15mm 连线上（A），此点距离髂后上棘及坐骨大切迹最高点均约 2.5cm

5. 钻头或导针需要穿过 3 层皮质（髂骨外侧板、骶髂关节内侧板和骶髂关节的骶骨侧板）。如果有穿透第 4 层皮质的感觉，就应该停止前进了，因为很有可能已经超过了安全区。一旦方向错误，必须完全撤出，重新选择入点和方向。如果透视导针位置良好，当即拧入螺钉，可以用拉力螺钉，使残余的缝隙完全消失。

6. 骶骨孔侧骨折或体部骨折可以用全螺纹钉固定维持位置，但是不要过度复位或加压，以免损伤神经根。

7. 在前后位像的基础上前后旋转 C 形臂 20°～30° 确认螺钉头的位置。C 形臂球管超过中线很难投照清楚，因为会和对侧髂骨翼的骨皮质重叠，小心不要使螺钉超过中线，这样有穿透骶骨前侧皮质的风险。

（五）术后监测与处理

术后监测患者生命体征，监测神经功能，一般术后常规处理，如骨折固定稳定 2 周内可拄拐活动并非患侧负重，3～6 周时可部分负重，3 个月后或观察到骨折愈合后完全负重。如骨折固定不牢靠可辅助骨牵引。术后 6 周、12 周复查 X 线片，门诊随诊。

（六）术后常见并发症的预防与处理

本术式并发症相对较少，主要为神经损伤、周围组织（血管、胃肠结构）损伤、复位不佳或再脱位。严格把握手术适应证，应用适当的手术技巧和术中影像监测可有效降低并发症的发生。随影像技术的发展，人们对计算机辅助透视导航辅助下置入经皮骶髂螺钉的兴趣越来越大。虽然资料有限，许多研究证明用导航系统后，置钉准确性提高，辐射暴露时间减少。

（七）临床效果评价

随着微创技术的发展经皮螺钉固定技术逐渐被广大骨科医生所接受。笔者体会如下：经皮置入，出血极少，操作简单，手术时间短，为 45～60 分钟；手术操作过程与 X 线扫描间隔进行。术后患者可立即恢复活动，手术感染率低、安全。经皮骶髂螺钉固定治疗骶髂关节骨折脱位是一种有效、安全可靠的内固定方法。

195

二、骶骨骨折切开复位内固定术

直到最近，骶骨骨折的外科手术治疗才显示出良好的效果。此前的外科手术治疗仅限于骶骨的椎板减压，很少涉及畸形的纠正当时也没有相应的固定办法。目前我们已经能够处理一些复杂病例。事实证明外科减压和固定对骶骨骨折伴有神经损害得病例有很好的疗效。

（一）适应证

1. 屈曲或屈曲 - 牵张损伤导致的严重的后方韧带复合体断裂，大体韧带不稳，例如，双侧关节突脱位板后方韧带复合体和椎间盘完全断裂，它将导致矢状力线的不断丢失。
2. 剪切创伤伴周围性断裂，爆裂骨折伴明显的椎管侵犯、椎体前后部破坏、椎板骨折。
3. 垂直型骶骨骨折伴其他骨盆环骨折，骶骨近端横行骨折伴平移失稳。
4. 伴有神经损伤的骶骨骨折，如较大的椎管侵犯（50%）伴严重的神经损伤（马尾综合征）、局部神经根压迫、棘突矢状面骨折、神经功能不全，硬膜撕裂伴神经根逸出。
5. 轴向或矢状脊柱力线破坏。

（二）禁忌证

1. 合并全身其他多发创伤或自身基础疾病不能耐受手术患者。
2. 骶尾部局部软组织严重挫伤或套脱伤患者。
3. 严重的骨质疏松患者。

（三）术前准备

术前的骨牵引帮助复位及维持，一般手术常规准备，术前标准骨盆正位片，骨盆入口位片，骨盆出口位片，骨盆 CT 扫描及骨重建片，下腹部 CT 排除有无腹腔脏器合并损伤，有条件可行磁共振检查，有高血压、高血糖患者应控制血压、血糖于稳定范围内。

麻醉：予以气管镜插管，静脉吸入复合麻醉或硬膜外麻醉均可。

监测：除常规心电监护外，可行动脉穿刺，术中严格监测和控制动脉血压、血氧饱和度。

（四）手术要点、难点及对策

1. 双侧骶骨板或螺钉固定　患者俯卧于可透视骨科床，床中间部分稍折曲。自正中切开，从 L_5 ~ S_4 行广泛暴露。后方剥离骨折过程中需小心避免移动粉碎骨折块，以防神经根的进一步损伤。

在从 S_1 ~ S_4 个节段，外侧剥离应超过背侧骶孔。如骨折未累及 L_5 ~ S_1，则 L_5 ~ S_1 关节突关节的关节囊应保留。但如果累及，L_5 ~ S_1 的关节突关节的关节囊可以去除。

在显露骶骨背面之后，骨折线的后面即可确认，张力带钢板通常通常沿背侧骶孔安装，在其正上方。现有很多学者通过两侧椎旁小切口形成皮下隧道来放置张力带钢板（图3-33）。

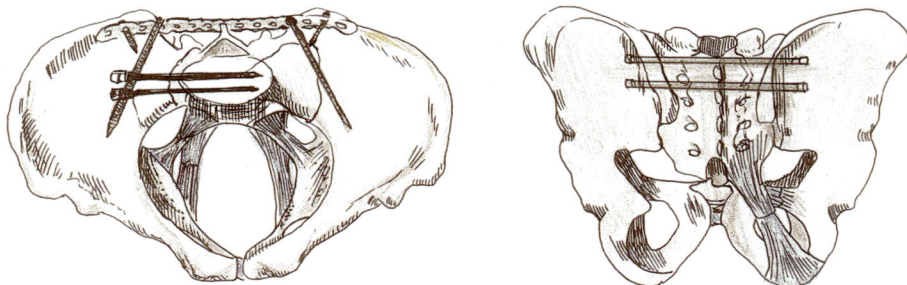

图 3-33　骶骨张力带钢板及骶髂螺钉

骶骨椎板切除术可以显露骶神经根、最大畸形和神经压迫的区域。减压范围向外扩张必须足够大，这样才能找到腹侧神经根袖的出发点的骶骨椎弓根的骨性痕迹。

一旦畸形被发现且椎板切除的范围足以直视神经根，接下来应该将注意力转移到骨折的复位上。此时几乎无须行神经根减压，因为后凸复位常常完成大部分的减压。但需要注意的是，要确认骨折最大成角处的神经根腹侧面会不会嵌压在骨折间隙内。

减压后骶神经根直视可见，所以 Cobb 剥离器可以安全地插入骨折间，撬拨骨折块，也可以用持骨钳平移骨折块复位骨折。在此过程中，影像增强器常能起到帮助作用。复杂多维骨折可以用同样的方法复位，可辅以术中骨牵引以降低垂直剪切力。

对于横向骨折为主的骨折，骨折线可以在 S_2 ~ S_3 区域内发现，继续向外剥离可以完全显露骨折线。骨折线及其倾斜可以用以小刮匙确认，在此过程中要尽可能少地清除碎裂的松质骨。

将 Cobb 剥离器从两侧置于骨折内，这样骨折后凸便能动手矫正。骨折块撬拨的方向根据移位的方向决定。如果近侧骨折块位于远侧骨折块的后方，则将 Cobb 剥离器插在远侧骨折块的前上面，轻柔撬拨近侧骨折块，使后凸减少，近端骨折块前移。

如一支 Cobb 剥离器能维持复位，则开始安装内固定器械。若骨折线以 20° ~ 45° 角度通过中央骶管，则可能需要短缩骶骨。双皮质螺钉置入骶翼后，骨盆复位钳轻轻撑开螺钉使骨折线张开，用长度的恢复纠正成角畸形。

如果位于骶管底部的大骨折块持续压迫硬膜囊，甚至在最初的临时复位后依然不能改善的，那么可以考虑在骶骨翼靠近骶管外侧缘开口，通过一条斜向外侧的路径取出撞击骶骨的骨折块。有时可能需要在骨折水平双侧开口。不可将骨折块冲回原位，相反，骨折块应该取出，并保留用作植骨。在取出骨折块过程中，注意不要损伤神经根。

此时，内固定便可以完成。通常用骨盆重建钢板稳定。这时可能需要 3.5mm 或 4.5mm 的钢板。因此器械具有较好的可塑性，能适合骶骨的外形且固定孔位正好与骶骨相匹配。

对于椎体内的横行或斜行骨折，最好用至少两套螺钉固定在远侧和近侧。因为骶骨的骨质质量和螺钉固定点有限，不应该试图应用器械复位以防螺钉拔出。如果骨折形态允许，可在 S_1 同时置入内侧螺钉和外侧螺钉，从而达到骨折块的最佳固定。

近端螺钉一般从 S_1 关节突外缘置入，瞄准骶骨岬，以大约 30° 内倾、经椎弓根置入 S_1 椎体。下一枚螺钉与 S_1 关节突的下缘以 35° 外倾入骶骨翼并平行于骶骨终板。在余下

197

节段，最好用单枚或两枚螺钉从外侧穿越椎弓根，并平行于骶髂关节。近侧螺钉长度一般平均为 30 ~ 45mm。S_2、S_3 和 S_4 的螺钉较短（最远端大约 20mm）。轨迹为向外倾斜 20° ~ 35°。

如果骨折线倾斜并累及 L_5 ~ S_1 关节突关节，内固定的最近端结构必须上延至 L_5 椎弓根。如果滑移少于椎体 20%，这种固定即已足够。但是如果在 L_5 ~ S_1 水平的滑移达到或超过 50%，则内固定结构需要上延更近端至 L_4，才能在脊柱远侧部上获得足够的把持力。

固定完成后重新检查椎管。骶神经压迫解除的评价方法是将神经根轻柔地拉向内侧。如果任何骨性压迫存在，应用刮匙或髓核钳去除。对侧也应该检查。如果复位不完全，减压还有可能，方法是切除椎管底面移位部分的残余骨质。减压了就不要不固定，因为骨折力线的偏移很容易导致压迫再发。

如果复位不完全，某些平移畸形仍然存在，但骨折处于稳定位上，可在椎管底部凿洞，去除任何可能压迫骶神经根腹面的骨块。

松质骨植骨对于完全限制在骶骨内的骨折并非必要，但是对于那些穿越 L_5 ~ S_1 关节突关节的患者，应该行标准的横突和骶骨翼植骨，最好用自体松质骨。将椎旁肌重新回置覆盖于骨折和器械之上非常重要。

逐层关闭切口。

2. 四钉基的椎弓根钉和髂骨螺钉固定　四钉基的髂骨固定技术可以用于孤立型斜行或垂直行骶骨骨折、伴或不伴有腰骶连接损伤。多种带顶端承载多轴椎弓根钉和髂骨栓钉的系统用于稳定腰骶连接和骶髂关节。Isola 脊柱骨盆系统将传统的 Isola 设计与一种平行的固定方式结合，简化了与骨盆的连接方式。

患者体位及手术入路同上所述。

（1）腰椎和骶椎椎弓根钉近侧锚点的准备：用锥形开口器、椎弓根探子、球形头探针和丝锥准备腰椎及骶椎椎弓根的进钉点。恰当安装腰椎和 S_1 的椎弓根螺钉（图 3-34 ~ 图 3-36）。

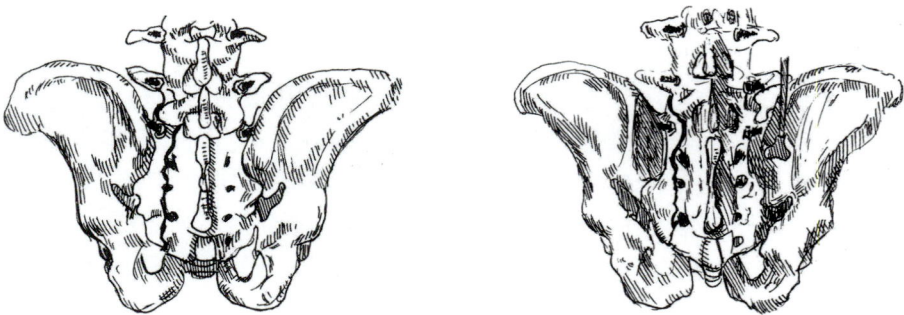

图 3-34　四钉基髂骨固定

（2）上下位髂骨钉远端锚点的准备：确认髂骨进钉点，弧形骨凿切除髂后上棘，且槽应与骶骨平齐以防进入骶髂关节。此法还将髂骨钉的基点置于更前，改善髂骨的软组织覆盖。切面形成一个平坦、椭圆形的松质骨进钉点，以供上位和下位髂骨钉的置入。对侧手指尖置于坐骨切迹，Isola 髂骨开路探从卵圆形松质骨窗下部攻入，行于髂骨的两侧骨皮质板内。然后将标准的 Isola 髂骨探向前插入，刚好位于坐骨切迹上。在前插 Isola 髂骨探时，术者应触摸髂骨外板。当达到所需深度时，可在留置探子下拍摄前后位平片。球头探子插入骨性隧道内以确定其未穿入骨盆。确定下位髂骨钉规格。推荐使用大直径的长螺钉，如 10mm 的 Isola、闭合髂骨钉。试图用大直径螺钉把持双侧髂骨皮质，获得最大的固定强度。螺钉平均长度是 70mm，但有些患者可以用到

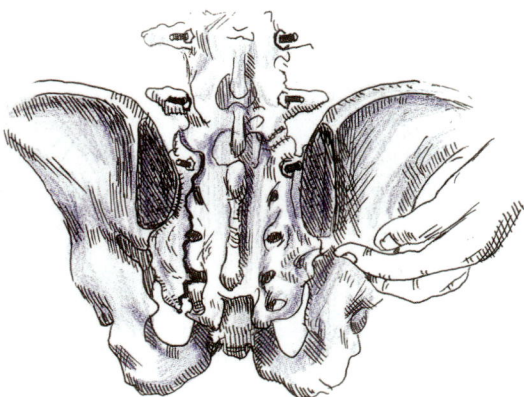

图 3-35　四钉基髂骨固定中下位髂骨钉的准备

100mm 螺钉。下位髂骨螺钉的钉道需要攻丝，且该处需用闭合的 Isola 髂骨螺钉。下面是一些关键点：①髂骨钉应尽量与脊柱冠状面垂直；②下位螺钉不应该按传统的 Galveston 位的角度置入；③螺钉位置对于器械的安装很重要；④螺钉的轻微内聚是理想的，因为这样有利于预弯棒穿过来的头；⑤螺钉开口应呈头尾朝向。

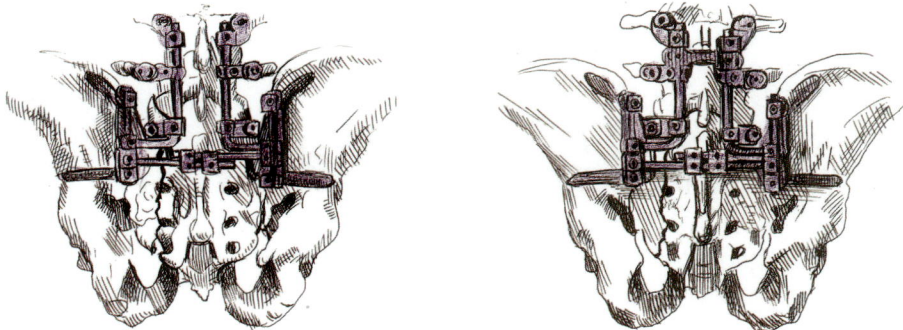

图 3-36　远近侧锚点之间的连接和最后锁紧

（3）上位髂骨钉：第 2 枚髂骨钉的置入位置位于卵圆形松质骨窗的上端。Isola 髂骨开路探自卵圆形松质骨窗上端攻入，呈轻微头倾位。然后插入标准的 Isola 髂骨探，扩大髂骨内钉道。术者触摸髂骨上方外侧，帮助引导探子放置。攻入的深度推荐为 45 ~ 55mm。上位髂骨螺钉钉道也需攻丝，且该处需用闭合 Isola 髂骨螺钉。螺钉开口应呈头尾朝向。大部分患者可用 10mm 螺钉；然而，7.75mm 螺钉也可使用。螺钉呈轻度头倾位置置入，不要与切面垂直。

（4）远侧锚定棒的测量和试装：远端锚定位的准备操作在骨盆对侧重复使用。量棒、截棒、折弯，暂时安装在闭合螺钉的开口内，检查是否合适。然后取出，加入带棒连接器，再装配在闭合螺钉上。应确认棒可以无阻碍地通过螺钉。

（5）近端和远端锚点的连接：近端和远端锚点用 6.35mm 带棒连接器和标准 Isola 开槽连接器连接。这样产生独立的近端和远端基点，据此操控骶骨和髂骨，实现矫形。在矫形操作时，椎弓根钉上的所有螺母都暂时拧紧，为器械结构提供稳定性，需要 4 枚带棒连

199

接器将腰椎、骶骨和髂骨的锚定位彼此连接起来。第一对带棒连接器（由头向尾），按髂骨至骶骨再向上到腰椎区的走向，用于矫正移位的髂骨和骶骨。第二对带棒连接器（由内向外），横跨骶骨用于复位骨折。

（6）近侧基点的操作和矫正骶骨和髂骨移位：L_5 和 S_1 间撑开，移位的骶骨和髂骨被拉回到本来的解剖序列上，锁定锁钉。

（7）远侧基点的操作和骨折复位：横向带棒连接器和并排双棒连接器间加压，骨折复位，锁定锁钉。

（8）最终固定：槽式或带棒连接器上和闭合螺钉上的锁钉紧固至 6.78Nm，然后用六角形螺母最终紧固椎弓根钉至 11.3Nm。在合适的水平上连接横连杆。

将椎旁肌肉及软组织复位，关闭伤口。

（五）术后监测与处理

术后监测患者生命体征，监测神经功能，一般术后常规处理。术后佩戴定制的全接触式矫形器，3～6周时可部分负重，3个月后或观察到骨折愈合后完全负重。支具通常全时程佩戴 10～12 个月。术后6周、12周复查 X 线片，门诊随诊。

（六）术后常见并发症的预防与处理

1. 周围组织损伤　包括硬膜撕裂、神经功能下降或恶化、血管损伤等。背侧支损伤是剥离骶骨超过骶孔时可能发生的并发症。在椎弓根螺钉，骶髂螺钉的置入或椎板切除减压时，可能出现骶神经损伤。在过分显露外侧骶骨时可能发生臀上动脉损伤。这样可能导致术中大出血。因为通常切断的动脉会回缩到盆腔内，立即行前路盆腔探查，一般可以控制出血。支配臀大肌的臀上和臀下神经可能会损伤，导致行走障碍。

2. 术后骶尾部软组织坏死　如术前未认真评价手术部位软组织条件，可能出现手术部位皮肤坏死，视坏死情况酌情处理。

3. 伤口感染　术后注意观察伤口情况，预防性使用抗生素 48 小时，如出现感染行清创手术治疗。

4. 下肢深静脉栓塞　术后鼓励患者尽早正确功能锻炼，可辅以弹力袜，下肢静脉泵予以预防。

（七）临床效果评价

从解剖意义上来说，骨盆后环（或称为骨盆后弓）是指上3节骶骨、骶髂关节和髋臼以近的后半部髂骨。由于单纯骶髂关节分离和髂骨后翼骨折并不多见，所以骶骨骨折是骨盆后环损伤中最常见类型。骨盆后环是人体应力传导最重要结构，其损伤可导致人体脊柱和下肢间应力传导连续性受损。如骨折后未经良好复位和固定，对人体负重、行走和骨盆稳定性将造成严重影响，尤其是骨盆前后环同时损伤的患者，仅固定前环，由于负重后骨盆后环移位，将增加前环固定物应力，从而使骨折移位或内固定失效。如果后环得到可靠固定，前环损伤可以不进行固定。由此可见骨盆后环损伤，尤其是骶骨骨折，复位和固定应该得到特别重视和强调。

　　由于骶骨前方毗邻重要血管、神经，骶骨骨折后复位及固定风险和难度较大。目前骶骨骨折复位和固定方法主要有骶髂螺钉、后路钢板固定双侧髂骨后翼、骶骨棒固定双侧髂骨后翼、前路钢板固定等。生物力学研究显示：骶骨棒和后路重建钢板生物力学强度很低，不宜作为单一方法进行骶骨固定。前路钢板只适合固定骶髂关节分离或者骶骨翼外侧部分骨折，术中暴露困难且固定区域小，适用范围有限。骶髂螺钉固定的生物力学强度相对较高，而且骶髂螺钉可经皮固定，损伤小，常作为治疗骶骨骨折的首选方法。但由于骶髂螺钉只适合骶骨骨折移位不明显或通过外科干预能基本复位的患者，对于骶骨严重性粉碎性骨折患者不适用。特别对于骶骨的 Denis Ⅱ 区骨折，如果通过骶髂螺钉进行加压固定，有可能导致骶孔附近骨折移位或嵌入，从而损伤骶神经根或加重原骶神经根损伤；而 Denis Ⅲ 区骨折因为骶骨体部骨折，骶髂螺钉无法获得拉力亦不适用。椎弓根系统通过连接棒和椎弓根螺钉实现了腰 - 髂间三维固定，使得骶骨骨折块近端通过腰椎、远端通过髂骨经椎弓根系统获得良好的三维复位和固定，避免了对骨折端的过度加压，在生物力学上更有优越性，椎弓根系统适用于除髂骨后部同时存在粉碎性骨折的所有骶骨骨折。对于合并神经损伤的患者，在采用椎弓根系统获得坚强固定的同时可行充分有效的骶管减压，从而为神经功能恢复创造条件。

第四节　创伤性椎体滑脱、椎间盘突出

　　"滑椎"一词源于两个希腊单词：椎体（ spondylo ）及滑移（ listhesis ），该词的确切意义为：某个椎体相对于其相邻的椎体产生了滑移。必须强调的是，滑移的椎体所负载的是其上方整个脊柱的负荷。"半脱位"一词有时也用来描述不完全的滑移。通常所指的滑移椎体的相邻椎体是其下方的椎体。滑椎的椎体一般向前滑移，但有时也向后滑移，这被称为后滑，椎体也可向侧方滑移，称为侧滑。本章所涉及的滑椎仅限于腰椎，主要是 $L_4 \sim L_5$ 和 $L_5 \sim S_1$。多数滑椎都是因为椎板峡部断裂造成。$L_4 \sim L_5$ 及 $L_5 \sim S_1$ 的明显前凸及直立的姿势使椎板峡部承受相当大的轴向、旋转及剪切的应力。体育运动对峡部所产生的重复过度超强负载可能导致峡部微骨折，最终造成峡部断裂。举重、体操及美式足球运动员的发病率比一般人群高。脊柱外科医生在描述滑椎时经常提到"骨钩"，它由椎体、椎板峡部及上关节突构成，它钩在骶骨的关节突上，当骶骨关节突出现大小、形状或者位置上的异常时，骨钩就可能脱钩而出现滑椎，骨钩自身也可能出现断裂、弯曲从而造成椎体向前滑移。椎体、椎板峡部及上关节突的功能类似"骨钩"。骨钩脱钩或断裂时出现滑椎。几乎所有类型的滑椎都伴有椎间盘的退行性改变，受影响的间盘几乎全是滑椎以下的间盘，而其上方的椎间盘一般都正常。由于重力的作用，椎间隙的狭窄，尤其是 $L_5 \sim S_1$ 间隙狭窄可能会导致在 L_5 椎体上剪切应力的增加。

　　按照 Marchetti-Bartolozzi 分类法，急性骨折导致的腰椎滑脱属于获得性脊柱滑脱症中创伤性滑脱的一个亚型。据 Marchetti 等报道，该亚型几乎只发生在 L_5 椎体，从解剖学角度来看，腰骶连接部在力学结构上十分稳定，活动度有限，其稳定结构以静力性结构（椎间盘、韧带和局部骨骼形态）为主，动力性结构（椎旁肌肉）为辅。椎间盘主要依靠纤维环为稳定结构，并通过前纵韧带和后纵韧带得以加强；强大的髂腰韧带连接着髂骨翼和 L_4、L_5 的横突，具有较强的抗扭转作用，后方的棘上、棘间韧带起限制过度前屈的作用；在局部骨骼结构中。L_5 骨钩（由 L_5 的椎弓根、峡部和下关节突组成）形态最重要，通过和 S_1 上关节突（钩扣）部分重叠，起到了侧方及前后方向稳定作用。由于上述静力性结构的稳定作用，腰骶连接部具有强大的抗旋转力、抗前后冲击力和抗屈伸力，但是抗压缩和牵张力很差，而压缩常常造成椎体骨折而非脱位，牵张力一般不会发生在创伤中，因此这种亚型的腰椎滑脱罕见。这种亚型的创伤性脊柱滑脱是由强大的后前方向暴力作用于下腰椎局部所致，创伤发生的过程常为重物携带较高的动能撞击腰部的后方，如煤矿井下作业时遭遇事故，巨大的石头或其他重物砸伤工人腰背部，因为只有非常强大的暴力才能破坏如此坚强的结构。由于创伤严重，常合并其他重要脏器的损伤，常见的有腹膜后脏器，如肾脏损伤、四肢骨折和颅脑损伤；正是这些危及生命或显而易见的损伤在创伤后急诊处理中占据了主导地位或者吸引了医生的注意力，造成了对腰椎滑脱的漏诊。与其他类型腰椎滑脱不同的是，该亚型典型的骨损伤部位不是在峡部而是在小关节突。该损伤往往伴有相关节段的椎间盘破裂、突出。

急性创伤性腰椎滑脱多有明确的急性创伤史，且患者多为年轻人。突然的外界暴力极易造成无张力状态下的脊椎前方和（或）后方韧带结构损伤。因此伴有骨性结构和非骨性结构双重损伤的急性创伤性腰椎滑脱极易造成腰椎不稳、滑脱及症状短期内迅速加重。所以，作者认为，对于急性创伤性腰椎滑脱，不论滑脱有无、程度如何，只要有明显的腰部症状，即应积极手术复位内固定治疗，同时要求解剖复位。而对于只有轻微腰痛症状者，可保守治疗，但要经常随访，密切观察。

自 20 世纪 40 年代起 Cloward 应用后路腰椎体间融合术（PLIF）治疗下腰痛取得显著疗效以来，后路腰椎体间融合术得到了广泛应用和研究，但是该手术存在缺乏早期稳定性及远期植骨块塌陷等缺点，几十年来，随着人们对该病认识的进一步深入及相关器械和技术的进步，在腰椎滑脱治疗方面有了很大进展。后路减压，椎间融合椎弓根螺钉固定技术的应用，在治疗椎体滑脱上取得了较好疗效。

一、手术适应证

1. 持续性腰背部疼痛，经保守治疗不缓解者。
2. 伴发持续性神经根压迫症状或椎管狭窄症状者。
3. 严重腰椎滑脱（Ⅰ度以上者）或 X 线片证实滑脱短期（6 ~ 12 个月）内进展。
4. 伴有骨性结构和非骨性结构双重损伤的腰椎滑脱。

二、手术禁忌证

伴有其他危及生命的复合损伤而不能耐受手术者。

三、术前准备

1. 一般手术常规准备，术前标准腰椎正侧位片，腰椎双斜位片、腰椎 CT 扫描及骨重建片，腰椎磁共振检查，有高血压、高血糖患者应控制血压、血糖于稳定范围内。

2. 麻醉　予以气管镜插管，静脉吸入复合麻醉。

3. 监测　除常规心电监护外，可行动脉穿刺，术中严格监测和控制动脉血压、血氧饱和度。

四、手术要点、难点及对策

麻醉成功后，患者俯卧与骨科手术床上，腹部避免受压，以滑脱椎体为中心，取腰背部正中切口沿棘突两侧椎板骨膜下剥离显露两侧上下关节突及横突，清除崩裂处增生的骨赘和软组织。

透视证实手术节段，在 X 线引导下置入椎弓根螺钉和折弯的固定棒。椎弓根螺钉的置入点为横突及上关节突的交点。

用磨钻或开口器开口，细心地循椎弓根进入椎体后缘。以柔软的球形探针检测椎弓根钉道，尤其是下壁和内壁，因为该处为神经根所在，致密骨需攻丝。

拧入合适长度的螺钉，在需要融合的双侧节段重复此步骤。置入螺钉以底部紧密接触骨组织为宜，滑椎的螺钉可以适当深一些，如果滑脱程度过重时滑椎螺钉应改用长尾巴的提拉螺钉，安放根据正常腰椎生理曲度折弯的连接杆，提拉撑开复位滑移的椎体，咬除浮动的椎板及棘突，彻底椎管减压，将切除的椎板和棘突留备植骨用。

显露神经根并形成一个从椎弓根到椎弓根的操作窗口。将 S_1 神经根小心牵向内侧，显露椎间盘，定时放松神经根以保证其血供。

从硬膜囊的两侧锐性切开纤维环，用刮匙和髓核钳去除椎间盘组织，以及间隙上下终板。

处理好椎间隙后，将自体松质骨块放入椎间隙，并用植骨棒捣实。在维持椎间隙撑开的情况下可以往椎间隙置入椎间融合器，三面皮质骨的自体骨块。

在结构性植骨放置好后，可在其后填入更多自体松质骨并捣实。注意椎间隙的植骨不要过多，以免向后突入椎管。

在将后侧内固定物加压后，可以恢复腰椎间盘的正常前凸形态。如果使用椎间融合器，应该注意保持腰椎的正常对线。

重新拧紧固定棒，C 形臂透视确定螺钉及融合器的位置正确，冲洗伤口，留置引流管，关闭切口。

五、术后监测与处理

术后根据术中神经根受压及水肿情况予以 20% 甘露醇脱水治疗，静脉滴注抗生素，平均 48 小时，术后负压引流 36 ~ 48 小时后拔除，术后 6 小时后鼓励整体翻身，术后第 3 天开始练习直腿抬高动作，卧床 1 个月，行床上功能锻炼，8 周后在腰围保护下下床活动，

203

坚持适度腰背肌功能锻炼，避免弯腰及旋转活动 3 个月，分别于术后 6 周、12 周、24 周复查 X 线片，门诊随诊。

六、术后常见并发症预防与处理

1. 术后残留神经症状　主要表现为腰痛、腿痛、椎旁肌紧张、腘绳肌紧张、步幅小和摇摆步态。其典型的体征为踝反射减弱、跨背伸肌力减弱，严重的时候可以出现膀胱和直肠的感觉减弱，以及肛门括约肌功能减低。神经症状的残留可能是因为椎弓根钉穿出椎弓根直接刺激神经根，滑脱的复位导致神经根一过性的刺激而出现疼痛或者由于神经根处于异常位置并且与周围粘连，复位时牵拉神经根而导致术后神经症状的残留。此外由于手术中过度的牵拉神经，术后造成神经周围组织充血水肿压迫神经及手术减压不彻底，压迫没有完全解除；术后血肿形成，压迫神经，以及术后神经粘连等原因。针对上述原因，我们认为在手术的过程中，术中应该仔细操作，动作精细轻柔，最小限度地牵拉神经，使用撑开器的时候，我们要主要保护周围组织，可以在撑开器与组织间保护上纱布，缩短使用时间；手术中止血彻底，紧密缝合各层组织，消灭无效腔，可以避免术后血肿的形成，术后早期让患者行下肢的功能锻炼，床上练习直腿抬高，有可能减轻术后神经粘连的发生。

2. 术后滑脱复位丢失　包括手术后患者的主观评价、患者对身体外观改善的满意度、疼痛的缓解程度和影像学的结果，其中比较客观的指标有滑脱率、滑脱角及骶骨倾斜角。我们认为造成术后滑脱复位丢失的主要原因是手术方法的选择。Ⅱ度以上的峡部裂性滑脱应该选择 360° 融合，单独的后外侧融合容易造成复位的丢失。手术过程中在保证减压效果的前提下最大限度地保留脊柱的后柱结构，如果脊柱的结构组织破坏过多的话，可以同时行内固定，保证脊柱的稳定，同时注意严格按照术后的常规操作，避免术后过多和过度不恰当的活动。

3. 术后内固定失败　包括术后断钉、断棒，主要出现在行内固定的患者。内固定失败的发生除了与内固定的质量有关系外，术后过早、过频、过度不恰当的活动也可以引起断钉、断棒和内固定的松动。手术方法选择的不恰当也可以导致此并发症的发生，如重度滑脱（如Ⅱ度以上的峡部裂性滑脱）的患者应该行减压固定手术的同时应该椎间融合（植骨或者放置 Cage）。植骨不可靠包括植骨床准备不充分、植骨量小、植骨的骨块质量差等情况，也能造成内固定的失败。Stoll 等报道了其观察的 73 例患者中，术后发生螺钉松动 1 例，椎弓根骨折 1 例，在影像学上得到证实的螺钉松动则高达 7 例，螺钉移位有 2 例。在患者的经济条件允许的前提下，我们认为可以选择质量相对较好的内固定器械，严格按照手术的常规要求掌握好手术的适应证。有些作者认为术后患者以石膏或者以腰部支具（brace）固定可以提高融合率，减少断钉的发生。术后螺钉的松动，一般出现在术后 6 个月时或者更长的时间。

4. 神经功能损伤　包括一过性感觉障碍、持续性运动功能丧失和截瘫等。脊髓监测及唤醒试验可以在手术进行时监测神经的损伤，有作者研究表明 MEP 和 SEP 的联合应用可以提高监测的效果。但是唤醒试验作为一种有创的检查，有其本身的局限性，如患者在监测时躁动不安，气管插管脱出等危险，严重时可以发生空气栓塞，威胁患者生命，应用时应该注意其不良的效果。

5. 术后伤口感染、不愈合　有些者认为当出现伤口感染的时候，最重要的治疗手段是手术取出内植物，但是有报道患者经重新切开伤口，病灶清理，抗生素局部冲洗引流，内植物未取出，14 天后，患者体温逐渐下降，化验血常规白细胞不高，伤口一期愈合，细菌培养为金黄色葡萄球菌，对抗生素海夫佳（阿莫西林钠＋克拉维酸钾）敏感。随访 1 年，不但没有感染发生，而且内植物也无松动；术后感染情况的处理应根据术中实际观察的情况，以决定是否取出内固定物。

6. 术后邻近节段退变的加速　有些作者认为由于邻近节段的退变导致患者出现不适的症状在术后 5 年的时间内可以达到 16.15%，而在术后的 10 年则可以增加到 36.1%。腰椎滑脱术后并发症与固定节段的数目的关系，有些作者认为，行单节段器械内固定的术后效果优于多节段内固定的效果，融合邻近节段的退变加速主要表现为术后较短的时间内出现融合相邻节段的小关节炎、椎管狭窄、椎间盘退变的加速和退行性的腰椎滑脱，该并发症可以出现在融合节段的上方节段和下方节段，但是以下方节段较为多见。

七、临床效果评价

原位融合曾经是治疗腰椎滑脱的经典方法。一些学者认为，脊柱原位融合对各种程度的腰椎滑脱都会产生满意的疗效。但 STEFFEE 观察发现，没有行复位的许多病例，虽然获得了良好骨性融合，其椎体滑移仍会发展，患者仍有腰痛，认为复位可增加脊柱的正常力学性能，而且有助于植骨融合。作者认为，复位并不是主要目的，更不应强求完全的解剖复位；对受损神经的彻底减压和脊柱的稳定融合，才是解决脊柱滑脱问题之根本。但只要患者椎体的骨质情况允许，复位是必要的，从生物力学观点分析，个体重力 80% 负荷通过椎间盘，椎间融合更合乎生物力学要求。椎体滑脱复位有以下优点：①恢复腰椎正常生物力学关系，解除马尾神经及神经根的牵拉和受压；②关节囊韧带及肌肉的解剖学关系的改善，消除了引起下腰痛的病因；③可增大椎体自体植骨的有效接触面积，明显提高融合成功率，以利于早期功能锻炼；④可纠正腰椎过度前凸、骨盆倾斜及膝关节屈曲的畸形，从而获得姿态和步态的改善；⑤术后摄片显示复位更能令患者满意。当然滑脱复位可能会引起神经根的牵拉症状，一般只要神经减压彻底，症状短期内可以恢复。对于Ⅰ度、Ⅱ度滑脱，在充分减压的基础上椎间隙高度撑开，复位较为容易，而对Ⅲ度以上脱位的患者，由于脊柱滑移严重可使椎管解剖发生改变，神经根拉长，如强行过度复位反而会破坏此种已适应了的解剖关系，产生新的症状，因此术前应动态摄片，术中提拉滑移椎体，在可逆滑移复位的基础上融合更安全。对严重滑脱、病程长者不必要强求完全复位。

重建脊柱正常序列，对滑脱进行复位固定是治疗腰椎滑脱的基础，也应该被视为治疗腰椎滑脱症的常规。后路椎弓根系统基本能满足这种要求，因材料为钛合金可以不用取出，不需要再做二次手术，且生物相容性好，无磁性，不影响 MRI 检查，便于术后随访，同时减少远期假关节形成的发生率。目前，椎弓根螺钉已成为因广泛椎板减压而无法使用常规钩、棒等内固定器患者的首选。而对于严重的腰椎滑脱病例 Csecsei 等推荐经后路采用椎弓根系统治疗。胡令东等在分析腰椎滑脱术后远期并发症时发现选择钛合金材料作为内固定

205

物可以减少远期假关节的形成，亦能减少术后远期疼痛的发生。我们使用的滑脱内固定系统优点是：通过提拉钉螺母的拧紧，提拉钉相对位置的提升，实现滑脱椎体的复位；当术中发现复位不够时，直接拧紧提拉钉螺母，即可增加复位，操作简便；提拉钉尾部截断后，残端切迹低，对周围组织干扰少；纵棒有 5° 角，便于恢复腰椎前凸角。良好的植骨融合是保持脊柱长期稳定的关键，内固定器械的应用是滑脱椎体复位和固定的必要手段，但其对脊柱的稳定作用只是暂时的，脊椎稳定最终要依靠良好的植骨融合，一旦骨愈合不良，即使再坚强的内固定，也会随着时间的推移出现松动、疲劳等而致手术失败。

脊柱植骨融合的方法有椎间植骨及附件植骨。后外侧融合术是主要的一种。其要点为横突间植骨，同时融合小关节。该方法可获得较高的融合率。其优越性在于：可同时行减压手术；植骨部位距腰椎屈伸活动轴较近，周围血液循环丰富，利于骨愈合；术后卧床时间相对较短。横突间融合术在后侧广泛减压和椎间孔切除后，仍能用作稳定脊柱。我们发现后外侧融合时 L_4/L_5 融合率低于 L_5/S_1，这是因为 L_4 与 L_5 之间生理曲度（腰椎前凸角）较小，而 L_5 与骶骨之间曲度（腰骶角）明显增大，130° 左右，相应 L_5 横突、椎板与骶骨之间接触面积明显增大，且 L_5 横突较 L_4 横突粗大宽厚，腰椎关节突关节角自 $L_1 \sim L_5$ 呈逐渐增大趋势，即由相对矢状位渐变为相对冠状位；L_5/S_1 接触面积明显大于 L_4/L_5。但临床证实当内固定去除后，由于缺乏前中柱支撑作用，后侧、后外侧植骨区承受较强张力，如有假关节存在，腰椎滑脱极易进展。即使植骨已坚强融合，在长期反复剪切应力作用下，也可出现融合区拉长或疲劳骨折，使腰椎滑脱进一步发展。以往单纯横突间和椎板间植骨融合是在非承重轴上的植骨，融合率低，只有在承重轴上的椎体间植骨才是最可靠的，椎体间融合术优点为：①与附件植骨相比，椎间植骨具有明显的骨融合生物力学优势。腰椎滑脱常伴有椎间盘退变、椎间隙狭窄、前后纵韧带松弛等病理改变，而椎体间植骨融合可以对前中柱结构进行良好的重建，由于椎体和椎间盘承受腰椎的大部分载荷，该植骨还可明显减少椎弓根螺钉所承受的轴向应力和剪切力，从而可减少椎弓根螺钉的断裂、松动，提高疗效。②椎体间接触面积大，为松质骨骨床面，血液循环好，为融合提供了较为理想的条件。③可恢复椎间隙高度，扩大椎间孔，因而有利于神经根减压。④对存在明显后凸畸形时，椎间融合更有利于使脊柱恢复前凸。采用自体髂骨块行椎间融合时，在骨块植入的早期，植骨块和椎体终板的接触部分会发生不同程度的骨吸收，加上脊柱前柱所承受的载荷，椎间隙高度可有一定程度的丢失。随着椎间融合器的出现，不少作者开始使用椎间融合器作为椎间融合的植骨材料，不仅可以减少术后椎间隙高度的丢失、提高融合率，同时可以避免自体骨取骨处的并发症。但是由于植入椎间融合器时需要破坏一部分椎体终板以利于骨融合，同时椎体终板的破坏使部分骨质发生一定程度的骨吸收，同样会导致椎间隙高度的丢失。海涌、陈晓明等在术后 2 年的随访中发现，自体骨较椎间融合器组术后椎间隙高度的丢失明显增加，但融合率和临床优良率与椎间融合器组差异无显著性。我们的随访中无论自体骨还是椎间融合器都取得了满意的临床疗效和融合率。但椎间融合器比较昂贵，具体选取哪种植骨材料要根据患者的病情和术者手术技巧。椎体间植骨是最有效、常用的植骨方式，我们在 PLIF 的基础上再给予关节突间和横突间植骨，进一步增加了融合的面积和可靠性。经临床实践表明，经后路椎间融合及椎弓根钉内固定治疗腰椎滑脱手术可使滑脱椎体复位、恢复椎间隙高度、重建腰椎生理前凸、腰椎融合满意，是治疗腰椎滑脱一种安全有效的手术方法。

第五节　骨质疏松性椎体骨折

　　骨质疏松是一种全身代谢性疾病，它导致骨的矿物质丢失的同时并发骨结构的变化，最终是骨骼容易骨折。随着人口老龄化的增长，骨质疏松的发生率逐渐增加，它发生隐匿，直到出现典型骨折才引起人们注意。典型的骨质疏松性骨折经常是由很小的创伤或者根本没有创伤，脊柱是最常见的骨质疏松性骨折发生部位。我国 60 岁以上老龄人口已达 1.3 亿。在华北、华东、华南、西南及东北五大区，对 40 岁以上汉族人群 5602 人的调查结果显示，骨质疏松症患病率为 12.4%（男 8.5%，女 15.7%）。全球大约有 2 亿人口罹患骨质疏松症。骨质疏松的严重后果是导致骨折。美国绝经妇女中预期有 1/4 将发生骨质疏松性骨折。60 岁以后，妇女每增龄 5 岁，骨折发生率将增加 1 倍。欧洲 1999 年统计资料显示髋部骨折达 48.5 万余人。美国因骨质疏松性骨折住院治疗者 40 万人，另有 250 万人需接受门诊治疗。骨质疏松症及骨质疏松性骨折已成为全球所关注的有关公众健康的重要问题。它不像髋部骨折那样容易检测，但仍然是急性和慢性疼痛最多见的原因，给患者带来痛苦，使医生产生混淆。并且易引发各种并发症，缩短患者寿命。

　　在脊柱上，正常的机体活动超过了疏松的骨组织所能承受的负荷，导致椎体骨折。近 50% 的这种骨折患者可能没有症状，但通常局部会有较为严重的疼痛，且可持续 3 ~ 4 周，并且认为椎体骨折的症状会在几周或几个月后随骨折的愈合而解决。然而，视乎慢性疼痛会持续几年，并且机体的损害随着椎体骨折的数量和严重程度而逐渐加重。每次骨折的同时表明再骨折发生概率的增加，这导致患者需要经受较长时间的疼痛，功能降低，生活质量下降。胸椎骨质疏松性骨折可以导致后凸畸形加重，其后可能有不断增加的腰椎前凸来补偿加重的胸椎后凸，这种改变可能会导致脊柱生物力学的改变，并且可能引发下腰疼痛。通常，骨质疏松椎体骨折患者显现症状 6 ~ 9 个月后，如果没有再次骨折，症状可能会逐渐消失。同时，并不是所有的患者都能描述畸形疼痛症状。通常，无症状胸椎或腰椎压缩骨折是在为其他目的的实施影像学检查时发现。这种可直视的骨折是由没有临床症状的微小骨折随时发展而来。80 岁以下的骨质疏松症本身并不一定引起下腰痛。然而在身高丢失超过 2cm 的女性下腰痛的概率（大约 50%）大于身高丢失少于 2cm 的女性（大约 20%）。驼背，常常反映一个或多个椎体压缩骨折，与正常人相比，更易出现下腰痛。

　　骨质疏松性椎体骨折的临床治疗目的主要是缓解疼痛，提高生活质量，减轻脊柱的后凸畸形，可以分为非手术治疗和手术治疗。手术治疗包括传统开放手术和椎体成形术。传统开放手术创伤大，并且由于骨质疏松的存在使内固定容易松动，很多老年患者不能耐受开放手术。椎体成形术是一种微创手术，目前分为经皮穿刺椎体成形术（percutaneous vertebroplasty，PVP）和经皮后凸椎体成形术（percutaneous kyphoplasty，PKP），已取得较好的治疗效果，在临床工作中得到了广泛的应用。

一、经皮穿刺椎体成形术

　　PVP 是一种脊柱微创技术，采用经皮穿刺，通过椎弓根或者直接向椎体内注入骨水

207

泥，以达到增强椎体强度和稳定性，防止椎体塌陷，缓解腰背疼痛，部分恢复椎体高度的目的。20 世纪 90 年代美国人首先将其应用于治疗骨质疏松性椎体压缩骨折（osteoporotic verterbral compression fractures，OVCFs）至今，操作技术及手术器械不断改进，取得了满意的疗效。因其起效快、效果显著、创伤小等优点，PVP 已得到广泛认同。我国学者于 1999 年开始将其应用于临床。PVP 一般采用局部麻醉，在透视下经皮穿刺，通过椎弓根或者椎体外侧至椎体内，填充强化椎体材料骨水泥，起到内固定的作用，恢复椎体的部分力学强度。

（一）适应证

1. 因椎体骨折引起明显疼痛症状，并且持续不缓解，严重影响生活质量者。
2. 椎体压缩小于 70% 者。
3. MRI 提示急性或亚急性骨折，一般认为陈旧性椎体骨折不是椎体成形术的适应证，但 Hoshino 等报道在椎体成形术中引入内镜系统，在内镜监视下先刮除肉芽及纤维瘢痕，再注射骨水泥，并表明其治疗陈旧性椎体压缩骨折有效。
4. 椎体后壁完整，椎管内无骨块突入。

（二）禁忌证

1. 有凝血功能障碍或严重心肺疾病不能耐受手术者。
2. 伴有急性感染或对造影剂或骨水泥过敏者。
3. 无症状的椎体骨折或椎体骨折不是主要疼痛原因者。
4. 椎体为爆裂骨折，骨块向后突出。
5. 椎体压缩大于 75% 或椎体周壁骨质破坏为相对禁忌证。
6. 椎弓根、小关节或后柱骨折。
7. 椎体骨折合并神经损伤。

（三）术前准备

一般手术常规准备，评价患者心肺功能，术前查体并结合影像学检查确定患椎部位，术前应行 X 线和 CT 检查，评估椎体塌陷程度，椎弓根的显影情况，椎体皮质是否破坏或骨折（尤其是后壁）、是否有骨块所致的硬膜外或椎间孔狭窄。术前 3 天开始行俯卧位练习以适应术中体位要求。

麻醉：一般性局部浸润麻醉。

监测：一般手术常规监测。

（四）手术要点、难点及对策

患者俯卧于骨科手术床上，术前透视，定位穿刺椎体、穿刺部位。

常规消毒铺巾，于定位部位局部浸润麻醉。

透视下，经椎弓根或根外穿刺入椎体，针尖达椎体前 1/3。形成工作通道，单侧穿刺时，尽量使针尖接近或越过椎体中线，骨水泥可在椎体对侧填充。当对侧充满欠佳时，可再行对侧椎弓根穿刺。

调配骨水泥，待骨水泥到拉丝期时装入 5ml 注射器，注入推进杆，通过工作通道将骨水泥注入椎体。骨水泥注入过程是间断的，在透视监视下注入，根据椎体病损和脊柱水平注入适当（2 ～ 10ml）显影的糊状骨水泥，直到整个椎体充满骨水泥或注射阻力增大时停止。

如果发现灌注至中央静脉，暂停 60 秒后再缓慢注入。此时，骨水泥在周围静脉的聚合将阻止其进一步向中央静脉内灌注。

如果发现骨水泥注入椎体后 1/3，或怀疑注入至硬膜外静脉，不要再进行注射。如果椎体后壁不完整，注入时要特别小心。

带骨水泥稍凝固后旋转拔出穿刺针。

穿刺部位缝合一针，上敷料覆盖。

（五）术后监测与处理

术后监测生命体征，评估疼痛缓解情况，有无神经功能的变化，有无心肺功能变化，术后 2 天鼓励患者下床活动。术后 6 周、12 周、24 周复查 X 线片。术后正规抗骨质疏松治疗。

（六）术后常见并发症的预防与处理

按照发生时间作者将其分为穿刺、注射、术后并发症。

1. 穿刺并发症　主要包括穿刺部位血肿和误穿椎体。

（1）穿刺部位血肿发生原因：①患者因素，严重骨质疏松和血管瘤患者。因为此类患者出血多，穿刺过程或者手术结束拔针后均可通过针道渗血，导致穿刺部位的血肿。②穿刺路径因素。有些手术者愿意应用椎体旁穿刺入路进行穿刺，如此容易造成周围的软组织出血，进而形成血肿。

（2）误穿椎体发生原因：①主要对特殊骨折的认识不清楚，特别是骨质疏松骨折，有时候出现症状性无压缩的骨折，相邻椎体伴有陈旧性骨折或者是楔形变，错误将楔形变椎体治疗，患者的症状不能够缓解，导致误治。②物理检查不仔细。对发生病变的椎体检查不仔细，与辅助检查不符合时没有进一步核实。

2. 注射引起的并发症　主要表现为骨水泥外漏。根据泄露部位不同可分为神经根管外漏、椎管内外漏、注入静脉内、椎间盘内泄漏、椎体周围和穿刺针道泄漏。发生原因：①病变椎体本身因素，主要包括椎体崩裂或者穿刺破坏了椎弓根，终板原始有破裂。病变在特殊部位，穿刺注射时骨水泥观察不清楚，如在椎弓根部位或者骶骨病变。②影像设备的清晰度不够。③注射因素。骨水泥黏稠度没有达到最佳时机，浓度比较低。注射骨水泥时速度和压力掌握不好，骨水泥量大。注射完毕后拔针过快，没有等到骨水泥凝固后拔针；拔针时没有把针芯安装好，针芯内存有骨水泥。④其他特殊因素。穿刺针或者是局部有巨大的肾结石遮挡，泄漏的骨水泥往往与穿刺针平行，手术中在侧位注射时难以发现。

3. 手术后相邻椎体继发骨折　骨水泥固定后椎体邻近部位继发骨折的发生率为 0 ～ 52%。93.1% 发生在手术后 1 年内。胸腰段骨折发生率是其他部位的 2.7 倍。发生的主要原因：①患者本身骨质疏松严重，第 1 次手术后没有很好的康复训练，轻微外伤导致骨折；②手术后活动量大；③第 1 次手术骨水泥注射量较大而且集中，导致椎体的强度增加过大，应力过于集中，导致了相邻椎体的骨折。

多数并发症临床症状不严重，一般不用特殊处理。穿刺部位出现血肿，立即压迫，冷敷，手术后平卧 3 小时以上，全身预防性应用抗生素，一般经过治疗不会遗留后遗症。骨水泥注入静脉内、椎间盘内、椎体周围和穿刺针道泄漏有时可以出现一过性疼痛，可给予消炎止痛药物对症治疗，一般无长期症状。神经根管外漏出现神经根压迫刺激症状。在胸椎上可能出现肋间神经放射性疼痛，在腰椎上可能出现下肢的神经放射性疼痛，但多为一过性，一般 2 ～ 48 小时，应用皮质激素治疗，或者口服苯妥英钠治疗，短期内即可恢复。如果 3 周内不能够恢复即行开窗减压神经根松解手术。出现症状的椎管内泄漏要立即行椎板减压术，并及时清理泄漏的骨水泥。全身应用糖皮质激素、脱水、营养神经治疗。发生手术后相邻椎体再骨折，再次做椎体成形术可以立即缓解症状，手术后减少活动，做好恰当的康复训练。

4. 预防并发症措施

（1）合理选择适应证。特别是初学者，对椎体后缘有破坏缺损、椎体崩裂、终板破裂或者特殊部位的病变选择要慎重。

（2）正确掌握手术操作技术。最好采用局部麻醉，手术中反复询问患者的感觉，得到患者很好的配合。准确选择穿刺点和穿刺路径。手术中做到一针到位，避免反复穿刺。为了准确穿刺到位，可以使用穿刺定位导向器。注射骨水泥前先行椎体静脉造影，然后有目的地避开静脉。是否在手术前先行椎体静脉造影，现在有不同意见，有报告用与不用其临床效果和安全性相似。笔者主张不做，其理由一是造影剂与骨水泥的流体力学性能不一样，所以造影剂进入血管，注射的骨水泥不一定也进入血管；二是由于先行血管造影，造影剂进入了血管，把原本闭塞的血管打开，注射骨水泥压力很高，往往容易进入打开的血管。在临床中也发现，做了血管造影的病例比不做造影的病例骨水泥进入血管的概率增加。严重骨质疏松患者治疗中最好不使用球囊，因为球囊扩张后虽然部分恢复了椎体高度，但是注射的骨水泥过于集中，局部强度过大，导致应力的集中，容易造成新的骨折。使用注射材料时最好选择强度小的材料，笔者试用加入一定比例的人工骨粉，用来减少单纯骨水泥的强度，有一定的效果。调制的骨水泥比例要适当，注射时机严格掌握在"牙膏状"期。注射时速度要均匀缓慢，仔细观察椎体后缘。遇到椎体破坏严重，最好采用"腻逢法"注射，即先注射少量在有裂缝附近，间隔 3 ～ 4 分钟再次补充注射。椎体爆裂骨折最好开放手术联合椎体成形术治疗。注射骨水泥量要适度，一般胸椎为 3 ～ 4ml，腰椎为 5 ～ 6ml，止痛效果不是与骨水泥的量相关，相反注射得越多并发症发生率越高，只要分布均匀即可。拔针时要等骨水泥稍凝固后，过早容易把骨水泥带出来，留置在针道上；过晚拔针困难，一般在注射完毕后 3 分钟左右。拔针时要安装好针芯，避免把针芯内残留的骨水泥留置在针道上，采用旋转式缓慢拔除。

（3）选择高清晰的影像设备，在注射骨水泥时变换投照角度观察骨水泥的弥散方向。

（4）手术后做好全身治疗和康复。对于严重骨质疏松患者，手术后要强调全身抗骨质疏松治疗。严格正规的康复训练，动静结合，减少不正确的活动，做好伤椎的保护，预防新的骨折发生。

（七）临床效果评价

Evans 等报道 488 例椎体成形术，术后按 10 级疼痛方法分级，疼痛减轻程度由原来的 8～9 降至 3～4。止痛机制尚未完全明确，可能与恢复患椎高度、固定微小骨折、骨水泥聚合产生高温致其周围的组织及神经坏死有关。另有实验表明 PVP 可有效恢复椎体强度和硬度，但有部分病例 PVP 术后椎体再塌陷，Heo 等研究提出可能与术前存在骨坏死和膨胀度有关。PVP 的疼痛缓解率高，Garfin 报道 95% 的患者疼痛减轻，功能改善。Jensen 报道在 1 组 29 例 PVP 患者中，疼痛缓解率达到 90%。Barr 报道在 1 组 38 例的患者中 63% 的患者疼痛明显缓解，32% 的患者疼痛得到中等程度的缓解，只有 5% 的患者无效，PVP 是一种相对安全的手术，并发症的发生率低至 6%，注射后引起的渗漏是最常见的并发症，有时神经症状是一过性的，大多数并无临床意义。手术必须在神经外科和骨科中心进行，当渗漏至椎间孔或硬膜外引起脊髓或神经根压迫症状时需急诊手术减压。术后发热和过敏也是常见的并发症，在 1 组 37 例患者中，2 例发生一过性的吞咽困难，在 1 组 27 例患者中，2 例发生无移位的肋骨骨折，1 例发生肺栓塞，其原因是手术过程中静脉造影未发现骨水泥进入静脉，因此手术时行静脉造影时应严密监控，总之，只要严格手术适应证，术中精心操作，PVP 及 PKP 能早期迅速地缓解腰背部疼痛，避免了长期卧床所致的并发症，提高患者的生活质量，是老年骨质疏松性脊柱压缩骨折治疗的理想选择。

二、经皮后凸椎体成形术

PKP 是 PVP 的一种改良方式，首先使用球囊在骨折椎体内扩张，恢复部分椎体高度，同时在椎体内产生一个空腔，然后相对低压力下注入骨水泥。PKP 的优点在于能减少骨水泥渗漏的发生，使填充物注入更加安全，可较好地恢复椎体高度。Gafin 等首先提出了 PKP 的设计构想，1998 年一种可膨胀性气囊获准应用于临床。Markus 等报道，PKP 治疗 OVCFs 的疗效优于 PVP，现 PKP 已在国内外得到重视并广泛应用。

（一）适应证

脊柱后凸成形术适用于骨质疏松、血管瘤、骨髓瘤、转移癌造成的新发性骨折，且对卧床、药物等保守治疗欠佳，仍述疼痛患者。3 个月内的新发骨折或在患者诉疼痛之前诊治的效果最好。

（二）禁忌证

禁忌证包括绝对禁忌证和相对禁忌证。

1.绝对禁忌证

（1）凝血障碍的患者。

（2）手术局部有感染，椎体骨髓炎或椎间盘炎的患者。

（3）累及椎体后壁的不稳定性骨折或肿瘤，并伴有椎管占位。

（4）椎体完全塌陷（扁平椎）。

2. 相对禁忌证

（1）椎体高度下降不超过 1/3。

（2）椎弓根或小关节遭到破坏。

（3）肿瘤侵入椎管，这可能造成骨水泥泄露，即使极少量也很危险。

（三）术前准备

术前常规准备同 PVP，术前详细病史采集，包括运动功能受限情况，局部疼痛情况，有无躯体前方的放射痛，检查骨折时，应当注意局部深压痛及深部叩击痛。脊柱正侧位 X 线片，CT 检查，当有骨折时，可以判断椎体后壁的完整性，也可以行三维重建。多发骨折时，骨扫描技术可以判断最新发生的骨折。MRI 可以检测到新鲜骨折后信号的改变，这是由骨水肿造成的。

麻醉：局部浸润麻醉。

监测：予以常规监测患者血压、心律、呼吸、心电图。

（四）手术要点、难点及对策

患者取俯卧位，术前透视定位穿刺椎体及穿刺部位（图 3-37），在正位片上，于压缩

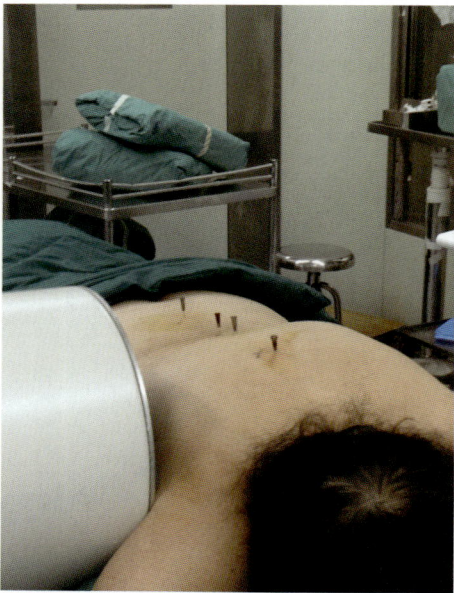

图 3-37　患者体位，C 形臂透视确定骨折位置

最严重的上、下终板间沿椎弓根画一连线。然后转动 C 形臂观察椎弓根最宽、最圆部分。这样皮肤进钉点就能位于椎弓根的中央。常规消毒铺单。

于穿刺部位局部浸润麻醉，做一 3mm 的皮肤切口。

应用可视通道技术可以事先判断骨穿刺针能否通过椎弓根中央，而不用担心破坏椎板和椎弓根。

通过以下方法判断穿刺针进入椎弓根的方向：①椎弓根中间水平，当穿刺针尖端进入椎弓根的中点时，此时应行正位 X 线检查，正位片上针尖应位于椎弓根中央，如果太靠外，就有可能损伤椎弓根外侧壁，此时不可能进行球囊撑开，如果太靠内就有可能侵犯椎管。②侧位片上椎体后缘水平，侧位片上如果针尖到达了椎体后壁水平，那么正位片上应位于椎弓根轮廓之内，然后再轻轻地进入椎体。如果进针太靠外侧，有可能损伤椎弓根外侧壁，此时不可能行球囊扩张，如果太靠内侧，可能穿透椎弓根内侧壁，此时有可能侵犯椎管。

椎弓根外入路通常用于胸椎。于椎弓根入路相比，椎弓根外入路皮肤进针点更靠外侧，进针方向更向内。进针点位于椎弓根外侧，通过横突或类横突关节都可以。正位片骨穿刺针沿肋骨头内侧到达椎弓根外壁，侧位片显示到达椎体后壁边缘。在侧位片确定针尖到达椎体

后缘之前，正位片上针尖不应该穿过椎弓根外侧壁向内侧前进。通过侧位片和正位片确认进针无误后，由此通道只需继续前进 5mm。此时正位片上针尖正好位于椎弓根外侧壁的内侧。

在骨穿刺针内插入引导丝，拔出穿刺针，插入扩张管形成工作通道，骨扩张管插到椎体后壁水平即停止，随后将钻、球囊棒或骨水泥填充管继续前进到距椎体前缘 3mm 即可。侧位片仔细观察，防止突破椎体前缘（图 3-38～图 3-40）。

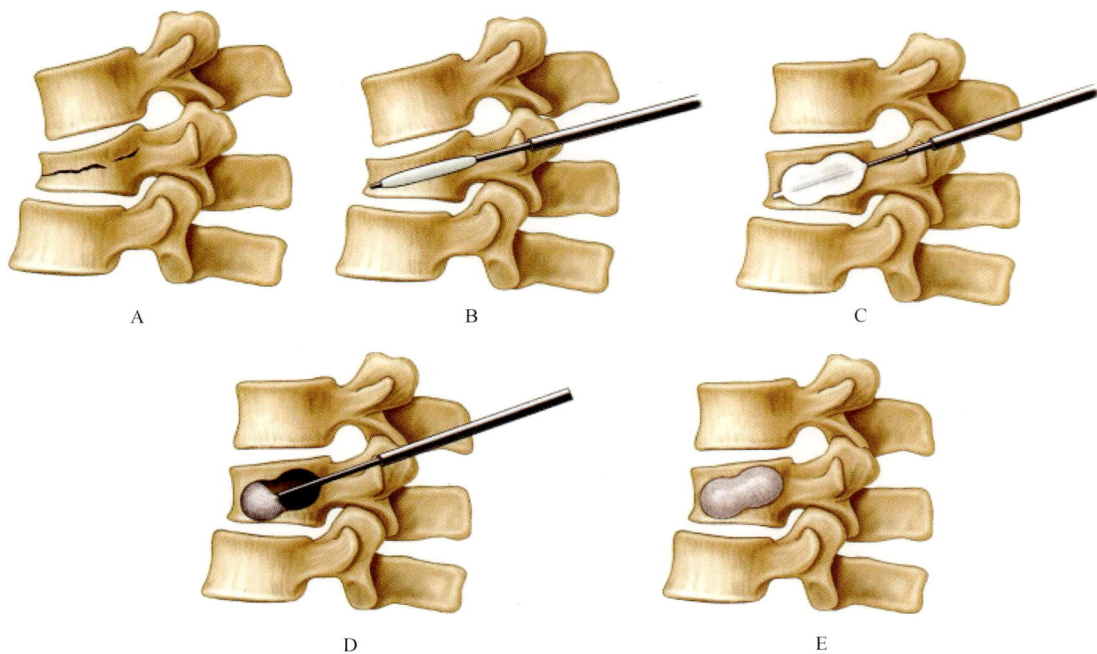

A　　　　　　　　　　B　　　　　　　　　　C

D　　　　　　　　　　E

图 3-38　椎体后凸成形示意图

A. 椎体压缩性骨折；B. 穿刺针插入骨折椎体；C. 可膨胀球囊扩张椎体；D. 将骨水泥推注入空腔；E. 椎体复位

213

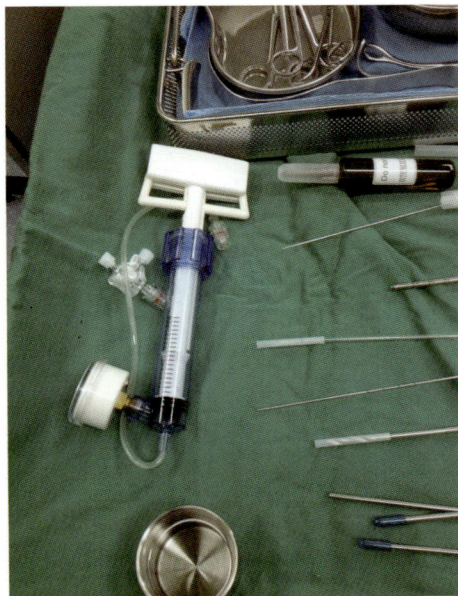

图 3-39　手术器械

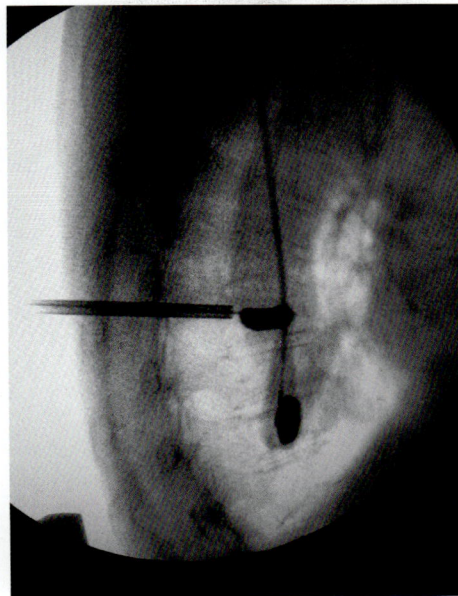

图 3-40　术中透视

球囊充气到 50psi，用液体显影剂对照。松质骨的球囊撑开压力范围从 70 ~ 300psi（最大是 300psi）。骨骼受到压力会变形，从而允许球囊撑开。但当骨骼变形后，球囊压力就会下降。

调和骨水泥，待至拉丝期用 5ml 注射器注入骨水泥推杆，经工作通道插入推杆，向椎体内注入骨水泥。注入过程应持续直到充满为止。但如果发现骨水泥泄露到椎管、周围静脉或椎间隙，应立即停止注射。

完成注射后拔除通道针，用压迫方法止血。

（五）术后监测与处理

监测患者生命体征，心肺功能，观察患者疼痛缓解程度，建议患者逐步恢复正常活动，辅以物理治疗，术后正规抗骨质疏松治疗。术后 6 周、12 周、24 周复查 X 线片，门诊随诊。

（六）术后常见并发症的预防与处理

PKP 术后并发症与 PVP 相似，其预防处理方法如前所述。

（七）临床效果评价

PVP 与 PKP 在止痛与术后发生相邻椎体骨折的并发症方面并无明显差异。PVP 组手术时间较短，但 PKP 由于可以通过球囊扩张椎体，其安全性和有效性有了大大的提高，尤其球囊扩张这一关键技术，将因骨质疏松而骨折塌陷的松质骨均匀地推向上、下终板及周围的骨皮质，使其致密，并对伤椎的高度恢复和形态的恢复有更好的作用，由于 PKP 操作过程中球囊的扩张作用，将骨水泥注入四周骨壁完整的空腔安全容易，既增加了椎体复位的有效性，又从根本上避免了单纯椎体成形术因骨水泥渗漏而造成的潜在风险。由于 PKP 手术可以产生一空腔，使临床医生在填充物的选择上更加自由，除骨水泥外，磷酸钙、羟基磷灰石的材料也可以应用。

（华中科技大学同济医学院附属协和医院骨科医院　郭晓东）

参 考 文 献

荣国威，王承武．2004.骨折．北京：人民卫生出版社：929-994.

王东，尹芸生．2008.骨与关节创伤外科临床指导．武汉：华中科技大学出版社：324-335.

王亦璁．2007.骨与关节损伤．第 4 版．北京：人民卫生出版社：1275-1293.

杨述华．2014.骨科学教程．北京：人民卫生出版社：434-436.

Browner，等．2007.创伤骨科学．王学谦，等主译．天津：天津科技翻译出版公司：1965-1998.

Canale ST，等．2013.坎贝尔骨科手术学．第 12 版．王岩主译．北京：人民军医出版社：2460-2490.

Koval KJ．2009.骨科手术图谱．邱贵兴主译．北京：人民卫生出版社：254-268.

第四章　骨盆和髋臼骨折

第一节　骨盆骨折

一、概述

（一）分类

骨盆骨折分类依据为骨盆骨折的部位、损伤暴力的方向及骨盆环的稳定性。目前较为常用的分类方法有以下 3 种。

1.按骨折部位与数量分类

（1）骨盆边缘撕脱性骨折：发生于肌肉猛烈收缩而造成骨盆边缘肌附着点撕脱性骨折，骨盆环不受影响，如髂前上、下棘撕脱骨折，坐骨结节撕脱骨折，髂骨翼骨折等（图 4-1）。

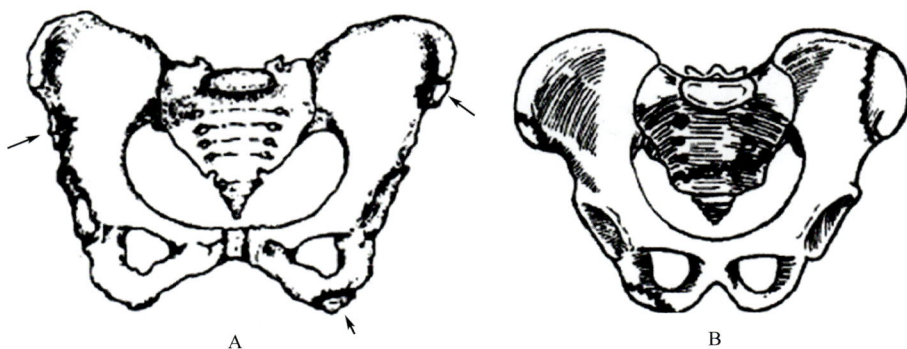

图 4-1　髂前上棘或坐骨结节撕脱骨折（A）；髂骨翼骨折（B）

（2）骶尾骨骨折：①骶骨骨折，可以分成 3 个区，Ⅰ区在骶骨翼部；Ⅱ区在骶孔处；Ⅲ区在正中骶管区。Ⅱ区与Ⅲ区损伤分别会引起骶神经根与马尾神经终端的损伤。②尾骨骨折，往往连带骶骨末端一起有骨折，通常于滑跌坐起时发生，一般移位不明显（图 4-2）。

（3）骨盆环单处骨折：此类骨折一般不会引起骨盆环的变形，包括：①髂骨骨折；②闭孔处骨折；③轻度耻骨联合分离；④轻度骶髂关节分离（图 4-3）。

（4）骨盆环双处骨折：此类骨折为较大暴力（如交通事故）所致，导致骨盆变形，骨盆环失去稳定性。包括：①双侧耻骨上、下支骨折；②一侧耻骨上、下支骨折合并耻骨联合分离；③耻骨上、下支骨折合并骶髂关节脱位；④耻骨上、下支骨折合并髂骨骨折；

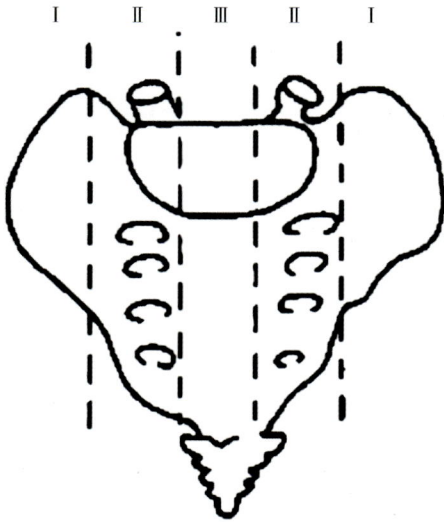

图 4-2　骶骨的分区

⑤髂骨骨折合并骶髂关节脱位；⑥耻骨联合分离合并骶髂关节脱位。

2.按损伤暴力的方向分类（Young 分类）

（1）暴力来自侧方的骨折（LC 骨折）：侧方的挤压力量可以使骨盆前后部结构及骨盆底部韧带发生一系列损伤，此类骨折包括：①LC-Ⅰ型，耻骨支横行骨折，同侧骶骨翼部压缩骨折；②LC-Ⅱ型，耻骨支横行骨折，同侧骶骨翼部压缩性骨折及髂骨骨折；③LC-Ⅲ型，耻骨支横行骨折，同侧骶骨翼部压缩性骨折，髂骨骨折，对侧耻骨骨折，骶结节和骶棘韧带断裂及对侧骶髂关节轻度分离。

（2）暴力来自前方（APC 骨折）：可分成 3 型，①APC-Ⅰ型，耻骨联合分离；②APC-Ⅱ型，耻骨联合分离，骶结节和骶棘韧带断裂，骶髂关节间隙增宽，前方韧带已断裂，后方韧带仍保持完整；③APC-Ⅲ型，耻骨联合分离，骶结节和骶棘韧带断裂，骶髂关节前、后方韧带都断裂，骶髂关节分离，但半个骨盆很少向上移位。

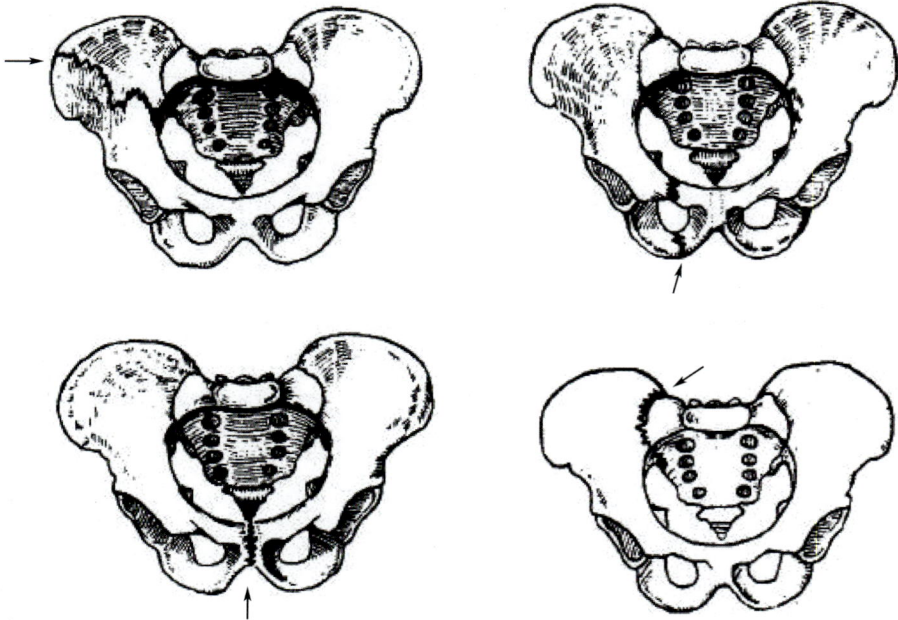

图 4-3　骨盆环单处骨折

（3）暴力来自垂直方向的剪切力（VS 骨折）：通常暴力较大，在前方可发生耻骨联合分离或耻骨支垂直形骨折，骶结节和骶棘韧带都断裂，骶髂关节完全性脱位，半侧骨盆可向前上方或后上方移位。

（4）暴力来自混合方向（CM 骨折）：通常为混合性骨折，如 LC/VS，或 LC/APC。

各类骨折中以Ⅲ型骨折与 VS 骨折最为严重（图 4-4）。

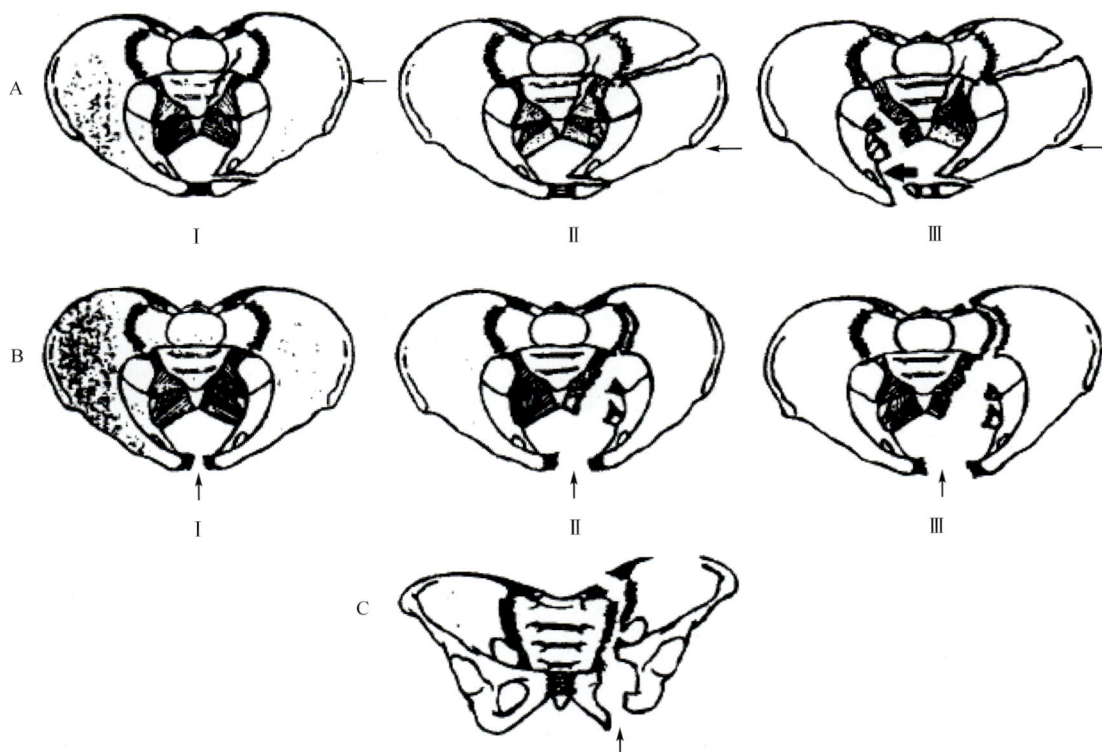

图 4-4　骨盆骨折的分类（Young）
A. LC 骨折；B. APC 骨折；C. VS 骨折

3. 按骨盆环的稳定性分类（Tile 分类）

按骨盆环的稳定性分类可分为 A、B、C 3 型，每型又分为若干亚型，这一分型系统在最近的文献中得到广泛应用。

（1）A 型（稳定）：骨折轻度移位。①A1 型，骨折未累及骨盆环的骨折，如髂嵴或坐骨结节的撕脱骨折和髂骨翼的孤立骨折；②A2 型，骨盆环有轻度移位的稳定骨折，如老年人中通常由低能量坠落引起的骨折；③A3 型，髂骨和尾骨的横断骨折，不波及骨盆环。

（2）B 型（旋转不稳定但垂直稳定）：这类损伤的骨盆后侧张力带和骨盆底仍然保持完整无损伤。髂骨旋转不稳定，但无垂直不稳定。①B1 型：骨盆翻书样损伤，为外旋损伤（图 4-5）。②B2 型：骨盆侧方挤压损

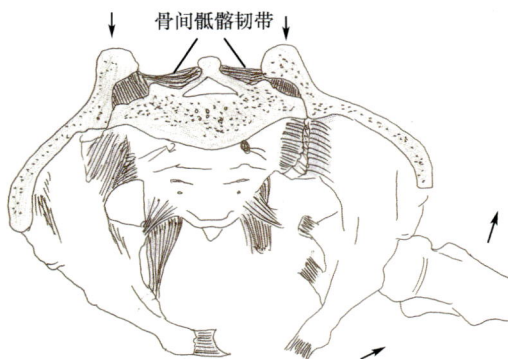

图 4-5　Tile 分型

B1 型外旋或前后压缩，通过左侧股骨（箭头）损伤耻骨联合、骨盆和前骶髂韧带，直至髂骨撞至骶骨后方。假若暴力停止在这一平面，骨盆的部分稳定性会因骨间骶髂韧带完整而得以保留

伤或髋骨内旋损伤，这种损伤又可分为两个亚型，B2.1 型，骨盆侧方挤压损伤（单侧型）（图 4-6）；B2.2 型，骨盆侧方挤压损伤，对侧型（桶柄样）。③ B3 型：双侧 B 型损伤。

（3）C 型（旋转、垂直均不稳定）：骨盆在旋转和垂直方向均不稳定。① C1 型：为骨盆单侧损伤。骨盆后部的损伤可能是髂骨骨折，骶髂关节无损伤（C1.1）；也可能是骶髂关节骨折脱位或单纯脱位（C1.2），或骶骨骨折（C1.3），半侧骨盆向上移位。② C2 型：骨盆双侧不稳定，多为侧方挤压损伤。③ C3 型：为骨盆两侧损伤（图 4-7）。

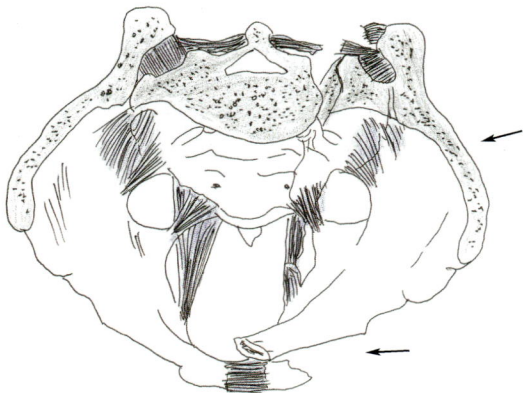

图 4-6 Tile 分型

B2.1 型侧方暴力（内旋）向内压迫半侧骨盆，前方耻坐骨支骨折，后方骶骨嵌插骨折，伴后方结构的撕破，但因骨盆底完整和骶骨的压缩，部分稳定性得以保留

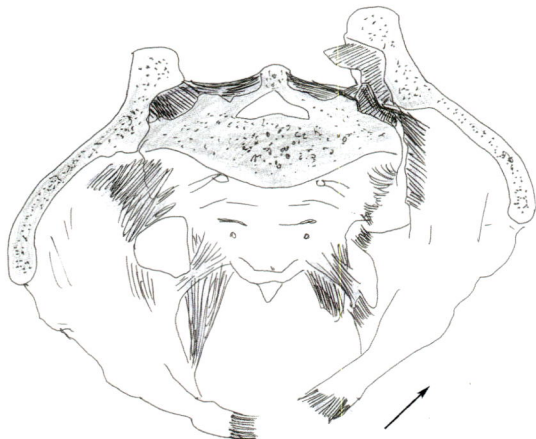

图 4-7 Tile 分型

C 型剪切力损伤了耻骨联合、骨盆底和后方结构，造成半侧骨盆完全失去稳定

（二）临床表现

骨盆骨折的临床表现可分为两个方面，骨盆骨折局部表现和合并损伤引起的全身表现，合并伤表现见后所述。

骨盆骨折一般有明确的外伤史，局部有疼痛、肿胀、皮肤擦伤或伴有皮下淤血。表浅部位骨折有局部压痛，常可触及移位的骨折端。如耻骨联合有分离或移位，可扪及其分离的间隙，或两侧的耻骨棘不在同一平面，有上下移位。

如有骶髂关节脱位，骨盆常有变形，两侧髂前上棘不在同一个平面上，常有下列体征。

1. 测量脐棘距及髂后上棘高度　脐棘距是指由脐部至髂前上棘的距离，正常时两侧相等；在压缩型骨盆后环损伤其脐棘距变短；在分离型伤侧髂骨外翻时其脐棘距增大。髂后上棘高度在压缩型伤侧髂后上棘更为突出且有压痛；在分离型伤侧髂后上棘较对侧为低平，亦有压痛。

2. 骨盆分离试验与挤压试验阳性　表明骨盆环完整性破坏（图 4-8）。

3. "4" 字试验阳性　说明骶髂关节损伤。

4. 肢体长度不对称　用皮尺测量胸骨剑突与两髂前上棘之间的距离，向上移位的一侧长度较短，也可测量脐孔与两侧内踝之间的距离（图 4-9）。

5. 会阴部的瘀斑是耻骨和坐骨骨折的特有体征。

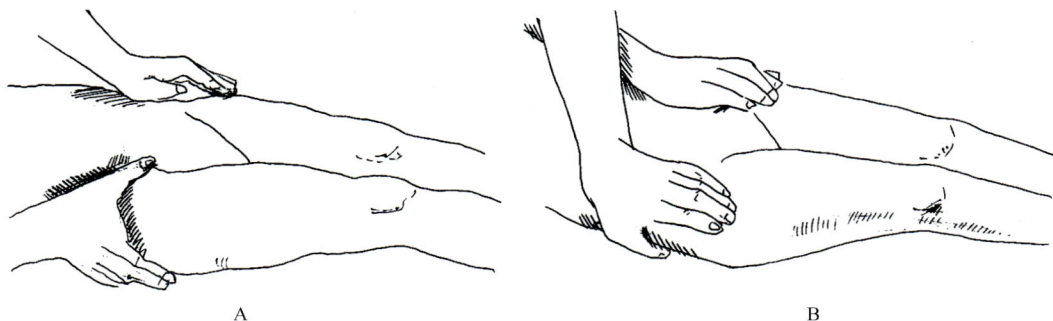

图 4-8 骨盆挤压试验（A）与分离试验（B）

（三）并发症与合并症

骨盆骨折常伴有严重的并发症，而且常较骨折本身更为严重，应引起高度重视。

1. 腹膜后血肿 骨盆各骨主要为松质骨，邻近又有许多动脉、静脉丛，血液供应丰富。骨折可引起广泛出血，巨大血肿可沿腹膜后疏松结缔组织间隙延至肠系膜根部、肾区与膈下，还可向前至侧腹壁。如为腹膜后主要大动、静脉断裂，可迅速发展为失血性休克而伤者死亡。

2. 腹部脏器损伤 骨盆骨折常合并肝、肾与脾等实质脏器损伤，表现为腹痛与失血性休克；空腔脏器损伤如胃、小肠损伤仅是偶发，常发生在骨盆和腹部振荡伤时，表现为急性弥漫性腹膜炎。

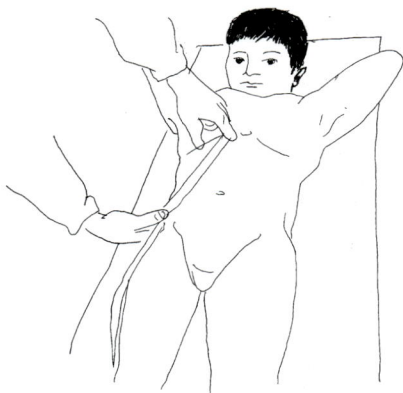

图 4-9 皮尺测量胸骨剑突与两髂前上棘之间的距离

3. 尿道及膀胱损伤 耻骨联合分离和耻骨支移位骨折常合并尿道、膀胱损伤。尿道损伤后，尿道口有血迹，膀胱充盈不能排尿，会阴部肿胀、皮下淤血，导尿管不能顺利插入膀胱，坐骨支骨折容易并发后尿道损伤。

4. 直肠、肛管及阴道损伤 耻骨下支和坐骨支骨折时可刺破直肠、肛管和阴道。检查时可发现肛门有血迹，女性可有阴道流血。肛诊检查可扪及骨折端，指套上有鲜红的血迹，确诊需经直肠镜、窥阴镜检查。直肠、肛管或阴道损伤早期无化学性腹膜炎和盆腔炎的表现；细菌经伤口进入腹腔和盆腔后才可能发生感染性腹膜炎和盆腔炎，一般要在损伤 24 小时以后才能出现症状，但此时诊断已晚。

5. 大血管损伤 偶尔骨盆骨折可损伤髂外动脉或股动脉。损伤局部血肿及远端足背动脉搏动减弱或消失。因此，对骨盆骨折患者应常规检查股动脉与足背动脉。

6. 神经损伤 主要是腰骶神经丛与坐骨神经损伤。腰骶神经丛损伤大都为节前性撕脱，预后差；骶骨 II 区与 III 区的骨折容易发生 S_1 及 S_2 神经损伤。骶神经损伤会发生括约肌功能障碍。

二、骨盆骨折的急症处理

（一）原则

急诊救治骨盆骨折并持续出血的患者是骨科医师的挑战。骨盆骨折急诊处理对于骨盆骨折患者的预后及恢复具有重要的影响。骨盆骨折的严重程度不同，其处理方式也不同（图4-10）。

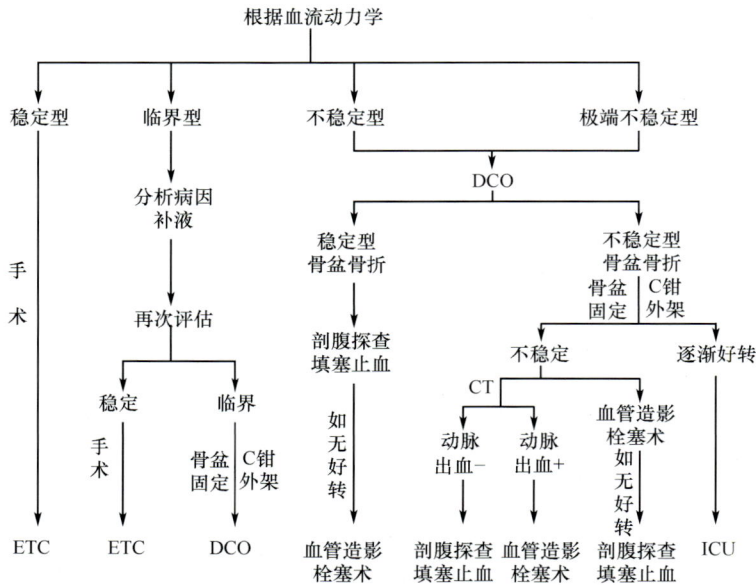

图 4-10 骨盆骨折急救流程

DCO（damage control orthopedics）：骨科损伤控制理论；ETC（early total care）：早期全面处理理论

1. 血流动力学稳定型　全部骨盆骨折患者中，稳定型患者所占的比例最大。对于这部分患者，也应当按照创伤高级生命支持理论（advanced trauma life support，ATLS）流程进行治疗。可采取 ETC，且预后较好。

2. 血流动力学临界型　临界型患者容易被误诊、漏诊。一旦确定为此类型，需要在补液的前提下进行病因分析，解除诱因，并再次评估。如结果仍显示为非血流动力学稳定状态，就需按照 DCO 进行处理。

3. 血流动力学不稳定型　患者骨盆骨折出血量大、合并伤多。如采取 ETC，需要较长的操作时间，过大的"二次打击"对于本已承受了巨大"初次打击"的机体十分不利。对于这类患者，应遵循 DCO 原则：首先行骨盆的临时固定和（或）针对出血源止血，ICU 生命支持，条件允许后行最终固定。换而言之，先以最简单、有效的措施在最短时间内对患者进行处理，待其病情平稳后再行最终治疗。这样无论是短期随访还是长期随访的预后都较好。

（1）对于合并严重出血的骨盆骨折：这类患者多为血流动力学极端不稳定型。本文推荐按照图 4-10 的处理流程，根据 ATLS 及 DCO 原则进行。

首先判断骨盆骨折是否稳定。如果为稳定型骨折，常提示出血为腹腔脏器损伤所致，可先行剖腹探查，若术中无阳性发现或填塞止血术后症状无缓解，再行血管造影栓塞术。如果骨盆为不稳定型骨折，多合并骨盆动脉损伤。

第一步：用骨盆带、C 钳或外固定架等方式迅速复位并临时固定骨盆，以减少骨盆容积，达到减少骨盆松质骨及盆腔静脉丛出血的目的。控制骨盆出血的有效方法不是结扎出血血管，而是恢复骨盆的稳定性及缩小骨盆容积。多发创伤后的第 1 个 60 分钟称为"黄金 1 小时"，在此 1 小时内的正确处理可以降低死亡率。此阶段的治疗必须简单、快捷而且有效。

第二步：如休克症状无好转，行血管造影栓塞术。

第三步：如造影显示无动脉损伤或术后无好转，再行剖腹探查。亦可在临时固定骨盆之后，立即行 CT 检查，通过 CT 所见判断出血源，决定止血方式。

（2）开放性骨盆骨折：开放型骨盆骨折的发病率占所有骨盆骨折的 2% ~ 4%。是最凶险的骨折之一。死亡率可高达 50%。其伤口可以和皮肤、阴道、直肠等部位交通，常合并其他部位损伤，伴发严重出血，造成血流动力学不稳定。对于此类患者，应按照上述 ATLS 及 DCO 的原则进行救治。在尽快稳定血流动力学的同时评价其他损伤，如软组织损伤、骨折类型及韧带损伤情况、直肠及泌尿系损伤情况。其抢救原则与闭合性骨盆骨折类似。根据患者一般状况，受伤情况及伤口情况合理清创，以有效的方式临时固定骨盆，多学科协同合作治疗其他系统损伤。

（二）手术要点、难点及对策

1. 骨盆带　Bottlang 等对尸体进行力学实验表明，采取不同位置复位不稳定的骨盆需要的力不同：经股骨大转子及耻骨联合为（180 ± 50）N，经耻骨联合和髂骨翼正中为（228 ± 55）N，经髂前上棘和髂骨翼之间为（262 ± 79）N。因此，综合固定效果及所加压力等因素，推荐经大转子固定。另外一个重要的原因在于经大转子固定可以使腹部检查、腹股沟静脉穿刺、动脉血气等操作较方便地进行。

在紧急情况没有专用的骨盆带时，可使用任何长单及适当宽度的衣物用于制作"骨盆单"。其无创、方便更换、操作简单、便于其他部位检查、并可以应用于闭合复位后的维持复位。

此类临时固定骨盆的方法可快速、有效地使骨盆获得临时固定，是公认比较安全的，尤其适用于"开书"型骨折。但是仍存在缺点：因所施的压力大造成皮肤损伤；复位后过度内旋；对于 C 型骨折，可能会增加剪切应力，使垂直移位加大；也可能使合并骶孔骨折患者的神经症状加重。骨盆带临时固定应避免过紧、时间过长。其安全时间范围很难界定，但是应当在血流动力学及凝血功能恢复后再考虑将其移除。

2. 抗休克衣（anti-shock garment，ASG）　是利用环周加压，达到稳定骨盆和稳定血流动力学的目的。其作用机制：对急需补液扩容的患者腹部及下肢较均匀的环周加压，可降低因血容量相对增加造成的外周血管扩张，从而增加前负荷、外周阻力并提高心排血量。动物实验表明，此方法可减少出血、增加收缩压并降低死亡率。

充气式抗休克连衣裤产生的压力最高可达 104 mmHg，高于 30 ~ 32mmHg 的皮肤承受压力的上限，常造成皮肤及软组织坏死。还可能出现筋膜间室综合征、水和电解质紊乱等并发症，而且因覆盖面积过大影响其他操作。

3. 骨盆 C 钳（C-clamp） 骨盆 C 钳的应用是由 Ganz 提出并推荐的，是对骨盆后方骶髂关节施加压力而迅速复位并稳定骨盆的临时固定方式。有生物力学实验表明无论增加固定的稳定性还是减少并发症，C 钳都优于骨盆前方外固定架固定。C 钳的指征是不稳定型骨盆骨折合并血流动力学不稳定。但需要除外髂骨翼骨折、骶骨骨折、局部软组织损伤等禁忌证。C 钳操作时要注意进针位置。如位置不当可能会造成骨盆穿孔、骨折移位加大、血管损伤等；局部软组织条件不佳造成针道感染等。

4. 外固定架 外固定架固定（图 4-11）是应用最广泛的临时外固定装置。目前常用的外固定架有 12 种。主要作用为稳定骨盆、减小骨盆容积、控制失血性休克、减少输血量，从而降低术后多器官功能衰竭（MOF）发生率等。虽然骨盆外架固定操作相对简单，应用广泛，但仍有弊端。如连接杆影响腹部操作；固定强度不够造成

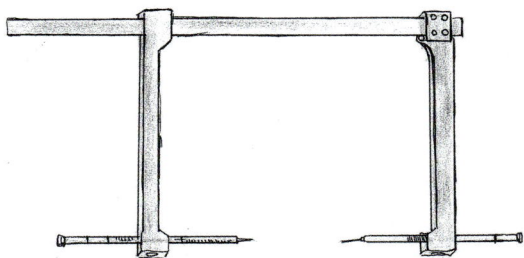

图 4-11 骨盆外固定架示意图

复位不佳；针道感染和无菌性固定针松动等。值得注意的是，外固定架在骨盆前环产生压力的同时可使后环移位加大，无法为后环提供足够的稳定性，对于 Tile C 型骨折不但不适用，反而有加重其损伤的危险。

5. 内固定 目前对骨盆骨折的内固定术主要包括切开复位钢板螺钉内固定和闭合复位骶髂关节螺钉内固定。切开复位内固定提供较好的稳定性，通常作为骨盆骨折的最终治疗方式。但是，对于血流动力学不稳定的患者，急诊行切开复位内固定是不恰当的。但如果已行剖腹探查，可根据术中情况采取直接复位并内固定。填塞止血时，也可酌情对骨盆进行临时内固定，以缩小骨盆容积。

Shuler 等对 20 例急诊透视下行骶髂关节螺钉固定的患者进行随访，结果表明对于不稳定骨盆骨折患者的固定，此方法操作快速、出血量少，可较好地稳定骨盆并达到自身填塞止血的效果，而且可作为最终的固定方法。但是此方法需要一定的硬件条件，操作也相对复杂。

6. 剖腹探查、填塞止血 Logothetopulos 在 1926 年就提出填塞止血治疗骨盆骨折出血。Eastridge 等认为合并血流动力学不稳定的稳定型骨盆骨折多存在腹腔内脏器血管的损伤，建议行此项治疗。

腹膜后可容纳的出血量约为 4 L，所形成的血肿不仅可以向盆腔引流，还可以引流至上腹部及胸腔。在这种情况下，即使迅速固定骨盆也无法产生自身填塞止血的效果。某些欧洲学者主张将血流动力学不稳定患者先行填塞，再行外固定。通过骨盆填塞止血可以有效地减少输血量，而输血量是 ICU 治疗时间、MOF 及死亡率的危险因素，并可避免多种严重并发症的发生。

剖腹探查有其危险性，其可能解除自身局部填塞效应而加重出血。其并发症包括切口感染、腹腔脓肿、肠瘘、腹部筋膜间室综合征等。

7. 血管造影栓塞止血 可以有效地控制动脉出血，降低死亡率。这项技术最早在 1972 年被应用于骨盆骨折的抢救，很快发展为治疗骨盆骨折出血最有效的方法之一。其最明确

的指征是已知的或高度怀疑的动脉出血，但是在急诊抢救时很少可以做出如此肯定的判断。对于合并血流动力学不稳定的不稳定型骨盆骨折，先行骨盆临时外固定，再行动脉造影栓塞术。

Fangio 等研究表明，栓塞术后与术前相比，收缩压、血红蛋白、血小板、凝血酶原时间、纤维蛋白原、输血量差异均有统计学意义。

骨盆骨折动脉出血及直接死于动脉出血的比例均较低，为 10% ~ 20%。这是此方法应用的最大争议，其他问题包括需要专业人员、耗费大量时间、影响其他操作的进行、硬件设备不普及等。

针对骨盆静脉的损伤，确定出血源很困难。静脉造影较难区分出血来源，即使行静脉栓塞术仍然无法充分止血。故不推荐此方法。

三、骨盆骨折外固定术

骨盆外固定支架大致分为前环外固定器和后环的骨盆钳。其中前环外固定器有通过在髂嵴穿针和髋臼上缘固定两种方式。对于 B1 型损伤，前环外固定器复位固定前环的同时可复位固定后环，对于 C 型损伤不能对骨盆后环起复位和固定作用，需要结合后环骨盆钳和内固定才能维持生物力学稳定性。骨盆钳被认为"抗休克钳"，适用于 C 型骨盆骨折合并血流动力学不稳定抢救生命时临时使用和严重开放性骨折、感染不宜内固定患者的最终治疗。

（一）适应证

1. 严重的骨盆环破裂，急症时为降低骨盆腔的容量，利于控制出血。
2. 早期处理多发伤的患者，利于肺的通气，便于护理和减轻疼痛。
3. 不稳定骨盆骨折的临时固定，以便于患者的搬动和做相继的检查。
4. 对部分稳定的骨折（旋转不稳定）可作为治疗固定装置，使患者能坐起和下床活动。

（二）禁忌证

1. 双侧垂直剪切力型骨盆骨折，骨盆粉碎性骨折及严重的骨质疏松症患者。
2. 骨折累及髂骨翼、髋臼或两者同时受累。

（三）术前准备

1. 常规准备　旋转不稳定型骨盆骨折术前行伤侧下肢皮牵引，可减少翻身等护理时所产生的骨盆内／外旋趋势，有利于复位。垂直不稳定型骨盆骨折，术前行股骨远端或胫骨结节持续骨牵引，有利于骶髂关节复位和维持复位。
2. 器械准备　组合式骨外固定器和相应配套工具各 1 套，克氏针 1 根及其他常规骨科器械。
3. 影像学检查　常规摄骨盆前后位及入口位 X 线片，必要时 CT 扫描。

4.麻醉　紧急抢救休克时可采用局部麻醉；与其他手术同时进行可采用全身麻醉；单纯骨盆手术可采用椎管内麻醉。

5.其他　术前骨盆区备皮，术前留置导尿。备皮范围包括双侧髂嵴周围和会阴部。

（四）手术要点、难点及对策

1.前环外固定器

（1）体位取仰卧位，稍屈膝、屈髋。紧急抢救和能够闭合复位的旋转不稳定骨折采用闭合手法复位；伴有垂直的不稳定的骨折需要辅助内固定时或闭合复位失败采用手术切开复位。注意：抢救休克时，不要追求良好的复位。包括垂直不稳定型骨折脱位，局部麻醉下，大体复位后给予固定都能取得很好的临床疗效。因固定影响抢救时间，可延误生命。生命体征稳定后可再次进行复位调整。同时，复位时不要借助固定针、连接杆和加压杆，主要靠手法作用在骨盆处进行整复。加压杆在固定结束后进行微量的加压和延伸。部分患者术前需要进行牵引，否则复位困难，尤其是伤后1周以上的患者。

（2）穿针方法，成人选择直径4.0mm的半针。一般情况下，进针点在髂前上棘后2cm和髂嵴中部之间，穿针过于向后影响平卧，且连接时需要将连杆折弯。确定进针点后在皮肤上做0.5cm切口，直达骨膜下。与矢状面向外成约20°角安放保护套管，轻轻锤击使套管把持住骨质。沿套管内，用直径2.5mm钻头钻孔，钻透髂骨嵴即可。用扳手将半针沿钻孔方向拧入，使之位于内外板之间，深达5cm左右（图4-12）。注意：穿针操作注意髂骨倾斜角度，防止固定针穿出内外板使固定效果下降。穿针时可在外板外用克氏针定位作为参照。钻孔时只钻透髂骨嵴即可，可不进行扩孔。拧入半针时凭手感可知是否穿出内外板。固定针安放完毕后摇动检查稳定情况。耻骨穿针注意防止损伤周围血管、神经、膀胱、尿道。髂前下棘穿针防止针进入髋臼。

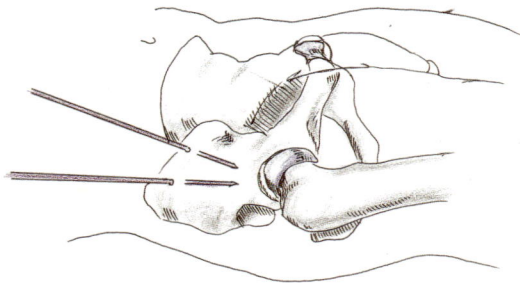

图4-12　骨盆外固定器钢针置入示意图

（3）一般骨折脱位单纯采用外固定器的操作时，首先进行初步复位，然后在复位后于髂前上棘后2cm处和髂嵴中部沿髂嵴方向穿入一侧的两枚锥形螺纹半针。分别用连杆和钢针固定夹连接两侧的锥形螺纹半针并进行连接固定。另一侧方法相同。进一步复位达到临床复位标准，用两个骨盆弓连接、固定两侧直连杆并用万向接头连接固定两个骨盆弓。可根据骨折脱位的类型和情况行加压或延长。

（4）其他特殊类型骨折脱位的处理

1）耻骨骨折及耻骨联合分离：单侧骨折和单纯分离可采用一般构型。双侧骨折移位明显且不稳定者可在耻骨上加穿半针固定。手术时触及耻骨联合后，旁开1.0cm左右切开皮肤，用直止血钳指向耻骨并钝性分离皮下组织到耻骨体。置入保护套管，用直径2.5mm钻头钻开骨皮质，拧入直径4mm螺纹半针1～2枚。手术前要进行导尿排空膀胱，以免术中误伤，手术操作要轻柔，尽量不要进行锐性分离以减少不必要的精索和闭孔动脉损伤。打钻前一定要用套管保护好周围软组织。打钻及拧针一定要稳，以防钻头或钢针打滑伤及周围神经、血管、精索或圆韧带。若于耻骨上支穿针，还应注意保护好腹股沟区的血管、神经。双侧耻骨支骨折或耻骨支骨折伴耻骨联合分离者，在打钻或拧钢针时"游离"耻骨很容易移位或翻转。此时将皮肤切口稍扩大，用复位钳、铺巾钳之类的器械稳定耻骨后再进行操作。

2）髂骨粉碎骨折的处理：髂骨粉碎无法穿针时可在髂前下棘进针。髂前下棘区是骨盆应力传导域，有坚厚的皮质骨。此区域穿针后作用力大，固定稳定可靠。髂前下棘不易触及，触摸髂前上棘后沿骨盆弧度向下移 2cm 左右取皮肤切口，切开皮肤 0.5 ~ 1cm 用止血钳顺肌纤维方向分开并达皮质，在骨皮质上用止血钳尖上下轻轻滑动找到髂前下棘或髂前下棘区。置入保护套管并向下或向上滑离髂前下棘尖 0.5cm 左右，在髂前下棘区域轻轻滑动套管，体会骨皮质中心使用直径 2.5mm 钻头，朝骶髂关节方向钻入 2 ~ 3cm 深，再用直径 4mm 扩孔钻头扩孔 1 ~ 2cm 深，再拧入直径 4mm 螺纹半针一枚深至 4 ~ 5cm。

3）垂直不稳定型的旋转不稳定的外固定器处理：目前的外固定器还不能很好地控制垂直不稳定，必须结合牵引或内固定进行固定方可达到临床后固定的要求。术后使用下肢持续骨牵引协助固定 3 ~ 4 周，内固定可终身保留，外固定架固定时间为 8 ~ 12 周。

4）髋部骨折与脱位：伤情复杂或在某种特定条件下的髋部骨折或脱位，采用内固定及牵引等方法治疗，有时亦感困难或有一定不足之处。如髋关节中心脱位，特别是股骨头突入盆腔的中心脱位，急诊复位有困难时，早期可结合滑动牵引逐步复位，待复位后再用骨外固定器固定，或使用特殊构型的外间定器。固定后可早期床上活动，防止卧床过久引起的并发症且便于护理。

2. 后环骨盆钳

（1）患者取仰卧位，触及髂后上棘，在髂后上棘与髂前上棘之间假想一条线。在此线上，在髂后上棘前外侧 3 ~ 4 指宽处，定为入针点（图 4-13A）。注意：入针点不能太靠远端，以免损伤臀部的血管和坐骨神经。然后，插入骨圆针，保证侧臂可自由滑动（图 4-13B）；当针插向深部直到触及骨面，用锤子将针打入骨内约 1cm（图 4-13C）。

（2）将 2 个侧臂滑向内侧相互靠近，直至螺纹螺栓的末端沿斯氏针滑动至骨面。用扳手拧紧螺栓，使其向内移动，对不稳定的半侧骨盆加压。这样能闭合骨盆分离，稳定后骨盆加压之前，牵引同侧下肢，纠正半骨盆的头向移位。将 Schanz 针拧入髂前上棘，再用 T 形把手手法牵引矫正背侧移位，进行必要的复位。X 线检查复位操作。根据 X 线检测结果，对位置进行调整操作。

（3）一装置亦可斜向安放，即将骨圆针置于稳定的半侧骨盆之髂前上棘，在拧紧螺栓时，不稳定侧的部分力矢量指向前方，这样有助于后方移位半侧的复位。

（4）骨盆钳安装就位后，可进行其他的诊断或治疗。如需开腹探查术，以斯氏针为固定轴旋转横杆远离腹部至远侧的股部（大腿）。如需在股骨近端进行手术，可向头端旋转横杆，使其位于腹部（图 4-13D）。在能够进行最终内固定之前，原位保留骨盆钳。内固定术中，在显露后侧骨折且复位钳或针就位后，再去除 C 钳。注意：若仍不能控制出血，应行血管造影检查。如果发现的患者存在动脉损伤，立刻进行栓塞治疗。

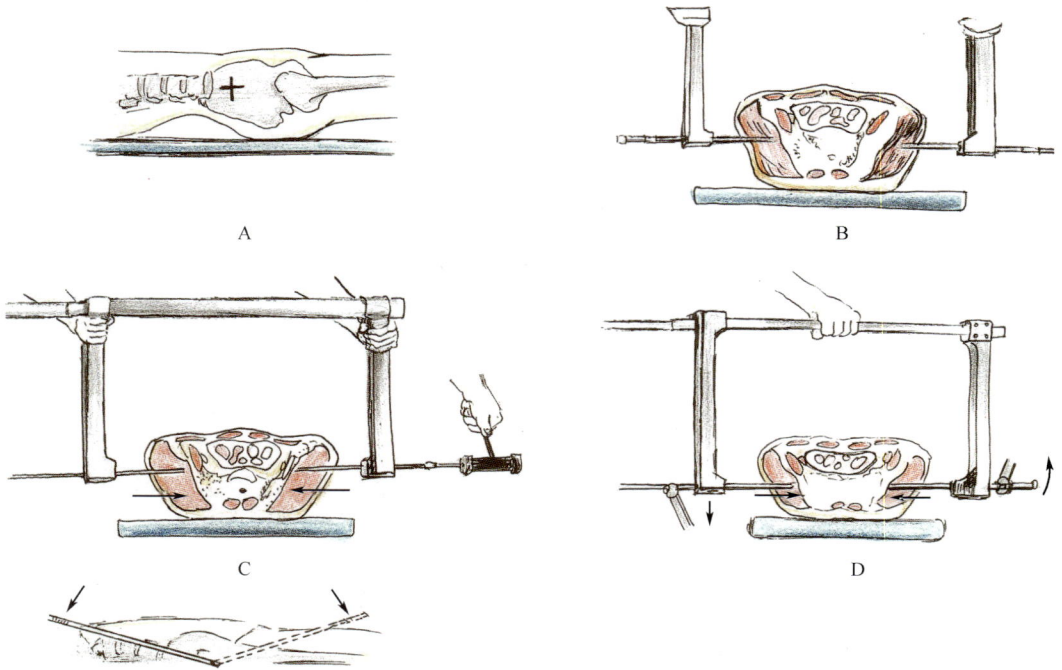

图 4-13 骨盆外固定器安装示意图

在髂后上棘与髂前上棘之间假想一条线，在此线上，在髂后上棘前外侧 3 ~ 4 指宽处，定为入针点（A）；然后，插入骨圆针，保证侧臂可自由滑动（B）；当针插向深部直到触及骨面，用锤子将针打入骨内约 1cm（C）；最后固定外固定架（D）

（五）术后监测与处理

术后常规针孔包扎、护理。使用抗生素 3 ~ 5 天。安装骨外固定器后允许翻身，3 ~ 5 天后可自行坐起。除去伤侧下肢骨牵引后，先在床上锻炼 2 ~ 3 天肢体活动后再下地。垂直不稳定型骨折固定 10 ~ 12 周后除去，旋转不稳定型固定 6 ~ 8 周，除去固定针后根据局部情况可以使用抗生素 3 ~ 5 天，2 ~ 3 天内限制活动。髋部骨折脱位：固定时间一般为 6 ~ 8 周，必要时可延长至 12 周。

（六）术后常见并发症的预防与处理

1. 针道感染　骨盆穿针相对容易松动，预防的办法除常规护理外，很好地预防钢针松动是重要环节（见下部分钢针松动内容）。

2. 钢针松动　钢针松动见于进针深度过浅、钢针穿出内板或外板，或护理不当提拉固定试图抬起患者及钻孔过大、反复穿针等原因。早期钢针松动可直接影响外固定的固定强度，增加针道感染的概率。为减少钢针松动率，应注意：①用直径 2.5mm 钻头钻开髂嵴皮质后不扩孔，直接将直径 4mm 螺纹半针拧入髂骨内外板之间；②缓慢进针，一次成功，不反复进出；③要有足够的进针深度；④组装连接偏移短连接杆的钢针时，应加垫片处理，避免单针集中受力；⑤术后护理，不要通过外固定器试图把患者抬起或翻身。

3.复位不满意　旋转不稳定复位不满意，可在病房或 X 线下松开连接两侧半针固定杆的弧形弓，手法复位后重新固定。

4.损伤血管、神经　较少见。

5.钢针穿入髋关节　髂前上棘下穿针进针过深可以进入髋关节，应引起注意。

（七）临床效果评价

骨盆外固定架实施操作方便，是急诊稳定患者骨盆情况的重要手段。

四、骨盆骨折切开复位内固定术

（一）适应证

1.旋转或者水平移位的不稳定（C 型）骨盆环骨折，闭合复位失败，并且不能维持其复位。

2.耻骨支骨折合并股动脉、神经、盆腔脏器损伤。

3.耻骨联合交锁，闭合复位困难。

4.耻骨支骨折合并髋臼前缘骨折。

5.不稳定的骶髂复合结构，移位大于 1cm，特别是通过骶髂关节的损伤。

6.后侧伤口（不在会阴）的开放骨折。

7.不稳定的后侧复合结构损伤合并髋臼骨折。

227

（二）禁忌证

患者血流动力学不稳定、全身一般情况差、可能无法耐受手术者。

（三）术前准备

骨盆手术由于解剖结构复杂，术中误伤其他组织和器官的风险极大，因此这种手术是难度极大的操作，对每一例患者在术前应进行详尽的检查、分析，制订出个性化的治疗方案。术者应熟悉备盆相关的局部解剖关系，具有娴熟的外科操作技巧及丰富的处理术中突发事件的能力和经验，从而尽量减少甚至是避免并发症的发生。多数骨盆后侧损伤的复位固定常需延后 3 ~ 5 天，甚至有些病例可能延后 2 ~ 3 周。充分的术前准备是保证手术顺利进行的关键。

1.骨牵引　垂直不稳定型损伤，应用骨牵引纠正其头侧移位并维持复位将有利于术中治疗。如果不合并同侧股骨的骨折，且估计需要牵引的重量较大时，可选用股骨髁上牵引，牵引重为体重的1/7 ~ 1/8，这样才能维持骶髂关节的复位。在某些情况下，如皮肤感染坏死，骨牵引也可作为最终的治疗方法，持续骨牵引 8 ~ 12 周后，X 线复查骨折愈合，可以拆除骨牵引。骨牵引适用于所有的 Tile C 型单侧或双侧损伤。

2.骨牵引结合支架外固定　有时对于某些复杂的骨盆骨折，单纯使用外固定架不足以稳定骨盆，需要联合骨牵引同时治疗，可以控制旋转畸形，纠正下肢不等长。

3. 耻骨上插管、结肠造瘘和切口区的引流管处理　很多骨盆骨折的患者常伴有多系统脏器的损伤，骨盆骨折的治疗一般是在这些损伤处理之后进行，所以，对于一些引流管的处理至关重要，因为它是增加感染的危险因素，长期使用耻骨上插管时，不应探查污染的膀胱前间隙，内固定术后可能发生感染，应尽量避免前方入路。骨盆手术后一旦感染，其后果将是灾难性的。手术前应该常规放置尿管，以减少术中损伤膀胱的可能。

4. 预防深静脉血栓形成　治疗延迟 5 天以上时，将使围手术期肺栓塞的可能性明显增加。临床上，必须全面评价包括髂内静脉在内的深静脉系统。尽量排除血栓形成的潜在因素，必要时使用预防性药物治疗。

5. 确定手术时机　患者全身情况及血流动力学稳定后，应及时对骨折采取内固定治疗。

6. 术前应用抗生素　骨盆骨折的手术创伤较大，常需广泛的软组织剥离，应注意抗生素的合理使用。

7. 影像学资料的准备　骨盆的解剖结构比较复杂，普通的 X 线片虽然可以对骨盆骨折做出大致的诊断，但对某些细节的显示仍然不够理想，CT 扫描可以更加准确地显示骨折的细节，术前应该进行骨盆的 CT 扫描。

8. 图像清晰的 C 形臂透视机和透光的手术床　手术时机依据患者的一般情况来定，原则上应该尽早固定不稳定的骨盆骨折，这不但有利于合并伤的治疗，也可以减少相应并发症的出现。对于血流动力学稳定的患者，手术治疗应在伤后 14 天内进行，最好在伤后 7 ~ 8 天时手术。手术时间过早，术中骨折创面出血量较大，容易加重血流动力学不稳定的情况，合并感染和脏器衰竭的风险性大；手术时间太晚，术中复位困难，无疑会延长手术时间，增大了手术切口感染的概率，同时，增加了骨折畸形愈合甚至是不愈合的可能，畸形的存在容易导致骨折后并发症的发生。

（四）手术要点、难点及对策

骨盆骨折是一种复杂的骨与关节损伤。由于骨盆较为特殊、骨折极其复杂、骨折线分布及走向判断困难，导致骨盆骨折的治疗较为困难。骨盆骨折的治疗中选择合适的手术入路对于术中骨折的显露、复位和固定都极为重要，并且可以减少手术创伤、手术并发症，有利于术后关节及肢体功能的恢复。下面总结几种较为常用的骨盆手术入路。

1. 髂腹股沟入路　由 Letournel 于 20 世纪 60 年代提出，具有良好的临床结果。该入路仅需剥离髂肌，可显露从骶髂关节起到耻骨联合的整个髋骨盆面结构，包括髂窝、弓状线、四边体表面和上下耻骨支。该入路主要适用于治疗以髋臼前柱、前壁及前方移位为主的横行、"T"形、前柱伴后半横行、双柱骨折及前后联合入路的前路部分。

（1）髂腹股沟入路的优点：术中不必切开关节囊，较好地保护了股骨头血运；术中不必剥离臀肌，异位骨化的发生率较低，术后关节肌肉功能恢复较快。

（2）髂腹股沟入路的缺点：不能直视关节面，对于骨折的复位及固定技术要求较高，手术切口部位的解剖较为复杂，手术难度较大，容易造成一些手术并发症，如股静脉、股动脉、股神经损伤，腹股沟管损伤，淋巴管损伤等。当存在腹部膨胀、肠梗阻或其他可导致腹部僵硬的病变时，不能采用此入路。

（3）手术步骤：仰卧位，前后联合入路时采用漂浮体位。切口起自髂嵴中后 1/3 交界处，沿髂嵴内侧至髂前上棘，在横过下腹部，止于耻骨联合上方 2cm 处。在髂前上棘下方 2～3cm 稍内侧游离保护股外侧皮神经，沿切口切开腹肌、髂肌和臀肌在髂嵴上的起点，将髂肌自髂骨内板上剥离，可显露髂窝、骶髂关节前方和真骨盆环的上缘。在内侧切口处切开深筋膜、腹外斜肌腱膜和腹直肌鞘前方筋膜，达腹股沟管外环上方 1cm 处，牵开并翻起腹外斜肌腱膜远侧端和腹直肌相连的筋膜，辨别精索或圆韧带及邻近的髂腹股沟神经，分离这些组织并用橡皮片牵拉保护。沿腹股沟韧带方向切开，在腹股沟韧带上松解腹内斜肌和腹横肌的共同起点，进入腰大肌鞘。在精索的后内侧切开腹内斜肌和腹横肌的联合腱，进入耻骨后区，必要时在腹直肌止点上方 1cm 处将其切断，将髂外血管及淋巴管从髂耻弓上钝性分离并牵向外侧，将髂耻弓从髂腰肌上分开至耻骨粗隆，在髂腰肌下方向外侧游离，使其与骨盆边缘分离。用橡皮条将髂腰肌、股神经、股外侧皮神经一并牵开，再用一根橡皮条将髂外血管、淋巴管包绕牵开，如此，完成了对腹股沟区重要组织结构的分离。形成了 3 个组织束之间的不同显露窗口，外侧窗口可以显露髂窝和骨盆环的近端；中间的窗口可以显露坐骨棘、四方区上方、髋臼的前壁和前柱、耻骨上支和闭孔的上缘；内侧窗口显露耻骨上支、闭孔上缘、耻骨联合及其后间隙。注意：① 在显露真骨盆时，一定要注意髂外动脉和闭孔动脉之间的吻合支，也称"死亡冠"，该吻合支位于耻骨后方，常有变异，如果损伤之将会造成难以控制的出血。因此，应用这一入路时熟悉解剖非常重要。②体质瘦弱的患者，切口一定要注意避开髂前上棘骨突，防止术后因张力过大影响伤口愈合或引起皮缘坏死并继发表浅感染。③股外侧皮神经术中显露并不困难，但操作时常因过度牵拉或保护不当而易于损伤。④显露骶髂关节时，骶骨一侧的暴露范围只有 1.5cm 左右，术中注意切勿损伤 L_5 神经。⑤游离股血管时，应尽量保持血管鞘完整，避免过度损伤淋巴组织，造成术后患侧肢体肿胀。⑥勿使股神经与髂腰肌分离。⑦正确使用拉钩，在坐骨大切迹处注意保护坐骨神经及臀上动脉。

2. 髂股入路

（1）显露范围：通过屈曲和内收髋关节可以显露前柱至髂耻粗隆，同时也可显露髂翼外侧。

（2）髂股入路的优点：较为简单，术中不需要解剖血管。

（3）手术步骤：患者取仰卧位，伤侧腰背部垫高 30°。切口始于髂嵴中部，通常沿髂嵴内侧 1cm 或外侧 1cm 切开，向前越过髂前上棘后向远侧沿缝匠肌内缘至大腿中段 1/3 处。切开皮肤及皮下组织后，在髂前上棘下方 3cm 处缝匠肌的表面游离并保护股外侧皮神经，在缝匠肌起点处切断缝匠肌和腹股沟韧带的起点，将它们和股外侧皮神经一起拉向内侧，从髂嵴上切开腹部肌肉并向内侧牵开，剥离髂腰肌后显露髂窝，显露范围后方可达骶髂关节和坐骨大切迹，前方达髂耻粗隆，剥离髂腰肌的过程注意保护股神经、血管。在髂前上棘及髋臼前缘处 1.5cm 处可切断股直肌，向下翻转后可显露髋关节囊的前表面及髋臼的前柱，为更多显露前柱，可将髂腰肌于小转子上 3cm 处切断，向内牵开可以显露包括骶髂关节在内的髂骨内板，在前侧也可显露耻骨上支。注意：前柱和髋臼显露不充分，此入路中股外侧皮神经损伤率较高。

3. 耻骨联合上横切口入路

（1）耻骨联合上横切口入路的优点：解剖结构相对简单。

（2）手术步骤：患者取仰卧位，切口在耻骨联合上方2cm处做横弧形切口。术前留置导尿管。切口应位于耻骨联合上一横指或2cm处，两侧向外延伸，通过腹股沟管。经皮下剥离腹外斜肌和腹直肌前方筋膜，并确定精索或子宫圆韧带，牵开保护。自耻骨上支上方1cm处切断腹直肌。当耻骨联合分离合并膀胱破裂或腹腔脏器损伤拟手术修补时，最好采用下腹部正中切口。术中要仔细观察软组织的损伤情况，其中腹直肌在耻骨联合的一侧附着点撕裂十分常见。一般情况下，沿耻骨支向外剥离5cm，可显露任何位于该部的骨折。在此过程中，应该经常触摸导尿管以确定尿道及膀胱顶部的位置。通过前侧显露，常可确定闭孔的上内侧边缘，这样可使持骨钳安全放入，以利复位。注意：术前常规留置导尿管并排空膀胱，以免损伤膀胱。

4.骶髂关节前方入路

（1）显露范围：骶髂关节前方结构，适合于骶髂关节的前方切开复位内固定。

（2）手术步骤：患者取仰卧位，切口根据骨折类型在髂后上棘的内侧或外侧为中心向远端做垂直切口，在治疗骶骨翼骨折或骶髂关节脱位时，可选择偏外侧切口，在处理骶骨骨折时，可使用偏内侧切口。远端可达坐骨大切迹下方，长为10～15cm。切口从髂后下棘内外侧垂直向下，向深部钝性剥离至髂嵴，切断下腰背筋膜、竖脊肌腱膜、骨膜，向内牵开后，即可显露骶髂关节后缘。注意：臀大肌和外展肌可从髂嵴的外侧面剥离。有时可能需要显露骶髂关节的下部和梨状肌的起点，术中应防止出现损伤臀上动脉及其分支。

五、耻骨联合分离复位术

耻骨联合分离是指耻骨联合在损伤后，局部疼痛和骨盆功能障碍，X线摄片，其间隙大于6mm。临床以耻骨联合处疼痛，且有明显压痛，单侧下肢不能负重，行走无力，双下肢抬举困难，腰臀部酸痛为主要表现。如让患者仰卧，医者双手重叠置于耻骨联合处，垂直向下压挤，可感觉疼痛。本病很少因单纯的外力所致，主要见于妊娠后期和产后妇女，尤其在分娩前，由于内分泌因素影响，使耻骨联合韧带松弛是本病发生的内在因素。怀孕后期，由于胎儿重量压迫骨盆造成耻骨联合分离，或在分娩时，如果产程过长，胎儿过大，接生粗暴，使松弛的耻骨联合韧带发生损伤，产后耻骨联合不能恢复到正常位而发生分离。

（一）适应证

1.不稳定型骨盆骨折（Tile C）分离移位。

2.耻骨联合分离大于2.5cm。

3.合并脏器损伤早期需剖腹探查。

4.耻骨联合交锁。

（二）禁忌证

患者血流动力学不稳定、全身一般情况差、可能无法耐受手术者。

（三）术前准备

常规术前准备，麻醉采用全身麻醉或连续硬膜外麻醉。

（四）手术要点、难点及对策

1.患者取仰卧位，若手术台可做X线透视，更便于术中使用，可插导尿管做膀胱引流，并可确定膀胱尿道连接部是否有损伤。单纯做耻骨联合的固定，可用Pfannenstiel弯曲的横切口（图4-14），切口应在耻骨联合上大约一横指或2cm处，而不要正在耻骨上。两侧向外延伸，正好通过外侧腹股沟环。经皮下剥离腹外斜肌和前侧腹直肌筋膜的纤维，并确定精索和圆韧带。如果耻骨联合分离，合并膀胱破裂，或有腹腔内的损伤需要修补，最好采用正中的纵行皮肤切口，通过切口细致地估计软组织损伤的程度。十分常见的是，腹直肌在耻骨联合的一侧附着点有撕裂，未损伤的一侧，也应剥离以显露耻骨联合。此可用两种方式完成，第一种方法是稍扩大切口，通过腹直肌筋膜邻近于耻骨联合的附着点，保留小块的软组织瓣，以便缝合。在耻骨体和支的上面和前面的筋膜保留部分，做骨膜

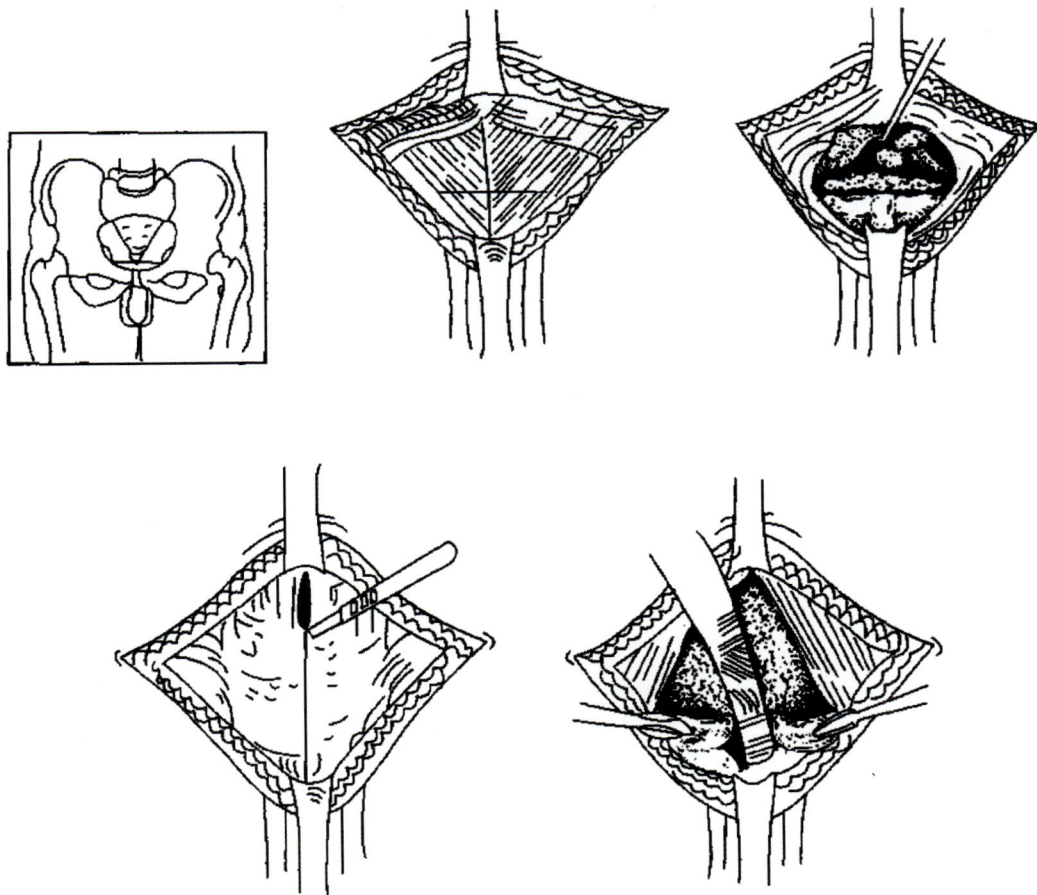

图 4-14　Pfannenstiel 入路示意图

下剥离，并沿着耻骨支向外剥离 5cm，可显露任何在体部的骨折。在背侧和后侧剥离时，必须注意勿损伤膀胱和前列腺的静脉丛，此区域常可通过有大量膀胱周围的脂肪来确定。第二种方法是切开腹白线，伸展到耻骨联合，然后做骨膜下剥离，显露耻骨体和联合的上面、前面和后面，用类似的方式显露耻骨支，则取决于肌肉的松弛程度和腹直肌的紧张度。侧方的显露范围，常少于其他方法可达到的范围。前侧的显露，通常可确定闭孔的上内侧缘，在两侧确定后，持骨钳或夹钳可安全放入孔内，利于复位。

　　2. 耻骨联合分离的切开复位，可用持骨钳如 Farabeuf 和 Lane 持骨钳复位，或特殊设计的骨盆复位钳，或大的点状复位钳（图 4-15）来复位耻骨联合的分离。把持夹钳的齿或点状复位钳放置在闭孔内，然后闭合它。在极少情况下，因为骨盆底破裂，或后骶髂韧带下部的破裂，在复位时，半侧骨盆用点状复位钳，附加 4.5mm 的螺钉，用骨盆复位钳复位，十分有效。或可放在耻骨体的上面和前面，而不影响钢板的固定（图 4-15）。手法复位，可用腿内旋或推挤骨盆髂骨翼来完成。如果已安放固定针，不建议握住针做手法，除非针的固定是在绝对牢固情况下使用，否则常出现针的拔出或造成固定针的松弛。

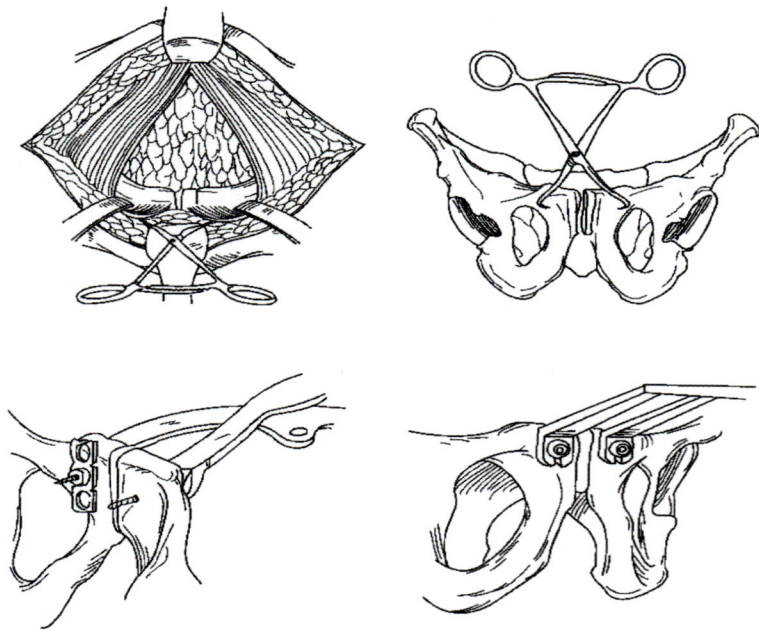

图 4-15　耻骨联合的复位技巧

　　3. 在稳定的开放型骨折，后侧结构完整的情况下，可用一个单钢板的固定。因在人体活动中，耻骨联合存在旋转运动，对此曾经有过争论，有作者提出是否两孔钢板的固定更优于四孔钢板固定。两孔钢板的固定是允许存在旋转，并能抵抗大的移位，而一个四孔钢板的固定，则可控制旋转，而不使钢板失效。研究表明，两者之间没有明显的差别，特别在 Webb 的报道中指出，有的四孔钢板甚至发生断裂。但大多数骨盆外科医生通常喜欢使用四孔钢板，用 3.5mm 或 4.5mm 的动力加压钢板，则取决于患者的大小，通常用全螺纹的松质骨螺钉固定。如果患者好动，最好用两个钢板固定，一个两孔 3.5mm 或 4.5mm 的动力加压钢板放在耻骨联合的上面和另 1 个四孔 3.5mm 的动力加压钢板放在耻骨的前面。

4. 伤口闭合，腹直肌的附着处必须细致缝合。患者在全身麻醉下，手术台轻度屈曲，以便使肌肉再附着，伤口内放置引流，然后闭合伤口。

（五）术后监测与处理

在稳定型的损伤中，一旦伤口的不适减轻即可运动，患者可坐在椅子上，手术后 5 ~ 10 天可扶拐行走。健侧可完全负重。育龄期的妇女，在完全愈合（不早于伤后 1 年）后要取出钢板，可在怀孕和分娩期间，允许耻骨联合的自然分离。

（六）术后常见并发症的预防与处理

术后并发症少见，偶可发生耻骨联合分离复发。

（七）临床效果评价

术后疗效确切，术后恢复快。

六、耻骨支骨折固定术

耻骨骨折是一种严重外伤，占骨折总数的 1% ~ 3%，多由高能外伤所致，半数以上伴有合并症或多发伤，致残率高达 50% ~ 60%。

（一）适应证

1. 合并股动脉或股神经损伤。
2. Tilt 骨折的倾斜移位耻骨支刺入阴道。
3. 明显移位的不稳定型（Tile C）骨盆损伤。
4. 伴有髋臼前柱或前壁骨折。

（二）禁忌证

患者血流动力学不稳定、全身一般情况差、可能无法耐受手术者。

（三）术前准备

麻醉：全身麻醉或连续硬膜外麻醉。

（四）手术要点、难点及对策

1. 采用仰卧位或健侧卧位，患侧垫高。手术入路采用耻骨联合上横切口，切口可偏向伤侧。如果骨折靠近髋臼，可采用髂腹股沟入路。
2. 显露耻骨支的骨折端后，在直视下复位。复位工具使用持骨钳或点式复位钳等工具，对于一些陈旧骨折，复位困难时，可使用 Farabeuf 进行复位，复位后，可用直径 2.0mm 的克氏针自耻骨联合的外方向后外侧贯穿骨折端，以达到临时固定的目的，去除复位钳后，利于钢板的放置和固定。由于耻骨下支位置深在，显露和复位均比较困难，而且它对骨盆环稳定性的影响相对较小，所以不必强求耻骨下支的解剖复位。

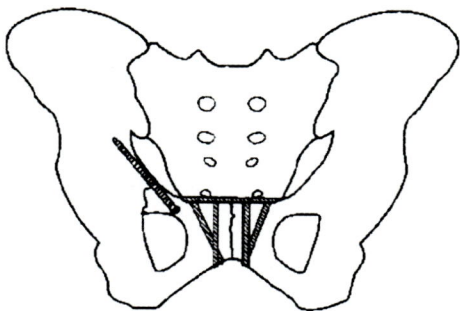

图 4-16　耻骨支的螺钉固定技术

3. 耻骨支的固定可选用重建钢板固定，每个骨折段可用 2 ~ 3 枚螺钉固定，钢板应塑形，使其与耻骨的外形吻合，有时也可利用钢板对耻骨支残留的移位进行更好的复位。也可以用超长的螺钉（3.5 ~ 4.5mm 的皮质骨螺钉）对耻骨支进行固定，其方法与前面所述的克氏针固定耻骨支相同（图4-16）。注意：在对耻骨支进行显露时，应注意髂外动脉与闭孔动脉间可能存在的交通支，以免损伤造成术中出血；在对耻骨支进行钻孔时，应注意不要损伤闭孔血管和神经；在对耻骨支的外侧进行固定时，由于该处毗邻髋臼，应该避免固定螺钉进入髋臼。

（五）术后监测与处理

单纯耻骨支骨折术后应该卧床 4 周。如果出现在 C 型骨折时，术后制动时间可延长至 8 周。

（六）术后常见并发症的预防与处理

术后并发症少见，应注意预防感染，促进伤口愈合。

（七）临床效果评价

术后疗效确切。

七、髂骨翼及髂骨体骨折内固定术

髂骨是骨盆的一部分，上与脊柱相连，向下与大腿股骨头形成髋关节。如果骨折没有明显移位，则可保守治疗，卧床需 4 ~ 8 周。

（一）适应证

其适应证为单纯的、不影响骨盆环稳定的髂骨骨折。

（二）禁忌证

患者血流动力学不稳定、全身一般情况差、可能无法耐受手术者。

（三）术前准备

麻醉：全身麻醉或连续硬膜外麻醉。

（四）手术要点、难点及对策

1. 根据骨折的部位可采用健侧卧位或俯卧位。前方入路：沿髂嵴近端 1 mm 处做弧形切口，前端可达髂前上棘以远 3 ~ 4 cm，后端可至髂后上棘；后方切口：以髂后上棘为起点，向远端做垂线，长约 10 cm，该切口可显露髂骨翼后方的骨折。

2. 沿髂骨内板剥离髂肌后，即可显露髂骨翼前方的骨折。用持骨钳复位，阻力大时，可在骨折两端的髂嵴上各打入 1 枚锚定复位螺钉，用 Jungbluth 或 Farabeuf 钳复位。髂骨翼的固定主要以重建钢板为主，也可使用拉力螺钉进行固定，或用拉力螺钉结合中和钢板一起使用（图 4-17）。注意：在髂骨内板固矩时，应将钢板按髂嵴的弧度塑形，并将钢板紧贴髂嵴的下方放置，因为该处骨质较厚，固定牢固。在髂骨翼的中心部位，骨质菲薄，做内固定时应避开这个区域。

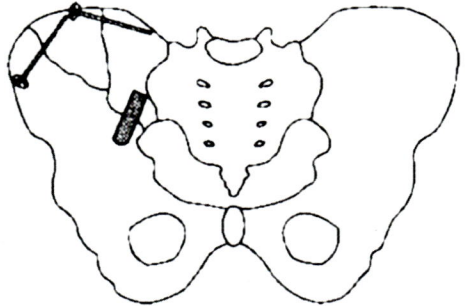

图 4-17 髂骨翼固定技术

（五）术后监测与处理

术后髂窝处放置引流管，避免血肿形成。

（六）术后常见并发症的预防与处理

术后并发症少见，应注意预防感染，促进伤口愈合。

（七）临床效果评价

术后疗效确切，能恢复正常骨盆环解剖结构。

八、骶髂关节骨折脱位前路固定术

骶髂关节骨折脱位是骨盆骨折中不稳定型损伤之一，是一种多因巨大暴力直接或者间接造成的高能量损伤，常伴有出血、休克、胸腹损伤或泌尿系损伤，病情稳重，死亡率高达 30%。近年来骶髂关节骨折脱位趋向于手术治疗，目前治疗方法，包括骶髂关节前路钢板固定等，一旦处理不当，可能导致骨折愈合不良、腰骶部畸形、双下肢不等长及神经功能损害等一系列并发症，保守治疗疗效不肯定，手术治疗能恢复骨盆环的稳定性，正受到人们的日益重视。

（一）适应证

1. 不稳定的骶髂复合结构，移位大于 1cm，尤其是通过骶髂关节的损伤。
2. 不稳定的骨盆后侧结构损伤合并髋部骨折。
3. 垂直不稳定型骨盆骨折（Tile C 型）。

235

4. 移位严重的骨盆桶柄样骨折（B 型）。

5. 闭合复位失败者。

6. 外固定后残存移位。

（二）禁忌证

患者血流动力学不稳定、全身一般情况差、可能无法耐受手术者。

（三）术前准备

麻醉：全身麻醉。

（四）手术要点、难点及对策

1. 患者取健侧卧位，患侧垫高。选择沿髂嵴弧形切口入路，始于髂嵴最高点，然后沿髂嵴向前下延伸，用手触摸髂嵴引导切口的方向，止于髂前上棘远端 4 ~ 5cm（逐层切开腹外斜肌、腹内斜肌和腹横肌，在骨膜下和髂骨内板之间剥离髂肌，向内下剥离后可以显示骨盆环，向后方剥离可以临近骶髂关节。屈髋、屈膝后，可以使髂腰肌松弛，有利于显露。

2. 显露骶髂关节后，观察骨折移位和关节脱位的情况可以用持骨钳或点式复位钳夹在髂嵴的内外侧，通过提拉挤压达到复位。有时骶髂关节面出现嵌合交锁，复位困难，可以用 Jungbluth 钳分别钳夹固定在骶骨岬和髂骨上的锚定螺钉，先略做榨开后会更易复位，复位后迅速钳夹固定（图 4-18）。

3. 可选择 2 块 3.5mm 的动力加压钢板或是 4 孔重建钢板跨越骶髂关节进行固定，一般骶骨岬上只能放 1 枚螺钉。将钢板塑形后，可以平行放置 2 块钢板，也可以相互交叉成 60° ~ 90° 角，全螺纹螺钉固定。螺钉应固定在髂骨后上方骨质致密的区域，这样会有好的把持力。注意：治疗骶髂关节脱位时，术中注意勿损伤 L_5 神经或臀上动脉。L_5 神经位于骶髂关节内侧 2cm，向下方与骶神经联合，跨过骶髂关节。因此，骶骨一侧仅能固定 1 枚螺钉，其暴露范围也只有 1.5cm 左右在剥离骶髂关节内侧及其下方时，要充分了解 L_5 神经的走行特征和毗邻关系。臀上动脉经坐骨大切迹转向骨盆后方，损伤后可能大量出血，可采用压迫、局部应用止血药、明胶海绵或止血纱布等，如果不奏效，则需要解剖出臀上动脉，仔细结扎止血。前路途径治疗骶髂关节损伤有时难以达到坚强固定，术后应避免早期负重。

（五）术后监测与处理

术后放置引流管，避免血肿形成。

（六）术后常见并发症的预防与处理

术后可有大量出血、局部血肿形成、伤口愈合不良等并发症。

（七）临床效果评价

术后疗效确切，严重者可能导致骶髂关节面破坏，影响负重。

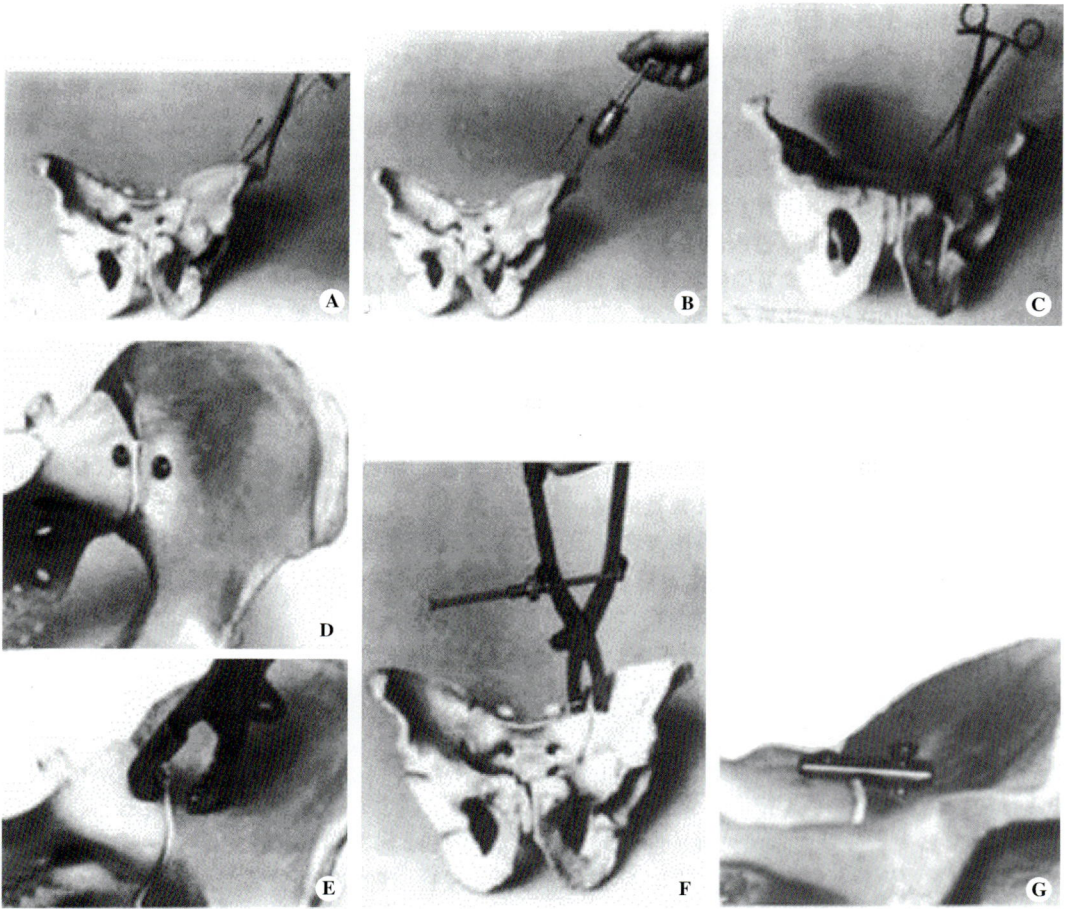

图 4-18　骶髂关节骨折脱位前路固定术

A、C. 用 Weber 钳复位；B. 用 Schang 钉复位；D ~ F. 用 Farabeuf 及 Jungbluth 钳复位；

G. 钢板自动加压孔复位

237

九、骶髂关节骨折脱位后路固定术

（一）适应证

1. 合并髂骨后方骨折的骶髂关节骨折、移位。

2. 经骶骨骨折的骨盆后方不稳定骨折。

3. 骨盆骨折合并腰骶结合部损伤。

（二）禁忌证

患者血流动力学不稳定、全身一般情况差、可能无法耐受手术者。

（三）术前准备

麻醉：全身麻醉或连续硬膜外麻醉。

（四）手术要点、难点及对策

1. 选择俯卧位或侧卧位。获得患者正确 X 线图像是非常重要的。在开始手术前，应先用 C 形臂透视，确保能够获得满意的骨盆前后位、入口位和出口位。这对骶骨后方螺钉固定很重要。

2. 在髂后上棘的内侧或外侧使用直切口暴露，切口的位置应根据骨折类型确定，在治疗髂骨翼骨折或骶髂关节脱位时，可选择外侧切口；在处理骶骨骨折时，可使用内侧切口。主要用于治疗骶骨骨折、骶髂关节脱位。切口从髂嵴最高至髂后下棘水平，术中常需显露坐骨大切迹，臀大肌和外展肌可从髂嵴的外侧剥离有时可能需要显露骶髂关节的下部和梨状肌的起点，术中应防止损伤臀上动脉。

3. 显露骨折或脱位的骶髂关节后，清理骨折断端间和骶髂关节间的骨折碎片或凝血块。可用持骨钳、点式复位钳和骨盆复位钳复位，也可以在台下进行患肢牵引以配合复位。可用示指绕过坐骨大切迹探查骶髂关节前方关节面的对合来判断关节复位的情况。复位的良好位置是经坐骨大切迹、跨过骶髂关节放置复位钳，因为它基本垂直于斜行的关节线。在关节的最上面有轻度的分离倾向。放置复位钳时必须小心。复位钳的一个爪放在 S_1/S_2 水平，骶孔的外侧，但要小心附近发出的神经根。

4. 骶髂关节脱位的复位有一种相当标准而较省力的方法，即将点状复位钳一边放在髂骨上，而另一边放在骶骨棘突上。这种方法常能成功。但是，复位的力线可能使得关节的前方间隙或后方遗留有半脱位。联合应用常是最佳的方法。其他的复位辅助方法包括将 Schanz 钉打入髂嵴用做操作工具（撬拨杆），同时将螺钉置入髂骨和髂嵴外侧、骶骨翼和椎弓根，作为复位钳放置的锚点。

5. 如果复位满意后，用复位钳临时固定，术中透视来确定复位的准确情况。一旦复位成功后，髂骨翼的骨折可用拉力螺钉进行骨折块的固定，也可用钢板沿髂嵴下缘加强固定。如果有骶髂关节脱位或有骶骨骨折，可以采用骶髂关节拉力螺钉固定。

6. 骨折脱位解剖复位后，可在 C 形臂的配合下确定经骶髂关节至骶 1 椎体的进针点。进针点的选择可以有 2 种方法：A 位于坐骨大切迹的顶点与髂嵴连线上，距离臀大肌附着点的升高部位约 15mm；B 髂后上棘外侧 2.5cm 处做一垂线，坐骨大切迹头端 2 横指与该线的交点（图 4-19）。导针的进针方向应该向足端倾斜 8° ～ 10°，向背侧倾斜 20° 左右，具体的进针方向应该通过术中透视不断调整进针深度。

7. S_1 椎体内置入两枚螺钉的足够空间是另一个值得考虑的问题。在 S_1 椎体内置入第 2 枚螺钉的其他选择包括将第 2 枚螺钉置入 S_1 椎体、经髂骨接骨板及经髂骨棒。术前 CT 示有足够可用空间的患者，S_2 椎体是可以选择的。与经皮技术一样，置入螺钉需要入口和出口位影像，螺钉的准确入点可通过侧位像来定位，S_2 螺钉的置入方向基本垂直于矢状面和水平面，有利于手术。但是向 S_2 椎体置入螺钉比 S_1 更加费力。虽然置入螺钉的角度更加向前，但可用于螺钉置入的地方（安全区域）很小。另外，螺钉在 S_2 把持的骨量可能不够，

238

尤其是老年患者。

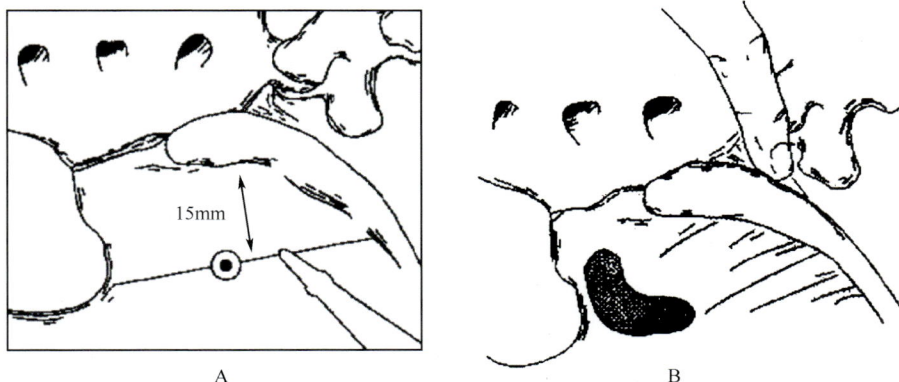

图 4-19 骶髂关节螺钉进针点（A）；术中确认骶髂关节复位的情况（B）

8. 与骶骨骨折的情况不同，经髂骨的装置不能独立固定骶髂关节脱位。经髂骨接骨板或经髂骨棒与骶髂螺钉联合使用是满意的，有效性相似，尽管应用的比两枚 S_1 螺钉少。两者都有需要在对侧髂骨后方做第二个切口的缺点。为了置入接骨板，这个辅助切口大得多。应用空心、自锁的经髂骨螺钉能够得到侵入性最小、可能最安全的第二个后路固定点。完成固定时，应通过前后位、入口位和出口位对最终的复位和内固定位置进行确认。注意：骶髂螺钉的进针区域局限在一个相当狭小的区域，所以要求手术的医生局部解剖相当熟悉，要熟练操作C形臂在各个投照方向透视，并要熟悉在各个投照方向出现的图像，只有这样，才能避免术中损伤重要的组织结构。

（五）术后监测与处理

术后放置引流管，避免血肿形成。

（六）术后常见并发症的预防与处理

术后预防出血、血肿形成、伤口愈合不良等并发症。

（七）临床效果评价

与前路操作相比，此术操作更简单、安全。

第二节 髋臼骨折

一、概述

髋臼骨折（fracture of acetabulum）是累及关节面的严重创伤，可由骨盆骨折时耻骨、坐骨或髂骨骨折而波及髋臼，也可由髋关节中心脱位所致。其通常由高能量的创伤所引起，常合并股骨头骨折和其他严重合并伤。髋臼解剖结构复杂，因此髋臼骨折手术治疗长期以来是骨科医生面临的挑战。正确的诊断、合适的入路和良好的手术技术是髋臼骨折治疗的关键。髋臼骨折治疗目的是解剖复位、预防继发性骨关节炎；早期运动以恢复关节功能为目的，如果不能获得良好的对位，手术治疗是解决问题的唯一选择。解剖复位和牢固固定是处理不稳定且对合不良的髋臼骨折的关键。骨牵引的应用仅限于急诊情况，作为最终的治疗方式时应该严格限制适应证。

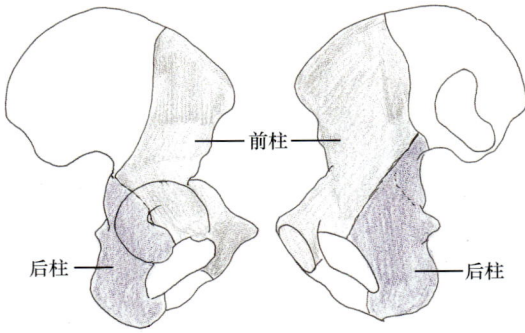

图 4-20 髋臼的二柱理论

根据 Judet 和 Letournel 提出的二柱概念，髋臼由前、后两个柱构成。前柱包括髂嵴前部、髋臼的前下 1/3（即髋臼前壁）及下方的全部耻骨。后柱由坐骨大切迹向前、向下包括髋臼的后下 1/3（即髋臼后壁）和全部坐骨。髋臼的二柱概念（图 4-20）是目前讨论髋臼骨折的分型、手术入路、内固定的核心。

（一）X 线检查

影响学诊断对髋臼骨折的诊疗具有重要的意义，Judet 提出髋臼骨折要拍摄 3 个角度的 X 线片，包括患髋正位（图 4-21）片、髂骨斜位（骨盆向患侧倾斜 45°）片（图 4-22）和闭孔斜位（骨盆向健侧倾斜 45°）片（图 4-23）。

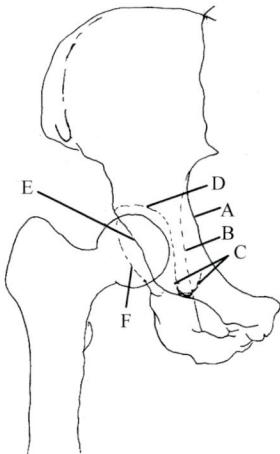

图 4-21 髋部正位 X 线片

A. 髂耻线；B. 髂坐线；C. 泪滴线；

D. 臼顶线；E. 前唇线；F. 后唇线

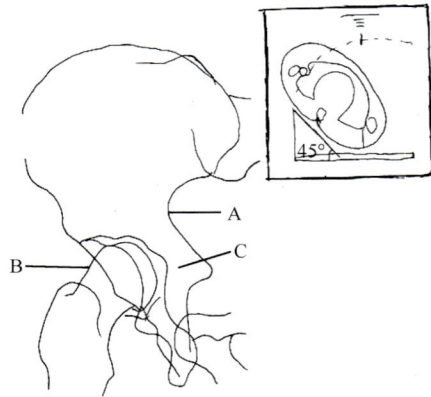

图 4-22 髂骨斜位 X 线片

A. 后柱；B. 前唇线；C. 后唇线

1. 髋部正位 X 线片

（1）髂耻线：起自坐骨大切迹上缘向下延伸至耻骨肌结节，是髋臼前柱内缘线，髂耻线中断或错位，常提示前柱、前壁骨折。

（2）髂坐线：起自坐骨四边形面区的后 4/5 与前 1/5 的交界线向下延伸至闭孔后缘的

弧线，髂坐线中断或错位，提示后柱骨折。

（3）U 形线（又称泪滴线）：由髋臼最下和最前面部分的边缘和坐骨四边形面前方平坦部分的边缘相连而成，可以判断髂坐线是否内移。

（4）臼顶线：由髋臼外上角向内延长至 U 形线外侧之末的弧线，代表髋臼负重区，此线中断提示骨折累及负重区。

（5）前唇线：代表髋臼前壁，此线中断提示前壁骨折。

（6）髋臼后后唇线：代表髋臼后壁，此线中断常提示后壁骨折。

髋臼骨折前后位片可因骨组织的重叠影遮挡不能对骨折进行全面诊断，闭孔及髂骨斜位片避开重叠影，显示髋臼前后柱、前后壁和髋臼顶部等处的骨折。

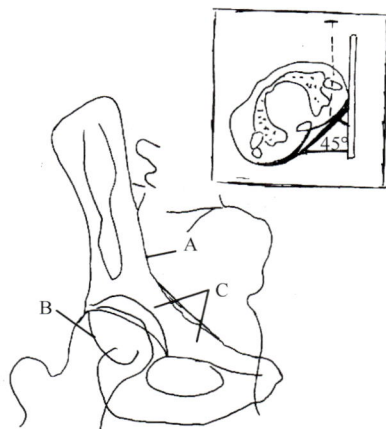

图 4-23　髋臼闭孔斜位 X 线片

A. 髂耻线；B. 后唇线；C. 前柱线

2. 髂骨斜位 X 线片　摄片时健髋抬高 45° 角，伤侧髋部抵着 X 线片暗盒，X 线管中轴线垂直对准健侧大腿近端，可以显示髋臼的后柱线及前唇。

3. 髋臼闭孔斜位 X 线片　摄片时伤髋抬高 45° 角，健侧髋部抵着 X 线片暗盒，X 线管中轴线垂直对准伤侧大腿近端，相当于髋臼前方。X 线片主要显示的两个解剖学标志：

（1）臼前柱线：如中断或错位则提示前柱骨折。

（2）臼后唇线：是判断后壁骨折的标志线。

（二）CT 检查

1. CT 平扫　CT 扫描时可以通过分析骨盆的横断面进而研究骨骼、软组织和内部器官的形态。CT 对判断以下几个方面有意义。

（1）骶髂关节的完整性。

（2）髋臼和股骨头的解剖关系。

（3）松质骨或关节内骨折块的存在。

术后应用，CT 可以揭示螺钉入关节或穿过髋臼的各种形态。CT 可以发现假性动脉瘤或大的出血肿，同时也可以发现盆腔内脏器的损伤。

对于骨骼损伤，我们的诊断方案依赖于对 3 个切面的研究：①骶髂关节切面，目的是研究骨盆与骶骨的关系；②臼顶切面，确认臼顶与股骨头的形态关系；③柱切面，目的是研究双柱（尤其是平片上各线条光滑但怀疑骨折时）。

2. 二维重建　借助轴向 CT 扫描数据的计算机处理系统，断层图像密度测量技术就可以对任一型骨折行有效的二维重建。通常层厚 0.6 ~ 0.7mm，间隔 4mm。在相关地区的诊断方案上有明确规定要做矢状面和冠状面重建。这些平面可以使我们对横行骨折进行细致的分析，并依据 Judet 分型方法分型，Judet 分型的根据是骨折线所处平面（经臼顶面、临近臼顶面和臼顶面以下）及其倾斜程度。冠状面有助于评价臼顶的金字塔形骨块，从冠状面看，此处结构与胫骨平台相似。总之，如果从坐骨结节到"U"形线水平进行逐层扫描的话，

241

二维重建使我们可以清楚地观察髋臼和股骨头的一致关系，对双柱骨折的诊断也有重要意义。通过对臼顶骨折粉碎程度的评价，二维重建可以成为评价髋臼坏死的一个重要预后评估手段。

3. 三维重建　通过对轴向扫描图像进行三维重建。可以通过对骨盆进行在 X、Y、Z 轴中的旋转进行全面的研究。通过软件，我们可以重点观察一些部位（如半骨盆或骨盆内面），或者去掉股骨头来观察髋臼，三维重建可以提供骨盆骨折的任何观察角度，有利于我们对骨折块的形态和移位情况做出最好的评价。只要很少的几张图像就可以为手术入路和方法的选择提供足够的信息。

通过这种评价方法获得的记录是标准的、高质量的。只有一个局限：图像的分辨率难以发现移位小于 3mm 骨折。这种评价方法尤其适用于水平面上的骨折、前壁骨折和上柱骨折及双柱骨折。

（三）分类

对骨折平片系统、有效的评估，有助于得出正确的诊断。而此种评估的重要性体现在，据此可以制订出患者相应的治疗策略，基于对尸体和 X 线平片的分析，Judet 和 Letournel 建立了一种髋臼骨折的分类系统（图 4-24），将髋臼骨折分为两种基本类型，即分为简单骨折和复杂骨折两大类。

242

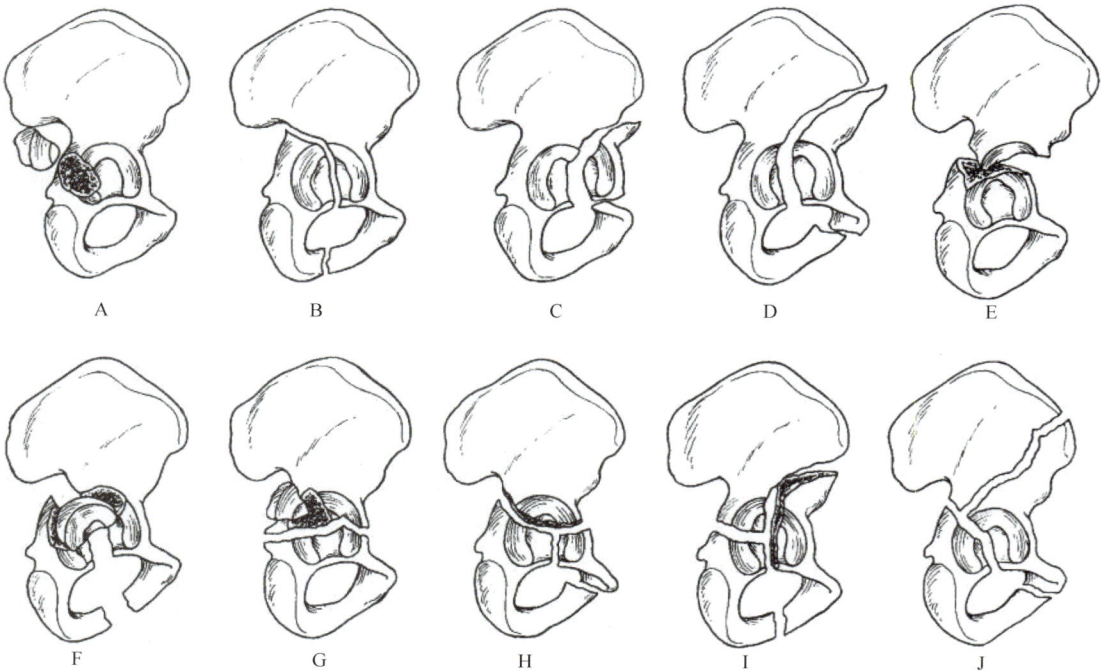

图 4-24　髋臼骨折的 Judet-Letournel 分型

A.后壁骨折；B.后柱骨折；C.前壁骨折；D.前柱骨折；E.横行骨折；F.后柱伴后壁骨折；G.横行伴后壁骨折；H.T 形骨折；I.前柱伴后半部横行骨折；J.完全双柱骨折

1. 简单骨折

（1）后壁骨折：局限于髋臼后缘的骨折，可向上累及负重顶区，形成后上型骨折，也可向下延伸成后下型骨折，常合并股骨头后脱位。正位片可显示髋臼后唇线中断移位。有时可因股骨头遮挡而未能显示后壁骨折块的形态。闭孔斜位片可显示股骨头后脱位、后壁骨折块形态和位置，且可显示正常的前柱。髂骨斜位片则显示后柱、前壁和髂骨翼无骨折。过去对后壁骨折的处理，常以骨折块的大小作为是否切开复位的重要指征，CT 相对于 X 线能更好地显示骨折块的大小，有学者通过 CT 片测量发现，当后壁骨折块占整个后壁的 40% 以上，将影响髋关节的稳定性。因此，这一数值可作为手术的绝对指征。

（2）后柱骨折：骨折线始于坐骨大切迹经髋臼窝（即内壁）达坐骨结节。正位片显示股骨头内移呈中心性脱位。髂坐线在坐骨大切迹和坐骨结节处断离，并脱离泪滴线内移。由于后柱是髋臼后半侧的主要结构，因此，骨折时均伴后唇线断离。闭孔斜位片显示闭孔环和后唇线断离，前柱正常。髂骨斜位片显示后柱在坐骨大切迹处骨折。CT 在臼顶层面显示骨折线呈冠状方向。臼窝和闭孔环层面可分别显示四边形面区和坐骨结节骨折，但在髂前上棘层面无髂骨骨折。

（3）前壁骨折：系局限于髋臼前缘的骨折。正位片可见髋臼前唇线和髂耻线在髋臼部位均断离，髂前上棘和闭孔环无骨折。此点可与前部分病例可见股骨头前脱位。闭孔斜位片和髂骨斜位片见髋臼前柱线和前唇线均断离。CT 在髂前上棘、臼顶和闭孔环层面无髂骨和坐耻骨骨折。髋臼层面可显示前壁骨折。如伴有股骨头向前脱位或半脱位，还可显示股骨头完全脱离髋臼或与髋臼后壁间的距离较对侧增宽。

（4）前柱骨折：指骨折线起于髂嵴或髂前上棘经四边形面区及髋臼窝前方达耻骨支的骨折正位片显示髂耻线断离合并髂前上棘或髂嵴及耻骨支骨折，髂耻线合并股骨头和泪滴线内移，部分病例可见臼顶线断离。闭孔斜位片显示前柱线在髂嵴或髂前上棘和耻骨支处断离前移。髂骨斜位片显示后柱正常。CT 在髂前上棘、臼顶、臼窝和闭孔环层面分别显示髂前上棘、髋臼负重顶区、四边形面区和耻骨支骨折。在臼顶层面的骨折线呈冠状方向。

（5）横行骨折：髋骨在髋臼窝部被横断而分离为上方髂骨和下方坐、耻骨。3 个体位的 X 线片均显示髂耻线、髂坐线、髋臼前后唇线均在髋臼同一平面被横断。远侧坐、耻骨骨折断常伴股骨头内移。髂骨翼和闭孔环均无骨折，此点可与双柱和 T 形骨折鉴别。CT 在臼顶层面可显示特征性矢状骨折。在髂前上棘、臼窝和闭孔环层面均无骨折表现。如伴有股骨头中心性脱位，则可在 CT 的臼窝层面显示股骨头与骶中线的距离较对侧缩短。

2. 复杂骨折

（1）T 形骨折：指横行骨折合并远折段的纵行骨折。后者经四边形面区及髋臼窝向远侧累及闭孔环。使前后柱分开，穹顶旋转。3 个体位的 X 线片除存在横行骨折的 X 线特征外，还表现为闭孔环骨折，而四方形面区骨折段因被股骨头遮挡常不能直接显示。CT 除有横行骨折的特征即臼顶层面骨折线呈矢状表现，还有四边形面区和坐骨支骨折的表现。

（2）前柱伴后半部横行骨折：指前柱骨折合并髋与后方的横行骨折。正位和闭孔斜位片显示前柱骨折的特征。髂骨斜位片显示后柱骨折线位于臼中段。Matta 认为此型实质上是双柱骨折的后柱骨折线下移，主张将此型并入双柱骨折，以简化分类。CT 表现同双柱骨折。

（3）横行伴后壁骨折：3 个体位 X 线片除有横行骨折的特征外，还表现为后壁骨折。CT 在相关层面可显示横行和后壁骨折的特征性表现。

（4）后柱伴后壁骨折：正位片显示髂坐线和后唇线在坐骨大切迹处断离、内移，并有坐骨结节骨折。闭孔斜位片显示后壁骨折块移位，部分病例有股骨头后脱位。髂骨斜位片显示后柱骨折并有移位。CT 在臼顶层面可见冠状面骨折和后外侧缘的骨折缺损。在臼窝中部层面可见后壁和四边形面区骨折。在闭孔环层面可见坐骨结节骨折，如伴有股骨头向后半脱位，则可见股骨头与臼前壁间的距离较对侧增宽。

（5）双柱骨折：指前、后柱均存在骨折，正位片除表现髂耻线、髂前上棘和闭孔环断离的前柱骨折特征外，还表现坐骨大切迹处的髂坐线和闭孔环断离的后柱骨折特征，常伴有股骨头内移，臼顶线离断，提示负重区受累。闭孔斜位片与髂骨斜位片可进一步证实。CT 可显示股骨头向内侧脱位，软组织肿胀。髂前上棘层面显示髂前上棘或髂嵴骨折。在臼顶层面显示冠状面骨折。在臼窝和闭孔环层面分别显示四边形区和坐、耻骨骨折。因双柱骨折常有旋转移位，股骨头常随臼内壁内移，表现中心性脱位。CT 在相应层面显示股骨头与骶中线的距离较对侧缩短。

二、髋臼骨折非手术治疗

（一）适应证

髋臼骨折的非手术治疗适用于以下情况。

（1）在平片或 CT 上用顶弧角来判断，骨折未累及关节面承重面。

（2）伤侧大腿未牵引时，关节面上侧骨折移位小于 2mm，股骨头与髋臼之间保持匹配。

（3）后壁骨折累及的关节面小于 20%，且关节内无骨折块嵌顿。

（4）双柱骨折发生继发性匹配。

微小移位的骨折有时难以归类，但是如果骨折移位确实十分微小，且股骨头能够复位，是否分类对这类骨折意义不大。如果条件允许，应立即给予患者伤肢 10～15kg 牵引，不推荐对髋臼创伤进行常规应力评估，除非损伤为头端髋臼的边缘性后壁骨折或髋臼骨折伴有继发性骨盆环损伤。坚持这些评判标准可以对特定类型的骨折进行成功的保守治疗。另外，如果由于患者的一般情况不好，例如，以前存在关节疾病、严重的粉碎性骨折、骨质情况不佳、手术切口区皮损或感染等而存在手术禁忌，那么保守治疗也变得十分必要。

对后壁骨折进行保守治疗时，医生一定要谨慎。骨折的发生部位及骨折的大小都必须予以考虑。即使骨折波及的关节面 20% 以内，仍有可能造成髋关节不稳，尤其当骨折波及后壁的上部时表现更明显。如果在最初的静态放射学影像上不能明确诊髋关节不稳，则可以采用应力下动态摄片进行诊断。Tometta 对符合保守治疗标准的患者的髋关节在运动时进行应力动态摄片，研究股骨头保持匹配的能力。他认为保守治疗的指征为：在 3 个投照位置上的顶弧大于 45°，髋臼 CT 在头端 10mm 以内的层面后壁移位小于 50%，髋臼的 3 个投照位都保持匹配。

（二）禁忌证

双柱骨折及其相伴的股骨头内侧移位共同造成关节应力的改变，大部分双柱骨折应进行手术治疗，除非存在禁忌证。

三、髋臼骨折手术治疗

（一）适应证

手术治疗髋臼骨折从不论从短期还是长远来看都是有利的。短期来看，手术可以重建髋关节的稳定性，有利于患者的早期活动。长远来看，手术可以延缓创伤后关节炎的发生率，延长关节的使用年限。只要能避免并发症的发生，绝大部分接受手术治疗的髋臼骨折都可以体现出这种优势。

手术治疗的具体指征主要包括以下几种情况。

1. 髋臼壁骨折

（1）后壁型：所有后壁的骨折，若大到足以影响到髋关节的稳定性，不论是单独或合并后柱或横行的骨折，均需切开复位和内固定，这是手术的绝对适应证。如不能确定关节的稳定性，可在麻醉下检查，如关节在任何位置上有股骨头向后脱位，则必须手术，否则将会导致严重的后患，如股骨头复位后再脱位。

（2）前壁骨折：虽较少见，但前壁或前柱骨折，可引起髋关节前脱位和前侧的不稳定。

2. 顶部负重区的骨折　所有的文献报道均认为，负重区顶部的损伤对预后有严重的影响，是手术确定的适应证。

3. 双柱骨折（C型）　是最易混淆的骨折类型。此骨折的主要部分在髋臼上是横行，冠状面上是通过髂骨，如果顶部没有骨折，或有骨折而没有移位，或围绕股骨头部分的骨折块能与髋臼相适合，可用非手术治疗取得满意疗效。如骨折有一部分通过上面的负重面，并有移位或后柱或壁有明显的移位，则应是切开复位的适应证。

4. 关节内留有骨折块　在关节内留有的骨折块，大到足以引起关节的不相适合或阻止脱位的复位，则是切开复位的绝对适应证。骨折块在CT上，很易发现并应手术切除，避免由于关节的不相适合而造成机械损伤，最终损伤关节。此骨折不应同圆韧带一端的撕脱骨折混淆，撕脱骨折往往较小，若位于髋臼窝中，不引起关节的不相适合，则无须切除。

5. 股骨头骨折　移位的股骨头骨折，经常需要切开复位和内固定。很少能闭合复位和维持其位置而得到满意的结果。

6. 关节内骨和软组织的卡入　大的骨折块应有满意的对合复位，否则需手术复位或切除。同样在后脱位复位时，关节囊内可随之带入关节内，阻止解剖复位，在此情况下也需切开复位。

7. 需手术复位的其他因素

（1）坐骨神经损伤：如在复位过程中，坐骨神经麻痹加重，或当患者在牵引中发生神经损伤需紧急的神经和骨折探查，在很多病例，患者有髋关节后脱位，若有骨折手术的适应证，即应做神经探查。在无脱位的情况下，患者可随诊观察，大多数神经损伤的病例可得到恢复，如不能恢复，晚期应再考虑探查修复。

（2）合并致骨干骨折：髋臼骨折常合并股骨干骨折。在有不稳定的股骨骨折时，不可能对髋关节行使有效的牵引，必须采用其他方法。若同时合并移位的髋臼骨折，股骨骨折和髋臼骨折应考虑手术内固定。髋臼合并股骨损伤时常较难以处理，为获得理想的结果，需细致考虑治疗方案。

（3）同侧膝关节损伤：因为很多髋臼骨折，发生于膝关节屈曲位时撞击于汽车的挡板，两时合并髌骨骨折和后侧的韧带损伤极为常见。若需做膝关节手术，就不应通过胫骨或股骨髁穿牵引针。经胫骨的牵引针牵引时，通过一个不稳定的膝关节会限制其活动和延迟关节的康复。对这样的骨折最可取的方法。我们考虑髋臼骨折应做内固定，有利于整个肢体的康复。

（二）禁忌证

1. 髋臼骨折按 Matta 法测量 3 个顶弧角，提示髋臼负重顶尚完整，或虽已波及，但移位在 3mm 以下者。

2. 有移位的双柱骨折，未累及髋臼负重顶，股骨头复位后能与髋臼保持同心圆者。

3. 髋臼严重粉碎性骨折，无法做内固定者。

4. 髋部软组织有大范围钝性挫伤者。

5. 全身有严重合并伤或年老体弱难于承受手术者，骨质疏松内固定难以稳定者，有麻醉药或其他药物过敏者。

6. 伤后已超过 3 周，手术复位十分困难，也易于造成周围组织损伤。

7. 做出手术决定时，患者的因素，同骨折的因素一样重要，应该考虑患者的年龄。全身的内科治疗情况和患者创伤后的状态。典型的手术禁忌证，如骨质疏松或有骨和其他严重的合并伤，不应考虑手术。可采用牵引治疗，若效果不满意可选择全髋关节置换术。

8. 髋臼骨折切开复位和内固定手术可能很难，不应由无经验的外科医生来做。如果患者损伤的地区没有有经验的外科医生指导，应优选非手术方法。若有很强的手术适应证，患者应转移到能处理此类损伤的外科治疗中心。

（三）术前准备

明确髋臼骨折治疗的基本原则，具体内容如下。

1. 髋臼严重骨折伴有多发性损伤时，以抢救生命为主。髋臼骨折可先做急救固定，留待以后处理。

2. 髋臼骨折伴有髋关节后脱位或中心性脱位者，应在全身麻醉下尽快手法复位或做伤侧肢费结节大重量骨牵引复位。复位原则是越早越好，如有复位困难者，应创造条件，力争在伤后 14 小时内复位，以减少股骨头坏死率，减轻伤员痛苦和缓解股骨头软骨受压后发生变性、坏死的危险。

3. 手术时机　以伤后 3 周内手术为好，如果超过 3 周则为陈旧性骨折，由于肌肉、肌腱、韧带等软组织已挛缩和粘连，增加手术困难，预后较差。若伴有伤侧坐骨神经剧烈疼痛症状，髋臼内有碎骨折片或髋臼锐利骨折端卡压股骨头、髋臼形成骨折伴髋关节后脱位，急症整复未能复位者。均应做急症手术处理。

4. 术前全面检查，包括心、肺、肝、肾功能，血、尿常规及出、凝血时间。对髋臼平片检查有怀疑时，应做 CT 扫描。

5. 髋臼骨折伴有同侧或对侧下肢骨折，如伤员体质允许，手术可分两组进行。伴有耻骨合分离，影响髋臼骨折复位时，应先做耻骨联合复位和内固定。伴有同侧或对侧骶髂关节脱位者，在髋臼手术后，继续做骶髂关节脱位侧的下肢骨牵引 1 ~ 2 周，复位后再施行经皮 AO 钉固定。

6. X 线检查与 CT 扫描显示的髋臼骨折，有时与手术所见并不完全一致。因此，术中有可能改变原定的手术进路者，宜选用髋臼外侧髂股延长入路。

7. 术中在直视下，观察髋臼骨折复位和内固定虽已满意，但术后摄片复查可能显示复位尚有不足之处，因此不如在术中摄片，一旦显示复位不全，还可有补救的机会。

8. 选择手术入路　原则是既要能充分显露骨折，又要能少剥离附着于骨盆的肌肉，还要能避开过多的神经和血管。要求操作时间短、出血少。选择正确的手术入路后可充分显露骨折、彻底复位和做好坚强的内固定这是治疗成功的保证。髋臼骨折的表现十分复杂，因而没有一个手术入路可以显露全部各类髋臼骨折。所以根据骨折的类型，选择理想的手术入路是十分重要的。髋臼骨折的手术入路很多，但常用的有 4 种为髋臼后侧（Kocher-Langenbeck）入路、髂腹股沟入路、扩大的前腹股沟入路、改良 Stoppa 入路，这几种入路只要术前能正确选用，基本上可以解决问题。必要时还可以同时选用两种入路的联合使用。

（四）手术要点、难点及对策

由于髋臼是一个复杂的几何体，具有各种曲线和弧度，所以各类骨折的复位内固定方法也各有不同，因此各类骨折在选用各自最佳的手术入路显露骨折以后，复位与内固定方法甚至内固定器材都各不相同，术者可按不同类型的骨折去选择各自最佳的复位与内固定方法。

1. 松质骨螺钉固定法　以髋臼后壁骨折为例，骨折块多位于髋臼后上缘，且向外后方移位。如为完整的大骨折块，可将其在直视下复位，使髋臼关节面平整，用布巾钳夹持固定后，由外下方斜向内上方，拧入 1 ~ 2 枚松质骨螺钉。钉尖应指向髂嵴，要求钉道不能波及关节面软骨。螺钉拧入后，再检查有无伤及关节面软骨。

2. 弧形骨盆接骨钢板螺钉固定法　①髋臼后壁骨折，若骨折块较大，估计拧入松质骨螺钉后还不够稳定者，需用弧形骨盆接骨钢板做内固定。可先用钢板中央的 2 孔分别跨越骨折线覆盖 2 个骨折段后，暂用克氏针钻入固定。然后在钢板两侧各孔内用松质骨螺钉逐一拧入髋臼前上方和外缘，再除去临时固定的克氏针，沿其针孔拧入松质骨螺钉，分别固定 2 个骨折段。若髋臼后壁有大、小骨折片并存时，可先固定大骨折片。小骨折片无法固定时，可除去之。②再以髋臼后柱骨折为例，后柱骨折块受骶棘韧带和骶坐骨结节韧带牵拉而向内向后旋转移位。待用环状拉钩牵引复位后，用骨盆复位钳夹住临时固定的螺钉，在其维持复位下，用弧度相等的骨盆接骨钢板，贴附在髋臼后上、下方，用松质骨螺钉在骨折上下段固定钢板下端最后一孔应用 5 ~ 6cm 长的松质骨螺钉拧至坐骨体；待后柱坚强固定后，耻骨支或坐骨支骨折可自行接近而复位，无须再做处理。③髋臼后柱加后壁骨折的内固定：

可先固定后柱骨折，再固定后壁骨折，以采用弧形骨盆接骨钢板及松质骨螺钉较为稳妥。④前壁或（和）前柱骨折，未累及或已累及髋臼关节面。在复位后，自髂窝后下方至髂耻隆起或耻骨水平支近端，安放相应弧度的弧形骨盆接骨钢板，使之跨越骨折线，用松质骨螺钉拧入螺孔后使之固定。如为中、高位前柱骨折，可另在髂骨内板上端或髂嵴处做钢板螺钉固定。⑤髋臼横行骨折在清理髋臼断端，辨清骨折线，用环形拉钩使远侧骨折段复位；再用骨盆钳夹住在髋臼骨折两侧临时拧入半截的螺钉，施行骨折复位后，在维持复位的情况下，自髂窝下方通过骨折线至耻骨水平支近端，放置弧度相同的接骨钢板，拧入松质骨螺钉固定之，在接骨钢板的中间 1 孔相当骨折上方骨质坚固区，斜行拧入 1 枚长螺钉，通过骨折线加强固定，并在接骨钢板远端最后 1 孔，相当于耻骨水平支处，也拧入 1 枚长螺钉至耻骨降支内。为了加强骨折固定后的稳定性，可于髋臼后方置入弧形接骨钢板，使之跨越骨折线，拧入松质骨螺钉固定紧。⑥髋臼横行骨折加后壁骨折，髋关节脱位兼有横行骨折及后壁骨折移位，并伴有坐骨神经损伤者，可先整复髋关节后脱位，再探查后壁骨折块对坐骨神经的压迫。要轻柔移去骨折块，解除压迫。按前法使髋臼横行骨折复位后，在髂窝至髂耻隆起处做接骨钢板螺钉固定。再做髋臼后上方至下方的弧形接骨钢板和螺钉固定横行骨折及后壁骨折。固定完毕，要检查有无内固定物波及关节面。⑦对 T 形骨折可先在后柱用接骨钢板加螺钉固定横行骨折后再经后柱经骨折线至髂耻隆起拧入 1 枚长螺钉，加强纵行骨折的固定。⑧低位双柱骨折可自髂窝后上方经骨折至耻骨水平近端，用长接骨板加螺钉做斜行固定。与髂骨外板的髋臼上方，在用弧形接骨板加螺钉固定横行骨折的前部。⑨高位双柱骨折除按高位双柱骨折做固定外，另在髂骨外板和髂骨嵴骨折线处用接骨钢板加螺钉固定。

3. 钢丝内固定法　以横行骨折为例，做髂股延长切口，在髂骨内板部分显露髂窝和髂耻起，剥离外板至髋臼后上方，不显露外旋肌群，用环形拉钩使骨折远段复位后，以骨盆钳固定。自髋臼前上方钻入针尖带孔的克氏针，经骨折处斜行至坐骨体内侧上方（相当坐骨四边形面区后上方）钻出骨皮质。另用同样针自髂耻隆起钻入，经骨折处至髋臼上方穿出。将钢丝分别依次穿入克氏针头之针孔，随退针带出后，保留钢丝头尾在骨折两侧，待髋关节面复位满意，抽紧钢丝两端缠绕固定，剪去缠绕结头 2.5cm 以外的钢丝，将断端折弯后埋藏在软组织内。再以 T 形骨折为例，显露骨折处后，用骨盆钳复位后夹住。术者以左手示、中两指插入坐骨大切迹及髋臼顶，保护该处软组织。右手持钻孔器，将枕头带孔的克氏针从髂骨前缘向坐骨切迹方向钻孔。深度以左手示指、中指感觉以钻通为度。将钢丝穿入针孔后抽出克氏针。即将钢丝经骨折处从髂骨前缘带出来。骨折复位后，拉紧钢丝的两头，将双股钢丝缠紧即可固定。

4. 空心加压螺钉内固定法　髋臼横行骨折术中将骨折复位后，自髋臼上方斜行钻入引导针经骨折至髂耻隆起或耻骨水平近端，另一导针自髋臼后上方略呈垂直位向下钻入，经骨折至坐骨体术中摄骨盆前后位像，显示复位满意后，将长 7.0 ~ 7.5cm 的空心加压螺钉固定在扳手上，分别套入引导针后，沿其导向拧入骨内做内固定。

（1）Kocher-Langenbeck 入路治疗髋臼骨折手术要点、难点及对策：患者体位及切口，应用 Kocher-Langenbeck 入路进行髋臼骨折固定，患者可取侧卧位或俯卧位。北美的骨科医生更熟悉和更习惯患者侧卧位，如全髋置换手术，伤侧下肢包裹后可随机移动。然而，患者俯卧位置于骨折复位床时应用 Kocher- Langenbeck 入路也是很有用的。俯卧位的好处是股骨头处于复位状态。骨折暴露和复位时，重力是一种助力而不是一种障碍。骨折手术台提供可控牵引力和肢体的体位，进一步利于骨折复位。膝关节屈曲90°。应用股骨髁上牵引膝关节的屈曲角度使坐骨神经处于松弛位，减少了术中坐骨神经损伤的风险。术中需要未洗手的助手对手术床进行调整。

患者为俯卧位时，应用胸部圆枕垫高头部，避免腹压过大。骨折手术台有额外神经损伤的风险，如由于会阴部受会阴柱压迫导致会阴神经麻痹。无论患者什么体位，建议应用可透射线的手术台。术中 C 形臂应用可以判断骨折复位和内置物的位置。

患者取侧卧位，下肢消毒铺巾，术野与全髋关节置换术相同，但向后延伸包括髂后上棘区域，当患者俯卧于骨折手术台上时，术野包括臀部和大腿的后侧和外侧。皮肤切口以大粗隆为中心。切口近端支朝向髂后上棘，距其约6cm。切口远端沿大腿中外侧面延伸大约15cm（图 4-25）。切口经皮肤、皮下组织、大腿外侧阔筋膜及其表面的浅筋膜和较薄的臀大肌表面的深筋膜，沿皮肤切口切开阔筋膜，从切口远端开始向近端延伸至大粗隆，终止于臀大肌在髂胫束的止点的肌纤维处。切开臀大肌的转子滑囊（位于臀大肌和大转子后外侧面间的滑囊），清楚显露臀大肌的置入区域和终下表面，在此方向进行深层分离，在 Kocher-Langenbeck 入路切口的远端，医生可以顺利进行下一步，劈开臀大肌。

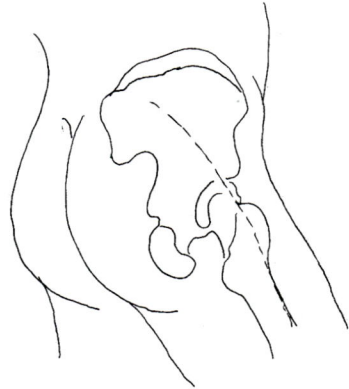

图 4-25 Kocher-Langenbeck 入路手术切口

臀大肌的血供主要来自两个主要血管：臀上动脉供应肌肉上 1/3；臀下动脉供应下 2/3。尽管在肌肉中两条主要动脉间的多重吻合分支存在，上 1/3 和下 2/3 间是一个相对无血供的区域，是理想的切开平面，可以通过对臀大肌下表面指诊确定此区域。另外查看臀大肌的上表面通常也能发现一条脂肪线标记此区域。此血管间的区域也许不能与朝向髂后上棘的皮肤切口准确吻合。通常其位于更外侧的方向，但其却正好在切口范围之内。一旦确定血管间的区域，可以切开臀大肌筋膜并钝性分离劈开臀大肌纤维。尽管有双重血供和血管间区域分离的特点，臀大肌的神经支配只来自臀下神经。这里没有神经界面，肌肉上 1/3 的神经分支跨过预期的分离界面。大约位于大转子与髂后上棘之间的中点以上，因此劈开肌纤维时如果遇到第一个神经分支置入肌肉的上半部分，就应停止分离。

暴露深部肌肉，然而，必须清楚臀肌下滑囊以显露臀大肌下方深部，置入股骨臀大肌结节的肌腱。游离置入股骨的臀大肌，充分向内后侧牵开臀大肌肌腹，减少对臀下神经的过度牵拉，游离肌腱，注意不要损伤行走很近的股深动脉第一穿支的分支。

最后确定坐骨神经的位置，最安全的方法是沿股方后肌表面确定神经位置。臀部肌肉的变异很常见，然而，股方后肌重要的解剖变异实际上并不存在。另外，后方的损伤可能破坏短的外旋肌解剖结构，通常股方肌没有受损。因此，坐骨神经与股方肌的关系通常作为一个参考点。股方肌的后表面通常被残留的滑囊或结缔组织覆盖。切开这些组织以暴露神经。应用剪刀锐性或钝性分离这些组织。一旦发现神经，应该将其暴露至坐骨大切迹的出口处。移除任何损伤神经的骨块，注意记录神经的任何解剖变异。不要直接揉搓神经。

继续分离至短小的髋部外旋肌肌腱处。首先，确定梨状肌肌腱。靠沿臀小肌下表面走行止于股骨大转子。如果不注意，很可能将臀中肌的后面及其肌腱当做梨状肌。坐骨神经与梨状肌的关系变异增加辨认困难。通常情况下（84%），坐骨神经从梨状肌深部走行，于其下缘穿出。文献报道3种正常的变异，其他的变异也可能存在。最常见的变异（12%）是一部分神经（腓神经部分）从肌肉内穿出，而另一部分（胫神经部分）从肌肉下缘走行。整个神经也可能穿过梨状肌（1%）。这两种变异导致梨状肌劈裂形成两个肌腱止点。第三种变异是腓神经部分从梨状肌上方穿出，而胫神经部分从其下方穿出（3%）。如果有足够的病例，这些解剖畸形中的任何一种均能遇到。这个区域的解剖学变异的常识和于股方肌后表面最先确认坐骨神经将防止术中混淆和减少坐骨神经医源性损伤的风险。确认坐骨神经后游离梨状肌，缝线标记，将其从止点切断。臀下动脉的吻合支（其参与大腿的交叉吻合）走行于梨状肌的近端，几乎与梨状肌肌腱平行。不能确认此动脉可能无意中将其撕裂，导致术中非常棘手的出血。此血管并没有提供重要的血供。常规结扎是最容易和最理想的选择。

闭孔内肌肌腱和其两侧的上下孖肌位于梨状肌的下方，和深侧上下孖肌融入梨状肌肌腱，其肌腹可能混淆肌腱的辨认。如果出现这种情况，应用直角钳或手指放入肌腱的深面，触摸辨认肌腱。外旋髋关节，使肌腱松弛，更容易确认其深部表面。内旋关节，使其紧张，将确定其位置。另一种方法是，拨开覆盖的孖肌，暴露闭孔内肌肌腱。一旦确认，游离闭孔内肌肌腱，缝线结扎标记，从其止点处切断。为避免损伤股骨头血供，从距股骨大转子止点1.5cm处切断梨状肌和闭孔内肌肌腱。一层筋膜从臀大肌的下表面行至髋臼后柱，将梨状肌同闭孔内肌和孖肌分开。游离闭孔内肌和梨状肌后，这层筋膜容易辨认。坐骨神经紧贴此筋膜的内缘。在清除髋臼后柱软组织时此筋膜被游离，注意不要损伤坐骨神经面。

闭孔内肌起自于真骨盆内闭孔内缘和闭孔膜。肌纤维汇成4~5个肌腱覆盖和经过坐骨小切迹。这些肌腱带直角形绕过坐骨小切迹的弧形外表面，合并成一条肌腱置入止点。骨表面覆盖软骨，与肌腱间有滑囊隔开。一旦闭孔内肌肌腱从其大转子置入点游离时，从髋关节囊将其分离（与孖肌一起），随后靠近内侧向坐骨小切迹分离。切开下方滑囊，以便触摸到坐骨小切迹。现在将一个特殊设计的坐骨神经牵开器的尖部固定于坐骨小切迹。通过调节牵开坐骨神经和后方软组织，应用这种牵开器有助于暴露骨面。牵开器放置于坐骨小切迹水平，闭孔内肌肌腱和孖肌位于牵开器和坐骨之间以隔开并保护神经。然而必须注意牵开器可以穿过肌肉垫的限制，牵开器的上下表面可以直接接触到神经。在坐骨神经和坐骨神经牵开器之间，牵开器的边缘一定不要损伤神经，也不要给神经施加过度的压力。控制牵开器的手术助手必须注意这种位置的重要性。术中必须经常查看牵开器的位置。

一旦坐骨神经牵开器位置适合，暴露髋关节后关节囊和髋关节柱后表面，清除碎片。从外侧向内侧分离，从骨折处向上至坐骨大切迹，向下至坐骨结节。上方，将髋部外展肌从髂骨外表面上拉开并应用弧形牵开器维持暴露。

臀上血管神经束在梨状肌上方坐骨大切迹穿出，位于坐骨神经上方。坐骨大切迹水平触摸臀上动脉的搏动确定臀上血管神经束的位置。臀上血管神经束行走于髋部外展肌内。直接的撕裂和外展肌群的过度牵拉都可能损伤此处血管神经束。在下方可见闭孔内肌肌腱。通常不必要游离此肌腱。

对于坐骨结节骨折的病例或需要暴露此区域的病例，可以切断股方肌或闭孔外肌肌腱（很少）增加暴露。股方肌血供丰富，应从其坐骨结节的起点处切断，避免大出血和损伤内旋动脉的分支。在治疗骨折时，不必要像切断梨状肌和闭孔内肌肌腱一样切断闭孔外肌肌腱。另外，因为闭孔外肌肌腱与股骨头血供紧密相连，所以不建议切断。

骨折类型决定手术入路。对于后壁骨折不需要暴露真骨盆，如上所述，组织分离基本完成。否则，组织分离必须经过坐骨大切迹至髋臼四方体表面。应用手指或骨膜剥离器将闭孔内肌从其四方体骨板的起点处拉起。此时，暴露清楚，可以手指触摸评估髋臼柱骨折复位和应用特殊的复位。如果需要，可以切断骶棘韧带扩大暴露。

为暴露髋臼，沿边缘环形切开关节囊。然而，如果骨折累及后壁，后壁骨折块的关节囊附着点必须保留，以减少后壁缺失血供的风险。于后壁骨折块的两侧切开关节囊边缘，牵开骨折块，但保留其与剩余的关节囊相连。除非必须评估骨折复位，一般不必要切开髋臼上唇。不要放射状切开关节囊以避免损伤股骨头的血供。

牵开股骨，直视下暴露髋关节内表面。应用骨折复位床可控制调节，此操作很容易完成。其他的方法有：应用股骨牵开器，通过股骨远端牵引针或大转子上的斯氏针由助手进行手工牵引或直接牵拉大腿。可通过从中立位向不同的方向活动髋关节来加强髋臼关节面的暴露。屈髋便于暴露髋臼窝和前下方关节面。这有助于移除关节内的游离小体，但增加了坐骨神经的张力。

在 Kocher-Langenbeck 入路时，大转子截骨以扩大暴露髋臼前柱外表面，但这很少需要和应用。由于臀上神经血管束走行于髋部外展肌内，通过这种方法增加暴露范围受到限制。将髋关节置于外展位，特别是患者俯卧位时，可取得与转子截骨相同的效果。如果用这种方法充分暴露前上面，可选择臀中肌肌腱切断术或转子截骨术。辅助的肌腱切断或转子截骨通常意味着应该最初选择另外一种代替 Kocher-Langenbeck 入路。

直视下闭合 Kocher-Langenbeck 入路切口。应用不可吸收缝线将臀大肌止点和收缩的外旋肌缝合修复。深部放置负压引流管后，逐层闭合阔筋膜、臀肌筋膜、皮下组织和皮肤。

（2）髂腹股沟入路治疗髋臼骨折手术要点、难点和对策

1）体位及切口：患者仰卧于手术床全身麻醉下进行手术。摆放患者侧肢使髋关节微屈以放松髂腰肌、股神经和髂外血管。如果手术需要，通过置于大转子上的牵引螺钉应用侧方牵引器。术前行留置导尿。

切口起自中线，耻骨联合上方 3～4cm。然后侧向髂前上棘，沿髂嵴前 2/3 走行。切口必须超过髂嵴凸起的最高处（图 4-26）。沿髂嵴切开骨膜，切断腹肌附着处和髂肌的起点。骨膜下分离，尽可能向后方从髂内窝牵开器牵开髂肌至骶髂关节和骨盆嵴的内侧。髂内窝行填塞止血。通过切口的下部分，暴露腹外斜肌腱膜和腹直肌筋膜。距离腹股沟外环近端至少 1cm 处沿皮肤切口锐性切开这些结构。腹外斜肌腱膜向远端牵开。这样打开腹股沟管内壁

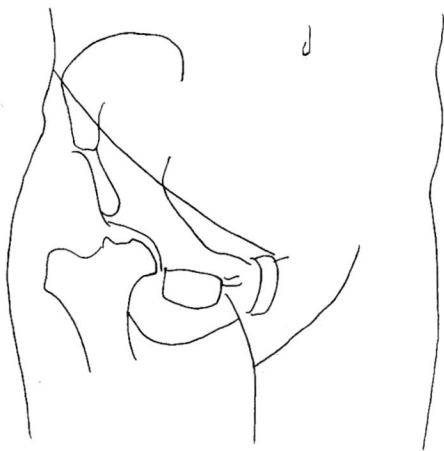

图 4-26　皮肤切口

251

和暴露腹股沟韧带。在切口的中分可见精索和腹股沟圆韧带。橡皮条置于精索或腹股沟圆韧带周围和附近的髂腹股沟神经。这样以便手术中进行牵拉。锐性切断腹股沟韧带，保留1～2mm 韧带边缘于内斜肌、腹横肌和腹横筋膜的联合起点。千万注意不要损伤下方的神经血管结构。在腹股沟韧带的下方立即可见股外侧皮神经穿出至大腿部。可见此神经位于髂前上棘内侧 3cm 左右。术中必须确认和保护此神经。在切口中分正下方可见髂外血管。这些血管的内侧，切开耻骨上联合腱的止点。也可能必须切断一部分腹直肌肌腱；仅在其耻骨止点上方切断。至此，可见耻骨后方间隙，清除骨折血肿后用潮湿的海绵纱布填塞。

此时，在切口中分血管腔隙内暴露股血管和周围的淋巴系统。更外侧的肌腔隙容纳髂腰肌、股神经和股外侧皮神经。髂腰肌鞘或髂耻筋膜分隔两个腔隙。仔细分离血管和淋巴组织，从筋膜的内侧面牵开，髂腰肌和股神经从外侧面牵开。锐性分离髂耻筋膜至耻骨隆突。操作前触摸髂外动脉的搏动确定血管束以避免损伤，从骨盆缘处锐性剥离髂耻筋膜。有一些患者可能用手指就能分离。剥离髂腰肌筋膜以暴露真骨盆、方形区和后柱。由于牵开需要，第 2 条橡皮条置于髂腰肌、股神经和股外侧皮神经周围。第 3 条橡皮条置于股血管和淋巴管周围。注意保留血管周围未损坏的网状脂肪组织，因为这些组织包含淋巴管。淋巴组织损伤会导致术后淋巴引流障碍和水肿。

在牵开髂外血管前，于血管的后内侧确认髂耻神经和血管。寻找来自髂腹下动脉的闭孔动脉异常起源或闭孔血管和髂外血管间的吻合支。静脉吻合支常见而动脉吻合支很少见，如果两种吻合支之一存在，动脉或静脉或两者均需钳夹、结扎和切断，以防术中血管撕裂和出血，这样的出血常很难控制。

骨膜下分离暴露骨盆缘和耻骨，从方形区表面牵开骨膜。当将牵开器置于坐骨大切迹时，注意不要损伤臀上静脉和髂内动脉的分支。在 3 个可视入口可完成骨折复位和内固定。

通过第一入口将髂腰肌和股神经向内侧牵拉可暴露全部的髂内窝、骶髂关节和骨盆缘。向外侧牵开髂腰肌和股神经，向内侧牵拉体外血管，打开第二个入口。此入口可暴露骨盆缘，从骶髂关节至耻骨隆突和方形区，复位后柱骨折。在此入口进行操作时，注意时刻检查髂外动脉的搏动。如果需要，向内侧牵拉血管暴露耻骨上支和耻骨联合。如果需要，可以向内或向外侧牵拉精索或圆韧带。

从髂前上棘剥离缝匠肌和腹股沟韧带，以及从髂嵴牵开阔筋膜张肌可以有限暴露髂嵴的外侧面。这样方便跨过前方的无名骨放置复位钳。

骨折内固定后，负压引流管置于 Retzius 耻骨后间隙、方形区和髂窝内。如果骨的外侧面已暴露，也应放置引流管。用粗线将腹部筋膜缝合于筋膜层。如果剥离了缝匠肌，通过在髂前上棘上钻孔进行修复。松弛肌肉，闭合切口。为防止腹部筋膜向后向近侧牵拉，缝合时对其进行持续牵引。如果腹肌没有解剖修复，不可能对腹股沟管上下壁进行理想修复，应修复腹直肌肌腱。将腹横筋膜、腹内斜肌和腹横肌的联合腱再修复至腹股沟韧带；闭合腹外斜肌腱膜，修复腹股沟管的上壁。不需要修复髂耻筋膜。

2）复位及固定：治疗双柱损伤的首要目的是解剖复位前柱骨折。首先复位髂嵴和髂骨翼。如果关节面需要复位，髂骨骨折线的复位必须完美。由于髂内窝正常的凹侧面通常比影像上大，所以复位至正常是非常重要的。通过骨折床施加牵引是将嵌插的髂骨翼分开。通常髂骨翼骨折分叉线达髂嵴的两个骨折点，是髂骨翼形成三角形的游离碎片。由于其便于前柱精准复位，这个骨折碎片应该解剖复位和首先固定。在髂嵴水平，于髂骨板间应用 3.5mm 或 4.5mm 螺钉对垂直或三角形骨折进行固定。必须注意在最后拧紧螺钉时保证复位不能丢失。另外，3.5mm 骨盆板可以应用于髂嵴且提供更可靠的固定。这种内置物可以放置于内侧髂窝，也可以直接放置于髂嵴上。骨盆板直接放置于髂嵴上，可以允许在髂骨内外板间置入更长的螺钉。然而，这个位置的螺钉和骨盆板通常为激惹的来源，这可能导致日后必须取出内置物。

骨盆嵴前柱粉碎性骨折很常见。尽管这些游离的皮质骨骨折片是关节外的，必须对其进行解剖复位与固定：如果没有这些碎片，前柱复位不易评估。

然后复位前柱骨折。应用 Farabeuf 复位钳和顶棒完成复位。偶尔，前缘应用复位钳对复位很有帮助。从骨盆嵴外侧置入朝向坐骨大切迹的螺钉将维持复位。另外，在髂嵴水平螺钉可以置于髂骨内外板间。

一个长的弧形板塑形后置于骨盆嵴上面。可以应用特殊预弯的骨盆板，弯曲角度为 88° 和 108°。这些是为适合典型的男性和女性骨盆嵴曲度而设计。此板经骶髂关节的前方向前至耻骨体。其有典型的形状，包括因为耻骨体而做的凹陷，为耻骨隆突而形成的凸起，为内侧髂骨窝形成的凹陷。另外此板必须进行折弯以适合髂骨的形态。塑性骨盆板通常耗费时间，使骨盆板尽可能适应骨的形态，以防止骨折位的丢失。

然后，应用成角的复位钳对后柱进行复位，恢复坐骨大切迹的形态。通常在入路的第二个入口内完全置入复位钳，但是偶尔应用大的复位钳跨过骨的前缘是很有帮助的。在大多数情况下，方形区附着于后柱，通常通过检查方形区骨面向前柱的复位情况来评估后柱的复位精确程度。通过平行于方形区表面螺钉使后柱固定。应用通过骨盆板或独立于骨盆板的螺钉在髋臼后表面进行固定。另外，可以应用螺钉从髂骨外侧面前柱置入，斜行朝向四边形面。这枚螺钉也可以应用于需要固定的四边形面独立骨折块。经常发现四边形面的粉碎性骨折块，这些骨块组成髋臼窝的一部分，并没有构成髋关节的直接关节部分或对髋关节的稳定有影响。按骨盆嵴和四边形面进行塑形的骨盆板并不常用。

如果存在延伸至后壁的骨折，通过暴露髂骨的外侧面进行显露。应用较大的复位钳放置于无名骨的前方复位后壁。应用从侧方至骨盆嵴朝向髂骨上方斜行走向的螺钉固定这类骨折。然而，必须术中应用透视确定关节外螺钉的位置。

经常遇到关节软骨压缩区域，特别是伴有股骨头内侧移位的骨折。应用 Judet-Tasserit 床上的侧方牵引装置摆正关节面完整部分下方的股骨头的位置。然后可以用股骨头作为模具复位压缩的片段。通过前柱或四边形面的骨折线将这样的嵌插骨折块牵开复位。

3）注意要点：髋臼关节面的最终复位不可能在直视下进行，但无名骨内部解剖形态恢复后可以设想关节面复位正确。透视辅助确定髋臼附近螺钉的正确方向和关节面完美复位。在手术室获取骨盆前后位 X 线片确定复位的精确程度。患者出院前，拍摄骨盆前后位、45° 双斜位片复查复位和固定。如果怀疑内固定物位于关节内，影像学检查为有效的工具。X 线束准确平行于螺钉确定它们的位置。有时，术后 CT 扫描为骨折复位和内置物的放置提供更多的信息，但并不常规应用。

（3）扩大的髂股入路治疗髋臼骨折手术要点、难点及对策

1）体位及切口：分离时有 3 个主要的特征性的操作步骤：①牵开所有的臀肌和阔筋

膜张肌；②分离髋关节外旋肌；③沿髋臼唇对关节囊进行扩大切开 。最终完全暴露髂骨的外侧面和整个后柱的下方至坐骨结节的上部。另外，此入路扩大可以有限暴露内侧髂窝和前柱至髂耻隆突水平。这样同时暴露双柱，允许直视下对髋臼前后柱进行复位与固定。如果此入路时使髋关节脱位，可直视髋臼关节面和股骨头。

医生应用此扩大的髂股入路需要进行特殊的培训和熟悉骨盆复杂的解剖结构，特别是可能遇到的许多神经血管结构。这些需要确认的结构如下。①坐骨神经：暴露后柱时坐骨神经最易损伤，正如在 Kocher-Langenbeck 入路，坐骨神经位于股方肌肌腹上。时刻保持伸髋屈膝，减小对坐骨神经的牵拉。②股外侧皮神经：暴露髂前上棘时，最易损伤股外侧皮神经。在牵拉软组织时，也易引起股外侧皮神经的牵拉伤。术前应对患者交代病情，此入路手术后患者可能感到股前外侧区的麻木。③臀上神经血管束：在暴露坐骨大切迹时，最易损伤臀上神经血管束。因此，必须保证不能让牵开器过度牵拉和穿透此神经血管束。④股神经：血管结构扩大的髂股入路内侧缘为髂腰肌和髂耻隆突。如果没有髂腹股沟切口，进一步的内侧剥离可以损伤股神经血管结构。⑤阴部神经：阴部神经在穿出坐骨大切迹时最易损伤，包绕坐骨嵴后，通过坐骨小切迹进入骨盆。

切口为倒置的 "J" 字形，从髂后上棘开始，沿髂嵴至髂前上棘，从髂前上棘开始，切口的远端支沿大腿的前外侧面走行至 15 ~ 20cm。医生常倾向于远端支比预期偏内侧。为避免这点，切口远端点应位于髌骨外上极外侧 2cm 处。当大腿置于中立位旋转时，此位置通常在预期切口上。另外，在肥胖患者，切口轻度向后方弧形走行可能很有帮助。

在髂嵴处确定筋膜骨膜层，沿其无血管的白线进行锐性分离，这里出血最少。通常在臀中肌结节区域最易开始，因为标记明显，从这点向后向前走行。在后方，从臀肌嵴处将粗大的臀大肌纤维起点切断。依据起点位置，从髂嵴的外侧面逐层将阔筋膜张肌和臀中肌行骨膜下分离。应用骨膜剥离器将肌肉从髂骨翼的外侧面剥离至坐骨大切迹的上缘和髋关节囊的前上面。在这段暴露中，注意确认臀上神经血管束，因其从坐骨大切迹穿出，容易损伤。

接下来向入路的前方部分。在覆盖阔筋膜张肌的筋膜上方向远端切开，进入肌鞘，医生必须在肌鞘内分离，这样可以在股外侧皮神经的外侧进行，保留大部分股外侧皮神经的分支，同时从远端向近端打开肌鞘是很有帮助的。然后，从阔筋膜张肌的筋膜处分离，将其向侧方和上方牵拉以暴露肌鞘底部和股直肌筋膜。结扎表浅环形动脉的分支，将其在上下嵴间的骨关节面电凝止血。切口远端必须足够长以暴露肌腹的下部分。这样有利于将臀肌从髂嵴剥离。

纵行和横行切开股直肌外侧筋膜，将其反折头和直头向下向内侧牵开，暴露覆盖于股外侧肌的较厚的腱膜（无名腱膜）。当牵开股直肌后，通常需要将位于肌肉外侧缘的小血管蒂电凝止血。纵行切开腱膜，暴露旋股外侧血管的上升支，游离并结扎。如果不必要暴露上部，这些血管可能偶尔被保留。

接下来暴露和纵行切开髂腰肌鞘。应用骨膜剥离器将腰大肌纤维从髋关节囊的前面和下面剥离。将股直肌从其止点处切断后，完全暴露髂骨翼。确认臀小肌肌腱在大转子前缘的附着点，标记后横断，保留 3 ~ 5mm 边缘用于修复。臀小肌在髋关节囊上表面也有较多附着，也要切断。后上方臀中肌肌腱长 15 ~ 20mm，游离、标记和横断，保留 3 ~ 5mm 边缘。

医生必须依次横断和标记这些结构，然后再仔细修复这些结构。阔筋膜张肌和臀肌整体向后牵开，暴露外旋肌和坐骨神经；如在 Kocher-Langenbeck 入路中，将梨状肌、闭孔内肌、上下孖肌肌腱标记和横断。确认臀大肌股骨附着点，标记、切断并保留部分边缘用于修复。不应过分强调股方肌和其对股骨的血供而保留旋股内侧动脉的上升支。现在已完成分离。

梨状肌走行至坐骨大切迹，闭孔内肌走行至坐骨小切迹。Homan 拉钩或坐骨神经牵开器置于坐骨小切迹，以便完全暴露髋臼后柱。医生必须保证位于坐骨小切迹的闭孔内肌肌腱位于坐骨神经和撑开器之间。如果需要额外牵拉，医生必须注意目前坐骨神经没有被保护，钝性 Homan 撑开器轻柔置于坐骨大切迹，如果需要，锐性剥离腘绳肌肌腱近端起点，暴露后柱远端部分至坐骨结节。

尽管髂腰肌和髂耻筋膜限制髋臼前柱的内侧暴露。进一步暴露髂内窝和髋臼是可能的：通过缝匠肌或股直肌直头下方骨膜下剥离或髂前上棘及髂前下棘截骨进而游离这些肌肉而暴露髋臼。对髂嵴上腹外斜肌的止点进行骨膜下剥离以暴露骨盆内板，医生应用骨膜剥离器剥离髂肌也可以扩大暴露骨盆内板。然而，过度暴露髂骨翼内外侧板，特别存在局部骨折的情况下，髂骨失血供的风险增加。

尽管髂骨翼失血供很少发生，Matta 认为特别是伴随双柱骨折的患者，可能会发生。在这种情况下，为避免髂骨失血供，他建议保留一小部分股直肌直头和前方髋关节囊于髋臼前柱。这种暴露也要考虑到髋臼顶的血供，在剥离髂前下棘时存在髋臼顶失血供的风险。

髋臼骨折移位通常会后撕裂髋关节囊。如果没有撕裂，通过切开关节囊边缘暴露髋臼关节面，保留一部分关节囊边缘以便于修复。一旦暴露髋关节，应用斯式针置于股骨头或股骨撑开器进行牵引以利于暴露。直视下暴露对于评估关节复位、排除任何关节内固定物、移除任何嵌顿的骨软骨碎片是非常重要的。一旦通过扩大的髂股入路完成暴露，按照术前计划进行复位。

2）复位及固定：几个区域的骨适合螺钉放置。这包括髂嵴、臀上肌、坐骨板（坐骨切迹上方至髂前下棘）、前柱和后柱。可以应用加长螺钉，长度为 50～120mm。在横行骨折，可发现髋臼下部旋转错位。在 T 形骨折，前后方骨折块分离，双柱可能移位或旋转畸形。通常髋臼前柱的下部分内侧移位以至于髋臼的弧形直径大于股骨头的弧形直径。在横行和 T 形髋臼骨折，将骨盆复位钳置于髋臼后柱骨折的近远端 4.5mm 螺钉上对骨折进行复位。骨盆复位钳最初可牵开清除骨折面组织，然后用于骨折复位。骨折处骨撑开器可便于骨折或关节的暴露。置于坐骨的斯式针或坐骨大切迹的骨盆复位钳可以控制骨折旋转。

对于 T 形骨折或粉碎性骨折，应根据髂骨残留的髋臼顶部分对前柱首先进行复位。可通过直接关节面或手指触摸大、小切迹评估后柱骨折复位的程度。

在确切的复位前，在后柱近端从上向下钻一滑动孔。这个孔能帮助医生确定其在后柱的中间位置。也可以从髂骨翼的外侧面向位于关节面远端内侧的前柱钻入一滑动孔。通常来讲，需要在关节面上表面近端和臀肌嵴后方 2cm 处置入 1 枚 6cm 的拉力螺钉。拉力螺钉从后上至前下走行至耻骨上支，固定髋臼前柱。体型高大的患者，应用 4.5mm 的皮质骨螺钉。体型较小的患者，包括大多数女性患者，应用 3.5mm 的皮质螺钉。必须注意保证螺钉在关节外，也不要穿透髂耻隆突区域耻骨上支的前面，因为这里距离股动、静脉非常近。强力

255

推荐应用手术中透视监测螺钉置入。

根据骨折面和骨表面的几何形状正确放置复位钳对充分骨折复位是非常重要的。多种器械可以应用于复位：窄的弧形骨刀、骨钩、球形顶棒，King-tong 和 Queen-T 复位钳，Farabeuf 和点式复位钳。

为保证髋臼骨折解剖复位，医生应该依次从周围向髋臼复位每一骨折块。一旦应用拉力螺钉固定髂嵴，通过侧方应用 3.5mm 重建板或两者均用，医生在直视髋臼关节面的情况下将后柱复位至髂骨翼。

后柱拉力螺钉和 3.5mm 重建板应用于横行和 T 形髋臼骨折。前柱向完整的后柱复位通过前后方向的 45mm 拉力螺钉从髂前上棘置入坐骨板或从髂骨翼的外侧面向前柱方向的拉力螺钉（如前所述），或两者均用来完成复位。通过直视髋臼关节面或手指触摸坐骨大、小切迹和四方体来评估复位的程度。如果有必要，可以在髂内窝进行触摸评估复位。应用透视确定复位的程度和固定物的位置是非常重要的。

（4）改良 Stoppa 入路治疗髋臼骨折手术要点、难点及对策

1）体位及切口：患者肢体可以自由屈髋、屈膝。切口为横行，位于耻骨上 2cm，长度为 8～10cm（图 4-27）。

沿腹白线切开腹直肌，将其向两侧牵开，保留止点，将患侧腹直肌切断。术中注意保护膀胱，于腹膜外间隙进行钝性分离。由于此间隙常聚集较多积血，所以可用纱布包裹手指进行钝性分离显露。在腹直肌、髂腰肌、髂血管及股神经等组织深面放置拉钩，将上述组织牵向前方及外侧，显露耻骨联合及耻骨上支。此时应充分屈髋、屈膝，以减轻上述组织的张力，降低对神经、血管损伤的可能。显露冠状吻合血管，将其结扎切断后，进一步向后做骨膜下剥离，显露真骨盆入口（髂耻线）、髋臼内壁（四边体）（图 4-28）、髋臼后柱及大切迹至骶髂关节处。由于闭孔血管、神经及腰骶干血管，位于手术野的深部，所以放置拉钩时应考虑牵开张力的大小，以免损伤血管、神经。在显露坐骨棘及四边体深部时，不可避免地会对闭孔神经产生牵拉，应加以注意。

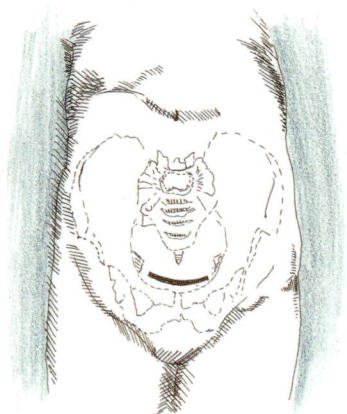

图 4-27　耻骨上 2cm 做一横行
（微弧形）切口

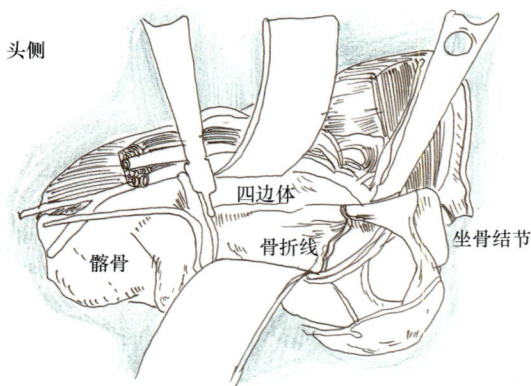

图 4-28　将髂血管牵向外侧，闭孔血管牵向内侧，
显露四边体

2）复位及固定：仔细辨认骨折、清除血肿及肉芽组织，用骨盆复位钳将骨折复位，或

者用带圆球的顶棒从内向外推挤向内移位的骨折块使其复位。必要时，可在股骨大转子上钻入 Schanz 钉，向外侧及远端牵引复位，或用骨折复位钩勾住移位的坐骨大切迹，向前、外方牵拉使其复位。根据放置便利性，钢板或放置于沿真骨盆入口的髂耻线的浅面（图 4-29），或放置在髂耻线的内侧面（图 4-30）。不管采用哪种钢板放置方法，在置入螺钉时均应进行术中透视，避免内植物进入关节腔。另外，由于大切迹处骨折紧密，所以可在此放置钢板。

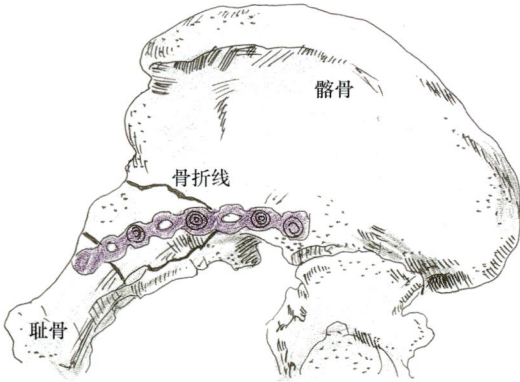

图 4-29　沿骨盆髂耻线浅面放置钢板　　图 4-30　沿骨盆髂耻线内侧面放置钢板

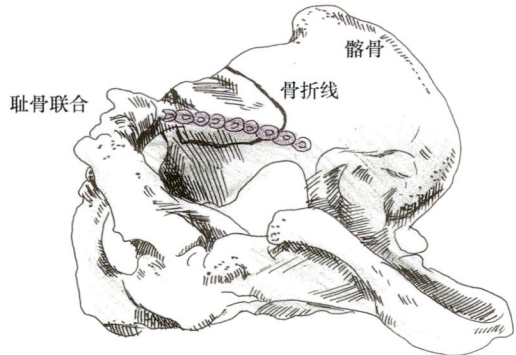

对于双柱骨折，尤其是高位前柱骨折或伴骨盆环骨折，应附加外侧切口（相当于髂腹股沟入路的外侧窗）。通过附加的外侧入路行骨盆环或高位前柱骨折的复位与内固定，以及置入沿髂耻线放置的钢板和螺钉。采用改良髂股入路作为外侧附加切口，在髂前上棘做 2.5cm×2cm×1cm 截骨，将截骨块连同腹股沟韧带及缝匠肌牵向内侧，向内侧牵开髂腰肌后，可以良好地显露髂骨窝、髋臼前柱及前壁。

（5）前后联合入路手术治疗髋臼骨折操作要点、难点及对策：髋臼骨折行后路手术时，患者应屈膝关节、伸髋关节，以放松坐骨神经。术中向后上方暴露时应注意勿伤及坐骨大切迹处的臀上血管及神经。前路手术时应屈膝、屈髋关节，以放松股神经、股血管，显露股血管时动作应轻柔，用手指在骨膜下钝性分离，尽量不打开血管鞘，不游离血管束，不分离太多软组织，不过多牵拉神经，以免损伤股血管，并预防血栓形成，术中及术后应检查股动脉搏动。

（五）术后监测与处理

术后预防性应用第一代头孢菌素和庆大霉素 3 天。48 小时内或引流停止时，常规拔出引流管。按前面所述方案进行抗凝治疗。所有住院患者进行多普勒彩超筛查可能的下肢深静脉血栓形成。下肢深静脉血栓形成阳性的患者放置下腔静脉滤过网。如果没有下肢深静脉血栓形成，术前应用下肢连续机械挤压装置持续至患者出院。术后第 2 天开始应用调整剂量的华法林，持续应用 6 周。

术后，如果伴随损伤允许，患者可以尽快进行活动。术后第 1 天，患者可以离床，随后可以进行正规的肌肉力量的理疗和主动活动范围的训练。由于内固定可以完全恢复髋关节的稳定性，所以不需要全髋关节置换预防措施。10～12 周内，需要在拐杖或助行器辅

257

助的情况下进行部分的足尖负重。然而，完全负重的过程需要因人而异。物理治疗持续至患者肌肉强度和活动范围恢复或达到治疗目标。在康复过程中，必须考虑到多种因素，包括软组织损伤的程度、骨折类型、相关损伤和预先存在的健康状态。因此，从 6 ~ 12 个月至完全的运动康复，预期的恢复时间是不同的。

出院后在 3 周、3 个月、6 个月、1 年，以后每年一次对患者进行随访。每次随访拍摄前后位 X 线片。如果可疑复位丢失或早期创伤后关节炎，那么同时拍摄 Judet 斜位片。

术后随访通常需要复查骨盆前后位片和 45° 闭孔斜位与髂骨斜位片及 CT 扫描，以便精确判断骨折复位和内置物位置。术后第 5 天，仅在出院前，复查 CT 扫描。出院时，安排家庭理疗。在 2 周时进行第一次随访的过程中，移出缝线或皮钉。6 周随访时，复查 X 线片，通常此时不再限制外展 / 内收 / 屈曲活动。8 ~ 10 周再次进行复查，依据影像学检查，如果能够耐受，在以后的 4 周中可能允许逐渐完全负重。此时，应该进行有效的门诊康复计划。

患者通常能够在 4 个月内重返工作岗位；如果涉及重体力劳动，他们可能在 6 个月内返回工作岗位。通常在 6 个月时恢复娱乐活动，在 1 年时，达到强健的运动状态。据报道尽管大部分髋臼骨折的患者从来不会感到他们完全恢复正常，70% 的患者最终能够恢复到其原来的功能水平。

（六）术后常见并发症的预防与处理

手术治疗髋臼骨折的并发症最好分为 3 组：术中、早期和晚期并发症。术中并发症包括神经血管损伤、复位不良、内固定物穿透关节面和死亡。早期术后并发症包括下肢深静脉栓塞形成、肺栓塞、皮肤坏死、感染、复位丢失、关节炎和死亡。晚期手术并发症包括异位骨化、软骨溶解、缺血性坏死和创伤后关节炎。

1. 坐骨神经损伤　医源性的坐骨神经损伤和预先存在的神经损伤加重是一个严重的问题。笔者的经验是，坐骨神经损伤风险增加的患者包括术前存在坐骨神经损害和骨折累及后柱或后壁的患者。其他的专业人士认为，通过髂腹股沟入路治疗的患者神经损伤的风险增加，可能与髋关节屈曲间接复位后柱有关，最易累及腓总神经。减少医源性坐骨神经损伤最重要的因素可能为手术医生团队的经验。

Letournel 最初报道应用 Kocher-Langenbeck 入路时术后医源性坐骨神经损伤的发生率为 18.4%，随后发生率降为 3.3%。然而，他也记录了应用扩大入路治疗的 114 例患者未出现此并发症。Matta 最初报道医源性神经损伤的发生率为 9%，进一步积累经验后其发生率降为 3.5%（在扩大的髂股入路治疗的 59 例患者中为 3.4%）。延迟 3 周后进行切开复位内固定时，医源性神经损伤的发生率增加，总的发生率为 12%。这些损伤大部分累及坐骨神经。Alonso 等发现应用扩大的髂股入路治疗的 21 例患者中，1 例出现坐骨神经损伤。

术中应用 SSEP 监测坐骨神经仍有争议。在 Helfet 等的研究中，术中神经监测减少神经损伤发生率为 2%。然而，更多的近期研究质疑术中应用 SSEP 的价值，因为其并不能显示医源性神经损伤发生率的下降。高的假阳性率使得术中 SSKP 变化预测功能结果的价值可疑。术中应用 EMG 监测运动通路可以监测神经损伤并移除有害刺激，理论上减小神经并发症的风险。在 Helfet 的一项研究中，术中 SSEP 和 EMG 的联合应用明显优于单独应用

SSEP。在治疗髋臼骨折中，由于存在明显的学习曲线，众多专业人士认为术中监测可能在相对缺乏经验的医生中应用更有益。

2.臀上神经血管损伤　臀上血管损伤很难做出诊断，其可能由于骨折损伤，也可能是术中医源性损伤。Letournel 报道在其中一组患者中发生率为 3.5%；这种潜在致命性的损伤更易发生于坐骨切迹移位的患者（如高横行骨折伴有明显的内侧旋转）。在最初评估和复苏时必须明确血流动力学不稳定伴有动脉损伤，通常应用动脉造影和栓塞治疗。然而，一旦止血，必须考虑到肌瓣活力。

由于扩大的髂股入路完全将臀大肌从髂骨翼剥离，臀上血管是此肌瓣的唯一血供。如果其受损，在理论上完全的缺血性坏死是可能的。Mears 和 Rubash 提出他们的"Y"形入路，其部分由于应用扩大的髂股入路后肌瓣坏死；然而，在这些病例中还没有确立臀上动脉是主要因素。实际上这种并发症的发生率相对较低。在 Letournel、Mastimbea 和 Matta 应用扩大的髂股入路治疗 400 多例髋臼骨折患者中，没有人报道外展肌瓣坏死。当 Alonso 等应用扩大的髂股入路或"Y"形入路治疗 59 例复杂的髋臼骨折患者时，也没有发现此并发症。

另外，应用扩大髂股入路伴有臀上动脉损伤导致大块外展肌坏死是单独基于早期动物和尸体模型研究设想出来的。Tabor 等对狗的研究表明，尽管应用扩大的髂股入路和臀上动脉损伤时肌肉坏死和肌肉质量丢失，但功能没有受到影响。在他们的研究中，没有一列臀肌瓣出现完全的缺血性坏死。这样，外展肌的一些侧支循环一定存在且在臀上血管损伤时明显增加。

Bosse 等推荐应用扩大的髂股入路治疗髋臼骨折前行动脉造影，对臀上动脉的完整性进行评估。然而，最近的一项研究，基于 Reilly 等的技术中多普勒超声检查，臀上动脉无血液流动的发生率仅为 2.3%。在 Reilly 等的研究中，没有任何患者出现外展肌缺血的证据，此结果并不支持术前常规应用血管造影治疗这些损伤。

3.深静脉血栓形成和肺栓塞　Letournel 报道髋臼骨折手术固定后住院死亡率为 2.3%，大部分死亡患者年龄超过 60 岁。尽管下肢深静脉血栓形成可能起了主要作用，髋臼骨折后其真正的发生率仍不明确，然而，下肢损伤的患者危险增加。通过静脉造影，Kudsk 等研究表明对多发性损伤制动 10 天或以上的患者，隐性下肢深静脉血栓形成的发生率为 60%。在一项前瞻性研究中，Geerts 等研究表明骨科下肢损伤的患者下肢深静脉血栓形成的发生率为 60%。Letournel 在对 569 例患者的研究中发现临床确诊的下肢深静脉血栓形成的发生率为 3%，这些患者有 4 例伴有致命性的肺栓塞，8 例伴有轻微的肺栓塞，其中大部分患者进行预防性抗凝治疗。

联合应用围手术期压力预防和术后抗凝预防治疗，静脉血栓和肺栓塞的发生率分别低于 3% 和 1%。通过应用磁共振静脉造影增强对深静脉血栓形成的监测，由于对骨盆和近端股骨无症状下肢深静脉血栓形成的有力治疗，能降低肺栓塞的发生率。然而，其他数据表明磁共振静脉造影在监测骨盆内静脉栓子有较高的假阳性率，其作为筛查工具的作用仍有争议。Borer 等最近回顾分析 973 例骨盆和髋臼骨折的患者，发现总的肺栓塞的发生率为 1.7%，总的致命性的肺栓塞发生率为 0.31%。在其研究中，术前常规下肢深静脉血栓形成筛查对肺栓塞的发生率没有影响。

4.感染　感染的发生率报道最高可达 19%，但可能为 4% ~ 5%。Matta 报道 262 例患者手术后伤口感染发生率为5%。在应用扩大的髂股入路治疗的59例患者中，5例（8.5%）发生深部感染。Mayo发现总的感染发生率为4%，在应用扩大的髂骨入路治疗26例患者中，感染的发生率为19%。Letournel在569例患者中报道24例患者出现术后感染，其中9例表浅感染，10例早期深部感染，5例延迟或晚期感染，总的发生率为4.2%。另外，其观察到皮肤坏死率为1.8%（在扩大的髂股入路中皮肤坏死率为10.2%），血肿的发生率为6.7%。为减少伤口问题，其建议预防性应用抗生素，在所有的凹陷处置入引流管防止血肿形成，手术清除血肿和对大转子上方的Morel-Lavalle损伤进行清创。必须考虑到其他的因素如病态肥胖或烧伤，因为这些因素使患者易患感染。

5.异位骨化　通过扩大的髂股入路手术固定髋臼骨折最常见的并发症为异位骨化，其发生率为18%~90%。然而，异位骨化对患者的功能限制仅发生于5%~10%的患者。然而，由于髂骨翼外表面剥离，应用扩大的髂股入路形成异位骨化是很常见且较严重的并发症。Letournel报道损伤4个月内应用扩大的髂股入路患者异位骨化的发生率为46%；应用其他入路的635例患者异位骨化的发生率为21%。应用预防性药物前，其发生率分别为69%和24%。Matta报道20%患者运动功能明显丢失；Letournel观察到损伤后3周内应用扩大的髂股入路治疗的患者严重的异位骨化（Brooker III级或IV级）发生率为35%。吲哚美辛或低剂量放射（单或多流分）治疗表明降低异位骨化的发生率和髋臼骨折患者异位骨化的严重程度。然而，必须考虑到费用和放疗的长期作用，特别是在年轻的创伤患者。

应用扩大的髂股入路治疗的患者，尽管应用吲哚美辛预防治疗，Alonso和Johnson等报道异位骨化的发生率为86%~88%。在这些患者中，Brooker分级中III级或IV级的异位骨化率分别为14%和13%。在Johnson等的研究中，治疗组的大部分患者为Brooker 0~I级骨化，而未治疗组患部分为Brooker III~IV级骨化。Moed等最近的研究表明扩大暴露的患者应用吲哚美辛治疗后异位骨化的发生率为50%，治疗组仅有一例患者出现严重的异位骨化（Brooker III级或IV级）。吲哚美辛不能降低异位骨化的发生率，但可以明显降低其严重程度。

6.缺血性坏死　手术治疗髋臼骨折后缺血坏死的发生率为3%~9%，大部分病例为术后3~18个月确诊。然而，对于3周后发现髋臼骨折和伴随后方骨折/脱位的患者，股骨头坏死的发生率增加。在所有的因素中，损伤时的情况决定股骨头的预后。

（七）临床效果评价

髋臼骨折类型繁多，治疗方式各异，其临床疗效取决于受伤的程度、手术复位的效果、固定的长期效果及患者术后康复多方面的综合作用。

（华中科技大学同济医学院附属协和医院　刘　勇）

参 考 文 献

荣国威，王承武.2004.骨折.北京：人民卫生出版社：929-994.

王亦璁.2007.骨与关节损伤.第4版.北京：人民卫生出版社：1275-1293.

Afsari A，Liporace F，Lindvall E，et al.2010.Clamp-assisted reduction of high subtrochanteric fractures of the femur: surgical technique. J Bone Joint Surg Am, 92 Suppl 1 Pt 2: 217-225.

Blair B J, Koval K J, Kummer F, et al. 1994. A biomechanical comparison of multiple cancellous screws to the sliding hip screw for the treatment of basocervical fractures. Clin Orthop, 306: 256-263.

Cobb A G, Gibson P H. 1986. Screw fixation of subcapital fractures of the femur: a better method of treatment. Injury, 17: 259-264.

Garden R S. 1971. Malreduction and avascular necrosis in subcapital fractures of the femur. J Bone Joint Surg Br, 53: 183-197.

Giannoudis P V, Kontakis G, Christoforakis Z, et al. 2009. Management, complications and clinical results of femoral head fractures. Injury, 40 (12): 1245-1251.

Haidukewych G J, Israel T A, Berry D J. 2001. Reverse obliquity fractures of the intertrochanteric region of the femur. J Bone Joint Surg Am, 83-A (5): 643-650.

Harris W H. 1969. Traumatic arthritis of the hip after dislocation and acetabular fractures: treatment by mold arthroplasty. An end-result study using a new method of result evaluation. J Bone Joint Surg Am, 51 (4): 737-755.

Hu S J, Zhang S M, Yu G R. 2012. Treatment of femoral subtrochanteric fractures with proximal lateral femur locking plates. Acta Ortop Bras, 20 (6): 329-333.

McLoughlin S W, Wheeler D L, Rider J, et al. 2000. Biomechanical evaluation of the dynamic hip screw with two- and four-hole side plates. J Orthop Trauma, 14 (5): 318-323.

Refior H J, Küsswetter W. [Femoral head fracture and its management]. 1973, Arch Orthop Unfallchir, 76 (2): 129-135.

Shukla S, Johnston P, Ahmad M A, et al. 2007.Outcome of traumatic subtrochanteric femoral fractures fixed using cephalo-medullary nails. Injury, 38 (11): 1286-1293.

Speer K P, Spritzer C E, Harrelson J M, et al .1988. Intracapsular pressures in undisplaced fractures of the femoral neck. J Bone Joint Surg Br, 70: 192-194.

Stewart M J, Milford L W.1954. Fracture-dislocation of the hip; an end-result study. J Bone Joint Surg Am, 36 (A: 2): 315-342.

Wiss D A, Brien W W. 1992. Subtrochanteric fractures of the femur. Results of treatment by interlocking nailing. Clin Orthop Relat Res, 283 (283): 231-236.

第五章　关节脱位与截肢术

第一节　上肢关节脱位

一、肩关节脱位

肩关节是人体活动度最大的球窝关节，肱骨头大，肩胛盂小而浅，关节囊和韧带松弛薄弱，关节囊下方无韧带支持，遭受外力的机会多，容易发生脱位。临床上肩关节脱位多发生在青壮年，占全身关节脱位的一半左右。男性肩关节脱位是女性的 3 倍。创伤是肩关节脱位的主要原因，多由间接暴力或杠杆作用所致。

肩关节脱位根据盂肱关节的不稳定的方向可分为前脱位、后脱位、上脱位、下脱位和胸腔内脱位。前脱位最为常见，占盂肱关节脱位的 95% 以上。当上肢处于外展外旋位向侧方跌倒或受到撞击时，手掌或肘部撑地，暴力经过肱骨传导到肩关节，使肱骨头突破关节囊前壁，向前滑出，造成肩关节前脱位。若上肢处于后伸位跌倒，或肱骨后上方直接撞击在硬物上，也可发生肩关节前脱位。后脱位占肩关节脱位的 1.5%～3.8%。多由肩关节前方受到撞击或肱骨头过度内旋时受撞击时肱骨头向后冲破关节囊造成。根据肱骨头脱位后的位置不同，前脱位又可分为盂下脱位、喙突下脱位、锁骨下脱位 3 型（图 5-1）；后脱位可分为肩峰下脱位、后方盂下脱位及肩胛冈下脱位 3 型。

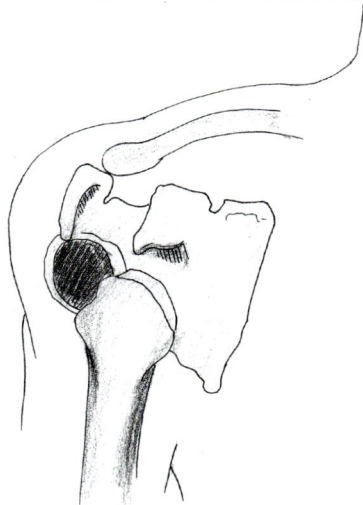

图 5-1　肩关节前下型脱位

（一）闭合复位适应证

患者一般情况良好，能耐受疼痛及复位操作者；无并发损伤的肩关节脱位；单纯合并大结节骨折患者；年轻体壮的陈旧性肩关节脱位患者，脱位时间在 4 周左右、脱位的关节仍有一定的活动范围、X 线片无骨质疏松、无关节内外骨化者。

（二）闭合复位禁忌证

患者一般情况差，不能耐受疼痛及复位操作；合并关节周围骨折或神经软组织损伤者。

（三）闭合复位要点、难点及对策

脱位后应尽快复位。脱位时间越长，闭合复位越困难。选择适当麻醉（臂丛麻醉或全身麻醉），使肌肉松弛并使复位在无痛下进行。老年人或肌力弱者也可在止痛剂或局部麻醉（关节腔内注射局部麻醉药）下进行。无并发损伤的肩关节脱位患者很少需要手术复位。单纯合并大结节骨折患者，肩关节复位后大结节往往也能自行恢复到解剖位置，不需要手术复位。年轻体壮的陈旧性肩关节脱位患者，脱位时间在 4 周左右、脱位的关节仍有一定的活动范围、X 线片无骨质疏松、无关节内外骨化者，可在全身麻醉下试行手法复位。复位时先行肩部按摩并轻轻地摇摆活动肩关节，以解除粘连，缓解肌肉痉挛，然后手法复位。

1. 常见的闭合复位方法

（1）足蹬法（Hippocrate 法）：伤员取仰卧位。术者立于伤侧，用靠近患者一侧的足跟置于患肢腋窝部，以胸壁和肱骨头之间作支点，握患肢前臂及腕部顺其纵轴牵引。达到一定牵引力后，轻轻摇动或内、外旋其上肢并渐向躯干靠拢即可复位。牵引需持续，用力要均匀，牵引一段时间后肩部肌肉才能逐渐松弛。此时内收、内旋上肢，肱骨头便会经前方关节囊的破口处滑入肩胛盂内，可感到复位的响声和滑动感，提示复位成功。复位后搭肩试验转为阴性（图 5-2）。

（2）牵引回旋复位法（Kocher 法）：也称 4 步法。此法在肌肉松弛下进行容易成

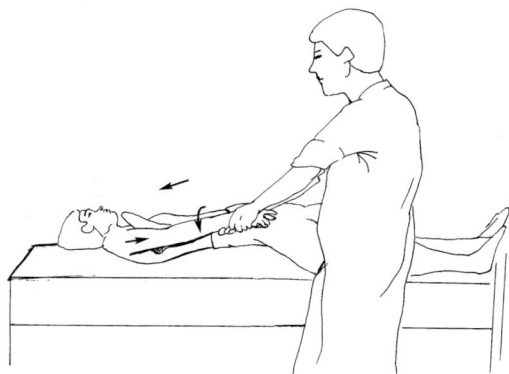

图 5-2 Hippocrate 复位法示意图

功，但切勿用力过猛，以免肱骨颈受到过大的扭转力而发生骨折。手法步骤：一手握腕部，屈肘到 90°，使肱二头肌松弛，另一手握肘部，持续牵引，轻度外展，逐渐将上臂外旋，然后内收使肘部沿胸壁近中线，再内旋上臂，此时即可复位，并可听到响声。此法有引起肱骨外科颈骨折或神经血管损伤的危险，对伴有大结节骨折或骨质明显疏松或肌肉严重紧张者不适用（图 5-3）。

（3）悬垂牵引复位法（Stimson 法）：患者俯卧于床上。患肢腕部系一扁带，悬 2 ~ 3kg 重物垂于床旁，顺其自然下垂位持续牵引。可根据患者体重及肌肉发达情况适当增减重物重量。10 ~ 15 分钟后，肩部肌肉逐渐松弛，肱骨头常可以自行复位（图 5-4）。术者可帮助内收上臂或以双手自腋窝向外上方轻推肱骨头，或轻轻旋动上臂，帮助肱骨头复位。此方法一般不需麻醉即可实行，是一种安全有效、以逸待劳的复位方法。

2. 注意事项　无论采取哪种办法手法复位，都必须缓慢进行，操作时不可粗暴，避免引起肱骨外科颈骨折。任何操之过急的动作都可能会导致复位失败或增加医源性损伤。肩关节复位后患者的不适感几乎能立刻停止。对于肢带肌松弛的习惯性脱位患者，如果患者的不适感未消失，即使肩关节活动度明显恢复，也应考虑为复位失败，需要再次手法复位或经 X 线片证实后再次复位。

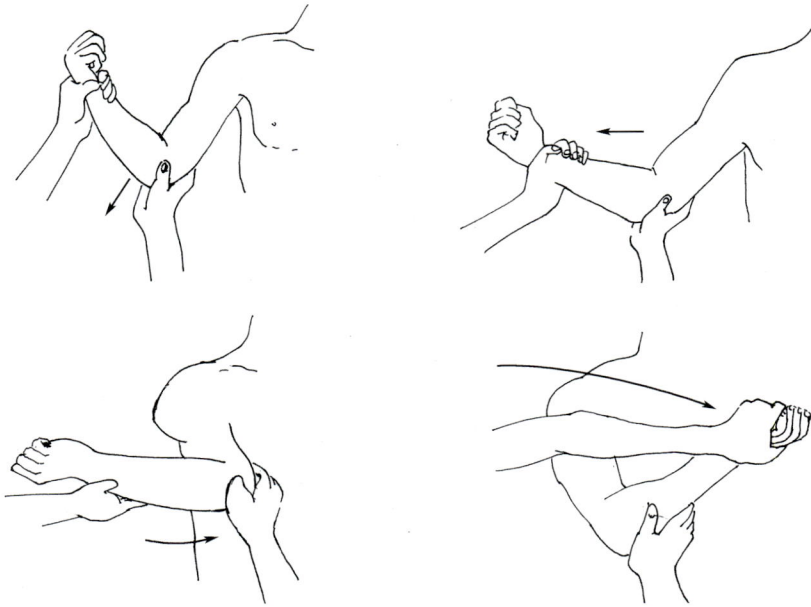

图 5-3　Kocher 复位法示意图

3. 术后处理　复位后肩部丰满，方肩消失，搭肩试验由阳性转为阴性，X 线片证实完全复位。再将肩关节各个方向活动几下，使嵌在关节间隙的软组织挤出来。上臂置于内收、内旋、肘关节屈曲 90° 位，腋部放棉垫，用三角巾、绷带或石膏悬吊固定于胸前。后脱位复位后则固定于相反的位置（即外展、外旋和后伸位）。传统悬吊固定时间为 3 周。目前认为延长固定时间并不能减少脱位复发的危险性。主张悬吊固定 3 ~ 4 天后，在理疗师的指导下开始进行康复训练。防止发生关节僵硬，促进肩关节功能早日恢复。

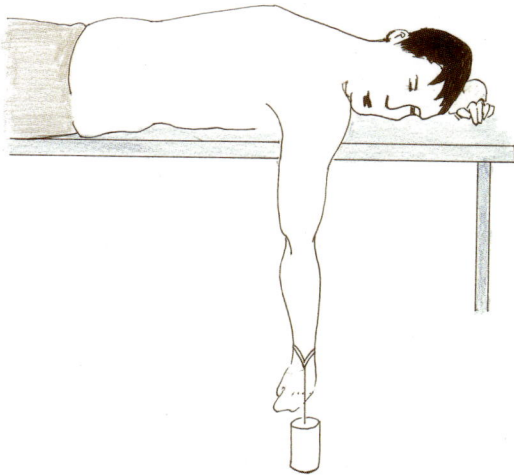

图 5-4　Stimson 复位法示意图

（四）切开复位适应证

患者一般情况良好，能耐受疼痛及复位操作者；患者脱位合并关节周围骨折或神经软组织损伤者。

（五）切开复位禁忌证

患者一般情况差，不能耐受手术；患者损伤较轻，可通过手法闭合复位满足功能者。

（六）切开复位要点、难点及对策

只有少数肩关节脱位需要手术切开复位，儿童及青年人手法复位失败者、非手术治疗后肩关节再次脱位者、陈旧性脱位者，在排除手术禁忌证后应尽早手术。

1. 手术适应证

（1）手法复位失败者伴骨折或肌腱嵌顿者。

（2）复位后明显不稳定，短时间内再脱出者。

（3）合并小结节骨折，肱骨头复位后骨折仍明显移位者。

（4）合并血管、神经、肌腱损伤或骨折需同时手术处理者。

（5）陈旧性脱位者。

（6）习惯性脱位者。

2. 手术目的　手术治疗主要目的是恢复盂肱关节的正常解剖结构及功能，去除病因，纠正主要病理改变，加强肩关节稳定性，防止脱位再次发生。

3. 手术方法　肩关节前脱位常选择前内侧途径切开复位，并通过修复关节囊或通过肌肉止点移位加强肩关节前壁，或行骨阻挡术防止再次脱位。常用的手术方法有肩胛下肌关节囊重叠缝合术（Putti-Platt 法）和肩胛下肌止点外移术（Magnuson 法）等。肩关节前后盂唇韧带复合体撕裂导致的复发性肩关节前方不稳或习惯性前方不稳的班克特损伤（Bankart injury），首选关节镜下手术修复。后脱位可选择后侧横切口或直切口进行手术。对中年以上的陈旧性脱位患者，如果肌肉软组织挛缩严重或已有关节软骨面明显软化，或肱骨头骨缺损大于 1/3，则应根据职业和年龄情况，在切开复位术的同时，选用关节融合术或人工关节置换术。目前，肩关节融合术已基本被肩关节置换术替代。对高龄患者或畸形严重妨碍功能及压迫神经血管，且无条件行肩关节置换术者，可考虑行肱骨头切除。无症状的中老年陈旧性脱位患者，一般不考虑手术治疗。身体衰弱的老年人肩关节复位手术后的活动功能常不能令人满意。对于不能接受手术的患者或有心血管疾患等手术禁忌证患者，如无血管神经并发症，又无疼痛者，不宜做任何手术。鼓励患者加强肩部活动，可部分恢复肩关节功能。

4. 术后处理　肩关节手术后行外展架辅助固定，或将前臂依附于胸前，将上臂用绷带包扎固定于胸壁 3 周，然后改用三角巾悬吊，开始肩关节摇动运动及被动活动。6 周后去除三角巾进行康复训练。8 周后进行肩部肌力的加强训练。

二、肩锁关节脱位

肩锁关节的创伤通常是由于暴力自上而下作用于肩峰所致。最常见的创伤机制是坠落物直接砸在肩顶处。锁骨紧压在第 1 肋骨上，肋骨阻止了锁骨的进一步下移，其结果是：如果锁骨未骨折，则肩锁、喙锁韧带断裂。此部位其他结构的损伤可以包括：三角肌和斜方肌锁骨附着点的撕裂，肩峰、锁骨和喙突的骨折，肩锁纤维软骨的断裂和肩锁关节的关节软骨骨折。

（一）分型

Ⅰ型由肩锁韧带和关节囊的轻度拉伤所致，肩锁关节稳定，疼痛轻微，尽管最初的 X 线片也许是阴性结果，但随后，锁骨远端骨膜钙化就会明显。Ⅰ型损伤等同于一度损伤。

265

Ⅱ型或二度损伤是由更明显的外力引起的，并且肩锁韧带和关节囊破裂，但喙锁韧带完好无损，在此种情况下，肩锁关节不稳定。这种不稳定可造成畸形，在前后平面上的不稳定尤其如此，在X线片上可看到锁骨外侧端高于肩峰，但高出的程度通常仍小于锁骨的厚度，即使是当外力作用于此关节时也是如此。肩锁关节出现明显的疼痛和触痛，但必须拍摄应力下的X线片来确定伤后关节不稳定的程度。由外力造成肩锁韧带和喙锁韧带同时断裂的损伤是三度损伤。Ⅲ型损伤包括肩锁韧带和喙锁韧带及锁骨远端三角肌附着点的撕裂。锁骨远端高于肩峰至少一个锁骨厚度的高度。Ⅳ型损伤撕裂的结构与Ⅲ型损伤相同，锁骨远端向后移位进入或穿过斜方肌。Ⅴ型损伤时三角肌与斜方肌在锁骨远端上的附着从锁骨外侧半上分离，肩锁关节的移位程度为100%～300%，同时在锁骨和肩峰之间出现明显的分离。Ⅵ型损伤较少见，由过度外展使肩锁韧带和喙锁韧带撕裂所致，锁骨远端移位到喙突之下、联合腱之后（图5-5）。

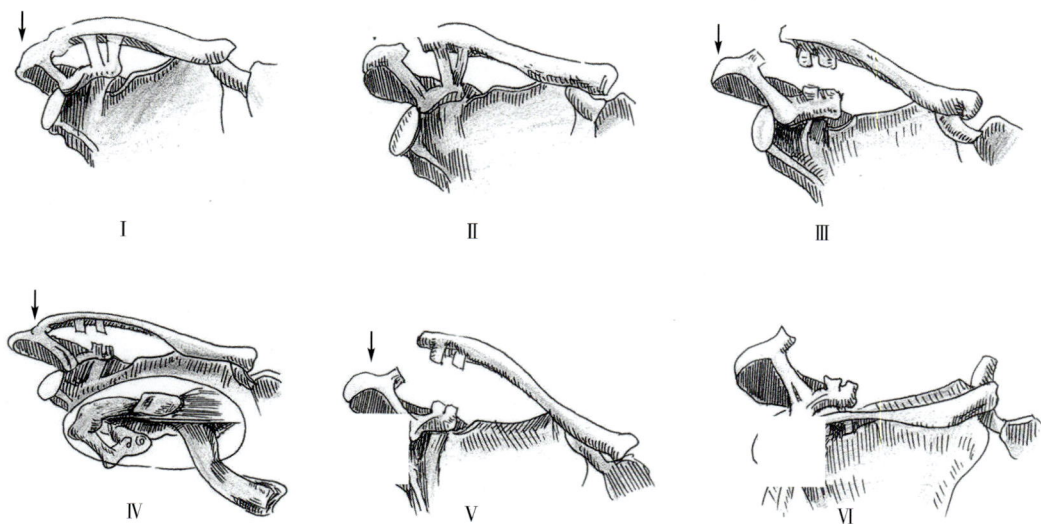

图5-5 肩锁关节脱位分型

（二）治疗方法

Ⅰ型损伤采用非手术方法可获得满意的效果，这些治疗通常包括冰敷、应用温和的止痛药、吊带制动、早期活动范围的练习及在舒适程度允许时开始进行活动。除非观察到关节明显不稳定，大多数医生同意Ⅱ型损伤的治疗方法与Ⅰ型相似。如果锁骨远端移位的距离没有超过锁骨厚度的一半，应用绑扎、夹板或吊带制动2～3周，治疗通常是可以成功的，但是必须在6周以后才能恢复举重物或参加接触性运动。近年来对Ⅲ型损伤治疗的争议开始减少。肩锁关节脱位经非手术治疗后等动力试验显示，患侧的肌力和耐力可以达到健侧水平。优势侧的损伤导致的力量与耐力的丧失通常没有统计学意义，这对运动员可能非常重要。大多数患者在日常生活中没有困难，但运动员偶尔会在接触性和投掷运动中有疼痛感。对这些患者切除锁骨外侧末端的治疗可以有效地缓解疼痛。我们通常在初期采用非手术方法治疗Ⅲ型肩锁关节脱位，如果需要晚期再进行重建。对于Ⅳ、Ⅴ、Ⅵ型损伤，包括 Rowe、Neer 和 Rockwood 在内的许多作者都认为肩锁关节移位太大而不能被接受，因此应行手术复位和内固定。

（三）手术治疗

1. 适应证　新鲜或陈旧性肩锁关节全脱位者。

2. 禁忌证　一般情况差，不能耐受手术者

3. 手术目的　任何治疗肩锁关节脱位的手术方法应满足以下 3 个目标。

（1）肩锁关节必须暴露和清创。

（2）喙锁和肩锁韧带必须修复。

（3）肩锁关节必须获得稳定的复位。如果手术治疗能够满足以上目标，不管关节通过何种方法固定，都能取得满意的结果。

4. 手术要点、难点及对策　肩锁关节脱位的手术治疗有许多不同的方法，可以分为 5 个主要类型：①肩锁关节复位和固定；②肩锁关节复位、喙锁韧带修复和喙锁关节固定；③前两种类型的联合应用；④锁骨远端切除；⑤肌肉转移。

（1）肩锁关节复位和固定

1）手术方法（改良 Phemister 法）：通过前侧弧形切口显露肩锁关节、锁骨外侧端及喙突，探查肩锁关节。关节盘通常在关节内发生旋转和交锁，而妨碍了脱位的复位。去除关节盘或其他妨碍复位的结构，然后褥式缝合喙锁韧带，但不要打结。接着通过肩峰外缘穿入两枚与导针型号相同的克氏针，两针进针点相距约 2cm，以使其进入肩峰关节面的中心（图 5-6）。比较简单的方法是首先于肩峰关节面逆行向外将针穿出皮肤，然后整复脱位的肩锁关节，再顺向穿入克氏针，使其穿过关节进入锁骨 2.5 ~ 4cm 长。

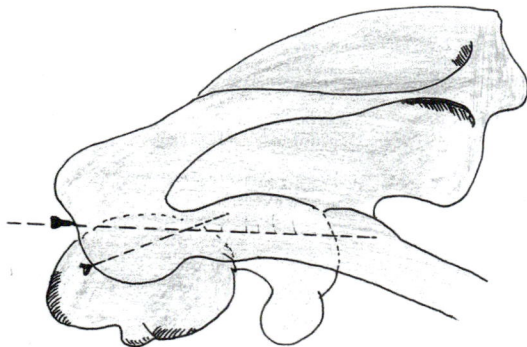

图 5-6　克氏针进针的方位

通过前后位和侧位 X 线片（腋部）检查克氏针的位置和复位的情况。如两者均满意，于肩峰外侧边缘将克氏针折弯 90° 并剪断，每枚克氏针均保留 0.6cm 的钩状末端以防其向内侧移位，旋转克氏针，将其末端钩埋于肩峰旁软组织内。修复肩锁关节囊及韧带，并将预先缝合喙锁韧带的线收紧打结。修复斜方肌和三角肌止点的损伤。用 Velpeau 绷带或肩胸悬吊绷带保护。

2）术后处理：术后 2 周去除绷带并拆线，开始主动活动，8 周时在局部麻醉下拔除克氏针。克氏针在愈合后都应被去除。松动的或折断的克氏针的移位是克氏针固定骨及关节的潜在的致命并发症，特别是肩和锁骨周围。

（2）喙锁关节的缝线固定术

1）手术方法：做一个弧形切口显露肩锁关节、锁骨的远端和喙突。显露肩锁关节，彻底清除游离碎片或其他碎屑，然后对断裂的喙锁韧带行褥式缝合，但不要打结。用 7/64in

267

钻头在喙突上方的锁骨上沿着前后方向钻两个孔，然后在喙突基底的下方穿过一根 5 号不可吸收缝线向上穿过锁骨的两个孔，复位肩锁关节，打紧缝线。这样缝线就不绕住整个锁骨，否则运动会使缝线侵蚀锁骨而割断锁骨。此时如果担心前后方向的不稳定，可以用一枚小的克氏针穿过肩锁关节，按照前述的 Phemister 法把钢针的尾部折弯。然后再把已经缝在喙锁韧带的缝线收紧打结。修复肩锁关节囊，重建三角肌和斜方肌在锁骨远端的止点，用 Velpeau 绷带或用肩胸悬吊绷带固定。

2）术后处理：两周后去除 Velpeau 绷带和缝线，开始肩部的主动功能锻炼。8 周时在局部麻醉下取出克氏针。

（3）喙锁关节的螺钉固定术

1）手术方法（改良 Bosworth 法）：通过前侧弧形切口显露肩锁关节、锁骨末端和喙突，显露三角肌起点并从锁骨和肩峰处将其游离以暴露肩锁关节囊。向远外侧牵开三角肌以暴露喙突尖和喙锁韧带。同 Phemister 法一样，检查肩锁关节，去除阻碍复位的因素。如果关节盘有撕裂或明显的磨损，也可以一并去除。找到并缝合喙锁韧带，但此时不要打结，用一个 3/16in（4.8mm）的钻从锁骨上表面钻一个孔并穿透锁骨，此孔在锁骨复位后应同喙突的基底在同一直线上。在修整钻孔时用 Lewin 钳或巾钳保持锁骨于复位的位置，用另外一个直径为 9/64in（3.6mm）的钻通过先前在锁骨上已钻好的孔在喙突上钻一个孔。选择一个合适长度的 Bosworth 螺钉穿过两孔，用 Bosworth 螺钉尖可能很难在喙突上找到刚钻的孔，为了解决这个问题，Rockwood 使用一种长尖螺钉作为探针。垫环可用来防止锁骨被螺钉头穿透。拧紧螺钉直至锁骨上表面与肩峰上表面相平齐（图 5-7）。这时可以收紧在喙锁韧带的缝线并打结，并可把螺钉再拧紧一点，以松弛喙锁韧带上的张力。修复肩锁上韧带，如果有必要可用关节盘加强它。通过在肩锁关节上方打折修复斜方肌和三角肌。在关闭切口之前一定用 X 线片确定螺钉的位置（图 5-7）。

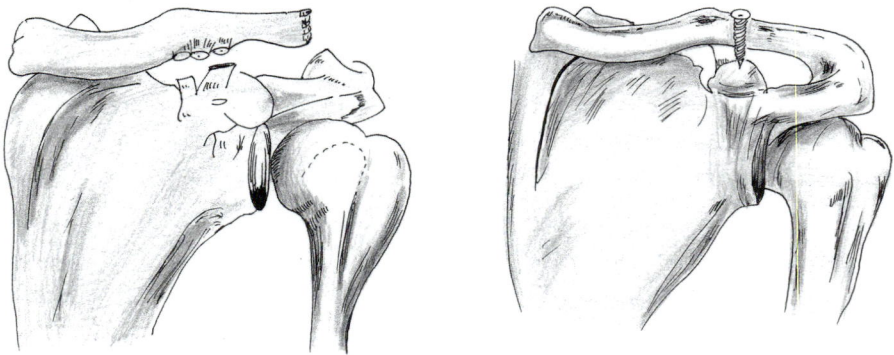

图 5-7　肩锁关节脱位的复位和固定的 Bosworth 法

2）术后处理：术后用悬吊带制动，自第 1 周开始时，可以允许并鼓励患者进行轻微的主动功能锻炼。1 周后可去除悬吊，2 周拆线。在取出螺钉以前应避免做超过 90° 的外展运动、举重物和费力的锻炼。术后 6 ~ 8 周在局部麻醉下取出螺钉后，允许进行一些较为剧烈的锻炼，10 周才可以完全恢复活动。

（4）肩锁关节克氏针固定、喙锁韧带重建术

1）手术方法（Henry法）：从大腿外侧取15cm长、2cm宽的阔筋膜条，备用。经Thompson-Henry切口显露肩峰和锁骨外侧，在三角肌胸大肌沟部向下转向肌间沟，向下并延伸5cm。显露喙突，切除喙突上方的喙锁韧带残端。切开喙突上方的锁骨骨膜，掀起骨膜，将所取得的阔筋膜条纵向对折叠成两层，然后将其环绕在喙突和锁骨之间，暂不缝合。自肩峰外缘插入1～2枚克氏针，推压锁骨向下，使肩锁关节复位，以克氏针贯穿肩锁关节进行固定。拉紧阔筋膜条，重叠后缝合固定（图5-8）。

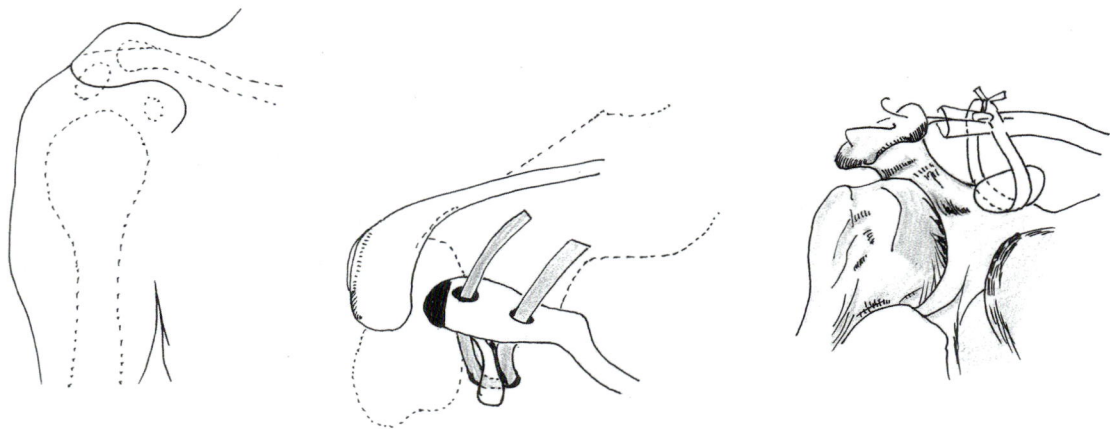

图5-8　Henry法示意图

2）术后处理：用Velpeau绷带固定法固定患肩4周，然后开始主动活动。8周后拔除克氏针。

（5）肩锁关节脱位的韧带移位修复法

1）Neviaser法

手术方法：Thompson-Henry切口或经肩峰切口显露肩峰、肩锁关节和喙突，切断喙肩韧带在喙突前外侧缘的起点，向外上游离该韧带至其喙突前缘的附着部，备用。向下推压锁骨外侧端，使肩锁关节复位。用克氏针1～2枚，从肩峰外侧贯穿肩锁关节，进入锁骨内3～4cm。使喙肩韧带向前上翻转，固定缝合于锁骨外侧端前方（图5-9）。

2）Weaver法

手术方法：切口及显露同上。切断肩峰前内缘的喙肩韧带止点，游离该韧带备用。锁骨外侧端相当于喙突尖的上方行锁骨切除术，切骨线由内下向外上倾斜，切除锁骨外侧端约2cm。在切骨端近端1cm处，于锁骨前壁钻上、下两个骨孔，与髓腔相通。以钢丝或细丝线在喙肩韧带的肩峰端进行缝合，两线端分别经髓腔，从锁骨前壁的骨孔引出。向下推

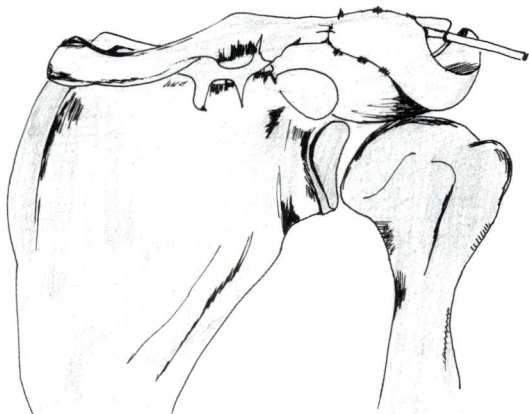

图5-9　Neviaser法示意图

269

压锁骨，恢复喙锁间正常间距，调整韧带张力，抽紧缝线，结扎固定，使喙肩韧带移入锁骨断端的髓腔内，替代已损伤的喙锁韧带作用（图 5-10）。

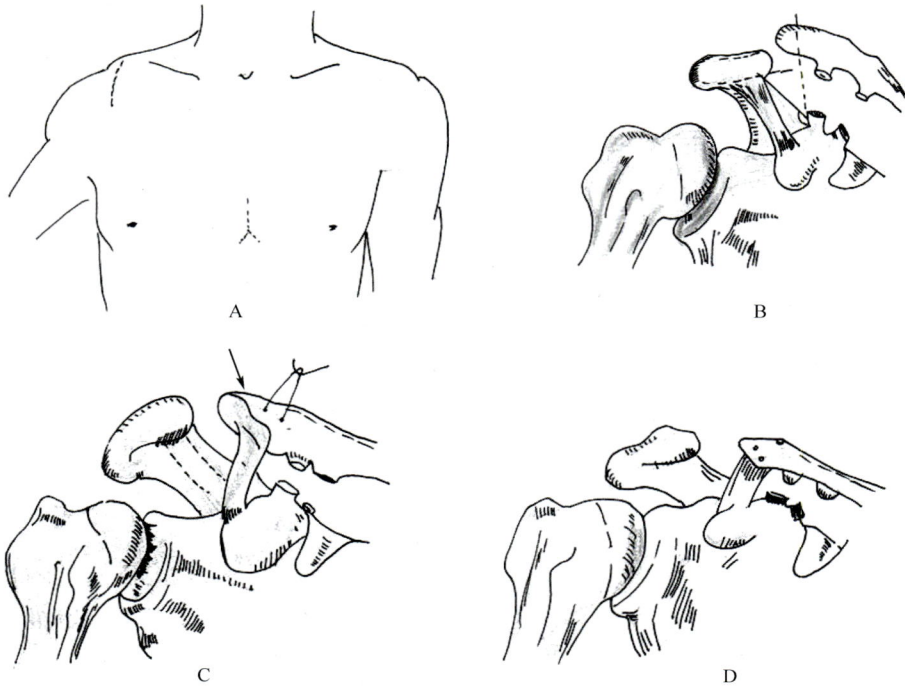

图 5-10 Weaver 法示意图

A. 皮肤切口；B. 切断肩峰前内缘的喙肩韧带止点，游离该韧带备用，切除锁骨外侧端约 2cm；C. 以钢丝或细丝线在喙肩韧带的肩峰端进行缝合，两线端分别经髓腔，从锁骨前壁的骨孔引出，向下推压锁骨，恢复喙锁间正常间距；D. 抽紧缝线，结扎固定

术后处理：用 Velpeau 绷带法固定患肩 4 周，随后改用 Kenny-Howard 装具或三角巾悬吊，术后 8 周去除悬吊，进行肩关节康复训练。

（6）锁骨远端切除术

1）手术方法（Stewart 法）：通过一个弧形前切口显露肩锁关节、锁骨的外侧端和喙突。沿锁骨长轴切开关节囊和肩锁上韧带以便骨膜下剥离显露锁骨，然后修复关节囊和韧带。用咬骨剪或摆动锯在骨膜下自下外方斜行截除 1cm 的外侧锁骨。用骨锉锉平位于皮下的骨残端上缘。然后对损伤的喙锁韧带进行褥式缝合，但是不要打结。接着穿入两枚与导针型号相同的克氏针，两针进针点相距约 2cm，穿过肩峰的外缘，进入肩峰关节面的中部，为更容易穿克氏针，可先于肩峰关节面逆行向外将针穿出皮肤，将锁骨外侧端维持在正常位置上，顺行将克氏针穿入锁骨内 2.5～4cm。然后如改良 Phemister 法所描述的，行 X 线片确定位置，末端折弯剪断，埋于皮下。

作为另一种方法，可用 Weaver 和 Dunn 所描述的喙突锁骨固定法。将锁骨维持在相对于肩峰及喙突复位的位置上。牵拉喙肩韧带以确定维持复位所需的合适韧带长度。切除过长的韧带，并用 1 号不可吸收缝线对韧带行褥式缝合，暂不打结。在锁骨上部骨皮质钻两个小孔，分别将缝线的两端穿入小孔，维持锁骨在复位的位置上，用力拉紧缝线，使喙肩韧带进入锁骨髓腔，在保持复位状态下将缝线打结。

2）术后处理：悬吊带固定1周同时进行轻微主动的环形运动锻炼。2周拆线并增加活动量。至少在4周内避免抬举重物，而后可恢复正常活动。但是至少在8周内避免接触性体育活动。

（7）动力性肩锁稳定结构的重建术

1）手术方法（Dewar法）：Thompson-Henry切口显露肩峰、肩锁关节、锁骨外侧端和喙突。在喙突前、中1/3交界处截骨，使喙突骨块连同肱二头肌肌腱和喙肱肌肌腱一起向下翻转，将该肱二头肌自上而下游离长度4～5cm。上举上臂，以1枚适当长度的加压螺钉贯穿固定喙突骨前方原钻孔部位。下降上臂，锁骨即被患肢重力牵引向下，肩锁关节达到自动复位（图5-11）。

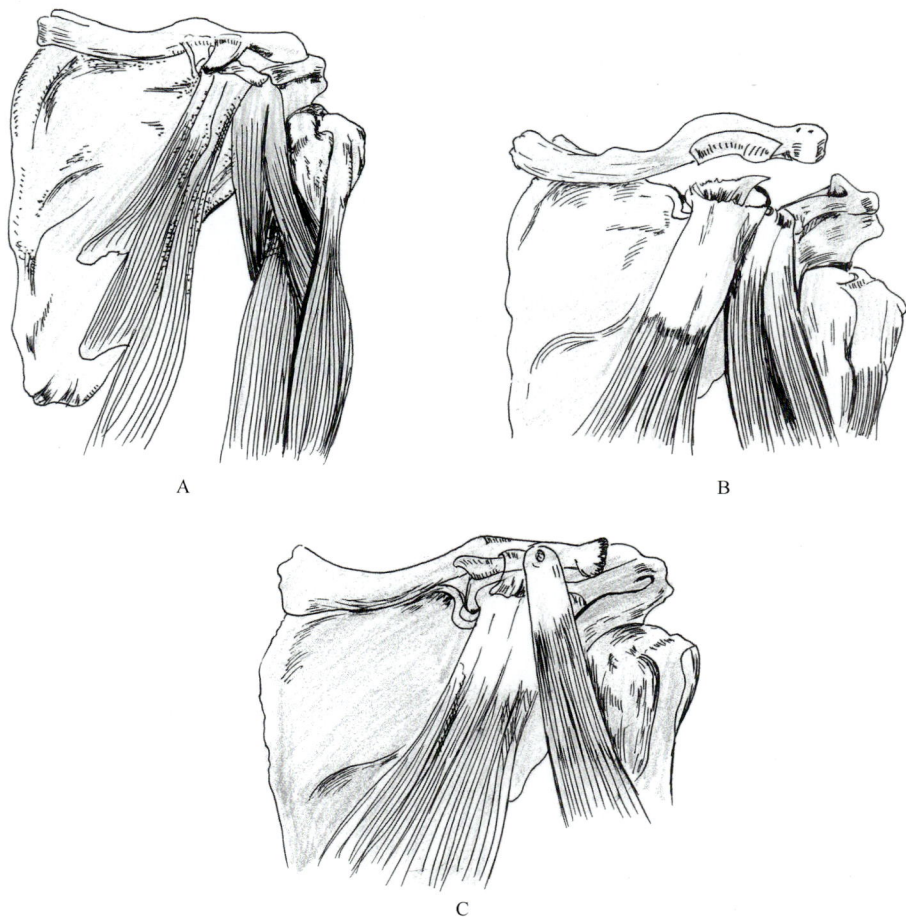

图 5-11　Dewar 法示意图

A.切口显露肩锁关节；B.在喙突前、中1/3交界处截骨，使喙突骨块连同肱二头肌肌腱和喙肱肌肌腱一起向下翻转；C.以假牙螺钉贯穿固定喙突骨前方原钻孔部位

2）术后处理：三角巾悬吊3周。疼痛好转后逐步活动。6～8周可进行负重功能锻炼。

（8）锁骨钩钢板固定术

1）手术方法：Thompson-Henry切口显露肩峰、肩锁关节、锁骨外侧1/2和肩锁关节。

清理肩锁关节破损软骨，将喙锁韧带断裂部修整备用。选择合适的锁骨钩钢板经肩峰下间隙插入，钩住肩峰外侧缘与下面，向下压迫锁骨使之复位并与上缘钢板贴合，钻孔、螺钉固定。对合、缝合喙锁韧带及关节囊（图 5-12）。

2）术后处理：三角巾悬吊 3 周，6 个月后取出钢板。

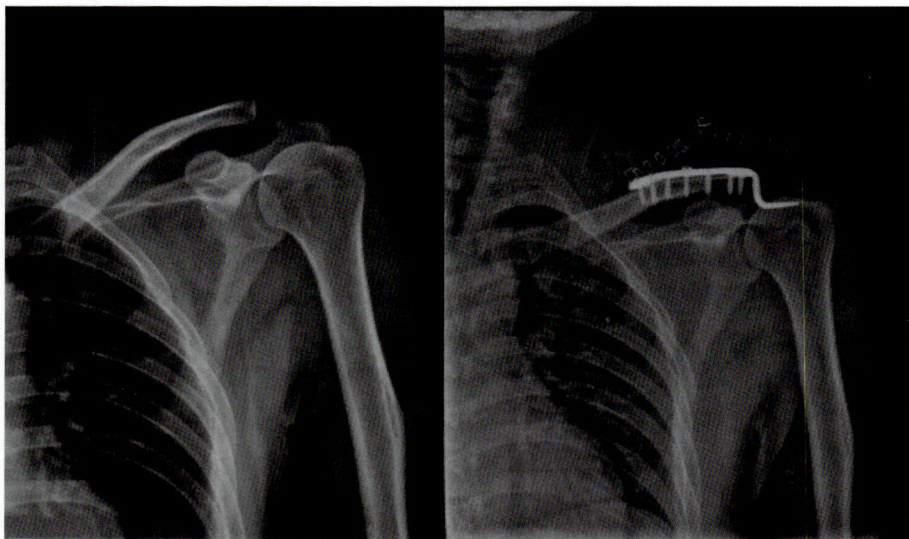

图 5-12　锁骨钩钢板治疗肩锁关节脱位

三、胸锁关节脱位

胸锁关节脱位通常是在上肢外展时肩前方受到间接暴力所致。胸锁关节的稳定主要依靠关节囊、关节内的纤维软骨盘及胸锁韧带、锁骨间韧带、肋锁韧带、周围肌肉的支持。最常见的类型是前脱位，即锁骨内端向前移位。后脱位或胸骨后脱位较少见。胸锁关节脱位也可以是先天性的，还可在发育、退变及炎症过程中发生。按损伤程度分为半脱位、轻度脱位、中度脱位和重度脱位。按损伤的时间分急性脱位、陈旧脱位、复发性脱位和先天性脱位。

（一）手术目的

各种胸锁关节脱位手术的目的是复位、固定脱位的胸锁关节，解除疼痛和减少并发症的发生。

（二）手术适应证

胸锁关节脱位手术适应证：无法复位的胸锁关节后脱位、有明显症状的陈旧性未复位的或复发的胸锁关节前脱位。

（三）手术禁忌证

患者一般情况差，不能耐受手术者；可通过简单手法复位者。

（四）手术要点、难点及对策

1. 筋膜环固定胸锁关节

（1）手术方法（Speed 法）：从胸骨中线外侧 1.3cm 处开始，平行于锁骨内侧 1/3 的下缘，做一 6cm 长的切口。完全游离锁骨内 1/3 上约 5cm 长的所有软组织，但如果没有其他指征，不要打开胸锁关节，然后剥离并向外侧及远端牵开部分胸大肌，显露第 1 肋骨的内侧端及其软骨。最好使用肋骨剥离器行骨膜下剥离，游离约 5cm 长的第 1 肋骨软组织，但需保持其软骨完整。操作时动作需缓慢并始终紧贴肋骨。用一根动脉瘤针（呈弯曲状，钝头，头部带针眼），约在肋锁韧带水平向深部穿过第 1 肋骨。然后于针眼部穿过一根不可吸收缝线，该线连于宽 1.5cm、长 20cm 的筋膜条上。将筋膜环拉向肋骨的深部，并在锁骨和第 1 肋骨上做成一个双股筋膜环。用不可吸收缝线将筋膜条的两端缝在一起。为更加稳定，在第一条阔筋膜的更内侧，在第 1 肋骨和锁骨的深部穿过另一条阔筋膜条。然后在锁骨内侧端的外侧约 1.5cm 处，如图 5-13 所示钻一骨孔。最后在锁骨的骨孔内穿过第二条筋膜并将其两端缝合在一起。

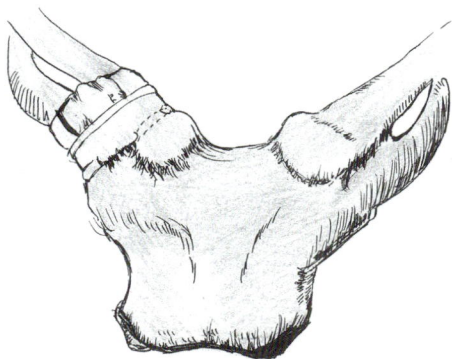

图 5-13　Speed 法示意图

（2）术后处理：用 Velpeau 带固定上臂 3 周，然后给予理疗并开始锻炼。

2. 锁骨下肌肌腱代替菱形韧带的肌腱固定术

（1）手术方法（Burrows 法）：切口由胸骨前侧中线锁骨下 2.5cm 处开始。平行于锁骨，向外侧延伸至锁骨中点。分开浅筋膜及颈阔肌，游离并翻开切口的上缘。纵向分开锁骨前方的骨膜并撬起骨膜边缘。然后在多余的胸锁关节囊上掀起一三角瓣，使其基底部位于内侧。骨膜下剥离胸大肌在锁骨的起点及在胸锁关节下方的胸骨上部的附着。剥离骨膜不要超过胸大肌的深面，以免剥离了锁骨下肌的附着。分开骨膜以便打开并扩大胸大肌与锁骨下肌间的间隔。向下牵开胸大肌已剥离的部分，显露锁骨下肌腱（图 5-14）。从其全长的肌

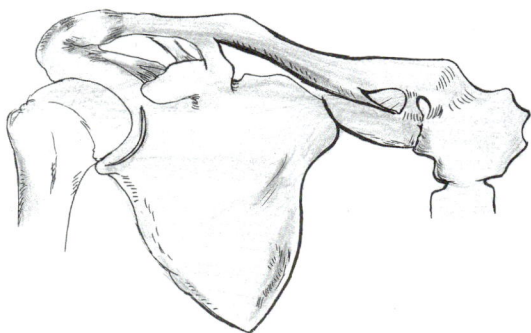

图 5-14　Burrows 法示意图

纤维中分离出该肌腱。在锁骨下肌的外侧端应特别小心，避免损伤邻近的锁骨下静脉。在锁骨上表面，骨膜下剥离胸锁乳突肌的肌纤维。用一个 4mm 钻头在锁骨内侧的干骺部钻开 2 个骨孔，用骨膜剥离器或拉钩保护锁骨下结构。由上至下钻开第一个孔，但不要钻透锁骨下方的骨皮质。就在第一个孔的下端，由前向后钻开第二个孔，不要钻透锁骨后方的骨皮质，这样就制成了一个可供锁骨下肌腱穿过的隧道。可用 Lewin 钳或小刮匙扩大并连通两个骨孔。复位脱位的胸锁关节并维持复位，同时由其外侧附着部松解锁骨下肌肌腱，将其穿入锁骨的前孔，并由其上孔穿出。牵拉锁骨下肌肌腱，使其足以维持复位。向后反折锁

273

骨下肌肌腱的末端，用可吸收缝线将其与自身间断缝合，应确保其具有一定的张力。缝合时，可用不可吸收缝线给予加强。重新把牵开的关节囊三角瓣牢固地缝合于关节的前面。修补骨膜及其附着的胸大肌与胸锁乳突肌。然后修补颈阔肌并闭合切口。切口内置放 Penrose 引流或负压引流管。

（2）术后处理：使用肩关节固定器牢固地将肩关节固定于身体的侧面，手术伤口处加压包扎。术后第 1 天拔除引流管，术后 7 ~ 10 天拆线。3 周时，拆除前臂及手的外固定，允许主动旋转肩关节。6 周内不能进行上举及外展练习，8 周时，可恢复全面活动。10 周内不能进行竞技运动。

3. 锁骨内侧端切除术

（1）手术方法：通过与锁骨平行的长约 6cm 的切口，行骨膜下显露锁骨的内侧端，并予以游离。用钳抓住内侧端，向前上方提起，清理其后方附着的软组织，肋锁韧带往往已撕裂。如果该韧带虽被拉长，但还附着于锁骨上，只切除该韧带内侧的部分锁骨；如果该韧带已撕裂，则切除大约 2cm 的锁骨（图 5-15）。从前上方斜切骨残端以使外表美观。如果不稳定，则用 3mm 粗的棉达可纶带或筋膜条把锁骨固定在第 1 肋骨上，分离胸锁乳突肌的锁骨头，重叠缝合骨膜。

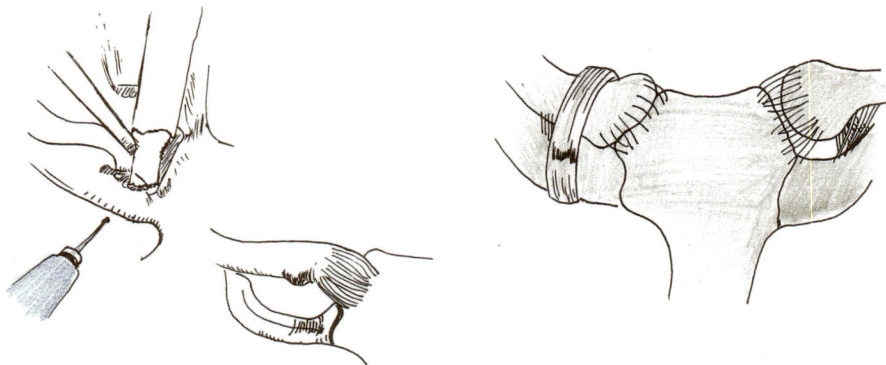

图 5-15　锁骨内侧端切除术

（2）术后处理：肩胛带用 Velpeau 型绷带包扎或用肩关节骨定器固定 3 周。然后开始逐渐增加主动活动范围的锻炼。

4. "8" 字钢丝内固定

（1）手术方法：以患侧胸锁关节为中心，沿肋骨走行方向切开皮肤约 5cm 长，分离皮下组织，暴露胸锁关节，切断胸锁乳突肌的锁骨头。清除胸锁关节间积血及肉芽组织，关节软骨盘破坏严重的予以清除，用骨圆针于锁骨的胸骨端中央向锁骨远端前面钻开 2 个孔，再于胸骨的胸锁关节面中央向胸骨前面钻开 2 个孔，并预留 1 根钢丝备用。将胸锁关节复位后，拉紧钢丝并缠绕固定，剪除多余的钢丝。修补关节囊、胸锁韧带及肋锁韧带，逐层缝合创口。

（2）术后处理：术后患者上肢三角巾悬吊 2 周，逐步行患侧肢体功能练习。

5. 克氏针钢丝张力带固定

（1）手术方法：取患侧胸锁部的弧形切口，沿锁骨近端行骨膜下剥离，保留后侧骨膜，显露胸锁关节面。清除脱位关节周围的血块和关节间隙内的碎裂组织，若为陈旧性则脱位关节外包绕有大量的粘连性纤维组织，应行清理。检查关节内有无骨折，关节盘有无损伤。若关节盘有破裂、游离，用可吸收缝线修复损伤的关节盘后，自锁骨内侧端 2.0 cm 处钻孔穿入钢丝。用 2 根 2.0 mm 克氏针自胸骨柄侧倾斜 20°。直视下经胸骨交叉钻入锁骨（注意穿针勿伤及深部重要结构），"8"字钢丝盘绕固定，折弯胸骨端的克氏针，同时修补关节囊和胸锁前韧带后，逐层缝合创口。

（2）术后处理：术后限制外展运动 4 周，10 周后恢复正常活动。

6.钢板螺钉固定

（1）手术方法：显露同上。小心推开骨膜，并保留骨膜以便缝合。将胸锁关节复位，选取合适长度的 T 形钢板进行内固定，T 形部分放置于胸骨柄端。合并胸锁及肋锁韧带断裂者，同时行韧带修补术或用胸锁乳突肌抵止部转移重建，即切取胸锁乳突肌肌瓣 2.5 cm × 1.0 cm ×0.5 cm，上方游离，下端连接于抵止部，并将其翻转覆盖于胸锁关节前方，周边与深筋膜严密缝合。

（2）术后处理：术后均予患侧颈肘带悬吊 6 周，半年后取出内固定物。

（五）手术并发症

胸锁关节脱位的并发症比较少见，虽有少数斯氏针或克氏针穿入心脏、肺动脉、无名动脉或主动脉而导致死亡的报道，但如果操作谨慎可以避免并发症的发生。

四、肘关节脱位

肘关节脱位在全身大关节中占第一位，为 50% 左右，以青壮年为多，男多于女。此种创伤性脱位发生后，应立即复位，陈旧性及复发性者较少见。小儿在同样暴力情况下多以肱骨髁上骨折代替脱位，但如遇暴力过强、过猛而造成脱位时，则此种脱位多与肘部骨折同时发生。

构成肘关节的肱骨远端内外宽厚，前后扁薄。肘关节脱位中，以后脱位最为多见，占 90% 以上，其次为前脱位及侧方脱位。此外桡骨小头偶尔可单发脱位。

（一）肘关节后脱位

因过伸性损伤之故。当手部着地跌倒，暴力沿前臂向上传导，致使肘部过伸。此时鹰嘴突成为支点，由于杠杆力学的作用，以致尺骨鹰嘴前方的半月切迹自肱骨滑车处向后滑出，导致前方关节囊破裂，构成关节脱位（图 5-16）。

1.治疗原则　按脱臼原则，应及早在无痛下复位。

2.手术适应证　脱位合并关节周围骨折等损伤者；合并神经损伤者。

3.手术禁忌证　患者一般情况差不能耐受手术者；患者

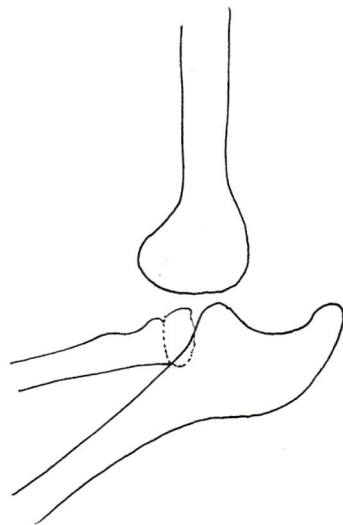

图 5-16　肘关节后脱位示意图

275

脱位简单可通过手法复位解决问题者。

4. 手术要点、难点及对策

1）闭合复位：患者仰卧，助手双手固定患肢，并作为反牵引力，术者将一只手持住患者的腕部，轻轻向远端牵引。在牵引的同时，另一只手置于患肢肘部，其中 2～5 指放在肘后鹰嘴处，拇指置于肘前，逐渐向下用力。牵引患肢的手在持续牵引之同时将肘关节缓慢前屈，当闻及滑动弹响声即已复位。此时再次检查肘关节，显示活动不再受限，肘后三角恢复正常。对合并髁部骨折之脱位，亦可通过手法复位。

（2）切开复位：对于闭合复位失败者，陈旧性脱位局部已严重瘢痕化，甚至骨化者，关节内有骨块脱落形成嵌顿者，合并尺骨鹰嘴或喙突骨折，已构成肘关节不稳者，均可考虑切开复位。

5. 术后处理　上肢石膏托或石膏功能位固定 3 周，切勿过早拆除，否则易引起骨化性肌炎或其他后遗症。对肘关节单纯性脱位者，此种复位手法几乎 100% 有效。

（二）肘关节前脱位

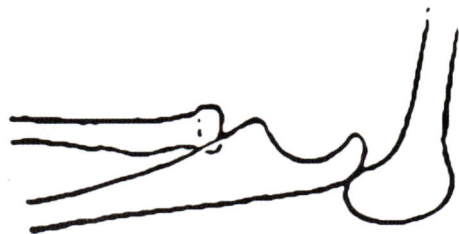

图 5-17　肘关节前脱位示意图

由于肘关节的解剖特点在一般外力情况下难以发生，故临床上甚为少见，但遇有特殊暴力时偶有出现。系作用于尺骨鹰嘴暴力、先引起鹰嘴骨折，再出现前脱位，但在手部撑地暴力时，如肘关节伸直或过伸，前臂沿纵轴旋转及身体前倾，则亦可出现不伴有鹰嘴骨折的肘关节前脱位（图 5-17）。

1. 手术要点、难点及对策

（1）闭合复位：单纯型前脱位者，行手法复位即可，其操作要领及步骤与后脱位者相似。麻醉后先行牵引，而后按相反方向还纳。

（2）切开复位：合并尺骨鹰嘴骨折者，先施以手法复位，半月切迹对位不佳或复位后不稳者，则需切开复位并对鹰嘴骨折行内固定术。

2. 术后处理　术后肘关节功能位制动 3 周。8 周后方可开始进行功能活动锻炼。

3. 预后　单纯型者大多预后较好，合并骨折者，视伴发伤的伤情及治疗情况不同而有所差异，但一般多可获得较满意的恢复。

五、桡骨小头脱位

桡骨小头脱位是一种常见的肘部损伤，多发生于 4 岁以下，主要是由于手腕和前臂被猛力牵拉所致，故又称为牵拉肘。这是因为在幼儿期桡骨头发育尚未完成，小头和桡骨颈的直径基本一致，肘关节的韧带、肌肉、关节囊较松弛，当肘关节处于伸展，前臂旋前位，肘关节受到猛力牵拉，桡骨小头即可从环状韧带内向下脱位，肘关节腔内的负压将把关节囊和环状韧带一并吸入肱桡关节间隙。前臂被动过度旋前亦有人证明是桡骨头半脱位的原因。

（一）非手术治疗

婴幼儿期桡骨小头脱位可试图闭合复位。手法复位均可达到治疗目的，一般不需麻醉。术者一手牵引前臂另一手按压桡骨小头向后，同时将前臂旋后、屈肘，即可复位（图 5-18），上述方法可重复使用。复位成功，关节活动受限和局部疼痛立刻消失，患肢可以上举过头和灵活使用。复位后用颈腕吊带悬吊 3 ~ 5 天，减少活动，防止再次发生脱位。对经常复发的习惯性半脱位，应防止牵拉其伤肢。复位成功后，屈肘 90° 位固定两周。待 5 ~ 6 岁以后，极少复发。对个别难复患儿，可将肘关节屈曲 90°，使桡骨头沿纵轴方向抵紧肱骨小头，反复旋转，复位亦可获得成功。

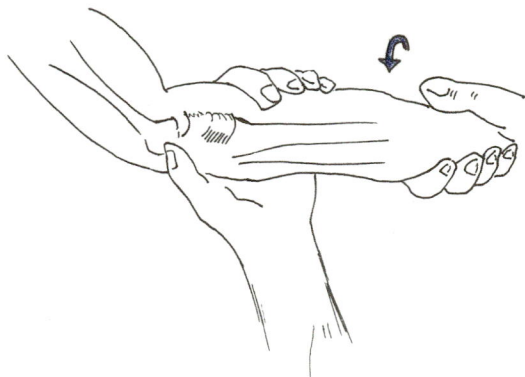

图 5-18　桡骨小头脱位手法复位术

（二）手术治疗

1.手术适应证

（1）桡骨头新鲜脱位，但有软组织嵌顿，闭合复位失败者。

（2）桡骨头新鲜脱位经闭合复位后不稳定而发生再脱位。

（3）3 周以上的陈旧性脱位。

2.手术要点、难点及对策　采用桡骨头切开复位环状韧带重建术。

（1）麻醉和体位：患者仰卧，采用臂丛神经阻滞麻醉或全身麻醉。患肘置于胸前，上臂绑扎气囊止血带。

（2）手术切口：桡骨小头后外侧入路，从肱骨外上髁起沿肘后肌前缘做皮肤切口。分离肘后肌和尺侧腕伸肌，向两侧牵开，暴露桡骨小头。

（3）显露和复位：找到桡骨头，骨膜下剥离显露清楚，复位桡骨小头；然后找到环状韧带，检查韧带撕裂情况，如有可能缝合，用丝线缝合之。如不可能缝合，取自体肌腱重建。如复位困难，可在桡骨干中部旋前圆肌附着点处短缩截骨、环状韧带重建成一个新的环状韧带。

（4）术中注意要点：显露桡骨头时，要骨膜下剥离，勿损伤桡神经深支。重建环状韧带时，在尺骨上端钻孔，尽量在后外方，这样固定后桡骨头前移会减少。

（5）术后处理：术后用石膏托固定肘关节于 90° 位，前臂中立位。4 周后去除石膏，开始肘关节主动锻炼，不可被动扳拉。

（三）桡骨小头切除

对于较大儿童桡骨小头脱位者，因桡骨小头无法复位，到青春期可考虑行桡骨小头切除术。

第二节　髋关节脱位

　　髋关节属人体典型的杵臼关节，四周有强大的肌群、韧带及关节囊保护，因而稳定性良好，在正常情况下不易脱位。但近年来由于交通事业的发展如高速公路的出现，以及体育运动项目的日新月异，增加了髋关节脱位的发生率，且大有日益增多的趋势，尤以治疗困难，预后较差的中心性髋关节脱位为最棘手。

　　在全身四大关节脱位发生率中，髋关节脱位仅次于肘关节、肩关节而居第三位，占8%～10%，多见于青壮年，而老年人在同样暴力情况下表现为股骨颈或粗隆间骨折，儿童则多致股骨干骨折。髋关节脱位后，根据股骨头所处位置及关节周围组织损伤情况等不同，可分为髋关节后脱位、髋关节前脱位、髋关节中心脱位等，其中以后脱位最为多见。

髋关节后脱位

一、致伤机制

　　多见于髋关节屈曲内收位时来自正前方之暴力，沿股骨传导达髋部以致引起脱位。此种情况多见于交通意外时的急刹车，尤其是在高速公路上行驶，车速较快时更容易发生。此时膝部被前方固定物撞击，人体上半身突然向前倾斜，则易于引起髋关节后脱位，如下肢处于外展位，则引起中心性脱位。此外，当人体弯腰工作时，如来自上方落下重物击中腰背部时，由于上半身带动骨盆向前冲，亦易引起后脱位（图 5-19）。

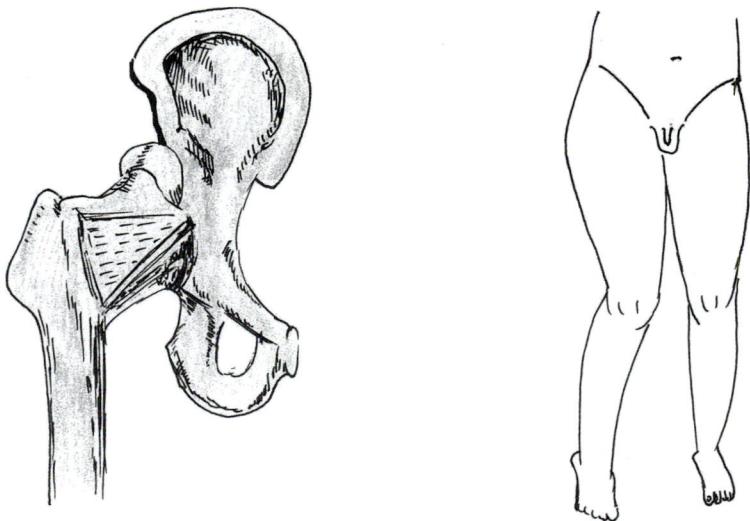

图 5-19　髋关节后脱位

二、手术适应证

复杂脱位，无法通过手法复位者；合并周围血管神经组织损伤者。

三、手术要点、难点及对策

髋关节后脱位应尽早复位，现将常用的复位法及术后处理等分述如下。

（一）Bigelow 复位法

1. 麻醉　硬膜外麻醉或全身麻醉均可。
2. 体位　仰卧于手术台或地板上。
3. 固定　助手用双手固定骨盆，以便保持稳定及对抗牵引。
4. 复位　将患者髋关节及膝关节均屈曲 90°，术者一手握住小腿踝上部，另一只手前臂置于腘窝下方，而后按下述操作复位（图 5-20）。

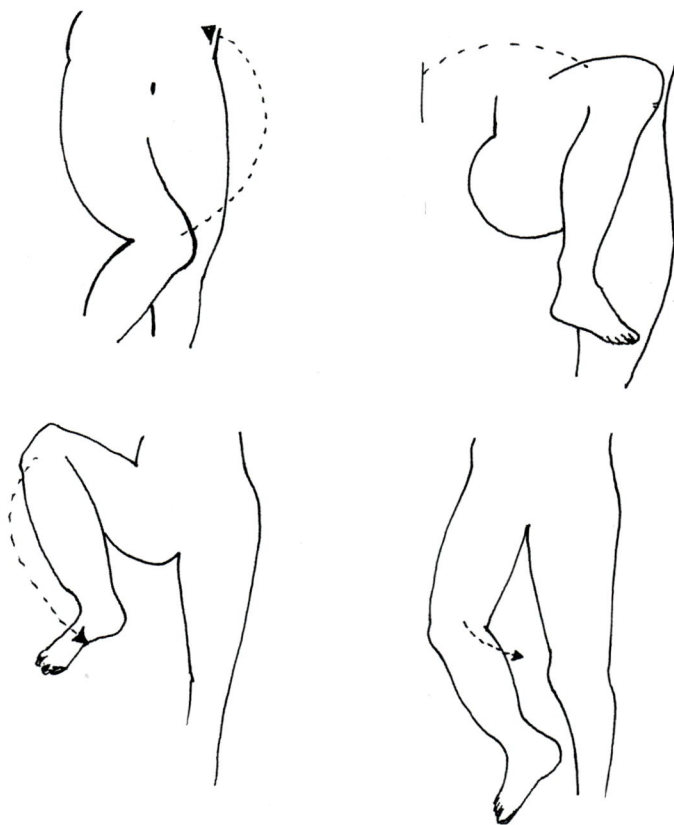

图 5-20　髋关节后脱位的 Bigelow 复位法

（1）大腿屈曲，同时予以内旋及内收。

（2）顺股骨纵轴牵引，并继续屈髋以使股骨头还入臼内，此时可闻及弹响声。

（3）逐渐将患肢外展及外旋。

（4）将患肢伸直，检查其能否活动自如并观察大粗隆位置是否恢复正常。

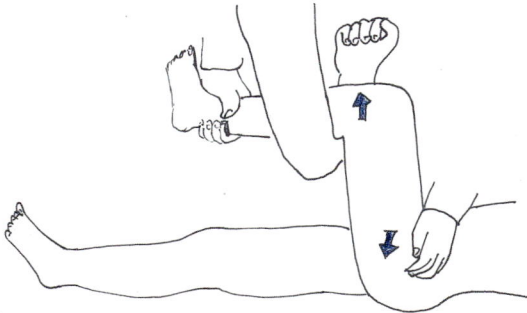

图 5-21 髋关节脱位的 Allis 复位法

（二）Allis 复位法

1. 麻醉、体位及固定骨盆，同前。

2. 复位 逐渐地将患肢屈曲 90°，沿股骨纵轴牵引，并使患肢内外旋转活动，如闻及弹响声则表示已复位，可将下肢放直，畸形消失、活动自如。如未复位时，可再重复操作一次，此时可加大内收及内旋范围（图 5-21）。

（三）复位后处理方法

1. X 线拍片 证实是否复位及有无并发伤，主要应注意髋臼缘骨折等。

2. 肢体牵引 一般应卧床持续皮肤牵引 4～6 周，自第 4 周开始可做床上关节功能活动。

3. 下地负重 为降低股骨头无菌性坏死率，下地负重时间不宜过早，一般以 3 个月后为宜。

髋关节前脱位

一、致伤机制

较后脱位明显少见，发生脱位时的肢体体位与前者基本相反，即在髋关节屈曲，大腿过度外展时膝前部遭受暴力。此时外力沿股骨纵轴抵达股骨头，对关节囊前方形成突来的压应力，以致囊壁破裂形成股骨头前脱位。另一种情况是当大腿处于外展位，暴力突然撞击臀部，亦可引起同样后果（图 5-22）。

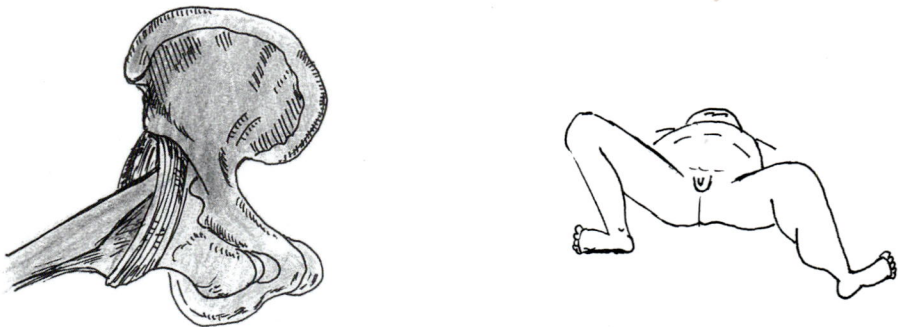

图 5-22 髋关节前脱位及被迫体位

二、手术要点、难点及对策

基本治疗方法与后脱位者相似但方向相反。

1. Bigelow 复位法　先将大腿屈曲牵引，再使髋关节内收及内旋逐渐复位，后将下肢伸直即可，并检查复位效果。

2. Allie 复位法　将大腿按外展方向牵引，数分钟后助手自腹股沟或会阴部向外后方推动股骨头，迫使其复位，后再使大腿内收，并逐渐伸直。

3. 术后处理　处理方法与后脱位相同。

髋关节中心性脱位

一、致伤机制

髋关节屈曲时来自正前方的暴力可引起 3 种不同的髋关节脱位，如前所述，当大腿内收时引起髋关节后脱位，大腿极度外展时引起前脱位。而在日常生活中，尤其是乘坐于行驶的火车、汽车中时，大腿处于稍许外展的姿势，在此种情况下，暴力极易从膝前部，通过股骨干抵达股骨头，并直接冲向臼底，以致引起骨盆的臼底骨折，从而构成髋关节中心性脱位的病理解剖学基础。同样作用于大粗隆部的暴力亦可引起同样结果（图 5-23）。

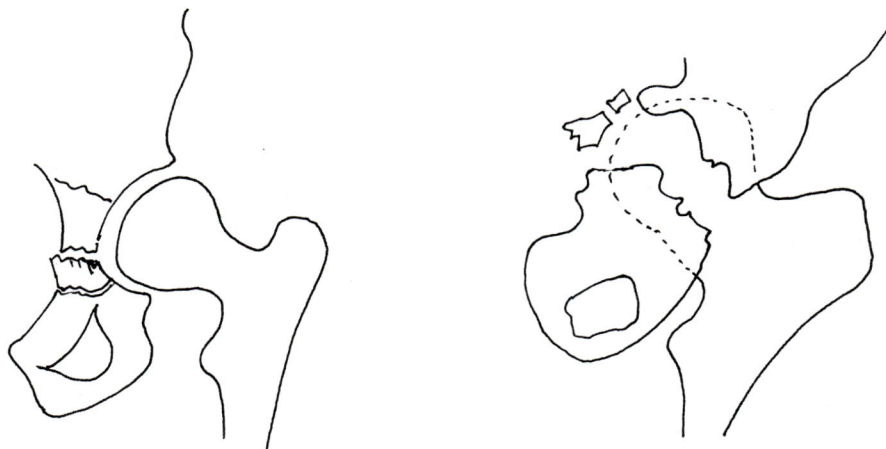

图 5-23　髋关节中心性脱位示意图

二、手术要点、难点及对策

（一）牵引治疗

对于股骨头轻度内移，髋臼仅为横行、斜行骨折而无明显凹陷粉碎骨折，可行短期皮牵引或股骨髁上骨牵引，卧床休息 10 ~ 12 周。对于股骨头内移明显，可采用股骨髁上穿针行肢体纵向骨牵引，同时经大转子下穿入一粗大螺钉达股骨头进行侧方牵引，牵引方向与肢体纵轴牵引成直角，两牵引的合力方向与股骨颈的纵轴一致，即髋关节中心性脱位时的双向骨牵引治疗。牵引期间应随时调整牵引重量方向，直至经 X 线复查证实股骨头已回纳至髋臼顶的下方为止。3 个月后，待骨折坚固愈合时可负重活动。双向牵引可使脱入盆腔内的股骨头复位，改善移位的髋臼骨折，但难以达到骨折的完全复位。

（二）手术治疗

对于髋臼骨折牵引复位不良或股骨头突入盆腔、股骨颈被嵌夹在髋臼骨折裂隙中，牵引整复困难者，晚期髋关节常可发生创伤性关节炎，此时可采用人工关节置换，以恢复髋关节的功能。

第三节　膝、踝关节脱位

膝关节脱位

尽管膝关节不如某些杵臼关节稳定，但因局部有着强大的肌组，如股四头肌、腓肠肌、股二头肌等，且韧带及关节囊亦十分坚强，从而保证了其动力性与静力性稳定。但膝部的骨性结构毕竟是屈成关节，一旦暴力大于周围肌群、韧带及关节囊的承受力，仍会出现脱位。在全身大关节脱位中属于较为少见的一种，占四大关节脱位者的 1% ~ 3%，多见于青壮年男性。

一、致伤机制

膝关节脱位多为猛烈的直接暴力所致。不论来自前后内外任一方向，也不论作用于膝上股骨或膝下的胫骨，只要外力超过膝关节周围软组织强度均有可能引起胫骨对股骨的咬合变异，以致出现前、后、内、外 4 个方向中的任一方向的脱位，其中以前脱位多见。此外，如果小腿固定，大腿处于突然内旋及膝外翻时，则可出现膝关节的后外侧（旋转）脱位。股骨内髁易嵌于内侧关节囊及肌肉软组织之中。

脱位一旦发生，关节内的前交叉韧带和后交叉韧带，两侧的内、外侧副韧带及关节囊等多同时断裂，有时半月板及腘窝处的神经血管亦有可能被累及（图 5-24）。

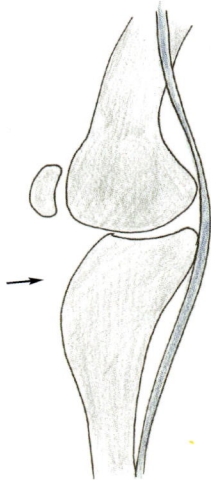

图 5-24　膝关节脱位可能引起腘动脉受累

二、手术要点、难点及对策

视具体情况不同酌情采取治疗方法。

1.一般病例　多用硬膜外麻醉，麻醉后牵引数秒钟，按脱位之相反方向还纳，一般较容易。而后用下肢石膏固定6~8周，拆石膏后功能活动。

2.合并腘动脉损伤者　腘动脉是人体各大血管损伤后引起肢体坏死率最高的血管，可达60%以上。因此凡疑及此种损伤者（足背动脉搏动减弱或消失），应立即将膝关节予以复位，观察数分钟，如足背动脉搏动恢复，表明系腘动脉扭曲所致。如仍未恢复，则需立即行腘动脉探查术，并酌情采取相应的措施。此种并发症多见于后脱位者。动脉造影虽有利于本病的诊断，但费时较久，易延误时机。一般主张遇有此种情况宁可及早施探查术，以防肢体坏死。术中同时对损伤的韧带一并修补。

3.合并神经损伤者　以后外脱位时的腓总神经损伤为多见，大多于复位后症状缓解，因此尽早予以手法复位。复位后神经刺激症状仍存在者，可给予神经营养药物，并在观察之同时做神经电生理检查。如有断裂时（并非罕见），可行探查术，再于术中酌情处理。

4.合并韧带损伤者　严重脱位病例，膝部所有韧带几乎全部断裂，而在一般性脱位中常仅波及前后交叉韧带，侧方脱位时还会伴有一侧的侧副韧带断裂。此类伴发伤多需早期行修复术，对后期病例只好行重建性手术。

5.合并骨折　大多系胫骨结节或腓骨头等撕脱性骨折，关节脱位恢复后也都随之还纳，少有需开放复位者。

三、预后

早期复位和及时修补受损韧带者，预后大多较好。后期病例及初期处理不当者，易引起膝关节失稳症。

283

踝关节脱位

踝关节脱位是指整个股骨关节面向前、向后或向内、向外的移位。外伤后引起的踝关节脱位多合并踝关节骨折或踝部韧带损伤，单纯踝关节脱位比较少见，脱位后早期手法复位比较容易。根据距骨上关节面移位的方向，将其分为前脱位、后脱位、上脱位和侧方脱位，其中前脱位和侧方脱位比较常见，下面就介绍这两种脱位。

一、踝关节前脱位

（一）受伤机制

踝关节前脱位较多见，常为青壮年，脱位多在踝关节跖屈内翻时发生。跖屈时，跟骨结节上升，与胫骨后缘接近，在此位置上，胫骨似乎把距骨推到关节以外，此时，作用于小腿前部的直接暴力或间接暴力（高空坠落或挤压伤），均可引起胫骨和腓骨向后移位，距骨向前脱位。踝关节前脱位多合并三角韧带和外侧副韧带损伤（图5-25）。

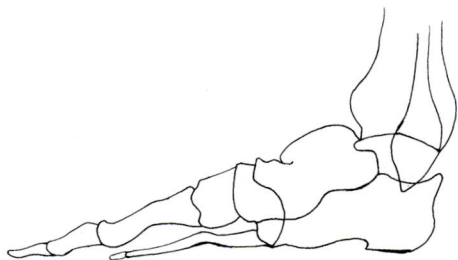

图 5-25　踝关节前脱位

（二）手术要点、难点及对策

1.手法整复　需在麻醉下进行。患者取仰卧位，膝关节屈曲90°，助手握住膝部，术者握住足部同时做对抗牵引使踝关节间距增大，另一助手向上提拉小腿下部，术者下压并使足背伸，可听到或摸到一响声，表示脱位整复。或者患者膝关节取伸直位，患肢置于硬床上，助手握住膝部，术者握住足部做对抗牵引，同时靠身体重力向后推压足部，并使踝关节背伸，使脱位复位。

术后处理：手法复位后，用小腿管型石膏将原关节固定于功能位4～6周。

2.手术切开复位　踝关节前脱位，由于胫腓骨后移，跟骨随距骨前移，跟腱张力高，手法整复有一定难度，加之胫后血管神经受到牵拉，又常合并三角韧带损伤，因此，常需手术切开复位。

二、踝关节侧方脱位

（一）受伤机制

踝关节侧方脱位比较多见，并均伴有内、外踝骨折，其中以外侧方脱位最多见。当足踝部处于过度外翻及足部旋前时，首先造成内踝骨折或三角韧带撕裂，致伤暴力继续作用于外踝，使腓骨在外踝尖上方5～6cm处骨折，距骨则移出踝穴而向外侧脱位。相反，内侧方脱位发生在足踝部过度内翻及足部旋后时，过度内翻首先造成外踝骨折，暴力继续作用于内踝，使之也发生骨折，距骨因失去内、外踝的约束而向内移位（图5-26）。

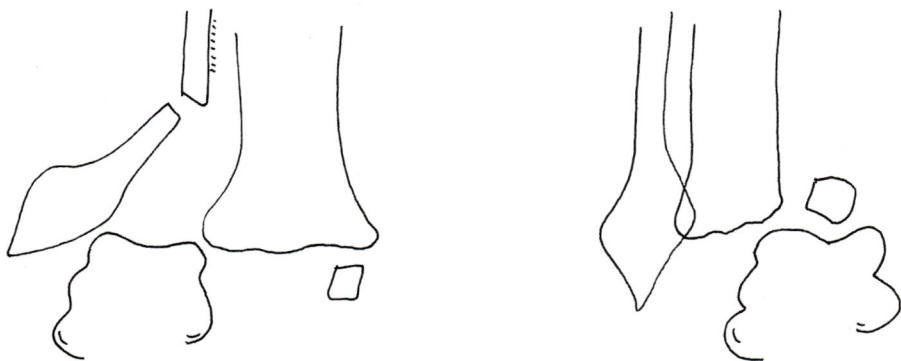

图 5-26　踝关节侧方脱位

（二）手术要点、难点及对策

踝关节侧方脱位几乎都合并内、外踝骨折，有时还伴发血管、神经损伤。因此，大部分病例需行切开复位内固定或血管神经探查手术。

1. 手法复位　踝关节侧方脱位的复位方向与致伤暴力方向正好相反。复位需在麻醉下进行。以外侧移位为例：患者取仰卧位，膝关节略屈曲，术者握住足部，助手握住膝部做相反方向牵引，使踝关节复位后，术者使足部内翻，并用左手拇指推挤距骨向内侧，借助距骨的内移使内踝复位；同时向内推挤外踝，使之复位而恢复踝穴的完整性。

术后处理：用踝足部及小腿 U 形石膏固定 4 周，再改换功能位石膏固定 4 周，待内、外踝骨折愈合后，去石膏进行功能练习。踝关节内侧脱位复位方向与外侧脱位的方向相反。

2. 切开复位　踝关节侧方脱位除合并内外髁骨折外，还常常合并皮肤撕裂或血管神经损伤。因此，需行切开复位内固定或清创缝合血管神经探查术。

第四节　上肢截肢术

截肢（amputation）术是指将危害健康、无生存能力和（或）无生理功能的肢体经骨或关节截除的外科手段。肢体截除后可通过安装假肢和多种训练方式，使残留肢体发挥其应用的作用，最终尽可能重建原肢体的生理功能。

一、手的截肢术

手约占一侧上肢功能的 90%，在截肢时需尽可能多地保留骨的长度和皮肤的感觉，并尽可能多地保留和恢复关节的功能；拇指占手的功能的 50% 以上，应尽可能减少拇指的截肢，必要时可使用皮瓣转移来缩短拇指的截肢长度；在腕关节功能正常的情况下，为发挥残掌功能、便于二期手术，手掌部截肢亦需尽可能保留残掌的长度。

（一）适应证

患者残肢损伤严重无法存活；残肢继发坏死、感染可能性大；保留残肢无法控制感染等。

（二）禁忌证

患者残肢尚可存活保留功能者。

（三）手术要点、难点及对策

1. 麻醉、体位及切口　取仰卧位，患肢外展置于手术台上。常采用臂丛神经阻滞麻醉，平面较低时亦可采取局部麻醉。根据具体情况于手指根部行橡皮带结扎止血或臂部气压止血带止血。指骨截肢或指间关节离断的手术切口常于截肢平面行掌侧长而背侧端的切口，两者长度比例为 2:1，以使软组织条件更好的掌侧皮瓣覆盖指残端，其中第一指、第二指及第五指的手术切口注意留取部分皮瓣封闭切口。第二指近节截肢，为便于拇指与中指持物并改善外观，可将截骨平面定于第二掌骨近基底部约 2cm 处。

为减少皮瓣的张力，促进后期皮瓣愈合，在行掌侧切口时应伸指，在行背侧切口时则应屈曲。

2.肌腱、血管及神经的处理　在皮瓣边缘，牵拉屈、伸肌腱后切断并任其自行回缩，因手部解剖的特殊性，切断的肌腱无须缝合固定；双侧指动静脉可用5-0丝线结扎；游离出指神经后稍牵拉，切断后任其自行回缩。

3.截骨或关节离断　在既定截骨平面环切骨膜并稍剥离后截骨，骨断端用骨锉打磨平整；关节离断时，分别切断肌腱及周围其他软组织后，远端指节可自行脱落。关节离断后近节骨端扩大部分应使用骨锉等设备修整。

4.缝合　松开止血带后，彻底冲洗伤口，根据实际情况决定引流物的使用，间断缝合切口。

（四）术后注意事项

术后可行局部加压包扎，并适当抬高患肢，促进血液回流；应用抗生素预防感染；术后1～2天拔除引流物，适时换药并拆线。

二、腕关节离断术

腕部关节由桡腕关节、腕掌关节及腕骨间关节组成，通常所说的腕关节离断术指的是桡腕关节离断。有学者认为，下尺桡关节正常的情况下，腕关节离断术仍可使前臂50%的旋转功能传递到假肢上，因此应尽可能保留下尺桡关节。

（一）适应证

其适应证基本同手截肢适应证。

（二）禁忌证

患者尚有保肢可能者。

（三）手术要点、难点及对策

1.麻醉、体位及切口　取仰卧位，患肢外展平置于另一小手术台上，常采用臂丛神经阻滞麻醉，并行上臂气压止血带止血。

切口起自桡骨茎突远端1～2cm处，于尺骨茎突远端1cm处，掌侧皮瓣长度与背侧皮瓣长度为2∶1，成鱼嘴状，与截肢类似。

2.肌腱、血管及神经的处理　剥离掌侧软组织至暴露腕横韧带，切开腕横韧带后，从桡侧至尺侧分别解剖出桡动静脉、尺动静脉、尺神经、正中神经及掌长肌腱等其他肌腱。其中，血管结扎后切断，动脉血管需双线结扎；神经向远端轻轻牵拉后切断，并任其自行回缩；所有肌腱均轻轻牵拉后切断，任其回缩。切开掌侧腕关节囊。

剥离背侧软组织至背侧腕部韧带，切开后分别显露各伸肌腱并逐一切断，任其回缩。

切开背侧腕关节囊。

3.关节离断　分别切断桡侧及尺侧副韧带后，离断关节。为减少对皮肤的摩擦，方便后期假肢安装，需分别切除尺桡骨茎突并打磨平整；此时应避免损伤下尺桡关节和三角纤维软骨，以保留前臂的旋转功能，避免术后关节疼痛。

4.缝合　松开止血带后，彻底冲洗伤口，并确切止血；放置引流条后，间断缝合切口。

（四）术后注意事项

术后局部加压包扎，适当抬高患肢；应用抗生素预防感染；术后 1 ~ 2 天拔除引流物，适时换药并拆线。因术中有较大血管结扎，术后床旁需备止血带，警惕因多种原因导致的大出血。

三、前臂截肢术

根据前臂不同功能肌群的分布及对前臂功能的不同影响，将前臂截肢残肢长度分三类：残肢长度大于 55% 的前臂长残肢，此长度保留了大部分旋转所需的肌肉，为最理想的残肢长度；残肢长度为 35% ~ 55% 的前臂短残肢，此长度保留了大部分旋后肌群，具有较强的旋后能力；残肢长度短于 35% 的前臂极短残肢，此长度下基本无旋转肌群保留，只保留了肘关节的屈伸。综上所述，为尽可能保留前臂的功能，前臂截肢因尽可能在中、下端 2/3 处进行；因下端 1/3 处软组织薄弱，故而截肢平面常集中在中部 1/3，其中尤以中、下 1/3 交界处为佳。下文以截肢平面在中、下 1/3 交界处为例。

（一）手术要点、难点及对策

1.麻醉、体位及切口　取仰卧位，患侧尽可能靠近手术床边缘，患肢外展置于另一小手术台上。为防止前臂旋转至掌背侧皮瓣收缩、变形，前臂需呈中立位。采用臂丛神经阻滞、高位硬膜外组织麻醉或气管内插管全身麻醉，并行上臂气压止血带止血。

切口自既定截骨平面上约 1cm 处起始，分别在掌侧及背侧做一等长的弧形皮瓣，皮瓣长度为截肢平面前臂前后径的一半。

2.肌肉、血管及神经的处理　沿切口边缘垂直切开皮肤和浅筋膜，在截肢平面上端分离出桡尺动静脉，分别牢固结扎后切断。骨间血管不易分离结扎，可采取下述方法确定结扎确实与否：于截骨后自近端向远端推挤，在其他血管已确切结扎的情况下，若骨间膜处无明显出血，则说明结扎确实；亦可在未预先分离并结扎骨间血管的情况下运用此法寻找截骨后回缩的血管。逐次分离出尺神经、桡神经、正中神经等较大神经，于截肢平面上端轻轻牵拉后任其自行回缩；为防止术后神经瘤形成至局部明显膨大，切断神经时尽可能避免所有断端在一个平面。顺序切断周围肌肉组织；为保证截骨后可有肌肉组织覆盖骨端，肌肉断面应在截骨平面稍下方。

3.截骨和缝合　在既定截骨平面环形剥离骨膜，保护已分离的软组织，平行截断尺桡骨后，分别切除尺骨内侧和桡骨外侧少量骨质，并将骨断端打磨圆滑，以利外形和缝合。为保留部分残肢功能，便于假肢安装，应将截骨平面尽可能控制在距桡骨粗隆约 3cm 以远处。

因肱桡肌及肱肌可提供部分屈肘功能，若截骨平面在肱二头肌止点 4cm 以内时，可离断约 2.5cm 肱二头肌肌腱，以增加残肢长度，利于假肢安装。若截骨后尺桡骨断端距离较近或已接触，需用薄肌瓣覆盖，隔离尺桡骨断端，避免术后交叉愈合，影响前臂的旋转。

松开止血带后，需彻底冲洗切口，并检查各大血管尤其是骨间血管是否结扎确实；缝合并固定肌肉，放置引流管，逐层间断缝合。

（二）术后注意事项

术后适当加压包扎，抬高患肢，减轻局部水肿及疼痛；应用抗生素预防感染；一般术后每日引流量小于 30ml 时可拔除引流管；适时换药并拆线。因术中有较大血管结扎，术后床旁需备止血带，必要时止血带暂时止血后手术探查处理。术后可用三角巾悬吊，早期行功能锻炼。

四、肘关节离断术

（一）手术要点、难点及对策

1. 麻醉、体位及切口　麻醉、体位及止血带的使用同前臂截肢术。

肘关节离断术切口起自肱骨内外髁，分别向远端做等长的弧形皮瓣；其中前侧皮瓣置于肱二头肌止点稍远处，对应的后侧皮瓣置于尺骨鹰嘴远端约 2.5cm 处。为避免出现皮瓣张力过高的情况，皮瓣的长度可稍长于上述标准。

2. 血管及神经的处理　分离肘前部皮瓣，切开浅筋膜，结扎浅静脉后，将皮瓣上翻，自桡侧至尺侧分别解剖并游离出桡动静脉、桡神经、正中神经和尺动静脉等较大的血管或神经及其分支。上述血管于确切结扎后切断，神经于肘关节平面上方稍牵拉后切断并任其回缩。

分离肘后部皮瓣，解剖并游离出尺神经，于截肢高位稍牵拉后切断，任其自行回缩。

3. 关节离断　分别分离出肱骨内上髁上的内旋和屈曲肌群的附着部、肱骨外上髁上的外旋和伸展肌群的附着部、肘关节屈侧桡骨结节上的肱二头肌附着部、肘关节肘窝尺骨喙突上的肱二头肌的肌腱附着部及鹰嘴处肱三头肌肌腱附着部，并切断附着于上述部位伸展肌群之外的所有肌肉及肌腱，并切断关节囊，使关节离断。为避免切断后伸展肌群不能内翻与内上髁附着肌群共同覆盖肘关节面，伸展肌群应在距肘关节面以远 5 ~ 6cm 处。

4. 缝合　松开止血带后，彻底冲洗伤口，并确切止血；休整残端后，将肱三头肌肌腱关节面与肱二头肌肌腱缝合，其余伸肌群与屈肌群分别缝合覆盖骨端，放置引流后，间断缝合皮下及皮肤。

（二）术后注意事项

术后局部加压包扎，适当抬高患肢；应用抗生素预防感染；术后 1 ~ 2 天拔除引流物，适时换药并拆线。因术中有较大血管结扎，术后床旁需备止血带，警惕因多种原因导致的大出血。

五、上臂截肢术

（一）手术要点、难点及对策

1. 麻醉、体位及切口　麻醉、体位同前臂截肢术，低位截肢时可使用止血带，高位截肢不方便使用止血带时可在处理血管时由助手按压腋部大血管止血。

上臂截肢术切口起始常与截骨平面等高，行前后等长皮瓣，为方便后期切口封闭，皮瓣长度可稍长于上臂直径的一半。为便于后期含机械"肘关节"假肢的安装，一半要求截骨平面至少在肘关节平面以上 4cm 处。

2. 肌、血管及神经的处理　分别分离肱肌、肱桡肌、肱二头肌、肱三头肌等其他上臂肌肉，于既定截骨平面远端 1～2cm 切断，肱三头肌应于远端 4～5cm 处切断。于皮下分别解剖出贵要静脉和头静脉，上臂肌肉间隙中分离出肱动静脉，分别行确切结扎并切断。分离桡神经、尺神经及正中神经，轻轻牵拉后切断，任其断端回缩至截骨平面以上肌肉间隙中。为避免术后神经瘤形成于同一平面影响假肢安装，应分别在不同平面切断上述神经；上肢易发生神经瘤或幻肢痛，在处理上述神经时务必轻柔，在处理皮神经时尤其需注意。

3. 截骨　在既定截骨平面环形切开骨膜并向远端稍剥离，横行截骨后将断端打磨光整。

4. 缝合　松开止血带后，彻底冲洗伤口，并确切止血；将肱三头肌的残端休整成较薄的肌筋膜瓣，与前方的肱二头肌缝合覆盖骨端；放置对口引流后，间断缝合切口。

（二）术后注意事项

术后需早期行残肢的外展和上举练习，避免顽固性残肢内收的发生。余同"肘关节离断术"。

六、经肱骨外科颈截肢术

（一）手术要点、难点及对策

1. 麻醉、体位及切口　经肱骨外科颈截肢术可采用臂丛神经阻滞麻醉、高位硬膜外麻醉或者气管内插管全身麻醉等。麻醉成功后，取仰卧位，患侧肩下垫枕，使躯干与手术台成 45°角，患者呈外展外旋位。

手术切口起自喙突，沿三角肌前缘至其止点后，转向三角肌后缘至腋窝；经腋窝沿肩关节前内侧连接上述起止点。

2. 肌、血管及神经的处理　小心解剖三角肌与胸大肌间隙，分离并结扎头静脉。切断胸大肌在肱骨上的止点，显露胸小肌与喙肱肌之间的血管神经束，在胸小肌下缘确实结扎并切断腋动静脉。解剖腋静脉时务必轻柔，避免因撕扯腋静脉造成空气栓塞，分别分离出正中神经、尺神经、桡神经及肌皮神经，在截骨平面近端稍牵拉后切断，任其自行回缩。切断三角肌止点，将三角肌连同皮肤及皮下组织向外上翻折。为防止术后发生皮瓣坏死，应避免分离三角肌与皮下组织。在肱二头肌肌腱沟附近切断大圆肌和背阔肌，并在截骨平面远端约 2 cm 处分别切断肱二头肌长头和短头、肱三头肌及喙肱肌。因腋部神经血管较多，为防止术后出现神经瘤导致剧烈疼痛并影响假肢安装，应仔细分离，避免将神经误认为血管而结扎切断，神经及大血管的伴行血管亦需处理确实可靠，避免术后出血，同时应在不同平面分别切断各大神经。

3. 截骨　在肱骨外科颈平面环形切开骨膜并向远端稍剥离，保护好周围软组织后行横行截骨，并将残端打磨光整。

4. 缝合　彻底冲洗伤口，并确切止血；将肱二头肌长短头、肱三头肌长头及喙肱肌在骨残端处缝合，覆盖骨端；休整外侧皮瓣使其可以严密覆盖创口；放置引流管后，间断缝合切口。

（二）术后注意事项

术后局部加压包扎，适当抬高患肢；应用抗生素预防感染；术后 2 ～ 3 天或引流量少于 50ml/24h 拔管，引流量较大时可试行局部压迫促进止血；需严密观察患者生命体征，避免因大出血导致的严重不良后果；适时换药并拆线。

七、肩关节离断术

（一）手术要点、难点及对策

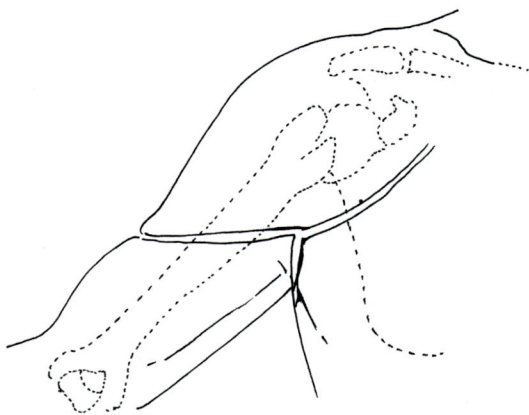

图 5-27　手术切口

1. 麻醉、体位及切口（图 5-27）　大致同"经肱骨外科颈截肢术"。

2. 肌肉、血管及神经的处理　头静脉、腋窝神经血管束、胸大肌、三角肌、背阔肌及大圆肌的处理方式大致同"经肱骨外科颈截肢术"。

3. 关节离断　内旋上臂，分别切断冈上肌、冈下肌和小圆肌止点，并切开关节囊；极度外旋上臂，切断肩胛下肌和前关节囊，再切断肱三头肌的止点及肩关节囊下部，完成关节离断。

4. 缝合　无菌生理盐水彻底冲洗伤口，并行确切止血。周围切断的所有肌肉需缝合后覆盖空虚的关节盂，三角肌覆盖封闭切口。引流管应置于关节盂内以利充分引流，必要时可行负压吸引。逐层间断缝合切口。为方便缝合，避免术后骨性结构突出皮下，可在缝合前切除部分突出的肩峰。

（二）术后注意事项

术后注意事项同"经肱骨外科颈截肢术"。

八、肩胛带离断术

肩胛带离断术是从肩胛骨和胸壁之间截除整个上肢的手术，常用于保肢手术不能彻底清除的恶性肿瘤，对患者的外貌、心理及生理功能均有较大的影响。该手术创伤大，术中常有较大量的出血，在术前应做积极的准备。目前肩胛带离断术有 3 种常见术式：经前路的 Berger 手术、经后路的 Littlewood 手术和前后联合入路的 Ferratio 手术。其中以后路手术较容易且手术时间相对较短。本文以后路手术为例，介绍肩胛带离断术的手术技术及其重点、难点。

（一）手术要点、难点及对策

麻醉、体位、手术切口及具体手术过程（图 5-28）：肩胛带离断术常采用气管内插管全身静脉麻醉。患者取健侧卧位，患侧在上。健侧垫软枕并行适当固定使患者可以稍做前后倾斜。

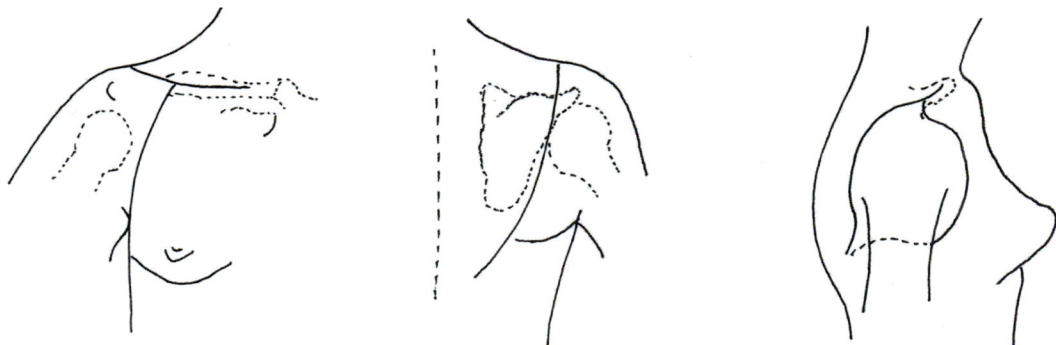

图 5-28 肩胛带离断术手术切口大体观

肩胛带离断术常需做前、后侧两个切口。后侧切口起自锁骨内侧端，沿锁骨向外侧延伸至肩峰，直达腋后皱襞，沿肩胛骨外侧缘到达肩胛下角下方，并弧形转向后延伸至距后中线约 5cm 处。从肩胛肌表面提起皮肤及皮下组织，向内侧分离肩胛骨，直至显露出从肩胛下角至锁骨的肩胛骨内侧缘，分别解剖出浅层的斜方肌、背阔肌，沿肩胛骨内侧缘切断；分别解剖出肩胛提肌，大、小菱形肌，肩胛舌骨肌，前锯肌等，并沿肩胛骨缘切断。切断肌肉的过程中，可通过提拉肩胛骨等手段扩大视野，以便更清楚的暴露；需严格确切地结扎和止血，避免术后血肿的形成。骨膜下环形剥离锁骨，并在胸锁乳突肌止点外缘处切断锁骨及锁骨下肌，此时锁骨下血管及神经随患侧肢体前移而紧张。在截断锁骨时需注意保护胸膜，避免出现气胸等并发症，分别解剖出锁骨下动、静脉及臂丛神经，牢固结扎血管，按照前述方式处理臂丛神经。为预防并减轻此类高位截肢患者术后以灼痛为主的幻肢痛，可在切断前行神经鞘内 0.5% 普鲁卡因注射，并预留神经外导管，方便术后行神经阻滞来控制疼痛。

前侧切口起自锁骨中部，沿胸大肌、三角肌间隙下行至腋前皱襞，向下、向后与后侧切口延续。切断切口下方的胸大肌、胸小肌后，完成肢体离断。

彻底止血，冲洗伤口，置引流管，修整皮瓣并缝合。

（二）术后注意事项

术后一般需行持续性吸引5~7天,可经神经外导管行神经阻滞预防和治疗术后幻肢痛。余术后注意事项大致同"经肱骨外科颈截肢术"。

第五节 下肢截肢术

一、经趾骨截肢术、趾间关节离断术或跖趾关节离断术

通常情况下，截除单个足趾对于站立及正常行走的影响很小，单纯截除姆趾因足部推动力的减弱可导致快速行走时步态异常，因此应尽可能保存姆趾残肢的长度。单纯截除第二足趾易导致严重姆外翻畸形，而单纯截除其他足趾不会对正常足趾造成较大影响。单纯截除第二足趾导致的严重外翻畸形常可采用第二趾切除术后行足部缩窄术避免。因第五趾功能相对较少，常可完全切除而不致影响其他足趾功能。切除全部足趾将对患者快速行走或者弹跳等动作造成较大影响，对于站立及正常行走的影响较小。

（一）手术要点、难点及对策

1. 麻醉方式及体位　采用硬膜外阻滞麻醉成功后，患者常取仰卧位，患肢稍垫高。

2. 皮瓣设计及具体手术操作　经趾骨截肢术、趾间关节离断术或跖趾关节离断术的手术切口同经指骨截肢术、指间关节离断术或掌指关节离断术类似，常采用跖侧长、背侧短的皮瓣设计，切口起始点为足趾的内外侧中点。需注意：末节趾骨截肢或离断时，背侧皮瓣切口应靠近甲床近侧，使跖侧皮瓣可调性增大，利于其与背侧皮瓣缝合；姆趾或小趾的皮瓣设计，应分别做一长的内后侧或外后侧皮瓣，利于截除后残肢的缝合。

向近端翻开皮瓣后，分别切断伸屈肌腱，结扎并切断血管，分离出趾神经，稍牵拉后切断。在预定截肢平面，环形切开骨膜并稍剥离，横行截骨或离断关节。骨残端打磨光整。姆趾因籽骨的存在，在姆趾基底部截肢时可将伸屈肌腱绕过截骨端缝合，以固定籽骨。

彻底止血后冲洗切口，间断缝合切口。

（二）术后注意事项

术后可行局部加压包扎，并适当抬高患肢，促进血液回流；应用抗生素预防感染；术后适时换药并拆线。

二、经跖骨截肢、跖跗关节离断术或跗间关节离断术

自跖骨及更近端截肢后，行走的推动力明显减弱，因此在截肢过程中应尽可能保留残

足的长度。自跖跗关节截肢（Lisfranc 关节截肢）或跗间关节离断术（Chopart 截肢）后，因背伸肌失去止点常导致残端发生严重的马蹄足畸形。为避免马蹄足畸形影响行走，可采用跟腱切断术或跟腱延长胫前肌前移术纠正；现常采取较高位截肢以获得良好的功能和步态，Chopart 截肢已基本被淘汰，此处不做介绍。

（一）手术要点、难点及对策

1. 麻醉方式及体位　此术式常采用硬膜外阻滞麻醉。患者取仰卧位，患肢稍垫高。为减少出血，非缺血性疾病所致截肢者需行气压止血带止血。

2. 皮瓣设计及具体手术操作　经跖骨截肢或 Lisfranc 关节截肢术时，在预定截肢平面从足内外侧中点出分别做跖侧长、背侧短的弧形皮瓣。为防止术后创面不能完全闭合，跖侧及内侧皮瓣需稍长；同时，为增加残端的耐磨能力，皮瓣应尽可能包含皮下组织及肌肉。

第四、五跖跗关节离断术时，切口常起自第三、四趾间，斜向第五跖骨基底部；为确保切口封闭，跖侧皮瓣应较背侧皮瓣长，且更偏向足外侧缘。

经跖骨截肢或 Lisfranc 关节截肢术时，掀开皮瓣，分离肌腱、血管及神经，并按照对应原则处理，此处不一一赘述。为了防止术后残端皮肤过度磨损，各跖骨的截肢平面应与跖趾关节平面平行；同时，第一跖骨内侧、第五跖骨外侧及各跖骨跖侧需稍做斜面并打磨光整。籽骨需切除。

第四、五跖跗关节离断术时，分离皮瓣直至暴露第四、五跖跗关节，离断关节。按照原则处理肌腱、血管及神经等软组织。

松开止血带后，确切止血，彻底冲洗伤口。将跖侧皮瓣翻转后覆盖残端，与背侧皮瓣缝合，伤口放置引流条后，间断缝合切口。

（二）术后注意事项

术后 1～2 天拔除引流物，适时换药并拆线。余术后注意事项同"经趾骨截肢术、趾间关节离断术或跖趾关节离断术"。Lisfranc 关节截肢术后为防止马蹄足畸形的形成，可行石膏管型固定。

三、足后部及踝部截肢术

常见足后部及踝部截肢术包括 Boyd 截肢术、Pirogoff 截肢术及 Syme 截肢术等术式。Syme 截肢术既能满足残端负重的要求，并在残端与地面之间留出了佩戴具有踝关节机制的人工足的空间；又避免了其他截肢方法术后跟骨与胫骨下端间骨性融合的困难；Syme 截肢术操作也较其他术式简单很多；同时，在改良了术式之后，术后义肢美观性较前明显改善。因此，Syme 截肢在临床得到了广泛的应用，其他踝部截肢方法已较少使用。下文以 Syme 截肢术为例进行介绍。

（一）手术要点、难点及对策

1. 麻醉方式及体位　患者常采用硬膜外阻滞麻醉，取仰卧位，患肢稍抬高，根据病因

293

决定是否气压止血带止血。

2. 皮瓣设计及具体手术操作　背侧切口起自外踝尖端，在胫骨远端越过踝关节前方，止于内踝下一横指处；跖侧切口以上述两点为起止点，形成稍前弧的皮瓣。

沿背侧切口切开背侧皮瓣，并小心切断背侧肌腱，分离并结扎胫前动、静脉。跖屈患足，切开踝关节囊前部，并经胫骨与距骨关节间隙切开踝关节囊内侧及内侧韧带；保护胫后动静脉以免损伤。同样方法切开踝关节囊外侧及外侧韧带。骨钩自踝穴钩住距骨后方，向前下方牵拉使患足处于极度跖屈的脱位状态，小心切除踝关节后方关节囊。暴露跟骨后，剥离跟骨骨膜，并在骨膜下继续剥离至跟腱止点处后，小心切断跟腱止点。为避免术后因皮肤损伤致皮缘坏死，在切断跟腱时需尤其小心！在跖侧皮瓣边缘处分离并分别结扎胫后动、静脉，并按照神经的处理原则切断胫神经。因足跟部皮肤血供较差，易发生坏死，故结扎动脉应尽可能靠近远端结扎，一般要求结扎点在胫后动脉分出足底内、外侧动脉之后。切除足跟部皮瓣以外的患足，保留起承重作用的皮下脂肪及其间隔组织。

在关节间隙上方0.5～0.8cm处环形剥离胫腓骨骨膜后切断胫腓骨，使截肢平面在患者站立时与地面平行，修整残端；在胫腓骨前缘钻多个骨性孔道用于固定足跟垫。改良式Syme截肢术在踝关节上方约1.3cm处截骨，并切除内外踝，可使得术后假肢更加美观。

松开止血带，彻底止血，冲洗创面。缝合足跟垫内层的深筋膜于胫腓骨前方预留的骨孔中，拉近跖侧和背侧皮瓣，放置引流后，间断缝合皮瓣。皮瓣两侧出现的"狗耳朵"样皮肤残端突出不可切除，因其可以为足跟部皮瓣提供血供，切除后可导致皮瓣坏死；行良好包扎后，"狗耳朵"常可自行消失。

（二）术后注意事项

术后加压包扎，行硬性包扎为佳，伤口完全愈合后可行管型石膏固定。抬高患肢，减轻局部水肿及疼痛；应用抗生素预防感染；一般术后1～2天可拔除引流管，适时换药并拆线。拆除缝线后一般仍要求继续用弹性绷带包扎3～4周。因术中有较大血管结扎，术后床旁需备止血带，必要时止血带暂时止血后手术探查处理。术后需行专业的康复训练和假肢适应性训练。

四、小腿截肢术

下肢截肢是所有截肢手术中最常见的，经胫骨平面截肢是其中最常用的截肢平面。目前一般认为，小腿截肢时应尽可能保留肢体长度，但不推荐在小腿远端1/3区域行截肢术。原因如下：此区域软组织少，术后皮肤磨损相对严重；该区域为相对无血管区，术后伤口愈合慢。

小腿截肢术有多种皮瓣设计：经典的前后等长皮瓣、前长后短皮瓣、长后侧皮瓣及前侧皮瓣接近截骨平面，而后侧较长的皮瓣设计。其中长后侧皮瓣因其在缺血性肢体截肢的应用及在术后皮瓣存活方面的优势，应用相对较多，下文以此皮瓣为例讲解小腿截肢术中的具体手术过程（图5-29）。

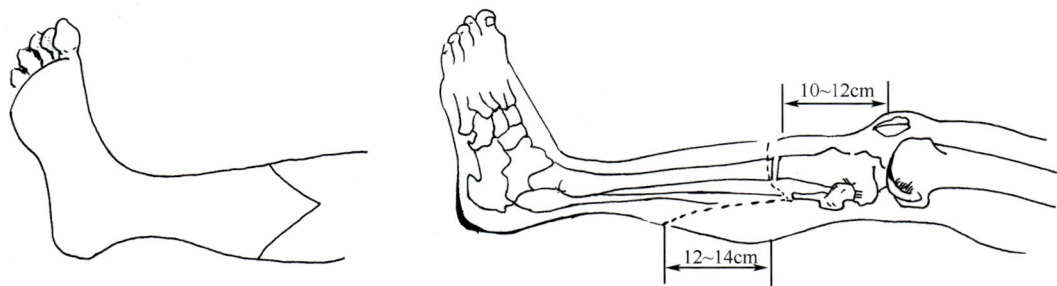

图 5-29 小腿截肢术

（一）手术要点、难点及对策

1. 麻醉方式及体位　硬膜外阻滞麻醉成功后，患者取仰卧位，患肢稍抬高，根据病因决定是否行气压止血带止血。

2. 皮瓣设计及具体手术操作　在预定截骨平面按照皮瓣设计，行直达深筋膜的切口；在胫骨前内侧面时应直达胫骨骨膜，以防切断的前侧软组织回缩，难以确定截骨平面。

向近端反折并掀起前方皮瓣、深筋膜，分离并确切结扎前外侧的胫前血管，处理所在截肢水平的腓神经。电刀在截骨平面下约 1cm 处切断前外侧的肌肉，直至暴露骨间膜。在预定截骨平面以下环形切开骨膜并向近端剥离，在预定截骨平面横行截断胫骨；在胫骨截骨平面近端 1 ~ 2cm 处横行截断腓骨，以形成较好的锥形残端，利于假肢安装。在胫骨断端的前面和内侧面分别修整骨端以形成小的骨性斜面，并将胫腓骨残端打磨光整。在胫骨断端平面稍远端切断后侧肌群，保留腓肠肌筋膜长度与后侧皮瓣长度相等。切断肌肉过程中注意止血并按照原则处理血管和神经，此时小腿已离断。

松开止血带后，彻底止血，并冲洗创口。缝合胫腓骨间的骨膜，促进胫腓残端融合，以提高承重能力和稳定性；将后侧肌皮瓣前移，用腓肠肌筋膜覆盖胫腓骨残端，与前端的骨膜或深筋膜缝合；放置引流管后逐层间断缝合前后侧皮瓣。此术式需修整创口两侧的"狗耳朵"，避免局部皮肤血液循环受影响。

（二）术后注意事项

因引流管位置较深，常采用负压吸引方式引流；余术后注意事项同"Syme 截肢术"。

五、膝关节离断术

对于各种原因导致的截肢需行胫骨近端或膝关节离断的手术，在假肢技术得到了较大改进后，常采用膝关节离断术代替保留较短胫骨的小腿截肢术，尤其是在儿童及青少年人群中这种手术方式得到了广泛应用。膝关节离断术相对于保留较短的小腿截肢术有以下优点：①肢体残端有较好的负重面，皮肤和软组织条件较好，残端可以得到较好保护；②残肢较长，且由于股骨远端的膨隆，在假肢具有更好悬吊能力的同时，对残肢等假肢的控制能力也更强；③股骨远端骨骺的保留，有利于儿童残肢的生长。

既往认为膝关节离断术因皮瓣较长，因缺血所致截肢的患者术后易发生皮瓣坏死；随着皮肤切口的改良，肢体缺血患者亦能更好地使用此术式。

（一）手术要点、难点及对策

1. 麻醉方式及体位　硬膜外阻滞麻醉或者气管内插管全身静脉麻醉成功后，患者取仰卧位，患肢垫高，根据病因决定是否行气压止血带止血。

2. 皮瓣设计及具体手术操作　膝关节离断术常采用鱼嘴状皮肤切口。在膝关节间隙或股骨髁平面行切口，分别起自内外侧中点稍后方，做一个前侧长、后侧短的皮瓣，具体比例可根据实际情况调整。

解剖膝关节内侧，显露出半腱肌、半膜肌、缝匠肌等肌肉组织，并尽可能在远端切断。游离腘动脉，分离并在其膝上动脉分支上方双线确切结扎后切断，余血管常规结扎后切断；分离出胫神经，稍向远端牵拉后锐性切断，并任其自行回缩。在切断胫神经前，为防止术后幻肢痛并发挥术后镇痛作用，可在鞘内注射普鲁卡因，并留置神经外导管。沿前侧皮肤切口切开软组织直达骨面，在胫骨结节处切断髌韧带，切开关节囊后将前侧皮瓣向近端反折。解剖膝关节外侧，分离并切断股二头肌肌腱和髂胫束，分离出腓总神经，稍牵拉后切断并任其自行回缩。从股骨侧止点分别切断前、后交叉韧带及内、外侧副韧带，剥离腓肠肌在股骨上的止点，离断膝关节，移除小腿。

髌骨可根据情况决定是否切除。在切除髌骨及离断关节过程中需注意保护股骨关节软骨面，避免损伤。正常滑膜无须特殊处理，在有明确手术指征时可切除。为避免因皮瓣较短造成的缝合困难，并使术后安装的假肢更美观，可部分切除内、外侧及后侧股骨髁，使股骨下端膨隆较小。儿童骨骺未闭合时，应切除髌骨，并避免修整股骨，以避免损伤骨骺。

松开止血带，彻底止血后冲洗，将髌韧带缝合于交叉韧带上，或在髁间缝合于腘绳肌肌腱上。放置对口引流后间断缝合切口。

（二）术后注意事项

术后加压包扎，行硬性包扎为佳；抬高患肢，减轻局部水肿及疼痛；应用抗生素预防感染；一般术后 1 ~ 2 天可拔除引流管，适时换药并拆线。因术中有较大血管结扎，术后床旁需备止血带，必要时止血带暂时止血后手术探查处理。术后早期负重，或行管型石膏固定并加压固定于残端；需行专业的康复训练和假肢适应性训练。

六、大腿截肢术

根据截肢平面的不同，大腿截肢术常可分为股骨髁上截肢、经大腿下 1/3 截肢、经大腿中 1/3 截肢和经大腿上 1/3 截肢。因术中需截除患者膝关节，为了提供较长的力臂，利于后期假肢的安装和活动，术中必须尽可能保留残肢的长度；儿童因残肢仍有一定的生长发育空间，亦需尽可能保留残肢长度。常见含有"膝关节"装置的假肢，其轴心部分距假肢套筒末端有 10cm 左右。在距离小粗隆远端 5cm 以内的大腿上端截肢，安装假肢后的功能和髋关节离断术相近。综合上述几点原因，临床上行大腿中段 1/3 截肢病例较多。下文以经大腿中 1/3 截肢为例介绍。

（一）手术要点、难点及对策

1. 麻醉方式及体位 硬膜外阻滞麻醉或者气管内插管全身静脉麻醉成功后，患者取仰卧位，患肢垫高或置于外展屈曲位，根据临床实际截肢平面决定是否行气压止血带止血，缺血所致截肢者不适用气压止血带。

2. 皮瓣设计及具体手术操作 经大腿中段 1/3 截肢常采用前后等长的皮瓣设计。两侧切口分别起自大腿内侧既定截肢平面中点，弧形向远端行切口，使前后皮瓣总长度稍大于截肢平面大腿的直径。

沿切口向深部切开皮下及深筋膜后，向近端翻折皮瓣。沿前方切口处由远端向近端斜行切开股四头肌及其上面的筋膜，使其形成一厚为 1.5 ~ 2.5cm 的肌筋膜瓣。分离大腿前内侧股管内的股动静脉，行确切双线结扎后在截骨平面切断；稍牵拉隐神经后，在截骨平面切断，任断端回缩；分离位于内收肌和股四头肌间隔以内的股深动静脉，确切结扎后切断；分离位于腘绳肌下方的坐骨神经，按神经处理原则切断。在截骨平面稍下方横行切断周围其他肌肉，并在截骨平面按照相应原则处理较小的血管和神经。

环形切开骨膜并向远端稍剥离，沿既定截骨平面横行截断股骨，残端打磨光整，生理盐水冲洗干净。在股骨残端钻几个小孔，可吸收缝线将内收肌和腘绳肌等在低张力的情况下缝合于钻好的小孔上，以固定肌肉残端并覆盖骨端。

松开止血带后，彻底止血并在此冲洗。将前侧股四头肌筋膜瓣覆盖于断端，筋膜层与大腿后侧肌群的筋膜层缝合，根据切口情况修剪皮瓣。放置通畅引流后，间断缝合切口。

（二）术后注意事项

股骨截肢术后，因髋关节周围肌肉张力的改变，可导致髋关节屈曲畸形等，甚至可导致儿童髋臼发育不良以致发生髋关节半脱位，因此术后需行石膏等外固定，并早期行髋关节过伸等功能锻炼。余术后注意事项大致同"膝关节离断术"。

七、髋关节离断术

髋关节离断术是指通过髋关节囊的下肢截肢术，病因常为恶性肿瘤、严重创伤或感染、血供严重不足等。目前常用的髋关节离断手术为 Boyd 术式，本文以此术式为例介绍。

（一）手术要点、难点及对策

1. 麻醉方式及体位 Boyd 手术常使用经气管插管全身静脉麻醉。麻醉满意后，患者取半侧卧位，患侧在上，健侧垫软枕等以固定体位。

2. 皮瓣设计及具体手术操作 Boyd 截肢术常采用网球拍样切口，分别标记耻骨结节、髂前上棘、髂前下棘、坐骨结节及大转子；切口起自髂前下棘，在髂前下棘下方约 3cm 处分前内和外下切口；前内侧切口与腹股沟韧带平行，止于内收肌起点下约 5cm 处，外下侧切口弧形止于大腿外侧大粗隆远端约 8cm 处，前内切口和外下切口汇合于坐骨结节下约

297

5cm 处。

　　沿前内侧切口切开深筋膜，显露子宫圆韧带（女性）或精索（男性）并加以保护；分离出股动、静脉，双重结扎后切断其主干及其分支；分离出股神经，稍向远端牵拉后切断并任其自行回缩至截肢平面以上。分别于髂前上棘和髂前下棘处切断缝匠肌和股直肌止点；在耻骨下约 0.5cm 处切断耻骨肌。外旋并轻度屈曲髋关节，逐步分离髂腰肌直至显露股骨小转子，从小转子的止点切断髂腰肌，解剖出耻骨肌、闭孔外肌和外旋肌群之间的肌间隙，显露出闭孔动脉，确切结扎后切断；显露闭孔外肌在股骨上的止点，并沿其止点切断。需注意：决不可在闭孔外肌近骨盆处切断，以免损伤闭孔动脉，避免因其回缩至骨盆内而造成难以控制的出血。仔细辨别闭孔动脉的分支并分别结扎。分别在近耻骨联合处切断股薄肌、长收肌等内收肌群。温湿纱布覆盖前内侧创面。

　　内旋髋关节，显露股骨大转子，在臀中肌和臀小肌止点处切断上述肌肉，沿外下皮肤切口切开阔筋膜和臀大肌最远端的肌纤维，将切断的肌肉连同皮肤向近端翻折。分离出坐骨神经，并按照神经处理原则切断。在靠近股骨止点处分别切断梨状肌、上下孖肌等短外旋肌群，在坐骨结节的止点处切断腘绳肌。环形切开髋关节囊及连接在股骨头与髋臼之间的圆韧带，离断关节。

　　彻底止血后，仔细冲洗创面。将臀肌游离端与耻骨肌、股内收肌等止点处，彻底封闭创口。放置通畅引流后，分层间断缝合，无菌敷料加压包扎。

（二）术后注意事项

　　术后需密切关注患者生命体征和引流管引流情况，视情况适时拔除引流管。术后局部加压，引流量较多时可稍增大压迫力度。因切口靠近会阴部，感染概率较大，需严防污染并及时更换敷料；术后需全身应用抗生素以预防感染。

八、半骨盆切除术

　　半骨盆切除术常用于治疗保肢手术或髋关节离断术不能完全切除的恶性肿瘤，偶可见因严重感染或血供不足而行此手术。根据患者病变的部位不同，半骨盆切除术常有后方皮瓣法和病灶主要占据臀部时的前方皮瓣法。因手术创伤大，术中出血多，术前需配备足量同型血液，行清洁灌肠，留置导尿管；术前皮肤消毒前，需临时行荷包缝合法缝合肛门，并将男性患者阴囊及阴茎用胶布黏贴在健侧大腿上，妥善遮盖会阴部。

（一）King-Steelquis 后方皮瓣法半骨盆切除术

1. 手术要点、难点及对策

（1）麻醉方式及体位：气管内插管全身静脉麻醉成功后，患者取侧卧位，健侧在上；固定患者，方便术中行前、后方手术操作时倾斜手术台。

（2）皮瓣设计及具体手术操作：后方皮瓣法半骨盆切除术的切口常分以下 3 个部分（图 5-30）。

1）前方切口：起自髂嵴，经髂前上棘后沿腹股沟韧带切开至耻骨联合。沿切口向深部解剖，在髂嵴及髂前上棘处切断腹内斜肌、腹外斜肌、腹横肌及腹股沟韧带。小心显露精索，向内侧牵拉，并加以保护。行腹膜后钝性分离，将腹膜、腹腔内脏器推向内侧；钝性分离膀胱前间隙，轻柔地将膀胱向盆腔内牵拉，并加以保护。辨认髂部血管及输尿管，保护输尿管，仔细分离髂外动、静脉及其分支，确切结扎后切断。仔细分离股神经后，按照神经处理原则切断，并行断端止血。

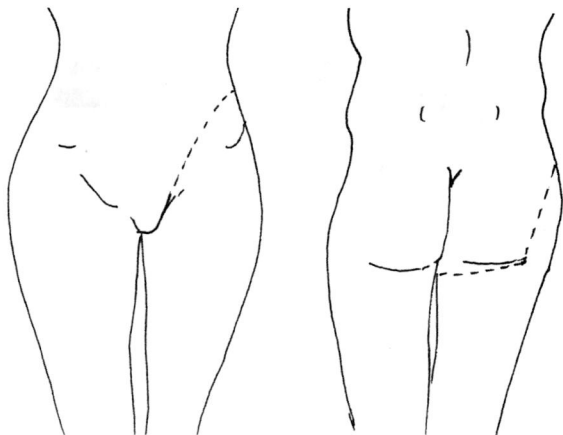

图 5-30　后方皮瓣法半骨盆切除术切口示意图

2）会阴切口：外展患肢，从耻骨联合沿大腿根部切开至坐骨结节；暴露出耻骨支和坐骨支，沿耻骨下支做骨膜下剥离，使坐骨海绵体肌和会阴横肌脱离耻骨；用骨刀或骨凿等离断耻骨联合。此操作过程中需严格严密保护尿道和膀胱，避免损伤。实际操作中可使用可塑性拉钩等拉开膀胱和尿道，在离断耻骨联合时可使用压肠板等保护。

3）后方切口：自前方切口沿髂嵴至髂后上嵴，向前外侧转至大转子后，向后延伸，沿臀皱襞与会阴部切口汇合。切开深筋膜后，显露臀大肌并沿切口切断。将形成的后方皮瓣向后翻转，充分暴露臀中肌、臀小肌、外旋肌群及坐骨神经后，切断梨状肌并按照原则处理坐骨神经。小心分离骶神经根并根据原则切断，尽可能保留泌尿及生殖相关的神经。使用线锯小心地在骶髂关节前方锯断髂骨，并切断骶结节韧带和骶棘韧带等其他支持组织（骶髂关节处截骨根据病变部位及术式不同可稍有改变）。稍外旋患侧髂骨，显露闭孔动、静脉及闭孔神经分别按原则处理。在髂嵴水平离断髂腰肌，在靠近耻骨处切断肛提肌。用力牵引下肢，逐步使骨盆壁和腹腔脏器分离，完成离断。

彻底止血后冲洗创面，用后侧皮瓣覆盖创面，将臀部的肌肉、筋膜及腹壁的肌肉、筋膜分别缝合，留置通畅引流后，逐层间断缝合切口。

2. 术后注意事项　因术中牵拉腹膜及术后镇痛的运用，可能导致继发性肠梗阻，需密切观察；术后需常规放置胃肠减压管，减轻肠梗阻症状及可能的伤口并发症；术中分离骶神经根可能导致同侧的膀胱和阴茎失去神经支配，需给予关注并适当治疗；术后及时拆除肛门缝线；术后严密观察患者生命体征及创面引流情况，根据情况适时拔除引流管；因创面较大，可采取负压吸引方式，并局部加压包扎；余术后注意事项同"髋关节离断术"。

（二）前方皮瓣法半骨盆切除术

1. 手术要点、难点及对策

（1）麻醉方式及体位：同"King-Steelquis 后方皮瓣法半骨盆切除术"。

（2）皮瓣设计及具体手术操作：前方皮瓣法半骨盆切除术切口常分以下 3 个部分。前方切口起自髂前上棘外侧，向远端至膝上约 5cm 处，折向大腿内侧，向近端延伸至内收肌与会阴褶皱处；会阴部切口自前方切口处向后行，并保留肛周 3cm 的皮肤，至后正中线处；

后方切口起自髂前上棘处，沿髂嵴向后至后正中线处，向下与会阴部切口汇合。

沿前方切口向深部解剖，形成一个包含皮肤、筋膜、所有股骨前方肌肉及股动、静脉和股神经的肌皮瓣，盐水纱布保护。在髂前上棘和耻骨上、下支处切断大腿部的肌肉和腹股沟韧带的附着点。做髂窝内肌肉的骨膜下分离至近骶髂关节处，在距离耻骨联合约 1cm 处及骶髂关节外侧分别切断耻骨和髂骨。牵拉髂骨，解剖坐骨切迹处的臀上、下动静脉及阴部动静脉，分别确切结扎；解剖出坐骨神经，按照神经处理原则处理，为防止术后疼痛及神经瘤的形成，可行鞘内注射普鲁卡因，并留置神经内导管。

沿后方切口向深部解剖，暴露骶骨，并将臀大肌和骶棘肌从骶骨上剥离；暴露髂嵴并剥离腹外斜肌、骶棘肌、背阔肌和腰方肌。沿会阴部切口向深部解剖，暴露尾骨，切断臀大肌在尾骨及骶结节韧带上的止点。此时可将髂骨及下肢从肢体残端移除。

彻底止血后冲洗，用前方皮瓣覆盖创面并修整皮瓣，留置通畅引流后，逐层缝合伤口。

2. 术后注意事项　同 "King-Steelquis 后方皮瓣法半骨盆切除术"。

（华中科技大学同济医学院附属协和医院骨科医院　叶哲伟）

参 考 文 献

科瓦尔，J.（Koval KJ）.2009.骨科手术图谱.邱贵兴主译.北京：人民卫生出版社：254-268.

王东，尹芸生.2008.骨与关节创伤外科临床指导.武汉：华中科技大学出版社：324-335.

王亦璁.2007.骨与关节损伤.第 4 版.北京：人民卫生出版社：1275-1293

杨述华.2014.骨科学教程.北京：人民卫生出版社：434-436.

Browner，等.2007.创伤骨科学.王学谦，等主译.天津：天津科技翻译出版公司：1965-1998.

Canale ST，等.2013.坎贝尔骨科手术学.第 12 版.王岩主译.北京：人民军医出版社：2460-2490.

Heng C H，Wang B H，Chang P C.2015.Distal femoral fracture after double-bundle anterior cruciate ligament reconstruction surgery. Am J Sports Med，43（4）：953-956.

第六章　骨与软组织感染

第一节　急性血源性化脓性骨髓炎

急性化脓性骨髓炎是由化脓性细菌感染引起的病变，包括骨膜、骨皮质、骨松质及骨髓组织炎症。感染途径有三：①血源性感染，致病菌由身体其他部位的感染性病灶，如上呼吸道感染、皮肤疖肿、毛囊炎、泌尿生殖系统感染等部位经血液循环播散至骨骼，称为血源性骨髓炎；②创伤后感染，如开放性骨折或骨折手术后出现了感染，称为创伤后骨髓炎；③邻近感染灶，邻近软组织感染直接蔓延至骨骼，如脓性指头炎引起指骨骨髓炎，慢性小腿溃疡引起胫骨骨髓炎，糖尿病引起的足部骨髓炎，也称为外来性骨髓炎。

本节主要叙述急性血源性化脓性骨髓炎。

急性血源性化脓性骨髓炎多发生于儿童及青少年，发生最多的部位是胫骨近端、股骨远端，以骨质吸收、破坏为主，儿童长骨干骺端为好发部位（图6-1）。

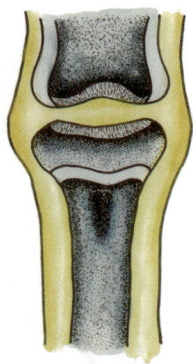

图 6-1　长骨干骺端为好发部位

一、蔓延途径

（一）脓肿向长骨两端蔓延

由于小儿骨骺板抵抗感染力较强，不易通过，所以脓液多流入骨髓腔，而使骨髓腔受累。髓腔内脓液压力增多后，可再沿哈佛管至骨膜下层，形成骨膜下脓肿。

（二）脓液突破干骺端的坚质骨，穿入骨膜下形成骨膜下脓肿

脓肿逐渐增大，使得压力增高，高压的脓液可以沿着哈佛管蔓延至骨膜下间隙将骨膜掀起成为骨膜下脓肿，或穿破骨膜流入软组织穿破皮肤，排出体外，成为窦道。严重病例骨密质的内、外面都浸泡在脓液中而失去血供，这样便会形成大片死骨。在死骨形成过程中，病灶周围的骨膜因炎性充血和脓液的刺激而产生新骨，包围在骨干的外层，形成"骨性包壳"，包壳上有数个小孔与皮肤窦道相通。包壳内有死骨、脓液和炎性肉芽组织，往往引流不畅，

成为骨性无效腔。小片死骨可以被肉芽组织吸收掉，或为吞噬细胞所清除，也可经皮肤窦道排出。大块死骨难以吸收或排出，长期留存体内，使窦道经久不愈合，疾病进入慢性阶段（图 6-2）。

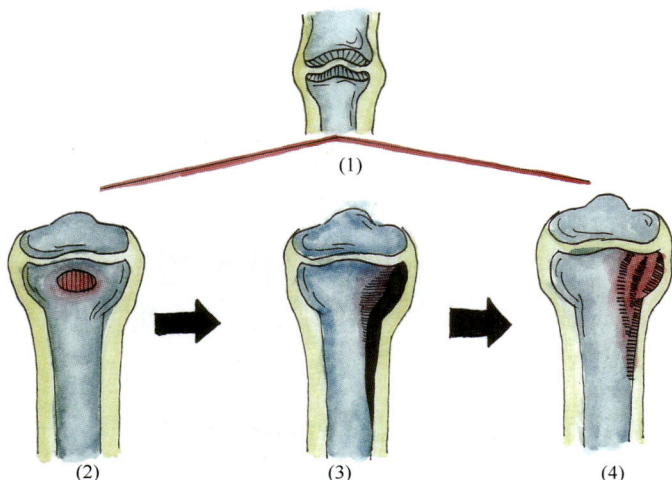

图 6-2 急性血源性骨髓炎病理变化过程

（1）正常；（2）局限性脓肿；（3）脓液穿入骨膜下形成骨膜下脓肿；（4）骨膜下脓肿逐渐增大，压力增高穿破骨膜流入软组织，并有死骨形成

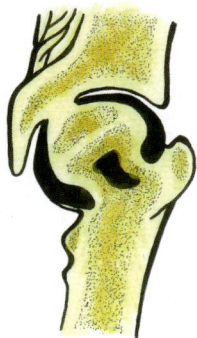

图 6-3 脓肿可直接进入关节腔形成化脓性关节炎

（三）穿入关节

小儿骨骺板对感染抵抗力较强，具有屏障作用，因此，由于直接蔓延而发生关节炎的机会甚少，但小儿股骨头骺板位于髋关节囊内，骨髓炎可以直接穿破干骺端骨密质而进入关节引起化脓性关节炎。成人骺板已经融合，脓肿可直接进入关节腔形成化脓性关节炎（图 6-3）。

二、治疗

以往急性血源性骨髓炎死亡率高，由于应用了抗生素，死亡率已明显下降。但由于诊断不及时，急性骨髓炎往往演变为慢性骨髓炎，早期诊断与治疗是关键。

（一）抗生素治疗

对疑有骨髓炎者应立即开始足量抗生素治疗，在发病 5 天内使用抗生素往往可以控制炎症，而在 5 天后使用或细菌抗生素不敏感时，都会影响疗效。由于致病菌大都为溶血性金黄色葡萄球菌，要联合应用抗生素，选用的抗生素一种针对革兰氏阳性球菌；而另一种则为广谱抗生素，待检出致病菌后再予以调整。近年来，由于耐药物菌株日渐增多，因此

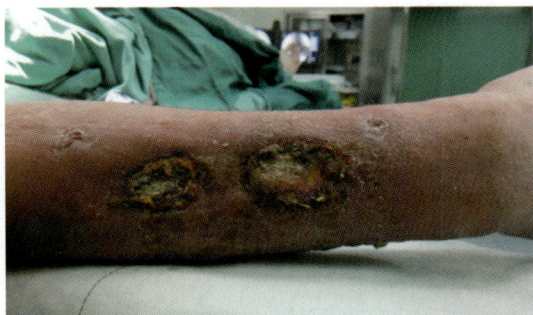

图 6-8　慢性骨髓炎形成的窦道，软组织损毁严重而形成瘢痕

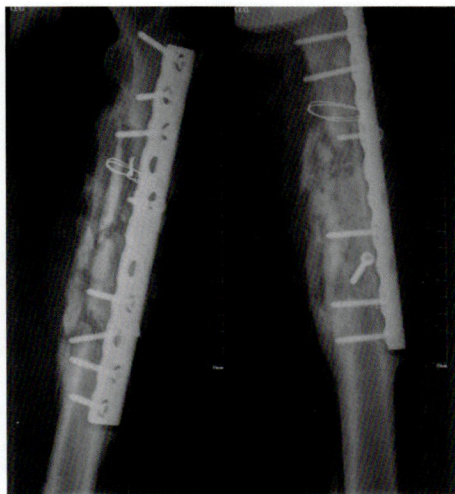

图 6-9　典型慢性骨髓炎 X 线表现

临床上多采用 Cierny- Mader 分型（表 6-1，图 6-10）。

表 6-1　慢性骨髓炎的 Cierny-Mader 临床分型

解剖类型		
Ⅰ型	髓腔内骨髓炎	骨内膜病变
Ⅱ型	浅表性骨髓炎	继发于软组织缺损的骨皮质表面感染
Ⅲ型	局限性骨髓炎	有骨皮质死骨，切除后不影响稳定性
Ⅳ型	弥漫性骨髓炎	Ⅰ型、Ⅱ型和Ⅲ型的特点，而且清创前后有机械性不稳定
生理分类		
A 型患者	正常	免疫功能正常，局部血运良好
B 型患者	功能受损	有局部（L）或全身（S）因素损害患者的免疫功能或愈合能力
C 型患者	抑制	有轻度残疾、其他疾病和（或）治疗后效果较差

重绘自 Cierny G Ⅲ，Mader JT：Adult chronic osteomyelitis：an overview. In：D'Smbrosia RD，Marier RL，eds. *Orthopaedic Infections*，Thorofare，NJ，1989，Slack.

慢性骨髓炎的治疗原则：控制感染，消除炎症反应，促进骨质愈合。具体体现在：①彻底的清创和稳定患肢骨；②局部和全身应用抗生素；③无效腔和创面的处理；④骨缺损后的骨重建。

治疗以手术清创为主，其目的在于清除引流所有脓液及去除所有失活或坏死组织，建立一个有活力的、血液循环良好的环境，以此来消灭感染。清创术是根本，清创不彻底往往是复发的根源，同时需要配合使用抗生素进行全身及局部的抗感染治疗。

（一）手术适应证

有死骨形成，有无效腔及窦道流脓者均应手术治疗。

305

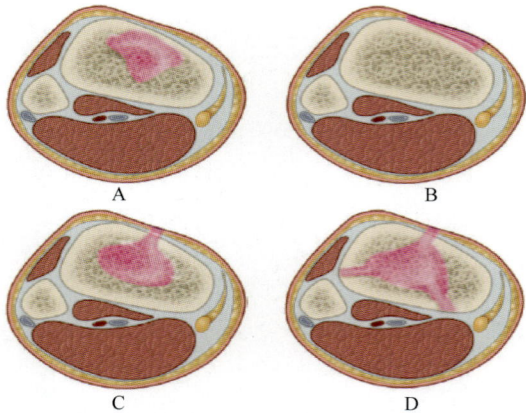

图 6-10 髓腔内骨髓炎，骨内膜病变（A）；浅表性骨髓炎，继发于软组织缺损的骨皮质表面感染（B）；局限性骨髓炎，有骨皮质死骨切除后不影响稳定性（C）；弥漫性骨髓炎，同时具有 A 型、B 型和 C 型的特点，而且清创前后有机械性不稳定（D）

（二）手术禁忌证

1. 慢性骨髓炎急性发作时不宜进行病灶清除术，应以抗生素治疗为主，积脓时宜切开引流。

2. 身体条件差，免疫力低下，不能耐受手术者。

（三）术前准备

术前应加强抗生素应用；对症支持治疗，纠正休克及内环境紊乱；增强抵抗力。

（四）手术要点、难点及对策

1. 清创术和外固定技术　清创原则为清除死骨、炎性肉芽组织和消灭无效腔，即清除所有感染的和失活的组织，直至看到渗血为止。不要顾虑清创后带来的骨和软组织缺损的问题。将内固定改为外固定是必需的，外固定可以选择石膏、支具或者外固定架，以获得患肢骨的稳定。

清创中多采用碟形手术，又名奥尔（Orr）开放手术法，目的在清除病灶，消除无效腔，充分引流，以利愈合，即彻底去除窦道、瘢痕组织、死骨、异物，刮除无效腔中的肉芽组织，切除不健康的骨质及空腔边缘，在清除病灶后再用骨刀将骨腔边缘削去一部分，使之呈平坦的碟状。用于无效腔不大，削去骨量不多的病例。此法有一定缺点即伤口长期不愈合需多次换石膏，臭味较大；邻近关节被固定过久，引起僵硬，肌肉萎缩，瘢痕也较大。但如软组织缺损过大，或不能缝合皮肤时，仍有使用价值。

2. 创面的处理　伤口应该一期缝合，并留置负压吸引管。管型石膏固定，开窗换药。若骨缺损修复后仍有皮肤缺损者，再行皮肤移植或者皮瓣覆盖，特别是肌皮瓣覆盖，可改善局部血液循环，增加局部抗感染能力，在炎症消退后还可以促进骨组织愈合。

3. 无效腔的处理

（1）肌皮瓣或肌骨瓣填塞：无效腔较大都做碟形手术，丧失的骨骼太多会发生病理骨折，可将骨腔边缘修整后将附近肌肉带蒂肌瓣填塞以消灭无效腔，勿损伤该肌瓣的血管神经，肌瓣不宜太大。通常在肌瓣移植 6 ~ 8 周后，若感染已得到控制、肌瓣活力良好、软组织包被已经愈合，则可以考虑骨移植来治疗骨缺损。

（2）应用抗生素骨水泥（PMMA）链珠临时填充：1978 年，Whalin 等最早研制出庆大霉素 - 聚甲基丙烯酸甲酯（PMMA）串珠用于治疗骨髓炎，后得到推广。有实验证明庆大霉素可能不利于骨愈合，后被妥布霉素代替。由于 PMMA 不能降解等弊端，可降解的生物材料大量涌现。1985 年，Brown 等研制出抗生素 / 磷酸钙骨水泥缓释系统；此后，乳酸 - 羟基乙酸共聚物缓释系统也研制出来，在初步研究中显示具有可降解、操作简单、安全有效等优点。

目前已有带抗生素的人工骨代替串珠，术后无须取出（图 6-11）。

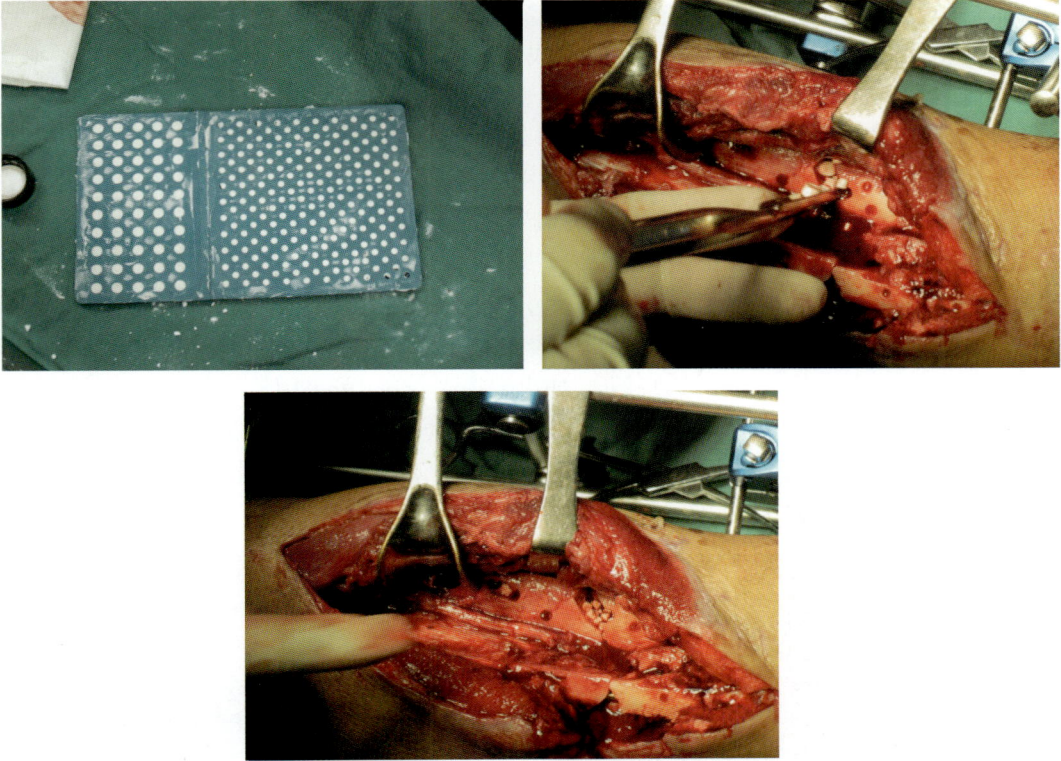

图 6-11　清创术后，使用带抗生素的人工骨植骨填充无效腔

（3）闭式灌洗引流：在彻底清除病灶，无效腔碟形化后，洗净伤口，只定点缝合皮肤，不分层缝合。在伤口内留置 2 根塑料管；一根为灌注管滴入抗生素溶液（根据药物敏感试验结果决定选择何种抗生素）。开始 24 小时内为防血块堵塞，应加快滴入灌洗液。灌洗持续时间一般为 2 ~ 4 周，待吸引液转为清晰时即可停止灌洗并拔管。由于伤口有充分滴注冲洗引流，感染容易控制，骨腔凝血机化，而后骨化。但通常这种管状引流不够充分彻底，骨髓炎易复发，脓液又继而堵管，导致引流不畅，治疗周期长，效果不佳。

目前，新进展有采用封闭负压引流术（vacuum sealing drainage，VSD）治疗创伤后慢性骨髓炎方面的报道（图 6-12）。其优点在于以下几个方面。

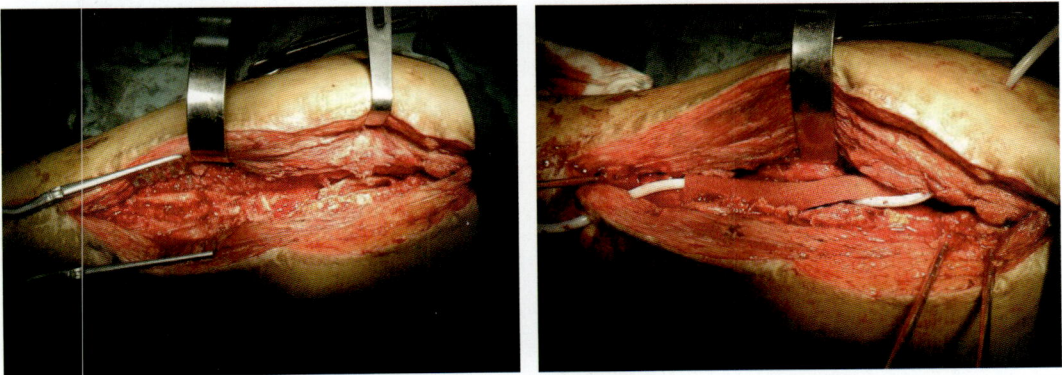

图 6-12　慢性骨髓炎清创后残留大块的骨缺损，于髓腔内采用封闭负压引流术负压吸引以封闭无效腔和预防无效腔的形成

307

1）封闭负压引流术相对于传统的灌洗引流，变管状引流为面状引流，扩大引流面积，可以全方位的引流出渗出物，有效地预防了残余积液和无效腔的形成。

2）封闭负压引流术具有极好的组织相容性，材料不降解，无纤维脱落，不会引起再感染，可将其置入体内。

3）病灶腔内呈负压状态亦可促使新生毛细血管向病灶腔内爬行增生，改善局部血液循环。此术显著特点是所有常规治疗手段无法比拟的。

4. 骨缺损的重建

（1）一期解决创面的问题，控制感染后，二期进行骨移植：创面不能缝合者，可行肌瓣移植。通常在肌瓣移植6～8周后，若感染已得到控制、肌瓣活力良好、软组织包被已经愈合，则可以考虑骨移植来治疗骨缺损。如果缺损＜6cm，可采用传统的取自体髂骨移植；但是如果缺损＞6cm，则需要采用 Ilizarov 支架行骨撑开牵引促进骨发生，或者采用带血管蒂的骨移植（如带血管蒂的腓骨移植，图6-13）。如果骨缺损需要的植骨量大，可采用自体骨、异体骨和人工骨混合植骨。

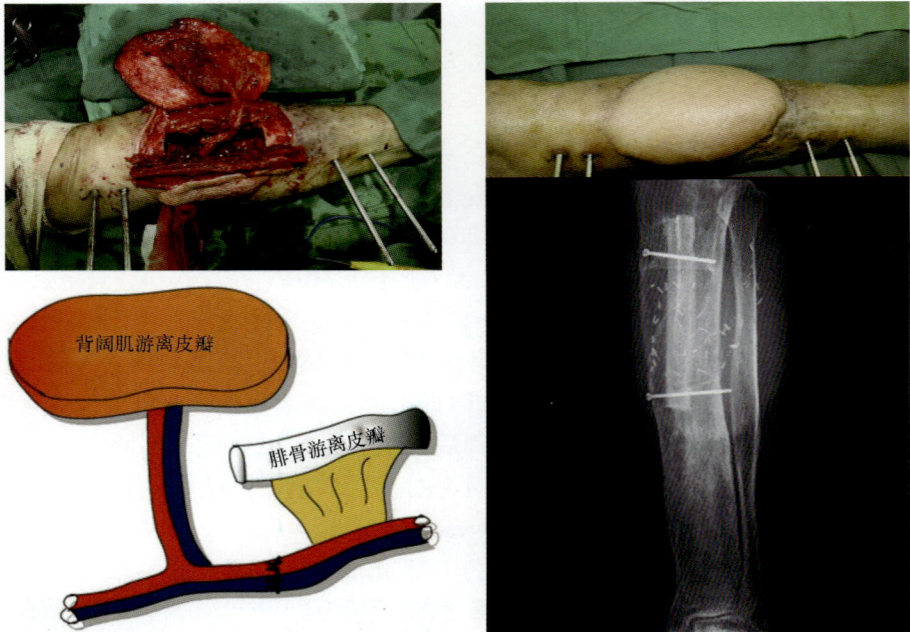

图 6-13　骨缺损＞6cm，采用带血管蒂的腓骨移植重建

（2）一期骨移植并一期或二期关闭切口：采用皮瓣、肌皮瓣、肌骨皮瓣填充，存在无效腔残留，供区损伤，手术复杂，取材有限等问题。以前有大量文献支持 PMMA 链珠应用于慢性骨髓炎一期植骨的研究，但是因为 PMMA 链珠需要二期取出，现在正在被新研发的可降解抗生素缓释系统替代。目前新方法采用抗生素磷酸钙人工骨，除有局部抗生素缓释作用外，其自固化性能可充填及修补病灶清除后的无效腔和缺损，其微孔结构可诱导新骨生成，并可加强骨的力学性能，防止病理性骨折。其降解率与局部血管长入、新骨形成的速度一致，具有良好的生物相容性、生物降解性和骨传导作用，是一种具有良好临床应用前景的新型生物材料。

5.病骨整段切除或截肢　不重要部位的慢性骨髓炎，如腓骨、肋骨、髂骨翼等处，可将病骨整段切除，一期缝合伤口。部分病例长期已有窦道口皮肤癌变或足部广泛骨髓炎骨质损毁严重不可能彻底清除病灶者，可施行截肢术。

（五）术后监测与处理

1.全身应先经验用药，药敏结果出来后改用针对性抗菌药物，疗程一般6周。手术前需取窦道溢液做细菌培养和药物敏感试验，最好在术前2日即开始应用抗生素，使手术部位组织有足够的抗生素浓度。传统抗生素主要有万古霉素（vancomycin）和庆大霉素，疗效确切，价格便宜，但有耳毒性和肾毒性。目前研究较多的新型抗生素有达托霉素（daptomycin）和利奈唑胺（linezolid），达托霉素于2003年被FDA批准用于皮肤金葡菌感染或菌血症的治疗。

2.局部应用抗菌药物负荷的串珠可以在清创术结束时植入，维持创口局部高的药物浓度，抗菌药物串珠可在植入2～3周后取出，并更换新的串珠。目前已有带抗生素的人工骨代替串珠，术后无须取出。

3.支持治疗　给予患者富有营养和易消化的食物；必须维持水、电解质平衡；少量多次输新鲜血。糖尿病患者应积极治疗糖尿病。

（六）术后常见并发症的预防与处理

术后易复发，迁延难愈，往往需要反复多次手术。

（七）临床效果评价

慢性骨髓炎是骨科创伤最难处理的疾病之一。普遍难以治疗而且疗程很长。其难点有三。

1.对于每一个患者，首先要根据Cierny-Mader临床分型判断手术对于患者是否是最有益的，如果患者可以耐受手术，如何针对不同的情况应用何种方式处理创面和无效腔及重建骨缺损才能使患者最终受益。

2.由于慢性骨髓炎的患者疗程长，手术次数多，花费很高，而且即便反复手术保肢仍有可能最终截肢。我们往往需要和患者及家属进行反复细致的谈话。并根据患者的实际情况为患者选择最合适的治疗方案。有时候，截肢的决定仍然是一个艺术性大于科学性的决定。

3.如何判断清创是否彻底？清创不彻底往往是复发的根源，但是清创面过大甚至到不得不截肢的程度也是不可取的。如何在术中判断所有坏死骨和没有血运的软组织已经被切除？点状出血往往是不够的，因为存在有细菌分泌的生物膜。往往在实际治疗中，我们需要再次甚至多次清创以确定清创范围是否彻底。

第三节　化脓性关节炎

化脓性关节炎为关节内化脓性感染，多见于儿童，好发于髋、膝关节。

常见的致病菌为金黄色葡萄球菌，可占85%左右；其次为白色葡萄球菌、淋病双球菌、肺炎球菌和肠道杆菌等。

　　化脓性关节炎的病变发展过程可以分成3个阶段，这3个阶段有时演变缓慢，有时发展迅速而难以区分。浆液性渗出期；浆液纤维素性渗出期；脓性渗出期。在脓性渗出期，炎症已侵犯至软骨下骨质，滑膜和关节软骨都已破坏，关节周围亦有蜂窝织炎。渗出物已转为明显的脓性。修复后关节重度粘连甚至纤维性或骨性强直（图6-14），病变为不可逆性，后遗有重度关节功能障碍。

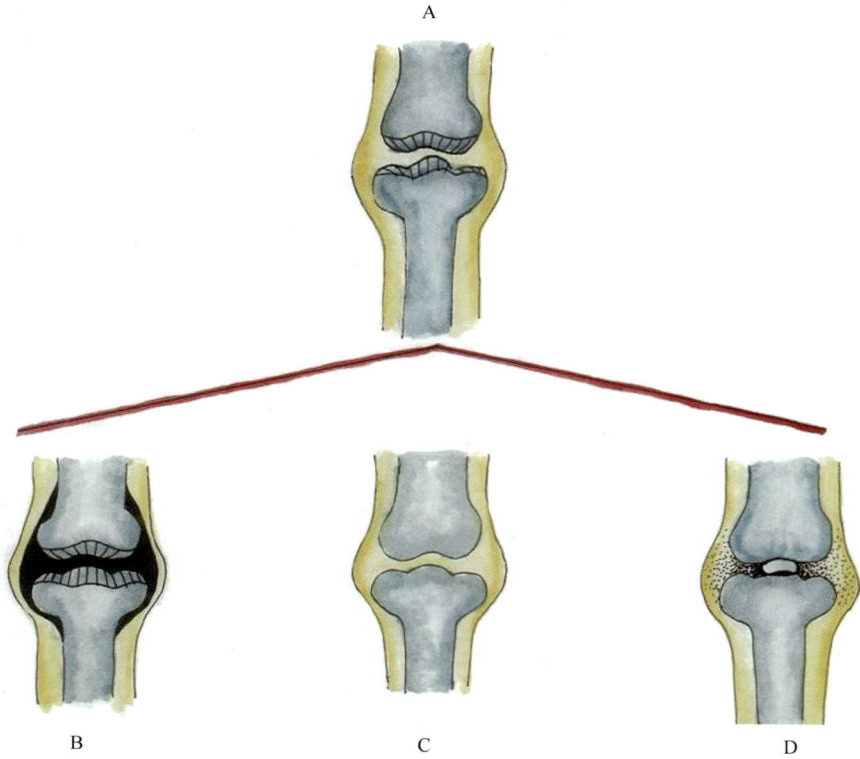

图 6-14　化脓性关节炎的病变发展过程

A. 正常；B. 浆液性渗出；C. 关节软骨破坏；D. 关节骨性强直

　　根据全身与局部症状和体征，一般诊断不难。X线表现出来较迟，不能作为诊断依据，关节穿刺（图6-15）和关节液检查对早期诊断很有价值，应做细胞计数、分类。涂片革兰氏染色找病原菌，抽出物应做细菌培养和药物敏感试验。

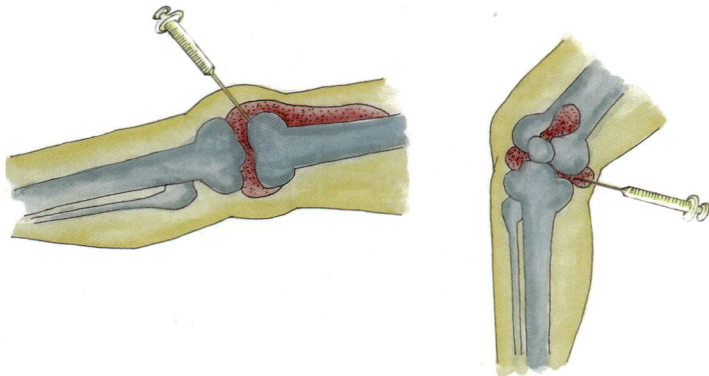

图 6-15　关节穿刺示意图

化脓性关节炎的鉴别诊断要点见表6-2。

表6-2　化脓性关节炎的鉴别诊断

疾病	起病	发热	关节炎病数	好发部位	局部症状和体征	周围血象	红细胞沉降率	X线表现	穿刺液检查
化脓性关节炎	急骤	高	单发多，很少3个以上	膝、髋	急性炎症明显	高	高	早期无变化	清-混-脓性多量（脓细胞可找到革兰氏阳性球菌）
关节结核	缓慢	低热	单发多	膝、髋	急性炎症不明显	正常	高	早期无变化	清-混-找到抗酸杆菌
风湿性关节炎	急	高	多发性、对称性、游走性	全身大关节	有急性炎症，伴有心脏病	高	高	无变化	清，少量白细胞
类风湿关节炎	一般不急	偶有高热	多发性（超过3个）、对称性	全身大关节	有急性炎症，伴有小关节病变	可增高	高	早期无变化	清-草绿色，浑浊，等量白细胞，类风湿因子阳性
创伤性关节炎	缓慢	无	单发性	膝、髋	无炎症表现	不高	正常	关节间隙窄，骨硬化	清，少量白细胞
痛风	急，夜间发作	可有中低热	多发，一般2个	跗趾、趾关节	红肿显著	血尿酸增高	增高	早期无变化	清-混，尿酸盐结晶

治疗：

1. 早期足量全身性使用抗生素，原则同急性血源性骨髓炎。

2. 关节腔内注射抗生素　每日做一次关节穿刺，抽出关节液后，注入抗生素，如果抽出液逐渐变清，而局部症状和体征缓解，说明治疗有效，可以继续使用，直至关节积液消失，体温正常。如果抽出液性质转劣而变得更为浑浊甚至成为脓性，说明治疗无效，应改为灌洗或切开引流。

3. 经关节镜治疗　对膝关节化脓性炎症或股骨下端慢性骨髓炎，采用关节镜下治疗，可引流脓性关节液，彻底切除病变滑膜，直视下摘除死骨，清除窦道，并置管持续灌洗，完成后在关节腔内留置敏感的抗生素。比传统开放手术具有创伤小、术后关节粘连少、可多次手术的优势。

4. 关节腔持续性灌洗　适用于表浅的大关节，如膝部在膝关节的两侧穿刺，经穿刺套管插入两根塑料管或硅胶管留置在关节腔内。退出套管，用缝线固定两根管子在穿刺孔皮缘防脱落，或在关节镜灌洗后在关节内置放两根管子。一根为灌注管；另一根为引流管。每日经灌注管滴入抗生素溶液2000~3000ml，引流液转清，经培养无细菌生长后可停止灌洗，但引流管仍继续吸引数天，如引流量逐渐减少至无引流液可吸出，而局部症状和体征都已消退，可以将管子拔出。

5. 关节切开引流　适用于较深的大关节，穿刺插管难以成功的部位，如髋关节，应该及时做切开引流术。切开关节囊，吸出关节内液体，用盐水冲洗后，在关节腔内留置2根管子后缝合切口，按上法做关节腔持续灌洗（图6-16）。

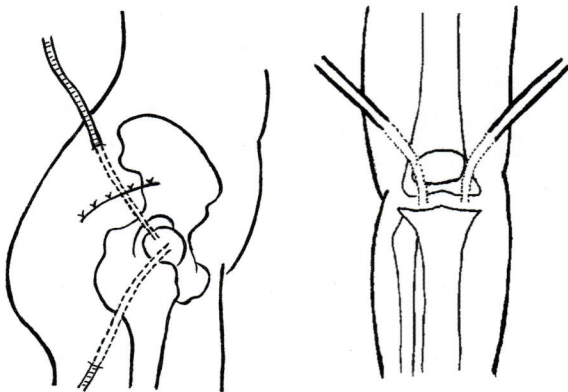

图 6-16　髋关节和膝关节切开引流后闭合式连续冲洗吸引示意图

6. 为防止关节内粘连，尽可能保留关节功能，可做持续性关节被动活动。

在对病变关节进行了局部治疗后即可将肢体置于肢体功能锻炼器上做 24 小时保持性被动运动，开始时有疼痛感，很快便会适应。至急性炎症消退时，一般在 3 天后即可鼓励患者进行主动运动。没有肢体功能锻炼器时应将局部适当固定，用石膏托固定用皮肤牵引以防或纠正关节挛缩。3 周后开始锻炼，关节功能恢复往往不甚满意。

7. 后期病例如有陈旧性病理性脱位者可行矫形手术，髋关节强直可行全髋关节置换手术（图 6-17），关节融合术或截骨术已不常采用。为防止感染，术前、术中和术后都须使用抗生素。

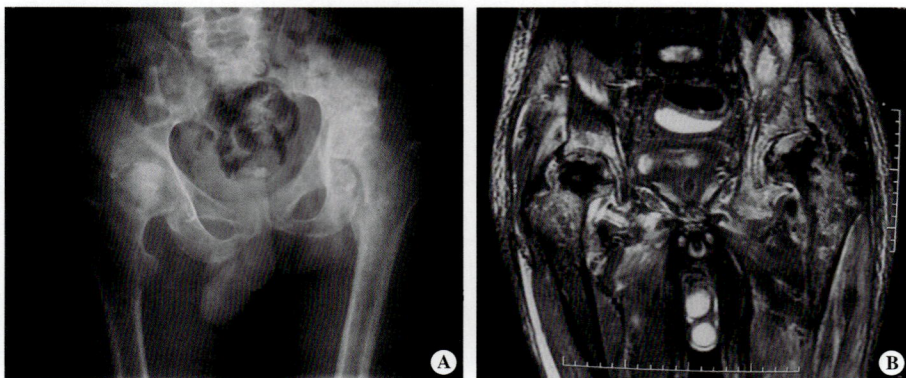

图 6-17　典型双髋关节化脓性关节炎

A. X 线表现；B. MRI 表现

第四节　创伤性骨关节、软组织感染、气性坏疽

创伤性骨关节、软组织感染是指外伤包括开放性骨折、手术中感染、火器伤或者自然灾害等损伤导致的病原菌侵入骨骼，滋生繁殖造成的化脓性或特异性骨关节、软组织感染，它包括创伤性骨髓炎（急性期和慢性期）、气性坏疽等情况，骨关节、软组织感染的治疗包括全身治疗和局部治疗。全身治疗通常是应用抗生素积极预防感染；局部治疗包括局部抗生素的应用和局部手术处理。根据感染的分期和程度不同，局部手术处理包括局部引流术、清创术、局部肌皮瓣转移或游离移植术、骨延长术及截肢术等。对于骨关节、软组织感染全身应用抗生素 48 ~ 72 小时全身和局部症状均无改善者或局部有脓肿形成者，应行局部

引流，包括切开引流或持续冲洗、负压吸引治疗。以下介绍清创术、局部肌皮瓣转移或游离移植术及截肢术。

一、清创术

（一）适应证

创伤性骨关节及软组织感染有感染性无效腔，内存死骨、异物、炎性肉芽组织、脓液及窦道的患者均应行清创术。

（二）禁忌证

1. 创伤性骨关节感染急性期，应用抗生素治疗有效的。
2. 患者合并电解质紊乱休克者。
3. 患者合并高血压、冠心病或糖尿病，病情未控制者。

（三）术前准备

1. 术前高蛋白饮食增强患者抵抗力。
2. 纠正水、电解质紊乱。
3. 控制合并的内科疾病。
4. 持续地给予有效抗生素应用以利于控制感染。
5. 术前备血便于术中应用。

（四）手术要点、难点及对策

1. 体位及切口　患者体位及切口取决于病灶部位，一般多采用仰卧位或侧卧位。根据手术部位及年龄选用局部或全身麻醉。术前应用止血带（不驱血），减少术中出血。切口要避免重要的血管或神经，应按解剖间隙切开，避免肌肉与骨干粘连，降低软组织损伤。

2. 病灶范围的确认　确定病灶范围是彻底清创的基础，常用方法是术前经窦道注入亚甲蓝使病灶染色，便于确认。

3. 彻底清创　以窦道或创面为中心，采用纵行梭状切口，切除病灶边缘 1 ～ 2mm 正常皮肤；切除贴骨的瘢痕，显露骨病灶；清除病灶内的脓液、死骨及炎性肉芽组织；由内固定物的除固定作用仍稳定者，原则上应取出，清创后以外固定器维持骨折稳定性；整修骨折断端，刮出硬化的骨质，凿开封闭的髓腔并扩大之，识别骨组织是否正常非常重要，在清创时，若在骨皮质断面上见到散在的出血点，用纱布蘸去后又很快出现，表明该部分骨质是正常的。清创时既要将死骨彻底清除，又不能切除过多的骨质。用生理盐水先后冲洗两遍后，再用含敏感抗生素的生理盐水纱布填塞 5 ～ 10 分钟，松开止血带，电凝止血，再次清除病骨和不健康的组织，彻底清创的可靠标准是骨折断端渗出鲜血和周围软组织血供正常。

4. 持续冲洗、负压引流　经正常皮肤软组织分别戳孔，分别放置硅胶管于病灶的上、下方当作冲洗管或引流管，两管距离尽量分开，牢固固定于出口皮肤上。可应用真空负压封闭引流技术，既可保证伤口的冲洗引流，同时可以封闭伤口，达到引流和保护创面的作用。

（五）术后监测与处理

术后常规应用抗生素及其他对症支持治疗；持续冲洗引流，术后前 3 日可每日冲洗 4000 ～ 5000ml，以后每日维持 2000 ～ 3000ml，注意随时调整冲洗和引流速度保持管道通畅。持续冲洗可维持数周，待病情稳定、伤口局部无炎症表现，引流液清晰透亮、细菌培养呈阴性时可考虑停止冲洗，2 ～ 3 日拔管。

（六）术后常见并发症预防与处理

清创术后常见并发症是清创不彻底，导致感染扩散或者局部感染症状再次加重，处理方法为全身应用抗生素治疗，再次清创手术。

（七）临床效果评价

清创术是慢性骨髓炎治疗的基本措施，彻底清创可以提供一个有血供的环境，有利于控制骨与软组织感染，促进骨愈合。真空负压封闭引流技术能将创面的坏死组织吸走，清洁创面，有利于减轻全身和局部炎症反应；持续的负压吸引可以使创面水肿减轻、促进肉芽组织生长，利于软组织修复。

二、局部肌皮瓣转移或游离移植术

清创术后，必然遗留有无效腔和骨不连的情况，通常可采用局部肌皮瓣转移或游离移植术、抗生素串珠填充无效腔术、可降解生物替代材料填充无效腔术及直接植骨术。创伤性骨髓炎以胫骨较多见，以下即以腓肠肌内侧头转移术为例介绍其手术操作要点。

（一）适应证

清创术后骨腔较大、窦道经久不愈或者炎症多次反复发作的胫骨上 1/3 骨髓炎。

（二）禁忌证

患者一般情况差不能耐受手术者；患者合并其他内科疾病未控制者；患者供区皮肤软组织条件不佳者。

（三）术前准备

持续抗感染治疗；对症处理增强抵抗力；处理合并的内科疾病情况；供区皮肤条件的准备。评估胫前软组织缺损的面积及皮瓣转移的可能性。

（四）手术要点、难点及对策

1.体位及切口　一般取侧卧位便于操作，自腘窝横线中点向远侧纵行切开达小腿中部，斜向下向前暴露小隐静脉和腓肠神经，注意保护。

2.显露与填充 在切口内侧切开深筋膜，钝性分开两个头的前面，在远侧肌 - 腱结合位置，腱膜上分开内侧头，直达腓肠神经和血管蒂水平，注意此腱膜在内侧头的深部，便于与比目鱼肌分开。游离切断腓肠肌内侧头，向前在肌肉与深筋膜之间用手指分开一隧道至病灶处，然后在皮桥下切开深筋膜，将移位的肌腹在皮桥深层穿过筋膜孔移植到病变区，填充骨腔，注意肌瓣的长度应超过骨腔 2 ~ 3cm，检查肌瓣无受压及扭转后用可吸收缝线缝合固定在骨腔周围的软组织上。

3.闭合供区皮肤伤口。在移植的肌肉表面，一期行断层植皮术或者覆盖凡士林纱布和敷料，二期行植皮术。

（五）术后监测与处理

术后继续应用抗生素及对症支持治疗；伤口区域持续负压封闭引流；注意观察移植皮瓣的血供情况。

（六）术后常见并发症的预防与处理

术后移植皮瓣可能不能存活，注意皮瓣分离时保护血供，转移时注意皮瓣无受压或者扭转等情况。术后感染控制不佳，可能与清创不彻底或者引流不当有关系，彻底清创，充分的冲洗引流配合全身应用抗生素可以降低感染迁延的风险。

（七）临床效果评价

腓肠肌内侧头肌腹较大，血运良好，转移或移植后可以使病灶区域有较充足的血供支持，有利于皮瓣存活。填充无效腔及控制局部感染。

315

三、截肢术

（一）适应证

1.高龄、感染急性期患者，有明显脓毒症、危及生命者。
2.气性坏疽经扩创术后伤肢各层组织均已受损并发展迅速出现脓毒血症倾向者。
3.肢体损伤严重合并粉碎性骨折伴有大血管损伤者。
4.创伤性骨髓炎发生癌变者。
5.创伤性骨髓炎，广泛软组织缺失、瘢痕化，肢体严重畸形，失用或肢体运动和（或）感觉功能丧失者。
6.截肢后对功能无影响，又可促进疾病早日痊愈者，如小指末节指骨创伤性骨髓炎。

（二）禁忌证

其禁忌证为尚有保肢条件的患者。

（三）术前准备

积极补液维持水、电解质平衡；早期应用广谱抗生素控制感染；备好负压封闭引流装置，术中可能应用。

（四）手术要点、难点及对策

1. 创伤后，一旦明确截肢优于保肢即可早期进行截肢，或者为了功能重建而进行后期截肢。初始的治疗是清创加开放创口处理，任何明显失活的组织与骨骼均应除去。

2. 在这些损伤或感染中几乎都有压碎的成分，在初期手术时损伤区的分界可能不清楚。如果没有足够的软组织可供建立功能性软组织覆盖，可以使骨骼稳定，保留肢体的长度。

3. 创口可敞开护理，每2～3天让患者重回手术室进行反复清创，直至确认创面清洁健康为止。

4. 动脉应缝扎两道，静脉止血可采用电凝止血。神经处理勿用钳夹，可采用海绵钳提起，轻轻推至远端，以锐利的手术刀横断其近侧，可以降低日后形成痛性神经瘤的风险。

5. 肌肉以正常功能长度缝至骨膜上或者骨钻孔上，因为肌肉回缩过多会使假肢难以控制残端，降低了假肢的效率和舒适度。

6. 一般情况简单的可以早期闭合伤口。如果创口感染严重，早期闭合有较高的感染风险的，可以在创口局部组织恢复健康后，再行软组织覆盖术，骨端应覆盖健康的肌肉组织。

（五）术后检测与处理

1. 术后继续抗感染、止痛及全身对症支持治疗。
2. 伤口未闭合的注意伤口引流情况，必要时可反复行清创术。
3. 适当早期行走可以促进患者的恢复。
4. 术后假肢的安置应该在创口恢复较可靠、残肢粗细较稳定后实施。

（六）术后常见并发症的预防与处理

1. 伤口愈合不良　部分感染严重的患者，初次手术后可能伤口愈合不佳，必要时再次行清创术。

2. 患肢疼痛　它分为早期和晚期疼痛，早期患肢疼痛应用连续硬膜外麻醉或局部封闭治疗可以缓解；晚期患肢疼痛主要与受损伤情况及手术技术关系密切，手术技术正确的截肢患者很少有晚期的患肢疼痛。

3. 幻觉性肢体感觉　大部分截肢患者可能会经历幻觉性的肢体感觉，一方面通过心理疏导可以帮助患者正视这种感觉；另一方面通过患肢残端的理疗或早期安装假肢刺激患者残端有助于缓解或减轻这种症状。

4. 关节挛缩　术后残端疼痛、肌肉痉挛、患肢未固定于功能位或者缺乏锻炼容易导致残肢上方的关节发生挛缩。截肢平面不齐，使残肢肌力不平衡，也会导致附近关节畸形。

5. 残端萎缩或水肿　残端与假肢肢槽不合，会造成局部血液或淋巴循环受阻，导致水肿，可适当加强锻炼缓解水肿，或更换合适的假肢肢槽。

（七）临床效果评价

截肢术是为了保全患者性命而不得不采用的一种破坏性的手术，它往往给患者带来巨大的心理冲击，截肢术后的心理疏导是患者回归社会的重要手段。

（华中科技大学同济医学院附属协和医院骨科医院

刘国辉　夏　天　谢　卯　张志才　周　武　华文彬　但　洋　冯晓波）

参 考 文 献

曹发奇，刘国辉，杨述华，等.2010.封闭负压引流术结合外科手术治疗创伤后慢性骨髓炎.临床骨科杂志，13（5）：489-491.

葛宝丰，卢世璧.2009.骨科手术学.北京：人民军医出版社：1613-1634.

鲁玉来，等.2012.骨与关节化脓性感染外科学.北京：人民军医出版社：223-250.

胥少汀，葛宝丰，徐印坎.2012.实用骨科学.第4版.北京：人民军医出版社.

杨述华.2014.骨科学教程.北京：人民卫生出版社.

Reinhard Schnettler. 2012.感染性骨与关节外科治疗.徐林主译.北京：人民卫生出版社：81-107.

Browner B D，等.2007.创伤骨科学.王学谦，等主译.天津：天津科技翻译出版公司.

Browner，等.2007.创伤骨科学.王学谦，等主译.天津：天津科技翻译出版公司：2543-2555.

Canale S T，等.2009.坎贝尔骨科手术学.第11版.王岩主译.北京：人民军医出版社.

S.Terry Canale 等.2013.坎贝尔骨科手术学.第12版.王岩主译.北京：人民军医出版社：551-617 .

Chu S C，Yang S F，Lue K H，et al. 2004.Clinical significance of gelatinases in septic arthritis of native and replaced knees. Clin Orthop Relat Res,（427）：179-183.

Dunn E C，Singer L. 1991.Operative treatment of Brodie's abscess. J Foot Surg，30（5）：443-445.

Kirchhoff C，Braunstein V，Paul J，et al. 2009.Septic arthritis as a severe complication of elective arthroscopy：clinical management strategies. Patient Saf Surg，3（1）：1-6.

Kowalewski M，Swiatkowski J，Micha fowska I，et al.2002.Radiological diagnosis of Brodie's abscess. OrtopTraumatol Rehabil，4（6）：679-682.

Lindsetmo R O，Due J，Singh K，et al. 1993. Brodie's abscess. Tidsskr Nor Laegeforen，113（18）：2257-2258.

Mazurik M F，Mel'nik I P，Gilenko I A. 1983.Flow-through irrigation in the treatment of chronic hematogenic osteomyelitis. Khirurgiia（Mosk），（6）：38-40.

Gkh M，Koloian K A.1990. Surgical treatment of chronic hematogenic osteomyelitis and its sequelae in children. Vestn Khir Im I I Grek，144（2）：81-85.

Park K S，Bahk W J，Cho C S，et al. 2008.Rupture of Brodie's abscess.Arthritis Rheum，58（1）：326.

Renner J B，Agee M W. 1990. Treatment of suppurative arthritis by percutaneous catheter drainage. AJR Am J Roentgenol，154（1）：135-138.

Rutz E，Brunner R. 2009.Septic arthritis of the hip - current concepts. Hip Int，19 Suppl 6：S9-12.

Savvidis E，Parsch K. 1997.Hematogenous multifocal osteomyelitis. Orthopade，26（10）：879-888

van Merkesteyn J P，Groot R H，van den Akker H P，et al.1997.Treatment of chronic suppurative osteomyelitis of the mandible. Int J Oral Maxillofac Surg，26（6）：450-454.

第七章　四肢闭合性血管神经损伤

血管损伤约占全部创伤的 3%，致残、致死率较高，血管损伤中四肢血管损伤最常见，约占血管损伤的 70%，其中闭合性损伤约占四肢血管损伤的 28%。四肢血管闭合性损伤病情隐匿，合并伤较多，且早期由于肢体缺血症状不典型或缺血症候出现较晚，容易误诊或漏诊。

一、血管损伤的分类

1.动脉痉挛　钝性暴力刺激血管壁，血管中层平滑肌持续、强烈收缩，不一定伴有血管器质性改变。常见的动脉痉挛有损伤、骨折端、弹片的压迫刺激、寒冷及手术时刺激等。

2.动脉挫伤　钝性暴力导致血管外膜、中层或全层血肿，内膜断裂、血栓形成。局部血肿血栓压迫阻塞血管腔。

3.动脉部分断裂（图 7-1A）　血管壁部分断裂或缺损，血管弹性回缩使破口扩大，出血不易停止；但有时卷曲的内膜片或血栓覆盖缺口，出血停止，动脉的连续性存在，可扪及损伤动脉远端搏动，掩盖动脉损伤。

4.动脉完全断裂（图 7-1B）　血管横断后，断端的弹力纤维或平滑肌收缩、内膜卷曲致口径小的血管局部血栓形成闭塞血管断端，出血可能停止，但因血供中断，可发生肢体缺血等表现。

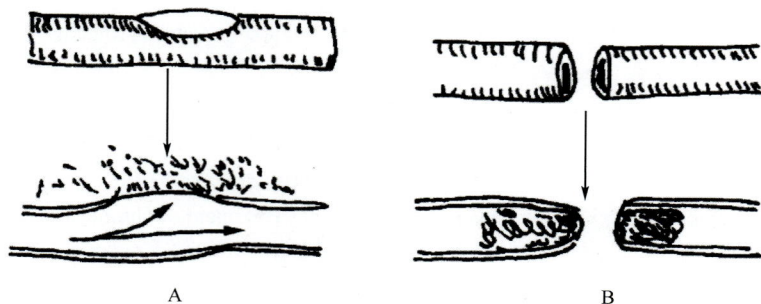

图 7-1　动脉断裂示意图

A.动脉部分断裂；B.动脉完全断裂

5.损伤性假性动脉瘤　动脉部分断裂形成血肿，血肿周围机化，动脉仍与血肿腔相通，形成搏动性瘤样扩张，内有大量附壁血栓，瘤壁为机化的纤维组织，形成创伤性假性动脉瘤。动脉壁缺少正常血管壁结构，有破裂出血的可能，且附壁血栓可能脱落，远端血管闭塞，致使肢体缺血坏死。

6.损伤性动静脉瘘　邻近动静脉同时损伤，破口较小，动脉破口和静脉破口相通，动脉血流经血肿机化流向静脉形成动静脉瘘，流量大的动静脉瘘影响循环稳定。

7.血管栓塞　损伤血管壁外观连续性存在，受伤部位的血管在挤压或旋转力作用下内膜脱落或有较重的挫裂伤，逐渐形成血栓，导致血管阻塞。但肌筋膜室综合征导致的血管栓塞，血管内膜可无损伤。上述几种血管损伤机制均可导致血管栓塞。

二、四肢血管闭合性损伤的治疗

（一）保守治疗

适应证：低速率损伤；小于5mm的动脉壁破裂、内膜损伤；内膜活瓣贴壁或顺血流方向；血管腔仅有部分阻塞，远端肢体循环完整，肢体血供充足；无活动性出血；患者生命体征平稳。

符合以上标准者需密切观察动脉损伤程度变化，包括节段性测压、彩超或动脉造影，同时也要给予相应的对症处理，如血管腔部分阻塞者可用低分子右旋糖酐、阿司匹林降低血小板聚集，罂粟碱扩张血管改善微循环，必要时给予高压氧治疗等对症处理，恢复细胞有氧代谢。患者一般经过保守治疗可取得良好的效果。

（二）腔内血管手术

目前腔内手术主要有栓塞性螺旋钢圈和植入性人工血管支架复合物。经皮穿刺动脉栓塞性螺旋钢圈主要用于低速动静脉瘘、假性动脉瘤、非主干动脉活动性出血。对于大的动静脉瘘、假性动脉瘤可通过腔内技术植入人工血管支架复合物堵住瘘口，修复血管损伤，此项技术具有广阔的应用前景。

（三）血管探查手术治疗

1.适应证

（1）钝性损伤后患肢远端皮肤出现苍白厥冷、疼痛、麻痹、脉搏减弱或消失、感觉异常等组织缺血症状。

（2）存在持续性或进行性的血压下降或不明原因的休克。

（3）张力性血肿不断扩大或呈搏动性。

（4）钝性损伤后局部听诊存在震颤、血管杂音。

（5）血管造影、彩色多普勒检查证实血管损伤需要手术治疗。

对于大动、静脉行经的部位骨折或附近伴有神经损伤，或者钝性损伤后，远端血供障碍，疑有血管内膜损伤或继发性血肿，可考虑手术探查。

2.禁忌证

（1）四肢血管闭合性损伤伴有多个重要脏器损伤，如脑颅、胸腹腔脏器损伤，应优先处理短时间内危及生命的脏器损伤。

319

（2）受伤的肢体缺血的时间太长，远端肢体感觉丧失，软组织及肌肉广泛变性坏死或严重感染液化。

（3）有严重失血性休克，全身情况极差，难以耐受较长时间手术者。

3. 手术治疗方法　包括单纯血管结扎术和血管重建术。

（1）单纯血管结扎术：主要用于静脉、非主要动脉且结扎后不引起肢体远端坏死。或当患者情况不稳定、肢体严重受损、缺血坏死，无法行血管重建术时，可行单纯血管结扎术。例如，对于前臂单一血管的损伤，一般情况下，桡尺动脉单根血管结扎后，末端肢体缺血坏死率为0，可采用血管结扎术。但肢体主要血管结扎后截肢率高，据数据统计，股总动脉结扎后截肢率高达80%，股浅动脉在结扎后截肢率为10%～55%，腘动脉近100%。

（2）血管重建术：常用修复重建方法有血管侧面修补术、补片形成术、横断血管端-端吻合术、血管移植术、解剖外动脉旁路移植术（图7-2）。一般根据损伤的情况、血管口径的大小、血管损伤的部位而定重建的方法。

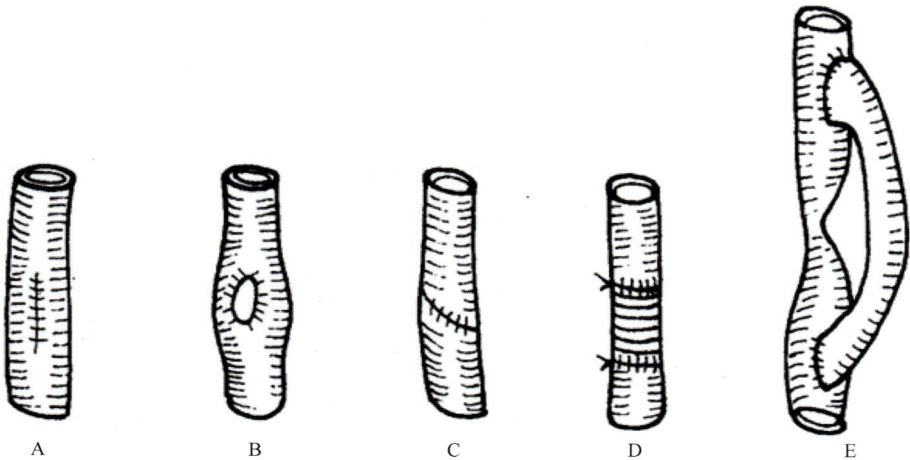

图 7-2　血管修复重建方法

A.血管侧面修补术；B.补片形成术；C.端-端吻合术；D.血管移植术；E.解剖外动脉旁路移植术

1）血管侧面修补术：用于动脉伤口不超过其周径的1/3者，修补后血管不能有明显的狭窄。

2）补片形成术：补片材料可用自体大隐静脉或人工血管材料。

3）端-端吻合术：适用于动脉缺损小于2cm者，吻合后血管无张力。

4）血管移植术：通常用自体大隐静脉和头静脉，无明显感染时可用人工血管。

5）解剖外动脉旁路移植术：用于局部损伤严重、污染严重，无法原位行动脉重建术者。

4. 术前准备

（1）对于有休克症状者应及时快速地建立静脉通道，进行抗休克治疗，纠正水、电解质和酸碱平衡紊乱。

（2）X线判断有无合并闭合性骨折或关节脱位，MRI及仔细体检初步判断有无合并神经损伤。术前常规行血、尿、便三大常规，出血、凝血时间，血小板计数，血糖和尿糖测定，心电图等检查，初步排除相关手术禁忌证。

（3）全身营养状况的评估和纠正：贫血和低蛋白血症等可影响术后伤口愈合且易发生感染等并发症，术前通过输血或血浆，补充白蛋白、高蛋白高热量饮食等改善营养状况。对于糖尿病患者，术前应控制血糖。

（4）重要器官功能的评估：对重要脏器（心、肝、肾、肺等）进行全面评估，了解全身状况对手术的耐受能力。例如，若患者伴有肝肾功能异常，则易出现难以控制的出血及肾衰竭，术前伴有肝肾功能障碍者，应改善肝肾功能，提高手术耐受能力，防止出现严重并发症。

（5）预防感染：感染常导致血管重建术失败，术前应用广谱抗生素预防感染。

5. 手术要点、难点及对策

（1）血管吻合区术野暴露：是血管吻合前关键和必要的操作，是血管吻合能否顺利进行的保障，术者首先对所需吻合的血管周围组织结构进行仔细分离、解剖。分离血管时避免钝性分离，提拉血管时，不能钳夹血管壁，应轻轻提拉血管外膜，避免损伤血管内膜。术区创面应彻底止血，以免渗出的血液影响视野，对于不易控制的渗血，可以应用生理盐水连续灌注、吸引，以保持术野清晰。

（2）吻合血管断端的探查和处理：血管损伤处清创显露后应仔细检查是否有血块存在于管腔内，常用平针注射器抽取肝素生理盐水冲洗管腔，既可清除断口管腔内的血块和其他组织，也可发现较为隐匿的内膜破损，经此处理后仍无新鲜血液流出，则应进一步探查或行取栓术。吻合前保障断端血流通畅，对于邻近血管吻合断口处外膜应进行修剪，避免再缝合时将外膜带入管腔而形成血栓。

（3）术中使用 Fogarty 导管取近、远端损伤动脉内血栓，不能过度充盈导管球囊，以免内膜损伤后血栓形成或引起血管痉挛。

（4）行血管吻合术时，为了减少手术并发症和增加手术成功率，应当对血管进行清创修剪，保持血管壁结构完整，血流正常。吻合口血管直径尽可能相近，若口径相差太大，应做扩张后吻合、修剪吻合或侧端吻合。吻合后保持适当张力，张力过低，吻合口内翻，易形成血栓；张力过高易导致血管壁撕裂，且吻合口的边距、针距要适当，可根据血管口径、管壁厚薄、血管承受血压来确定。

（5）腔内血管手术在栓塞动静脉瘘时，栓塞性螺旋钢圈通过瘘管固定于静脉端，保持动脉的开放，若栓塞不成功，可将钢圈放在动脉侧的瘘口，但选择的钢圈大小应恰当，以免造成远端动脉栓塞。

（6）复合伤：合并骨折，应先固定骨折再行动脉重建；合并神经损伤，尽量一期修复。

（7）肢体再灌注损伤：临床表现为恢复血供后出现肌肉水肿、组织坏死和骨筋膜隔室综合征，早期可使用抗氧化剂（维生素 C 或维生素 E 等），处理酸中毒和高钾血症，严重骨筋膜隔室综合征患者应及时切开减压，挽救生命和肢体。

（8）合并骨折、严重神经损伤或其他威胁生命的严重情况，不能立刻行动脉重建而肢体又面临缺血坏死者，可采用临时腔内转流，解决肢体缺血后，行清创、骨折固定、神经修复等，然后再行动脉重建。

6. 术后监测与处理

（1）严密观察患者血压、脉搏、呼吸、尿量、中心静脉压，保持患者循环稳定，防止因低血压引起组织低灌注。

（2）术后肢体末梢循环：观察肢体远端的颜色、温度、表浅静脉充盈、毛细血管充盈、肢体远端动脉搏动情况。

（3）观察患肢肿胀程度，若患肢局部软组织挫伤严重，肿胀明显，谨防骨筋膜隔室综合征，并及时切开减压，解除对血管的压迫及减轻组织间隙压力，改善静脉及淋巴回流。发现迟发性张力性血肿，常常为吻合口破裂，应立即手术。

（4）伤口感染情况：若术后为清洁伤口，未发生感染，可给予广谱抗生素预防感染；若术后伤口感染，应及时处理，充分引流，并使用适当的抗菌药物。

（5）预防肾衰竭：急性肾衰竭是血管损伤的严重并发症，术后注意监测尿量、尿比重、血钾、肌酐、尿素氮等指标，术后在有效循环充足的前提下，可适当使用利尿剂，减少肾衰竭。若发现肾衰竭，及时行血液透析，必要时截肢以挽救生命。

（6）降低血液黏滞性：术后监测患者的凝血功能、血小板功能，酌情使用抗凝、抗血小板聚集、扩张血管药物，改善肢体循环。

7. 术后常见并发症的预防与处理

（1）出血

1）常见术后出血原因：术中探查止血不够全面、彻底；探查伤道前未能很好控制损伤动脉的近、远端，导致出现难以控制的大出血；结扎线松脱；损伤动脉切除不够，血管吻合技术粗糙；局部感染侵蚀血管和缝线；血液凝血功能障碍或血小板功能障碍等。

2）预防术后出血措施：术中仔细探查止血；规范进行血管外科操作，无张力吻合血管，缝合间距适当均匀，如需补针当在近、远端阻断后进行，以防撕裂管壁；在使用针织型涤纶血管移植物前充分止血；术中彻底清创，并于术前预防性使用抗生素；尽量输注新鲜血或酌用自体血回输，注意药物对凝血机制的影响。

3）处理术后出血：先采取非手术治疗并严密观察，若非手术治疗无效，应立即行手术探查，并进行相应的手术处理。对于感染引起的出血，应局部清创，取出移植物，并一期或延期行解剖外动脉旁路术。

（2）术中副损伤：多由于为了控制出血盲目钳夹，加之创伤组织水肿使局部解剖位置发生改变而损伤毗邻血管神经束；动脉取栓术导致内膜受损，甚至导致血管穿孔、破裂。针对上述原因，术中显露取栓等操作应精巧准确、轻柔，并尽快控制出血以获得清晰的手术视野。

（3）遗漏血管损伤：主要是对血管损伤的复杂性认识不够，未尽可能详细地了解病情和查体，忽略了多发性血管损伤及某些表现隐匿的血管损伤。常见原因：将器质性血管损伤误认为动脉痉挛；漏诊动脉挫伤；依据脉搏正常排除血管创伤；忽略多发性血管损伤。

（4）血栓形成

1）常见原因：未纠正的持续性低血容量甚至休克状态；血管重建前未常规取栓，或取栓不彻底，或取栓术损伤血管内膜；术中对局部或受损血管清创不彻底，术后发生感染；血管外科手术粗糙；急性静脉高压损伤重建处动脉；血流淤滞；凝血功能紊乱；等等。

2）预防血栓形成，尽早纠正低血容量，维持血流动力学稳定，术中彻底摘除血栓，严格进行血管外科操作，提高吻合技术，避免医源性血管损伤的发生。

（5）器官功能不全与衰竭：持续低血流量或休克引起灌注不足、缺血再灌注损伤、局部或全身感染、创伤应激引起炎性介质过度合成等都可以引起器官功能不全或衰竭，进而发展为多器官功能衰竭。例如，肌病肾病代谢综合征是由于以上因素导致横纹肌溶解，产生大量肌红蛋白及氧自由基，引起电解质紊乱，导致肾功能障碍。

预防原则：快速重建血供；纠正组织缺血；减轻肢体缺血再灌注损伤；预防毒素吸收造成的多器官功能障碍；改善微循环；清除氧自由基，降低脂质过度氧化程度；溶解残余微小血栓。

（6）吻合口假性动脉瘤：血管移植术后假性动脉瘤发生率为1.58% ~ 24%，血管损伤术后若局部存在污染等因素，则发生率更高。其发生多由于：局部污染严重、血管损伤隐匿而清创不彻底，术后局部渗血积液；术中无菌操作不严格；手术技术粗糙，吻合口存在张力，针距不均匀致吻合口扭曲，止血不彻底致术后出血；原有动脉粥样硬化、大动脉炎等疾病侵袭吻合口，妨碍愈合；高速高压动脉血流特别是持续性高血压冲击引起震颤性损伤；跨关节移植物在关节活动时不断受到应力作用；吻合口缺乏软组织保护；术后抗凝剂使用不当。

针对病因，应尽可能彻底清创，在健康动脉部位进行血管移植重建，采用周围健康组织、大网膜或转移肌皮瓣保护支持吻合口，术后控制高血压，指导患者进行正确的健康活动。本症继发引起局部血栓形成和远端栓塞率分别为10%和4%，因此，一旦确诊应立即手术。

（7）感染

1）感染原因：术前血管本身严重污染；术后局部水肿、积液、渗血，促进局部感染；严重失血、创伤甚至器官衰竭导致机体抵抗力下降；术中清创不彻底；术中无菌操作不严格；基础疾病，如糖尿病等，为感染高危因素。

2）感染预防措施：主要有早期全身使用有效抗生素，术中严格无菌操作，彻底清创，确切止血，减少组织损伤，尽量将血管修复区与周围隔离。手术中切除损伤和炎症反应明显的动脉，有切口感染时采用自体静脉而不使用人工血管进行移植。

（8）骨筋膜隔室综合征：主要是由于创伤与血管重建的间隔时间大于6 ~ 8小时，休克时间过长，软组织损伤广泛，主干动静脉同时受损等引起。其预防的关键是缩短缺血时间。治疗主要方式行筋膜下切开减压术，术式主要包括前臂掌侧减压术、小腿双侧切开筋膜减压术、骨掌间隙减压术等，同时必须加强抗炎及肾功能的检测。

（9）远期移植血管狭窄闭塞：移植血管的目的是恢复血流的通畅，而由于四肢管径较小，存在侧支而增加反流量，使吻合口血流量减少，导致其远端通畅率较低。吻合技术不良，流出道不通畅，移植血管内膜损伤，血管再重建及粥样硬化病变也可明显减低远期通畅率。

临床中为提高移植血管重建后远期的疗效，应选择合适的移植材料，首选自体静脉作移植物，切取和移植过程中尽量较少对管壁的损伤，缩短缺血时间，扩大吻合口减少血栓形成。术后可针对再狭窄的病理机制，使用降血脂、抗凝、抗血小板聚集、扩张血管、清除氧自由基等药物。强调术后随访，早期发现粥样斑块、血栓形成等情况，尽早应用经皮球囊血管形成术或激光血管形成术、经皮动脉内粥样硬化斑块切除术、血管支架植入术及外科手术进行治疗。

三、静脉血管损伤

最常见的肢体静脉损伤是股浅静脉（42%），其次为腘静脉（23%）和股总静脉（14%）。静脉损伤后常见的并发症是静脉栓塞，静脉栓塞的临床表现：皮肤颜色由红润变为紫红色或暗红；皮肤温度降低；毛细血管充盈试验消失；组织张力明显增高；肿胀有水疱；创缘出血呈暗红色。

静脉损伤后处理与动脉不同，多数静脉可结扎。一般认为，全身情况稳定的患者大静脉损伤，采用血管修补术，术后可采用多普勒扫查监测血管的通畅性；如果静脉修补较困难或患肢血流动力学不稳定，则采用简单结扎术较为适合，四肢的浅静脉都属可结扎静脉，但肱静脉、股静脉、髂外及髂总静脉均不可结扎，若合并深静脉损伤，应修复深静脉并尽量保护浅静脉，在发生深静脉血栓后可由浅静脉代偿。结扎术后水肿处理包括肢体抬高、穿弹力袜及应用减轻肢体水肿的药物等。

四、预后

钝性损伤导致的闭合性血管损伤的早期诊断困难，患者预后较差。四肢闭合性血管损伤强调早期诊断，密切临床观察和定期随访，避免延迟或遗漏诊断。近年来，由于血管外科技术的发展使得钝性损伤截肢率从 23% 下降到 6%。系统（肝素化）抗凝，及时动脉重建修复，术后第一个 24 小时明显的足背搏动等都为患肢存活率的有利因素；严重的软组织损伤、深部组织感染、术前缺血是影响患肢存活的不利因素。目前认为，对于合并广泛骨、软组织和神经损伤患者，主张早期行截肢术；对于血流动力学不稳定的患者，复杂的血管修补术将影响到患肢的生存率，也主张早期行截肢术。

（华中科技大学同济医学院附属协和医院骨科医院　熊蠢茗）

参 考 文 献

蒋米尔，张培华 .2010. 临床血管外科学 . 第 3 版 . 北京：科学出版社 .

梁发启 .2002. 血管外科手术学 . 北京：人民卫生出版社 .

潘荣超，汪王平，金重山，等 .2000. 闭合性四肢血管损伤 28 例诊治体会 . 临床医学杂志，20（9）：25 ～ 27.

汪忠镐，张福先 .2005. 血管外科手术并发症的预防与处理 . 北京：科学技术文献出版社，4.

王玉琦，叶建荣 .2003. 血管外科治疗学 . 上海：上海科学技术出版社，2.

张英泽 .2011. 临床创伤骨科：血管损伤学 . 北京：人民卫生出版社，6.

第八章　四肢开放性损伤

第一节　开放性骨折

开放性骨折是创伤骨科的常见病、多发病。随着社会发展，现代化高速工具所造成的开放性骨折日趋严重，病情越发复杂，治疗更加困难。经历一个世纪，开放性骨折治疗要求越来越高，治疗原则不断发生变化。

开放性骨折治疗发展历经4个阶段：20世纪初期为第一阶段，此阶段治疗的主要目的仅为挽救生命；第二次世界大战期间为第二阶段，治疗的主要目的为保存肢体；20世纪60年代中期为第三阶段，治疗的焦点主要集中于如何预防感染；20世纪60年代至今为第四阶段，随着抗生素应用增多及骨科医师临床治疗经验的提高，治疗的主要目的转移为如何保留受伤肢体的完整功能。从以上4个阶段可以看出，开放性骨折治疗要求越来越高，治疗原则不断发生变化。这就要求骨科医师对不断更新的治疗理念要有正确认识。

一、开放性骨折处理原则

（一）初始评估和处理

当骨折端或骨折所形成的血肿与外在环境相交通时即可认为是开放性骨折。这类损伤常常伴随着高能量创伤发生。此时绝不要被潜在的严重损伤所干扰，当务之急是立即开始实施高级创伤生命支持治疗方案。患者伤情的稳定可以防止由于缺氧、体温过低及组织灌注减少而造成的继发性损害。

早期正确的评估及处理，对于开放性骨折的预后至关重要。目前国外学者已将初始评估和处理提到非常重要的位置。在欧美国家，患者入院后第一时间处理患者的往往是高年资骨科医师及整形外科医师。

初始评估及处理可简单地概括为"先救命、再治病"及"先全身、再局部"。对患者评估之前，应对潜在、威胁生命的损伤进行处理，对患者实施恰当的高级创伤生命支持方案以后，即可按照开放性骨折治疗的基本原则进行初步处理：①维持患者气道、呼吸及循环通畅，即保证生命体征平稳。②尽早对开放性伤口止血，在这一过程中尽量避免使用止血带（可能会加重缺血和组织损伤），可予以压迫止血，患者情况稳定后对损伤进行全面评估和处理；③此时应该进行彻底仔细的神经血管情况检查并予以记录。④对伤肢进行临时固定，可采用夹板或石膏固定等方式。⑤在包扎及夹板固定之前应对开放性伤口拍照，从而尽可能减少由于多名检查者依次检查造成的开放性伤口反复暴露，伤口反复暴露可能导致发生潜在的污染，而很多感染恰恰是在医院内发生的。⑥对伤口的处理包括去除伤口污染物、详细记录伤口范围及损伤程度、应用无菌敷料覆盖包扎伤口。开放性骨折感染大部分由院内感染造成，早期处理（尤其是急救室处理）应注意无菌操作。⑦对所有开放性骨折，均应预防破伤风感染。患者的破伤风免疫状态必须在整个治疗过程的早期予以明确。如果患者的免疫状态不明确或距最近一次加强注射超过 10 年，则应为患者注射破伤风类毒素。人类破伤风免疫球蛋白的应用取决于患者的损伤及免疫状态。⑧对所有类型的开放性骨折，无论损伤程度如何，均应早期使用抗生素。⑨骨筋膜隔室综合征是开放性骨折较常见并发症之一，应早期发现并积极处理，并在治疗过程中全程关注。⑩拍摄 X 线片，应包括跨两个关节的正、侧位片。早期影像学检查有助于判断一些潜在的开放性骨折。

（二）损伤程度评估

目前尚无一种评价体系能够全面评价开放性骨折损伤程度。

1. 最常用的分类方法为 Gustilo 分型　其分型法对伤口大小、污染程度、软组织损伤和骨损伤的特点进行了综合评估，重点则放在软组织损伤程度和污染程度两个方面。最初分为 3 型：①Ⅰ型伤口不足 1cm，多为较清洁的穿透伤，骨折较简单；②Ⅱ型伤口超过1cm，软组织损伤较广泛，轻或中度碾挫伤，中度污染，骨折中度粉碎；③Ⅲ型软组织损伤广泛，多为高速高能量所致，污染严重，骨折粉碎，不稳定。

因在应用中发现此分型的不足，Gustilo 又于 1984 年将Ⅲ型再分为 3 个亚型：①ⅢA 型，骨折处仍有充分软组织覆盖，骨折为多段或粉碎；②ⅢB 型，软组织广泛缺损，骨膜剥脱，骨折严重粉碎，广泛感染；③ⅢC 型，包括并发的动脉损伤或关节开放脱位（表 8-1）。

表 8-1　Gustilo 分型

Gustilo 分型	
Ⅰ	伤口长度小于 1cm，一般为比较干净的穿刺伤，骨尖自皮肤内穿出，软组织损伤轻微，无碾挫伤，骨折较简单，为横断或短斜行骨折，无粉碎
Ⅱ	伤口超过 1cm，软组织损伤较广泛，但无撕脱伤，亦无形成组织瓣，软组织有轻度或中度碾挫伤，伤口有中度污染，中等程度粉碎性骨折
Ⅲ	软组织损伤广泛，包括肌肉、皮肤及血管、神经，有严重污染
ⅢA	尽管有广泛的撕脱伤及组织瓣形成，或为高能量损伤，不管伤口大小，骨折处有适当的软组织覆盖
ⅢB	广泛的软组织损伤和丢失，伴有骨膜剥脱和骨暴露，伴有严重的污染
ⅢC	伴有需要修复的动脉损伤

但 Gustilo 分型存在一些问题，如过多强调伤口大小，污染程度、软组织损伤程度等评价标准过于笼统。Brumback 等研究表明，245 名医师依据 Gustilo 分型对开放性骨折进行分类，仅有 60% 达成一致意见，其可靠性为中到差；其准确性也不高，因为伤口大小往往不

能准确反映深层软组织损伤及污染程度。尽管存在一定局限性，但临床实践证实，Gustilo 分型仍是一种实用性较好的分类方法，因为该分型与感染及其他并发症关系密切。Gustilo 等报道分别对 87 例和 1104 例开放性骨折不同病例组进行分析发现，感染发生率在 I 型为 0 ~ 2%，在 II 型为 2% ~ 5%，在 III A 型为 5% ~ 10%，在 III B 型为 10% ~ 50%，在 III C 型为 25% ~ 50%。这种综合式的分型具有较高的概括性，判断预后较为准确。

2. AO 分型　是一种相对全面的评价系统，可对皮肤、肌肉和肌腱、血管、神经及骨的损伤程度做出详细评价。但该分型系统条目过于繁多，并不方便记忆和临床使用。

AO/ASIF 骨折分类与 AO/ASIF 软组织分类如下。

1）皮肤损伤（integumentary injury，I）

A. 闭合性皮肤损伤（integumentary closed injury，IC）：IC1，皮肤无损伤；IC2，皮肤挫伤但无撕裂；IC3，皮肤局限性脱套伤；IC4，广泛的闭合性脱套伤；ICS，挫伤引起的皮肤坏死。

B. 开放性皮肤损伤（integumentary open injury，IO）：IO1，皮肤自里向外破损；IO2，皮肤破损小于 5cm，边缘有挫伤；IO3，皮肤破损大于 5cm，挫伤增加，边缘失活；IO4，皮肤挫伤变薄，擦伤，广泛脱套伤，皮肤缺损；IOS，其他特殊类型损伤。

2）肌肉、肌腱损伤（muscle/tendon injury，MT）：MT1，无肌肉损伤；MT2，肌肉局限性损伤，且只有一处（一个筋膜室中）；MT3，肌肉局限性损伤，有两处（两个筋膜室中）；MT4，肌肉缺损，肌腱撕裂，肌肉广泛性挫伤；MTS，骨筋膜隔室综合征、挤压综合征，损伤区广泛。

3）神经血管损伤（neurovascular injury，NV）：NV1，神经血管无损伤；NV2，单纯性神经损伤；NV3，单纯性血管损伤；NV4，血管多层面损伤（广泛、节段性血管损伤）；NV5，复合性血管神经损伤，包括肢体的次全或全部离断。

Hannover 骨折评分系统（表 8-2）的内容，不仅包括骨折类型（突出有无骨缺损）、软组织损伤（皮肤伤口，皮肤缺损，深部肌肉、肌腱、韧带、软组织损伤），而且涉及截肢、缺血/骨筋膜隔室综合征、神经损伤、污染、细菌涂片、开始治疗时间等，其中创伤性截肢、缺血/骨筋膜隔室综合征、神经损伤、污染等指标在开放性骨折评分中所占权重较大。

余斌认为，评价开放性骨折损伤程度需要注意以下几点：第一，目前尚无全面评价开放性骨折损伤程度的分类方法，每种方法各有利弊，因此临床评估时应结合 Gustilo 分型及其他分类综合判断。第二，应警惕潜在、隐匿的开放性骨折及脱套伤，如软组织中存在大量气体，可能是由高能量撞击或产气菌感染所致；已为开放性骨折，但皮肤伤口往往较为隐匿；需要重点关注脱套伤，因为其较隐匿且损伤较重，一旦忽视，后果将非常严重。第三，评估应贯穿治疗全过程，因为很多情况下伤情处于不断发展中，所有对伤情的评估也应是动态的。第四，应在清创后对损伤程度再次做出全面评估，因为早期无法过多干预伤口，只有在清创后才能对损伤程度有更全面的认识。

3. 合理使用抗生素　感染是开放性骨折主要并发症之一。在正确使用抗生素、彻底清创等前提下，仍有可能发生感染。早期发现、早期治疗对预后尤为重要。以下方法有助于早期发现感染：①体温尤其是晨起体温升高及局部出现红肿、渗出等症状，可提示感染发生；②血常规、红细胞沉降率、C 反应蛋白等实验室检查指标也具有一定指导意义，当这 3

327

项指标均为阳性时，高度提示感染发生。

表 8-2　Hannover 骨折评分系统（Hannover fracture scale，HFS）

A 骨折类型		不完全性	10 分
A 型	1 分	完全性＜ 4 小时	15 分
B 型	2 分	4 ~ 8 小时	20 分
C 型	4 分	＞ 8 小时	25 分
骨缺损		E 神经损伤	
＜ 2cm	1 分	手掌及足底部感觉	
＞ 2cm	2 分	有	0 分
B 软组织损伤		无	8 分
皮肤（伤口、挫伤）		手指及足趾运动	
无	0 分	有	0 分
＜ 1/4 周长	1 分	无	8 分
1/4 ~ 1/2	2 分	污染	
1/2 ~ 3/4	3 分	异物	
＞ 3/4	4 分	无	0 分
深部软组织（M、T、L）		一个	1 分
无	0 分	多个	2 分
＜ 1/4 周长	1 分	大量	10 分
1/4 ~ 1/2	2 分	F 细菌涂片	
1/2 ~ 3/4	3 分	需氧菌，单一菌	2 分
＞ 3/4	6 分	需氧菌，多种菌	3 分
C 截肢		厌氧菌	2 分
无	0 分	需氧 - 厌氧菌	4 分
不全或完全截断	20 分	G 开始治疗时间（仅在软组织评分＞ 2 分时）	
不全或完全碾碎	30 分	6 ~ 12 小时	1 分
D 缺血 / 骨筋膜隔间室综合征		＞ 12 小时	3 分
无	0 分		

　　抗生素的应用大大降低了开放性骨折的感染率。一项系统评价研究提示，开放性骨折预防性应用抗生素可使感染率降低 59%，且证据等级为 A 级。因此，无论开放性骨折为何种类型及损伤程度，均应使用抗生素。临床上一直认为，抗生素的应用均系预防性，但近年有学者提出开放性骨折使用抗生素具有治疗作用。这说明了抗生素使用的重要性，以及学者们对抗生素使用的激进态度。既往对开放性骨折多主张，清创前后均常规做细菌培养，近年不少学者对其实用性和可靠性提出了质疑。有研究表明，清创前细菌培养阴性者最终感染发生率为 8%，而培养阳性者却仅有 7% 患者最终发生感染；结果表明，污染的开放性骨折会培养出多种细菌，但并不意味着最终发生伤口感染。目前不推荐清创前后均做细菌

培养。开放性骨折部位感染其实多由院内细菌引起，因此早期无菌操作及伤口覆盖至关重要。引起开放性骨折感染的致病菌主要为革兰氏阴性杆菌和革兰氏阳性葡萄球菌，近年来耐甲氧西林金黄色葡萄球菌（methicillin-resistant staphylococcus aureus, MRSA）感染有上升趋势。

　　抗生素能够减少发生感染的风险已经成为共识。很多研究都关注于抗生素种类的选择和持续时间。有证据表明，当明确有感染发生时，致病的微生物通常对初始所选择的抗生素有耐药性。

　　关于抗生素的应用时机，大量研究表明，伤后超过 3 小时使用抗生素，感染率明显增加；推荐伤后尽早（3 小时内）使用抗生素。目前对抗生素应用方案存在较大争议。一些学者建议经验性单独使用第一代头孢菌素，但是否需要加用抗革兰氏阴性菌的药物尚存争议。AO《抗生素使用指南》建议：对 Gustilo Ⅰ 型、Ⅱ 型骨折，使用第一代或第二代头孢菌素，时间不超过 24 小时；对 Gustilo Ⅲ 型骨折，给予第三代头孢菌素、阿莫西林 - 克拉维酸或氨苄西林 - 舒巴坦，时间不超过 5 天；对有潜在粪便污染骨折，给予第三代头孢菌素加甲硝唑、哌拉西林 - 三唑巴坦或碳青霉烯。Gustilo 等建议，对 Ⅰ 型、Ⅱ 型骨折，入院时给予第一代头孢菌素 2 g，之后每 8 小时给予 1 g，持续 3 天；对 Ⅲ 型骨折，给予氨基糖苷类抗生素 3 ~ 5 mg/kg，持续 3 天；对田间劳作损伤，给予氨基糖苷类抗生素 3 ~ 5 mg/kg 加青霉素 1000 万 ~ 1200 万 U/d，持续 3 天。英国矫形外科学会发布最新《抗生素使用指南》，其使用方案相对比较激进，认为随着入院时间的延长，葡萄球菌（耐甲氧西林金黄色葡萄球菌）、大肠杆菌、假单胞菌感染比例上升，因此在骨折固定及伤口闭合时，应单次应用万古霉素或替考拉宁。

　　开放性骨折患者局部应用抗生素，近年已成为研究热点。局部应用抗生素可使伤口局部形成高浓度抗生素，其他部位浓度低，以避免出现全身性不良反应。对热稳定、粉末结构及病原微生物起作用的抗生素均可局部应用，应用较多的是庆大霉素和妥布霉素。庆大霉素 - 聚甲基丙烯酸甲酯链珠能够预防和治疗开放性骨折感染，但体外实验显示，高浓度庆大霉素（12.5 ~ 800 μg/ml）可抑制成骨细胞分化，降低碱性磷酸酶功能，进而影响骨形成，不利于骨折愈合。目前更倾向局部应用妥布霉素，其预防感染的效果与局部应用庆大霉素相似，且未发现对骨折愈合存在不良影响。局部抗生素应用类型包括抗生素链珠、抗生素涂层髓内钉、抗生素胶原海绵、含抗生素骨替代材料等。Ostermann 等报道总结 1085 例开放性骨折患者使用抗生素情况，清创后伤口内放置药珠并结合全身抗生素，既可提高伤口局部抗生素浓度，又可减少抗生素用量及不良反应，使感染率由 12% 降至 3.7%。可见，全身及局部应用抗生素可明显降低开放性骨折感染率。然而，局部抗生素仅可作为全身抗生素的补充，不能替代之，即在使用全身抗生素基础上可加用局部抗生素作为补充，但不能单独应用局部抗生素。

　　4. 清创　关于清创时机，临床上根深蒂固的观点为所谓经典"6 小时原则"，这一概念最早由 Ffiedrich 于 1898 年基于动物实验结果提出，之后有少量临床研究肯定了"6 小时原则"的有效性。Kindsfater 等研究显示，5 小时内手术感染率仅为 7%，5 小时后手术感染率高达 38%。Ince 等研究提示，6 小时内手术感染率为 12%，超过 6 小时手术感染率为 25%，但随后更多临床研究对"6 小时原则"提出质疑。在传统上开放性骨折被认为是骨科的紧急情况，然而有证据表明，伤后 6 小时内与 6 小时后手术治疗对于最终的感染率并没有显著影响。针对所有开放性骨折治疗的权威性指南尚未确立。可以明确的是，受伤部位及损伤程度与并发症的发生率有显著关联。随着骨折严重程度的增加，感染率也相应增加。胫骨开放性骨折并发症的发生率最高。

开放性骨折伴有血管损伤需要在 6 小时内进行急诊处理，包括修复循环、清创及固定骨折。对于常见的 I 级和 II 级开放性骨折，有 II 级证据表明，最终手术治疗可以在伤后 6 小时后开始。这也意味着患者初来时需要对肢体进行固定，开始预防性应用抗生素并明确其破伤风免疫状态。外科清创需要在第一次手术时就完成。高能量损伤患者应该被紧急送入手术室以避免继发损伤，同时能够保证软组织损伤的真实程度。

Schenker 等的系统评价（共纳入 16 个研究 3539 例开放性骨折患者，并对各型骨折进行亚组分析），认为 6 小时内与 6 小时后清创感染率之差异无统计学意义（$P > 0.05$），然而应当理性看待这些研究结果，这并不代表鼓励推迟清创时间。开放性骨折治疗仍应遵守尽早清创的基本原则，推荐在 24 小时内完成，但在制订清创计划时，应打破 6 小时的时限束缚，更加关注患者全身状况，充分准备，让有经验的高年资医师参与手术。换言之，相对于 6 小时内清创，患者全身状况、充分准备及有经验的高年资医师参与手术等是影响预后的更重要因素。但出现以下情况时应考虑尽早清创：①伤口严重污染；②骨筋膜隔室综合征；③肢体缺血；④多发性创伤。

在麻醉下小心地暴露患肢，通常建议在消毒铺单之前使用伤口刷去除明显的污染物及碎屑。整个过程中必须很好地控制住骨折两端。为使治疗结果达到最佳，最重要的步骤是，对开放伤口细致地逐层清创。对伤口应予以扩大显露，但要注意减少软组织的进一步损伤。清创时应注意以下基本原则：①彻底清创是治疗成功的前提，所以清创应由经验丰富的医师完成。在欧美国家，清创均由高年资医师完成，足以看出对清创的重视程度。②应按照先外后里、由浅入深的原则清创，顺序依次为皮肤、皮下组织、筋膜、肌肉、肌腱、骨骼。③清创时尽量避免使用止血带，预备止血带，但只在绝对需要时才充气使用（V 级证据）。④对清创效果存在质疑时，应做二期、三期清创，不应盲目追求早期闭合伤口。⑤无论何种类型损伤及对清创效果把握程度如何，均应放置引流。⑥对开放性骨折有时可能需要行筋膜切开术。

对皮肤可采取相对保守原则，切除伤口边缘 1 ~ 2 mm 即可，尽可能保留功能必需的肌腱。判断骨碎片活力可借助边缘出血征方法，有软组织附着且有出血的骨块可保留，尽量保留骨膜和关节面骨块。以上组织均非感染的主要营养来源，总的原则为早期清创可保守进行，一旦出现感染，再次早期清除无活力组织。所有失活的骨组织都应去除。伤口内保留的无血供骨块，即使是作为结构性骨块，也可能导致感染率增加 50%。对肌肉组织的清创原则却不相同，因为坏死的肌肉是细菌生长的主要营养来源，厌氧菌感染风险可大为增加，因此肌肉清创总原则为"有疑问时清除掉"。清创时应注意探查肌肉深部情况，因为肌肉供血血管解剖结构特殊，可能会出现肌肉表面有活力而深部肌肉大量坏死的情况。此外，还应关注肌肉脱套伤的存在。既往临床上更多了解的是皮肤脱套伤，其实肌肉也存在脱套伤，且更加隐匿、危害更大，肌肉清创时应予以足够重视。早期探查深部肌肉时可对损伤肌肉进行减压，以减轻损伤程度；早期发现并清除坏死肌肉，可减轻肌肉坏死带来的危害。判断肌肉活力较困难，Gregory 曾提出判断肌肉失活与否的 4C 原则，即张力（consistency）、颜色（color）、收缩性（contractility）和出血状态（capacity to bleed）。

冲洗是清创的重要环节，足量且合理的冲洗可除去细菌及外来组织。首先冲洗应足量，但冲洗量具体要达到多少，目前还没有明确结论。一般认为 Gustilo Ⅰ 型骨折的冲洗量要达到 3L；Gustilo Ⅱ 型骨折的冲洗量要达到 6L；Gustilo Ⅲ 型骨折的冲洗量要达到 9L。应采用动力冲洗系统（选择低档或中档），因为增加压力可去除更多碎屑和细菌，但压力过高会对骨及软组织产生破坏作用，延迟骨折愈合并增加感染风险。脉冲冲洗是近年来兴起的一种冲洗方式，与动力冲洗系统存在着相似的利弊，目前尚存在争议，应谨慎使用。灌洗液中使用添加剂是否有益尚存在争议。Anglen 等将添加剂分为 3 种类型：①防腐剂，包括聚乙烯吡咯烷酮 - 碘、氯己定 - 葡萄糖酸盐等；②抗生素，如杆菌肽、新霉素等；③表面活性剂，如橄榄皂等。同时指出，所有添加剂均存有优点和缺点，防腐剂对宿主细胞有毒性，可能影响细胞免疫功能、延迟伤口愈合；抗生素可能导致过敏反应及促使细菌产生耐药性；表面活性剂也存在轻度宿主细胞毒性。目前认为，采用足量生理盐水、低压力、反复冲洗、多次冲洗是促进伤口愈合、预防感染的最佳方式。

5. 骨的处理　骨折固定是开放性骨折治疗的中心环节。骨折固定除具有维持骨折复位、促进骨折愈合、实现肢体早期锻炼及促进功能恢复的一般目的外，对开放性骨折来说，更具有消除骨折端对皮肤的威胁、减少污染扩散、便于重要软组织（血管、神经、肌腱）修复及利于伤口闭合的特殊意义。骨折固定方式的选择，取决于骨折类型和位置（关节内、干骺端或骨干）、软组织损伤范围、污染情况及患者生理状况。值得注意的是，无论采用哪种内固定方式，均必须保证内固定物有良好的软组织覆盖。对近关节开放性骨折，一般采用钢板固定；对上肢开放性骨折，多采用钢板固定；对下肢开放性骨折，则多采用髓内钉固定。对于各级的开放性胫骨骨折使用扩髓和不扩髓的髓内钉（Ⅰ级）都已证明是安全的。然而对于胫骨开放性骨折却并不推荐使用接骨板固定，尽管这对于上肢而言被认为是相当安全且是很多医生愿意选用的。对污染严重，伴明显骨缺损的多节段开放性骨折（Gustilo Ⅲ B 型、Ⅲ C 型），多采用外固定支架固定。

总体来讲，除非是伤口高度污染和（或）发生在胫骨的开放性骨折，在冲洗和清创步骤完成之后都可以选择适当的方法进行骨折的最终固定。只有在 3 种情况下不能立即对骨折进行最终固定：①患者情况仍不稳定；②伤口污染严重而组织活性仍存疑问；③骨折类型复杂，需要新的手术团队来进行更长时间的手术。在这些情况下最好应用外固定架进行临时固定。

髓内钉固定的争议，仍然集中于是否需要扩髓。Keating 等的前瞻性随机对照研究纳入 88 例开放性骨折，结果显示扩髓组与非扩髓组患者在感染率、骨折不愈合率及功能评分方面之差异均无统计学意义（$P > 0.05$），但扩髓组螺钉断裂发生率更低。Finkemeier 等的前瞻性随机对照研究纳入 45 例开放性骨折，结果显示扩髓组与非扩髓组患者骨折愈合时间、并发症发生率及感染率之差异均无统计学意义（$P > 0.05$）。一项 Meta 分析结果表明，扩髓组与非扩髓组患者在感染率、骨折不愈合率及再手术率方面之差异均无统计学意义（$P > 0.05$）。因此，现有证据尚不能判断扩髓与非扩髓髓内钉固定疗效孰优孰劣。

外固定支架不干扰骨折端，用于治疗开放性骨折可降低感染率，但外固定支架也有其并发症，包括骨折不愈合、骨不连及畸形愈合等。既往外固定支架多用作临时固定，近年随着外固定支架的改进，用于开放性骨折终末治疗方式的比例有上升趋势，例如，环形外固定支架具有固定稳定、术后可调整力线等优点，可用于治疗复杂开放性骨折；外固定支架固定加骨搬运技术可用于治疗骨缺损等。若外固定支架作为临时固定，且有计划地转为内固定，应无针道感染之虞，且有良好的软组织覆盖。关于转为内固定的时间间隔，目前尚存在争议，文献报道提示 5 ~ 14 天相对安全，笔者建议 7 天为宜。若已存在钉道感染，外固定支架应一直保持到骨折愈合。

骨缺损修复主要包括骨移植和骨搬运两种方法。一般认为骨移植应在伤口闭合 2 周后进行，最长不超过 12 周。若行皮瓣覆盖，骨移植则应延迟至皮瓣稳定后才能实施，一般为伤后 6 周。6 周之内进行植骨可能导致移植物在伤口的炎性环境下被吸收或使感染率上升。移植骨一般需要 3 ~ 6 个月才能允许承重，若植骨不是很充分或生长很慢，则需要多次植骨。Gustilo 等研究认为，伴有严重粉碎骨折块、骨缺损或广泛骨膜剥离的 Gustilo Ⅲ 型开放性骨折患者，若 3 ~ 6 周后显示无早期骨痂形成，应尽早植骨；若持续至 12 周仍无骨痂形成，则必须植骨；对有严重污染、软组织损伤重、骨缺失明显患者，可尝试采用外固定支架固定、含抗生素骨粉填充加骨搬运方法治疗。刺激骨愈合的方法比较多，包括电刺激疗法、超声波疗法、骨形态发生蛋白（BMP）植入等，但目前明确用于开放性骨折的方法为 BMP 植入。当前研究表明，重组人 BMP-2（rhBMP-2）能够有效促进骨愈合、降低感染率及二次手术率。Govender 等的多中心随机对照研究纳入 450 例开放性骨折，结果显示采用 rhBMP-2 可明显减少对骨折的二次干预，加快骨折愈合。Swiontkowski 等研究表明，采用 rhBMP-2 可降低感染率、二次干预率及植骨率。rhBMP-2 目前已通过美国食品药品监督管理局（FDA）批准投放市场，但其疗效尚缺乏循证医学依据，且使用剂量较大、释放不均匀、价格昂贵，远期疗效有待进一步证实。

6. 伤口闭合　伤口闭合的方法包括直接缝合、植皮及皮瓣覆盖等。采用哪种方式闭合伤口，术后早期还是延迟闭合，均存在争议。首先应了解早期闭合的定义。目前国内外研究对早期闭合伤口的定义尚无一致性。Levin 等认为初次清创后立即闭合为早期闭合，Ostermann 等认为伤后 7 天内闭合为早期闭合，Henley 等则认为伤后 72 小时内闭合为早期闭合。其他对早期闭合的定义有伤后 24 小时内、伤后 5 天内、伤后 10 天内等。笔者认为，研究伤口闭合时机时不应过多纠结于早期与延迟闭合的确切时间，因为早期与延迟为一相对概念，仅代表学者们如何处理伤口闭合时曾经遇到的问题及目前倾向的方案。

早期缝合伤口的要求较高。Rajasekaran 等提出开放性骨折一期缝合伤口的标准：①清创术在伤后 12 小时内完成者；②无原发或继发性软组织缺损；③局部伤口能在无张力下缝合；④无水沟污泥污染的田间劳作伤；⑤清创较为彻底；⑥无肢体供血不足。随着显微外科技术的发展，对于无法达到一期缝合伤口的患者，可考虑一期皮瓣覆盖，这种做法虽然相对比较激进，但考虑到一期闭合伤口可有效地减少院内感染，目前已被越来越多学者推荐。在国内，我们更倾向于这种观点，对于软组织条件好、损伤轻的骨折（一般为 Gustilo Ⅰ 型、Ⅱ 型骨折）均考虑一期闭合伤口，只有对一些损伤特别严重的 Gustilo Ⅲ 型骨折才考虑二期闭合。

传统观点认为，术后应敞开创面，延迟闭合伤口，其主要优点是可有效预防厌氧菌感染。这一观点目前在欧美国家仍被广泛接受，文献及最新版教科书如《成人骨折》《AO 治疗原则》等仍推荐这种做法。若采用延迟闭合方案，在创面敞开时间方面也存在较大争议。有研究表明，早期闭合伤口（7 天内）的效果明显优于晚期闭合伤口；另有研究表明，伤后 3 天内闭合伤口可取得满意效果；英国《开放性骨折的治疗指南》推荐 7 天内闭合。目前早期闭合与延迟闭合两种观点均有学者支持，笔者无法给出一个量化标准来选择闭合方案。印度学者 Rajasekaran 等根据皮肤与筋膜、骨与关节、肌腱与神经及共病情况提出 Ganga 医院评分（GHS）系统，用于评估开放性骨折损伤程度，并依据此评分系统提出开放性骨折伤口处理指导方案。虽然该评价体系还不能面面俱到，但就目前而言，已算是一种相对量化的指导方案。现对该评价体系做一简单介绍，以供参考并希望在此基础上能开阔思路。

根据 GHS 评分系统对开放性骨折进行评分：对总分≤ 5 分、皮肤评分≤ 2 分及骨评分≤ 2 分患者，选择"固定闭合伤口"治疗原则；对皮肤评分≤ 2 分、骨评分为 3 ~ 4 分患者，选择"固定 - 植骨 - 伤口闭合"治疗原则；对皮肤评分为 3 ~ 4 分、骨评分≤ 3 分及肌腱评分≤ 3 分患者，选择"固定 - 一期皮瓣"治疗原则；对皮肤评分≥ 5 分、骨评分≥ 3 分及肌腱评分≥ 3 分患者，选择"固定 - 二期皮瓣"治疗原则；对总分≥ 10 分、2 项或以下单项评分≥ 4 分及伴发共病情况患者，选择"稳定（临时）- 观察 - 评估 - 重建"治疗原则。清创后若选择延迟闭合伤口，可以选择无菌敷料或一些人工材料临时覆盖伤口。近年来研究较多的是负压封闭引流（VSD）技术。目前的临床证据表明，VSD 技术可降低开放性骨折感染、促进伤口愈合。但 VSD 技术临床应用时间尚短且缺乏大样本临床研究，其远期疗效有待进一步证实，且 VSD 技术只能作为一种辅助治疗，不能替代彻底清创及最终的皮瓣覆盖。Bhattacharyya 等研究表明 VSD 使用超过 7 天将导致感染率上升，因此 VSD 技术使用时间不应超过 7 天，且每 2 ~ 3 天应更换一次海绵。

综合当前开放性骨折伤口闭合研究进展，对伤口闭合方案的建议如下：首先，"早期闭合伤口，将开放性骨折转化为闭合性骨折"仍应作为开放性骨折治疗的基本原则；其次，当对伤口闭合方案存在质疑时，应遵循"如有任何疑问，则敞开创面"的原则；最后，选择伤口闭合方案时应结合伤口情况、患者全身状况，尤其是术者技术水平及经验等综合考虑。

7.结语　综上所述，笔者认为开放性骨折治疗，应从以下几个方面着手：①首先要认识到治疗的重要性；②早期正确评估及处理对预后至关重要；③损伤程度评估应全面，并警惕潜在及深部损伤；④彻底清创是治疗成功的基础，必要时应反复清创；⑤正确地应用全身及局部抗生素，时机应尽早（3 小时内）；⑥根据患者全身状况、骨折类型、伤口情况及术者经验，合理选择骨折固定方法和伤口闭合技术；⑦合理使用 VSD 技术、rhBMP-2 及抗生素链珠等辅助治疗方式。

尽管开放性骨折是较常见的损伤，但在针对治疗的明确指导方面仍然存在一些尚未明确的灰色区域。需要进一步研究的内容包括初次手术的时机、抗生素应用的持续时间、冲洗液体的种类及刺激骨折愈合的因素如超声波或骨形成蛋白。目前相对明确的建议见表 8-3。

表 8-3　开放性骨折循证医学建议汇总

建议	证据等级 / 建议等级
1. 成人 I 级和 II 级开放性骨折应给予广谱抗生素如头孢唑林。如果对头孢类过敏则选择其他药物，包括克林霉素、氯唑西林或万古霉素。用药应在患者到医院后即刻开始直至伤口最终闭合后 24 小时	A
2. 成人 III 级开放损伤需要增加针对革兰氏阴性菌的抗生素如氨基糖苷类或氟喹诺酮。严重污染或"农场伤"还需要加用针对梭状芽孢杆菌的抗生素，通常为青霉素或甲硝唑	A

333

续表

建议	证据等级 / 建议等级	
3. 开放性骨折患者应该在 6 小时内紧急送入手术室。区分骨折分级及进一步的相关研究能够使这条建议更加细致、精确	B	
4. 有Ⅱ级证据支持使用温盐水或清洁剂冲洗开放性骨折的伤口，总量尚未有共识，但最少应有 3～6L	B	
5. 成人开放性骨折在仔细清创之后应立即施行骨折的固定。内固定对所有骨折类型都是安全的。骨折固定方式的决定部分取决于患者的状态。如果患者伤情不稳定或软组织损伤不允许则选用外固定更为稳妥	B	
6. 成人Ⅰ级和Ⅱ级开放性骨折应该在充分的清创后立即闭合伤口	B	
7. 需要皮瓣或植皮覆盖的伤口应在 7 天内施行手术		
8. 成人ⅢA 级开放性骨折在充分的清创立即闭合伤口是安全的	C	
9. ⅢB 级开放骨折一期皮瓣覆盖在某些医院的应用表明是安全的	C	
10. 植骨应该在 6 周之后进行	C	
11. 超声波可能对促进早期骨折愈合有益		
12. 在闭合伤口时使用骨形成蛋白可能有益		

二、开放性关节损伤的处理原则

开放性关节损伤指皮肤与关节囊破裂，关节腔与外界相通者。治疗目的是防止发生化脓性关节炎和恢复关节功能。处理原则大致与开放性骨折相似，但同时有其特点，就是尽量保证关节面达到解剖复位，恢复正常经关节肢体力学轴线。

（一）开放性关节损伤的分度

开放性关节损伤按损伤程度与预后不同，可分为以下 3 度。

第一度：多为锐性外力直接穿破皮肤与关节囊引起。创口较小，关节软骨及骨骼尚完整，污染较轻。经治疗后可保存关节功能。

第二度：钝性暴力伤，软组织损伤较广泛，关节软骨及骨骼有中等度损伤。创口内有异物，污染明显。经治疗后可恢复部分关节功能。

第三度：软组织毁损、韧带断裂，关节软骨及骨骼损伤严重，创口内有异物，污染严重，可合并关节脱位与神经、血管损伤。经治疗后，关节功能较难恢复。

（二）开放性关节损伤的治疗

第一度的穿戳伤或贯穿伤，无须探查关节。创口进行清创缝合后，用骨牵引或石膏固定，3 周后开始康复治疗。术后如有关节肿胀，可行关节穿刺抽液，并注入抗生素，按早期化脓性关节炎处理。

第二度的创口可先常规行关节腔外清创。手指及手术器械不要伸入关节腔内，创口清理完毕之后更换手套及器械，需要时可扩大创口或采用关节标准切口，充分显露关节，用大量生理盐水（6～12L）反复冲洗关节腔。修剪关节囊的边缘要尽量节制，仔细探查关节腔，清除关节内血块、游离小碎骨片、关节软骨片及异物。勿企图摘除不在关节腔内而嵌插于关节外邻近骨骼中的金属异物，以免增加手术创伤。较大骨折块复位后，如在 6 ~ 8 小时之内，可用克氏针或螺钉固定，如已超过时限，可用骨外固定器固定。由于韧带、滑膜和关节软骨较肌肉抵抗力强，可尽量缝合关节囊，多能一期愈合。如关节囊缺损较多，可行筋膜修补术。如果伤后时间较长，周围软组织疑有炎症，仍可缝合关节囊，但不闭合创口。在关节腔内放置两条硅胶管，术后行关节腔林格液加抗生素灌洗引流，每 24 小时液量可为 6 ~ 12L，48 小时后拔除硅胶管。做好关节囊外的开放引流以防感染侵入关节腔内。4 ~ 5 天后炎症局限，可延期闭合创口。

第三度的严重损伤，清创后创口可全部敞开，用凡士林纱布覆盖创面，但勿放入关节腔内。4 ~ 5 天后，若创口洁净，可行延期缝合。若关节面破坏严重，创口新鲜时，可考虑行一期关节融合术。

三、火器伤

枪伤损害的严重程度与子弹撞击时散发的能量大小有关。多数伤者同时合并软组织损伤、粉碎性骨折和神经、血管、肌腱损伤。针对这类损伤，治疗取决于致伤武器导致的是低速（< 500m/s）还是高速（> 600m/c）损伤。

高速步枪和近距离猎枪子弹击中肢体时，产生高能量碰撞，使骨骼裂成碎片，继而形成弹道空腔，造成广泛的软组织及血管神经损伤。其处理原则基本上与开放性骨折的处理相同。

低速火器伤，子弹的继发作用小，不会形成空腔，而且骨折片也较少与附着的软组织剥离及丧失血运，除损伤血管神经者外，其余多不严重。

一般的非战场低速武器所致的枪伤，早期处理时没有必要常规行广泛的清创。因为这类损伤通常局限于弹道区域，没有造成明显的空腔。局部创口行抗生素处理可以减少深部感染和骨髓炎的发生率。收治患者时，除检查伤口外，还应检查有无其他部位的损伤。如果条件允许，应了解致伤武器的类型和致伤距离。解开患者所穿衣服，进行全面检查，重点检查弹道出入口。彻底检查并记录肢体血运和神经症状。如果患者的脉搏弱或无，出现进展性血肿或搏动性肿块，都是行急诊血管造影或血管探查的绝对适应证。对一些邻近主要血管近段的弹片伤，即使就诊时检查外周血运正常，仍应严密观察。如果怀疑及可能存在钝性血管损伤，可行双重 Doppler 超声检查、血管造影和手术探查。

常规影像学检查应包括伤口所在部位及紧邻上、下关节正侧位摄片。从伤口弹道区取样行细菌培养后，用无菌敷料包扎伤口。如果有骨折，应用夹板暂时固定，并静脉应用抗生素 72 小时。枪伤所致的骨折是一种特殊类型的开放性骨折，属于感染性的骨折。低速火器伤通常引起典型的 Ⅰ 度或 Ⅱ 度开放性骨折，软组织损伤轻微或中度。机关枪和高速弹片伤多导致 Ⅲ 度开放性骨折，软组织损伤严重，容易并发感染、骨折延迟愈合或不愈合、神经和血管损伤。

尽管医生的技术水平有了很大提高，而且具备良好的内固定器械和抗生素药物，但关于内固定在火器伤所致的开放性骨折中的应用仍有争议。持反对意见者担心，在火器伤所致的开放性骨折中应用外源性内固定材料会使细菌聚集，从而增加感染的概率。但 Gristina

335

等在体外试验中发现金属并不会促进细菌生长和扩散。决定伤口是否会发生感染的因素主要有造成组织损伤的能量大小、软组织损伤范围及伤口受污染的程度等。如果开放性骨折用植入物固定后出现了感染，内固定仍是有益的。因为在这种情况下，内固定植入物所能提供的稳定效能大于其可能引起异物反应的不良反应。当然，急诊内固定并不适用于所有的开放性骨折。

最新研究显示，在一些经过严格挑选的火器伤开放性骨折病例中应用内固定，效果特别好。一期急诊进行内固定的好处明显大于其可能引起的风险。在合并多发伤、需要护理的重伤、复杂的单侧肢体损伤、并发神经血管损伤的开放性骨折和移位的关节内骨折，一期急诊进行内固定相当有效。急诊内固定用于开放性骨折的主要缺点是，安放内固定时需要进一步行软组织分离，可能阻断局部的正常血供，使感染概率增加。大多数低速火器伤所致的骨折（除外股骨骨折）无须急诊内固定，而可以先用夹板或石膏制动，3 ~ 10 天后，再采用延迟内固定矫正对位不良的骨折也能取得好的效果。对大多数高速火器伤所致的骨折首选外固定。对有移位的开放性关节内骨折，应用有限切开复位内固定结合外固定治疗是最佳选择。

由于低速火器伤导致骨折时软组织损伤较小，所以，越来越多的文献主张没有必要对其进行外科灌洗和清创。局部伤口处理加以表浅冲洗，部分加用抗生素，已经能够明显降低由低速火器伤所致骨折发生软组织感染和骨髓炎的概率。甚至有人主张，无须静脉应用抗生素。很多研究表明，是否预防性应用抗生素没有统计学差异。

当然，根据临床方案，抗生素的应用是必要的。许多研究对不同药物的效能进行了对比。Geiss-ler 等在低速火器伤所致的开放性骨折患者中，比较了肌内注射头孢尼西（1g）与静脉内应用抗生素 48 小时的疗效，发现两者之间感染率并无差异。他们建议在急诊室对伤口进行小的清创，大量冲洗，肌内注射头孢尼西（1g），延迟缝合伤口。Hansraj 等发现，用 2 个剂量头孢呋辛与用 7 个剂量头孢唑林的效果没有差别。头孢呋辛组住院 24 小时，头孢唑林组住院 48 小时。在 Woloszyn 等的另一研究下发现，静脉应用与口服抗生素效果无统计学差异。Brunner 等甚至放弃传统的伤口清创，在收治的 163 例低速火器伤病例中，对其中的 89 例进行了清创和伤口护理，而另外 74 例仅做了局部伤口护理。两组都在急诊室非住院治疗，不应用抗生素，伤口不缝合。结果显示，清创组中有 4 例出现浅表感染，保守组中有 2 例出现浅表感染，两组都没有深部感染。该研究表明，清洁的低速火器伤大多可以采用保守治疗，无须住院，也不必预防性应用抗生素。所有这些研究都采用一个关键措施，即伤口不予缝合，任其自然引流。

如果有弹片或弹头等异物遗留体内，可根据不同情况具体处理，以下情况建议取出：①异物体积较大，压迫邻近重要组织；②异物位于肌肉收缩舒张的径路上；③异物位于关节内；④异物位于重要器官内；⑤异物经过处理有特殊危害等。

第二节　断肢再植

一、概述

自 1963 年陈中伟院士首次报道成功再植 1 例完全性腕部离断的断手后，40 多年来随着手术显微镜、显微外科器械、手术缝线尤其是显微外科技术的不断进步，断肢再植技术已经日臻成熟，每年有大量成功再植的病例。在一些医疗机构已经有专业的再植科室和医生进行断肢再植工作，并且有着很高的再植成活率。

对于一个接受过严格小血管缝合技术训练的医生来说，完成离断肢体手术操作并非难事。问题的关键在于如何选择合适的病例使得再植的断肢不仅成活而且具有良好的功能。因此，对伤情的判断就显得尤为重要。不恰当的选择可能会造成再植的肢体危及患者生命，或造成长期慢性感染、骨不连，再植肢体无功能而需行两次截肢。因此，肢体离断的再植必须慎重考虑。要根据每个患者的具体情况做出准确判断，特别是要对再植肢体能否危及患者生命及预期的再植后的功能恢复情况做仔细分析、判断。对预期不能有任何功能恢复的离断肢体应毫不犹豫地放弃再植，以减少患者的医疗负担。影响再植后功能恢复的因素较多，包括损伤原因、离断程度、年龄、合并损伤、热缺血时间及患者其他因素，分述如下。

（一）离断原因

1. 切割伤　由锐器伤造成，如切纸机、铣床、剪刀车、铡刀、玻璃和某些冲床等，再植手术的成功率较大。对于多刃性损伤，如飞轮、电锯、风扇、钢索、收割机等所造成的严重切割伤，断面附近组织损伤较严重，虽然再植手术的困难较大，但经过努力也可成功。

2. 挤压伤　由火车轮、汽车轮或机器齿轮等钝器伤所致，离断部分软组织损伤范围比较广，污染严重，再植难度高，预期功能差。此类损伤的再植仅限于损伤范围小的离断。

3. 撕脱伤　是指肢体卷入急速转动的机器轴心皮带或滚筒（如车床、脱粒机）导致的离断。此类损伤关键在于血管和神经的断裂不在同一水平，血管损伤范围比较广，同时往往伴有潜在的血管内膜损伤，血供重建有一定难度。由于神经损伤严重，后期功能恢复差。此类离断的再植一般限于远、近端血管损伤范围小，神经损伤接近同一水平的损伤。

（二）肢体离断的程度

1. 完全性离断　离断肢体的远侧部分完全离体，无任何组织相连，称为完全性离断。

2. 大部离断　肢体局部组织绝大部分已离断，并有骨折或脱位残留有活力的相连软组织少于该断面软组织总量的1/4，主要血管断裂或栓塞，肢体的远侧无血液循环或严重缺血，不接血管将引起肢体坏死者，称为大部离断。

（三）离断水平

1. 经上臂中段以远的离断，特别是健康的年轻患者的切割伤，均应予以再植。经肩关节或肩关节以上的离断特别是撕脱性离断不主张再植。

2. 双侧肢体的离断，如果不适于再植或一侧损伤严重不能再植应选择最好的一侧原位或易位再植。

（四）热缺血时间

肌肉组织越丰富，耐受缺血的时间越短。一般认为手掌部以近的离断常温下（20～25℃）应在6小时内重建血供。冬天（4℃）应在12小时内重建血供。

337

（五）年龄

断肢再植没有严格的年龄限制，有仅几个星期和大于 70 岁的患者再植成功的报道。年龄越小，血管越细，手术技术要求也就越高。手术后患儿躁动容易引发血管痉挛。此外，小儿断肢再植后肢体功能锻炼顺应性比成人要差。而老年患者通常合并其他系统疾病，特别是一些潜在的心、脑血管疾病应予以注意。老年患者手掌以近的离断由于前臂肌肉和神经功能恢复不满意，不适合再植。

（六）合并损伤

断肢患者通常合并其他系统或器官的损伤，如血气胸、颅脑损伤及腹腔脏器损伤，此时应以抢救生命为主。如果患者生命体征在短期内平稳，可考虑再植，否则应果断放弃再植。

二、断肢再植适应证及禁忌证

1. 适应证

（1）患者全身情况许可，能接受再植手术。

（2）离断肢体要完整，血管床无严重破坏者。

（3）离断肢体热缺血时间常温下不超过 6 小时，低温下不超过 12 小时。

2. 禁忌证

（1）经肩关节水平的离断（神经再生慢、肌肉萎缩、关节僵硬）。

（2）广泛的挤压伤。

（3）严重的撕脱伤特别是神经、血管自不同平面抽出。

（4）多水平的节段性离断。

（5）老年人经前臂近端以上的离断。因为老年患者在此水平离断后神经功能恢复多不满意，肌肉特别是手部内在肌肉萎缩明显，再植后难以恢复手部功能。

（6）离断肢体处理或保存不当，如存放在非生理性溶液如甲醛、乙醇中。

（7）预先存在的畸形和功能障碍。离断肢体由于先天和后天的因素存在畸形及功能障碍，考虑再植后不能获得好的功能也不适于再植。如由于烧伤造成的瘢痕挛缩或脊髓及周围神经损伤造成的功能障碍等。

（8）合并其他器官的严重损伤不适于再植。

（9）有周围血管疾病的患者，如糖尿病、类风湿关节炎、系统性红斑狼疮和其他胶原性疾病及动脉粥样硬化患者。

（10）其他慢性疾病，如冠状动脉疾病、心肌炎、消化性溃疡、恶性肿瘤、慢性肾衰竭或呼吸功能衰竭患者。

（11）精神疾病患者。

以上讨论的断肢再植适应证主要限于上肢的离断。对于膝关节以下水平的完全离断，再植后由于足底感觉恢复不满意，患肢长期不能负重活动，同时由于假肢制作工艺的不断进步，小腿截肢后安装假肢可早期活动，因此，对于下肢的完全离断不主张再植。有条件时，考虑用残肢皮瓣尽最大限度保留膝关节。因此，小腿的再植限于年轻患者，肢体胫后神经完整的经膝关节水平以下的不全离断患者。膝关节水平以上的完全离断，大腿水平包括髋关节的离断不主张再植。

三、术前准备

（一）现场急救

断肢患者的现场急救主要是控制残端出血，挽救生命；保护离断肢体；尽快将患者及离断肢体安全转送至有条件进行再植的医院。完全离断的残端因血管断端回缩并自动闭塞而不会有持续的出血，残端可用清洁敷料加压包扎即可。不完全离断特别是主要动脉血管的破裂造成的出血必须用止血带止血，情况紧急时可用血压计袖带止血，将压力升至收缩压即可起到止血作用，控制出血后再改用止血带。必要时可暂时将出血的动脉血管在距离破口附近结扎。用止血带止血时应每小时放松 1 次，放松时应用手指压住近侧的动脉主干以减少出血。对于大部离断的肢体，在运送前应用夹板固定伤肢，以免在转运时引起再度损伤。离断下来的肢体其断面用消毒敷料覆盖包扎，以减少感染，设法及时以干燥冷藏方法予以保存，先将断肢装入塑料袋，袋口扎紧后放入不透水的容器，如搪瓷杯，上盖后放入盛有冰块的保温瓶中。

（二）急诊室处理

1. 病史　包括受伤原因、受伤机制、伤后现场或当地医院的处理情况、受伤至就诊的时间等。

2. 物理检查　特别注意合并的其他脏器的损伤。

3. 静脉补液　应用抗生素，注射破伤风抗毒素。

4. 配血　一般准备 1000 ~ 2000 ml。

5. 留置导尿。

6. X 线片　包括胸部、离断肢体及残端的 X 线片。疑有其他部位的损伤时应同时做相应的检查，并请相关科室协同处理，避免漏诊。

7. 心电图。

8. 对患者的病情做出评估并向家属交代病情（成活及功能恢复的不确定性、手术时间、住院时间、再手术可能）。

9. 通知手术室立即做好断肢再植的清创与再植手术的器械准备。

10. 通知有关手术医师和麻醉医师，尽快做好手术前准备。

11. 生命体征不稳应首先抢救生命，之后视病情再考虑能否再植。

（三）麻醉

成人和较大儿童上肢采用长效臂丛麻醉，下肢采用连续硬膜外麻醉。年龄小（＜ 10 岁）的儿童、紧张或双侧肢体离断者可采用全身麻醉。注意麻醉药物中不加肾上腺素类、麻黄碱类药物，防止血管持续痉挛。

（四）手术室的准备

铺置 3 张无菌桌：一张置断肢；一张置清创器械；一张置再植手术器械。

四、手术难点、要点及对策

离断肢体再植成功的关键在于在肌肉发生缺血坏死之前重建肢体血供，因此必须争分夺秒。手术最好分两组进行：一组检查并处理患者；另一组处理离断肢体。

（一）离断肢体的处理

1. 常规刷洗、消毒　先用无菌肥皂水和毛刷洗刷整个患肢，并用大量等渗盐水冲洗。然后更换手套，用另一套无菌毛刷与肥皂水洗刷创口边缘。如果伤口内有大量异物，也可用毛刷轻柔地刷去异物。然后用 3% 碘酊和 75% 乙醇对整个肢体进行消毒。常规铺盖无菌巾后，去除异物，由浅入深地将失去活力和污染的组织切除，未完全游离的骨片，如果无明显的污染，仍应保留。

2. 清创　条件允许时，断肢再植的清创最好在低温条件下进行。清创遵守一般的清创原则。由浅入深彻底切除挫伤的皮肤、皮下组织、肌肉和骨组织。血管神经的清创最好在手术显微镜下进行，特别是血管的清创既要彻底，又不能盲目切除正常的血管。失活的肌肉组织要彻底切除，肌腱断端要修剪整齐。骨折断端污染部分予以切除。

（1）骨短缩：前臂或上臂可缩短 2 ~ 4 cm。放置 Schanz 螺钉或克氏针。

（2）血管床冲洗：挤压或撕脱伤的肢体，可用细的硅胶管经不准备吻合的动脉分支灌注血管床。血管床冲洗目的有 3 个：其一，可了解断肢的血管床的完整性是否破坏，以便决定是否能行再植手术；其二，可冲洗出组织中积蓄的部分毒性代谢产物及小血管中的凝血块，减少机体对毒性物质的吸收，并提供通畅的血管床为重建血液循环时打好基础；其三，可扩张痉挛、关闭的小血管和毛细血管网，恢复毛细血管的虹吸作用，有利于今后微循环的改善。方法是选择一根主要动脉或条件较差不准备缝接的动脉，在其断口上缝吊一针以作标记。细心清除该动脉断口处凝血块后，选用 12 ~ 18 号平头针插入血管中，用 12.5U/ml 肝素等渗盐水冲洗。

（二）离断肢体残断处理

用气囊止血带止血。残端刷洗消毒与常规清创无异，亦应遵循常规清创原则。血管神经的清创也建议在显微镜下进行，污染的骨折断端要予以切除，不准备吻合的血管予以结扎，以免血液循环恢复后的出血反射性引起血管痉挛。

（三）肢体重建

远、近段肢体清创完毕后，创面冲洗，重新消毒铺巾，术者更换手套，更换手术器械，然后进行修复。修复过程要由深入浅。顺序如下：骨折固定→修复伸肌肌腱→修复屈肌肌腱→吻合静脉→吻合动脉→修复神经→皮肤覆盖。

1. 建立骨支架 骨的固定要求简便、迅速、确实、可靠。骨折固定对于离断肢体功能的恢复非常重要，存在较多的骨折内固定选择方式。但离断肢体再植的首要目标是保证肢体的成活，要争取在最短的时间内重建肢体血供，缩短热缺血时间，以最大限度地恢复肢体功能。此外，断肢再植时肢体存活存在很大的不确定性。因此不推荐采用内固定如钢板或髓内钉处理骨折。断肢再植的骨折固定仍推荐采用经典的外固定支架固定骨折，以减少骨折固定的操作时间，尽快重建离断肢体血供。

2. 屈肌肌腱的修复 推荐修复时腱束采用改良 Kessler 法 3-0 线缝合；肌腱周围用 6-0 线行连续锁边缝合；伸肌肌腱采用褥式缝合法。离断肌肉清创后缝合建议用 2 号可吸收缝线缝合肌筋膜，逐一消灭断端之间的无效腔。

3. 血液循环的建立 断肢再植手术成功的关键在于离断肢体血液循环的成功重建，而血液循环成功重建的基础就是血管的清创。吻合的血管必须是正常的血管，要毫不吝惜地切除内膜壁有血栓附着或内膜损伤段的血管，切除外膜并在显微镜下反复确认已经清创至正常的血管。可将不做吻合的动脉用作血管床灌注。灌注时应无阻力，流出量基本等于注入量。由于离断肢体多数在相同的平面上，血管之间外径相差不大，断肢再植的血管吻合方法多为两定点的端 - 端吻合。采用的缝合线一般为腕和前臂远端 7-0 线或 9-0 线；前臂近端以近 6-0 线或 7-0 线。一般动脉缝 6 ~ 8 针，静脉缝 8 ~ 10 针。血管吻合顺序一般先吻合静脉再吻合动脉。也有人主张先吻合动脉，理由如下：① 确定离断肢体的血管床状况，以决定是否继续再植；② 缩短热缺血时间。但先吻合动脉时创面出血比较多，特别是主要静脉的出血往往难以控制。断肢再植时，通常可供吻合的动脉只有一根，可供吻合的静脉往往是表浅的知名静脉如头静脉或伴行的深静脉，一般不会超过 2 根。缝合静脉不会花费很多时间，因此推荐先吻合表浅静脉后吻合动脉，最后再吻合一根深静脉。动脉与静脉吻合比例一般在 1 : 1.5 以上；浅静脉吻合后再吻合 1 ~ 2 条伴行静脉；在小血管吻合开始之时起应用抗凝药物，可全身应用 6% ~ 10% 低分子右旋糖酐 500 ml，吻合中局部用 10 ~ 100 U/ml 肝素等渗盐水间断地冲洗血管管腔。一般不主张全身应用肝素。

术中血管缺损的处理如下。

（1）屈曲关节：直径大于 2 mm 的小血管的缺损，如果缺损不超过 2 cm，而又是在关节附近，则可以凭借关节的屈曲做端 - 端吻合。

（2）自体静脉移植：过多的血管缺损需行自体小动脉移植或自体静脉移植来进行修复。可取自手背、前臂、足背的静脉或大隐静脉；亦可采用皮瓣转位。从弃用的肢体切取静脉时要注意切取部位无潜在的损伤，以防移植已受损伤的血管。

血管缝接后，松去血管夹，良好的血液循环应出现下列征象：①动脉吻合后，松开血管夹，可见肢体逐渐饱满，皮肤颜色逐渐转为红润，远端伤口渗血，静脉有血液反流，在吻合动脉处可触到搏动；② 吻合静脉充盈；③ 再植肢体温度逐渐上升；④ 针刺肢体远端有鲜血流出。

4. 神经修复 尽可能一期修复神经。要求正常神经无张力缝合。可用外膜或束膜缝合法进行修复，一般用 7-0 线缝合。清创后如有神经缺损，可采用以下方法进行修复：① 关

341

节功能位屈曲；② 神经改道；③ 神经移植，移植神经可取自弃用的断肢、腓肠神经和前臂内侧皮神经等。严重撕裂性肢体断裂，神经挫伤重，不易确定切除的长度，则可将神经两端用黑丝线标记，固定于适当的部位，准备行二期修复。

5. 皮肤覆盖　早期创面的覆盖可预防感染，减少瘢痕形成，为后期修复创造条件。因此要争取一期完成创面的覆盖。缝合时注意皮肤张力，切勿缝合过紧而压迫静脉，影响血液回流。需要注意的是，对于断面整齐的环形切割伤，可做多个斜行小切口，与断面成60°角，使线性切口缝合后变成"Z"字形切口。严重的皮肤缺损，可用游离中厚皮片覆盖。血管吻合处一般用游离皮片或转移皮瓣覆盖。游离植皮后打包时压力不可过大。皮下要放置引流，防止无效腔形成或感染。为预防术后骨筋膜室高压，有人主张断肢再植术后常规做深筋膜切开减压。

6. 术中血管痉挛的预防和处理　血管痉挛多见于低位的肢体离断。常见的全身因素包括血容量不足，麻醉效果不佳、疼痛，寒冷及膀胱充盈（表8-4）。局部的因素包括血管清创不彻底，吻合口栓子形成，错用血管收缩药物。术中血管痉挛的处理要针对原因及时进行处理。血容量不足要及时补液，必要时输血。麻醉不充分引起的疼痛性血管痉挛可补充麻醉并加用镇痛药。室内温度低时要采取保温措施。膀胱充盈者予以导尿。吻合血管局部的处理包括热盐水纱布湿敷，用扩血管药如利多卡因、罂粟碱，后者具有显著的缓解小血管痉挛的作用，同时全身用血管扩张药，如低分子右旋糖酐、丹参等。通过以上措施处理后血管痉挛仍不能缓解，勒血通畅试验证实吻合口通畅，血管清创比较彻底，可完成其他操作。患者进入病房进行系统药物治疗，局部采用烤灯照射2～4小时后痉挛亦能够缓解。

表8-4　断肢再植术中血管痉挛原因及处理方法

类型	产生原因	处理和预防方法
血管充盈不良	血容量不足，低血压	吻合血管前应补足血容量，维持收缩血压13.3kPa（100mmHg）以上
机械性刺激	伤时血管受到挤压、牵拉等创伤刺激	机械扩张法、液压扩张法
寒冷刺激	手术室温度过低	维持室温在20～25℃局部热敷
药物影响	血管收缩药	用α受体阻滞剂（如妥拉唑林等）或平滑肌松弛剂（如罂粟碱等）等扩血管药
其他刺激	膀胱充盈	导尿

五、术后监测与处理

（一）对病房的要求

断肢患者的病房要求安静，适宜的温度[（22±2）℃]、湿度与适当的通风，绝对禁烟。

（二）全身情况观察与处理

断肢患者的病房应严格消毒隔离，除了观察可能发生的颅脑、胸与腹部的重要脏器的合并损伤外，应对断肢再植术后一些重要并发症有充分认识并及时处理。

（三）患肢的处理

松解厚敷料包裹：一般采取平卧位，患肢略外展于体侧，稍高于心脏水平。血管吻合的部位可用烤灯照射以保持局部温度，同时要使用镇痛药，减少因疼痛导致的血管痉挛。

（四）全身用药

1. 抗生素　具体应用同前所述开放性骨折的抗生素应用方法。

2. 抗凝药物的应用　低分子右旋糖酐，可降低血黏度，提高红细胞变形能力，同时可抑制血小板聚集，一般与丹参合用，500 ml，每日 2 次，静脉滴注，一般用药 10～14 天。阿司匹林 25 mg，每日 3 次，口服。肝素多主张小剂量应用，主要用于严重的挤压撕脱伤，估计血管内膜有轻微损伤或小儿患者。

3. 扩血管药的应用　罂粟碱 30 mg，6 小时 1 次，肌内注射；妥拉唑林 25 mg，每日 3 次，肌内注射。硝苯地平 10 mg，每日 3 次，口服。

（五）高压氧的应用

正常气压下人动脉血氧含量为 8.53 mmol/L，而物理状态下氧仅占 0.13 mmol/L。高压氧在 3 个大气压下 [1 标准大气压（atm）= 101.325 kPa] 可达到 2.01～2.68 mmol/L，较正常气压下增加 22 倍。因此，高压氧可使细胞得到充分的氧供应，钠泵恢复运转，水肿逐渐消退，组织细胞的微循环得到改善。

离断肢体经再植手术后，经 2～3 周观察，血液循环情况保持良好，伤口渐趋愈合，此时可认为肢体已基本存活。进一步是骨折的愈合，周围神经的再生，肢体感觉和关节活动的恢复。为了使再植肢体的功能得到最大限度的恢复，应行体育疗法和物理疗法，对再植肢体定期进行检查，以决定是否需行功能重建手术。再植肢体一旦存活，即使功能恢复不理想，患者也总是不愿把接活的没有功能的肢体拿掉。出现下述情况可考虑截肢：①再植肢体剧烈疼痛，经久不愈；②再植肢体并发慢性骨髓炎或化脓性关节炎，创口经久不愈；③下肢严重不等长和畸形缩短的再植肢体，不穿矫形鞋或置假肢不能行走，并由于再植肢体的存在妨碍合适假肢的装配。

六、术后常见并发症的预防与处理

（一）全身并发症

全身并发症主要包括血容量不足、急性肾衰竭、脂肪栓塞、血浆蛋白过低、水与电解质平衡失调、感染等。

1. 感染　断肢再植后由于创面污染、肌肉缺血坏死加之创伤后患者抵抗力降低容易并发感染。重度感染易导致感染性休克。血管吻合口感染可造成吻合口破裂、出血，甚至可危及生命。预防感染的措施包括严格彻底清创，清除挫伤的软组织，创面细菌培养，术后足量使用敏感抗生素。在细菌培养和药物敏感试验结果出来之前选择针对本地类似病例中最常见的感染菌株敏感的抗生素，以后根据药物敏感试验结果调整抗生素。注意全身支持治疗，必要时可多次少量地输入鲜血或血浆。

一旦发现感染病灶要及时清创并彻底引流，坏死组织彻底切除。疑有血管吻合口部位的感染除了彻底清创引流外要严密观察，床旁置备止血带，一旦发现有吻合口破裂出血，首先用床旁止血带止血，然后将患者送手术室进行血管探查，感染严重、血管破裂难以修复者应及时截肢。

2. 肾衰竭　肌肉缺血坏死后，有大量磷酸根、硫酸根等酸性物质释出，使体液 pH 降低，呈现代谢性酸中毒。同时创伤导致的组织分解产物聚集体内，非蛋白氮、尿素氮迅速增高，患者出现少尿、无尿，血钾升高。断肢再植术后的肾衰竭是一种可危及患者生命的严重并发症。因此断肢再植术后要常规检测肝功能和肾功能，补液量要充足，鼓励患者多饮水，如果连续检测发现患者血中肌酐和尿素氮持续升高，可早期截肢以挽救生命。

（二）局部并发症

局部并发症包括术后血管危象（静脉和动脉危象）、吻合口破裂出血、术后肢体肿胀等。分述如下。

1. 动脉危象　再植肢体温度下降，皮肤苍白，指腹瘪陷，毛细血管充盈不明显。

2. 静脉危象　再植肢体皮肤暗紫，发绀，皮温下降比较慢，毛细血管充盈时间延长，伤口渗血为暗红色，再植肢体肿胀，有水疱形成。

再植肢体循环危象一旦发生，首先需通过观察表 8-5 中的指标迅速判断是动脉还是静脉危象，然后进一步鉴别是血管痉挛还是血栓形成。突然发生的循环危象，大多数由于血栓形成所引起。渐渐发生的供血不足，一般由于血管痉挛所引起。血管痉挛可反复出现，均为动脉供血不足之现象，经输血，6% ~ 10% 低分子右旋糖酐、妥拉唑林等抗凝、解痉药物，局部保温或交感神经节封闭等处理后可逐渐好转。如疑有血栓，应及时手术探查，取出血栓或切除吻合口再行缝接。

表 8-5　血管痉挛与栓塞的鉴别

观察内容	正常值	注意事项	影响因素	变化规律
皮肤温度	33 ~ 35℃ 温差 < 2℃	恒定（时间、次序、部位、压力 TSPP）	室温、肢温、暴露时间、减张切口	平行：循环良好 骤降：动脉栓塞 分离：静脉栓塞
皮肤颜色	红润		光线、肤色	苍白：动脉痉挛或栓塞 瘀斑：静脉栓塞 洋红：动静脉栓塞
肿胀程度	-：轻微肿胀 +：肿胀，有皮纹 ++：皮纹消失 +++：水疱			干瘪：动脉栓塞 肿胀明显：静脉栓塞
毛细血管反流	1 ~ 2 秒			消失：动脉栓塞 增快：静脉栓塞

再次手术探查以下指征。

（1）远端动脉搏动消失，皮肤及甲床颜色苍白，毛细血管充盈时间延长。

（2）皮肤温度下降，明显低于健侧。

（3）皮肤与甲床青紫，经松解敷料，抬高患肢无改善者。

（4）多普勒超声测试仪信号消失者。

术中应注意预防再植肢体后可能出现的进行性肿胀，术后应密切注意肿胀的发展，检查患者的体位、石膏、包扎、伤口缝合是否过紧。如术后形成血肿已压迫静脉，应及时拆除缝线，清除血肿，细致止血。

3. 出血　离断肢体再植后的出血多由于吻合口部位感染导致血管破裂，未结扎动脉血管分支的血栓脱落或者屈曲位缝合的血管术后固定欠佳导致关节伸直血管撕裂。断肢再植术后的出血一般比较凶猛，需要紧急处理。首先用置备在床旁的止血带紧急止血，进行必要的准备，如备血，家属谈话、签字，然后在手术室探查血管，严重感染导致的血管破裂要考虑截肢；血管分支的出血要予以结扎，吻合口撕裂导致的出血可进行再吻合，但术后关节固定要牢固，也可采用血管移植来降低张力。

4. 再植肢体的肿胀　断肢再植后肢体肿胀的原因包括：①静脉回流不足；②清创不彻底，断面有坏死组织，引起创伤性反应；③缝合断面有血肿、感染；④断面肢体缺氧、组织变性，导致毒素产生；⑤不适当体位，再植肢体低于心脏水平，或患肢静脉受压，回流受阻；⑥淋巴回流障碍；⑦再植肢体失神经支配。

再植肢体肿胀一般在术后第3天达到高峰，10～14天逐渐消退。进行性肢体肿胀应寻找原因，及时处理。

七、临床效果评价

断肢（指）再植的目的在于恢复有功能的肢体。再植成活是基础，恢复功能是最终目的。因此，断肢（指）再植术后的康复是断肢（指）再植术中重要的组成部分。要有计划地指导患者积极地进行主动和被动的功能锻炼，以期最大限度地恢复再植肢体的功能。

（一）断肢再植后的早期康复

离断肢体再植后3～4周，软组织已经愈合，肢体肿胀基本消退，但骨折尚未愈合，神经功能尚未恢复，可进行离断平面近端关节的主动活动和离断平面远端关节的被动或主动活动。强调以患者的主动锻炼为主，配合必要的被动活动。如腕部离断再植后3周可进行肩关节和肘关节的主动锻炼，同时进行手指指间关节和掌指关节的主动屈曲及伸直，在主动屈曲、伸直至最大限度时可辅以一定程度的被动力量。骨折愈合后可进行较大强度的主动和被动锻炼。

（二）断指再植后的早期康复

强调断指再植时骨折的固定除非经关节离断，否则应尽可能采用交叉克氏针固定，便于患者在术后3周肌腱愈合后即可进行指间和掌指关节的主动和被动屈伸活动，以主动活动为主。对于克氏针必须要纵穿固定骨折的病例，可在最晚 6 周后拔除克氏针，进行功能锻炼。

（三）心理康复

断肢（指）再植后的功能恢复是一个艰苦而漫长的过程，要鼓励患者勇于进行正确的功能锻炼。创伤本身对患者精神的打击、对其经济的影响也是医生关注的内容，要鼓励患者积极配合康复，以最大限度地恢复肢体动能。

（四）二期功能手术

断肢（指）再植成功后，尚要依据再植时骨与软组织缺损及修复的程度，是否存在感染、骨不连、神经功能恢复情况适时进行二期手术。

（五）骨关节损伤的二期修复

与单纯的骨折处理不同，断肢（指）再植时通常为缩短热缺血时间，骨折的固定相对简单，大的肢体的离断一般采用单侧外固定支架固定骨折，断指的骨折一般用克氏针固定足够。但前者固定稳定性相对较差，同时可影响骨折骨两端关节活动，不利于早期功能锻炼，特别是在股骨骨折时上述缺点尤为明显。因此对于股骨骨折，如果肢体再植成功后要及时更换内固定。更换的时间一般为再植成功后 1～2 个月，患者伤口愈合，无感染征象，即可更换内固定。更换内固定之前应首先拆除外固定支架，改用支具临时固定，2 周后针道愈合，检查红细胞沉降率和 C 反应蛋白，连续 2 次正常后进行手术。内固定的选择依据骨折处理原则进行。合并的骨缺损可同时予以处理，一般采用自体髂骨植骨是最好的选择。

对于一些再植成功后再植肢体软组织条件差，预期不能进行早期功能锻炼的患者不推荐短时间内更换内固定。因为此类患者往往再植指征不是非常强，离断肢体或缺血时间较长或原发损伤比较重，再植后虽然肢体勉强成活，但肌肉及神经功能都比较差，软组织抗感染能力低，更换内固定时一旦感染则很难控制，甚至存在截肢的危险。此类患者维持原来的固定是最佳选择。

（六）肌腱的二期修复

断指再植时骨折的固定最好不要影响关节的活动，这样患者术后可早期进行功能锻炼，防止肌腱粘连。个别患者因骨折固定必须经过关节或不能够早期活动而发生肌腱粘连者应在再植术后 6 个月，在内固定拆除、指间和掌指关节被动活动接近正常后进行粘连松解术。术前要向患者说明有损伤指动脉而致再植指坏死截肢的可能性。

（七）再植后的神经松解术

断指再植后一般无须行神经松解术，但断肢再植后部分病例如术后半年功能恢复不满意、连续 2 个月肌电图显示神经功能恢复不明显，则应进行神经松解术，以促进再植肢体功能恢复。

第三节 皮瓣移植

皮瓣移植概述

一、皮瓣移植术命名

（一）概述

对于皮瓣的基础与临床应用研究很多，有不少新的进展，对于皮瓣的命名也多次进行专题讨论，但尚缺乏统一的命名标准，有待进一步完善。大体而言，皮瓣的命名原则一般遵循如下：①语言简练；②表达准确（使用解剖学名词）；③符合汉语习惯；④尊重历史习惯；⑤与国际通用名词相对应。

（二）命名

按照显微外科传统习惯，皮瓣的命名通常与解剖结构、血供类型和术式相关联。

1.按照皮瓣的解剖结构和深部组织命名

（1）皮瓣：皮瓣的组织结构包括皮肤和皮下组织（即浅筋膜）。

（2）筋膜皮瓣：由皮肤、皮下组织和深筋膜构成，具有血运良好、操作简单、皮瓣长度比例较大的特点。

（3）真皮下血管网皮瓣：又称为超薄皮瓣或薄皮瓣，含皮下组织层，在随意皮瓣或轴型皮瓣的基础上，将其大部分脂肪剪除，真皮下血管网供血成活的随意型薄皮瓣。一般其近蒂部位仍是典型的皮瓣结构层次，而其余部分剔除了大部分皮下组织，为真皮下血管网皮瓣。

（4）岛状皮瓣：仅以皮下组织或血管神经束为蒂，蒂部不带皮肤。

（5）复合组织瓣：包括两种以上组织结构的移植体，命名时应以深部组织的特有名词为依据，可以省略夹在其间的组织名词。复合组织瓣主要有肌皮瓣、骨皮瓣等。

1）肌皮瓣：包括皮肤、浅筋膜、深筋膜和肌肉组织。按照深部组织命名原则，以肌肉的名称为该肌皮瓣。

2）骨皮瓣：包括皮肤、浅筋膜、深筋膜和骨组织，可包括或不包括肌肉组织。按照深部组织命名原则，其间的肌性组织可略去不提。

（6）其他非皮瓣类组织瓣：除上述带有皮肤组织的属于皮瓣类组织外，其他不带皮肤组织的供体均不属于皮瓣类组织瓣，如"筋膜瓣""脂肪组织瓣""骨瓣"和"肌瓣"等。

2.按照皮瓣血供类型命名　按照皮瓣血供的解剖学类型，可以设计为轴型血管、非轴型血管、预构轴型血管3种血供式式，并与皮瓣命名相关联。

（1）轴型血管皮瓣有关名称：这类皮瓣由知名轴心动脉和静脉营养，包括吻合血管和带血管蒂2种术式。

1）接通血管，建立新的血液循环系统是保证皮瓣成活的首要条件。①吻合动脉和静脉的皮瓣移植术式：将皮瓣供体的轴心动脉和静脉与受区的相应血管吻合，以建立完整的局部血液循环系统，是目前应用最广泛、效果最可靠的成熟型术式。②吻合轴心静脉的皮瓣移植术式：将组织瓣供体的轴心静脉与受区的静脉吻合，但血液循环系统建立并不完整。③静脉动脉化的皮瓣移植术式：将组织瓣供体内的静脉与受区动脉相吻合，通过受区动脉流入组织瓣供体静脉渠道，将供区动脉血经过组织瓣的静脉系统，使其"动脉化"。

2）带血管蒂皮瓣移位术式要求蒂部有供血充分的轴心血管，且设计应保证供血渠道的通畅，而不需要施行血管吻合，操作较易，成活率也较高。①带血管蒂皮瓣顺行移位术：蒂部位于躯干或肢体近端，蒂内包含轴心动脉和静脉。移位后皮瓣内的血液循环按正常的生理性的血流方向形成局部血液循环系统。②带血管蒂皮瓣逆行移位术：蒂部设在躯干或肢体远端。由经远端相连的蒂部，通过侧支吻合的渠道，形成代偿性侧副循环供血。③带静脉蒂皮瓣移位术：蒂部具有较大的静脉干，通过静脉干附近的小动脉和网状动脉侧支吻合系统供血。

（2）非轴型血管皮瓣有关名称：此类皮瓣无集中粗大的知名轴心动脉和静脉，主要依靠蒂部的血管侧支吻合系统进行沟通，故一般只能做带蒂移位。

1）带皮蒂的组织瓣移位术：即任意型或随意型皮瓣转移术。通过皮肤的供血系统，携带远侧的皮瓣。

2）带肌蒂或肌皮蒂的组织瓣移位术：由肌肉或肌肉及皮肤内血管系统供血。蒂部为肌层结构，肌蒂的表面可以设计为带皮肤层次或不带皮肤层次的不同方式。

（3）预构轴型血管皮瓣有关名称：将知名血管束移位于随意型皮瓣皮下，经再血管化过程，将随意型皮瓣转化为由获得的轴心血管供血的轴型皮瓣，主要有动静脉血管束预构皮瓣、动脉化静脉预构皮瓣和异体血管束预构皮瓣等。

（三）皮瓣的应用目的和命名顺序

皮瓣的临床应用目的有很强的针对性，在皮瓣的命名中，力争做到应用适当，表达准确简练。

皮瓣一般按其术式、解剖结构的性质和皮瓣应用目的的顺序命名。遵循语言简练、避免重复的原则，并酌情将意义重复的词加以删减；为区别某些供区相同但血管蒂有差异的术式，可加入关键性的血管名称。综上所述，每种皮瓣可以皮瓣蒂部血供形式＋皮瓣部位＋皮瓣的组织层次（由深入浅命名）＋皮瓣移植术式（移植或移位）的方式来命名。

（1）删减意义重复的词：命名时可对含义相同的词酌情删减。但需注意用词的准确性及合理性，避免用词矛盾。如"游离"与"移植"意思相同，都具有游离的含义，命名时可酌情删减，但不能与"移位""转位""带蒂"等词同时使用。

（2）加入关键性的词：不同的轴心血管的皮瓣应加入血管名称。由于一个皮瓣供区可能有几个来源不同的轴心血管，且在术式上也可能有关键性的区别。因此，对皮瓣命名时宜将所利用的轴心血管名称加入，以示区别。

二、皮瓣的解剖学

（一）概述

皮瓣是带有自身血液供应、包含皮肤组织的活组织块，是外科组织瓣的一种。任何一种皮瓣的设计，都与其解剖结构性质密切相关。因此，显微外科医生必须对皮瓣的解剖学性质有深入的认识。

（二）皮瓣的解剖学结构层次

目前认为，皮瓣的解剖学结构，大致可以分为5个解剖层次，即皮肤、浅筋膜（皮下组织）、深筋膜、肌肉组织和骨组织。

1.皮肤　由表皮和真皮组成，覆盖人体表面。其血供由位于真皮下与皮下组织结合处的真皮下血管网供给，向真皮发出多个分支形成真皮血管网，真皮血管网再分支至真皮乳头层下，形成乳头层下血管网后，再分出许多终末小动脉至真皮表层，并到真皮乳头的毛细血管襻。而表皮层则无血管，通过基膜的渗透性，从真皮层获得营养。而静脉回流则从乳头层开始，相互吻合形成静脉网，最后至真皮与皮下组织结合处静脉网。一般而言，流经乳头下血管的血量可以通过动静脉短路加以控制（图8-1）。

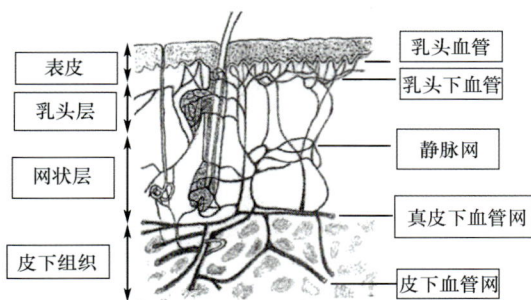

图 8-1　皮肤的解剖结构

2.浅筋膜　俗称为皮下组织，紧位于皮肤的深面，由疏松结缔组织组成，有一定的活动度。浅筋膜包裹整个人体，筋膜中的纤维束连接皮肤与深部的深筋膜和骨膜。浅筋膜可分为两层，浅层为脂肪层；深层富含弹性组织，为膜性层。两层之间含有丰富的浅层血管、皮下浅静脉、淋巴管和皮神经。

3.深筋膜　又称为固有筋膜，是由致密纤维结缔组织构成的膜性结构，包绕体壁和肢体，是人体结构的浅部与深部的分界平面。

深筋膜浅面发出的纤维束或纤维隔通过浅筋膜与真皮相连，使皮肤不易滑动。而深面发出的纤维隔伸入肌或肌群之间，并通过骨膜附于骨上或与骨膜融合。由此，深筋膜、肌间隔和骨就共同构成了骨-纤维鞘，内容肌群、神经、血管等。

深筋膜和肌间隔为肌肉提供部分附着点，补充了骨面积的不足。而深筋膜的纤维方向多与肢体纵轴一致，对深层结构起保护和支持作用。

深筋膜浅层和深层存在丰富的血管网，彼此吻合，形成网络。

4.肌肉　肌肉的血液供应有5种基本类型（图8-2）。

（1）单血管蒂型：进入肌肉的营养血管只有1组，以此为血管蒂可以形成理想的肌皮瓣。

（2）主要血管加次要血管蒂型：肌肉由1条主要及一些次要血管供应。结扎次要血管，以主要血管为蒂可以形成肌皮瓣，但皮瓣远端血运不可靠。

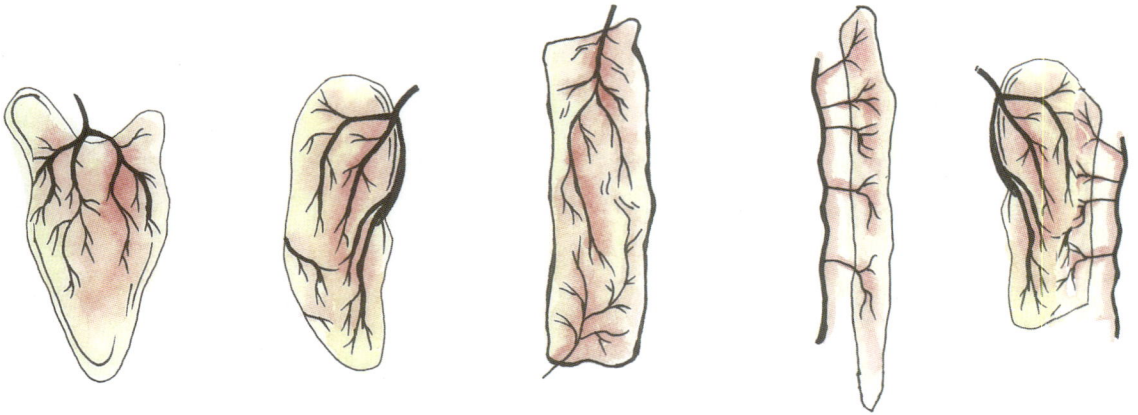

图 8-2　肌肉血液供应类型

（3）双血管蒂型：肌肉由 2 条几乎等同的血管供应，以这 2 个血管为蒂可分别形成 2 个肌皮瓣。

（4）节段性血管蒂型：肌肉由许多细小血管供应，呈节段性分布，由于缺乏主要血管蒂，易形成肌皮瓣。

（5）主要血管加节段性血管蒂型：肌肉由 1 条主要血管及另一些与来源截然不同的血管供应，可根据需要形成不同方向的肌皮瓣。

（三）皮瓣的血管解剖学

1.皮瓣的血管分布与层次　皮瓣的血供来源于深部的动脉干，起始后穿过深筋膜至皮下组织，沿途发出分支，彼此吻合，形成不同层次的血管。

（1）皮下动脉：进入皮瓣供区的皮下动脉主要有下列 2 种类型。干线型皮下动脉多为轴型直接皮动脉或肌间隙皮动脉穿出深筋膜后的延续，血管的管径较粗大，行程较长，走行方向与皮肤表面平行，逐渐浅出，沿途发出分支供养皮瓣各层结构，供血量多，分布范围大；分散型皮下动脉多数是肌皮动脉穿支，以垂直方向穿过深筋膜，多呈"蜘蛛痣"形分布至皮下组织。这一类型的皮下动脉，管径较细小，没有较长的主干，供血量相对较少，分布范围也小。

（2）真皮下血管网：位于真皮与皮下组织交界处，由皮下动脉发出上行支进入真皮而形成，有很强的供血代偿能力。真皮下血管网居于真皮网状层内，故在修薄皮瓣时，剔除大部分皮下脂肪组织和疏松结缔组织的同时，但应注意勿破坏真皮下血管网结构的完整性。

（3）真皮血管网：位于真皮网状层与乳头层交界处，由真皮下血管网发出的上行支相互吻合形成，管径较细小，血供的代偿能力不及真皮下血管网。

（4）乳头血管网：位于真皮乳头内，随乳头层与表皮基膜的形状呈波浪状起伏，每个乳头由 1 支乳头供应，再分支形成细小而稠密的乳头血管网。由于表皮层尚有血管分布，其营养物质则由乳头血管网提供，以渗透通过表皮层基膜的方式进行。

（5）浅筋膜血管网：在浅筋膜的浅、深两层之间，起自深部动脉的直接皮血管和穿支血管均发出分支，形成丰富的吻合。在皮下组织中存在皮肤感觉神经支和（或）皮肤浅静脉的部位，还存在着围绕这些特殊结构的营养血管丛，尤以皮神经周围血管丛丰富、稠密。

（6）深筋膜血管网：肌间隔皮动脉、肌间隙皮动脉和肌皮动脉穿支在穿过深筋膜前、后均发出许多细小的分支，在深筋膜浅（上）、深（下）面动脉支互相吻合形成深筋膜血管网。由于深筋膜血管之间及与浅面的 3 层血管网之间有主支连接，皮瓣和筋膜瓣血供来源为多源性，相邻血管之间有广泛的交通吻合。在肢体是设计近端、远端和筋膜蒂皮瓣的解剖学基础。

1）深筋膜下血管网：体被组织的营养血管在接近穿出肌间隔、肌间隙、肌腔隙或肌肉时发出分支，在深筋膜下面与肌肉或肌腱之间的疏松结缔组织中互相吻合形成血管网。深筋膜下血管网在与肌间隔相连处的附近较为稠密，远离肌间隔的部位较为疏松。从深筋膜下血管网发出许多细小分支，在分布到深筋膜的同时，与深部结构的血供联系也较多。

2）深筋膜上血管网：体被组织的穿血管（主要为筋膜隔穿血管）穿出深筋膜后，于其表面的疏松组织中形成呈放射状的蜘蛛网样分支和吻合。相邻血管之间的分支相互沟通，形成血管网。深筋膜上血管网较下血管网吻合更充分，参与吻合的血管也更粗大，因此是体被血供的主要来源，也是筋膜皮瓣和筋膜蒂各类组织瓣移植的主要血供解剖学基础。

（7）筋膜隔血管网：是深筋膜向深面延伸并附着于骨面的结缔组织隔。在四肢，除前臂存在较多的肌间隙而无明显的肌间隔外，其他部位均有 2 ~ 4 个肌间隔，其血供主要有以下 4 个来源，来源之间在筋膜隔内互相吻合，形成筋膜隔血管网。其与前面的深筋膜血管和深面的骨膜血管相沟通，是深筋膜血管联系骨膜血管的中介和桥梁。

1）筋膜隔穿支血管的分支，筋膜隔皮肤穿支动脉在通过筋膜隔浅出的过程中，发出细支供应筋膜隔。

2）深筋膜血管，在深筋膜延续为筋膜隔的部位，附近的深筋膜血管也有分支至邻近的筋膜隔。

3）肌的营养血管的分支，部分肌间隔成为肌的起始和附着，营养肌的血管有细小分支至肌间隔。

4）骨膜血管的分支，在筋膜隔连续骨膜处，骨膜血管发出细支至筋膜隔。

（8）筋膜血管网的血流存在一定的方向性与可逆性。

1）方向性：筋膜血管网的血管分布和血流渠道有着明显的方向性。在肢体，相邻肌间隙、肌间隔穿支动脉的升支和降支在深筋膜表面相互联系，形成纵向链式血管吻合。总体而言，筋膜血管网的方向与深部主干血管的走向、肌间隔（间隙）的方向、穿支血管的配布轴向、深筋膜的纤维方向和皮神经支、浅静脉干（支）的走向一致。在纵行的方向上，血管分支的口径粗，且吻合充分而稠密。在设计皮瓣时，一定要充分考虑血管丛的方向性，以确定组织瓣的长轴。

2）可逆性：一般而言，筋膜皮肤的动脉供血方向是由深至浅、由近及远；但某些情况下可发生逆转。①由浅入深：在手术掀起筋膜骨瓣、筋膜肌瓣与筋膜肌腱瓣时，骨膜和骨组织及肌肉、肌腱组织从浅层的筋膜得到由浅入深的逆向供血而成活。②由远而近：筋膜血管丛中血液可以双向流动，既可顺向由近及远，又可反向由远至近。因此，临床上可灵活地选择以远端为蒂切取近侧皮瓣，修复肢端的创伤缺损。

2. 轴型皮瓣的血供类型

（1）概述：在皮瓣供区内，必须存在与皮瓣纵轴平行的轴心动静脉是轴型血管皮瓣的主要条件。轴心血管在皮瓣内组成以轴心动脉供血而通过轴心静脉返回的一套完整的区域性循环系统，从而保证皮瓣得到必要的营养。

轴型皮瓣的供血范围比轴心动脉形态学上的分支分布界限稍大。当邻近区域的供血动脉被切断或受压时，与之毗邻的另一条动脉通过真皮下和筋膜上血管网状吻合，可向血供减少区域补充供血，故轴型皮瓣切取的范围若在轴心动脉分支分布所在范围内，可不经延迟手术而进行移植或移位，成活率尚高。

（2）轴型血管的血供范围：每一条轴型血管都有其特定的解剖学分布范围，但由于每一血供为多源性来源，既有直接皮动脉供应，又有肌皮动脉等供血，故灌流范围往往大于分布范围。

灌流面积的大小取决于该轴型血管与相邻轴型血管的吻合形式，并与其本身的流量、流速及压力有关。

与相邻血管的吻合形式有动脉弓、交通弓、较大吻合支和细小吻合支 4 种形式。前两者可完全互相替代，较大吻合支可大部替代，而细小吻合支替代范围有限。

（3）皮瓣血管类型：根据轴心血管来源、位置、行程和分支方式等解剖学特点，可分为 4 种。

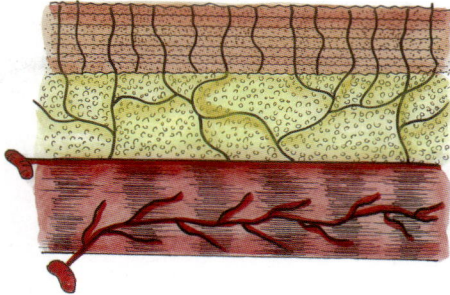

图 8-3　皮血管供血示意图

1）直接皮血管：来源于深筋膜深面的血管主干，主干位置较浅经肌间隔（或肌间隙）穿过深筋膜后，在皮下组织中与皮肤平行走行，沿途发出分支供养皮下组织和皮肤（图 8-3）。直接皮血管一般口径较大，供养的范围较为广泛。

直接皮血管又可分为侧支型和末梢型。直接皮血管多数是主干血管的侧支，少数是主干血管的终末支。①侧支型：这类直接皮血管是主干血管的旁侧分支，多位于关节的附近（屈面），在解剖结构的窝内容易找到。②末梢型：这类直接皮血管是主干血管本身的终末支，如颞浅动脉。

2）肌间隔（间隙）皮血管：发出皮血管的血管主干位于肌层深面。皮动脉通过肌肉块之间的结缔组织间隙，沿途发出部分肌支，然后浅出至深筋膜。穿深筋膜后，分支分布至皮下组织及皮肤。由于肌间隔内皮血管有关的解剖学特点，与肌间隙的结构性质基本相同，故可将其合并在同一类型中进行叙述。

3）主干带小分支血管：有一条动脉主干贯穿皮瓣供区全长，沿途发出数量众多、管径细小的分支，移植或移位时，必须取走一段粗大的血管主干，故其供区部位必须选择 2 条以上血管主干并存且侧支循环代偿强的部位，以充分考虑远侧血供代偿问题，必要时必须采用静脉移植或人工血管修补缺如以保证远侧血运。根据血管主干所处的位置深浅不同情况，又可将这种血管的皮支分为下列 2 型：①直接皮支型：这种亚型的血管主干位置较浅，所发的细小皮支直接分布到皮下组织和皮肤。②肌间隙皮支型：这种亚型的血管主干位置较深，均在肌层的深面。主干血管发出的皮支，均需通过肌肉块间的结缔组织间隙后，才能浅出到达皮下组织和皮肤。

4）肌皮血管：肌皮动脉起自主干血管后，先进入肌肉实质中走行，再向浅层发出穿支或直接发出缘支，是营养皮肤和肌肉两方的血管（图8-4），并可分为4种分布类型（图8-5）。①水平浅一支型：肌皮动脉走行于肌肉之上，向上、下发出皮支和肌支。②水平二支型：分为皮支和肌支2条，各自单独走行，分别供应皮肤和肌肉血供。③垂直分布型：来自肌肉下方，在途中向肌肉发出分支，并贯穿肌间隔或肌肉，其终支供应皮肤，皮肤血供呈随意性。④水平深一支型：肌皮动脉在肌肉内水平走行，并向皮肤发出垂直肌皮穿支供应皮肤，穿支无特定走向，呈随意性分布。

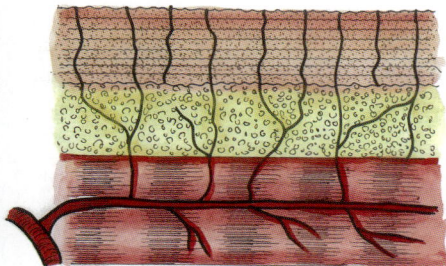

图 8-4 肌皮血管供血示意图

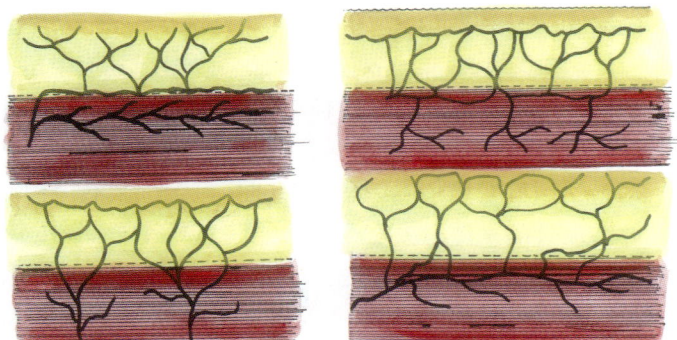

图 8-5 肌皮血管分布类型示意图

353

肌皮动脉进入肌肉前后发出肌支、穿支和缘支3种分支（图8-6）。①肌支：是肌皮血管进入肌肉块以后分支最多、供血量最大的一些分支。因为肌组织的新陈代谢十分旺盛，

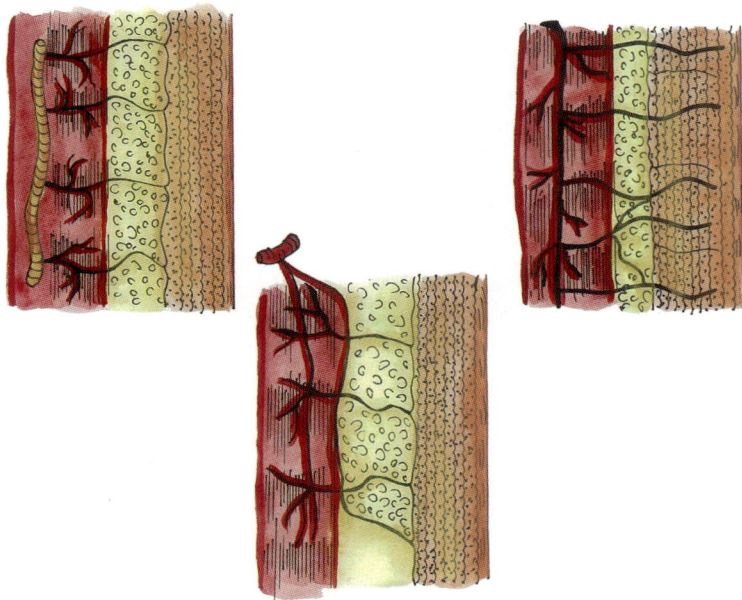

图 8-6 肌皮血管皮瓣血供示意图

需要的供血量大，输送这部分血液的血管管径要粗，数量要多，才能保证肌肉本身的营养。②穿支：肌皮血管的分支从肌肉实质中经过，多数与肌支共干。穿支在穿出肌肉后，立即穿过深筋膜以接近垂直的方向进入皮下组织和皮肤，是供养肌肉浅面覆盖皮区的血管。数量众多的细小的穿支在皮下组织内互相吻合成网，是传统的非轴型血管皮瓣的血供基础。目前，临床上应用的肌皮瓣游离移植，选作吻合的血管是进入肌肉以前的肌皮血管主干，通过吻合肌皮血管干，使供区的肌肉及其浅面覆盖的皮肤全部得以成活。但少数管径特别粗大的大穿支，外径可达 0.6 ~ 1.0 mm，已经有可能通过吻合血管的方法，作为小型游离皮瓣的轴心血管。③缘支：是肌皮瓣皮肤供区边缘部分的重要血供来源，其为解释临床上肌皮瓣移植时皮肤能够成活的范围远比深面肌肉的面积大得多提供了解剖学依据。因此，施行肌皮瓣移植术时，术者不仅应注意肌皮血管蒂的截取，同时应细心保护肌皮血管发出的缘支，保护好肌肉块周围的筋膜性结缔组织，以保证肌皮瓣边缘部分的皮肤血供不被破坏。

3. 轴型皮瓣的血管供区　轴型皮瓣因其血供可靠、抗感染能力强、应用方式灵活而得到广泛应用。目前，对于轴型皮瓣的研究已经不断深入，取得了不少新进展。

（1）皮肤的血管供区：每个轴心血管面积的大小与其血管内径、血流量及流速等血流动力学因素密切相关。目前已证明，血管供区的面积与其供应血管的内径之间存在正比关系，并与血管的来源有关。在分布上，大多数皮动脉的供区都有一定的轴向性。

（2）血管体区的概念：Taylor 等通过尸体解剖、灌注等研究了人体血管解剖的三维概念，随后 Behan 和 Wilson 提出了"血管节"这一概念。1986 年，Cormack 对"血管节"概念进行了补充。他们采用"解剖学""动力学"及"潜在"这 3 个专用词描述了血管区类型。主要将其分为 3 个层次：解剖学供区，即解剖形态学上分支分布能达到的区域，是最基本的血管供区时；血流动力学供区，即在相邻供区的交界线上存在着一个血流压力平衡点，当一侧血管会向供区提供额外血流时，将其供区向该侧扩大，从而跨越了解剖学供区；潜在供区，临床医生鉴于缺损修复的需要，将皮瓣扩大切取，可以超出血流动力学供区的限制，甚至达到相邻供区，而皮瓣仍可全部成活。1987 年，Taylor 等综合了血管区、二维的"血管节"和"解剖学、血流动力学及潜在血管供区"的概念，提出了具有里程碑意义的三维"血管体区"概念，即每一支知名的皮肤血管供区都不仅局限于其分布范围内的皮肤和皮下组织，而是包含同一区域内相应的肌肉、肌腱、骨骼等多种组织在内的三维组织块。每个血管体区都存在明确的线状边界，其大小与供养它的动脉内径存在正比关系。他将人体总共划分为 40 个血管体区。该概念的提出有助于对血管供区认识的深化，为复合皮瓣设计应用及组织转移提供了解剖学基础。

除了"血管体区"概念外，Taylor 等还提出了一系列血管解剖学概念。

1）血管随着互相连接的组织结构贯穿全身。将皮肤连于其下的骨及筋膜组织的肌间隔（间隙）筋膜，将肢体分成蜂窝状结构。血管随筋膜及间隔平面，发出分支供应肌肉、神经、骨、筋膜和脂肪。

2）血管总是从固定的区域向活动的区域放射分布。一般而言，皮肤固定于其下组织的区域，常有很细小的血管分支分布于相应的皮肤区域；相反，可见较长的表皮血管分布于活动性较好的皮肤区域。

3）血管与神经伴行。链式连接的血管常与相应皮神经伴行。血管神经伴行结合为外科医生选择带蒂或游离皮神经营养皮瓣创造了条件。

　　4）血管之间相互连接以形成三维血管网络。每个皮肤血管的供区都存在一个线状的边界，即两支皮肤动脉相互连接时血管逐渐变细，以至于形成闭塞的部分围绕供区周围的、闭塞的吻合支构成一条封闭的线，即为该供区的边界。在闭塞的吻合支两端的血流之间存在着一个血流压力的平衡关系点。当两端的血流压力差增大到一定程度时，即达到某一确定的压力平衡点，闭塞的吻合支就会开放。这样，一个皮血管的血流就会"跨越"其本身供区而流向另一个血管的供区，即该血管供区得到了"扩展"，即"血管供区的扩展区"概念。

　　4. 按解剖结构规律改造皮瓣血管类型　　在皮瓣实际运用时，可根据具体情况，在遵从血管解剖学的原则下，人为地改造血供类型，以满足临床需要。

　　（1）肌间隙皮血管改为主干带小分支皮血管：有些血管主干沿途发出肌间隙皮血管，单支肌间隙皮血管构成的皮瓣供区面积较小，若实际操作中需要较大的供区范围，可将相邻肌间隙皮血管同血管主干一起截取，组成主干带小分支血管皮瓣。如以肌间隙皮血管为蒂的小腿内侧中下部皮瓣供血范围较小，可改用胫后动脉为主干带肌间隙皮血管，以增加供血范围。

　　（2）肌皮动脉改为直接皮血管：肌皮瓣轴心动脉较粗大，是吻合血管的有利条件。若临床应用时不希望带有肌肉块，以免皮瓣过分臃肿，手术时可结扎肌肉块的肌支，只留下穿支与肌皮动脉主干相连，制成不带肌肉块的单纯皮瓣，减少皮瓣的厚度。

　　（3）非轴型改为轴型：有些部位虽然皮肤条件好，但缺乏理想的轴心血管，从而限制了这些部位在临床上的应用，可在这些非轴型皮瓣供区皮下植入一套轴心血管，待血运沟通后，再作为轴型皮瓣加以利用。这类皮瓣也就是我们所称的预构皮瓣。

　　5. 静脉回流　　对皮瓣的成活较动脉血供更为重要，但往往被忽视。必须警惕在临床中相当一部分的皮瓣坏死是静脉回流问题造成的。因此，彻底认识筋膜皮肤静脉回流途径，对提高皮瓣成活有着重要的意义。

　　（1）筋膜皮肤静脉血管的层次与构筑：筋膜皮肤的静脉系统分为浅、深两组，均起自微静脉血管网，由浅入深共分为4层：①皮肤乳头下层；②皮肤网状层；③浅筋膜层；④深筋膜层。4层微静脉网之间相互联系吻合。

　　浅组静脉系统是指皮肤的非动脉伴行性浅静脉，主要起自最浅层的乳头下毛细血管网，由毛细血管后微静脉和集合微静脉组成，经汇合后口径逐渐增大，即向深面走行至皮下脂肪层，收纳筋膜皮肤浅层结构的静脉血，在一定的区域汇集成较大的非伴行性浅静脉支和浅静脉干，平行走行于皮下组织的浅层。

　　深组静脉系统是指皮肤的动脉伴行性浅静脉，主要起自网状层微静脉网的皮肤附属器（毛囊、皮脂腺等）周围，同时收纳筋膜皮肤浅层的静脉血，在小范围内汇集成穿支静脉或皮肤动脉的伴行静脉，垂直走行于皮下组织的深层，在穿过深筋膜之前，还收集深筋膜微静脉网的静脉血，最后进入深部主干静脉直接回流。

　　（2）皮肤和皮下组织静脉系统的组成：皮肤和皮下组织由2个无瓣膜静脉相互交通吻合的系统组成。一种为纵向的皮下静脉丛。此类静脉丛较大，如头部的、上臂的大静脉、隐静脉等。此类行程较长，与皮肤表面平行并通过无瓣膜途径相互吻合，同时参与体温调节。这些静脉在诸如肘、肩、膝等关节附近穿过深筋膜，并有皮神经伴行。有时，这类静脉系统还与深静脉联系。

另一个静脉系统为垂直分布的星状伴行静脉，与皮动脉穿支伴行。

（3）筋膜皮肤的浅 - 深静脉交通吻合：在筋膜皮肤的浅静脉和深静脉之间，除了微小静脉联系以外，还通过以下两种途径互相沟通。

1）口径较大的浅 - 深静脉干交通支。这种交通支一端连接皮下浅静脉干，另一端连接深部主动脉的伴行静脉，口径为 1 ~ 3 mm，直接将浅静脉干收集的静脉血导入深静脉系统。浅 - 深静脉干交通支在关节部位较恒定，内有坚强的静脉瓣膜，指向深层。

2）口径较小的穿支静脉，一端连接筋膜皮肤的深层微静脉网；另一端连接深部的伴行静脉，直接将静脉网收集的静脉血导入深静脉系统回流。穿支静脉一般伴穿支动脉而行，口径略大于动脉。

与穿支动脉的配布相对应，在肢体近侧的肌间隔部位，穿支静脉数目较少，口径较大（＞0.8 mm）；而在肢体远侧的肌间隙部位，穿支静脉数目较多，口径较小（＜0.5 mm）。穿支静脉本干中均有静脉瓣膜结构，保证静脉血由浅入深的回流；而且在穿支静脉的分支中，口径为 0.15 ~ 0.20 mm 的较大分支也同样存在瓣膜结构，保证静脉血以穿支静脉本干为中心的集中汇流。

（四）皮瓣的神经解剖学

皮肤含有丰富的神经纤维和末梢。皮神经进入真皮网状层后，相互缠绕形成网状皮神经丛，伸入真皮乳头层后，形成皮神经丛。汗腺、皮脂腺等均受内脏运动的交感神经内脏运动纤维支配。相邻皮神经的分布区常有重叠地带。肢体的皮神经分布区有一个中央部位的自主带。自主带无其他神经分布，而周围是一个不规则的由该神经与邻近神经共同存在的重叠带。因此，当某一皮神经受损时，自主带将完全丧失感觉，而重叠带只有感觉减退。

三、皮瓣供区的创面修复

（一）概述

由于皮瓣移植是利用供区的组织来修复受区的组织缺损，因此在修复组织缺损的同时，供区皮肤及软组织也受到一定程度影响。术中也必须注意供区创面的处理。选择何种方法修复组织移植后的继发创面及如何在切取移植组织时减少供区损伤，是皮瓣设计时必须考虑的问题。目前，一般遵循如下原则处理供区创面：①就近取材，避繁就简；②修复供区损伤的组织供区不能再次形成新的功能障碍；③从技术上改良组织瓣切取和移植方法；④坚持个体化治疗；⑤治疗原发损伤与减轻或修复供区损伤手术方式一体化，尽可能同期完成。

（二）手术方法

针对不同的伤情、部位、性别和拟施行的修复原发伤的手术方式等，采取相应的手术方法，主要有如下方法。

1. 直接缝合　当切取皮瓣的范围不大且呈梭形时，供区创面通常可直接缝合，对外形影响较小。若直接缝合稍有困难，供区创面可经潜行剥离创缘后直接缝合。一般而言，前臂尺侧皮瓣宽度小于 4 cm、大腿皮瓣宽度小于 6 cm、背阔肌肌皮瓣宽度小于 8 cm 时，供区创面一般均可直接缝合。

2. 皮片移植　供区皮瓣切取后若经潜行剥离创缘后仍不能直接缝合，一般就需采用中厚皮片游离移植修复供区创面。

3. 邻近皮瓣　修复供区在皮瓣移植修复受区创面后供区创面可就近设计另一个转移皮瓣修复，且最好保证另一个转移皮瓣切取后创面可直接缝合，主要适用于踇趾腓侧皮瓣、股前外侧皮瓣、足背皮瓣的供区修复。手术设计的解剖学前提是，修复皮瓣靠近继发创面，切取原发皮瓣和切取修复皮瓣对两者间相互血供无影响。

4. 双叶或三叶皮瓣　供区创面直接缝合时，常残留一小三角形创面闭合困难。此时，可在皮瓣前或后侧连接 1 个或 2 个三角形小皮瓣，形成双叶或三叶转移皮瓣，其中皮瓣下叶旋转后修复受区创面，而前叶修复供区创面在直接缝合后残留三角形创面（图 8-7）。

5. 游离远位皮瓣　修复供区本术式使用范围较广，其设计思路是，取功能与质地好的组织瓣修复原发伤，再用功能次的组织替补修复供区，但手术风险与成本均增加。

6. 皮肤伸展术　是通过伸展器或其他器械的外力牵引改变皮肤软组织的生物学特性，从而获得"额外皮肤"的一种简单快捷的关闭皮肤缺损的方法。由于组织变薄不明显，并可直接拉拢缝合创口，不形成皮瓣，不必考虑皮肤软组织的血供受影响，在非功能区应用也不必考虑周围体表器官变形。去除牵张力之后，仍可保持较大的张力。该方法操作简单快捷，远期瘢痕轻微，效果较好。

7. 其他　采用游离筋膜瓣或局部带蒂肌瓣移植结合植皮覆盖创面，供区直接缝合，适用于肥胖者、女性及对移植组织体积要求较高的部位。

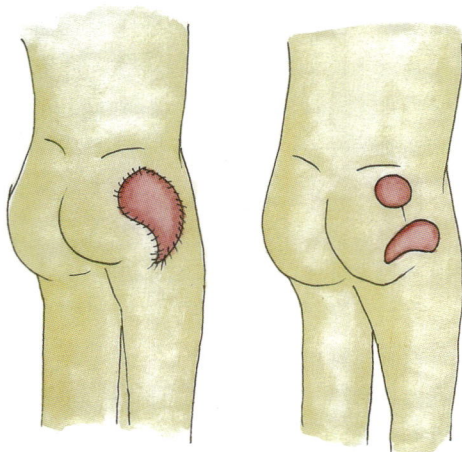

图 8-7　双叶皮瓣修复供区创面

357

各类皮瓣介绍

一、穿支皮瓣的解剖和临床应用

（一）概述

穿支皮瓣的概念由 Kroll 和 Koshhna 在 20 世纪 80 年代后期率先提出，它是指仅以管径

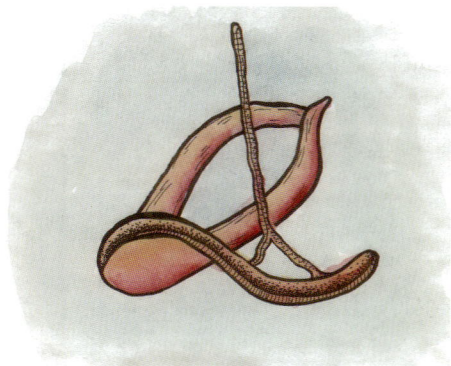

图 8-8 穿支皮瓣示意图

细小（0.5 ～ 0.8 mm）的皮肤穿支血管供血的轴型血管皮瓣（图 8-8）。穿支皮瓣是显微外科皮瓣移植的新发展，符合组织移植"受区修复重建好，供区破坏损失小"的原则，但对术者的显微外科技术要求更高。

（二）穿支与穿支皮瓣

1. 穿支的概念　人体通过直接皮动脉、穿支动脉和伴随皮神经浅静脉的营养血管 3 个途径营养皮肤、皮下组织和深筋膜。穿支动脉，即为穿支，指穿过深筋膜进入皮下组织和皮肤的营养动脉，分为直接穿支和间接穿支 2 种。直接穿支为自源动脉发出后仅经过疏松结缔组织便直接穿过深筋膜至皮下组织和皮下的小动脉，多存在于肌肉细长和四肢肌间隔的部位，分开肌间隔可见到穿支血管起自深部主干动脉；而间接穿支为自源动脉穿至深筋膜前还穿经肌肉、肌腱、神经和骨膜等的小动脉，多存在于扁平宽阔的肌肉部位，可通过向肌肉深层追踪解剖获得较长的血管蒂。

肌皮穿支为穿过肌肉后穿出深筋膜外层，营养其上层皮肤的一类血管；而肌间隔穿支仅为横向穿过肌间隔，穿出深筋膜外层后，营养其上层皮肤的一类血管。

2. 穿支皮瓣的概念　有狭义和广义之分。狭义穿支皮瓣由 Wei 等提出，主要指肌皮穿支血管皮瓣，且切取皮瓣时均不带深筋膜，定义较局限。而广义的穿支皮瓣是指一切穿支血管供养的皮瓣，且深筋膜血管网的血液供应非常丰富。

目前，较为统一的穿支皮瓣定义是指以管径细小（0.5 ～ 0.8 mm）的皮肤穿支血管供血的皮瓣，大致可分为肌皮穿支皮瓣和肌间隔穿支皮瓣两类。由肌肉或肌皮穿支供血的皮瓣为肌皮穿支皮瓣，相应的，由肌间隔穿支供血的皮瓣为肌间隔穿支皮瓣。

穿支皮瓣具有如下特征：①仅以穿支为蒂切取皮瓣，不涉及源动脉；②以穿支穿出深筋膜处为基准，无论多少分支，均视为一个穿支；③除蒂部外，不涉及深筋膜或其他深部组织。

3. 穿支皮瓣的命名　穿支皮瓣的命名一直没有明确固定的模式，但必须遵循源血管为基础的命名原则，也有提出"解剖部位 + 穿支血管""深部肌肉 + 穿支血管"等命名法。

目前较为统一的是在 2001 年 9 月国际穿支皮瓣大会上提出的命名原则：①源血管 + 穿支血管，如腓动脉穿支皮瓣；②若该源血管能切取多个穿支皮瓣，则以"解剖部位 + 穿支皮瓣""深层肌肉 + 穿支皮瓣"命名，如旋股外侧动脉可供养多个穿支皮瓣，分别命名为"阔筋膜穿支皮瓣""股前外侧穿支皮瓣"等。

2003 年，Geddes 提出了更准确的命名原则：取穿支皮瓣的供血动脉英文首字母，后加 P（perforator）标明穿支，其后注明来源肌肉名称。若同一解剖部位的深部血管或肌肉发出多个穿支血管，则需加上数字指明第几穿支。这样就明确了穿支皮瓣的源动脉、穿经结构，使人们对该穿支皮瓣性质一目了然。

穿支皮瓣根据临床应用方式还有专门的临床命名方式，并同时指明应用形式和修复部位，如内侧腓肠肌穿支蒂皮瓣修复胫骨外露。

（三）穿支皮瓣的供区

Geddes 认为切取穿支游离皮瓣的供区应具备 4 个条件：①术前能预知供区存在恒定的血管供应；②至少存在 1 条较大的穿支血管，动脉穿过深筋膜后其口径（0.5mm）仍足以进行显微外科吻合；③向深层解剖分离能够获得足够的血管蒂长度；④供区皮肤直接拉拢缝合后没有过大的张力，成活无虞。

根据 Taylor 对皮肤血管体区的研究报道，每个人体平均有口径为 0.5 mm 的筋膜皮肤穿支血管约 374 条，大多数位于躯干部。在前臂约有 37 支（前面 28 支，后面 9 支），其中 31 支为肌间隙穿支血管（起自桡动脉 12 支，尺动脉 11 支，骨间后动脉 7 支，骨间前动脉腕背支 1 支）。小腿约有穿支血管 25 支，前面 12 支，均为肌间隔穿支血管；后面 13 支，肌间隔穿支血管 6 支（起自腓动脉 4 支，胫后动脉 2 支），肌皮血管穿支 7 支，分别来自腓肠肌 5 支和比目鱼肌 2 支。而 Geddes 认为，在人体可切取近 40 个肌皮穿支血管皮瓣。

（四）穿支皮瓣的血管解剖学研究

对于血管解剖学的深入研究对开发穿支皮瓣供区有着重要意义。目前，通过研究表明穿支血管的分布有如下规律。

1. 躯干皮肤的血供主要来自肌皮穿支，这与躯干的扁平肌肉数量多有关。其口径和在皮肤内走行距离和分布范围明显大于肢体皮肤的穿支。在躯干相对疏松的皮肤区域，穿支呈扇形分布在皮肤内各层血管网。各穿支之间可见减小口径的细小血管吻合。

2. 肢体皮肤的血供主要来自肌间隙穿支血管，这些穿支在皮肤内形成多层血管网，主要分布在深筋膜表面，皮神经和浅静脉周围穿支之间形成链式血管吻合，与深部主干动脉的走向、肌间隙的排列方向及皮神经和浅静脉的走行方向一致。

3. 单位面积的穿支数量和皮肤的移动程度成反比，而穿支的口径大小和穿支在皮肤内走行距离与皮肤移动度成正比，与穿支的供应面积成正比。

4. 穿支的分布遵循典型的压力平衡规律，即某一特定区域的正常血供量是基本稳定的。因此，其供应血管在口径和间距方面互有代偿性。如果一条血管的口径细小，那么相邻的另一条血管口径则相应地代偿粗大，间距则相应地代偿缩短。

（五）临床应用

1. 穿支皮瓣的设计原则　皮肤穿支血管细小，解剖变异较多，出现部位和口径并不恒定。因此，术前进行超声多普勒探测或彩色 Duplex 扫描，对确定穿支血管的出现部位和口径十分必要。但最重要的是术中根据血管解剖学知识，进行有目的的仔细探查。

Blondeel 提出了 6 条减少穿支皮瓣手术失败的原则：①术前通过多普勒或 Duplex 等仪器试确定穿支血管的位置和大小。②术中先做皮瓣一侧的有限切口，将皮瓣向一侧掀起，用肉眼观察或单向多普勒探查，寻找主要的穿支血管。根据术中穿支血管的具体情况，再将皮瓣进行调整。如果不能切取皮瓣，可转为切取传统的肌皮瓣。③在发现更大的穿支血管前，保留每一个出现的穿支血管。而在更大的穿支出现后，才切断电凝先前的小穿支。在没有多普勒定位的情况下，这点更为重要。④选用最好的穿支血管，穿支口径理论上越粗越好。另外，穿支进入皮瓣的部位最好位于皮瓣中央。⑤选用最容易解剖的穿支血管，肌肉内走行距离长而曲折的穿支解剖费时且易损伤，故此时可选择口径及部位稍差，但在肌肉表面走行较长而易解剖的穿支，同时还应考虑穿支血管与肌肉运动神经支的关系。⑥仅在皮瓣完全掀起后方能切断不需要的穿支血管，以备后用。

2. 外科操作特点　穿支皮瓣的出现，使皮瓣移植走向了"自由王国"。但是，穿支皮瓣需要更高超的显微操作技能，使用更精细的显微手术器械，完成更细小的显微血管吻合，即"超级显微外科"概念。穿支皮瓣手术对医生技术要求更高，需镜下寻找穿支血管，分离过程冗长，可能延长手术时间。穿支皮瓣另一困难是如何确定血管穿支的位置和粗细，临床多采用术前超声多普勒探查动脉穿支位置，但有时尚不可靠。其他如磁共振成像（MRI）、热相图及二相彩色流体扫描等因价高或技术复杂等问题，限制了使用。最后，如果解剖过程中创伤过大，穿支小血管可能受到牵拉扭曲，导致血管痉挛和血流受阻，以致皮瓣坏死。因此，术中必须仔细轻柔操作，注意对蒂部及重要血管的保护，以免影响皮瓣存活率。术中及术后注意配合使用防止血管痉挛和栓塞的药物。但总体而言，穿支皮瓣成活率较传统皮瓣更高，达95% ~ 97%。

3. 临床应用　穿支皮瓣的临床应用大致可分为以下几种方式。

（1）带蒂转移：带蒂转移的穿支血管皮瓣多属于肌间隔筋膜穿支皮瓣，主要供区在肢体，临床应用较多，尤其以四肢主干动脉发出的最远侧肌间隔穿支（均在腕、踝关节上5cm左右），为血供切取的远端蒂皮瓣，已广泛应用于肢端创伤缺损的修复。

临床中一般选用邻近部位的穿支皮瓣进行缺损区的修复，术前需对患者进行全面评估，从而制订详细的术前计划。因为患者的年龄、健康状况、吸烟史、慢性病和周围血管疾病史都可能影响皮瓣存活率，必要时，术前和术中都可通过多普勒超声帮助寻找定位血管，操作时避免造成对穿支的损伤，谨慎轻柔，移位修复后避免蒂部过度扭转及受压，以免影响皮瓣的存活。

为了获取更大范围的皮瓣，可有多种选择：①选用有更大供血范围的穿支作为皮瓣的基础；②采用延迟手术的方式增加皮瓣的血管供应；③组织扩张。

常用的带蒂移植皮瓣：①桡动脉腕上穿支皮瓣，穿支血管在桡骨茎突上6 cm；②尺动脉腕上穿支皮瓣，穿支血管在豌豆骨上4 cm；③骨间前动脉背侧穿支皮瓣，穿支血管在尺骨茎突上2.5cm；④腓动脉外踝上前穿支皮瓣，穿支血管在外踝前上5cm的前外侧肌间隔；⑤腓动脉外踝上后穿支皮瓣，穿支血管在外踝后上5cm的后外侧肌间隔；⑥胫后动脉内踝上穿支皮瓣，穿支血管在内踝上4 ~ 6cm的内侧肌间隔。

（2）游离移植：游离移植的穿支皮瓣多属于肌皮穿支血管皮瓣，主要供区在躯干。切取的穿支血管口径一般在1mm左右，血管吻合具有较高的安全性。

一般根据缺损区的大小范围，应选择皮肤、质地及柔软性尽量与受区接近的合适皮瓣以充分覆盖缺损区。术前详细制订手术计划，可借助多普勒超声辅助寻找血管。术中可再通过多普勒探查或确定血管位置。手术对于术者的显微外科操作技术要求较高，对于蒂部较长的皮瓣则要求吻合口径更大的血管，应遵循如下原则：①当肢体被用作皮瓣移植的区域时，需要保留主要血管，避免牺牲肢体远端血管，以将供区损伤最小化；②皮瓣能切取的最大范围取决于皮瓣内包含穿支的数量及穿支的大小；③可能的话，包含于皮瓣的皮肤血管越多越好，以尽量增加皮瓣蒂的长度；④对于较长的皮瓣，其内应包含一条较大的浅静脉，以保证充分的静脉引流；⑤允许供区一期闭合的皮瓣宽度与该区其他皮瓣的宽度相似；⑥根据术中的具体情况，可以在术中临时改变皮瓣的外形及设计。

游离移植的穿支皮瓣可根据不同需要，有不同方法的改良，对于需要肌肉、筋膜覆盖者，可带上肌肉和筋膜；对于骨缺损者，还可带上有血管分支供养的骨片。

Geddes 总结出 6 种临床研究和应用最多的肌皮穿支血管皮瓣，具体内容如下。

1）腹壁下动脉穿支皮瓣（DIEP）：穿支血管起自腹直肌，主要用于乳房再造，是临床研究和应用最多的穿支皮瓣。

2）臀上动脉穿支皮瓣（SGAP）：穿支血管起自臀大肌，用于骶尾部压疮的修复，后也逐渐用于乳房再造。

3）胸背动脉穿支皮瓣（TAP）：穿支血管起自背阔肌，用于躯干和肢体的创面覆盖。

4）股前外侧穿支皮瓣（ALTP）：由股前外侧皮瓣改进而来。穿支血管起自旋股外侧动脉的降支，穿过股外侧肌后到达皮肤。该皮瓣的特点是既可保留皮下脂肪以充填缺损，又可修除皮下脂肪将皮瓣做得很薄，形成真皮下血管网皮瓣，适用于手外科及头颈、颅面外科的修复重建，被认为是最理想的游离皮瓣供区。

5）阔筋膜穿支皮瓣（TFLP）：穿支血管起自旋股外侧动脉的横支，穿过阔筋膜到达皮肤，多用于伴有肌腱缺损（如跟腱）的四肢修复。

6）腓肠内侧穿支皮瓣（MSAP）：穿支起自内侧腓肠肌动脉，穿过腓肠肌到达皮肤，多用于下肢的创面覆盖。

（3）穿支嵌合皮瓣：在同一个血管体区（供区）内切取的包含多个独立皮瓣但又共同起源于一个较大的上级母体血管蒂的一组皮瓣，称为嵌合皮瓣或多叶皮瓣，是复合皮瓣的一种。肌皮穿支皮瓣的发展，使嵌合皮瓣的供区获得了极大的扩展，形成嵌合穿支皮瓣。一般认为，肌肉血供为主要血管蒂者（Mathes Ⅰ型、Ⅱ型、Ⅳ型），最适合设计穿支嵌合皮瓣。术前需用超声多普勒探测穿支血管的位置，术中需确认这些穿支是否起自肌肉的同一母体血管蒂。如不是起自同一母体血管蒂，则需要加做血管吻合。

（4）皮神经穿支皮瓣：由于皮神经穿出深筋膜至皮肤的过程中，总是有相应的动静脉或"链式"连接的血管系统伴行供血，且神经周围血管的大小与皮神经大小相称，因此为皮神经穿支皮瓣的设计提供了解剖学依据。皮神经穿支皮瓣属于间接穿支皮瓣范畴。Nakajima 等认为，在深部脂肪筋膜层，有两种血管系统营养神经。第一种为内在皮神经血管系统，这类系统由与每根神经及神经分支密切联系的血管丛组成，血管丛沿每根神经的全长，分布在神经外膜的表面及内部，并发出细小的皮肤分支；另一种为外在皮神经血管系统，在距离神经 5 mm 处，有一对动脉伴行，伴行动脉直径较内在皮神经血管系统的动脉更大，为皮肤分支的血供来源。此类血管并不沿神经全长伴行，并由肌间隔或肌皮穿支加强，形成链式连接的血管系统。深筋膜是外在皮神经血管系统充分的血供来源。而皮神经周围通常还可见到知名的浅静脉伴行。这些静脉在距其 10 mm 处配有与皮神经血管系统类似的内在和外在皮神经静脉血管系统。当静脉与皮神经走行接近时，同侧的外在皮神经动脉与静脉伴行的动脉汇合成干。因此，为了包含所有的伴行血管，皮神经穿支皮瓣的蒂部宽度应较宽，在静脉周围应在 20 mm 宽度范围，而神经周围为 10 mm 宽度范围，总的宽度应最少达 30 mm。若皮瓣带有深筋膜，则保证了所有的细小血管都被保留，也就更为安全可靠。

皮神经穿支皮瓣的手术操作并不复杂,首先根据患者缺损部位及选取的供区选择体位。根据伴行皮静脉可以确定浅表神经的行程,若不确定,可以通过多普勒超声辅助。皮瓣应定位在静脉中点的周围,并不能超过筋膜上方。因为起自筋膜下神经血管丛的穿支较为稀疏。皮瓣的大小及范围应满足能到达并充分覆盖缺损区。蒂部在保证没有张力及过度扭转的前提下尽可能短。若为游离皮瓣,设计时要保证有适当长度的大口径血管以便于吻合。手术时仔细轻柔操作,避免损伤性动作,保留神经及伴行血管周围皮下层的完整性,可带深筋膜以减少血管损伤的风险;去除深筋膜则可充分暴露深筋膜下组织而减少供区损伤。此外,根据不同需要,还可以对皮神经穿支皮瓣手术进行改良,可设计出肌肉-皮神经皮瓣、皮下筋膜皮瓣及游离皮神经皮瓣等。若手术时发现无浅静脉伴行或浅静脉已受损伤,可先掀起部分皮瓣更为安全,延迟将整块皮瓣掀起会更安全有效。

(六)穿支皮瓣的优缺点

穿支皮瓣的出现符合当代组织移植发展的需要,即减少供区损害,但对手术医生的技能要求更高。另外,临床游离皮瓣移植约有80%是为了表面皮肤的覆盖,仅少部分是为了填塞无效腔或深部缺损。所以,仅包含皮下脂肪和皮肤的穿支皮瓣,符合"缺什么补什么"的重建原则。

(1)优点:①不切取肌肉,不影响运动功能;②供区损害少,不破坏供区外形;③设计灵活,可根据受区需要包含或多或少的皮下脂肪组织;④患者术后康复快,住院时间缩短。

(2)缺点:①解剖血管蒂费力耗时,对术者的显微外科技术要求更高;②穿支血管的部位和口径存在变异;③细小血管更容易被牵拉或扭曲,也更容易发生血管痉挛。

随着穿支皮瓣技术的不断发展,未来的穿支皮瓣将趋于"薄皮瓣"和"超薄皮瓣"概念,去除浅筋膜层的多余脂肪,或显微镜下精细解剖血管蒂周围脂肪,避免二次整形手术,解决了皮瓣臃肿的问题,在修复缺损区的同时,还能取得较好的外观。今后,穿支皮瓣技术将在整形及修复重建领域拥有更为广阔的舞台。

二、皮神经营养血管皮瓣分类及应用

皮神经营养血管皮瓣(neurocutaneous flap)自 BertelH(1991)和 Masquelet(1992)首先报道后,已经历了10余年的发展历史,国内外开展大量的基础和临床研究。皮神经营养血管皮瓣的出现,推动了皮瓣外科的进一步发展,符合"受区修复重建好,供区破坏损失小"的组织移植原则,为临床创面的修复,尤其是手足肢端创面的修复,提供了一类新的带蒂皮瓣选择。将其与穿支皮瓣相结合,设计穿支蒂皮神经营养血管皮瓣,扩大了皮瓣的切取面积及修复范围,为肢体远端较大面积皮肤软组织缺损的修复提供了实用性的新方法。

(一)桡神经浅支营养血管皮瓣

(1)适应证:修复手掌、腕部和虎口皮肤缺损。

(2)应用解剖:桡神经浅支自桡骨茎突上方(5.5±0.3)cm处从肱桡肌与桡侧伸腕肌

之间浅出深筋膜。浅出后下行 1.5 cm 分内、外侧支，跨过桡骨茎突和鼻烟窝，分布掌背皮肤和桡侧 3 个半指背皮肤。

桡神经浅支的血供与手背皮肤的血供密切相关，有桡动脉、桡侧返动脉、肌支动脉等，皮神经伴行的血管细小，走行不像知名动脉那样恒定有规律，走行中可穿入神经并与神经中央的血管相吻合，与皮神经的穿动脉交通，随神经而分布。这些血管与真皮下血管、皮下血管形成广泛吻合，构成网状的供血系统。保证了皮瓣的血液供应来源。

（3）切取方法

1）皮瓣设计

A. 轴线：肘窝中、外 1/3 处至桡骨茎突的连线。

B. 旋转点：桡骨茎突近端 3.0 cm 处。

2）切取步骤：首先做一蒂部切口，于真皮下向两侧游离至轴线旁 1.5 cm，切开皮瓣的四周皮肤，在深筋膜下由皮瓣近端向远端游离，蒂部保留约 3.0 cm 宽的筋膜组织，将桡神经浅支近端切断并包裹于皮瓣或其蒂部。解剖至旋转点，放松止血带，观察皮瓣血液循环；证实皮瓣血液循环良好，经皮下隧道或明道将皮瓣逆行移位至受区。供区直接缝合或植皮。

（4）优点：易于切取，可供面积大，操作简单，血供良好，且前臂皮肤较薄，与手部皮肤质地、色泽较为接近，是临床修复手部皮肤软组织缺损的较佳选择。

（5）缺点：皮瓣位于前臂，供区不够隐蔽，术后遗留瘢痕，影响外观；该皮瓣需牺牲一条皮神经，近期影响虎口区皮肤感觉。

（二）尺神经腕背支营养血管皮瓣

（1）适应证：掌腕背部，手掌远侧，3 ~ 5 指近中节皮肤缺损。

（2）应用解剖：尺神经手背支于豌豆骨近侧约 8 cm 处自尺神经发出，主干横径（2.9±0.3）mm。该支发出后与尺神经干成 30° ~ 60° 角在尺骨茎突上（2.3±0.7）cm 转向手背尺侧，分为内、外侧支，内侧支较小，称为小指尺背侧神经，横径（1.6±0.4）mm，沿第 5 掌骨、小指掌指关节、近节指间关节尺侧进入皮肤。外侧支较粗，横径（2.3±0.4）mm，分为两支，一支参与第 3 掌骨前皮神经的构成，一支为第 4 掌骨背皮神经，行走于第 4、5 掌骨间至环指、小指指蹼处，最后分为两终支，一支支配环指尺侧，另一支支配小指桡侧。尺动脉手背支于豌豆骨近侧约 4cm 处发自尺动脉，少数来源于骨间前血管的前支，与尺动脉成 60° ~ 90° 角。交角越过尺神经，经尺侧腕屈肌深面转向背侧，与尺神经腕背支的分支相伴行并沿途发出分支至尺侧腕屈肌、尺骨小头、豌豆骨及前臂尺侧皮肤，在手背该支分为两支，一支加入腕背血管网，另一支伴随尺神经手背支终末支全长，发出细小分支形成神经周血管网并供养手背尺侧半的皮肤。在距第 4、5 掌指关节近侧约 8 mm 处这些小分支形成一个血管丛。该血管丛发出垂直走向的背掌侧支分别与掌背动脉及手掌侧指动脉相吻合。

（3）切取方法：沿前臂下 1/3 及手背尺侧设计切取皮瓣。蒂部位于手背第 4、5 掌骨间隙，转轴点最远端位于掌指关节近侧 1.0 cm 处。首先切开皮瓣近侧缘，寻及皮神经，切断尺神经手背支并结扎尺动脉手背支起点处，轻轻牵拉皮神经切开皮瓣蒂部皮肤，确定皮下组织中皮神经位置及蒂部范围。蒂部包括皮神经及神经周围血管。最后皮瓣由近向远于深筋膜下层掀起。皮瓣逆向转位修复创面，供区直接缝合或植皮覆盖。

（4）优点：相比之下皮神经营养血管皮瓣的主要优点在于，能够沿皮神经分布轴线设计多部位不同面积的皮瓣用以覆盖特定的远端创面，供区无重要损害且不牺牲主要血管，由于血管轴的位置起于皮下，具有设计简单、操作方便快捷、供区隐蔽、质地与手掌相近、有感觉等优点。

（5）缺点：切取面积过大时，供区不能直接缝合，影响美观。

（三）前臂外侧皮神经营养血管皮瓣

（1）适应证：近端蒂皮瓣修复肘关节皮肤缺损修复，远端蒂皮瓣修复手背皮肤、手掌皮肤伴骨不连和骨缺损的修复。

（2）应用解剖：前臂外侧皮神经是由肌皮神经在肘关节前方、肱二头肌肌腹与肌腱结合处的外侧穿出后移行而来，在茎突上方（24.8±2.1）cm 穿出深筋膜，或以单干的形式伴头静脉向外下行，或在桡骨茎突上方（17.8±4.2）cm 分前后两干，夹持头静脉向下行，沿途向内外侧发出数支分布于前臂桡侧和前臂后远侧 1/3 桡侧皮肤，终末支可达手掌鱼际、拇指桡侧、手背的皮肤。头静脉近端与前臂外侧皮神经伴行密切，皮神经分出前后支行于头静脉两侧，前支与头静脉保持一定的间距下行达腕部，两者主要从节段性皮支动脉共同获得营养。其远端的营养血管来自桡动脉皮支、桡动脉掌浅支皮支、桡骨茎突返支皮支和鼻烟窝皮支。头静脉在腕背侧还得到桡骨茎突返支皮支和鼻烟窝皮支、骨间前动脉腕背支和桡侧骨皮支等加入头静脉营养链，使皮神经静脉营养血管自上而下在皮神经静脉的两侧形成两条明显呈纵向分布相互吻合的营养血管网。

（3）切取方法

1）近端蒂皮瓣：以肘前外侧沟至桡骨茎突平面桡动脉搏动点连线为轴线，皮瓣范围在前臂中、下 1/3，面积为 12 cm×4 cm，还可视受区需要近端延长至肱动脉末端的肌皮支穿出处，皮瓣远端达桡动脉茎突返支或掌浅支皮动脉浅出点平面，面积为 22 cm×4 cm，以桡动脉近端的肌皮支作为皮瓣旋转点进行皮瓣设计，切开皮瓣远端，确认头静脉、前臂外侧皮神经位于皮瓣内。在深筋膜下解剖，将皮瓣自其远端向近端提起达蒂部旋转点，在蒂部皮神经两旁保留 1～2cm 宽的筋膜组织瓣，将皮瓣移至受区。

2）远端蒂皮瓣：以桡动脉为皮瓣的中轴线，旋转点位于腕关节平面，以桡动脉远端皮支、掌浅支为皮瓣营养血管。在皮瓣近端切开皮肤显露前臂外侧神经及头静脉并将其结扎、切断。切开皮瓣周缘，在深筋膜下掀起皮瓣。连同皮瓣沿皮神经和浅静脉向远侧游离，切开蒂部皮肤，真皮下游离蒂部直达皮瓣旋转点。皮瓣经皮下隧道或切开受区与旋转点之间的皮肤，明道移转，可达手背远端。

（4）优点：皮肤质地柔软，颜色适中，可制成感觉皮瓣修复软组织缺损；供区可同时切去骨膜，制成复合皮瓣，用来覆盖创面和进行骨不连、骨缺损的修复；不损伤前臂的主要动脉，不影响手部血供；手术简单、省时。

（5）缺点：皮瓣转移后，有皮神经支配区域感觉缺如，皮瓣面积过大供区需要植皮，皮瓣筋膜蒂过宽过厚都会影响局部美观等缺点。

（四）前臂内侧皮神经营养血管皮瓣

（1）适应证：肘前或肘后内侧软组织缺损，手背、手掌软组织缺损点修复。

（2）应用解剖：前臂内侧皮神经主要由臂丛内侧束发出一主干，经腋动、静脉之间下行至臂部，继而沿肱动脉向下达臂下部，于肱骨内侧髁上方（5.3±2.0）cm 以主干型或分支型浅出深筋膜，夹持贵要静脉向下行，沿途发出数支分布于前臂前面尺侧，远达腕关节或小鱼际和前臂后面尺侧的皮肤。皮神经近侧的血供来源于尺侧下副动脉肌间隔皮支、肱动脉末端肌皮支和尺侧往返肌皮支，中段来自尺动脉近中段或远中段粗大皮支，远侧血供来自尺动脉腕上皮支。

（3）切取方法

1）近端蒂皮瓣：以肘前内侧沟至尺骨茎突平面的连线为轴，尺侧动脉混合肌皮支发出点、旋转点，其范围远端至尺动脉腕上皮支穿出点，皮瓣面积约为 16.3cm×4cm。切开皮瓣远端，确认贵要静脉、前臂内侧皮神经位于皮瓣内。在深筋膜下将皮瓣自其远端向近端掀起达蒂部旋转点，沿途注意观察贵要静脉、前臂内侧皮神经营养血管的位置和走向，确保其位于皮瓣纵轴上。皮神经蒂部保留 1～2 cm 的筋膜组织瓣。

2）远端蒂皮瓣：以尺动脉为皮瓣中轴线，旋转点位于腕关节平面，在皮瓣近端切开皮肤显露前臂内侧皮神经及贵要静脉并将其结扎、切断。切开皮瓣周缘，在深筋膜下掀起皮瓣，向远端分离皮瓣至旋转点，此时远端蒂部可见尺动脉或尺动脉腕上皮支。皮瓣经皮下隧道或切开受区与旋转点之间的皮肤明道转移，可达手背远端。

（4）优点：皮肤质地柔软，颜色适中，可制成感觉皮瓣修复软组织缺损；供区可同时切去骨膜，制成复合皮瓣，用来覆盖创面和进行骨不连、骨缺损的修复；不损伤前臂的主要动脉，不影响手部血供；手术简单、省时。

（5）缺点：前臂裸露区，影响美观，同时供区损失一条皮神经和一条主要浅静脉，供区感觉丧失为其不足。

（五）腓浅神经营养血管皮瓣

（1）适应证：近端蒂皮瓣修复小腿中上部或膝部的软组织缺损，远端蒂皮瓣修复小腿下段及足踝部缺损。

（2）应用解剖：腓浅神经是腓总神经的分支，走行于腓骨肌和趾长伸肌之间的小腿前外侧肌间隔，在小腿中、下 1/3 交界处穿出深筋膜于皮下组织中走行。腓浅神经在其行程共接受 4 支胫前动脉的穿支血管营养。其中第 1 支最粗、最长，称为腓浅动脉，一般在小腿中、上 1/3 交界处神经，并与其他穿支血管共同形成腓浅神经血管丛。在外踝尖以近 5cm 处腓动脉前穿支穿出参加腓浅神经血管丛。

外踝与足背外侧区血管主要由 4 条血管吻合而成：①腓动脉穿支，在外踝上 5 cm 处穿过小腿骨间膜，于小腿前外侧肌间隔中穿出，外径为 1.5 cm，分为升支和降支。降支在深筋膜下沿外踝的前外侧下行，外径为 1.0 cm，近踝沟和跗骨窦处与外踝前动脉和跗外侧动脉吻合。②外踝前动脉，在踝间连线上、下 1.5cm 处起自足背动脉。③跗外侧动脉，在踝间线下 2.5 cm 处起自足背动脉。④跟外侧动脉，是腓动脉的终支之一，经跟腱与外踝之间穿出深筋膜，外踝血管网在外踝前至跗骨窦的部位最为丰富。

（3）切取方法

1）近端蒂皮瓣：以腓浅神经走行线设计轴线，远侧可达踝间线下 1～2 cm，两侧分部距纵轴 2.0 cm，平均面积以 12 cm×4 cm 切取。以腓浅动脉或其深支、或第 1 肌间隔血管为蒂部。按照设计宽度从两侧切开深筋膜，将皮下组织与深筋膜临时固定几针，由远至近，切开皮肤、深筋膜，游离并切断腓浅神经、腓浅血管远端，从深筋膜下疏松组织中顺向掀起包括深筋膜、皮下脂肪和腓浅神经血管丛的组织瓣，保留供区肌膜和肌腱旁膜的完整。将组织瓣翻转至缺损部位。

2）远端蒂皮瓣：以胫前动脉体表投影为轴线，皮瓣近端可达小腿上、中 1/3 交界处，以足背动脉的皮支或腓动脉终末穿支的升支、降支及其营养的腓浅神经为蒂部，旋转点在踝上 3 cm 左右。切开皮肤，按照设计宽度从两侧切开深筋膜，将皮下组织与深筋膜临时固定几针，由近至远，切开皮肤、深筋膜，游离并切断腓浅神经、腓浅血管远端，从深筋膜下疏松组织中顺向掀起包括深筋膜、皮下脂肪和腓浅神经血管丛的组织瓣，保留供区肌膜和肌腱旁膜的完整。在蒂部小心分离，避免损伤细小的穿支血管，将组织瓣翻转 180° 经明道覆盖受区创面。

（4）优点：不牺牲知名动脉，对肢体血液循环没有影响。皮瓣厚度适宜，耐摩擦，适合逆行转位覆盖足部创面。

（5）缺点：该皮神经营养血管皮瓣穿出深筋膜前的长度较短，转位时注意蒂部长度和角度。

（六）腓肠神经营养血管皮瓣

（1）适应证：近端蒂皮瓣小腿中、上段软组织缺损，远端蒂皮瓣修复小腿中、下 1/3 段及足踝部软组织缺损。

（2）应用解剖：起自胫神经的腓肠内侧皮神经与起自腓总神经的腓肠外侧皮神经合成腓肠神经，腓肠神经营养血管束伴小隐静脉走行，发出皮支供应小腿后方中、下 2/3 偏外侧的皮肤。腓肠神经营养血管束在走行中得到 3～5 个腓动脉支血管的加强，最低的一个穿支约在外踝上 5 cm 处。肌间隔穿支血管形成的深筋膜血管丛及其与腓肠神经和小隐静脉营养血管丛的纵向链式吻合，是切取较长远端蒂腓肠筋膜皮瓣的解剖学基础。

（3）切取方法

1）皮瓣设计

①轴线：腓肠神经的走行线，位于腘窝的中点至跟腱与外踝中点的连线上。

②旋转点：近端蒂皮瓣的血供血管为腓肠浅动脉，旋转点可达腘窝部血管起始处，远端蒂皮瓣的旋转点一般选用外踝上方 5 cm 的腓动脉最低的一个穿支处。

2）切取步骤：以外踝上 6～8 cm 为皮瓣旋转点，取窝中点至外踝内侧缘连线为皮瓣中轴。根据足部缺损区的大小、形状在小腿后外侧设计皮瓣。皮瓣的横轴和纵轴均应较创面大出 1 cm 以上。手术从皮瓣远端开始，切开皮肤、皮下组织及深筋膜，显露小隐静脉和深筋膜深层的腓肠内侧皮神经，结扎小隐静脉，锐性切断腓肠神经，自深筋膜下层向皮瓣近端分离。确认小隐静脉和腓肠神经皮支位置后，根据其走向适当调整皮瓣蒂部的切取方向，分离蒂部时注意在神经及伴行血管两侧各保留 2 cm 宽的筋膜组织，皮瓣完全掀起后可顺时针（左侧）或逆时针（右侧）方向旋转，经明道逆行转移至受区。皮瓣转移修复足底、足跟时，可就近于足背内侧做纵行切口，游离出腓浅神经的足背内侧皮神经支，将转移皮瓣所携带的腓肠神经皮支断端与其做端侧吻合，蒂部及皮瓣下各置胶片引流条，皮肤应间断一层无张力缝合。供区移植中厚皮片修复。

（4）优点：不牺牲主要血管，皮瓣有足够长度的筋膜蒂，旋转灵活，角度大，可满意修复小腿及足踝部软组织缺损。皮瓣带有皮肤感觉神经能制成感觉皮瓣，可以吻合受区神经，恢复受区感觉。皮瓣供区隐蔽，且皮瓣厚薄适宜，外观、质地、色泽均佳。

（5）缺点：损失一条皮神经，肥胖患者皮瓣切取较厚，修复的创面较为臃肿。

（七）隐神经营养血管皮瓣

（1）适应证：近端蒂用于小腿上段、膝周组织缺损修复，远端蒂用于小腿下 1/3 段、踝足部、前足的组织缺损修复。

（2）应用解剖：隐神经是分布于髌下方、小腿内侧面和足内侧缘皮肤的感觉神经，发自股神经，在股下部穿内收肌管后下行至缝匠肌与股薄肌之间，约在股骨内上髁下 5 cm 处穿出深筋膜至皮下。在小腿处，隐神经一直位于皮下组织中，有膝降动脉分支隐动脉伴行营养血管。直至小腿中、上 1/3 交界处，隐动脉一直位于神经的前方；以后变细，成为交织的纵向血管丛，在神经周围 0.5 ~ 1.0 cm 的范围内伴行。

隐神经营养血管（丛）与小隐静脉的关系密切，在小腿中、上 1/3，隐神经位于大隐静脉后方，下 1/3 则位于大隐静脉前方。隐神经营养血管丛在行程中接受 2 ~ 7 个胫后动脉的穿支加入，最低的一个穿支在内踝上 5 cm。隐神经营养血管丛亦发出分支与小腿内侧的皮肤相通，从膝至踝部，共有 5 ~ 16 个分支。

除胫后动脉肌间隙支外，在隐神经 - 大隐静脉远端的前、后两侧还有来自以下 4 组动脉的穿支。

1）骨皮穿支：来自腓动脉或胫后动脉的骨皮穿支 1 ~ 2 支，经长屈肌肌腱和胫骨内后面间隙穿出，外径为（1.3±0.3）mm。

2）胫前动脉踝上穿支：在内踝前动脉起点上方由胫前动脉发出的踝上穿支，位于伸肌肌腱深面，紧贴胫骨外侧骨面向前上或水平走行，至胫骨前缘分升、降支。升支经胫骨前肌肌腱与胫骨前缘之间穿出，沿途分出 1 ~ 2 支筋膜穿支，外径为（0.8±0.3）mm。

3）内踝前动脉踝前内侧穿支：内踝前动脉紧贴胫骨肌腱内侧斜向前内，由其根部发出踝前内穿支，经胫骨前肌肌腱内侧穿出，沿伸肌下支持带上束深面向上行至内踝。

4）踝管区动脉穿支。

（3）切取方法

1）皮瓣设计

A. 轴心线：皮瓣的轴心线为隐神经的走行线，与大隐静脉的走行相同。

B. 轴心点：皮瓣的近侧旋转轴点为隐动脉，远侧旋转点为胫后动脉的肌间隔筋膜穿支的发出部位。最低的穿支在内踝上 3 ~ 5 cm 处。

367

2）切取步骤

A. 近端蒂皮瓣：在气囊止血带下，先切取皮瓣远端，暴露大隐静脉、隐神经，切断结扎，远断端与皮瓣筋膜固定，切开皮瓣周缘，深筋膜下掀起皮瓣，皮瓣内包括隐神经、大隐静脉。切开蒂部皮肤，保留 2～3 cm 宽的深筋膜形成蒂部，经皮下隧道或明道转移到受区。

B. 远端蒂皮瓣：在近端切开皮肤显露隐神经 - 大隐静脉，切断结扎近端隐动脉、大隐静脉，切断隐神经。切开皮瓣皮缘，深筋膜下掀起皮瓣向远端游离，保留 2～3 cm 宽的深筋膜形成蒂部，经皮下隧道或明道转移到受区。

（4）优点：隐神经解剖恒定，表浅，手术简单，不牺牲肢体的主要血供。

（5）缺点：牺牲一条大隐静脉和感觉神经，切取面积过大时，供区植皮，遗留瘢痕。

三、游离皮瓣移植

（一）肩胛皮瓣

1. 概述　肩胛皮瓣是指以旋肩胛血管为蒂的皮瓣。1982 年，GUbert 及 Nassif 分别首先报道了游离肩胛皮瓣和游离肩胛旁皮瓣。该皮瓣具有以下优点：①皮瓣的血管解剖比较恒定、表浅，易于显露切取；②血管蒂长度适中（最长可达 9 cm）、口径粗，当皮瓣游离移植时有利于血管吻合；③皮瓣设计有较大灵活性，根据受区需要可形成大小不同的皮瓣，文献报道成人肩胛皮瓣最大可取（25～30）cm×（12～15）cm；④皮瓣色泽、质地优良，耐磨、耐压且供区隐蔽，如果切取皮瓣宽度不超过 12 cm，供区可直接缝合。基于以上优点，该皮瓣已在国内外得到广泛应用。

2. 应用解剖　肩胛皮瓣的主要血管蒂是旋肩胛动、静脉。旋肩胛动脉绝大多数起自肩胛下动脉，也有少数起自腋动脉，还有与旋肱后动脉、旋肱前动脉、胸外侧动脉或肱深动脉共干起始的。无论何种起始，该动脉均经肩胛下肌下缘走向背侧并从三边孔绕行于肩胛骨腋缘中点，分为浅、深两支。深支进入肩背深层，供应肩胛骨、冈上肌、冈下肌、小圆肌、大圆肌、背阔肌等处。浅支进入肩背部的浅筋膜后发出升支、横支和降支。升支一般细小，沿三角肌下缘走向内上方，跨过肩胛冈，供应冈上窝处皮肤；横支即肩胛皮下动脉，沿肩胛骨中部横行，横越肩胛骨脊柱缘，供血于肩胛冈下大部分肩胛骨区的皮肤。该动脉的体表投影大约位于从肩胛冈至肩胛骨下角距离的上 2/5 处；降支即肩胛旁皮下动脉沿肩胛骨腋缘的背面内侧下行，指向肩胛骨下角，供应肩胛骨外侧及肩胛骨下角缘后侧胸壁的皮肤。3 个皮支中，升支较细短，供应的皮肤区域小。横支、降支较粗大而长，供应的皮肤面积大。这种解剖上的特点，为肩胛皮瓣的设计提供了解剖学基础。

旋肩胛动脉平均长约 5 cm，起始处口径平均 2.5 mm，与之伴行的旋肩胛静脉有 2 条，口径平均为 2 mm。肩胛皮下动脉可游离部分长约 4 cm，外径为 1.5～2.5 mm。肩胛旁皮下动脉长 4～6 cm，外径为 1.5～2 mm。

3. 皮瓣类型　旋肩胛动脉浅支分出升支、横支、降支 3 个皮支，其供应的皮肤区域各有不同。除升支细小，所供应的冈上窝区皮肤面积不大，临床上不宜单独切取外，肩胛皮瓣仍可设计 3 种不同类型。

（1）肩胛背皮瓣：是以旋肩胛动脉浅支所分出的横支为主要营养血管，在冈下窝所形成的一横向椭圆形皮瓣。其水平长度最长 13 cm，垂直宽度最宽 10 cm。其上界在肩胛冈下方 2 cm，下界在肩胛骨下角上方 2 cm，内侧界为棘突同侧旁开 2 cm，外侧界为腋后皱襞上 2 cm。

（2）肩胛旁皮瓣：以旋肩胛动脉浅支所分出的降支为主要营养血管，肩胛骨腋缘为轴线所做的一斜向内下方的椭圆形皮瓣。皮瓣上端可与腋窝顶端平齐，皮瓣纵行长度可达 25 ~ 30 cm，横行宽度可达 15 cm。

（3）全肩胛皮瓣：以旋肩胛动脉浅支的横支、降支两皮支为营养血管所形成的较大皮瓣，切取范围包括肩胛背皮瓣和肩胛旁皮瓣两部分。

4. 手术指征

（1）游离移植可修复四肢大面积软组织缺损，由于肩胛部皮肤较厚，耐磨耐压，因此是修复足部皮肤缺损的较好皮瓣。由于肩胛旁皮瓣柔软，其厚度较肩胛背皮瓣薄，故可修复某些颌面、头颈部及手部的皮肤缺损。

（2）带蒂转位移可修复邻近部位软组织缺损和同侧腋窝部瘢痕挛缩畸形。

5. 手术方法

（1）患者体位：患者侧卧、俯卧或 45° 俯卧。铺巾时要保证术中能根据操作的需要自由沿纵轴旋转胸背部和外展、内收该侧上臂，以便于血管蒂的解剖和游离。

（2）皮瓣设计：为了便于供区创面的关闭，皮瓣最好呈纺锤形。但皮瓣的形状也可根据修复的需要而做适当调整。

设计肩胛背皮瓣时，将上臂置于体侧，在肩胛骨背面冈下窝部位皮肤上画出梭形皮瓣的轮廓。取术前经多普勒超声血流仪探测到的旋肩胛动脉从深部穿出的部位（三边孔）作为皮瓣的外缘，它通常位于肱三头肌长头的内缘，腋部皱襞上方 2cm（另一种确定三边孔体表投影的方法是在肩胛冈中点下方 7 cm 处）。皮瓣的长轴呈水平位，其大小主要取决于受区的要求，但不能超出肩胛皮下动脉所供应的皮肤范围。皮瓣的下缘一般与上缘对称。

设计肩胛旁皮瓣则要以肩胛骨腋缘为轴心，皮瓣的上缘同样位于旋肩胛动脉从深面穿出的部位。皮瓣最大切取面积可达到 30 cm× 15 cm。在此情况下，切取皮瓣后仍可能通过直接缝合皮肤来关闭供区创面。

（3）皮瓣切取：先切开皮瓣上外侧部的皮肤，显露三角肌后缘。将其向外上方牵开后，显露出位于上方的小圆肌和下方的大圆肌。肌间隔之有空虚感的部位即为三边孔，在此可触到旋肩胛动脉的搏动。沿小圆肌表面向下缘解剖，钝性分离三边孔内疏松脂肪结缔组织，即可在小圆肌下缘显露血管蒂。沿血管蒂向肩胛骨腋缘解剖分离，到旋肩胛动脉出三边孔处，可见发至肌肉的深支及供应皮肤的浅支，将前者结扎切断。继续循浅支游离可见呈水平走向内侧进入皮瓣的肩胛皮下动脉、静脉及向下走行的肩胛旁皮下动脉、静脉，将后者结扎后切断完成皮瓣其他部分切口。从内侧开始，将皮瓣掀起，在深筋膜与冈下肌肌膜之间向外侧做锐性解剖直至肩胛骨的外缘。到达三边孔时，要密切注意血管蒂，防止损伤。继续向三边孔深部跟踪解剖旋肩胛血管直至取得 4 ~ 6 cm 长的血管蒂。在确认动脉搏动及皮瓣的血运良好后结扎切断血管蒂。

（4）供区创面关闭：将创面上、下缘皮肤做深筋膜下潜行分离后，两端开始缝合皮肤，关闭创面。一般只要皮瓣的宽度不超过12 cm，直接缝合皮肤关闭创面多无困难。关闭创面时，将上肢垂于身体侧面，可以减小缝合张力。如果切取的肩胛皮瓣过大，供区创面可能需要植皮覆盖。

6. 注意事项

（1）术前使用多普勒超声血流探测器探测肩胛皮瓣血管蒂及皮下动脉的位置和路径并将其画在皮肤上，有利于皮瓣的设计和切取。

（2）如果术中发现肩胛皮下动脉纤细，不足以供养准备游离的肩胛皮瓣，而肩胛旁皮下动脉相对比较粗，则应更改手术设计，改为游离肩胛旁皮瓣。

（3）旋肩胛动脉出三边孔后分支较多，此处皮下组织较致密，解剖分离容易损伤血管。而三边孔内脂肪纤维组织则较疏松，通过钝性分离容易显露血管束。因此，切取皮瓣时宜先在三边孔内显露血管蒂，然后再从内侧皮瓣远端向蒂部掀起皮瓣，这样操作较方便可靠。在掀起皮瓣向外解剖接近血管蒂的纤维脂肪时，应紧贴肌肉表面，以免损伤进入皮瓣的皮血管。结扎蒂部血管一定要牢靠，以免线头脱落引起继发出血，造成严重后果。

（4）供区创面关闭如需植皮，术后应对供区皮瓣侧上肢进行制动，减少肩胛区肌肉活动，以利皮片成活。

（二）背阔肌肌皮瓣

1. 概述　背阔肌是人体最大的阔肌，位置隐蔽，主要血供来自胸背动静脉，有同名神经伴行。背阔肌肌皮瓣以胸背动静脉为血管蒂，有如下优点：①可切取面积较大，血运丰富，抗感染力强，可满足大面积软组织缺损及感染创面的修复。②皮瓣血管蒂长，解剖位置恒定，变异少，易于切取及转位、移植。③供区部位隐蔽，皮瓣切取宽度10～12 cm以内者供区可直接缝合。④是一个多功能皮瓣，既可作为单纯皮瓣移植修复受区的软组织缺损，又可作为动力肌转位，移植重建受区的运动功能。既可游离移植又可带蒂转移，向上转移可达头、颈、腋、肩及上肢，向前达胸部，向下逆行转移可达骶部。背阔肌肌皮瓣是临床上常用的皮瓣之一。

2. 应用解剖　背阔肌为扁平三角形，位于背下半部和胸侧部。该肌分为腱性起始部、肌腹和腱性终止部。该肌起始部的腱膜为腰背筋膜的后层，上部窄，向下逐渐增宽。腱膜起于下6个胸椎、全部腰椎、骶椎棘突和棘上韧带及髂嵴后部，也起于下3～4肋及肩胛骨下角的背面。肌束向外上方集中，在包绕大圆肌肌腱和部分肌肉后向外以扁腱止于肱骨小结节嵴。在下部，其外侧缘与腹外斜肌及前锯肌等结合较紧，上部与深层结构结合疏松，易于分离。外侧缘上部构成腋后襞。

背阔肌的营养主要由腋动脉分出的肩胛下动脉的终末支——胸背动脉供应，还有3组发自肋间动脉与腰动脉的节段性血管和颈横动脉的降支也供应该肌的内侧部及上部。各血管有肌肉皮肤动脉穿过筋膜进入皮下，以供应覆盖在背阔肌上的皮肤。背阔肌腋部止点上面的皮肤由旋肩胛动脉发出的直接皮肤动脉供应。

肩胛下动脉（外径为3.5～4.0 mm）在肩胛下肌下缘附近起自腋动脉，向后下方行走大约3 cm分出旋肩胛动脉和胸背动脉两个终末支。其伴行的肩胛下静脉多为一支，汇入腋静脉，该处外径为4～6 mm。胸背动脉向下越过大圆肌后，沿背阔肌深面靠近外侧缘下行，发出一些肌支供应肩胛下肌和大圆肌。另外，它总会发出一个或几个分支供应前锯肌。在大多数情况下，前锯肌有一个来自胸背动脉的肌支，它起于胸背动脉远侧大约 5 cm 处，外径平均为 2 mm。有时（大约 24%）前锯肌有 2 个发自胸背动脉的肌支。近侧肌支起点离胸背动脉起始部 4 cm，而远侧肌支起点离胸背动脉起始部 7 cm。胸背动脉在距肩胛下动脉的起始部 6 ~ 12 cm，背阔肌外侧缘内侧 2 ~ 4 cm 进入背阔肌（入肌点的体表标志为腋下皱襞下 6 ~ 7 cm 处），随后分出外侧支和内侧支。胸背动脉主干长 7 ~ 8 cm，起始处的外径为 1.6 ~ 2.7 mm。两条伴行的胸背静脉汇入肩胛下静脉，其外径为 3 ~ 4 mm。胸背动脉的内侧支分布于背阔肌的内上部，走行方向与肌上缘一致；外侧支分布于背阔肌的外下部，分布范围似一梯形。内外侧支的分支之间互有吻合。在接近肩胛线处，与肋间动脉及腰动脉的外侧支有吻合。

背阔肌的节段性血管发自肋间动脉和腰动脉，呈上下纵形排列，由内向外分为 3 组：第 1 组为肋间动脉和腰动脉的后支；第 2 组为肋间动脉和腰动脉的后外侧支；第 3 组为肋间动脉和腰动脉的外侧支。在切取背阔肌肌皮瓣时，可将其切断，只要保留主要的胸背血管，仍可维持背阔肌血液供应。如果以这些血管为基础，相应部分的背阔肌可以作为一个逆行岛状肌瓣进行转移。根据 Bostwick 等报道，这些穿支血管位于身体中线外侧大约 4 cm 处，外径为 1 ~ 3 mm。这些节段性血管都有相应节段性神经相伴，使背阔肌肌皮瓣的皮肤有神经支配，而通过切断胸背神经，背阔肌将因失神经支配而萎缩，这样可以减轻肌皮瓣的臃肿程度。

背阔肌由臂丛后束发出的胸背神经支配。该神经为单纯运动神经。它出腋鞘后，沿肩胛下肌与胸背动、静脉相伴下行，并随血管的分支而分支，在近肩胛骨下角处进入肌肉，分为内、外侧支，外侧支在距背阔肌外缘 3 ~ 4 cm 处向下走行，内侧支与肌肉上缘平行向内走行，外侧支较内侧支粗大。胸背神经长度为 8 ~ 9 cm，横径为 2 mm。

胸背血管、神经主要分布于背阔肌外侧 2/3，内侧 1/3 的血管、神经来自肋间血管、神经及其分支。胸背血管、神经分支与肋间血管、神经分支间亦有广泛的吻合。

3. 手术指征

（1）修复较大面积外伤性皮肤、肌肉缺损及前臂缺血性肌挛缩影响肢体功能者。

（2）肿瘤切除后，肢体皮肤、肌肉皆缺损，需要修复者。

（3）外伤、骨髓炎（瘢痕溃疡）及肿瘤切除而致皮肤、肌肉及骨骼缺陷，需进行组织填充修复外形者。

（4）常作为带蒂移位重建乳房、屈肘及屈指功能，并可修复颌面、颈肩、胸壁部软组织缺损。

背阔肌在某些特定患者身上可能是唯一健全的躯干外侧肌，当向前迈步时，它使骨盆提起。切取该肌后，可能使脊柱两侧的肌力失去平衡，引起或加重原有的脊柱侧弯，特别在儿童期如此。因此，对此类患者采用该手术时要慎重考虑。

4. 手术方法

（1）患者体位：患者侧卧，供区皮瓣侧向上，同侧上肢用无菌巾包裹以便在切取肌皮瓣时能自由活动，方便手术。

（2）皮瓣设计：以腋窝顶点与髂后上棘连线为轴心线，在此线上设计皮瓣。关键点在轴心线距腋窝顶点 7 ~ 10 cm 处，切取面在肌肉深层。将上臂外展，标出腋窝顶点。从该点开始画外侧切口的标线,它通常与背阔肌外侧缘平行,并在其外侧 1 ~ 2 cm,向远侧延伸逐渐弯向内侧,切口的止点随肌皮瓣的长短而异。然后,始于腋窝顶点或稍远处,起于外侧切口上的一点,向内向远侧,最后弯向外侧至外侧切口的终点做一个弧形切口,形成一个长梭形皮瓣。皮瓣的宽度可以比受区宽 3 ~ 4 cm,只要保证皮肤处于胸背动脉供应的范围之内就行。

(3)皮瓣切取:沿外侧切口标线切开皮肤。从切口上部开始,找出背阔肌的外侧缘,确定肌肉深面的间隙。为防止皮肤与肌肉分离,可以将浅筋膜与肌肉间断缝合数针。提起背阔肌和它上面的皮肤,在背阔肌与深面的前锯肌间隙内由外向内分离。在上部遇到胸背血管的前锯肌肌支时,可在游离后结扎、切断。快到腋窝后壁时,可以看到贴着背阔肌深面走行的胸背动、静脉及胸背神经。沿其向腋窝跟踪解剖。通常在距胸背动脉进入背阔肌的血管神经门大约 8 cm 处,可能碰到走向后侧的旋肩胛动脉及其伴行静脉(往往只有一条)。将其游离后靠近肩胛下血管结扎切断。如果希望背阔肌皮瓣的血管蒂长一些,可以沿着肩胛下血管继续向近侧解剖,一直游离到它在腋血管上的起始部。支配背阔肌的胸背神经在远侧部与胸背血管靠在一起,在近侧则和血管隔开有一段距离。如果背阔肌皮瓣准备带神经移植,可以根据修复的需要在适当的平面切断胸背神经。如果背阔肌皮瓣不带神经,一般也在游离出血管蒂之后,再在远侧切断胸背神经。血管蒂分离后,背阔肌皮瓣的内侧和远侧部分亦自外向内与深部分离。因为多为肌肉起始部,肌瓣被固定在胸壁上,因此远侧部的分离略微困难。最好用电刀进行解剖,以减少出血。助手用湿纱布包住肌皮瓣外侧游离缘,将肌皮瓣向内、向上提起、拉紧,手术者用电刀靠近胸壁切断起始部肌肉纤维。当肌瓣的分离超过内侧远侧的皮肤标线时,切开皮瓣内侧皮肤,用电刀沿皮肤切口切断肌肉,肌皮瓣就完全游离了。仔细检查肌皮瓣的血供情况,在确认血管蒂的长度足够后结扎切断血管蒂。

(4)关闭供区创面:潜行分离创面两侧的皮肤,用巾钳拉拢以减轻皮肤的张力,然后从两端开始逐层缝合皮下及皮肤。如果皮肤张力过大,中间部分用中厚皮片植皮后打包加压。在成人中,如果肌皮瓣的皮肤宽度不超过 10 ~ 12 cm,一般可以直接缝合关闭供区创面。否则,往往需要植皮。

5. 注意事项

(1)皮瓣切口应从腋窝顶点开始,这样在背阔肌皮瓣切取之后,供区创面关闭所形成的近侧皮肤切口线不会与腋后襞重叠,创面愈合后就不会形成"蹼"而影响上臂的上举,线状皮肤瘢痕位于腋窝中线,不会影响上臂的活动。

(2)背阔肌的外侧缘在下部与腹外斜肌及前锯肌等结合较紧,而在上部与深层结构结合疏松,仅有细的血管和疏松的结缔组织相连,易于分离。因此,手术时宜从上部开始解剖分离。

(3)将肌肉从肋上游离时,因为与肋间隙之间有丰富的血管相连,须仔细止血。术后切口内放置引流条,植皮时皮片应多打小孔引流以防术后血肿形成;同时术后要限制患肢活动。

(4)背阔肌皮瓣可按该肌的长宽全部切取,皮瓣可稍比肌肉宽 2 ~ 3 cm。但背阔肌上端的近侧皮肤是由旋肩胛动脉供应,所以切取皮瓣的范围不要过于向上扩展,一般不越过腋窝下缘水平。由于皮肤是通过肌肉的垂直动脉穿支从肌肉中获得血液供应的，因此，背阔肌肌肉上面的任何形状和大小的皮肤均可与肌皮瓣一起切取。皮肤的切口是由修复所需要其皮瓣的大小和形状来决定的。不过，就肌瓣而言，它必须包括背阔肌的外侧部，因为其血管蒂位于那里。如果修复需要一个皮岛和比较宽的肌皮瓣就得首先沿设计的皮瓣边缘切开皮肤，分别向两侧潜行游离周围皮肤，使之与背阔肌肌膜分离。将外侧皮瓣向外牵开以暴露背阔肌外侧缘，接着按常规进行解剖。同样，内侧皮瓣向内拉开，并分离到显露出按手术设计准备切取的肌皮瓣内侧缘。

（5）背阔肌的神经血管束均分为内侧束和外侧束，分界明确，因此，即可根据需要切取部分肌肉，也可用一块背阔肌同时重建两块肌肉的功能。当行部分切取时，因为血管蒂位于外侧部的深面，因此切取时必须包括背阔肌的外侧部。操作时将胸背神经及其内、外侧支与胸背动静脉血管束分离，切断胸背神经外侧支，结扎切断胸背动、静脉的内侧支，如此切下的背阔肌肌皮瓣包含了胸背血管的主干及外侧支和胸背神经的外侧支，而将胸背神经的主干及内侧支保留在原位，这样可以使保留的背阔肌不至于失去神经支配，从而减少了术后背阔肌的功能丧失。

（6）如果背阔肌皮瓣需与其他组织做组合移植，可将血管蒂游离到肩胛下动脉，并将旋肩胛血管残端保留得长一些，以便与其他组织的血管蒂进行串联吻合。如果不需要做组合移植，则靠近肩胛下血管结扎旋肩胛血管。

（7）为了不牺牲受区主要血管，可以将皮瓣血管蒂的肩胛下血管与供区被切断的主要血管的近端吻合，而将血管蒂中保留的旋肩胛血管的残端与供区被切断血管的远端吻合，这样既可提供皮瓣血供，又不会影响患肢血供。

（8）如果为择期手术，可以教会患者家属每日牵拉患者背阔肌部位的皮肤，使之逐渐变松，这样在切取背阔肌肌皮瓣后可以减少植皮的面积，甚至有可能避免植皮。

373

（三）股前外侧皮瓣

1. 概述　股前外侧皮瓣是以旋股外侧动脉降支为血管蒂的大腿前外侧部皮瓣。由徐达传等（1983）经过解剖学研究在股外侧肌皮瓣的基础上改良而成。随后由宋业光（1984）首选应用于临床。此皮瓣有如下优点：①供区隐蔽，可供切取皮瓣范围大，最大面积可达 38 cm×18 cm；②血管蒂较恒定，血管蒂长，口径粗；③皮瓣切取后不影响肢体功能；④可根据需要制成筋膜瓣、肌皮瓣或岛状瓣；⑤皮瓣内有股外侧皮神经通过，可做成带感觉神经的皮瓣；⑥供区没有主要血管神经通过，无手术误伤重要结构之虞，亦无肌腱、骨质外露之忧。由于有上述优点，该皮瓣已成为临床上最常用皮瓣之一。

2. 应用解剖　旋股外侧动脉降支是股前外侧皮瓣的主要供血动脉。它在腹股沟韧带下 6～9 cm 处起自股深动脉或股动脉后，在股直肌深面走向外侧，并分出升支、横支和降支。降支最为粗大，在股直肌与股中间肌之间走向外下方。自腹股沟韧带中点至髂前上棘与髌骨外上缘连线中点（称为 O 点）作一直线。此直线远侧 2/3 即为旋股外侧动脉降支的体表投影。旋股外侧动脉降支可以用作皮瓣血管蒂的长度为 8～12 cm，起始处平均外径为 2.1 mm（1.1～2.8 mm）。降支大约在髂-髌连线中点稍上方、股外侧肌和股直肌之间分为内侧支和外侧支。内侧支继续下行并沿途分支营养股直肌、股中间肌及股内侧肌的下外侧部。外侧支向外下方发出多个分支供应股外侧肌。这些分支一部分穿过股外侧肌或肌间隙至股前外侧皮肤，穿过股外侧肌的称为肌皮动脉穿支，占多数；穿过肌间隙的称为肌间隙皮支，占少数。

旋股外侧动脉降支发出的第 1 肌皮动脉穿支最粗，外径为 0.6 ～ 1 mm，多从降支主干的末段或外侧支起始段发出，是皮瓣的主要血管。其浅出点多以上述 O 点为圆心，在半径为 3cm 的范围内，尤以 O 点外下方居多。第 2 支以下的肌皮动脉穿支呈阶梯状向下外侧发出，较细小，外径平均为 0.4 ～ 0.6 mm。

除上述正常的皮动脉穿支外，旋股外侧动脉的升支、横支及降支均可发出高位皮动脉穿支供应股前外侧部皮肤，其出现率为 58%。这些皮动脉在股前外侧部皮下形成血管网与降支的皮动脉吻合，共同参与股前外侧部皮肤的血液供应。股前外侧部皮肤血供规律具有如下特点。无高位皮动脉出现时，股前外侧部皮肤主要由旋股外侧动脉降支发出皮动脉营养，与上面所述一致，为正常型。出现高位皮动脉时，正常降支的皮动脉往往位置偏低，两种皮动脉的分布可分为以下 3 型：①降支皮动脉主要型，高位皮动脉较降支皮动脉细小，降支皮动脉浅出点仍在髂 - 髌连线中点附近，皮瓣切取时仍应以旋股外侧动脉降支为蒂。②均匀分布型，高位皮动脉较为粗大，外径多在 0.6 mm 左右，降支皮动脉较正常细小而且位置下移明显，浅出点距髂 - 髌连线中点下方 5 cm 左右。切取皮瓣时应注意保护所有的皮血管，必要时应延长切口，可考虑以降支及高位皮动脉联合为蒂移植。③高位皮动脉主要型，高位皮动脉粗大，外径为（1.1±0.6）mm，降支皮动脉位置下移，其浅出点多位于髂 - 髌连线中点下方 12 cm 左右的位置。也有少数降支皮动脉缺如，仅有升支和横支发出的皮动脉，此时高位皮动脉的穿出点位于髂 - 髌连线中点附近。因此，在髂 - 髌连线中点附近找到皮动脉后，应该考虑到该型存在的可能性，不能盲目切取降支作为血管蒂。

有两条静脉与旋股外侧动脉降支伴行，外径分别为 2.3 mm 和 1.8 mm 左右。另外还有 1 条股外侧静脉可用作吻合，外径为 3.5 ～ 4.5 mm。

股外侧皮神经在髂前上棘内侧 1.0 cm 处，从腹股沟韧带深面至股部，在髂前上棘前下方 7 ～ 10 cm 处穿出深筋膜，然后分为较粗长的前支和较细短的后支。前支在髂 - 髌连线 1cm 范围内下行，进入股前外侧皮瓣的供区。在上述 O 点附近，皮神经横径约为 1.5 mm，是制备感觉皮瓣的理想吻接神经。

3. 手术指征

股前外侧皮瓣的适应证广泛，主要有以下几点。

（1）因皮瓣面积大，可修复因创伤、肿瘤切除、瘢痕松解等所致的大面积皮肤组织缺损。

（2）携带阔筋膜和部分股外侧肌制成肌皮瓣，可用于修复较深的组织缺损或需要大量组织充填的凹陷性缺损。

（3）皮瓣血供丰富，适用于感染创面，尤其是慢性、大面积感染创面的修复。

（4）制成超薄皮瓣修复颈、肩、手掌、手背、足背等部位缺损。

（5）携带股前外侧皮神经制成感觉神经皮瓣修复足底、足跟、手掌等负重或感觉恢复要求较高部位的缺损。

（6）皮瓣内包含阔筋膜可用于修复伴有肌腱、韧带损伤的手、前臂及足踝部皮肤缺损。利用阔筋膜增厚的髂胫束部分，可以重建跟腱缺损。

（7）可与其他组织瓣如骨瓣组合移植用于修复复合组织的缺损。

4. 手术方法

（1）患者体位：患者取平卧位。

（2）皮瓣设计：标出旋股外侧动脉降支肌皮穿支的皮肤浅出点（O点），也可用多普勒超声仪检查测出。此点与腹股沟韧带中点股动脉搏动处连线的远端 2/3 为旋股外侧动脉降支的体表投影。以髂前上棘与髌骨外缘连线作为皮瓣的纵轴，再根据受区所需设计皮瓣。皮瓣可设计为椭圆形、菱形或半月形。第 1 肌皮动脉穿支的浅出点应落在皮瓣的上半部靠近中点附近，皮瓣的 2/3 在轴线的外侧，1/3 在内侧；2/3 在中点下方，1/3 在中点上方。还可根据受区需要血管蒂的长度，将取皮瓣的位置向上或向下移动。股前外侧皮瓣的最大切取范围约为 38 cm×18 cm，上界在阔筋膜肌的远端，下界在髌上 7 cm，内侧达股直肌内侧缘，外侧至外侧肌间隔。

（3）皮瓣切取：先切开皮瓣内侧缘皮肤，切开皮肤、皮下及阔筋膜，在阔筋膜与肌膜之间分离皮瓣，将皮瓣向外翻起，在股直肌与股外侧肌间隙附近向外侧寻找肌皮动脉穿支或肌间隙穿支。找到肌皮动脉后做肌皮穿支浅出点至腹股沟动脉搏动点连线上的切口，分离股直肌与股外侧肌间隙，于股直肌与股中间肌间隙向内侧分离，向内侧牵开股直肌，显露旋股外侧动脉降支血管神经束，向下分离至第 1 肌皮动脉穿支，自其进入肌肉处与穿出肌膜之间的表面切断股外侧肌，把肌皮穿支从肌肉中分离出来。分离时结扎切断至肌肉的小分支，亦可保留血管周围一部分肌纤维以保护血管。继而分离第 2 肌皮穿支、第 3 肌皮穿支。如果皮瓣较大，则应包括 2 ~ 3 个肌皮动脉穿支以保证皮瓣的血供。再向上分离旋股外侧动脉降支及其伴行静脉直至邻近起始部，并把至股外侧肌的神经血管束分离出来。血管蒂分出后，再切开皮瓣的下缘及外后缘，在阔筋膜下游离皮瓣，继后切开皮瓣上缘。若进行皮瓣游离移植，在上缘切口中将股外侧皮静脉及神经游离至受区所需长度后切断，并结扎静脉近端。至此，整个皮瓣除血管蒂相连外已全部游离。待受区准备好后，即可按需要的长度结扎切断血管蒂，将皮瓣转移至受区。

（4）创面关闭：做供区皮下游离后，由切口两端开始关闭创面，逐渐向中间靠拢，一般切取皮瓣的宽度在 8 cm 以内，创面均能直接缝合；若供区创面太大不能关闭则需行皮片移植覆盖。

5. 注意事项

（1）术前最好用多普勒超声探测血管情况，尤其是横支与降支的穿出点及其走行，做好标记，并以此血管走行为轴设计皮瓣。本皮瓣的血管变异较少，但皮支穿出部位并不恒定，有高位、有低位，甚至也有缺如的。因此术前用多普勒血流探测仪听诊，有助于了解皮支穿出点的位置，便于准确地定位。

（2）根据受区创面的大小与形状不同，设计与之相适宜的皮瓣，并放大皮瓣长宽各 1 ~ 2 cm。若同时带肌瓣需再将皮瓣放大 2 ~ 3 cm。

（3）由于高位皮动脉支出现率较高，在手术设计时应充分考虑其出现的可能性。术时应先切开皮瓣内侧缘位于髂 - 髌连线中 1/3 部分，在未找到合适的皮动脉时不应切开皮瓣的上下缘，而应向上延长切口，在分离阔筋膜张肌肌腱腹接合部时要特别小心，因高位皮支往往在此区域走行，应防止损伤。由于高位皮动脉往往不是发自旋股外侧动脉降支，因此应避免在找到皮动脉穿支后就盲目切取降支作为血管蒂，而应逆行追踪皮动脉的来源动脉。

（4）切开皮瓣边缘后应间断缝合皮肤与深筋膜，防止皮肤与深筋膜分离而影响皮瓣血运。

（5）如果皮瓣的皮支是肌皮动脉，部分血管束表面有股外侧肌纤维覆盖，即使血管束入肌点与出肌点的两点间距离很短，也不能认为其被肌肉覆盖部分的行程一定为直线，应想到有弯曲行走的可能。因此，在解剖时要格外小心，防止误伤血管。

（6）在高位皮支为横支发出，而低位皮支为降支发出时，如果皮瓣需要较多的血供，可以以两支血管共同为蒂。

（7）解剖分离血管蒂部时，应注意将股神经的肌支从血管束内细致地分离出来加以保护，切勿损伤。

（8）如果需要重建受区的感觉，切取皮瓣时可带股前外侧皮神经。当切开皮瓣外上缘后，在切缘浅筋膜中找到该神经，向近端游离出适当长度后切断并在断端做好标记。

（9）如果皮瓣相对于受区太厚，可对皮瓣进行修薄处理。在皮瓣完全游离后，暂不断蒂，将皮瓣掀起后翻转铺开，用剪刀去除皮瓣周边多余的脂肪组织，仅保留 2 ~ 3 mm 厚的皮下脂肪，保留蒂部直径 2 ~ 3 cm 的蒂周组织不予修剪，以保护血管蒂。当确实需要修薄蒂部时，可在显微镜下进行，但血管周围应保留血管袖组织。

（10）如果在股前外侧皮瓣内包括髂胫束可用来修复包含跟腱缺损的跟后区软组织缺损。根据缺损大小设计皮瓣，在切取皮瓣的同时切取所需长度、宽为 3 ~ 4 cm 的髂胫束，保持好髂胫束与皮肤的连接。将所取髂胫束中段向内卷曲缝合成腱状，其两端适当游离以备与跟腱残端缝合，但髂胫束中央部分应保持与皮瓣相连。

（四）腓动脉营养的穿支皮瓣

腓动脉营养的穿支皮瓣包括传统意义上的单纯由腓动脉穿支供应的小腿外侧皮瓣及腓动脉穿支蒂腓肠神经营养血管皮瓣。

小腿外侧皮瓣于 1983 年 1 月由华山医院首先应用于临床。该皮瓣以小腿非主要动脉——腓动脉及其外侧肌间隔穿支为蒂，血管恒定、粗大，包含腓肠外侧神经，皮瓣切取面积可达 20 cm×10 cm，既可游离移植又可带蒂转移，且切取后对供区的功能影响小，是较理想、常用的皮瓣。而腓动脉穿支蒂腓肠神经营养血管皮瓣则由腓肠神经皮瓣逐步改进而来，由于穿支较恒定，切取方便，已在临床上得到广泛应用。

1. 应用解剖　腓动脉起始后，沿腓骨的后内方下行，被比目鱼肌和𧿹长屈肌覆盖，沿途发出肌间隔穿支 4 ~ 8 支，从小腿三头肌与腓骨长、短肌之间的后外侧间隔穿出，它们均发出分支营养皮神经、小腿外侧筋膜及皮肤。一般以第 2、3、4 支较大（动脉外径多在 0.6 ~ 1.0 mm），分别从腓骨头下方 9 cm、15 cm、20 cm 处穿出小腿后外侧间隔，最远端的 1 支在外踝上方 4 ~ 7 cm 处发出，位置较恒定，外径为 1.0 mm，是腓动脉穿支蒂腓肠神经营养血管逆行皮瓣的供血血管。肌间隔穿支出深筋膜后立即分为升降支和前后支，各个分支间与胫前、胫后动脉的皮支血管之间相互吻合成网。腓动脉穿支主要有 3 种类型：①由腓动脉起端发出的皮支经过小腿外侧肌间隙直接进入小腿外侧皮肤。此皮支口径较细，为 0.3 mm 左右，此型为皮支型（Ⅰ型）。②由腓动脉在进入𧿹长屈肌肌腹前由主干发出肌皮支，经过比目鱼肌，并常在肌腹内分为两支，分别在小腿外侧上 1/3 处及中点近端穿出比目鱼肌筋膜，进入小腿外侧皮肤。此肌皮支口径一般为 0.5 ~ 1mm。此型称为比目鱼肌皮支型（Ⅱ型）。③腓动脉主干进入踇长屈肌肌腹后，在小腿中 1/3 段中点附近（一般偏近端 2 cm）及小腿下 1/3 分别发出踇长屈肌肌皮支，穿出肌筋膜后进入小腿外侧皮肤。此血管口径为 0.3 ~ 0.8mm。此型称为踇长屈肌皮支型（Ⅲ型）。Ⅱ、Ⅲ型的血管一般有 2 ~ 3 支，每支相距 4 ~ 5 cm。

腓动脉主干在踝上还发出一个穿支，向前通过骨间膜远侧边缘的间隙到达踝关节的前方，与胫前动脉的外踝前动脉吻合，在足背与足背动脉的跗骨支吻合。腓动脉以发出外踝支及跟骨支而告终，在踝关节平面与胫前、胫后动脉有较粗大的交通支相吻合。这就为小腿外侧岛状逆行皮瓣转移提供了解剖学基础。

腓动脉穿支一般有自身的伴行静脉，多数为两条，是该皮瓣的回流静脉。

为了增加血管蒂长度及口径，临床应用时常选择胫后动脉、静脉发出腓动、静脉处作为血管缝接部分。此处动脉口径为 2.5 ~ 3 mm，腓静脉口径为 3 ~ 4 mm，血管蒂长达 8 ~ 12 cm。小腿外侧皮瓣内包含腓肠外侧皮神经。

腓肠外侧神经于腘窝内起自腓总神经，起点在距腓骨头平面上方（7.1±1.3）cm，小腿后正中线（内外踝连线中点与股骨内外上髁连线中点之间连线）偏外侧（1.8±0.6）cm 处。腓肠外侧神经发出后沿腓肠肌外侧头表面下降，穿出腘筋膜后走行于小腿后外侧部浅筋膜中，逐步向中线靠拢。腓肠内侧神经由胫神经发出，伴小隐静脉在浅筋膜深部下降，行于腓肠肌两头之间的沟内或肌内约在小腿中部与腓肠神经交通支汇合成腓肠神经，汇合处距腓骨头平面（19.2±4.3）cm。

腓肠神经营养血管的血供是多源性的。其血供由自上而下的腓肠浅动脉（也称腘窝中间皮动脉）、腓肠肌肌皮穿支、腓动脉肌间隙支提供，它们互相连接形成神经周围血管网并与神经内血管网互相吻合，组成了围绕腓肠神经周围环环相扣的纵向链式血管网，通过与深筋膜、浅筋膜及皮肤血管网丰富的吻合供应小腿后侧皮肤。腓肠浅动脉于腓骨头上方 5.0 cm 由腘动脉发出，起点外径 0.8 mm，在腓肠肌内或深筋膜下伴随腓肠内侧皮神经下行，达小腿后面下 1/2 或下 1/3 浅出，沿腓肠神经走行，发支营养神经及周围的皮肤。腓动脉穿支在深筋膜层发出升降支攀附于腓肠神经下段形成血管丛。当逆行腓肠神经营养血管蒂的岛状皮瓣切取后，阻断了皮瓣上部血供来源及周边的侧支循环，使多源性血供方式变为主要由腓动脉穿支及终末支供应的血供方式，沿腓肠神经周围纵行链状吻合的血管网可保证远距离供血，是沿腓肠神经干旁切取较大面积皮瓣能够成活的血供形态学基础。

2. 手术指征

（1）游离移植：可修复各种面积的皮肤缺损。小腿外侧皮瓣如果同时切取腓骨可行骨皮瓣移植一期修复骨与软组织缺损。

（2）带蒂转移

1）逆行移位可修复足踝部及小腿下段较大面积的皮肤缺损。

2）顺行移位可修复膝关节或小腿上部的皮肤缺损。

3. 手术方法

患者采用侧卧位，供区皮瓣侧肢体在上。适当驱血后在止血带下进行皮瓣游离手术。

（1）小腿外侧皮瓣

1）标出腓骨头及外踝尖端，此两点的连线为腓动脉的走行线，也即皮瓣的轴心线，在此线中点上 2 cm 左右处为主要肌皮支进入皮肤的关键点。以关键点为中心，按受区创面的形状和大小适当放大 1 ~ 2 cm 后在轴心线上设计皮瓣。皮瓣宽度的 1/3 位于轴心线的前侧，2/3 位于后侧。

实验表明，单支肌皮支供应的小腿外侧皮肤范围可达 30 cm×16 cm。多支肌皮支皮瓣切取范围可包括整个小腿皮肤，但小腿内侧胫前区及大隐静脉行经处皮肤应保留，以保证供区足部静脉回流。小隐静脉可包括在皮瓣内，小腿后外侧的腓肠外侧皮神经可根据需要一并切取。

2）切取步骤：①沿皮瓣前缘切开皮肤，直抵深筋膜与肌膜之间，在深筋膜下向后游离皮瓣，在后外侧肌间隙（即比目鱼肌与腓骨长短肌之间）中点附近要十分注意由肌间隙或比目鱼肌穿出的皮支或肌皮支。选择最粗的皮支或肌皮支作为皮瓣的中心点，重新调整皮瓣的远近端及前后缘，以保证皮瓣的血供。按设计切开皮瓣四周，并在深筋膜下向皮支或肌皮支方向游离皮瓣，并进一步沿皮支或肌皮支向肌间隙方向分离，切断覆盖于肌皮支上的肌纤维，仔细结扎四周的细小分支，直至腓动、静脉主干。②做游离皮瓣时应结扎腓动、静脉发出进入皮瓣的肌皮支远端的主干，并继续沿腓动、静脉主干向近端游离，结扎所有分支，直至游离的腓血管长度达到在受区进行血管吻合所需要的长度为止。至此形成只保留腓动、静脉与肢体相连的皮瓣。放松止血带，彻底止血，确认皮瓣血供良好后结扎切断血管蒂。③做逆行皮瓣转位时，应将腓动、静脉发出肌皮支近端的主干切断，然后沿腓血管主干向远端解剖、游离，直至皮瓣转移后能够轻松覆盖受区创面。腓血管游离最远可达踝关节附近。如果需行皮瓣顺行转位，则只需结扎切断发出肌皮支远端的腓血管，然后向近端游离到合适的长度即可，最近可达腓血管至胫后血管发出处。

3）供区创面关闭：做供区创缘皮下游离后，由切口两端开始关闭创面，逐渐向中间靠拢。如果切取皮瓣宽度小，创面能直接缝合；若供区创面太大不能关闭则行游离皮片移植覆盖。

（2）腓动脉穿支蒂腓肠神经营养血管皮瓣

1）根据受区形状和大小，沿腓肠神经轴线即腘窝中点与跟腱至外踝后缘连线中点的连线为皮瓣中轴线设计皮瓣。皮瓣面积应大于创面 10% ~ 15%，皮瓣的远端应覆盖腓动脉远端的肌间隔穿支。

2）按照术前标记切开皮瓣前缘皮肤，于深筋膜下向后游离皮瓣，在外踝上 4 ~ 10 cm 处腓骨肌与比目鱼肌肌间隙内寻找并分离腓动脉的远端穿支，通常可见数根皮穿支，根据皮瓣大小及操作的难易程度保留其中 1 ~ 2 根穿支（主要穿支外径可达 1.0 ~ 1.2 mm），游离该穿支至腓血管主干，结扎其他分支。切开皮瓣上缘皮肤，显露小隐静脉和腓肠内侧皮神经，确定两者通向皮瓣内，切断神经，结扎小隐静脉及腓肠神经营养血管。按标记切开皮瓣的其他切口，深筋膜下游离皮瓣，注意保留神经周围组织及部分肌袖。结扎其他穿支血管及远端小隐静脉，切断远端腓肠神经，将皮瓣完全掀起，此时就形成了完全由腓动脉远端穿支供血的腓肠神经营养血管皮瓣了。如果要行皮瓣转位，这时就可以将皮瓣倒转后转移到受区。但如果需做游离皮瓣移植，则应在肌皮穿支的远端结扎腓血管，并继续沿腓血管主干向近端游离，直至达到合适的血管蒂长度为止。在确认皮瓣血运良好后结扎切断近端腓血管即可行游离移植手术。按上述方法关闭供区创面。

4.注意事项

（1）术前使用多普勒超声血流仪确定腓动脉穿支部位，有助于皮瓣的正确设计及手术的顺利完成。

（2）由于腓血管形成的静脉网非常丰富，因此手术应在适度驱血、气囊止血带下进行，以免操作时损伤静脉后出血影响手术。

（3）切取腓动脉穿支蒂腓肠神经营养血管皮瓣时一定要保持腓肠神经与皮瓣的联系，防止两者分离而影响皮瓣血运。腓肠内侧皮神经在中上部有时行走在腓肠肌内，此时应将神经连同部分肌肉一起切下，以确保神经与皮瓣的联系。

（4）将随同皮瓣一起切下的小隐静脉近端与受区静脉吻合，可增加皮瓣的静脉回流，从而大大减少静脉危象的发生。

（5）供区创面关闭时不应过紧，以免发生骨筋膜隔室综合征。

皮瓣显微外科学技术

一、皮瓣显微外科移植术的适应证

随着显微外科技术的发展和临床实践经验的积累，吻合血管的游离皮瓣移植适应证不断变化，应用范围也不断扩大。因此，其适应证是相对的。然而根据目前临床通常应用的情况，其适应证有以下几个方面。

1.大面积皮肤伤缺，伴有骨骼与关节、肌腱或重要血管神经裸露，不能用其他方法修复者。

2.大面积软组织伤缺同时伴有拇指或示、中指缺损者，可急诊行足背皮瓣连同第 2 足趾移植修复创面同时行拇指再造术。

3.创伤晚期大面积瘢痕挛缩的矫形或整形术。

4.病灶切除术后的创面修复术。如肿瘤、色素瘤、血管瘤等较大面积的病灶切除术后的创面修复。

5.器官再造术，常进行的手术有阴茎再造、阴道成形、舌再造、乳房再造等。

6.感染病灶扩创术后的修复创面。如四肢大面积的慢性溃疡、慢性化脓性的骨髓炎等扩创术后的创面修复。不但可以修复创面，而且经过彻底扩创和血供良好皮瓣的覆盖填充，可使病灶治愈。

7.伴有皮肤、骨或关节、肌肉、肌腱及重要血管神经缺损者，可切取复合组织的皮瓣移植一次同时修复。

二、皮瓣显微外科移植术优缺点

（一）皮瓣显微移植术优点

吻合血管的游离皮瓣手术有以下的优点。

379

1. **手术次数少** 吻合血管的游离皮瓣移植多是一次手术即可完成,较传统带蒂转移皮瓣减少了手术次数和住院天数,降低了费用。

2. **制动时间短** 吻合血管的皮瓣移植术后需要适当制动,而且一般手术后2周左右皮瓣已经成活,拆线后即可行功能练习,避免了带蒂皮瓣强迫体位较长时间的制动,以及由此所带来的并发症。

3. **血液循环好** 游离皮瓣有可供吻合的血管,因此皮瓣血供较好,改善了受区血运,抗感染能力强,不但清创彻底的早期创面易于愈合,而且感染创面扩创后亦能愈合。

4. **可兼顾供受区功能和外形** 根据受区需要选择适宜供区,既能满足受区改善功能和外观的需要,又能减少供区的功能和外观的影响。

5. **可以同时修复其他重要组织** 根据受区需要,可以切取携带骨与关节、肌腱、血管、神经等重要组织移植,一期修复不同组织的缺损。

6. **较为安全** 根据有关资料报道,吻合血管皮瓣移植与既往所采用的带蒂皮瓣转移手术,对患者全身影响及皮瓣成活率均无明显差异。顾玉东等报道吻合血管游离皮瓣移植140例,成活132例,成活率为94.3%;王伟报道382例吻合血管的游离皮瓣移植,成活率为96.7%。王成琪1987年报道130例、144块游离皮瓣移植修复各种创伤,成活率为97.2%。而至2003年,我们已行吻合血管皮瓣的移植2212例,成功率为95.6%,由此可见,游离皮瓣移植只要适应证选择得当,具有一定的皮瓣显微解剖知识及显微血管吻合技术,手术成活率较高,也较安全。

(二)皮瓣显微移植术缺点

根据临床实践,吻合血管的皮瓣游离移植手术有以下缺点。

1. **手术时间较长** 游离皮瓣移植手术的时间长短,根据创面大小、组织缺损程度及医生技术水平等而定,一般需要4~6小时。如果供区与受区分为两组同时进行,手术时间要短些,但一般也不少于3~4小时。皮瓣的显微解剖游离过程和进行吻合血管,是成败的两个重要环节,都需要精细、准确,一丝不苟。这就需要比带血管蒂皮瓣转移增加吻合血管时间。

2. **技术要求较高** 游离皮瓣移植的成活,主要靠精细的显微血管解剖分离与精细而优良的血管吻合。因此,此种手术必须具有较好的显微外科技术和显微器械设备才能实施。

3. **血管条件限制** 游离皮瓣移植主要技术难点是显微解剖分离血管和显微吻合血管,因此,不论采取何种皮瓣,首先考虑的是供区和受区的血管条件,只有供区、受区血管条件较好,才能移植成功,否则供区或受区有一处血管条件不好都会使皮瓣移植受到限制。

4. **破坏血管** 有些供区的皮瓣需要破坏1条重要血管。例如,前臂、足背皮瓣及小腿内外侧皮瓣,均要破坏1条较重要血管,致使供区肢体血供受到一定影响。有时虽然供区切取的是非重要的血管,如肌间隔血管为蒂的大腿前外侧皮瓣,但受区有时需要破坏1条重要的血管才能与之吻合。

5. **费用较高** 就当前医院收费情况,游离皮瓣移植比带蒂皮瓣转移费用为高。

6. **并发症较多** 此种皮瓣的并发症(血液循环危象、血栓形成等)都较其他皮瓣多,失败率也较其他皮瓣高。

三、皮瓣显微外科移植最佳手术方案选择

各种创伤需要皮瓣修复时，可能有几种手术方案。由于受许多条件限制，因此最佳手术方案也是相对的，但是应从以下一些基本原则来选择最佳手术方案。

1. 手术要比较安全。任何一种皮瓣移植手术，必须根据患者年龄、体质、重要脏器功能等情况，选择较安全的一种。
2. 根据受区需要能用带蒂皮瓣转移的，就不应用吻合血管的游离皮瓣移植。
3. 切取功能和外观次要部位的皮瓣修复重要部位。
4. 能切取次要血管为蒂的皮瓣修复者，尽量不切取重要血管为蒂的皮瓣。
5. 手术成功率较高。
6. 手术效果较好。
7. 较经济，带血管蒂的皮瓣转位术比吻合血管的皮瓣移植术要经济。
8. 技术条件较好，包括医院的设备和医生对此手术的技术熟练程度等。
9. 患者愿意接受此种手术，并签协议书。

四、皮瓣显微外科移植术受区和供区的条件与准备

吻合血管的游离皮瓣移植术较带蒂皮瓣转移术的技术难，需要进行显微血管的解剖和吻合，这也是皮瓣移植成活的关键。因此供区和受区均需要具备一定条件和有必要的准备。在进行游离皮瓣移植术之前，首先对供区和受区要进行详细检查，具备条件才可进行手术。

（一）对受区的要求

皮瓣移植的受区应具备下列条件才可进行皮瓣移植术。

1. 受区血管条件检测　为了清楚了解供区与受区的血管情况，手术前必须根据部位、损伤程度等检测受区血管的位置、外径和长度，并将伴行静脉和浅层静脉的情况均应检测清楚。必要时进行血管造影，以便根据供区和受区的血管情况，选择皮瓣供区及移植形式。如果受区无可供吻合的血管，可否进行桥接法游离皮瓣移植。上述两种情况均不可能者，不宜进行游离皮瓣移植术。

2. 受区血管要具有适当的长度和外径　根据目前游离皮瓣的移植经验，游离皮瓣血管外径应在 1 mm 以上。因此，受区血管尤其是动脉，常为 1 条供吻合，其外径应不小于 1 mm 为宜。0.5 mm 血管虽然吻合不困难，但血流量很难满足较大的皮瓣。另外供区与受区的血管显露长度至少有 2 ~ 3 cm，太短吻合不方便，难保质量。

3. 受区血管情况良好　受区的血管接受皮瓣移植后，不会发生肢体缺血或坏死，尤其是只有 1 条血管供吻合时，应慎重考虑，手术前必须将主要血管情况检查清楚。

4. 受区应无炎症　受区如有炎症，最好待其炎症局限后，再行皮瓣移植，以免炎症扩散或皮瓣感染坏死。

（二）供皮区的选择

吻合血管的游离皮瓣供区目前已达 50～60 余处，每一供区的皮瓣，都有其一定的适应证。因此，必须根据受区的需要，合理选择皮瓣供区才能获得理想效果。不但受区的功能和外观能得到修复，而且供区的功能和外观所受影响亦小。以下的条件可供选择供皮区时参考。

1. 供应部位的皮肤应健康　局部有炎症、皮肤病及瘢痕者应先治疗，不宜急于采用。

2. 皮瓣能符合受区的要求　皮瓣的面积、色泽、厚薄及有无感觉神经等应当符合受区要求。

3. 有可供吻合的血管　皮瓣内应包含可供吻合的动脉和静脉，其外径与受区血管相似，至少应在 1 mm 以上，蒂长应满足受区需要，至少应不短于 2～3 cm。

4. 有可供对接的神经　皮瓣需要恢复感觉者，皮瓣内必须有可供对接的神经。

5. 对供区本身功能影响不能太大　切取皮瓣后，对供区的功能和外观影响不大。

6. 血管外径与受区血管吻合适宜　尽量选择血管口径与受区血管口径相似的皮瓣，类似的供区应首选血管外径大、蒂较长部位的皮瓣，容易成功。

7. 尽可能用较隐蔽部位的皮瓣　能用较隐蔽部位的皮瓣者，不用较显露部位的供区，减少对外观的影响。

8. 尽可能采用非重要血管为蒂　能采用非重要血管为蒂的皮瓣供区者，尽量不要用重要血管的供区。

9. 尽量不用需植皮的供区　供区切取皮瓣后创面能够直接缝合封闭者，就不切取需要植皮的供区。

10. 足底、手掌有特殊要求　足底、手掌部位需要较大部位的感觉恢复，应切取足背、前臂等部位有较好神经皮支可供对接的皮瓣。

（华中科技大学同济医学院附属协和医院骨科医院　傅德皓）

参 考 文 献

田伟，王满宜 .2013. 骨折 . 北京：人民卫生出版社 .

王东，尹芸生 .2008. 骨与关节创伤外科临床指导 . 武汉：华中科技大学出版社：324-335.

杨述华 .2014. 骨科学教程 . 北京：人民卫生出版社：434-436.

Browner，等 .2007. 创伤骨科学 . 王学谦，等主译 . 天津：天津科技翻译出版公司：1965-1998 .

Canale ST，等 .2013. 坎贝尔骨科手术学 . 第 12 版 . 王岩主译 . 北京：人民军医出版社：2460-2490.

第九章　骨折愈合异常

第一节　骨不连与骨折延迟愈合

骨折延迟愈合与骨不连的主要区别在于程度，超过特定部位同类型骨折平均愈合时间称为延迟愈合。骨不连是指骨折后至少9个月，并且没有进一步愈合倾向3个月，经临床和X线证实愈合停止而未连接。造成骨不连的原因很多，但主要集中在生物学因素（全身状况）、局部因素（骨折部位、类型及软组织损伤情况）和治疗技术3个方面。手术方法是治疗骨不连的主要方法，它要求做到坚强合理的固定、最大限度恢复植骨连续性及支撑，术后有监控的功能锻炼。确定手术方案时需要考虑：局部软组织与血管神经结构状况，骨的状况。

一、骨不连的复位与固定

1. 移位型骨不连，需要复位。
2. 固定不牢固，肥大性骨不连，需要更换坚强内固定。
3. 骨不连合并固定物断裂。
4. 骨折内固定术后感染型骨不连，需要取出内植入物。
5. 节段性骨缺损，需要肢体延长术。

（二）禁忌证

1. 血糖不稳定，术后感染风险大，伤口延迟愈合，增加了再次手术风险，建议空腹血糖小于10mmol/L。
2. 活动性感染，待急性感染控制后手术，局部全身临床症状及实验检查结果稳定后手术。
3. 血压不稳定或心、肺、肝、肾及凝血功能异常者。

（三）术前准备

1. 根据特定病例分析骨不连的原因，结合患者全身及局部状况确定手术方案及步骤。
2. 复位工具及固定器械准备充分及消毒。

3. 良好的医患沟通，骨不连手术需要作为一类大手术看待，往往一次手术不能成功。

4. 患者心理及生理情况准备。

5. 骨折周围关节功能一定程度的恢复，长时间骨折不愈合固定，关节活动受限。

（四）手术要点、难点及对策

1. 当骨折端对位对线良好，骨折端被纤维组织隔开时，不必广泛分离，而保留主要骨折块的骨膜、骨痂和纤维组织，不干扰骨折端的血供，更换固定方式后使用桥接植骨。

2. 短缩移位的恢复，术前和术中使用牵引，一定程度上恢复肢体长度后再复位、固定骨折块。

3. 手术时切除骨折端的瘢痕组织，使骨折端被正常组织覆盖。

4. 清理髓腔以促进髓内成骨。

5. 切除修正断端，增加接触面积，紧密对合增强稳定性。

6. 使用固定物时尽可能微创操作，保护软组织血供。

（五）术后监测及处理

1. 伤口愈合情况及有无感染，骨不连患者局部软组织条件较差，加之手术切口一般较大，伤口感染风险较大，需要密切注意局部及全身状况，监测实验室数据，合理使用抗生素，伤口积极换药引流等，加强营养，控制血糖，提高愈合率。

2. 观察患肢肿胀，警惕筋膜间室高压。

3. 定期复查 X 线片，了解骨折愈合情况，确定合适的功能锻炼方式，促进骨折愈合功能恢复，又不至于内固定断裂失效。

（六）术后常见并发症及处理

1. 伤口周围皮肤坏死，范围较大，有软组织覆盖可以全厚植皮，否则用皮瓣修复。

2. 感染，及时清创引流，可以选择灌注引流。

3. 内固定物失效，功能锻炼与骨折愈合情况适应。

（七）临床疗效评价

研究表明，大多数骨不连的断端均有良好的血供，骨不连的原因主要是缺乏可靠稳定的固定。有学者指出，骨不连的治疗是一个力学问题，如消除剪切力、扭转力，保留压应力和张应力，则骨不连将在短期内骨化。临床中，根据骨不连的"个性"，选择符合生物力学原理的坚强内固定材料，消除骨折端的剪切力及扭转力，稳定骨折端，使骨折端的软骨及纤维组织转化成骨组织，促使骨折端愈合。

二、骨不连的植骨治疗

（一）适应证

1. 营养不良型骨不连，骨折端缺乏骨痂。

2. 扭转楔形骨不连，有一较大楔形缺乏血供的骨块。

3. 粉碎性骨不连，存在多个死骨。

4. 缺损型骨不连。

5. 萎缩型骨不连，断端出现萎缩和骨质疏松。

（二）禁忌证

1. 血糖不稳定，术后感染风险大，伤口延迟愈合，增加了再次手术风险，建议空腹血糖小于 10mmol/L。

2. 活动性感染，待急性感染控制后手术，局部全身临床症状及实验检查结果稳定后手术。

3. 血压不稳定或心、肺、肝、肾及凝血功能异常者。

（三）术前准备

骨的来源很多，有自体骨、同种异体骨、人工合成替代骨等。自体松质骨具有骨传导和骨诱导特性，还含有活性细胞，是一种非常理想的植骨材料，但数量有限。在自体骨取材不足时，可以选择部分异体骨，异体骨的成骨活性仅次于自体骨。将人工合成陶瓷骨与骨形成蛋白复合，具有一定的骨传导及骨诱导作用，可以与自体骨材料混合使用。

（四）手术要点、难点及对策

1. 覆盖植骨术　将大的植骨块放在骨膜下，不破坏骨折端的血供，起到成骨和固定双重作用。在使用双侧覆盖植骨术时，需要用骨凿修整植骨面，否则会因为体积大挤压周围组织或造成缝合困难。

2. 嵌入植骨术　在小于 2.5cm 骨缺损处嵌入坚硬松质骨，外加钢板固定，需要去除所用硬化骨及无血供瘢痕组织。

3. 大块滑移植骨术　取长纵行切口，纵行切开骨膜，分别从两端锯取周径一半厚度骨块，较长段跨过骨折线。注意不必仔细对合，缺损处植骨。该法适合于桥接骨缺损。

4. 腓骨段移植　腓骨较细，需要注意腓骨移植后因增粗不足导致的骨折，必要时可以辅助髂骨块恢复粗度。带血管腓骨移植适用于股骨头坏死。

5. 碎骨周围植骨　将碎骨块植入骨不连周围，骨折端纤维组织可以保留。

6. 碎骨块填植骨　将碎骨块充填于死骨切除后遗留的空腔中。

7. 皮质骨剥脱植骨　使用锐利骨凿将薄层骨皮质及骨膜一同翻开，达骨干周径。

（五）术后监测与处理

1. 伤口愈合情况及有无感染，骨不连患者局部软组织条件较差，加之手术切口一般较大，伤口感染风险较大，需要密切注意局部及全身状况，监测实验室数据，合理使用抗生素，伤口积极换药引流等，加强营养，控制血糖，提高愈合率。

2. 观察患肢肿胀，警惕筋膜间室高压。

3. 定期复查 X 线片，了解骨折愈合情况，确定合适的功能锻炼方式，促进骨折愈合功能恢复，又不至于内固定断裂失效。

385

（六）术后常见并发症的预防与处理

1. 伤口周围皮肤坏死，范围较大，有软组织覆盖可以全厚植皮，否则用皮瓣修复，术前改善软组织条件。

2. 感染，及时清创引流，可以选择灌注引流。

3. 关节功能障碍，术前要一定程度恢复关节活动范围，术后在专业指导下行及时有效的功能锻炼。

（七）临床效果评价

治疗骨不连最常用的方法就是植骨术，根据骨不连的部位、类型，骨缺损的大小，结合患者全身状况，局部软组织条件，确定植骨方式，选择合适植骨来源，是治疗成功的基础。计划植骨术时还需要考虑，这种方法一旦失败，需要预留其他方法植骨的条件。

第二节　骨折畸形愈合

一、骨折畸形愈合概述

骨折畸形愈合是骨折断端在非解剖位愈合。对于成年患者，畸形愈合通常是指骨折后在畸形和对线异常的部位可出现坚强的骨性桥接。畸形愈合后骨骼的形态结构的异常，这些骨骼形态结构的明显异常通常包括成角、旋转、移位和肢体缩短等，它们可以造成严重的功能缺失。

（一）骨折畸形愈合原因

1. 骨折端有缺损　粉碎性骨折内固定时未充分修复，特别是压力侧留有缺损或骨端骨折一侧嵌插或塌陷未矫正。

2. 固定不牢固　无论是内固定还是外固定术固定不牢固均可导致畸形愈合。

3. 过早负重　骨折愈合不良，内固定或外固定不牢固即进行负重活动。

（二）骨折畸形愈合影响

1. 关节面异常可以导致非生理性机械负荷和关节炎，尤其是在下肢，例如，严重的创伤后外翻畸形导致膝关节外侧室、踝关节、距下关节症状性非生理负荷过重。

2. 骨折断端的重叠或骨缺损能导致可见的肢体短缩，影响肢体外形美观是部分患者无法接受的。

3. 骨折断端的旋转或成角畸形可以影响下肢正常平衡或步态，或上肢异常的姿势。

4. 可妨碍邻近关节的运动或对邻近关节囊—韧带结构有影响。

5. 畸形愈合导致骨骼、软骨及软组织的形态结构改变，引起功能障碍及相应症状。如创伤后严重膝外翻畸形，同时伴发膝关节外侧室关节软骨损坏，引起关节疼痛肿胀，并导致日常活动减少。

（三）骨折畸形愈合的分类

畸形愈合可根据部位进行分类，如关节内畸形愈合、干骺端畸形愈合及骨干畸形愈合。进一步可分为简单畸形愈合（单一平面上的畸形）及复杂畸形愈合（多平面上存在畸形，并且出现移位）。

（四）畸形愈合手术矫正适应证和原则

1. 下肢不等长　手术矫正的适应证不是绝对的，不能机械地根据厘米数来衡量，必须个体化制订治疗方案。分析和手术治疗下肢不等长病例时，需要首先考虑两个重要的因素：①下肢不等长是由于骨性结构异常造成的还是由于软组织挛缩引起的；②骨性成角或缩短矫正后下肢的长度会是多少。例如，转子间短缩截骨（图 9-1）即使长度达到 4.5cm，并发症的发生率也不会很高；同样，转子间延长截骨（图 9-1）一次性延长即使长达 3.5cm，并发症发生率也较低，但这两种情况只有在髋关节部位还需要做其他矫形手术时才适用。

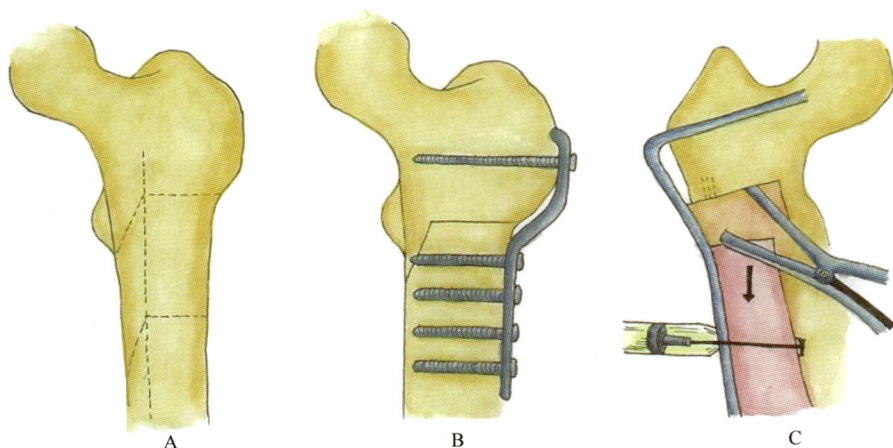

图 9-1　为转子间缩短截骨计划（A、B）；为转子间延长截骨计划（C）

应用 Ilizarov 支架或轻便单边外固定支架进行骨痂牵引，使骨痂逐渐延长，在经过一定时间骨愈合和骨重塑后拆除外固定支架，此种方法可以安全地使干骺端或骨干延长 5cm，若二期经皮骨接板固定可明显减少外固定使用时间。一侧转子间缩短联合另一侧骨干延长可以作为矫正下肢不等长的巧妙方法，且矫正长度可达 8cm。

2. 关节内畸形愈合　关节面不平整导致疼痛、关节功能障碍、进行性关节功能改变及合并关节不稳定都是手术治疗的绝对适应证，特别是下肢。治疗的方法可以有关节内截骨、关节外截骨或两者联合，或者关节融合或关节成形术等。这些手术方法的选择主要取决于患者的年龄及功能要求、骨及软骨组织的条件、关节和肢体的功能、社会经济因素、医生的手术技术和设备等。对于任何关节内畸形，解剖或接近解剖的关节重建是截骨获得长期成功的关键，恢复关节的正常力线对负重下肢极为重要。对于关节严重破坏的年轻患者，可行关节融合术，但是应当保证晚期可进行关节置换术。

3.干骺端畸形愈合　骨端骨折畸形愈合以肱骨髁上、桡骨下端、股骨转子部、股骨下端及胫骨平台骨折常见。如果没有疼痛或功能障碍，干骺端畸形愈合则是矫形术的相对适应证，特别应该考虑患者的远期预后。由于松质骨的愈合能力非常强，发生在干骺端的骨折或截骨很少发生不愈合，因此在这个平面上手术比较容易，技术上也比较容易，开口和闭合截骨术各有其特殊指征。内植物首选接骨板，但很少需要外固定和髓内固定。

4.骨干畸形愈合　骨干骨折则以股骨上 1/3 骨折及尺骨上 1/3 骨折合并桡骨小头脱位为多见。骨干的畸形愈合主要问题是截骨矫形的平面。首要目的是恢复解剖和功能，但畸形平面的软组织和骨骼情况可能是个高危因素。从生物力学上讲，如果髋关节、膝关节及踝关节的中心处在正确的力线上，畸形本身往往没有问题。简单的骨干畸形能够在干骺区得到矫正，因为该区愈合的可能性大得多；在胫骨近端，可能需要做两个平面的干骺端截骨，以恢复关节的正常倾斜度。如果同时有骨干畸形和缩短，可以用延长装置一起矫正。

二、畸形分析与术前计划

（一）体格检查畸形分析

体格检查作为临床功能分析，是畸形矫正的第一步，对任何畸形评估都开始于仔细的体格检查和关节活动度测量。任何术前计划都应该包括肩、肘、腕、髋、膝、髌骨、踝、距下关节的功能受损和韧带松弛情况的检查，而这些信息往往无法完全依靠 X 线获得。同时，通过记录的关节活动受限或活动过度的情况，与影像结合分析，有助于鉴别畸形是来源于软组织还是骨骼。

体检时候特别注意分析上肢的旋转畸形，因为即使在 X 线片上旋转畸形也不易被察觉到。对于前臂，通过与对侧的比较可以发现旋转畸形的存在。对于下肢，位于髋、膝、踝关节矢状面上的畸形，通常可以通过临床体检发现，Staheli 检查是评估旋转畸形的最好办法，如图 9-2 所示旋转外形检查。

388

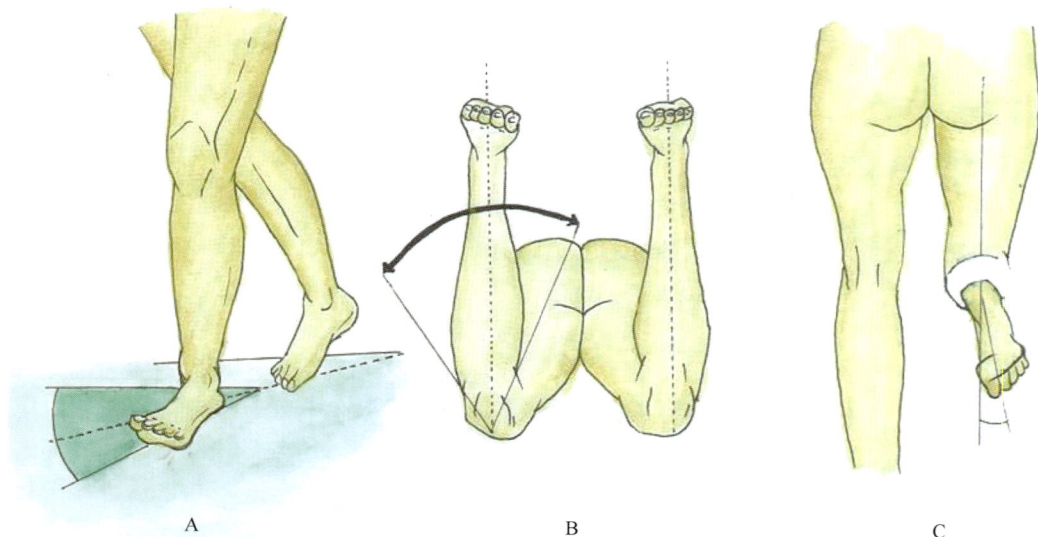

A　　　　　　　　　B　　　　　　　　　C

图 9-2　常用的体格检查指标

A. 足的迈出角度反映下肢整体的旋转；B. 俯卧位髋关节旋转角度测量股骨旋转畸形；C. 股 - 足角测量胫骨外旋畸形

（二）影像学畸形分析

X 线可为矫正畸形建立良好的基础，一般包括患侧及健侧肢体不同方向的、包含两个关节的高质量的标准 X 线片。上肢的 X 线检查应该包括对侧肢体的标准投照，以便进行比较和畸形分析，对肩胛带、肘和腕关节区域应按特殊角度投照以便检查畸形拍摄最大伸直、屈曲及旋转位 X 线用以记录术前功能，并寻找可能存在的、造成活动受限的撞击征。负重双下肢全长正位片 X 线片和患肢侧位 X 线片可以估计下肢的解剖和机械力线。

CT 扫描和三维重建影响分析对关节内解剖和近关节的骨骼畸形有很大价值。对于旋转畸形的诊断，可以将肢体固定在特制的臀部、腿部、足部支具后进行 CT 扫描，测量值与对侧进行比较分析得出结论。

MRI 扫描对观察畸形及矫正区域的关节软骨条件、半月板、韧带和软组织损害的情况，局部神经血管的条件有着重要的价值，为骨折畸形愈合治疗方式提供了重要的依据。

（三）综合分析和术前计划

对于骨折后畸形，通常根据体格检查精确测量所得到的活动度范围和分析影像学资料获得的测量结果进行比较，结合分析，并制订针对恢复肢体功能的畸形愈合矫正计划。矫正骨折畸形愈合必须仔细计划，制订计划实际是手术的预演，三维思考极具有重要性。在对畸形平面、软组织情况和患者的功能做出评估之后，首先绘出各种可能重建方案草图，以获得肢体正确的对线排列，然后决定截骨平面，有时候需要考虑两处截骨。

同时针对骨折畸形愈合的治疗，目前多提倡术前综合分析和个体化方案治疗，要充分考虑患者的年龄、周围软组织的情况、畸形愈合的部位、功能外观及患者要求等相关因素综合分析。具体内容如下。

1. 儿童长骨干骨折轻度畸形愈合，若与关节活动方向一致，一般可随肢体发育自行矫正，无须手术，但儿童肱骨髁上骨折并发肘内翻畸形则应及时矫正，而老年人骨折畸形，全身情况欠佳，或功能良好者，则不宜做矫正术。

2. 膝关节或周围骨折畸形愈合，凡膝内翻 > 5°，外翻 > 15°，均应及时矫正，以免日后并发骨关节炎，导致关节疼痛，功能障碍。

3. 畸形矫正术前后应鼓励患者加强功能练习，如术前关节有明显功能障碍，术中应做松解术；畸形矫正后内固定必须牢固，骨缺损修复必须充分，以利于功能恢复和骨愈合。

三、复位与固定术

（一）内植入物的选择

在进行畸形矫正时，需要选择合适的固定技术，固定材料的选择取决于多种因素，如患者的年龄，矫正手术计划，截骨的类型、部位及截骨的数量，同时也要考虑关节、骨骼、软组织的情况。与急性骨折治疗比较，坚强的内固定原则对于截骨矫形术仍然完全有效。骨片间加压是安全愈合的关键所在，尤其是硬化和血供差的骨。

389

对于一次性的矫形术，历来是选择坚强的内固定，断端加压，以允许早期进行部分或完全的功能康复锻炼。若软组织没有问题，接骨板，特别是角接板是干骺端截骨面轴向加压的理想器材。应用可拆除的加压装置是很重要的，允许在钻入螺钉前对畸形处施行动力加压。在一些矫形手术中，用于截骨固定的接骨板通常需要在固定前塑形，特别是要达到过度矫正效果的病例。

外固定器只有采用支架结构，才能对截骨面充分的加压。为了避免刺激软组织，常给术后功能治疗带来了限制，此方法一般限于胫骨平台和髁上截骨。

截骨用髓内钉固定，限于骨干。在固定截骨时，扩髓髓内固定钉优于非扩髓，因为扩髓后可以保证钉子与骨干长距离接触，并增加各个方向的稳定性。

在干骺端进行的某些特殊的张开楔形截骨并不需要固定，如位于关节稳定韧带或肌腱附着点之间的截骨。不完全张开楔形截骨可以通过在截骨端插入楔形骨移植块获得内在的稳定性。

（二）干骺端和骨干截骨

在干骺端截骨，应尽量靠近关节，此处皮质较薄，出现断裂骨皮质不会引起移位。摆锯不应该锯断整根骨头。对于张开楔形截骨，钻小孔用骨凿凿开折断皮质，完成截骨；对于闭合楔形或矫正旋转畸形截骨，必须完全截断骨骼并做坚强固定术。

在骨干做矫形截骨术，有缓慢或延迟愈合趋势时，在截骨部位行皮质剥离术可形成有活力的骨片，还可松弛紧紧附在骨骼上的骨膜及肌肉，增加截骨术的成功率。

（三）单平面截骨

长管状骨的畸形，若不合并旋转畸形，有时候可以通过单平面截骨，即斜行截骨得以矫正，该方法可以提供较大的愈合平面，可借助拉力螺钉进行固定。虽然该方法可在一定程度上进行骨延长，但如果需要纠正缩短大于 2cm 则不适用。

在术前计划中应考虑到术中使用影像放大仪。在 X 线透视下旋转患肢以确定畸形最大平面，在这个平面上用克氏针在成角的顶端做标记，若此平面为截骨平面，则旋转 90°，则 X 线无明显的畸形。较长的截骨可决定旋转的方向，并在一定程度上纠正旋转畸形。手术中应尽量保护骨膜。在进行长斜行截骨时，可在保持骨接触的前提下进行骨延长，可延长多达 2cm。利用保护型钢板和 1 ~ 2 枚拉力螺钉对截骨平面进行加压固定，保证绝对稳定性，有利于术后肢体的早期负重。

四、截骨术

截骨就是骨的矫形，以恢复骨性解剖、关节解剖和肢体的功能。恰当的截骨术要达到的目标是：使下肢具有负重功能；纠正关节内翻或外翻力线紊乱，以使关节重建，部分免除负荷或改善继发于关节畸形愈合的单间室骨关节炎；在中立位力线条件下尽可能的解剖矫形，以重建关节力线和恢复关节功能。截骨也可以改变骨的长度、旋转、移位和成角等。

（一）截骨方法

骨折畸形愈合发生的部位、畸形的类型和复杂性各不相同，但是截骨的类型大体可分为 6 种，其中 4 种为基本类型：闭合楔形截骨、张开楔形截骨、台阶式或牵引截骨术和弧形或弓形截骨。另外两种类型是截骨面和骨干轴成斜角的闭合楔形和张开楔形截骨。

1. 闭合楔形截骨（图 9-3）　截骨面与骨干轴垂直，可以用于旋转畸形截骨。效果是使股缩短长度为楔形骨块基地长度的一半。闭合楔形截骨术允许对合适部位的畸形进行校正并达到稳定的内固定，缺点是需要较大范围的手术暴露和骨缩短。

2. 张开楔形截骨（图 9-4）　横行截骨平面指向畸形的顶点，此方法允许 3 个不同平面畸形矫正，并可行骨延长，其延长的长度是楔形骨块的长度的一半。因保留了对侧皮质，截骨端不会移位，截骨端植入骨移植物产生了额外的内在稳定，而且截骨端常常可以通过微创内固定技术固定。

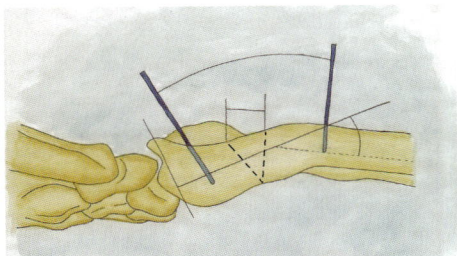

图 9-3　闭合楔形截骨

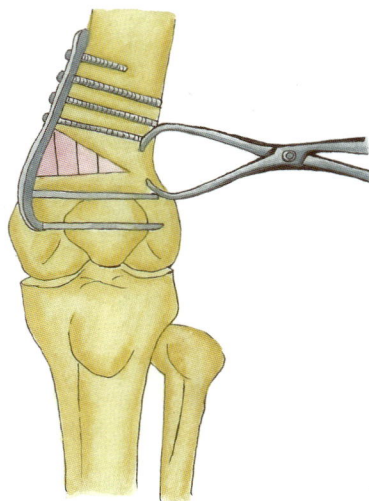

图 9-4　张开楔形截骨

3. 台阶式或牵引截骨（图 9-5）　针对显著移位和成角畸形的病例，允许对 3 个平面畸形矫正并可行骨延长。

4. 弧形或弓形截骨（图 9-6）　允许对单平面成角畸形进行矫形及对垂直平面的移位畸形进行矫正。弧形截骨术主要适用于邻近关节的干骺端畸形矫正。

（二）自体骨移植

无论是生物学还是机械力学角度，自体松质骨或皮质松质骨移植在骨折治疗中都是金标准。自体骨移植具有 3 种增强骨愈合能力特性：骨形成——各种重要细胞的来源；骨诱导——诱导各种间充质干细胞分化为成骨样干细胞；骨引导——是新生骨代替爬行的支架，并可以通过功能锻炼逐渐塑形重构。同时骨移植参与骨愈合必须具备 3 个关键条件：力学稳定、移植床良好的血供、移植物与周围环境紧密接触。

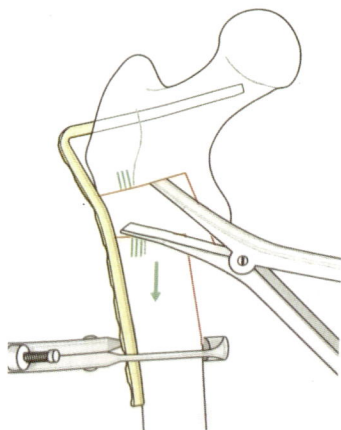

图 9-5　台阶式或牵引截骨　　　图 9-6　弧形或弓形截骨

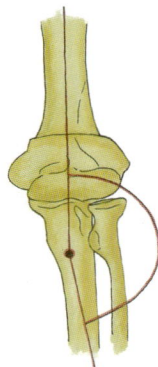

在干骺端的闭合楔形截骨术中一般不需要骨移植。截骨端结构正常并具有良好的成血管能力，截骨端可以通过局部松质骨直接加压获得良好的愈合。在张开楔形截骨中，只要固定稳定且截骨端之间间隙不是很大，截骨间隙就会被新生松质骨桥接。

骨干畸形愈合，可能存在骨硬化，所以骨髓腔常常不能重塑且骨的成血管能力减弱，可能发生骨不连。此时即使是对骨折端进行完全加压，残留的骨间隙也无法形成桥接。对于此畸形愈合，需要采取对硬化骨轻度去皮质，为移植的松质骨提供良好的血供移植床，移植骨促进局部血管化并能明显地增强局部骨的形成能力。最终截骨端硬化才会被逐渐地桥接。

使用皮质松质骨移植的主要适应证是张开楔形截骨、关节内畸形重建及髋臼成形术等。皮质松质移植骨具有力学和生物学功能，它们的置入可以创造一种内在的稳定性和促进截骨间隙快速的愈合。

（三）特殊部位截骨

1. 肱骨

（1）肱骨近端：对于肱骨外科颈骨折有多重叠位畸形愈合，严重影响关节功能者，应做切开复位，用 2 ～ 3 枚克氏针固定，并用外展架固定。粉碎性骨折也可用 CBP 钢板及拉力螺钉固定。如图 9-7 为肱骨近侧内翻畸形愈合，根据计算好的矫正度数，安置接骨板引导针，沿着肱骨轮廓截骨，矫正外翻畸形 30°，并用角接板压紧远侧骨片，用尖的复位钳加压，用动力皮质螺钉进一步加压，然后用拉力螺钉、松质骨螺钉和皮质骨螺钉做骨片间加压。

若肱骨头及解剖颈骨折畸形愈合常引起骨关节炎，肩关节活动痛，并有明显活动受限。经过半年以上长期非手术治疗和功能锻炼仍不能缓解者，可考虑做肩关节融合术或人工肱骨头置换术。

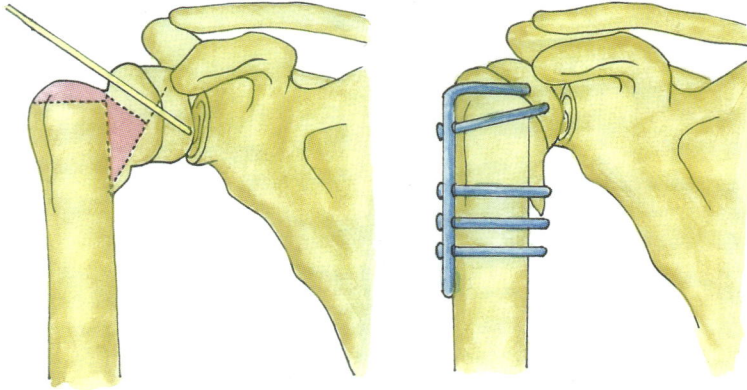

图 9-7　肱骨近侧内翻畸形愈合

（2）肱骨干：骨折畸形愈合十分常见，但一般不影响功能，无须手术治疗，如畸形严重，影响肢体的功能和外观，或患者有强烈要求者，可做截骨术、髓内植骨、TCP 或 DCP 固定，也可用髓内钉固定。

（3）肱骨远端：内翻和外翻畸形最常见。肱骨髁上骨折，肘内翻畸形者一般发生率为 20%～30%，尺偏型可超过 70%。但是肱骨髁上骨折畸形愈合较关节内骨折畸形愈合并发症少见，考虑矫形手术的原因：畸形导致严重的肘内翻、外翻伴活动受限；影响美容，特别是女性患者；肘外翻刺激尺神经或导致功能障碍。尺神经受刺激时，需内侧路径手术，并做尺骨松解，通常不需要做尺神经移位。如图 9-8 为外翻屈曲畸形时，沿尺侧路径做肱骨远端内翻—伸直截骨。

2. 股骨

（1）股骨近端：股骨近端畸形愈合，而髋关节功能基本正常时，粗隆间截骨可恢复各个平面的生物力学状况。通过延长或缩短来矫正长度差异，是粗隆间截骨的特别适应证。总之，股骨近端畸形愈合的手术适应证为合并肢体的短缩、导致跛行和过度使用邻近关

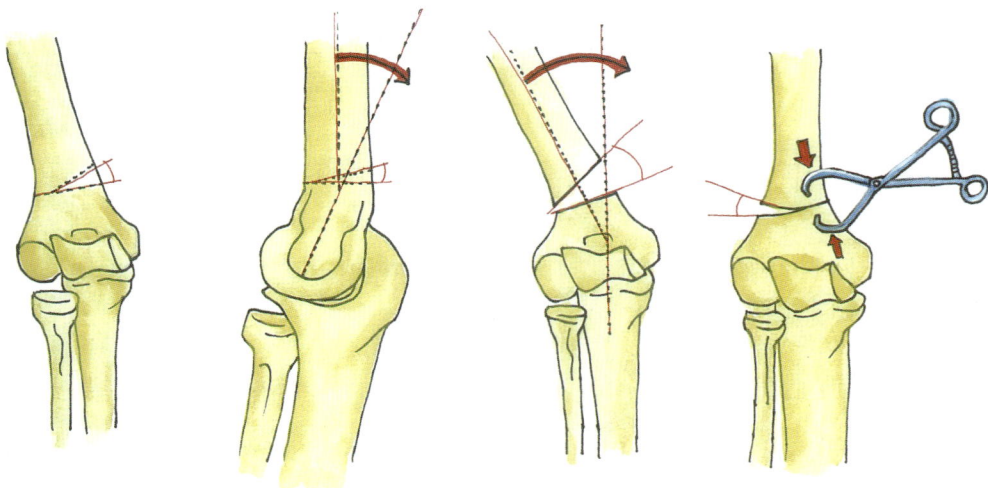

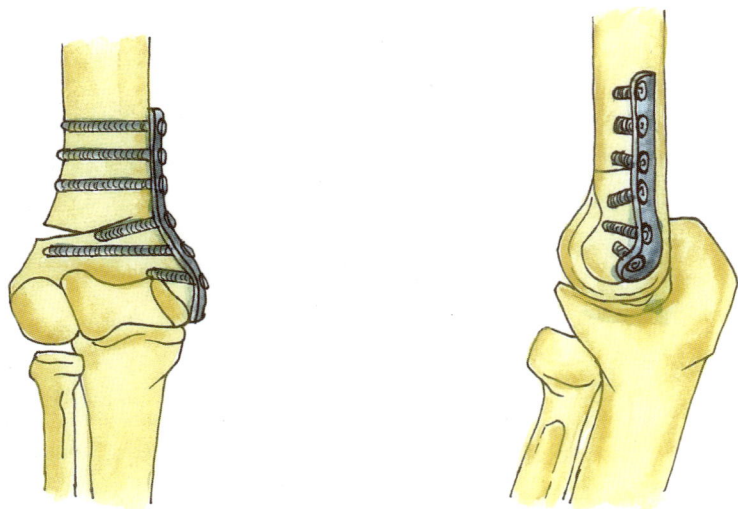

图 9-8 肱骨远端内翻—伸直截骨

节的内翻和旋转畸形。外翻截骨术（图 9-9）应尽量地恢复生物力学平衡，但同时也应该根据髋关节现有的功能限定矫正度数不产生外展痉挛。接骨板是通用的内植物，可以根据外翻截骨度数将 95° 的角接骨板弯成需要的角度。带锁髓内钉不能准确矫正复杂畸形，但单纯旋转畸形可能需要用。

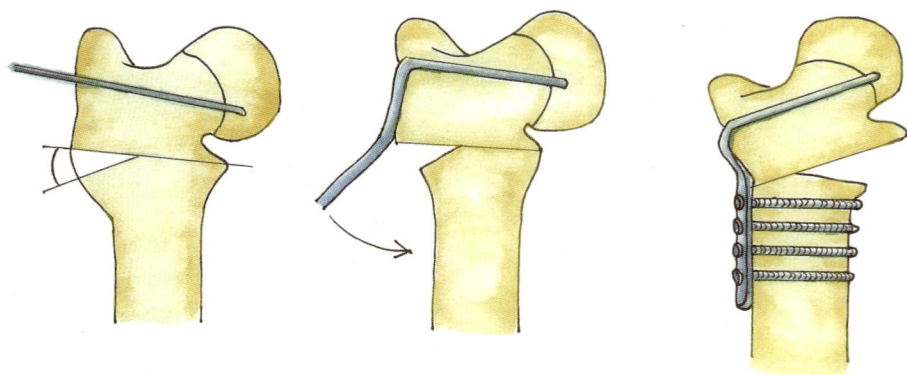

图 9-9 股骨颈骨折后内翻畸形的粗隆间外展截骨

（2）股骨干：手术指征为股骨干畸形愈合，骨折端重叠愈合导致股骨干严重缩短（图 9-10）。

股骨干明显畸形愈合很少见，主要是继发于保守治疗或切开复位内固定失败。骨折畸形截骨后，在畸形处矫形可用接骨板或髓内钉固定，对于陈旧性的骨折硬化区，髓内钉是很困难且很危险的，应谨慎处理。横行、斜行及逐步延长术时，皮质剥离的方法可以刺激愈合。

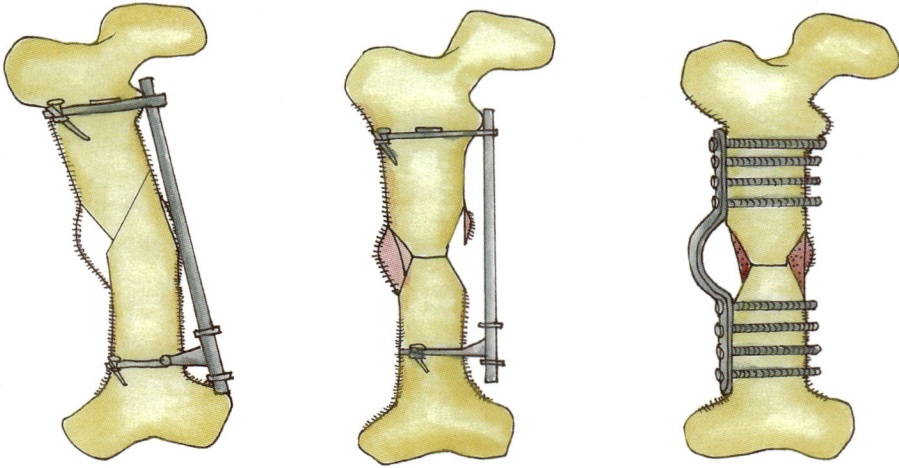

图 9-10　股骨干骨折畸形愈合后截骨矫形

（3）股骨远端：手术指征为内翻、外翻、屈曲或反屈畸形愈合，以及旋转畸形。行畸形愈合矫正术时，无论是张开还是闭合楔形截骨术都应保持对侧很薄的皮质的完整性，从而形成某种内在的稳定性。行外翻畸形截骨（图 9-11A，图 9-11B）时，将有 1 ~ 2cm 移动度的 90° 接骨板安置在内侧；而对于内翻、前屈、反屈畸形和旋转畸形的愈合者，髁接骨板与股骨远端的外侧面匹配得很精确（图 9-11C，图 9-11D。）

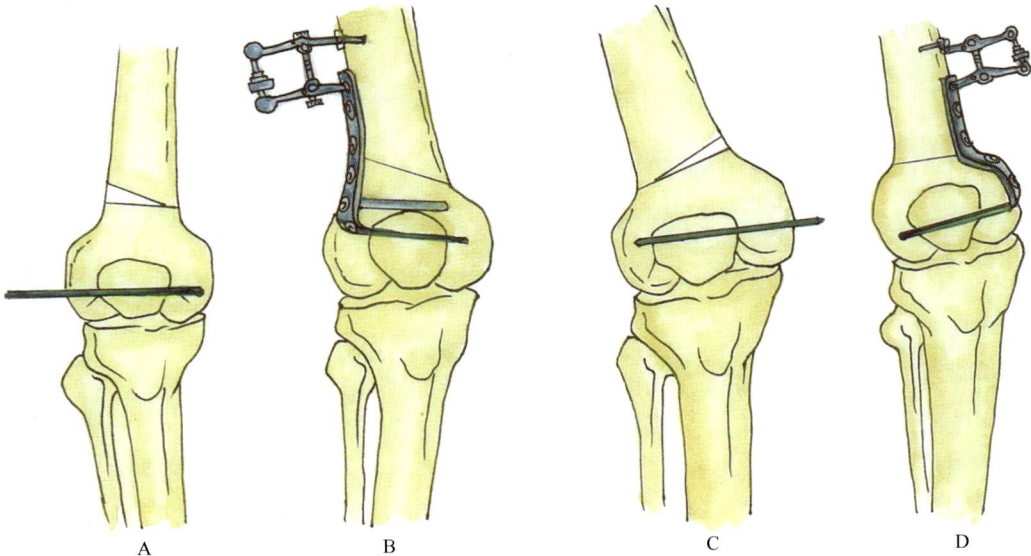

A　　　　　　　B　　　　　　　C　　　　　　　D

图 9-11　矫正内翻和外翻的截骨方法

3. 胫骨

（1）胫骨近端：骨折治疗的目的是解剖复位及坚强的内固定，然而这个目标有时并不容易实现，所以保守或手术治疗经常遗留关节外或关节内畸形愈合。粉碎和关节塌陷往往发生外侧室间，胫骨近端骨折后容易发生外翻畸形愈合，若外侧髁没有关节内塌陷，则可采用单髁截骨术（图 9-12），可以恢复正常解剖关系。

（2）胫骨干：骨折畸形愈合可以导致膝关节、踝关节、距下关节等问题，是否进行畸形矫正手术取决于部位、骨的形状和软骨组织的形状，一般来说，矢状面和冠状面成角大于10°或旋转畸形超过10°，将会出现问题。对于单平面畸形，由于张开楔形截骨术愈合能力较差，一般选择闭合楔形截骨术，在畸形最明显的位置可以选择横行、斜行、Z形截骨术（图9-13）。内固定术的选择一般根据骨的形态（硬化、髓腔消失等）和软组织的条件决定。

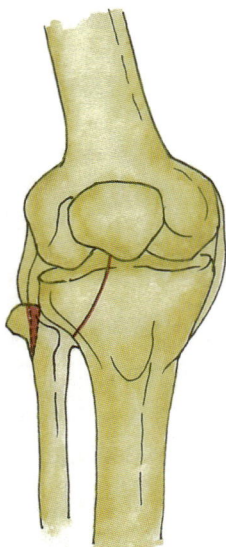

图 9-12　单髁张开楔形截骨术　　　　图 9-13　Z形台阶截骨术

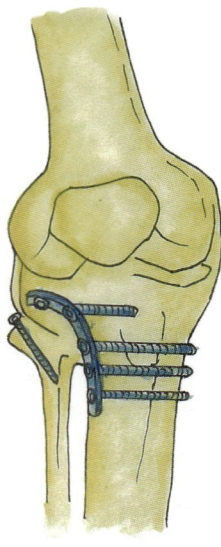

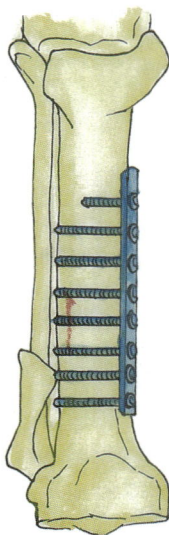

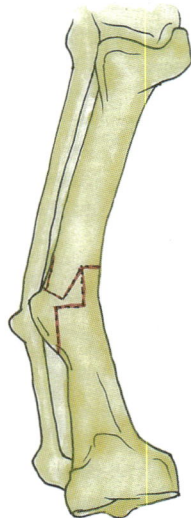

（3）胫骨远端：骺板不对称性闭合后畸形有症状者；Pilon 骨折或踝关节骨折畸形愈合；下肢骨折后旋转畸形；复发性踝关节变形后慢性距骨脱位等都为截骨矫形手术适应证。

第三节　创伤后骨坏死

骨坏死是一种病理改变，它可由许多病因引起，最终均引起相似症状，故称为骨坏死症。骨坏死可累及全身许多部位的骨组织，其中以股骨头坏死（osteonecrosis of the femoral head，ONFH）最为常见且对患者危害最重。除股骨头坏死外，发生率的高低依次为股骨髁、肱骨头、胫骨髁、腕部月骨、踝部距骨、足舟骨、跟骨等。

股骨头坏死

股骨头坏死主要是由于股骨头血供中断或受损引起骨细胞及骨髓成分死亡及随后的修复，继而导致股骨头结构改变、股骨头塌陷、关节功能障碍的疾病。创伤性股骨头坏死（trauma-induced osteonecrosis of the femoral head，TONFH）是股骨头坏死的常见类型，它主要由股骨颈骨折、髋关节脱位、髋臼骨折等髋部创伤引起，致残率较高。但对通常认为的轻微外伤所引起的股骨头坏死，则有不同的观点，有的认为轻微损伤是一种巧合，或仅是一种诱因，常合并其他原因造成骨内高压，脂肪栓塞股骨头坏死，若治疗不及时病情会加重，以至于影响患者日常生活。对于创伤性股骨头坏死患者，更应警惕病情的发展。根据临床调查显示，创伤性股骨头坏死在患者骨折后的 5 ~ 10 年均是可能发生股骨头坏死的时间，若患者在创伤后治疗方法不当或不及时，发生股骨头坏死概率越大。据调查股骨颈骨折后，股骨头坏死的发病率达到 25% ~ 40%。

对股骨头坏死进行分期有助于医生对这一疾病进行诊断，并预测股骨头坏死的演变过程，有利于医生根据不同的病变时期选择最有效的治疗方法，进行个体化治疗，并准确评估治疗效果和预后。众多分类中目前被广为接受的有以下几种。

1. Ficat 分期法　1980 年，Ficat 和 Arlet 根据 X 线片和骨功能检查提出股骨头坏死 4 期分类法。这种方法较为简单，临床应用最为广泛。它阐述了对骨的功能检查是早期诊断不可缺少的，但其对坏死范围没有量化，也就无法判断预后。

（1）Ⅰ期：X 线片表现正常，但有髋关节僵硬和疼痛，且伴随髋关节部分功能受限。可进行血流动力学、核素和组织病理学检查以确诊。

（2）Ⅱ期：X 线片上有骨重建的迹象而股骨头外形及关节间隙无改变。表现为坏死区骨质疏松、骨硬化和囊性变。临床症状明显，骨髓活检肯定有组织病理学改变（图9-14）。

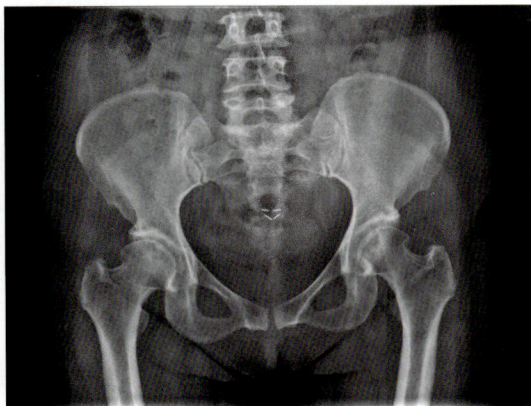

图 9-14　左侧股骨头坏死 Ficat Ⅱ 期表现

（3）Ⅲ期：X 线片上骨的连续性遭到破坏，股骨头顶端可有塌陷或变扁，尤以与髋臼接触处明显。死骨局限于相应受压部位，可有断裂和嵌压，并可见呈圆锥状下陷。出现新月征，关节间隙正常。临床症状加重。

（4）Ⅳ期：X 线片示股骨头进一步塌陷，关节间隙变窄，呈典型的骨关节炎表现。髋臼顶变形并与扁头相对应，圆形关节变为椭圆形状。临床疼痛明显，关节功能障碍，只保留伸展功能，外展和旋转功能完全丧失。

2. Steinberg 分期法（宾夕法尼亚大学分期法）　1995 年，Steinberg 根据股骨头坏死 X 线改变，骨扫描检查及 MRI 表现将股骨头坏死分为 7 期。这种方法首次对坏死范围进行了量化，并指出骨坏死的预后和疗效主要取决于病损的大小。其是第一个将 MRI 引入股骨头坏死分期的方法，并是第一次将测量坏死形状和大小的方法引入骨坏死的分期体系。

（1）0 期：怀疑股骨头坏死，X 线片、骨扫描和 MRI 表现正常或非诊断性。

（2）Ⅰ期：X 线片正常，骨扫描和（或）MRI 异常。

1）Ⅰ-A：轻度，MRI 股骨头病损范围小于 15%。

2）Ⅰ-B：中度，MRI 股骨头病损范围 15% ~ 30%。

3）Ⅰ-C：重度，MRI 股骨头病损范围大于 30%。

（3）Ⅱ期：X 线片显示股骨头内囊变和硬化变等异常表现。

1）Ⅱ-A：轻度，X 线片股骨头病损范围小于 15%。

2）Ⅱ-B：中度，X 线片股骨头病损范围 15% ~ 30%。

3）Ⅱ-C：重度，X 线片股骨头病损范围大于 30%。

（4）Ⅲ期：软骨下骨折产生新月征，X 线片上表现为软骨平面下 1 ~ 2mm 处的细小透线，延伸到整个坏死范围。

1）Ⅲ-A：轻度，软骨下塌陷（新月征）占关节面小于 15%。

2）Ⅲ-B：中度，软骨下塌陷（新月征）占关节面 15% ~ 30%。

3）Ⅲ-C：重度，软骨下塌陷（新月征）占关节面大于 30%。

（5）Ⅳ期：股骨头关节面塌陷。

1）Ⅳ-A：轻度，关节面塌陷小于 15% 或压缩小于 2mm。

2）Ⅳ-B：中度，关节面塌陷 15% ~ 30% 或压缩 2 ~ 4mm。

3）Ⅳ-C：重度，关节面塌陷大于 30% 或压缩大于 4mm。

（6）Ⅴ期：髋关节间隙狭窄和（或）髋臼软骨发生改变。

（7）Ⅵ期：股骨头和髋关节进一步退行性改变，关节间隙逐渐消失，关节面显著变形。

创伤性股骨头坏死治疗方法的选择：股骨头坏死的治疗方法众多，主要分为"保头"治疗和髋关节置换手术。目前比较一致的观点是，对于老年患者的创伤性股骨颈骨折后股骨头坏死行全髋置换术较为适宜，但对于青壮年患者，可以考虑选择保守治疗。有关假体选择，一般青壮年患者，应该选择生物型假体；而高龄或明显骨质疏松患者，宜选择骨水泥型假体。

一、同种异体骨支撑架结合自体骨植入

（一）适应证

此方法主要用于 Ficat Ⅰ期、Ⅱ期或 Steinberg Ⅰ ~ Ⅲ期患者。

（二）禁忌证

其禁忌证为股骨头塌陷的患者。

（三）术前准备

完善术前常规检查；完善骨盆正位及蛙式位 X 线检查评估股骨头坏死范围及方位。

（四）手术要点、难点及对策

1.体位及切口　麻醉成功后，将患者置于可透视的骨科手术床上，患侧髋部垫高 30°，患肢维持外展内旋位固定，常规消毒铺巾；于大转子下 1 cm 处向下做长约 5 cm 的外侧中线纵行切口，切开外侧筋膜，沿肌纤维方向钝性分离股外侧肌，暴露股骨近端外侧皮质。

2.定位及坏死骨质刮除　在 C 形臂监视下将 1 枚导针经股骨颈钻入到软骨下骨的骨坏死区中央，用直径为 9～13 mm 的空心钻头沿导针钻开股骨外侧骨皮质，达到骨坏死区，采用特制的器械，经股骨颈刮除骨坏死区死骨，继续沿导针钻入软骨下骨约 5 mm 处，用外径为 11～16 mm 螺纹深 1.5 mm 的配套攻丝小心攻出螺纹至软骨下骨约 5 mm 处。

3.支撑棒植入　取钻孔时收集的自体松质骨，在 X 线透视下用植骨器植入骨坏死区域，用植骨打压器尽可能填塞压实；将自体松质骨颗粒置于同种异体骨支撑棒内，填塞紧密，将装有自体松质骨颗粒的支撑架拧入攻丝好的隧道内；支撑架后的隧道用自体髂骨松质骨填塞紧密；分层缝合伤口。髓心钻孔减压术有助于降低骨内压，重建血液循环，恢复股骨头血运，促进修复过程。

（五）术后监测与处理

术后给予止血、镇痛、预防感染等处理；术后 3 个月内避免患者负重，3 个月后复查根据骨质愈合情况决定下地负重时机。

（六）术后常见并发症的预防与处理

术后常见并发症为骨质愈合不良、股骨头坏死范围扩大、股骨头塌陷，一旦发生，则需行人工关节置换术。

（七）临床效果评价

本手术方式为股骨头坏死早期患者保守治疗的一种重要选择，若术后骨质愈合效果好，可以推迟关节置换手术时间，甚至可以避免髋关节置换手术，不失为年轻股骨头坏死早期患者的一种重要选择。

二、人工关节置换手术

创伤后股骨头坏死的换头治疗技术主要为人工髋关节置换术，在某些国家，由于强调患者的生活质量（immediate weight bearing），是该类患者优先选择的治疗方式。关节置换手术是非可逆手术，价格较贵，假体本身有寿命问题，且存在出现各种并发症和风险，术前需要与患者充分沟通，根据患者意愿选择该技术。人工髋关节置换术较常用的有两种，其一，半髋关节置换术，即仅更换坏死的股骨头，手术指征包括老年体弱患者、对功能要求不高、骨质疏松严重者，该技术远期容易对髋臼造成磨损，可能导致髋关节疼痛；其二，人工全髋关节置换术，即用人工假体取代整个髋关节，疗效确切，是目前治疗股骨头坏死的主流手术，术后可缓解疼痛，获得满意功能，尤适用于双侧股骨头坏死者。

（一）半髋关节置换术

1.适应证
（1）年龄＞70 岁，身体状态较差，难以耐受全髋关节置换术。
（2）神经性疾病，如帕金森病，之前有脑卒中或偏瘫及其他神经性疾病。

（3）受伤前髋关节有一定功能，患者可行走或站立。

（4）病变仅仅存在于股骨侧，髋臼侧没有病变。

2. 禁忌证　患者一般情况差，不能耐受手术者；年轻患者，术后关节功能要求较高者。

3. 术前准备　完善术前常规检查，排查相关禁忌证。

4. 手术要点、难点及对策

（1）体位：该手术常采用 Watson-Jones 入路（后外侧入路），患者多取侧卧位，也可以采用 Gibson 入路、Hardinge 入路、Moore 入路、Smith-Petersen 入路等。肢体所有骨性突起部位垫棉垫，前方支撑在耻骨联合或髂前上棘上，后方支撑在腰骶联合上部。当侧卧位安全摆放好后，检查骨盆的位置，确保前后方向不倾斜。

（2）切口：位于股外侧肌嵴顶点稍前，切开皮肤及皮下组织，小心分离阔筋膜。分离臀大肌，牵开后，臀中肌、大转子及股外侧肌清晰可见，臀中肌切开后，下方是一层脂肪层，脂肪层下方是臀小肌。臀小肌分开后，应用电刀在后缘水平切开臀小肌及髋臼上面的关节囊。

（3）股骨颈截骨："T"字形切开关节囊，将髋关节屈曲内旋内收，脱出股骨头。用电锯切除股骨头颈，截骨线由股骨小粗隆上 1～1.5cm 至股骨颈外侧端与大粗隆相连接处，截骨面要与股骨颈纵轴相垂直。

（4）扩髓：股骨的髓腔锉需要在中立位进行扩髓，旋转的中立位需根据膝关节的位置调整。髓腔锉先从最小号开始，然后逐渐扩大，直至达到最佳的压配和填充。每次锉髓腔时，髓腔锉的深度都需要完全插入。最终髓腔锉的位置及尺寸需根据敲击时的声音、术者的感觉及髓腔锉无法继续下沉等情况来决定。

（5）试模：将试模器安装到髓腔，将髋关节复位后评估假体是否合适；下肢完全屈曲，内、外旋评估髋关节的稳定性。同时，下肢轴向牵拉试验来评估关节的稳定性，目标是关节间隙可牵开 1～2mm 为宜。

（6）假体植入和复位：试模满意后，切口及股骨应用脉冲冲洗枪冲洗，植入假体，生物型假体需要用打压器将适当大小的股骨假体敲入股骨髓腔，骨水泥假体需要等待骨水泥彻底变干。完成股骨假体安装后，用双极头杯试模，再次将髋关节复位进行检查。如果柄的位置与最终的髓腔锉的位置一致，也可以直接安装双极头杯假体。再次清洗结束后，将髋关节复位、双极头杯复位并检查假体位置是否合适。

（7）关闭伤口：常规放置引流，缝合关节囊和切开缝合需要修复外展肌群，逐层缝合，关闭切口（图 9-15）。

5. 术后监测与处理　术后常规应用抗生素预防感染；抗凝药预防下肢静脉血栓；早期下地活动促进恢复；注意避免患者过度内收、屈曲以免关节脱位。

6. 术后常见并发症的预防与处理　术后常见并发肺部感染、下肢静脉血栓形成及人工关节脱位等，早期下地活动锻炼、加强肺部功

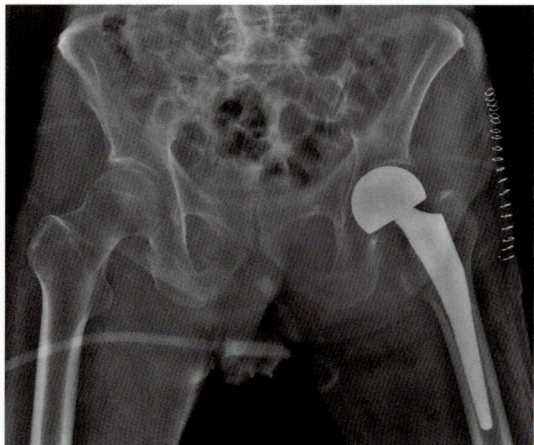

图 9-15　左半髋关节置换

能锻炼及避免患者过度屈曲、内收等可以在一定程度上预防并发症。

7.临床效果评价　半髋置换是高龄股骨头坏死或股骨颈骨折患者手术治疗的有效手段，患者可以早期下地活动，促进康复，避免相关并发症的发生，提高了患者的生活质量。

（二）全髋关节置换术

全髋关节置换可以使双下肢尽量等长，并且可以早期下床进行功能锻炼，远期的髋关节功能优于半髋关节置换。目前用来治疗股骨头坏死的全髋关节置换术包括髋关节表面置换术、标准全髋置换术和全表面关节成形术。如果股骨头坏死已经塌陷或者出现了骨关节炎或下肢明显不等长，即使是年轻患者，全髋关节置换（图9-16）的效果也优于截骨或者植骨治疗。

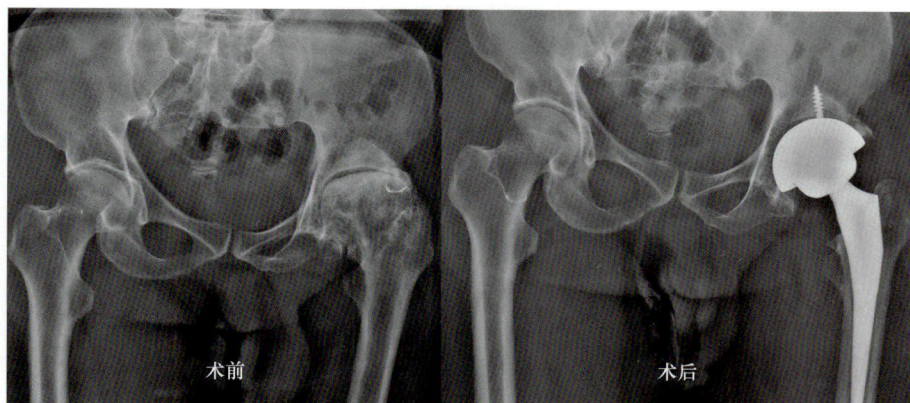

图 9-16　全髋关节置换

1.适应证

（1）相对适应证

1）患者年龄在65岁以上，或者由于其他疾病，预期寿命不超过10～15年。

2）髋关节骨折脱位，主要是指髋关节脱位合并股骨头骨折，特别是股骨头严重粉碎性骨折者。

3）股骨近端严重骨质疏松，难以对骨折端牢固固定。这一点十分相对。因为严重疏松的骨质不但难以支撑内固定物，同样也难以支撑人工假体。如应用人工假体，常需同时应用骨水泥。

4）预期无法离床行走的患者，其目的主要是缓解疼痛并有助于护理。

（2）绝对适应证

1）无法满意复位及牢固固定的骨折。

2）股骨颈骨折内固定术后数周内固定物失用。

3）髋关节原有疾病已适合人工关节置换。如原来已有股骨头无菌坏死、类风湿、先天性髋脱位、髋关节骨关节炎等。

4）恶性肿瘤。

5）陈旧性股骨颈骨折，特别是已明确发生股骨头坏死塌陷者。

6）易失控性发作的患者，如癫痫、帕金森病等。

7）股骨颈骨折合并髋关节完全脱位。

8）估计无法耐受再次手术的患者。

9）患有精神疾病无法配合的患者。

2. 禁忌证　患者一般情况差，不能耐受手术者；年轻的早期股骨头坏死患者。

3. 术前准备　完善术前常规检查排查禁忌证。

4. 手术要点、难点及对策

（1）体位：患者侧卧于有前后支撑的手术床上，前方支撑在耻骨联合或髂前上棘上方。后方支撑在腰骶联合上部。两腿间垫枕，对侧屈髋、屈膝，非手术侧放置在下方。

（2）皮肤切口：以股骨大转子为中心，起自髂后上棘正下方约6cm处，顺着臀大肌肌纤维方向向大转子后缘走行，到达大转子下后缘后转向下，顺着股骨干方向延伸约5cm。

（3）切开分离皮下浅筋膜，暴露臀大肌及股外侧肌：通常要求在切口远端沿着切口方向逆行切向近端，阔筋膜切至大粗隆时，用两把组织钳分别夹在阔筋膜两侧，向上提。以一手指，在臀大肌深面推离深部组织。向切口两侧牵开臀大肌及阔筋膜，暴露髋关节外旋肌群及其表面的脂肪组织，用一深部位钩将上述组织含在脂肪组织中的坐骨神经向后拉开，将手术床向对侧方向倾斜30°，将下肢屈膝90°，并将下肢逐渐内旋，可以使外旋肌群的肌纤维紧张，并使坐骨神经远离手术区。

（4）显露关节囊：切开皮肤及皮下组织，切开髂胫束至大粗隆，劈开臀大肌并切开臀大肌止点，保护好坐骨神经，显露并切断外旋肌群，推开外旋肌群即可显露关节囊。

（5）股骨颈截骨："T"字形切开关节囊，将髋关节屈曲内旋内收，脱出股骨头。用摆锯切除股骨头颈部，截骨线定于股骨小粗隆上 1 ~ 1.5cm 至股骨颈外侧端与大粗隆相连接处，截骨面要与股骨颈纵轴相垂直。

（6）髋臼锉加深髋臼：充分显露髋臼，切除髋臼盂唇及窝内的脂肪和韧带，选用直径略大于髋臼杯的髋臼锉置于髋臼内，保持其纵轴与骨盆横轴成45° 角，向内上方加深髋臼。

（7）试模：根据试模的尺寸或者髋臼杯来评估臼杯位置及骨覆盖情况。如果试模及髋臼锉与髋臼不是非常匹配，需要进一步挫磨髋臼。确定髋臼杯实际尺寸，将臼杯边缘和涂层考虑进去，使髋臼杯内下方位于泪滴水平，外展35° ~ 45°、前倾角10° ~ 20°。

（8）股骨侧准备：股骨近端截骨处先用开口器开口。开口后逐号扩大髓腔，注意保持靠近外侧。当嵌入程度明显增加并与骨质有良好接触时，停止扩髓。一般髓腔锉和大部分髓内皮质密切接触，根据最后一号髓腔锉的尺寸来选择假体大小。

（9）复位，缝合关节：大量盐水彻底冲洗切口，复位，活动人工关节，证实稳定且位置满意后，在人工股骨头颈部留置负压引流管。冲洗止血，务必缝合关节囊和外旋肌群，逐层缝合，关闭切口。

5. 术后监测与处理　基本同"半髋置换术"。

6. 术后常见并发症的预防与处理　基本同"半髋置换术"。

7. 临床效果评价　全髋关节置换术和半髋关节置换术一同为高龄股骨头坏死患者或晚期股骨头坏死患者的临床治疗提供了强有力的手段，为提高患者的生活质量发挥了重要作用。

距骨坏死

距骨血供丰富，但是脆弱。距骨的骨折脱位容易损伤这些血供，造成距骨缺血坏死（avascular necrosis，AVN），最后出现严重的创伤性关节炎，导致足的行走功能障碍。距骨骨折脱位临床并不少见，由于其特殊的解剖形态和血供特点，使其创伤后容易出现距骨缺血坏死和创伤性关节炎，最终导致踝关节功能的严重受损，导致患者不能正常行走。选择正确的治疗方法和手术方式可以最大程度地保留踝关节的功能，提高患者的生存质量。

目前，关于距骨创伤性坏死后治疗的研究较多，但是缺乏指导性强的研究。治疗总体上可分为一期治疗和二期治疗（或称补救性治疗）。

一、一期治疗

一旦距骨缺血性坏死的诊断成立，即应当开始限制负重。主张保守治疗，延长固定时间，避免负重。对Ⅰ型、Ⅱ型距骨骨折有学者认为宜保守治疗，包括手法复位、石膏固定、经皮撬拨复位外固定、跟骨牵引、反牵引复位等。Canale认为对于距骨颈骨折（Fractures of the neck of the talus），若移位及内翻未超过5°，可采用闭合性复位。对于没有移位的距骨体骨折也可采取保守性治疗，即采取限制患者活动，使用非甾体抗炎药及石膏制动3～4个月等。

二、二期治疗

二期治疗为手术治疗，距骨体发生缺血性坏死以后，即使不发生塌陷，也可诱发踝关节或距下关节创伤性关节炎，造成功能障碍。具体手术方法有以下几种。

（一）距下关节融合术

1.适应证　手术适宜于胫距和距下关节已发生缺血坏死，形成骨关节炎、距骨体粉碎性骨折、关节面均破坏者。

2.禁忌证　坏死早期关节面尚光滑者或者患者一般情况差不能耐受手术者。

3.术前准备　完善术前常规检查排查禁忌证；必要时完善踝关节MR明确关节面情况。

4.手术要点、难点及对策　蛛网膜下腔麻醉或硬脊膜外麻醉。仰卧，大腿中部上充气止血带。取踝关节前外侧手术入路，切口长10cm。切开皮肤及深筋膜后，于腓肠肌与腓骨肌之间行钝性分离，显露踝关节关节囊，将踝关节囊与其下的距下关节囊在距下关节处横行切开即可显露距下关节。在距下关节后缘依其走向向前凿一骨槽，直达跗骨窦，骨槽上下长约1.5cm，跨越距骨及跟骨，宽约3cm，深入约3cm。取髂骨或植骨到骨槽内。螺钉固定，彻底冲洗后缝合伤口。

5.术后监测与处理　术后小腿石膏夹固定，1周后可扶拐下地活动，4～6周后拆除石膏，换行走石膏，术后3个月复查X线了解融合情况，如融合不好可继续石膏固定直至其融合牢固。

6.术后常见并发症的预防与处理　术后可能并发伤口感染、愈合不良、关节不融合等；

术后常规应用预防感染药物，短期内避免患肢负重，用石膏辅助固定促进融合。

7.临床效果评价　关节融合是踝关节骨关节炎后的除关节置换后的最终选择，融合效果一般确切，效果肯定。

（二）距骨体切除及胫骨与距骨颈融合术

1.适应证　距骨体粉碎性骨折，距骨颈骨折合并距骨体向后脱位已发生缺血坏死者。

2.禁忌证　踝关节多关节面破坏者。

3.术前准备　基本同"距下关节融合术"。

4.手术要点、难点及对策　取踝关节外侧手术入路，切口长约10cm。逐层切开，显露踝关节及距骨颈部。将足跖屈，加大胫距间隙，取出距骨体，保留距骨颈，若取出距骨体有困难可用骨刀将其凿成碎块取出。纵行切开胫骨下端前方骨膜7cm，用骨刀切取一5cm×2cm大小的皮质骨块，做骨移植骨用。在距骨颈背侧与骨移块相对应部位，凿一深2cm、宽与此骨块相等的骨槽。将骨块滑移插入下端骨槽中，于踝关节跖屈5°～10°位，骨块近端用1枚螺钉贯穿固定，骨块植入骨槽内以后若不稳定，可用松质骨碎片填塞。

5.术后监测与处理　术毕长腿管型石膏外固定，2周拆线后可改为短腿管型石膏外固定，在保护下可带石膏行走。10～12周后去除石膏，摄片检查融合情况。这种手术的优点是能保持肢体长度及足的一部分屈伸和内外翻活动，足的外形正常。

6.术后常见并发症的预防与处理　术后可能并发伤口感染、愈合不良及关节融合不佳等。术后处理基本同"距下关节融合术"。

（三）距骨周围融合术

1.适应证　距骨陈旧性骨折缺血坏死，距骨周围创伤性关节炎；因肌肉瘫痪引起的足下垂、足部完全松弛，以及所有的仰趾足。

2.禁忌证　踝关节多个关节面关节炎者。

3.术前准备　完善常规术前检查。

4.手术要点、难点及对策　取足背前外侧纵行切口，起于踝关节近侧，止于第4到第5跖骨基底部，长12cm。逐层切开，向两侧分离并牵开软组织，显露胫距、距下、跟骰及距舟4个关节。前足内收并极度跖屈，将整个距骨取出。距骨所有软骨面均应彻底切除。然后切除胫骨下端关节面，舟骨关节面及跟骰关节，跟骨的关节面切除后要与距骨下面准确对合，内外踝的关节面也应切除。将距骨放回原处，使足踝置于90°无内外翻的情况下，观察诸切骨面是否合适，对合是否良好，必要时可再做补充切除。对合后若有小的空隙，可用碎骨片填塞。然后用钢针自足底贯穿跟骨、距骨及胫骨下端进行固定，用斯氏针或细钢针固定距舟及跟骰关节。

5.术后监测与处理　术毕用石膏托临时固定。2周后拆除缝线，更换为短腿管型石膏，将踝及足固定于90°位，不能有内外翻。10～12周去石膏检查融合情况。

6.术后常见并发症的预防与处理　术后可能并发伤口感染、愈合不良及关节融合不佳等。处理基本同"距下关节融合术"。

（四）人工全踝关节置换术

踝关节融合的近期疗效和中期疗效的效果都很好，但是对于远期来说，常常导致难治性距下关节和跗骨间关节的骨关节炎。由于这个原因，采用踝关节置换（图9-17）来替代融合。

1. 适应证　近胫距关节面的距骨部分缺血性坏死，行置换术时将坏死部分切除将不影响手术效果。

2. 禁忌证　患者踝关节破坏严重、功能障碍者。

3. 术前准备　完善常规术前检查。

4. 手术要点、难点及对策　常规踝关节面截骨，确保合适的屈曲间隙；操作过程中注意保护踝关节韧带，避免损伤；使用骨水泥坚强固定关节假体。

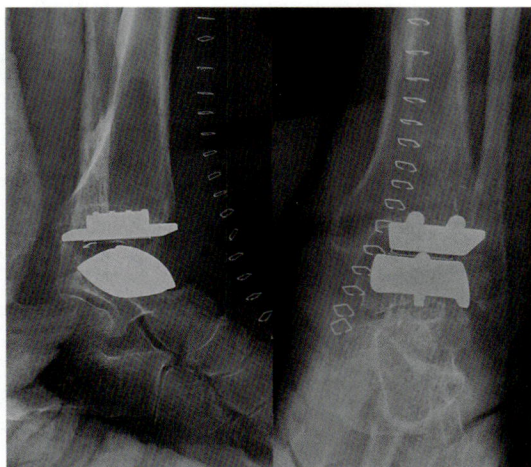

图9-17　踝关节置换术后

5. 术后监测与处理　术后注意应用抗生素预防感染；应用消肿镇痛药物，加强踝关节功能锻炼；使用踝关节支具保护，短期内避免踝关节负重及脱位。

6. 术后常见并发症的预防与处理　术后可能并发伤口感染、愈合不良，关节僵硬、关节脱位等。术后应用抗生素及促进关节功能锻炼等可在一定程度上预防并发症的发生。

7. 临床效果评价　踝关节置换术针对一些年轻患者、踝关节功能尚可且术后对关节功能有要求的患者可以考虑。但踝关节置换的经验尚浅，仍需要更多的经验支持。

舟 骨 坏 死

舟骨骨折是最常见的腕部骨折（图9-18），在腕部损伤中仅次于桡骨远端骨折，占整个腕骨骨折的51%～62%。切开复位、条形骨植骨术是最常用的方法。

一、条形骨植骨术

（一）适应证

除了对无移位、移位微小或可整复的移位舟骨骨折可以考虑闭合复位、经皮克氏针或螺钉内固定外，对其他所有类型的移位骨折，均以切开复位内固定为宜。

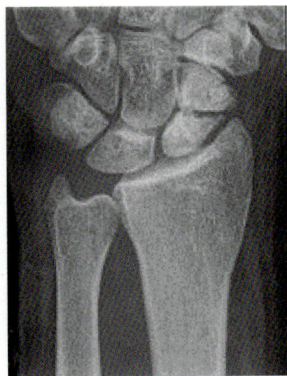

图9-18　舟骨骨折

（二）禁忌证

1. 坏死骨块已变形或者骨坏死时间长，腕关节有继发改变者。

405

2. 坏死骨块已变形，则近侧骨折块、远侧骨折块和整个手舟骨切除术，甚至行近侧腕骨切除术，骨坏死时间较长，腕关节有继发改变者，行部分或全部腕关节融合术、假体植入术等。

（三）术前准备

完善术前常规检查；完善 CT 等检查为手术提供参考。

（四）手术要点、难点及对策

1. 切口　取腕掌侧入路，在桡侧腕屈肌肌腱与桡动脉之间显露关节囊，切开关节囊显露手舟骨（图 9-19）。

2. 暴露　将桡侧腕屈肌牵向尺侧，分离桡动脉并牵向桡侧，纵行切开桡腕掌侧韧带及腕关节囊，背伸腕关节，显露腕舟骨骨折部。

3. 植骨及内固定（图 9-20）　清除骨折线两端的硬化骨及纤维组织，对有移位的骨折，先将骨折复位，在骨折线两端凿成一小骨槽，或挖成一植骨腔。取髂骨、人工骨或组织工程骨，修整成合适大小骨块，植入舟骨的骨槽或骨腔内，长度与骨道长度一致，将植骨条插入骨道，连接骨折两端。术后石膏固定至愈合。

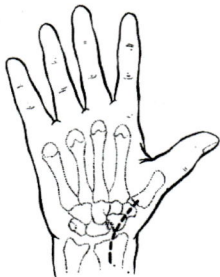

图 9-19　腕掌侧入路　　　　图 9-20　清理死骨与植骨

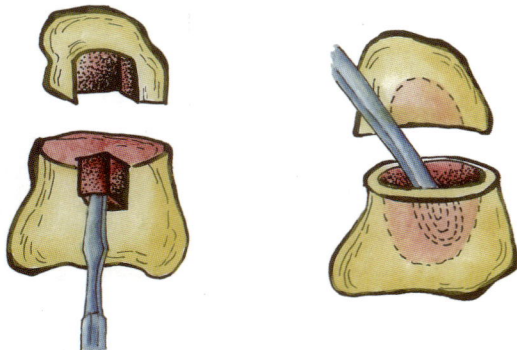

（五）术后监测与处理

术后常规应用抗生素预防感染；应用活血消肿药物，促进局部伤口愈合，改善局部血供。以腕关节支具临时固定。

（六）术后常见并发症的预防与处理

术后可能并发伤口感染、愈合不良、植骨不愈合、坏死范围进一步扩大，可能需要再次手术行手舟骨切除甚至全腕关节融合术。

（七）临床效果评价

舟骨骨折在腕骨骨折中最为常见，由于舟状骨解剖及血供的特殊性，容易出现误诊、漏诊。如果早期处理不当，很容易发生骨折延迟愈合、不愈合、骨坏死等。因此，当遇到腕关节损伤时，应特别注意是否存在舟骨骨折，并根据损伤情况给予正确的处理。

（华中科技大学同济医学院附属协和医院骨科医院　熊蠡茗）

参 考 文 献

邱贵新，戴尅戎 .2005. 骨科手术学 . 第 3 版 . 北京：人民卫生出版社 .

鲁迪，巴克利，莫兰 . 2010. 骨折治疗的 AO 原则 . 危杰，等译 . 上海：上海科学技术出版社 .

Canale ST，Beaty JH. 2013. 坎贝尔骨科手术学 . 第 12 版 . 王岩主译 . 北京：人民军医出版社 .

Canale S T. 1990.Fractures of the neck of the talus. Orthopedics，13（10）：1105-1115.

Hawkins L G. 1970.Fractures of the neck of the talus. J Bone Joint Surg Am，52（5）：991-1002.

Hernigou P，Poignard A，Mathieu G，et al.2006. [Total hip arthroplasty after failure of per- and subtrochanteric fracture fixation in elderly subjects]. Rev Chir Orthop Reparatrice Appar Mot，92（4）：310-315.

Korompilias A V，Lykissas M G，Soucacos P N，et al. 2009.Vascularized free fibular bone graft in the management of congenital tibial pseudarthrosis. Microsurgery，29（5）：346-352.

Narayan K K，George T. 2006.Functional outcome of fracture neck of femur treated with total hip replacement versus bipolar arthroplasty in a South Asian population. Arch Orthop Trauma Surg，126（8）：545-548.

René K Marti，Ronald J van Heerwaarden. 2010. 创伤后畸形截骨治疗 . 罗从风，阮志勇主译 . 济南：山东科学技术出版社 .

Robinson C M，Court-Brown C M，McQueen M M，et al. 1995.Hip fractures in adults younger than 50 years of age. Epidemiology and results. Clin Orthop Relat Res，（312）：238-246.

Said H G，Said G Z，Farouk O，et al. 2006.Salvage of failed dynamic hip screw fixation of intertrochanteric fractures. Injury，37（2）：194-202.

第十章　足踝部损伤

第一节　足踝部骨折

踝关节骨折

踝关节由胫腓骨下端与距骨组成。其骨折、脱位是骨科常见的损伤，多由间接暴力引起踝部扭伤后发生。根据暴力方向、大小及受伤时足的位置的不同可引起各种不同类型的骨折。目前临床常用分类方法是 Lange-Hansen 分类法、Davis-Weber 分类法和 AO 分类法。

一、手术适应证

如果踝关节骨折后不能得到稳定的解剖复位，则考虑行切开复位内固定。

二、手术时机及术前处理

闭合性骨折的内固定手术应在伤后 6 ~ 8 小时进行，否则，可能产生严重的软组织水肿，查体时可见小腿正常皮纹消失，表皮发亮，甚至出现张力性水疱。此时应延迟手术至伤后 1 ~ 2 周，皮肤重新出现皱褶等消肿迹象出现时。如果不能立即行手术治疗，应先对骨折进行手法复位并临时石膏固定、抬高患肢、冰敷、足底静脉泵等治疗，这样有利于消肿和防止进一步的血管及关节面软骨的压迫甚至皮肤受压缺血坏死。需要提出的是，如果伴有距骨严重脱位而手法复位失败时应进行紧急切开复位。

术前抗生素的应用：为防止踝部骨折术后感染，应常规于切皮前半小时应用抗生素。但因踝部骨折的感染率很低，尚没有明确的证据表明抗生素可以有效降低感染率。

三、手术操作

麻醉采用蛛网膜下腔阻滞麻醉或全身麻醉，也可以采用坐骨神经阻滞麻醉，体位为仰卧位或侧卧位。首先应重建腓骨的解剖结构以提供支撑，再处理内踝和后踝。

（一）外踝骨折

治疗外踝骨折时行踝关节外侧切口，可略偏前或偏后，但需小心以免伤及腓骨前缘的腓浅神经和后缘的腓肠神经。最小范围地剥离骨膜显露骨折线，以尖复位钳和克氏针解剖复位及临时固定。AO分型A型骨折行接骨板、克氏针或4.0mm松质骨加压螺钉张力带内固定（图10-1）；B型和C型骨折均采用接骨板（重建板、1/3管状板、解剖板，见图10-2）及螺钉内固定。接骨板一般置于腓骨外侧，也可以置于腓骨后位（此时需行后外侧切口，将腓侧肌腱适度剥开以便放置接骨板）。骨折线为横行或短斜行时，可选用6～7孔板，于骨折线两端各留置3孔，在胫距关节面以上水平置入皮质骨螺钉；在其水平以下，置入松质骨螺钉，并注意入钉长度，不可进入外踝与距骨之间的关节面；骨折线为长斜行时，骨折复位后，如骨折线方向在矢状位，可经放置在外侧的固定板置入1枚螺钉垂直于骨折线；如骨折线方向在冠状位，可先在矢状位垂直骨折线上从前向后置入1枚3.5mm皮质骨拉力螺钉固定，然后再进行外侧板钉固定的操作。在进行腓骨骨折的固定时应注意观察腓骨是否完全进入胫骨远端的腓骨切迹。少数情况下，腓骨骨折无法复位时考虑内侧三角韧带或软骨片嵌入内侧骨折线影响复位，需行内侧切口辅助复位。单纯腓骨中、上段骨折过去往往行保守治疗，现在认为腓骨中、上段骨折如合并下胫腓联合、骨间膜及三角韧带的损伤，影响踝关节的稳定性时也应行复位内固定。腓骨头下骨折因靠近腓总神经，手术牵拉易发生腓总神经损伤，一般不予固定。

但如果伴有下胫腓不稳定，可以在腓骨远段单纯行下胫腓螺钉固定。伴有腓骨侧的下胫腓韧带撕脱骨折，可复位后以1枚带垫圈的空心螺钉固定。如伴有外侧副韧带损伤，影响踝关节稳定时同时予以修复。

409

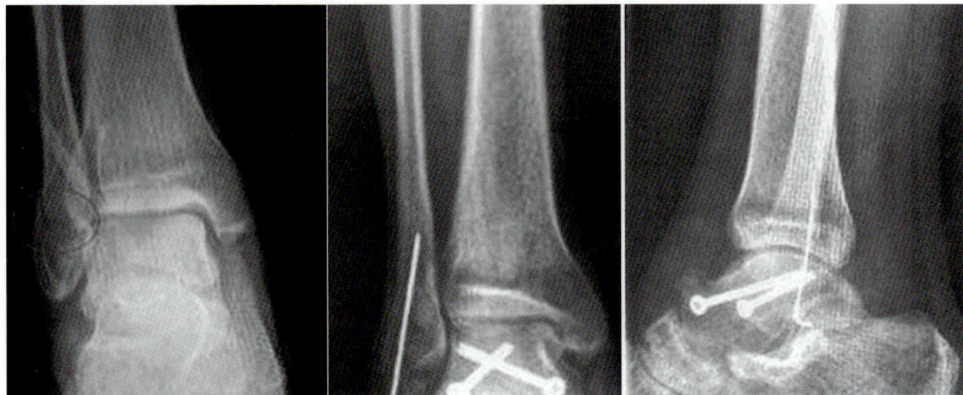

图10-1 外踝骨折克氏针固定

（二）内踝骨折

内踝骨折复位良好可以考虑透视下经皮操作以2枚4.0mm空心钉固定（图10-3）。有移位的内踝骨折应行切开复位，沿内踝的前缘做弧形切口可以同时显露关节面，并从两个

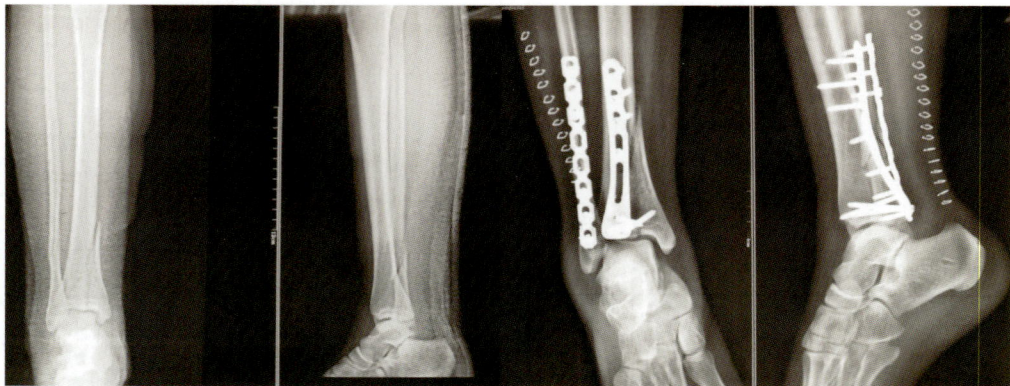

图 10-2　双踝骨折钢板固定

平面上显露内踝骨折，以利于内踝骨折的精确复位和关节面软骨损伤的探查。切开皮肤、皮下组织，尽可能小范围剥离骨膜，清晰观察到骨折线后，内翻踝关节，使骨折复位，用巾钳做临时固定，分别于前后沿内踝关节面的方向平行置入 2 枚 4.0mm 松质骨螺钉或空心螺钉（如骨折稳定且骨质较好可选用可吸收螺钉）；如果是粉碎性骨折，可根据情况选用克氏针张力带。如骨折线在内踝上方（胫距关节面顶部以上）呈矢状面垂直向下，骨折块较大，此类骨折如行前述方向固定可能会导致骨折向上移位，螺钉方向应以平行胫距关节面为宜或行接骨板固定以增加稳定性。如果 X 线片上没有发现内踝骨折，而内侧有压痛和瘀斑者应考虑三角韧带损伤的可能，一般无须常规探查。如果腓骨骨折复位后术中 X 线片检查内侧间隙仍增宽或腓骨骨折复位困难时则应探查三角韧带并修复之。

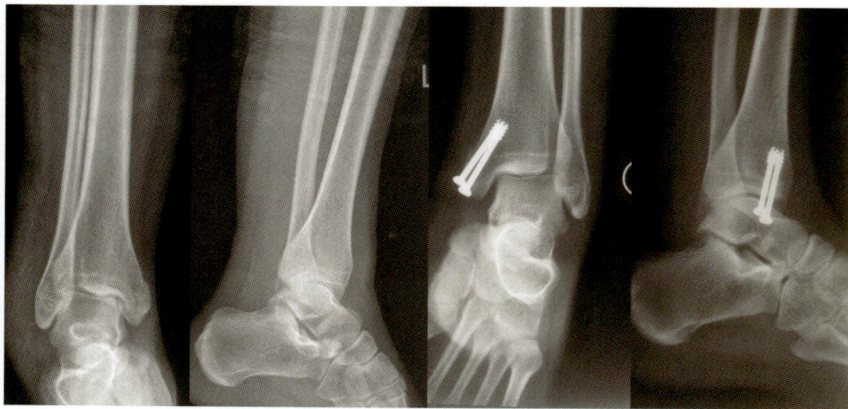

图 10-3　内踝骨折螺钉固定

（三）后踝骨折

后踝骨折最常发生于胫骨后外侧，此处有下胫腓后韧带与外踝连接。关于后踝骨折的手术适应证尚存在争议，大部分学者认为如果后踝骨折块累及超过 25% 的关节面且移位大于 1mm 时，应行切开复位内固定；如骨折块 <25%，则不需行固定也能达到满意的临床效果，

但近来也有生物力学结果表明当后踝骨折块大于或等于胫骨远端关节面的 10% 时，即需行复位固定，否则将改变关节内原有的接触应力，增加创伤性关节炎的发生率。由姜保国教授主持的国家"十一五"科技支撑计划——难治性骨折的临床研究中，踝关节骨折的多中心研究结果表明如后踝骨折块 <25%，固定和不固定的临床效果没有明显差异。术中将外踝解剖复位后，因为下胫腓后韧带的牵拉，常可以使后踝骨折块获得满意复位。如术中透视见后踝骨折复位满意，可以在透视下经皮操作以 2 枚 4.0mm 或 4.5mm 空心钉从前向后固定，操作时需注意勿伤及胫前血管神经。如复位不满意，可以延长外侧切口从腓骨和腓骨肌腱之间进入或行后外侧切口从腓骨肌腱和跟腱之间进入显露骨折，行复位后，从后向前或从前向后打入螺钉固定，也可行后路支撑接骨板固定（图 10-4，图 10-5）。关于后踝骨折固定的入路也存在争议，从后往前固定后踝的优势在于符合生物力学加压固定原理，如骨折块较大，能直视下检视复位情况，弊端是手术切口较长，损伤大；而从前往后固定后踝的优势在于手术操作相对简单，再取出内植物损伤小，弊端是无法直视复位后踝，当外踝复位后后踝仍得不到良好复位时再复位的难度较大，且不属于加压固定。但文献回顾这两种方式的临床结果并没有显著的差异，国家"十一五"科技支撑计划中踝关节骨折的多中心研究结果也证实了这一点。

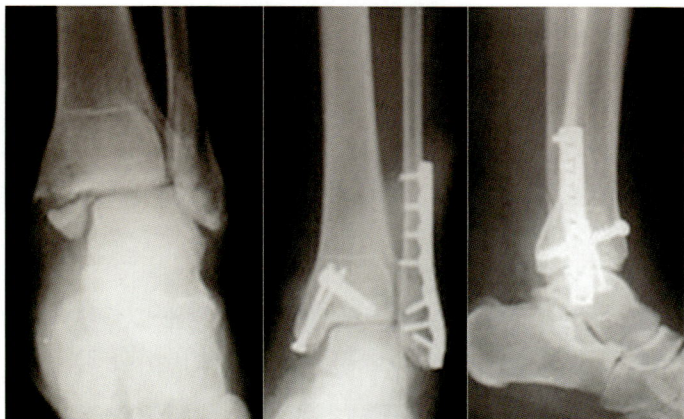

图 10-4 后踝骨折从前向后固定

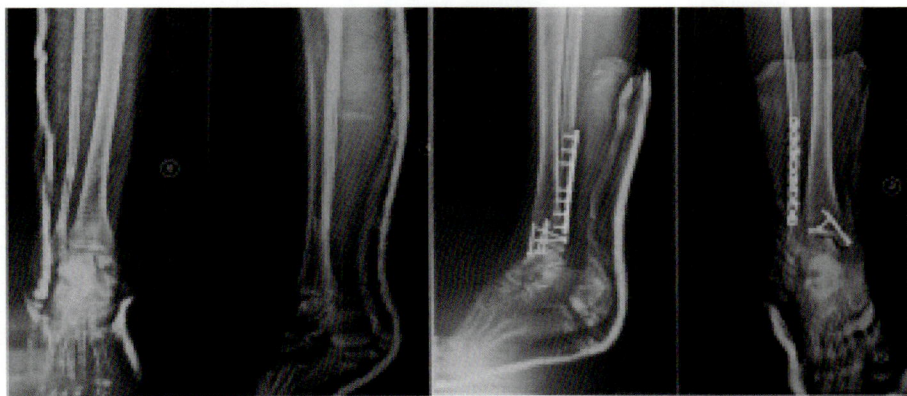

图 10-5 后踝骨折从后向前固定

（四）下胫腓联合损伤的处理

以往下胫腓联合损伤的术前诊断主要依靠踝关节正、侧位和踝穴位 X 线片，现在认为多层螺旋 CT 的 MPR 横断位图像可清晰观察下胫腓联合间隙的宽度变化，能更准确地判断下胫腓联合是否损伤；也有学者采用 MRI 和关节镜检查评估下胫腓联合损伤，认为准确率颇高。恢复下胫腓联合的解剖关系对于踝关节的功能非常重要。目前临床上广泛认同固定下胫腓联合的指征是：①内踝三角韧带损伤未修复，腓骨骨折线高于踝关节水平间隙上方 3cm 以上；②不行固定的腓骨近端骨折合并下胫腓联合损伤；③陈旧性的下胫腓分离；④下胫腓联合复位不稳定。术中判断下胫腓联合的稳定性常采用 Cotton 试验和应力外旋试验。Cotton 试验指在固定了内外踝骨折以后，固定胫骨远端，用尖钩轻轻向外牵拉腓骨并观察，如果活动超过 3 ~ 4mm 则提示有明显的下胫腓不稳定，需要固定。也可以于内外踝骨折固定后行踝关节应力外旋试验，若透视下踝穴位 X 线片胫腓间隙较前增宽 >3mm，则认为不稳定，需要固定下胫腓联合。下胫腓联合固定物，一般采用 1 ~ 2枚直径为 3.5 ~ 4.5mm 的皮质骨螺钉（一般来说，2 枚螺钉或 1 枚较粗的螺钉能提供更高的稳定性）紧靠下胫腓联合的上方，平行于胫距关节面且从后向前倾斜 25° ~ 30°，固定 3层皮质（腓骨双侧、胫骨外侧皮质），螺钉顶端位于胫骨髓腔内，目的是在踝关节活动时可以适应下胫腓联合的正常微动，不容易发生螺钉折断，螺钉也可以穿透 4 层皮质，一是能提供更好的稳定性；二是如果发生螺钉断裂，可以从胫骨内侧开窗轻易取出断钉。之所以采用皮质骨螺钉主要是维持下胫腓联合的正常位置，而不是对其加压从而使下胫腓联合变窄，致踝关节背伸受限。固定下胫腓联合时踝关节应处于背伸位，因为距骨体关节面略呈前宽后窄，这样钉以避免踝穴狭窄而导致关节背伸受限。也有文献认为下胫腓固定时踝关节的位置并不影响功能。下胫腓联合固定物除了螺钉以外，还可考虑胫腓钩。胫腓钩钩向腓骨后方，环部固定在胫骨前方并通过环部用松质骨螺钉固定（图 10-6）。其优点是可以允许下胫腓联合正常的微动，不易折断。弊端是对下胫腓联合稳定性的维持不如螺钉。另外，还可以采用 1 ~ 2 枚 4.0mm 或 4.5mm 可吸收螺钉固定下胫腓，其优点是避免二次手

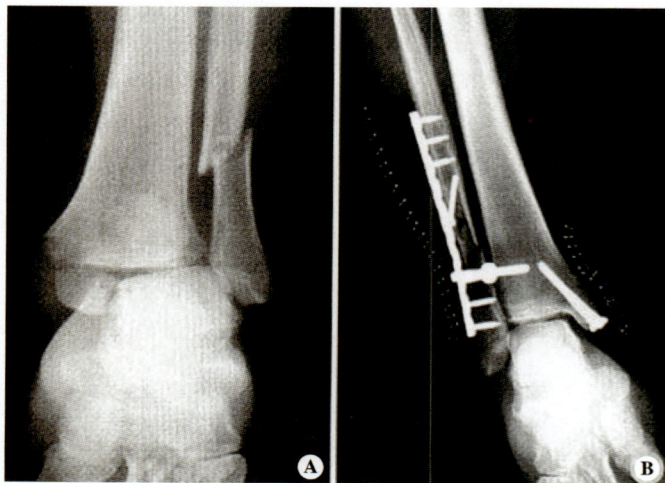

图 10-6 下胫腓骨联合损伤胫腓骨钩固定（引自芦浩《中华创伤杂志》，2015）

术取出内固定物。在腓骨近端骨折合并下胫腓联合、三角韧带损伤时尤其适用。内固定物取出时间，目前尚存在争议，大部分文献认为术后应常规取出下胫腓螺钉以免限制踝关节活动或导致螺钉断裂，但时间不宜太早，以防由于尚未愈合而致下胫腓联合再分离，术后8～12周以后取出螺钉比较合适。取出前应限制踝关节的负重以免出现螺钉断裂。也有研究认为螺钉固定3层皮质的情况下可以允许患者术后负重，且可以保留螺钉至取内外踝固定时一块取出，也未发现明显不良后果。

四、踝关节骨折并发症的预防及术后康复

（一）踝关节骨折的并发症及预防

踝关节骨折脱位常见之并发症为骨折不愈合、畸形愈合与踝关节创伤性关节炎。

1. 骨折不愈合　在骨折不愈合中内踝骨折不愈合较常见，其主要原因是三角韧带的牵拉导致断端分离。保守治疗时骨折断端间软组织的嵌入也易导致骨折不愈合。受伤后超过骨折应该愈合的时间，至少应为伤后6个月以上，X线片上骨折线仍清晰，骨折断端硬化时可以考虑骨折不愈合。小的撕脱骨折块一般不会造成明显的症状，可以不予处理，较大的骨折块不愈合时可出现踝关节明显疼痛和不稳定，需行手术治疗，可行切开复位，彻底去除断端的纤维组织和硬化骨，行加压螺钉固定，如骨缺损较多时应行断端植骨。

外踝骨折不愈合较少见，但外踝骨折不愈合产生的症状后果比较严重。由于其不愈合后外踝不稳定导致运动时距骨发生运动轨迹改变，最终将导致踝关节创伤性关节炎，因此，如明确诊断骨折不愈合，应行切开复位，清理断端，行植骨内固定术。

2. 骨折畸形愈合　踝关节骨折畸形愈合多由腓骨骨折的一期复位不良引起，也见于儿童踝关节骨骺损伤以后导致的生长发育障碍。最常见的畸形是腓骨的短缩和旋转，这会导致距骨的位置变化从而影响踝关节的运动轨迹和负荷，最终导致踝关节创伤性关节炎的发生；这种畸形往往是骨折保守治疗的结果，手术治疗发生这种并发症的可能性较小。在一期治疗时要力争恢复腓骨的解剖对位对线，以恢复踝穴的完整性。手术治疗时要行腓骨截骨延长以纠正其短缩和旋转畸形，如果已出现踝周软组织的挛缩要进行彻底松解，要注意恢复腓骨下端与胫骨远端腓骨切迹之间的正常对位关系。后踝骨折块较大时一期复位差导致的畸形愈合也经常见到，它将导致早期的踝关节创伤性关节炎等严重后果，治疗时需经腓骨截骨直视下沿原骨折线截骨以重新复位后踝，恢复关节面的平整。

3. 创伤性关节炎　踝关节骨折后发生创伤性关节炎的影响因素主要有原始损伤的严重程度、骨折复位的质量、患者的年龄等。AO 分型的 C 型或 Lauge-Hansen 分型中较高的分型常常伴有踝周严重的韧带损伤和（或）距骨软骨损伤，较易导致后期的创伤性关节炎。文献显示，后踝骨折块较大时，无论复位质量如何，发生创伤性关节炎的概率均较大。另外，骨折复位差导致的畸形愈合及骨折不愈合也易导致创伤性关节炎，原因如前所述。老年踝关节骨折患者后期创伤性关节炎的发生率也较高。创伤性关节炎的放射学诊断和临床诊断经常不相符合，后者往往较轻且延后出现。有的患者 X 线片有明显的关节炎改变，但踝关

节的活动障碍和疼痛症状并不严重，所以不能光凭患者的影像学表现决定其治疗方式。如患者出现明显的疼痛和关节活动障碍，且经过严格的保守治疗无效应考虑手术治疗。治疗方式主要有踝关节融合术和关节置换。目前，踝关节融合仍是治疗的金标准，但是随之踝关节假体材料和设计的不断改进，其在临床上的应用也逐渐增多，但应严格掌握置换的适应证。

4. 踝关节骨折脱位常见的并发症　骨折不愈合、畸形愈合与踝关节创伤性关节炎。

在骨折不愈合中最常见者为内踝骨折，其原因有复位不良、断端分离及骨折断端间软组织嵌入。内踝骨折不愈合的诊断主要依赖受伤后超过骨折应该愈合的时间而在 X 线片中仍可见到清晰的骨折线、骨折断端硬化、吸收等征象，一般至少伤后半年以上在 X 线片上有上述表现时方可诊断不愈合。由于部分患者有较为坚强的纤维性愈合，出现的临床症状不严重。另外，也有部分患者经观察开始怀疑为不愈合者，又进展为愈合。因此，在手术治疗之前应结合临床症状进行分析，确系内踝骨折不愈合所致者，必要时可拍摄足内翻与足外翻应力下踝关节正位 X 线片，以确定内踝骨折部位有无异常活动，来决定是否进行切开复位内固定并同时进行植骨。可选用松质骨嵌入或松质骨充填于断端之间的方法进行植骨。

外踝骨折不愈合较少见，据文献报道仅占 0.3% 左右，但外踝骨折不愈合所产生之症状远较内踝骨折不愈合为重。因为在步态周期的负重期中期跟骨轻度外翻、距骨外侧挤压外踝，同时当外踝骨折不愈合时对距骨外移和旋转的支持作用减弱，最终将导致踝关节退行性改变，因此，如已明确诊断外踝骨折不愈合则应行切开复位内固定及植骨术。

踝关节骨折畸形愈合多由复位不良引起，当前十分强调应恢复腓骨的正常长度，以保证踝穴的完整性。在矫正腓骨或外踝骨折畸形愈合时也应注意纠正旋转畸形及腓骨下端与下胫腓联合中胫骨远端腓骨切迹之间的正常对位关系。由于胫骨远端骨折畸形愈合引起踝穴倾斜者，可行胫骨远端截骨术进行矫正。

踝关节创伤性关节炎的发生与原始损伤的严重程度、距骨复位不良仍残存有半脱位或倾斜及骨折对位不良而影响踝穴完整性等因素相关，踝关节软骨与距骨关节软骨的损伤也是继发创伤性关节炎的重要原因。对踝关节创伤性关节炎应紧密结合临床症状、踝关节功能情况与 X 线表现来决定是否施行踝关节融合术，不应只依靠 X 线表现做出治疗决定。经过步态分析证明关节融合术应融合于 0° 位，不应留有 5° 左右的跖屈，轻微跖屈将使足外侧第 5 跖骨头部位负重增加，日久会形成胼胝引起疼痛症状。

迄今为止，踝关节人工关节置换术未被广泛推广使用。1994 年 Mayo Clinic 的资料表明在 204 例全踝人工关节置换术后，经统计学分析患者年龄在 57 岁以上，而且在人工关节置换术前患侧踝、足未曾做过其他手术者，其置换后 10 年保留率达到 73%。尽管如此，依然强调对年轻患者仍应考虑施行踝关节融合术，如果骨关节病波及踝及距下关节者，建议行胫距跟融合术。

（二）踝关节骨折的术后康复

术后抬高患肢，踝关节 90° 中立位石膏或支具固定，冰敷和足泵对消肿有一定作用。3 天左右疼痛减轻后开始进行足趾的主动功能锻炼。是否进行踝关节的早期主动活动尚存争议，多数医生主张如骨折固定坚强，应早期（术后 3 ~ 7 天）开始踝关节锻炼，但也有研究认为，早期进行踝关节的主动锻炼与术后 3 ~ 4 周后进行锻炼相比并不能增加远期踝关节的活动度，且可能增加伤口的并发症。术后 4 ~ 6 周后开始部分负重练习，一般来说，8 周后可以完全负重。也有研究认为稳定性较好的踝关节骨折患者可以早期下地负重，且随访结果和制动组没有明显差异。

五、踝关节融合术

（一）适应证

各种限制日常生活的重度踝关节病损导致的疼痛，包括踝部骨折、创伤性踝关节炎、关节面破坏严重的类风湿踝关节炎、重度骨关节炎，以及由创伤或神经肌肉疾病引起的各种非功能位畸形等。

（二）禁忌证

1. 周围神经病变，如较严重的糖尿病，术前控制不佳，增加了伤口不愈合的可能性，是手术相对禁忌证。
2. 严重的骨质疏松、踝关节炎伴感染、踝关节置换失败残留、距骨太小等均是踝关节螺钉加压融合术的相对禁忌证，必要时可选用外固定加压融合。

（三）操作步骤

1. 手术入路　根据踝关节病变及畸形情况可选择前外侧入路、短外切口、前侧入路和后侧入路。
2. 关节融合面准备　清除关节炎踝关节表面的任何残留物，打磨至关节表面光滑为止，必要时可行内踝或外踝部切除术。
3. 融合固定　根据踝关节的病变、畸形及骨质条件可选择松质骨螺钉固定融合、腓骨支撑植骨固定融合、骨外固定或钢板螺钉踝关节固定融合，融合角度应尽可能达到中立位。

（四）注意事项

1. 切除踝关节表面时应尽可能少地清除软骨下骨。
2. 切除内踝时，可行短内切口，保留内踝后 1/3 可保护肌腱和神经血管束。

六、踝关节置换术

（一）适应证

1. 原发性骨关节炎、创伤性踝关节炎、血友病性关节炎、踝关节疼痛和退变严重者。
2. 类风湿关节炎，踝关节疼痛、残留功能极差者。
3. 在以上适应证的基础上应具备以下条件：骨质条件良好，血液循环好，无免疫抑制，踝关节对线良好，患者对踝关节功能要求不高。

（二）禁忌证

1. 神经性关节病。
2. 有活动性或潜在性的感染。
3. 软组织条件差。
4. 严重距骨缺血性坏死。
5. 足、下肢的感觉或运动功能障碍。
6. 患者对踝关节运动功能要求高。

（三）操作步骤

1. 切口　可选择前外侧切口和前内侧切口，前外侧切口是在第 3 腓骨肌与趾长伸肌之间进入；前侧切口既可在踇长伸肌肌腱与胫骨前肌肌腱之间，也可在踇长伸肌肌腱与趾长伸肌肌腱之间进入。

2. 显露　分离并切开上下伸肌支持带，牵开深部血管束，结扎胫前动脉分支，牵开伸肌肌腱和血管束，显露踝关节囊。彻底行关节囊和滑膜切除，必要时可行肌腱根治性腱鞘滑膜切除。

3. 胫骨侧准备　安放胫骨截骨导向器，使力线对位杆在前后和侧位上与胫骨长轴平行，将胫骨截骨板与 5mm 的试模连接置于胫骨远端，并将定位杆固定于胫骨中线上；然后用电锯自关节面向近端截骨，深度约为 5mm，取下 5mm 试模，用摆锯垂直于胫骨截骨；取下胫骨截骨块，将 4mm 试模安装到胫骨远端截骨板，保持踝关节背伸 90°，用摆锯垂直向下在距骨上截骨。

4. 距骨侧准备　取下距骨上的截骨块，根据距骨形态确定距骨截骨板，于距骨中央安放截骨板，在其引导下，以复锯截骨。外侧截骨切入距骨约 1.5cm，内侧约 1cm，安置另一截骨板于距骨截骨面中央，检查后行距骨后方、前方截骨，放置相应的距骨碾磨导向板，用直径 3cm 的钻头打出一个沟槽。

5. 安装人工假体。

跟骨骨折

跟骨骨折以足跟部剧烈疼痛，肿胀和瘀斑明显，足跟不能着地行走，跟骨压痛为主要表现。本病成年人较多发生，常由高处坠下或挤压致伤，经常伴有脊椎骨折，骨盆骨折，头、胸、腹伤。

外侧入路跟骨关节内骨折切开复位内固定术

（一）术前准备

1. 可选择全身麻醉、硬膜外麻醉、神经阻滞麻醉。

2.患者取侧卧位，骨突部垫软垫保护，健侧在前，患肢在后。

3.患侧大腿根部上止血带。

（二）手术要点

1.为了保护皮瓣的血供，应全层切开皮肤及皮下软组织直至骨膜下，不做分层解剖。

2.不显露腓骨肌腱和腓肠神经，而将其同皮瓣翻向近端；在跟骨一侧切断跟腓韧带、跟距韧带，显露跟骨外侧面。

3.使用Non-touch技术，沿皮瓣对角线在腓骨、骰骨、距骨上打入克氏针并折弯固定皮瓣，避免使用拉钩，反复调整拉钩并大力牵引有可能进一步破坏皮瓣血供。

4.近端向上切开关节囊显露距下关节，向远端分离显露跟骰关节。

5.跟骨骨折复位时以载距突骨块为模板，从前到后，由内至外依次复位，首先翻开或临时取出外侧壁骨折块，显露跟骨体和关节面骨折块，将碎骨块临时取出，清理碎屑。

6.可采用以下两种方法恢复跟骨高度　①将骨剥插入跟骨结节骨块与载距突骨块之间，向下、向内撬拨跟骨结节骨块，恢复其和载距突骨块的位置；②亦或在跟骨结节骨块处，从外向内置入一枚粗的克氏针或Schanz螺钉，向后、向下牵引恢复跟骨长度，同时可以矫正跟骨的内翻畸形。

7.临时固定　当跟骨结节骨块和载距突骨块位置恢复，自跟骨结节内侧，从后下向前上置入2枚克氏针，将前者固定在后者上，克氏针的位置要避免阻挡下一步固定。

8.距下后关节面的复位和固定　先复位跟骨内壁骨折，再进行关节面骨折的复位和固定。①对Sanders Ⅱ型骨折，可以用骨剥向上撬拨，抬起关节面，恢复关节面骨块和载距突骨块的解剖关系，克氏针临时固定；②对Sanders Ⅲ型及以上类型的骨折，采取从内向外复位的顺序，在直视下复位骨折块，每复位一层，斜行置入克氏针临时固定，在完成最终复位后，置入2枚克氏针穿过所有的关节面骨块，完成复位。

如果固定载距突较困难，可以将骨块临时固定于距骨。

9.前方关节面的复位与固定　注意恢复Gissane角，重建前后跟骨骨折块的关系，若其他骨折块复位好，该步骤较容易；然后透视侧位，确定Gissane角已恢复。

10.外侧骨折片的复位和固定　根据骨折压缩、骨质缺损情况决定是否植骨。最终将外侧骨片覆盖于其他骨片上，该骨块的复位和固定靠跟骨钢板的压迫作用完成。在最终固定前，应再次透视，确定跟骨的高度、长度、宽度及力线均已恢复。

11.跟骨骨折的最终固定　①尽管跟骨钢板的外形各不相同，但设计理念基本一致，都是将螺钉置于骨小梁密度较高区域，通过压迫作用固定骨块；②跟骨锁定钢板，用于固定粉碎性跟骨骨折和骨质疏松性骨折；③固定要点如前所述，应将螺钉尽量置于骨小梁致密的区域，包括载距突、距下后关节软骨下骨、Gissane角下方、跟骨前外侧、跟骰关节软骨下骨等部位；④跟骨内侧有神经血管走行，特别是跟骨前侧及距下关节以下的部分，螺钉若过长，则有可能损伤胫神经、血管、甚至姆长屈肌肌腱，钻孔、置钉时应用手在对侧仔细触摸，或透视确定螺钉长度。

12.高能量损伤所致跟骨骨折，可能伴有腓骨肌腱支持带的断裂，术中完成跟骨固定后，应检查是否合并该损伤，在切口的垂直部，向近端分离出腓骨长短肌肌腱，注意分离时保护腓肠神经，不要破坏皮瓣的完整性。将肌腱复位于腓骨沟内，使用锚钉修复至少一处支持带的解剖结构。

13. 术后放置引流，注意引流管端应该置于跟骨外侧，L 形皮瓣下方，避免皮瓣下积液导致皮瓣漂浮，坏死。缝合关节囊后分两层缝合伤口，有文献报道，皮下缝合时应用单股可吸收缝线较编织缝线在降解时反应略小。

（三）术后监测与处理

1. 每日换药，保持切口干燥，观察皮瓣情况，若切口渗出较多，可应用负压封闭引流技术（VSD）。

2. 术后 3 周时，穿弹力袜，行距下关节功能锻炼。

3. 术后 12 周可负重，术后 6 个月正常活动。

（四）术后常见并发症的预防与处理

切口并发症是跟骨骨折切开复位内固定术的严重并发症，文献报道切口皮肤坏死发生率为 8.5% ~ 10%，深部感染发生率为 2%。

距骨骨折与脱位

一、手术适应证及手术目的

1. 保守治疗的指征

（1）单纯外踝骨折。

（2）无移位的或稳定的骨折。

（3）无须反复整复可达到并维持解剖复位的有移位的骨折。

（4）由于全身或局部条件的影响，患者不能接受手术治疗。

2. 手术适应证

（1）因软组织嵌入无法手法复位者。

（2）可能造成距骨移位或踝穴增宽的不稳定型骨折。

（3）远端胫腓关节分离。

（4）开放性骨折。

（5）超过关节面 25%，关节面移位超过 2mm 的后踝骨折需要手术固定。

（6）累及关节面 10% ~ 25% 的后踝骨折是否需要固定目前尚没有统一标准，可根据患者具体情况而定。

（7）垂直压缩型骨折。

3. 手术目的

（1）首要目的是踝关节面的解剖复位。

（2）恢复下肢正常对位、对线关系。

（3）恢复踝关节负重、旋转、内外翻等功能。

（4）恢复正常的行走步态。

4. 手术时机

（1）开放性骨折需要急诊手术。

（2）闭合骨折可在伤后发生明显肿胀之前进行急诊手术。

（3）或者在肿胀的高峰期过后，通常需要 7 ~ 10 天。

（4）如果需要延期手术，应对骨折脱位进行初步的闭合复位，石膏或支具固定，并注意抬高患肢以利于消肿。

（5）注意合并后踝骨折的患者，具有后脱位倾向，应注意复位后维持距骨的位置，否则在脱位的位置上临时固定，不利于软组织的恢复。

（6）在行石膏固定时，应略微跖屈，减少腓肠肌、比目鱼肌的张力，同时适当塑形石膏托的形态以给予更好的承托。

二、手术技巧

（一）手术入路的选择

1. 外侧入路　对于外踝的骨折，采取该入路固定；如果合并 Chaput 骨块，可以采取腓骨前外侧切口；如果决定将钢板放置在腓骨后外侧，可以采取腓骨后外侧切口。

2. 内侧入路　如果内踝为垂直骨折，需要向近端延伸切口，可采取前内侧入路，该入路皮瓣血供来自胫后动脉；如果内踝骨折合并胫骨后侧骨折，可采取后内侧切口，该切口可以显露后内侧骨折块，行拉力螺钉固定。

（二）体位及术前准备

1. 全身麻醉、硬膜外麻醉。

2. 患者平卧于可透视的手术台上。

3. 采取外侧入路时，患侧髋关节体位垫略垫高，抵消患肢的外旋，便于暴露腓骨；若同时需要内侧入路，则完成外踝固定后撤掉体位垫，方便复位内踝。

4. 患肢大腿根部扎止血带。

5. 术中 C 形臂透视。

（三）切口体表投影及手术入路

1. 外侧切口体表投影

（1）多采用腓骨后外侧切口，沿腓骨后缘切开，可根据软组织情况适当调整切口位置。

（2）如果需要固定 Chaput 骨块，可沿腓骨前方切开。

（3）注意在腓骨前方的腓浅神经，特别是在切开近端，该神经损伤可能形成痛性神经瘤；在腓骨后方注意保护腓肠神经和小隐静脉。

（4）如果需要增加关节的显露，切口远端可向前弧形延伸至外踝尖。

2. 外侧切口手术入路

（1）在切口正下方切开深部组织，于腓骨长短肌后方和第3腓骨肌前方间隙暴露腓骨。

（2）应注意保持皮瓣的全层厚度，减少分层剥离。

（3）腓浅神经位于切口前方，分离时应注意保护，尤其在切口近端操作时需要特别注意。

（4）在解剖后方时，应当注意保护小隐静脉和腓肠神经。

（5）在骨折部位剥离骨膜。

（6）为保护腓骨供血，只剥离开骨折断端周围骨膜，足够直视下复位骨折即可，而不需要大面积剥离。

（7）Volkmann 骨块的显露：通常采取间接复位。

（8）Volkmann 骨折块，当无法间接复位该骨块时，可经外侧入路切口手术进行显露。

（9）于腓骨远端后缘切开筋膜，注意保护腓侧肌腱鞘。

（10）向背侧牵开腓骨长肌及肌腱，显露胫骨远端后外侧缘。

（11）如有限暴露不足以复位和固定大的 Volkmann 骨块，可在踇长屈肌边缘，腓骨肌后方切开筋膜。注意后方的腓肠神经。向前牵引腓骨肌并向后牵引踇长屈肌和跟腱。

（12）暴露胫骨后表面，显露骨折，骨膜做有限剥离，复位后方胫骨骨折块。

3. 内侧切口体表投影

（1）自内踝尖前方，再往远侧 2cm 开始做切口，向内踝前缘和胫骨远端中央做弧形延伸；若内踝仅为撕脱骨折，可在骨折线附近做一小切口。

（2）如需要更多的踝关节前方暴露，则可适当向胫骨远端内侧延伸切口。然而该切口跨越大隐静脉和神经，故应特别保护。

4. 内侧切口手术入路　切口与大隐静脉平行，可以凸向前或凹向后，观察前内侧关节面。

（四）骨折复位及固定

腓骨的复位和固定，具体内容如下。

1. 对于下胫腓联合远端的外踝骨折（AO-A 型），以张力带钢板或克氏针钢丝张力带固定，前者适用于远端骨折块较大者，后者适用于骨折块较小者。

（1）张力带钢板固定外踝骨折：清理骨折断端的血肿，在骨折线附近少量剥离骨膜，足够辨识骨折线获得解剖复位即可；应用点式复位钳复位骨折；选择合适长度的 1/3 管型钢板，预弯后将钢板贴附于腓骨外侧，近端螺钉固定双层皮质；远端螺钉为了避免置入下胫腓关节内，可略微指向后方，按计划置入所有螺钉完成固定。

（2）克氏针钢丝张力带固定外踝骨折：用 2.00mm 的钻头在骨折线近端 3cm 垂直于腓骨长轴钻孔，并沿骨道穿入预先留有祥的 0.8mm 钢丝；彻底清理断端的血肿，特别是延迟固定的骨折，应用点式复位钳复位骨折；沿腓骨长轴，钻入两枚 1.6mm 克氏针；"8"字盘绕钢丝，提起钢丝并旋转，使两侧同时加压；由于外踝软组织薄弱，需要剪短钢丝的末端，并折弯贴附于腓骨表面，克氏针远端折弯后，打入腓骨末端，减少刺激；如果骨质疏松，为了防止钢丝切出，可以采用 1 枚双皮质螺钉，作为近端的固定。

2. 对于下胫腓联合水平的外踝骨折（AO-B 型），可以选择防滑钢板，拉力螺钉结合中和钢板固定，对于 B.3 型腓骨较粉碎者可采取桥接钢板固定，若骨质疏松严重也可选用锁定钢板进行固定。

（1）防滑钢板（antiglide plate）固定外踝骨折：防滑钢板采用适合长度的 1/3 管型钢板，使骨折线近端、远端至少各 2 枚螺钉；钢板置于斜行骨折的凸侧（通常为腓骨后外侧），起到辅助复位、支撑、防止移位的作用；应用时先将钢板远端折弯塑形。

首先在近端置入 1 枚螺钉，将钢板压紧在腓骨表面，起到辅助复位的作用，然后置入第 2 枚近端螺钉；如果骨折线位置允许，尽量通过钢板垂直骨折线置入 1 枚拉力螺钉，置入远端螺钉完成固定。

（2）拉力螺钉结合中和钢板固定外踝骨折：应用点式复位钳复位骨折；首先垂直骨折线置入 1 枚 3.5mm 皮质骨螺钉作为拉力螺钉；选择同轴套筒（2.5 ~ 3.5mm）的 3.5mm 套筒，用 3.5mm 的钻在近侧皮质上打孔；然后使用 2.5mm 套筒，套筒尖端插入 3.5mm 的钻打远侧皮质孔；注意为了防止应力集中造成腓骨的骨折，可在钻孔后用埋头器钻埋头孔。中和钢板减少拉力螺钉所受的剪切力，放置于腓骨外侧，选择合适的 1/3 管型钢板（多采用 6 孔钢板），预塑形以适合腓骨外侧的形状；在拉力螺钉近端、远端置入 3.5mm 皮质骨螺钉，注意远端螺钉不要过长，否则将进入下胫腓关节；如果螺钉位置与拉力螺钉相重合，则可空出相应的钉孔。

（3）桥接钢板固定外踝骨折：粉碎性骨折采取间接复位，牵引足部，尽量减少骨膜剥离的范围，保护血液供应；术中透视，通过前文介绍的放射学征象来确定已经恢复腓骨的长度和旋转畸形。

第二节　足踝部肌腱损伤、跟腱断裂

足踝部肌腱损伤

一、踝部韧带损伤

（一）保守治疗

（1）单纯外侧副韧带扭伤：损伤后即开始积极治疗，用冷敷或局部氯乙烷喷射，止痛止血降温，减轻肌肉僵硬增加活动度。同时抬高患肢，以防肿胀。此时，做进一步体格检查及 X 线检查，排除外侧副韧带断裂。随即用石膏将踝关节固定于外翻位，并外加弹力绷带加压包扎。鼓励伤者负重行走，可垫高足跟以便负重，也可用拐杖协助负重行走。单纯韧带损伤，如此固定 10 ~ 14 天便应完全康复。

（2）踝关节外侧副韧带完全断裂并距骨暂时性脱位的治疗：目前对外侧副韧带断裂的

患者，若有外踝撕脱性骨折及外侧副韧带全部撕脱者，均按踝部骨折处理。骨折对位不良者尚需切开复位。若外侧副韧带虽有断裂，但无明显不稳症状时，应于背伸外翻位用管型石膏固定6周。如有不稳现象，则采用手术修复断裂韧带。手术采用踝前弧形切口进入，清除血肿后于直视下以细丝线缝合断裂韧带。术后短腿石膏固定于背伸外翻位6周。

（3）踝关节复发性脱位的治疗：陈旧性踝关节外侧副韧带断裂，往往造成踝不稳，稍不注意便发生踝关节内翻损伤。对此类患者，若症状轻，工作影响不大，一般也可采用非手术治疗，锻炼腓骨肌，穿高筒靴，加高鞋底外侧，鞋底后跟加宽，踝部用支持带等保护方法，多可有效。但严重病例，虽经上述治疗，踝关节仍然不稳，反复出现踝关节不稳或习惯性脱位，则需采用外侧副韧带修复重建术，效果较好。

（二）手术治疗

1. 适应证　陈旧性踝关节外侧副韧带撕裂伤，经非手术治疗无效，仍经常发生踝内翻扭伤或习惯性踝关节脱位者。

2. 禁忌证　保守治疗有效者。

3. 术前准备　常规术前准备。

4. 手术要点、难点及对策

（1）踝关节外侧副韧带修复重建术

1）手术步骤：①自外踝尖上12cm处与腓骨短肌平行，做一长弧形切口，向下在外踝的近侧向下抵达第5跖骨基底。②寻出腓骨短肌，在肌腱接合处将该肌腱劈成两半，取用其中一半，并在肌腱接合处切断之。如该肌腱较细，可用其2/3。③用钻头在腓骨上，距腓骨尖15～20mm处做一自前至后的水平骨孔，勿损伤关节面，孔洞的开口处，用大刮匙刮圆。在跟骨上跟腓韧带下方，也做一个前后水平的骨膜下隧道，要保留15～20mm的完整骨桥。④足跖屈，将腓骨短肌劈下的一半断端，自前向后穿过腓骨孔，自腓骨后孔引出，向下再进入跟骨隧道后孔，自前孔穿出，将该腱膜缝至腓骨上入口处腱膜上。⑤再把前后切开的腱膜缝至肌腱上缝合皮肤。

2）术后处理：于跖屈外翻位石膏固定6周。然后改外侧鞋跟垫高8～9mm，3个月。在石膏固定下，鼓励其做肌肉等长锻炼。6个月后开始增加活动范围和进行抗阻力练习。

（2）改良的Brostrom手术是一种解剖性的重建外侧韧带手术

1）手术步骤：①对患者施全身麻醉或局部麻醉。在大腿上止血带，同侧臀部下方垫一软垫。②于腓骨前方1cm处做弧形切口，延伸到外踝的后下方，以便显露腓骨肌腱。切口前缘的前方为腓浅神经分支，后方为腓肠神经，手术时必须谨慎，避免损伤。③切开皮肤，尽量保留较厚的皮瓣，一直切到踝关节的关节囊、韧带，以及腓骨肌腱鞘的浅层。结扎大的静脉血管。屈伸踝关节可帮助辨认距腓前韧带较厚的前缘。沿这一结构的上缘切开，暴露踝关节。④解剖伸肌支持带的下方，以便修补韧带时推向腓骨，这可以增强修补的牢度。⑤打开腓骨肌腱鞘大约3cm以检查下方的腓骨长肌和腓骨短肌有无撕裂，如有可以行肌腱修补。⑥踝关节内翻应力试验可以帮助辨别跟腓前韧带。在距离腓骨起点5cm的位置锐性分离距腓前韧带、跟腓韧带及外侧距跟前韧带。⑦将近端韧带瓣连骨膜进一步掀起直至腓骨前缘，用骨锉或咬骨钳做出骨床，以便将韧带远端片段推回到腓骨。可用锚钉插入做好的骨床，缝合韧带的远侧瓣，以重建完整的距腓前韧带-跟腓韧带复合体。当拉紧缝线时，助手将踝关节保持于中立位，轻度外翻，以便将外侧韧带复合体重置于外踝。将近端的韧带瓣和骨膜放置于远端韧带瓣上，用缝线缝合固定。⑧以先修补跟腓韧带最为方便。然后，将伸肌支持带推向腓骨，用缝线固定。⑨活动踝关节，并检查其稳定性。逐层关闭伤口。

2）术后处理：用后托支具将踝关节固定于中立位，3~5天内更换石膏固定。石膏固定2周，然后拆线，并用踝关节行走靴固定。同时逐步进行负重练习和关节活动练习。

5. 术后常见并发症的预防与处理　术后可能并发韧带再次断裂、踝关节僵硬、活动障碍等，必要时根据需要进一步处理。

二、胫骨前肌肌腱撕裂

很少的患者可行非手术保守治疗，可以用踝足矫形器。大多数保守治疗效果较差，故一般均采用手术治疗。

（一）手术适应证

开放性和闭合性创伤性撕裂一旦发现应立即修复。慢性撕裂和非创伤性撕裂对于有明显功能缺陷的可活动患者应行重建。

（二）手术禁忌证

患者局部皮肤软组织条件不适合者。

（三）术前准备

常规术前准备；局部皮肤软组织条件准备。

（四）手术要点、难点及对策

1. 体位及切口　采用越过撕裂部位、沿着肌腱走行的切口。急性创伤性撕裂应用不可吸收缝线端-端吻合修复，跨越肌腱支持带伸展性修复，防止弓弦状态。

2. 修复或重建　慢性非创伤性撕裂应用踇长伸肌或趾长伸肌肌腱转移重建。被转移的肌腱远侧残端，应固定于相关短肌腱以减少供体部的发病率。

3. 缝合　伤口逐层关闭，踝部背伸中立位用石膏或小夹板固定。

（五）术后监测与处理

术后4周更换拐杖，此时患者开始负重，并进行主动关节活动度练习。穿运动鞋离床活动。

（六）术后常见并发症的预防与处理

术后可能并发韧带愈合不良、再次断裂及踝关节僵硬、功能不良等，根据情况需要行进一步处理。

三、下胫腓联合损伤

（一）适应证

1. 单纯下胫腓联合韧带损伤。
2. 下胫腓联合韧带损伤伴骨折。

（二）禁忌证

患者局部皮肤软组织条件不适合者。

（三）术前准备

常规术前准备。

（四）手术要点、难点及对策

下胫腓联合螺钉的方向在冠状面应平行于踝关节。未平行于踝关节的下胫腓联合螺钉会使得腓骨短缩或延长。有基于尸体研究的文献报道，距踝关节面上方 2cm 处放置下胫腓联合螺钉，其稳定作用比距踝关节面上方 3.5cm 处放置更佳。也有基于临床的报道显示距踝关节面上方 2cm 处放置螺钉，与距踝关节面上方 3 ~ 5cm 处放置结果没有差异。

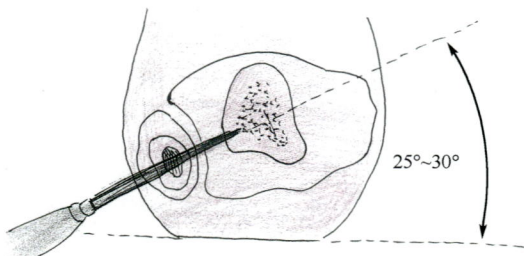

图 10-7 下胫腓联合螺钉的打入方向

在水平面上，螺钉应该成 25° ~ 30° 倾斜（图 10-7），从前内侧向后外侧置入。应该使用全螺纹螺钉，而不是加压螺钉。以往的观点认为置入螺钉时应该将踝关节置于最大背伸位置，从而避免术后踝关节背伸受限。但是最近有人提出踝关节跖屈位置时行下胫腓联合固定不会使踝关节背伸受限，背伸踝关节没有必要。至今，固定下胫腓联合时的踝关节体位仍然存在争议。

（五）术后监测与处理

最常用的术后方案是禁止负重，直至螺钉取出，禁止负重的时间至少为 12 周，以确保韧带有足够的时间达到愈合，过早取出螺钉会使下胫腓联合再分离；另一种方案是不取出螺钉就负重，前提是事先将螺钉松动或断钉的问题告知患者。

（六）术后常见并发症的预防与处理

术后存在螺钉松动、断钉或二次手术取钉的问题。生物可吸收螺钉则没有断钉和取钉的问题。近来的实验室研究和临床研究显示，两者在强度、炎症反应方面没有明显差异。

四、侧副韧带损伤

（一）保守治疗

急性与慢性踝关节扭伤经常是多个解剖部位同时发生损伤，可能并发相关疾病，故临床医生应明确患者是否存在伴随病变。对急性踝关节扭伤的治疗，目前普遍认同的观点是Ⅰ度和Ⅱ度损伤经保守治疗和早期功能康复后通常能得到满意的恢复。休息、冰敷、冷压及肢端抬高，然后给予保护性制动，如绷带、夹板或支具以限制关节活动可以减轻疼痛和肿胀，然后循序渐进地进行负重练习、本体感觉训练。腓骨肌力量训练和小腿三头肌的伸展训练相结合。轻度扭伤完全恢复活动的时间是1周，中度扭伤是2周，通常需要佩戴弹性外支具来保护活动。上海交通大学医学院附属瑞金医院骨科足踝外科组对于大多数Ⅰ度、Ⅱ度扭伤患者，使用"U"字形支具，可让患者戴支具行走。遇到疼痛、肿胀较重时，可用踝关节固定的行走靴，让患者进行保护状态下的负重，以方便进行康复训练。对某些仍需参加训练的运动员，可用绷带来进行活动时的保护。当存在更严重的并发病变时，如腓骨撕脱性骨折、距骨穹顶骨软骨损伤或腓骨肌腱半脱位时，就要使用管型石膏制动。管型石膏制动达3周或骨、软组织创伤已经稳定，立即更换为踝关节行走靴，以方便功能康复。伤后6周开始在"U"字形支具保护下行走。

对于严重的Ⅱ度、Ⅲ度损伤，文献中关于应该施行手术解剖性修复还是保守治疗仍存在一些争论。主张手术的学者认为，早期解剖修复能尽可能减少发生迟发性功能不稳定的可能性；而主张保守功能治疗的学者认为，手术有可能发生如神经瘤形成、疼痛、瘢痕、感染、皮肤坏死和深静脉血栓形成等并发症，同时有报道显示，长期随访发现接受踝关节手术组与未接受手术组之间无明显差异。此外还有学者认为，二期手术重建或延期修复外侧韧带能够达到与一期修复一样良好的效果，因此可以挽救少见的迟发性不稳定病例，以及避免手术相关的并发症。作者曾在美国著名的足踝外科专家Myerson教授处学习，对这一问题，Myerson教授认为医生应该以患者为中心，根据其活动水平及功能要求来调整治疗方案，尤其是对有较高要求的运动员。

（二）手术治疗

1.适应证　对严重的踝关节扭伤，如果年轻的患者要求一个更耐用、功能更佳的踝关节，则应选择手术治疗。

2.禁忌证　轻度的、急性损伤。

3.术前准备　常规的术前准备。

4.手术要点、难点及对策

（1）外侧韧带损伤的修复手术：改良的Brostrom手术是一种解剖性的重建外侧韧带手术（图10-8）。对患者施行全身麻醉或局部麻醉。大腿上止血带，同侧臀部下方垫一软垫。于腓骨前方1cm处做弧形切口，延伸到外踝的后下方，以便显露腓骨肌腱（图10-8）。

切口前缘的前方为腓浅神经，后方为腓肠神经，手术时必须谨慎，避免损伤。切开皮肤，尽量保留较厚的皮瓣，一直切到踝关节的关节囊、韧带，以及腓骨肌腱鞘的浅层。结扎大的静脉血管。屈伸踝关节可帮助辨认距腓前韧带较厚的前缘。沿这一结构的上缘切开，暴露踝关节。解剖伸肌支持带的下方，以便修补韧带时推向腓骨，这可以增强修补的牢固度。打开腓骨肌腱鞘大约 3cm 以检查下方的腓骨长肌和腓骨短肌有无撕裂，如有可以行肌腱修补。

踝关节内翻应力试验可以帮助辨别跟腓韧带。在距离腓骨起点 5cm 的位置锐性分离距腓前韧带、跟腓韧带及外侧距跟前韧带。将近端韧带瓣连骨膜进一步掀起直至腓骨前缘，用骨锉或咬骨钳做出骨床，以便将韧带远端片段推回到腓骨。可用锚钉插入做好的骨床，缝合韧带的远侧皮瓣，以重建完整的距腓前韧带 - 跟腓韧带复合体。当拉紧缝线时，助手将踝关节保持于中立位，轻度外翻，以便将外侧韧带复合体重置于外踝。将近端的韧带皮瓣和骨膜放置于远端韧带皮瓣上，用缝线缝合固定。以先修补跟腓韧带最为方便。然后，将伸肌支持带推向腓骨，用缝线固定。其他增强修补牢固的方法还有游离腓骨骨膜或前推姆短伸肌。活动踝关节，并检查其稳定性。逐层关闭伤口。

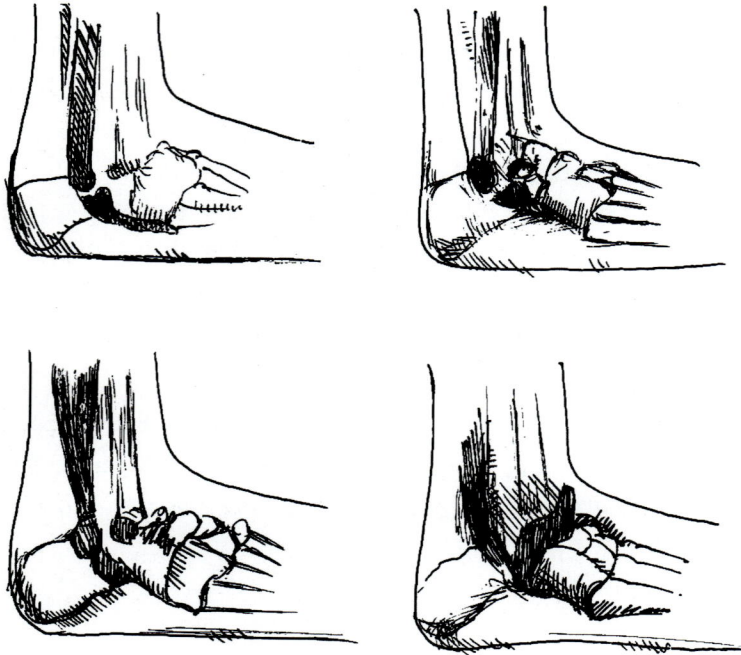

图 10-8 改良的 Brostrom 方法

将距腓前韧带和跟腓韧带重叠。注意，Gould 和 Hamilton 建议使用伸肌支持带下方的短臂来增强修复分支

用后托支具将踝关节固定于中立位，3 ~ 5 天内更换石膏固定。石膏固定 2 周，然后拆线，并用踝关节行走靴固定。同时逐步进行负重练习和关节活动练习。

（2）内侧副韧带损伤的修复手术：只要断裂的内侧副韧带的断端尚有足够长度和牢度可供缝合，就可直接修复韧带。在内踝前方做一个弧形切口，切口远端略向后偏，至内踝尖下方约 2cm 处。避免损伤大隐静脉。辨认出三角韧带。此时浅层三角韧带常常已经撕裂。深层三角韧带的损伤部位可位于韧带与内踝尖相连处、韧带中间及韧带与距骨相连处，后者最为常见。如果损伤处位于韧带近端，即远端残端较长，可在内踝尖韧带附着部位置入一枚锚钉，锚钉尾部的缝线穿过远残端韧带体部收紧，以恢复韧带近端止点在骨面上的附着。必要时可以用软组织缝线加强缝合。同样，如果损伤处位于韧带远端，即近端残端较长，可在距骨上置入锚钉，锚钉尾部的缝线穿过近残端韧带体部、收紧打结。如果损伤位于韧带体部中间，则需在内踝尖和距骨上各置入一枚锚钉，将内踝锚钉尾部的线与韧带远残端缝合，距骨锚钉尾部的线与韧带近残端缝合。

术后处理与外侧韧带损伤的修复手术相同。

跟 腱 断 裂

一、保守治疗

极少见的闭合性部分跟腱断裂可于踝关节悬垂松弛位，用石膏靴固定 4 ~ 6 周。然后加强功能训练，可自行修复。

二、手术治疗

（一）跟腱直接修复术

1. 适应证　新鲜的跟腱完全断裂，经跟腱断端清创后，缺损在 1 ~ 2cm 者。
2. 禁忌证　近止点处的断裂无法直接缝合者。
3. 术前准备　常规术前准备。
4. 手术要点、难点及对策

（1）体位及切口：在断裂水平的跟腱内侧 0.5cm 处做纵行切口，长为 6 ~ 8cm，切开皮下组织、深筋膜及腱周组织。

（2）修复：将跟腱外膜适当向两侧分开，显露跟腱断端。清除跟腱断端血肿，适当修剪撕裂的跟腱纤维。用不吸收缝线采用 Kessler、Bunnell 或 Krakow 缝合法缝合跟腱，跖屈踝关节，拉紧缝合线后大打结。跟腱断端再用可吸收缝线间断或连续缝合，使断端间尽可能平整光滑，如果用筋膜或其他肌腱加强修复，需要将多余的组织切除。

（3）缝合伤口：冲洗伤口，逐层缝合。

5. 术后监测与处理　短腿石膏固定踝关节中度跖屈 20° ~ 30°，以减小跟腱断端的张力。3 周后开始部分负重练习，4 ~ 6 周时由部分负重转到完全负重练习，6 ~ 12 周穿保护靴完全负重行走，12 周后开始单足提踵练习及跑跳练习。

6. 术后常见并发症的预防与处理　术后可能并发伤口愈合不良、跟腱愈合不良、跟腱再次断裂、跟腱挛缩等情况，需要根据情况进一步处理。

427

（二）跟腱腱膜 "V-Y" 滑移修复术

1. 适应证　新鲜或陈旧的跟腱完全断裂，经跟腱断裂清创后，缺损在 3 ~ 4cm 者。

2. 禁忌证　缺损范围大于 4cm 者。

3. 术前准备　同前。

4. 手术要点、难点及对策

（1）体位及切口：在断裂水平的跟腱内侧 0.5cm 处做纵行切口。切口需要向上延长到肌肉和肌腱交界处。切开皮下组织、深筋膜及腱周组织。

（2）修复：将跟腱外膜适当向两侧分开，显露跟腱断端。清除断端间血肿。陈旧性跟腱断裂切除断端间陈旧瘢痕组织，修剪跟腱断端。在跟腱断端近侧，腓肠肌和跟腱交界处，做一尖端向上的 "V" 形切口，完全切断腱膜组织。牵拉 "V" 形切口远端使其向远端移位，靠近跟腱远侧断端。采用跟腱直接缝合法缝合跟腱。如两端不能靠近，可将延长的腓肠肌筋膜缝合于跟腱的远端。

（3）冲洗伤口，逐层缝合。

5. 术后处理　短腿石膏托固定踝关节跖屈 20° ~ 30°，以减小跟腱断端之间的张力。术后 2 周拆线并更换石膏托使踝关节达到功能位。术后 4 周，开始非负重活动。6 周后使用中立位支具固定。7 ~ 8 周开始负重活动。

6. 术后常见并发症的预防与处理　同前。

（三）筋膜修复术

1. 适应证与禁忌证　陈旧性跟腱断裂，断端间距离较大无法直接缝合，或缝合后张力较大，可采用此法。

2. 手术方法　从大腿外侧取下（0.5 ~ 0.8）cm ×（12 ~ 15）cm 大小阔筋膜条，在跟腱断端间做交叉缝合。也可从大腿外侧取下 7.5cm × 15cm 大小阔筋膜条，自此阔筋膜条切下 3 条 1cm 宽筋膜条备用。此时用 Bunnell 法用细钢丝横穿近端跟腱，向下牵引自跟骨穿出，将足跖屈 20°，使断端尽可能接近，然后用切下的 3 条筋膜条缝合，衔接两端，两条交叉缝合，一条中间纵行缝合。余下的筋膜包绕断端间缝合之，缝合口转向前方，以免与皮肤发生粘连。

3. 术后处理　膝关节屈曲 40°，踝关节跖屈 20°，长腿石膏固定。术后 6 周拆除石膏。

（四）肌腱瓣成形术

1. 适应证与禁忌证　同"筋膜修复术"，但该法不需要另做切口取阔筋膜，减轻患者痛苦，且带肌腱瓣血运较好，故多采用此法。

2. 手术方法　自断裂的跟腱近端取肌腱皮瓣进行修复的手术方法较多，常见的有以下几种。

（1）腱膜瓣修补术：从腓肠肌腱膜上切下一块带蒂腱膜瓣，其基底距断端 1 ~ 1.5cm，翻下后缝至远侧断端，此法缺点在于肌腱膜的深层粗糙面易与皮肤粘连。

（2）Lindholm 修补术：从近侧断端边缘各取一 1cm ×（7 ~ 8）cm 大小肌腱条，使之旋转 180°，使光滑面向皮下组织，跨过已缝合断端，再缝合至远侧断端上。

428

方法与肌腱瓣修复术相同，只是所取肌腱皮瓣略长，近端肌腱切一纵行切口，使肌腱皮瓣穿入，再向下反折，包绕断端及其缺损，并予以良好缝合。

3. 术后处理　同"筋膜修复术"。

（五）White 肌肉修补术

White 肌肉修补术是采用腓骨短肌肌腱进行修复的方法。

1. 适应证　适用于陈旧性跟腱断裂，断端分离较远。

2. 手术方法　①自跟腱外侧做一切口，约长 12cm。②暴露跟骨处跟腱上端及跟腱断端切除断端间瘢痕。③屈膝 90°，踝关节跖屈 20°～30°，用 Bunnell 法以钢丝缝入，牵引近端与远端，若能使断端相互接触，则用直接缝合法缝合，或外被筋膜或肌腱皮瓣加固缝合。④若断端不能被牵拉对合时，White 和 Kraynick 提出将腓骨短肌移位至跟骨。其方法是在足外缘切断腓骨短肌的止点，然后将小腿后外方肌间隔打开，将腓骨短肌肌腱自此处抽出。将此肌腱沿跟腱外侧向下直至跟骨。在跟腱止点外侧稍前方横钻一横孔达内侧。将腓骨短肌肌腱自外向内穿入，残端再沿跟腱内侧向上。膝屈曲、踝跖屈的位置，牵拉腓骨短肌肌腱，使跟腱断端尽可能对合，然后用丝线缝合。最后再用交叉加固包绕缝合。⑤缝合皮下组织、皮肤。

3. 术后处理　同"筋膜修复术"。

第三节　糖尿病足

足部是糖尿病这一多系统疾病的靶器官之一，糖尿病足又称糖尿病肢端坏疽，于 1999 年，WHO 将其定义为：糖尿病患者由于合并神经病变和各种不同程度末梢血管病变而导致下肢感染、溃疡和（或）深部组织破坏。糖尿病足是周围神经病变、感染、缺血和足部畸形共同作用的结果，是截肢、致残的主要原因。其治疗方案应当根据溃疡的严重程度、血管状况、感染和神经病变的情况而定。对于糖尿病足的治疗要遵循：积极治疗感染；评价血管状况及重建血运；减轻患肢、伤口的压力；通过清创、换药及护理改善伤口环境的优先顺序。其手术方式主要为局部清创同时封闭石膏固定治疗，同时注意去除骨性突起后再打石膏。

一、溃疡清创 + 骨性突起切除术

（一）适应证

1. 因糖尿病引起的足部溃疡直径 >3cm 或 <3cm 经保守治疗无效者。
2. 足部合并动脉粥样硬化或神经病变的糖尿病患者。
3. 发生足部畸形的患者。

429

（二）禁忌证

1. 局部血管钙化引起组织严重缺血。
2. 合并全身性疾病如出血性疾病、严重心脏疾病、呼吸系统疾病，不能耐受麻醉者。
3. 合并严重精神障碍者、严重的认知功能障碍者不得手术。
4. 由于身体营养状况不能耐受手术者。

（三）术前准备

除一般的手术常规准备外，对于糖尿病足的治疗，术前应积极控制血糖，一般应用胰岛素，必要时结合口服降糖药物，血糖一般控制在 7 ~ 15mmol/L，同时控制感染，根据药敏及伤口愈合情况，早期、足量、高效和联合使用抗生素，但是术前一般不使用抗凝药，即使应用，也要在术前 3 天停用。同时术前应明确患足缺血指数，缺血指数指踝部血压同肱动脉血压比值，缺血指数为 0.45 即为低值，其对于糖尿病足预后有重要价值。

麻醉：可采用连续硬膜外麻醉和全身麻醉。

（四）手术要点、难点和对策

1. 患者取仰卧位，患足置于折叠的手术巾上，在足底做纵行切口，把溃疡或溃疡的一部分做椭圆形切除。
2. 在切口中部要注意将足底外侧动脉牵开、灼烧或推到骨性突起内侧。
3. 牵开器放置于切口深部牵开后，通过钝性和锐性分离，显露骨性突起。
4. 用电锯或骨凿切除骨性突起，直至跟骰关节能被显露清楚，并去除跟骨背侧的骰骨。
5. 留骨块标本送培养，去除止血带，抬高患肢。有时需要缝扎来控制软组织出血，对骨松质侧采用骨蜡止血，可以放置中号引流管引流，但术后第 1 天应拔除，尤其是引流管放置于骨松质附近时。
6. 用大针、粗线（2-0 尼龙线）做全层缝合，并按照由内向外再由外向内方向缝合，以消灭无效腔。
7. 敷料加压包扎（可采用大块的烧伤敷料），并用短腿可行走石膏固定。

（五）术后监测与处理

术后 72 ~ 96 小时检查伤口，并在敷料外用一个新的、衬垫良好的、非负重管型石膏固定，将此石膏持续固定至切口愈合并能耐受负重为止，一般需要 4 ~ 8 周。用塑形鞋和减少活动的双侧垂直踝关节支具再保护数月。如果皮肤不出现问题而且跖侧瘢痕稳定，则可以去除支具并穿特制鞋。

（六）术后常见并发症的预防与处理

术后最常见的并发症为伤口不愈合，需要积极控制糖尿病的发展，同时保证伤口处的血供，减少负荷，预防感染的发生。

（七）临床效果评价

对于直径 <3cm 的前足溃疡，若是足部脉搏搏动好，可以用封闭石膏治疗，甚至对于邻近溃疡骨质的局限性骨髓炎也可用石膏技术治疗，对于神经营养性溃疡，先行清创术，去除周围胼胝（胼胝的边缘清晰可见），然后用石膏固定治疗以使患足保持不承重的状态，这对于溃疡完全免除负荷是理想的方式，但很多患者都很难做到，目前已证实，除非石膏过紧，否则承重的全接触石膏不会影响前足和中足的溃疡愈合。

有部分足足根部的溃疡比较大，似乎不适合用石膏固定治疗。虽然治疗效果不如前足溃疡，而且治疗时间较长，但如果血供较好（触诊或超声检查胫后动脉），则不鼓励甚至要严格限制负重行走。闭合的管型石膏治疗仍有可能成功。

二、截肢术

（一）适应证

1. 糖尿病足导致足部坏疽经保守治疗无效者。
2. 足部溃疡合并深部脓肿和骨髓炎经保守治疗无效者。

（二）禁忌证

1. 合并全身性疾病如出血性疾病、严重心脏疾病、呼吸系统疾病，不能耐受麻醉者。
2. 由于身体营养状况不能耐受手术者。

431

（三）术前准备

除一般的手术常规准备及控制血糖、应用抗生素外，合并高热者给予抗炎降温处理，溃疡面渗出多者予以换药。术前还应行双下肢血管多普勒彩超检查，明确下肢血管闭塞部位，为选择截肢平面提供参考。

麻醉：可采用连续硬膜外麻醉和全身麻醉。

（四）手术要点、难点及对策

1. 患者取仰卧位，常规消毒铺巾，不使用止血带，术前行 B 超确定截肢平面并做好标记。
2. 沿画线切开皮肤皮下，为了保护皮瓣血运，不对皮下组织做剥离。
3. 切开小腿外侧肌群，分离出腓浅和胫前神经，局部封闭后用锋利刀片切断回缩到截骨平面以上。
4. 剥离暴露胫骨和腓骨，在预计截骨平面处环形切开骨膜，剥离后用线锯锯断。胫骨嵴处用骨凿去掉一楔形骨块，使断端与骨干成 30°～60° 角，再用骨锉将胫腓骨边缘锉平。
5. 切断小腿后侧肌肉，暴露胫后各血管，结扎后剪断，并处理胫后神经和腓神经。
6. 冲洗切口，放置引流片后，逐层缝合。

（五）术后监测与处理

因糖尿病引起血管硬化闭塞，术中一般出血不多，术后可不用止血药，以防血栓形成，并注意监测血压、体温和残端渗血情况，术后 48 小时无进行性渗血可拔出引流片。除全身应用抗生素预防感染外，仍需继续监测血糖变化，调整胰岛素用量。维持水、电解质平衡，并应用血管舒张药物改善血液循环，同时给予止痛和心理治疗，帮助患者度过术后恢复期。

（六）术后常见并发症的预防与处理

对于截肢术，术后仍需注意伤口情况，控制血糖，保证局部清洁，不负重是必要的措施，同时，术后应激性的血糖升高及截肢平面过低有可能引起不愈合并导致再截肢的发生。

（七）临床效果评价

对于截肢术，其预后与截肢平面的选择及术后的护理相关，对于大多数糖尿病足患者，仅行局部清创并加强护理基本就可以痊愈，只有对于伴随湿性坏疽，且进展速度快，危险程度高，伴有高热、败血症倾向的患者才采取截肢术，而截肢平面的选择，不能小于坏疽发生的平面，同时应综合评价周围皮肤的条件，平面过低有可能导致坏疽进一步发展，从而导致再截肢的发生，过高则有可能影响患者之后的康复活动。

（华中科技大学同济医学院附属协和医院骨科医院　段德宇）

参 考 文 献

李安平，陈游，黄国良，等 . 2013. 关节镜下锚钉植入治疗肩关节 bankart 损伤疗效分析 . 中南大学学报：医学版，38（3）：268-273.

卢世壁，王继芳，王岩 .2006. 坎贝尔骨科手术学 . 北京：人民军医出版社 .

Ellman H，Hanker G，Bayer M . 1986.Repair of the rotator cuff: end –result study of factors influencing reconstruction. J Bone Joint Surg （Am），68：1136 -1144.

第十一章 肩、髋、膝、踝关节运动损伤

第一节 肩关节运动损伤

肩关节损伤是指因肩部各组织包括肩袖、韧带发生退行性改变，或因反复过度使用、创伤等原因造成的肩关节周围组织的损伤，表现为肩部疼痛。常见的肩关节损伤有肩峰下撞击征、肩袖损伤、冻结肩、肱二头肌长头腱损伤、上盂唇从前到后撕裂（SLAP）损伤、肩关节不稳。

一、肩关节镜下 SLAP 损伤修复术

（一）适应证

其适应证为肩关节 Snyder Ⅱ 型 SLAP 损伤，60 岁以下患者。

（二）禁忌证

其禁忌证为：年老患者；肩关节退行性病变，合并全层的肩袖撕裂；明显的肩峰下撞击征或者肩锁关节骨性关节病；活动性感染；各脏器功能严重损害者。

（三）术前准备

患者一般全身麻醉，根据术者习惯采用沙滩椅位或侧卧位。侧卧位时，患者后倾 30°，肩关节外展 30°，前屈 40°，患肢牵引重量 3kg。触摸关节镜标记并在肩关节皮肤上标出：肩峰、肩锁关节、锁骨及喙突。

（四）手术要点、难点及对策

1. 常规手术入路为后侧入路，前上侧入路及前侧入路，另外附加 Wilmington 入路，为了 SLAP 后侧损伤的修复，如果存在后下盂唇的损伤需修复时，后侧入路应稍向下向外一点以利于缝线锚钉的打入及缝线打结固定。首先取后入路，关节镜下依次检查盂肱关节、盂唇、关节囊、肩峰下情况。在长针导引下做前入路，插入塑料套管工作通道。重点检查

前盂唇、盂肱下韧带和后盂唇及关节囊，探针确认 SLAP 损伤情况，进一步明确诊断。

2. 后入路进镜，前上入路进刨刀，清理肱二头肌肌腱附着处和盂唇的磨损及碎片，对损伤的盂唇与肩胛盂进行新鲜化处理，去皮质磨削。通过定位器在肩胛盂处打入开孔导针，缓慢拔出导针，确保定位器无移动。采用缝合锚钉沿定位器植入导针开口的孔道，以 30° 尖头持线器从前入路进入，从损伤的盂唇与关节盂中间穿出，夹住锚钉其中 1 根线，沿前入路引出。如 30° 尖头持线器无法完成过线，可先用夹线器将其中 1 根线推进撕裂口，再改用 30° 尖头持线器夹住。然后 SMC 结打结固定后，附加 3 个普通结加固。根据撕裂口大小，可在肱二头肌止点的前方或后方再植入 1 ~ 2 枚锚钉固定。缝合完毕后，探针测试盂唇稳定后关闭切口（图 11-1）。

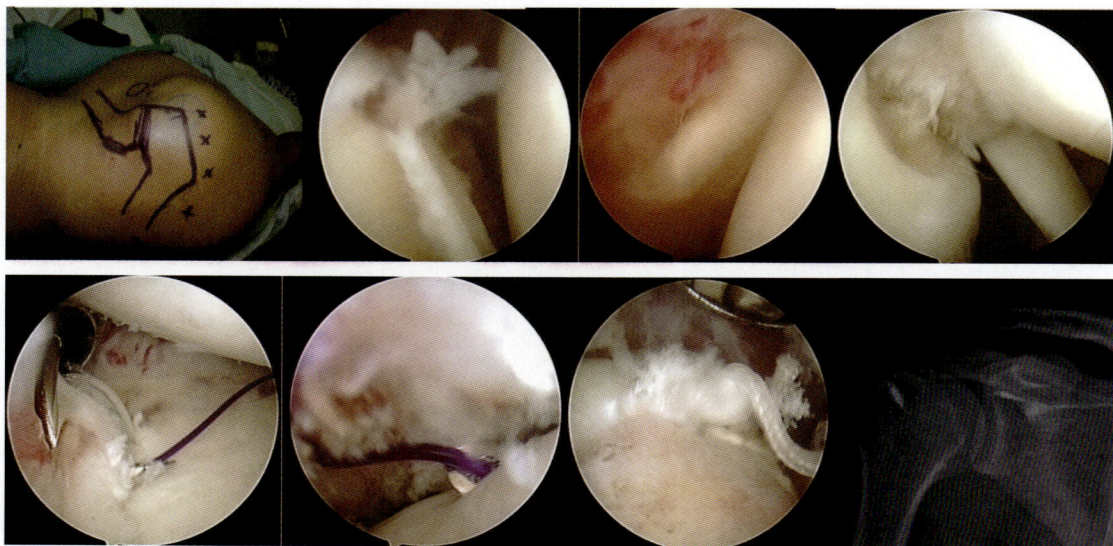

图 11-1　SLAP 损伤合并肩袖损伤的处理

（五）术后监测与处理

术后采用外向轴肩外展支具固定 6 周，并行局部理疗、消肿止痛及冰敷治疗。第 2 天开始握拳、腕关节及肘关节被动活动练习，并进行患肢钟摆运动；1 周后可被动活动肩关节，但外旋不要超过中立位，后伸不要超过身侧，不要伸直肘关节，4 周内被动活动肘关节，不要主动屈肘练习。6 周后开始肩关节主动上举、外展、后伸等全范围活动；3 个月内达到肩关节最大活动度。半年后进行对抗训练。

（六）术后常见并发症的预防与处理

需注意术中并发症如损伤臂丛神经等大的血管神经或灌洗液外渗造成颈胸背筋膜腔水肿等，术后注意创伤切口及关节腔感染等及骨科手术常见并发症如深静脉血栓、肺栓塞、应激性溃疡等。在手术操作中需仔细操作，注意避免医源性损伤，术后早期开始功能锻炼，下床活动，并根据患者情况采用相应药物治疗相关疾病。

（七）临床效果评价

目前，临床常用的 SLAP 损伤分型标准是 Snyder 在 1990 年提出的分型标准，该标准将损伤分为 4 型：Ⅰ型，肩胛上盂唇磨损、变性，但未撕脱，有完整的盂唇缘和肱二头肌肌腱。Ⅱ型，上盂唇及肱二头肌长头腱自肩胛盂撕脱，该类型最常见，约占 SLAP 损伤的50%。Ⅲ型，上盂唇桶柄样撕脱，但部分上盂唇及肱二头肌长头腱仍紧密附着于肩胛盂上。Ⅳ型，上盂唇桶柄样撕脱，病变延伸至肱二头肌长头腱；部分上盂唇仍附着于肩胛盂上，部分撕脱可移行至盂肱关节；也可伴肱二头肌长头腱完全撕脱。

对Ⅰ型损伤可采用单纯清理术，Ⅲ型损伤可将桶柄样撕脱部分切除，Ⅳ型损伤的治疗依据肱二头肌长头腱撕脱情况而定，大部分患者未撕裂的肱二头肌长头腱仍牢固地附着于肩胛盂，仅切除损伤的盂唇及肌腱。对于撕裂累及肱二头肌肌腱 30% 以上的病例，年老和肌腱变性严重的患者可行肌腱切断，肱二头肌沟处肌腱固定术，对于年轻患者，将盂唇撕裂部缝于附着部即可。Ⅱ型损伤最常见，应该行固定修复术。其固定方法有多种，缝合锚钉最常用，关节镜下手术效果较好。关节镜下修补 SLAP 损伤的临床疗效报道不一，其影响因素较多，包括：①内固定材料的不同；②患者年龄；③患者术后运动；④合并损伤；⑤ SLAP 损伤分型，其中Ⅱ型损伤最适合关节镜下修复，临床疗效最好；⑥手术方式不同。Morgan 等报道了 102 例Ⅱ型 SLAP 损伤患者关节镜下缝合锚钉术的效果，术后 1 年随访结果显示：优 84%，良 13%，中 3%，所有的良和中的病例均合并肩袖损伤。Steson 等报道 130 例各型的 SLAP 损伤关节镜清理或修复术的效果，47% 患者有Ⅱ型 SLAP 损伤，术后 UCLA 肩关节评分结果显示：优良 79%，中 17%，差 4%。Brockmeier 报道关节镜下带线锚钉治疗 SLAP Ⅱ型损伤术后 2 年的临床效果，90% 的患者满意，优良率为87%，74% 的患者能够恢复到术前运动水平。Denard 和 Alpert 等报道了带线锚钉治疗SLAP Ⅱ型损伤的长期临床疗效，87% 的患者获得优良的临床效果，疗效不佳的患者与工伤赔偿和年龄偏大有关，以及国内外的众多学者报道了关节镜下使用可吸收锚钉固定SLAP Ⅱ 型损伤也取得了较好的临床效果。

二、肩关节镜下 Bankart 损伤修复术

（一）适应证

1. 前向不稳导致持续性肩痛并且保守治疗至少 6 个月仍无效果的患者。
2. 创伤性的初次肩关节脱位。
3. 复发性肩关节脱位，适用于单向不稳、关节囊完整、肩胛盂和肱骨头骨缺损不大的患者。

（二）禁忌证

其禁忌证为：随意性脱位；自主选择性肌肉收缩造成的盂肱关节不稳；情绪稳定有问题的患者；活动性感染；各脏器功能严重损害者。

（三）术前准备

患者一般全身麻醉，根据术者习惯采用"沙滩椅"位或侧卧位。侧卧位时，患者后倾30°，肩关节外展30°，前屈40°，患肢牵引重量3kg。触摸关节镜标记并在肩关节皮肤上标出：肩峰、肩锁关节、锁骨及喙突。

（四）手术要点、难点和对策

1. 关节镜检查首先通过后方入路进行，对盂肱关节内结构进行探查，了解Bankart损伤、Hill-Sachs损伤的大小、SLAP损伤、肩袖损伤、关节囊的松弛程度、关节软骨损伤及是否存在游离体。然后在长针导引下做前上、前下入路，插入塑料套管工作通道。

2. 通过前下入路分离提拉并松解盂唇。在关节盂前方找到撕裂的关节囊-盂唇复合体损伤，对准肩胛下肌与冈上肌肌腱之间的间隙退出镜头，插入长导向棒向前方顶出，用小尖刀切开皮肤穿出导向棒，在前方套上的关节镜下操作套管插入关节腔内；而后取出导向棒从后方插入关节镜。采用射频或刨削刀清理Bankart损伤的创面和瘢痕组织，用角锉插入肩盂和关节囊-韧带-盂唇复合体之间进行剥离，造成新鲜创面，直至肩盂骨面出血以便愈合。

3. 用直径2.5mm的专用导针钻入肩盂骨质内深达3mm，将直径2.5mm、长25mm缝合锚钉沿导针打入骨内，通过前方隧道将肩关节囊-韧带-盂唇复合体牵向盂唇缘，应用软组织缝合钩刺穿关节囊盂唇组织，用过线器将锚钉尾端一根缝线穿过关节囊，然后打SMC结，提升打结以上移关节囊盂唇组织，将关节囊牢固固定于盂唇上，根据损伤的大小植入锚钉2～3枚。锚钉的理想位置是与肩胛盂关节面边缘的距离为3～5 mm，钻孔的位置是在软骨表面边缘，而不是肩胛颈部。钻的方向与肩胛盂关节面成45°，通常需要2～4个锚钉均匀分布在2点～5点半的位置。

关节镜下治疗要点是：先后侧入路评估Bankart损伤并检查是否有需同时处理的病理；从前上外侧入路评价Bankart损伤，该入路能提供观察肩胛盂前方和前盂唇的最佳视野；前下入路要足够靠下和靠外，这样才有合适角度放置5点半位置的锚钉；打磨肩胛盂前方至骨面渗血，为关节囊盂唇的愈合提供良好的渗血表面，锚钉应放置在肩胛盂面上的边缘，而不是盂缘或者盂颈部；通常应用3个锚钉就足够了，其均匀分布在2点～5点半的位置上；关节囊和盂唇组织有足够的上提移位；在关节囊侧打结，以防线结在盂肱关节软骨面的机械磨损；如果合并SLAP损伤应该在处理Bankart损伤前置入修复SLAP损伤的锚钉并穿线，因为上盂唇隐窝会较早肿胀可妨碍视野；对于三重盂唇损伤Bankart损伤、后侧Bankart损伤及SLAP损伤、修复顺序如下：先置入修复SLAP损伤的锚钉，并穿引缝线但暂不打结，修复Bankart损伤，修复后侧Bankart损伤，打结系紧修复SLAP损伤的缝线（图11-2）。

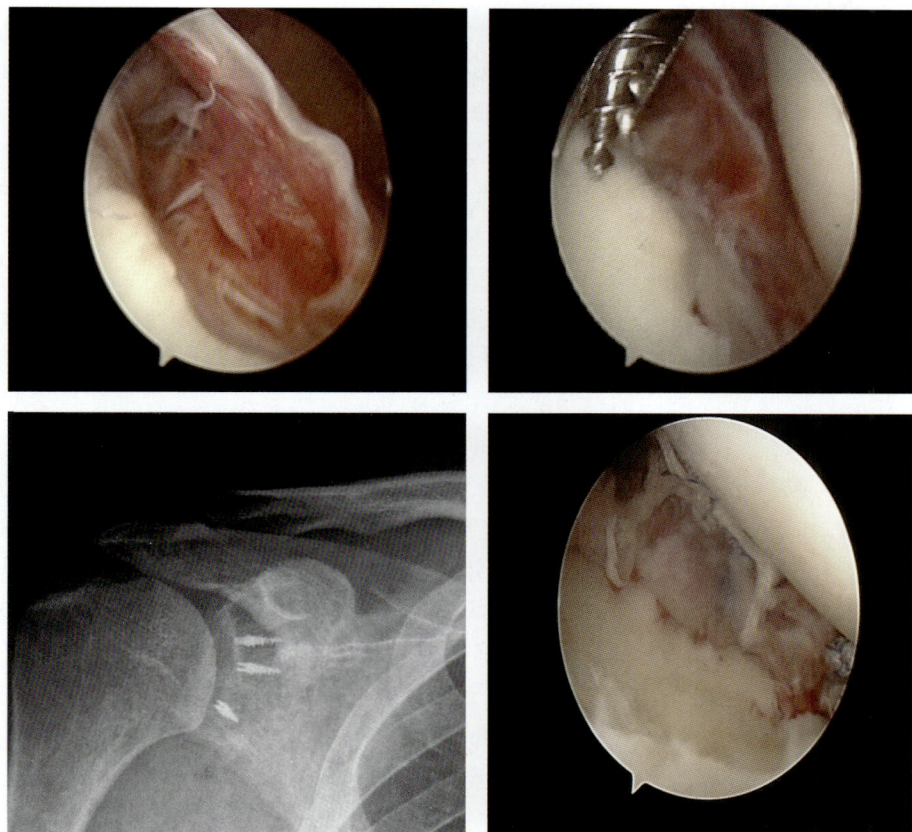

图 11-2 肩关节 Bankart 损伤的修复

（五）术后监测与处理

术后采用外向轴肩外展支具固定 6 周，并行局部理疗、消肿止痛及冰敷治疗。第 2 天开始握拳、腕关节及肘关节被动活动练习，并进行患肢钟摆运动；1 周后在疼痛允许范围内主动进行各方向活动，但不能外展位外旋。允许患者在自己能耐受范围内主动抬肩。2 周后开始肩关节主动抬举和外旋练习等活动，外旋限制范围：第 2 周 20° 以内，第 4 周 40° 以内，第 6 周 60° 以内。6 周后，允许外展位外旋。3 个月内达到肩关节最大活动度。半年后进行对抗训练。

（六）术后常见并发症的预防与处理

多数并发症可以避免，其发生可能与病例误选、操作失误和术后康复进度过快有关。其并发症包括复发、神经损伤、内植物问题，以及其他并发症如感染、活动受限或反射性交感神经营养不良。术后最常见并发症是肩关节不稳复发，根据文献报道，术后不稳复发的发生率为 4% ~ 17%，并报道相关的危险因素包括患者的年龄（≤ 20 岁）、高水平竞技运动、缝合锚定的数量及关节松弛和肩盂的骨性缺损等。这种不稳复发是多因素的：缝合锚固定位置不佳，关节囊没有上移，盂颈部创面没有新鲜化等，这些需要在术中多加注意并纠正。

（七）临床效果评价

关节镜辅助下治疗已经成为治疗肩关节疾病的一种不可或缺的治疗手段，Bankart 损伤采用关节镜手术的理想患者是从事非接触性运动伴有 Bankart 病变，而且其盂唇本身没有变性，肩关节盂肱下韧带及盂肱中韧带质量良好者。许多研究报道，目前关节镜下治疗 Bankart 损伤修复肩关节前方不稳的效果已可与切开手术相媲美。其中缝合锚技术已经成为关节镜修复 Bankart 损伤最常用方法。文献中使用缝合锚技术进行关节镜 Bankart 损伤修复的效果良好。Hoffmann 等报道了 26 例肩关节脱位患者使用 Mitek 缝合锚钉的良好效果，术后 2 年随访时有 2 例复发。Gartsman 等报道了使用关节镜缝合锚钉治疗 53 例肩关节前向不稳患者的临床结果，平均随访 33 个月，4 例患者复发不稳。Mazzoca 等的研究显示即使患者是对抗性和接触性运动员，使用该技术后，所有患者术后都能恢复运动，仅 2 例复发不稳。北京大学运动医学研究所的报道也取得了良好效果：肩关节复发性前脱位患者 188 例，包括运动员 50 名，非运动员 138 名，平均年龄 25.3 岁，平均随访 38.6 个月。肩关节 ASES 评分从术前 72.6 分提高到术后的 91.9 分，患者满意率为 89.4%，术后不稳复发率为 12.8%。该研究显示，年轻患者（< 20 岁）和运动员患者是术后肩关节复发不稳的高危因素，必要时选择切开手术。其他国内外较多研究同样报道了缝合锚技术进行关节镜 Bankart 损伤修复的良好效果。

对于骨性 Bankart 损伤的手术方式选择上，目前尚有争议。国外 Kim 等认为若在三维 CT 上测得骨折块长轴小于 10 mm，可考虑在关节镜指导下进行复位并行锚钉固定，但对于大于 20 mm 的损伤，开放手术将取得更好的疗效。有学者通过纳入 77 名患者进行回顾性研究后认为，在肩关节内旋时正位 X 线片上测得的肱骨头骨缺损的深度与肱骨头直径之比超过 20% 时，或骨性 Bankart 损伤时骨折块长轴长度与肩胛盂前后位最大直径的比值大于或等于 40% 时，关节镜下术后复发率明显增高，故应作为关节镜下手术修复的禁忌证。研究指出，长期的肩关节反复前脱位易导致关节囊松弛。有学者认为，如术前肩关节脱位超过 30 次，则关节囊损伤明显增大，行关节镜下重建术的效果相对较差。为避免肩关节囊松弛影响手术效果，凡是 Bankart 损伤引起的肩关节复发性前脱位均应早期、积极行手术治疗，以利于术后患者肩关节功能的恢复。

三、肩关节镜下肩袖损伤修复术

肩袖是覆盖于肩关节前、上、后方之肩胛下肌、冈上肌、冈下肌、小圆肌等肌腱组织的总称，位于肩峰和三角肌下方，与关节囊紧密相连。肩袖的功能是上臂外展过程中使肱骨头向关节盂方向拉近，维持肱骨头与关节盂的正常支点关节。肩袖损伤将减弱甚至丧失这一功能，严重影响上肢外展功能。本病常发生在需要肩关节极度外展的反复运动中（如棒球，自由泳、仰泳和蝶泳，举重，球拍运动）。

（一）适应证

1. 肩袖损伤诊断明确后经封闭、理疗等保守治疗 1 ~ 2 个月无效。

2. 存在明确外伤史，经保守治疗 3 ~ 4 周肩关节疼痛、力弱无任何改善。

3. 病史超过 3 个月，短期内出现进展性的肩关节疼痛、力弱症状。

（二）禁忌证

肩关节退变严重或肌腱严重回缩，肌肉脂肪变性，无法缝合者；活动性感染，各脏器功能严重损害者。

（三）术前准备

患者一般全身麻醉，根据术者习惯采用"沙滩椅"位或侧卧位。侧卧位时，患者后倾 30°，肩关节外展 30°，前屈 40°，患肢牵引重量 3kg。术前用记号笔标记出骨性标志（肩峰、喙突和锁骨），确定肩关节镜穿刺点。关节腔灌洗液为等渗生理盐水，每 3L 加入肾上腺素 1 mg，维持术中灌注。

（四）手术要点、难点及对策

1. 建立关节通道及探查：从肩关节后方"软点"（肩峰后外侧角向下 2 cm 向内 2 cm）置入关节镜，首先顺行检查盂肱关节、盂唇及关节囊、肱二头肌肌腱等有无损伤；然后将关节镜置入肩峰下间隙，暴露肩峰下表面肩峰内缘、前缘及外缘，切除肩峰下滑囊，行前肩峰成形术，增大肩峰下间隙。检查肩袖损伤情况分别从后侧及外侧入路观察肩袖撕裂的形状、肌腱回缩的程度。清理肩袖断裂的部位，解除粘连，充分松解肌腱表面，刨削肌腱断端，尽量使肩袖在无张力下吻合，然后以磨钻去除大结节处骨皮质至骨面均匀渗血。根据肩袖不同的撕裂方式选择不同的修补方法以锚钉缝合固定。

2. 根据关节镜下所见，肩袖撕裂可分为 4 种类型：①新月形撕裂；②"L"形撕裂，有沿着肩袖止点方向的横轴撕裂缘和纤维方向的长轴撕裂缘；③"U"形撕裂，是向内侧回缩的较大撕裂，撕裂的顶点在关节盂水平；④巨大的、回缩的、不能移动的撕裂，又可分为"L"形和新月形两种亚型，撕裂范围后者往往更广，有更大的修补难度，要获得撕裂缘的活动度需要间隙分离技术进行。常规行肩峰成形术，减少术后关节撞击后出现肩袖再损伤，肩峰成形后使肩袖止点新鲜化，软骨边缘垂直置入两枚内排锚钉，锚钉尾端的缝线水平褥式穿出肩袖足印的近侧，肱骨肩袖止点远端拧入外排锚钉，将内排线交叉后将肩袖压在肱骨的肩袖足印上，修复损伤的肩袖。

3. 对于新月形撕裂，由于肌腱回缩不多，可直接应用锚钉行止点重建，而"U"形撕裂和"L"形撕裂，须先行肌腱端 - 端缝合，再应用锚钉。端 - 端缝合：应从断端最内侧开始，通过肩峰外侧入路置镜观察，使用两把戳枪，其中一把戳枪带线，经前、后入路套管进入关节，分别穿过肌腱前、后部，牵引缝线穿过肌腱断端，选其中一角度合适者，拉出缝线，打结固定。锚钉安放：单排固定时，锚钉应放置在所准备骨床的边缘，大结节内侧，适当旋转或外展肩关节，选择合适的角度拧入锚钉，必要时可在肩峰外缘另做切口。双排固定时，内排锚钉应紧邻软骨边缘安放。缝合肩袖：将钉尾缝线穿过肌腱断端的方法很多。如角度合适，可直接使用戳枪穿过肌腱后将缝线拉出，也可使用缝合钳或各种缝合器，首先将牵引线穿过断端，然后将牵引线和钉尾缝线一端从同一套管拉出，再用牵引线牵引缝线穿过肌腱，关节腔外打结固定（图 11-3）。

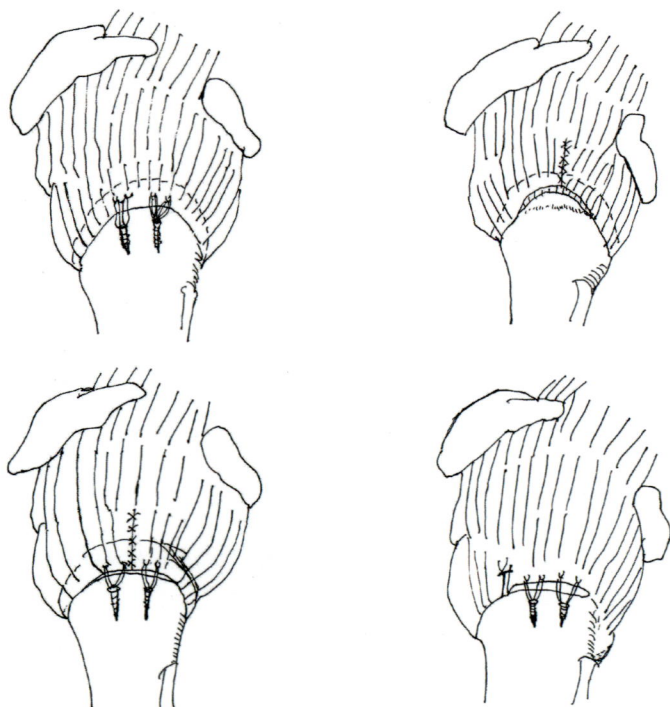

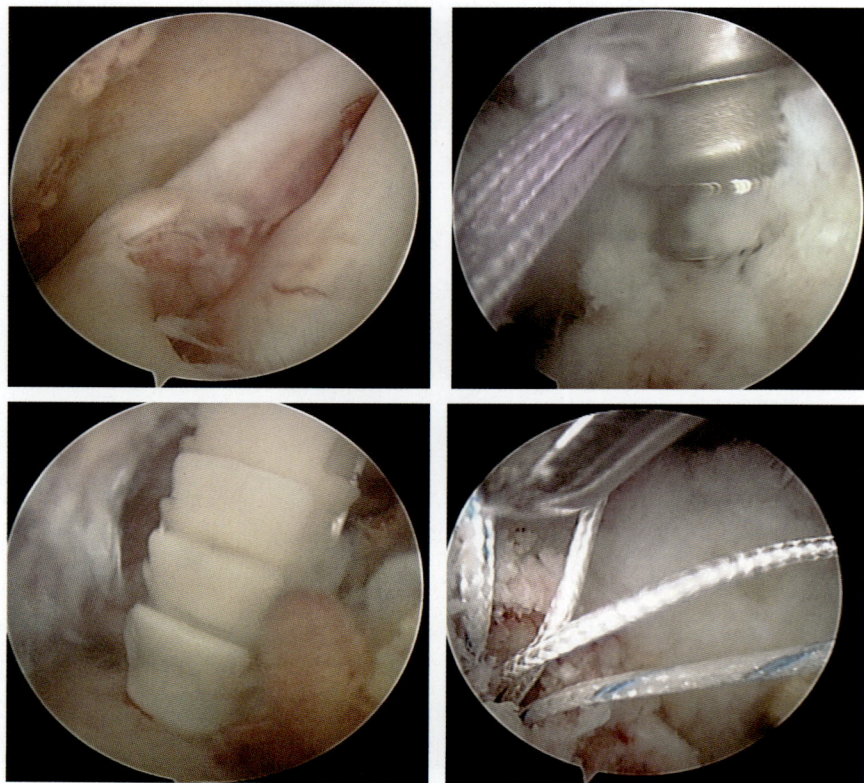

图 11-3 双排缝合锚钉修复巨大"U"形撕裂

（五）术后监测与处理

术后采用外向轴肩外展支具固定 6 周，并行局部理疗、消肿止痛及冰敷治疗。第 2 天开始腕关节及肘关节活动练习，并进行患肢钟摆运动；1 周后可被动活动肩关节，外展不超过 90°，6 周后开始肩关节主动上举、外展、后伸等全范围活动；3 个月内达到肩关节最大活动度。半年后进行对抗训练。

（六）术后常见并发症的预防与处理

1. 术后疼痛　持续的原因较多，最常见的是肩峰成形不彻底，撞击因素依然存在。如患者术后肩关节活动范围及力量明显提高，但疼痛减轻不显著，应考虑这一因素。拍摄肩关节正位及冈上肌出口位 X 线片，评价肩峰形状。行 Neer 撞击封闭试验，明确疼痛是否源于肩峰下间隙。术后疼痛也可由肩锁关节或肱二头肌肌腱长头病变导致，术者应在术前和术中仔细评价两者的病理改变，适时行肩锁关节成形术或锁骨远端切除及肱二头肌肌腱清理或切断术。

2. 关节粘连　尽管镜下手术的创伤较切开手术明显减小，但仍可能出现粘连，尤其是术前即有粘连和急性断裂的患者更易发生。因此，应尽可能在术前让患者肩关节的活动范围恢复正常。术中应尽可能去除肌腱断端与周围组织的粘连，在无张力状态下缝合肩袖，术后患者应随时接受康复医师的指导，积极进行功能训练。必要时辅以药物及物理治疗。

3. 肩袖再断裂　术后再断裂少见，但可见于巨大撕裂、肌腱回缩显著及肌腱质量较差者。发生再断裂后，如肌腱质量尚可，仍可再行修复。

（七）临床效果评价

Bigliani 根据解剖学研究，将肩峰分为 3 种，即扁平形（17%）、弧形（43%）和钩形（40%）。在 Bigliani 保存的肩袖完全损伤的标本中，73% 是钩形，24% 为弧形，3% 为扁平形。肩袖损伤的原因约有 95 % 是因肩峰撞击和磨损引起的，撞击大多发生在肩峰的前 1/3 部位和肩锁关节。因此，对肩袖损伤单纯行缝合修补重建是不够的，必须消除引起肩袖磨损和撞击的因素，使已修复的肩袖免受再次撞击，才能避免术后复发。在关节镜直视下行肩峰成形术时，先刨削或射频汽化清除肩峰下增生的炎性滑膜和创面，将肩峰前、外 1/3 骨皮质进行磨削。但在术前必须测量肩峰的厚度，以免因切除的骨质过多而发生骨折。

目前，关节镜手术已成为治疗肩袖损伤的首选，缝合方式包括单排缝合、双排缝合。现在肩袖修复的固定多采用单排锚钉缝合，一些缺陷随着时间的推移逐渐暴露出来。Apreleva 等最近研究表明，一个复杂的三维结构附着于肩袖的肱骨处，单排固定由于锚钉的点接触固定，只能覆盖肩袖足印的 65%，不能使肩袖的正常功能完全重建。与单排固定相比，双排固定被认为可以覆盖几乎 100% 的足印区，其降低张力的同时提供了更多的肌腱骨接触面积，同时可以增加初始固定强度，减少间隙形成。双排重建技术内、外两层双排固定肩袖残端，肱骨头贴近关节面外缘处是内层的固定，贴近大结节内缘骨床的外侧面是外层的固定，从而双重固定整个肩袖，其加大固定面积可以促进愈合，增强所修复肌腱的强度。有临床观察表明，双排锚钉固定缝合肩袖，可牢靠固定肩袖，术后随访，疗效满意。由于双排重建增加的第二排的固定，增加了固定点，这样就使重建组织的初始强度增加了，而每一个锚钉所承受的负荷减少了，修复肩袖的机械强度和功能得到了改善，使其能更好地在解剖点上愈合。Laurent 等对 125 例肩袖损伤行全关节镜下双排缝合锚钉修复结果显示：有效前屈从术前 108° 提高到术后 147°，外展从术前 94° 提高到术后 142°。Jones 和 Savoie 镜下修复 50 例大型及巨大撕裂，优良率为 88%。平均 UCLA 评分由术前的 17.1 分提高到术后的 32.4 分，前屈上举的角度由术前的 89° 提高到术后的 170°，患者满意度为 98%。Burkha 的研究表明利用缝线桥技术可以有效地分散缝线的剪切力和扭转力，从而达到更好的缝合固定效果。李众利等认为双排固定技术短期疗效令人满意，但增加了更多的内植物和手术困难，其长期疗效有待于进一步临床观察；对单、双排固定的确定性比较还需多中心、大样本的临床随机对照观察。

第二节　髋关节运动损伤

常见的髋关节运动损伤有髂骨嵴损伤、髂骨翼损伤、骨盆撕脱骨折、髋臼骨折、骨软骨炎等。

盂唇损伤的关节镜下清理术

一、适应证

其适应证为髋臼盂唇损伤、髋关节内游离体、髋关节韧带损伤。

二、禁忌证

髋关节强直、僵硬，髋关节进行性破坏、骨髓炎、脓肿形成或败血症患者，邻近切口处皮肤病或溃疡患者。

三、术前准备

患者最好行全身麻醉，肌肉放松后有利于髋关节牵引，采用平卧位，仰卧于骨折牵引床上，棉垫包裹骨折牵引床上的会阴柱。逐步增加牵引力量，使患侧膝关节处于伸直位，髋关节处于外展 20°～25° 的位置。同时在固定对侧足部时应施以轻度的牵引力便可以产生一个反牵引力，以便帮助维持骨盆位置不变，患侧的牵引力一般控制在 25～50 lb（1lb=0.453 592kg）。

四、手术要点、难点和对策

1. 置入关节镜　患者仰卧于手术牵引床上，标出股血管及神经走行和手术入路。一般选用 3 个常规入路，前侧入路、前外侧入路及后外侧入路。前侧入路：经髂前上棘向远端作一条矢状线，经股骨大转子顶部作一横线，两线的交点即为前方入路的定位点，入路必须向头侧倾斜 45°，向中线倾斜 30°，可以在透视引导下进针，或先经前外侧入路进入关节腔后，在关节镜引导下进针。前外侧入路：这一入路定位于经大转子前界的矢状线上，仅高于大转子的上界的位置。后外侧入路：后外侧入路的定位类似于前外侧入路，只不过它定位在大转子的后缘上。因为后外侧入路更靠近坐骨神经等结构，在前外侧入路置镜引导下做后外侧入路更为适宜。有的时候根据手术的需要可以选用更多的入口。

前外侧入路位于关节镜安全区的中心（图 11-4）。因此，通常是最先建立的入路，以用来引导其他入路。使用长 25cm 18 号穿刺针与股骨干纵轴成 45° 角，与地面成 15° ~ 20° 逐步施加力量使其进入髋关节内，注入含有肾上腺素的生理盐水 60ml。由于牵引后髋关节腔内为负压，针头刺入关节腔后，生理盐水自动吸入髋关节腔内。使用皮刀在皮肤表面行 5mm 切口，钝性分离皮下组织之后，将穿刺锥和髋关节镜的套筒送入关节腔内，其方向应与穿刺针方向保持一致，当穿刺锥进入髋关节腔后，退出钝性的针芯，再连接髋关节镜及进水系统，一般在 70° 和 30° 的关节镜交替使用下可获得理想的镜下所见。

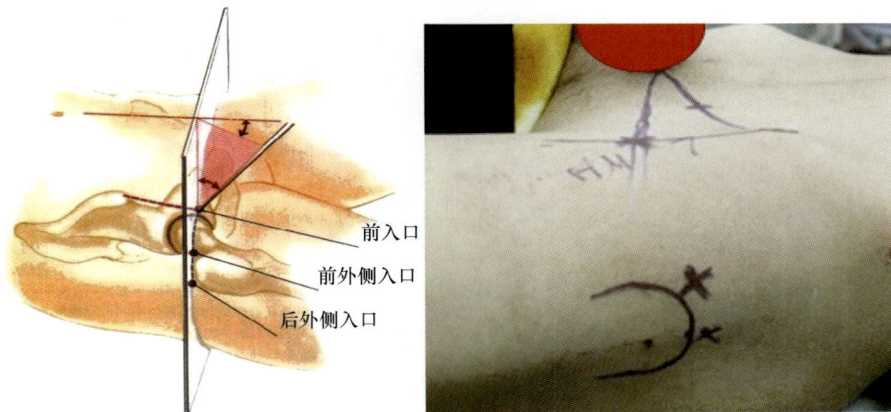

前入口
前外侧入口
后外侧入口

图 11-4　髋关节镜手术的前外侧入路

在建立髋关节镜入口的时候，应特别强调注意避免穿刺针穿入髋臼盂唇，对其造成手术损伤。当针穿透过髋关节囊的时候，术者会感到进针阻力的减低，伴有落空感，如果继续穿入盂唇会感到阻力增加。之后注入 40 ml 盐水以扩大髋关节，如果穿刺针进入髋关节囊内的时候，可以出现注入液体的反流现象，此时需要将穿刺针退回到关节腔内。操作过程中应当仔细，勿使用暴力，以避免穿刺的时候损伤关节软骨。大多数情况下行髋关节镜术需要采用多个入口，可以在适当位置进行器械操作、使用动力刨削系统和电刀等设备，以方便术者进行镜下操作。

2. 盂唇损伤的关节镜处理要点　在行关节清理术之后，镜下可观察到髋臼盂唇的损伤，首先用弯的探针拨动损伤的盂唇以确定其损伤范围，之后用弯的韧带钳在完整的盂唇边缘上咬除其损伤的部分，控制性地使用射频汽化修整撕裂的盂唇边缘。应当强调的是，手术中需要清理所有的髋臼盂唇的破损组织，而且要尽量保留健康没有损伤的盂唇。在完成盂唇修整术后，活动髋关节，在镜下观察关节囊和股骨头颈交界处等区域在活动范围内是否稳定，并且确定是否存在其他的髋关节病理改变需要处理，如关节囊皱襞综合征、髋关节囊紧缩、股骨髋臼撞击综合征等，镜下的仔细处理是手术效果的保证。

　　髋关节镜下治疗损伤盂唇的目的在于，去除不稳定的损伤盂唇瓣及关节内的游离体，以达到缓解患者疼痛的目的。所以术中提倡清除全部撕裂的盂唇瓣，同时尽可能多地保留健康髋臼盂唇。在镜下采用刨削系统和射频汽化技术的交替使用，对损伤的盂唇进行修整，同时患有髋关节骨关节炎的患者，应在镜下行关节清理术，这种处理有助于缓解患者髋部的症状、疾病的进展且有利于术后髋关节功能的恢复。有目的选择性清除撕裂的盂唇碎片，可有效解除患者的髋关节内的机械交锁症状。需要加以注意的是，损伤盂唇的清理范围过大则会加重髋关节的不稳性和髋关节骨关节炎的发生，因此，在治疗髋关节盂唇损伤的时候，术者的经验显得尤为重要。作为术者我们应遵守的原则是：在修整损伤的盂唇创面时应当尽可能多地保留正常的盂唇组织，这样做有利于维持其稳定性，增强手术效果，患者术后功能恢复迅速（图11-5）。

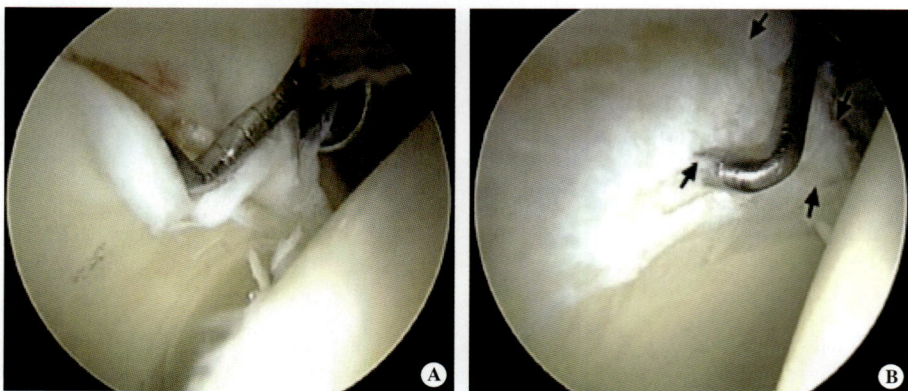

图11-5　髋关节镜下治疗盂唇损伤视野图

A.髋臼唇撕裂；B.髋臼唇切除

五、术后监测与处理

　　放置引流管24～48小时，6周内避免髋关节负重和剧烈运动，早期行不负重功能锻炼。

六、术后常见并发症的预防与处理

　　1.神经损伤　牵引床在使用时，患者肢体受到牵拉，其立柱引起的阴部神经及会阴损伤，以及坐骨或股神经损伤的潜在风险，严重者可伴发骨筋膜隔室综合征，一般不严重的并发症多能在4周内恢复。Sampson统计了22年中的1000例患者，并发症从最初的15%下降到目前的0.5%，多数并发症是与长时间手术有关的神经损伤和腹腔内渗液。

2. 医源性器械造成的损伤　术中器械操作可引起的髋臼盂唇和股骨头的软骨损伤，还有股骨颈骨折、股骨头坏死等。为了将患者风险降到最低，关节镜医师应当谨慎应用牵引靴及其他装置，同时术中要严格控制牵引的时间。选择适当的手术入路、冲洗盐水和锥形嵌入插管的应用，以上措施可有效地减少因为器械断裂和软骨表面损伤所造成的风险。电热装置、加长弯刀及长锉刀可有效到达髋关节深部的不易到达区域。

七、临床效果评价

关节镜技术在髋关节急性损伤关节软骨损伤的诊断上具有无可比拟的优势，在临床上被视为诊断关节软骨损伤的金标准，它可以准确地观察到关节内的软骨病变，同时进行镜下治疗。由于关节镜技术的应用，大大提高了髋臼盂唇损伤的阳性诊断率。近20年关节镜技术发展突飞猛进，日趋成熟，关节镜不仅仅用于髋关节疾患的诊断，也已广泛用于镜下微创手术治疗。刘玉杰报道应用髋关节镜将损伤的盂唇汽化修整和部分切除治疗盂唇损伤，收到了满意疗效。Laith报道了28例髋臼盂唇损伤的关节镜检查结果，髋臼盂唇呈放射状损伤12例（43%），退行性变5例（18%），桶柄状损伤5例（18%），纵行撕裂3例（11%），水平状撕裂3例（11%）。撕裂部位发生在前盂唇为61%，上盂唇为14%，后盂唇为25%。研究发现髋臼发育不良合并盂唇损伤者以桶柄状损伤为多，运动伤多表现为舌瓣状损伤，骨关节炎以退变磨损为主。国内外也有部分学者后续报道了应用髋关节镜技术治疗髋臼损伤和软骨损伤取得了良好效果，最近Ben等的前瞻性研究中认为髋关节镜手术对年龄大于50岁的髋臼损伤和髋关节撞击征患者疗效显著。Stabile也认为髋关节镜技术对髋臼盂唇的桶柄样撕裂的修复有较好疗效。

虽然髋关节镜的技术在临床的使用中存在一定的局限性，但关节镜手术具有组织损伤小、关节功能恢复快等优点，近期手术的疗效得以保证，多数学者认为髋关节镜是诊治髋部病变的重要手段。关节镜手术不仅能够诊断髋臼盂唇的损伤，而且在镜下使用刨削系统或射频汽化技术能够对损伤的盂唇进行修整，处理髋关节盂唇损伤后，还能够同时行关节清理术治疗骨关节炎，在延缓髋关节骨关节炎病情的发展、提高关节功能的恢复及保证患者的生活质量上起到重要的作用。

髋关节镜手术治疗髋关节疾病在多个方面优于传统的关节切开术：①诊断明确，通过关节镜对病变部位的直接观察，诊断确实可靠，是诊断髋关节疾病的金标准；②患者恢复快，手术后遗症少，大多数患者几乎术后立刻即可恢复坐位工作，多数患者1~2周内可恢复体力活动；③手术切口小，产生影响外观的瘢痕的可能性小；④对患者的继发影响小，因为其消除了关节切开后的继发影响；⑤降低住院费用，与传统的关节切开术相比，关节镜手术明显减少了患者的住院时间；⑥关节腔基本不暴露，感染机会小，有利于术后功能恢复。

第三节　膝关节运动损伤

膝关节是由股骨远端（股骨髁）和胫骨近端（胫骨上关节面）构成的复合关节，包括股骨、胫骨、髌骨、腓骨，还有半月板、内外侧副韧带和前后交叉韧带，其构造复杂（图

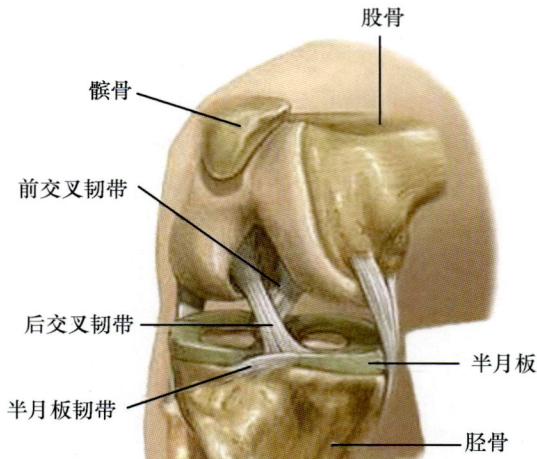

图 11-6　膝关节主要解剖结构示意图

（标注：股骨、髌骨、前交叉韧带、后交叉韧带、半月板韧带、半月板、胫骨）

11-6）。由于膝关节在人体的所有关节中属于要求最高的关节，经常需要承受人体的所有重量，甚至是额外的负重，而且其活动范围很大，这就决定了其比髋关节和踝关节需要承受更大的冲击和压力，所以膝关节很容易在运动中受伤。随着运动医学的发展，关节镜技术逐渐普及和推广，关节镜不仅用于疾病的诊断，而且已广泛用于关节疾病的治疗。其优点在于可以看到关节内几乎所有的部位，比切开关节看得更全面，由于处理图像经过放大，因而看得更准确，而且理想切口很小，创伤小，瘢痕少，康复快，并发症少，麻醉过后，即可下地活动，对患者增强战胜疾病的信心大有好处。对关节疑难病症的确诊，对困扰患者多年的关节伤痛的治疗，关节镜手术往往能取得立竿见影的效果。膝关节的大多数手术都可以在关节镜下完成，下面我们重点介绍关节镜下膝关节运动损伤的常见手术。

膝关节镜检查术

一、适应证

1. 用于关节疾病的诊断　①了解膝关节半月板损伤的部位、程度和形态。②膝关节交叉韧带及腘肌肌腱止点损伤情况。③了解关节内软骨损害情况，有无关节内游离体等，以确诊骨关节病，尤其是髌骨软化症。④非感染性关节炎的鉴别。可以观察到关节滑膜的充血和水肿，软骨损伤的程度及关节内有无晶体物等病理改变，可协助区别类风湿关节炎、骨关节病及晶体性关节炎。⑤分析慢性滑膜炎的病因，如色素沉着绒毛结节性滑膜炎。⑥膝关节滑膜皱裂综合征及脂肪垫病变的诊断。⑦关节滑膜活检。

2. 用于关节病变的治疗　关节的大部分病变，在明确诊断后，可在镜视下用特殊器械进行手术，而取得满意效果。如关节灌洗清创术、膝关节撕裂半月板部分或全部切除术、半月板边缘撕裂缝合术、前交叉韧带修复术、滑膜皱裂切除术、关节内粘连松解术、胫骨平台或髁间嵴骨折修整术及关节内游离体摘除术等。此外，类风湿关节炎可行滑膜大部切除术。

二、禁忌证

1. 患有皮肤感染及严重的全身感染。
2. 关节僵直特别是骨性强直，因为关节骨性强直时，关节没有屈伸活动，没有关节间隙，它妨碍关节镜的操作，关节镜器械无法置入。

3.有严重出血性疾病患者出血虽然可用大量生理盐水冲洗，从而获得良好视野进行手术，但术后可发生大量关节积血。如血友病性关节炎或其他出血性疾病，在选择关节镜检查时应特别注意。

4.严重的全身系统性疾病 患者全身脏器功能衰竭而无法耐受手术，如心脏病、高血压危象等。

三、术前准备

1.术前详细询问病史及查体往往比影像学检查更重要，包括受伤史、疼痛性质、交锁、关节不稳等表现，详细检查疼痛的部位、关节活动度及稳定性的检查等。

2.手术者必须熟悉关节镜器械，掌握关节镜技术，熟悉手术指针，充分估计术中可能出现的情况，使患者对术后的疗效有较客观的认知。

3.术前影像学评估，膝关节X线片、MRI片。备齐各项常规检查，如血常规、尿常规、肝肾功能电解质、凝血功能、心电图、胸片等。患者卧床休息，抬高患肢，保持术区皮肤清洁无损。

4.大量灭菌生理盐水和灭菌注水容器、出水容器、吸引器等。

5.气囊止血带。检查气囊止血带工作状态。

四、麻醉

1.脊椎麻醉或持续硬膜外麻醉。

2.全身麻醉。

3.局部麻醉 1%普鲁卡因20～30ml关节腔内注入，或0.5%利多卡因50～60ml，亦可加用股神经阻滞。

五、体位

1.膝屈90°，下垂于床沿，使用大腿固定架。

2.仰卧位，膝半屈位，不使用固定架。

六、手术器械

1.关节镜器械基本配置 光源系统、录像显像系统、关节镜、基本手术器械、进出水系统、刨削器系统。

2.关节镜器械扩展配置 冷凝汽化仪、半月板缝合器械、交叉韧带重建器械等。

3.篮钳 直向篮钳、左右弧篮钳、左右90°篮钳、左右180°篮钳、抬头篮钳。

七、手术要点

1.膝关节扩张液体扩张 生理盐水、林格液。髌上囊穿刺灌注，吊瓶高度在膝关节平面 1m 以上。

2.膝关节镜入路 常用以下 3 个入路，多可以完成绝大部分的关节镜手术。

（1）前外侧入路：位于外侧关节线上方 1cm、髌腱边缘外侧 1cm 处，入口在髌下 1cm 处。

（2）前内侧入路：位于内侧关节线上 1cm，髌骨下极下 1cm，髌腱内缘内侧 1cm。

（3）外上入路：位于股四头肌肌腱外侧，约在髌骨外上角上方 2.5cm 处。

（4）其他入路；根据情况进行选择。

1）后内侧入路：位于股骨髁后内缘和胫骨后内缘形成的小三角形软组织区域内，在扩张关节前，屈膝 90° 容易触及。

2）后外侧入路：位于股骨干后缘线和腓骨后缘线的交点，约在后外侧关节线上方 2cm，位于髂胫束后缘和股二头肌肌腱前缘。

3）近侧髌骨中部内、外侧入路：位于髌骨中部最宽处的内外侧缘。

4）辅助"远"内、外侧入路：位于标准的前内和前外侧入路的内或外侧 2.5cm 处。远内侧入路靠近胫侧副韧带的前缘，远外侧入路位于外侧副韧带和腘肌肌腱的前方。

5）经髌腱中央入路：位于髌骨下极下 1cm 处，通过髌腱的关节中线上。

3.检查顺序 关节镜检查应遵循一定的顺序，既可以提高效率又可以避免漏诊。一般先进入髌上囊（髌下外侧入口，髌内侧滑膜皱襞、髌上囊）——髌股关节（髌骨和股骨滑车）——膝关节内侧间隙（股骨内髁、内侧副韧带、膝关节内侧壁）——内侧胫股关节间隙（内侧半月板、股骨和胫骨内侧髁）——股骨髁间窝（翼状韧带、前后交叉韧带、髌下脂肪垫、横韧带）——外侧胫股关节间隙（外侧半月板、股骨和胫骨内侧髁）——膝关节外侧间隙（股骨外髁、腘肌肌腱、膝关节外侧壁）——膝关节后间室（后内侧间室、后外侧间室）。

八、术后处理

1.凡使用硬膜外阻滞及全身麻醉者，术后去枕平卧 6 小时后取平卧位，密切观察生命体征变化及切口出血情况，并警惕关节内积血。

2.抬高患肢约 20cm，保持膝关节接近伸直位，有利于静脉回流，减轻肿胀充血。

3.给予冰敷，减轻术后膝关节滑膜创伤性炎症反应，减轻水肿。

4.一般切口采用加压包扎方法，保持膝关节清洁干燥，加压包扎 5～7 天，术后 7～10 天拆线。密切观察患肢末梢血运、温度、肤色及足趾活动，以防由于包扎过紧而引起血液循环障碍，有异常、疼痛时及时报告医生处理。

5.术后保持负压引流管通畅，注意观察引流液的颜色、性质和量，引流管一般在术后 24～48 小时内拔除。

九、术后功能锻炼

1. 指导早期正确的肌力训练

（1）术后麻醉药消退后即指导患者做股四头肌等长舒缩锻炼，以促进血液循环、防止深静脉血栓形成，减轻肢体肿胀。方法：伸直患肢，有规律、有节奏地进行大腿肌肉的自然收缩或伸直下肢后，进一步适当用力把膝关节伸直，到顶点时保持几秒钟（注意保持呼吸，不可憋气）放松 10 ~ 30 秒后继续做。训练强度以患者不感到疼痛及疲劳为宜。

（2）术后第 1 天可开始做直腿抬高练习，以防出现失用性肌肉萎缩，为早期下床创造条件。方法：健侧膝关节屈曲，患侧膝关节伸直，踝关节保持功能位，腿抬离床面，抬腿高度循序渐进，因病不同，必要时可请示医师。

2. 功能锻炼

（1）被动锻炼：术后 2 ~ 3 天可以使用 CPM 机被动进行膝关节屈伸锻炼，每次 30 ~ 60 分钟，每日 1 ~ 2 次，每日增加屈膝角度 5° ~ 10°，循序渐进；CPM 被动锻炼的目的在于防止肌腱粘连。术后早期活动可使纤维组织在形成及成熟过程中，能保持肌腱上下滑动，及时松解肌腱与周围组织的粘连，有利于术后膝关节的功能活动。

（2）主动锻炼：术后 3 ~ 5 天患肢疼痛、肿胀基本消失后可逐步进行主动屈曲锻炼。

方法：患肢足跟不离床面，逐渐屈曲膝关节至感到疼痛为止，放松数秒后可重复进行，待患肢肌力恢复，能抵抗肢体重力后可行抬腿屈膝关节或坐在床边练习。

（3）下肢负重训练：膝关节镜术后下床、负重时间是根据病种及手术方式决定的。如半月板部位或全切除的患者可在术后 3 ~ 5 天扶拐下床逐渐负重活动；若是有半月板缝合者，术后用卡盘支具保持，制动 2 周及在卡盘支具保持下限制关节活动训练及部分负重训练。术后 2 周后可扶拐、不负重的条件下适当运动，6 周后患肢去拐负重，卡盘支具 8 周后去除。

十、手术要点、难点及对策

关节镜检查是关节镜最基本的入门技术，只要勤学苦练，不存在手术难点，但初学者一定需遵循检查的顺序，养成良好的习惯。后内侧及后外侧室的观察对初学者来说，相对较难掌握。

1. 后内侧室的观察　可以从后内侧入路进镜观察，也可经前外侧或经髌腱入路穿过髁间窝观察。如用前入口进入观察，关节镜需要从后交叉韧带和股骨内髁之间穿过。如经髁间窝放入 70° 镜，可稍屈曲、外展髋关节的同时屈膝显露后内侧室。

2. 外侧室的观察　可经前内侧入路置入 30° 镜观察。屈膝 30°，外翻应力下，可以观察外髁和半月板滑膜连接处。在看到腘肌肌腱裂孔时，应保持外翻并小心屈膝至 70°，可观察到腘肌肌腱及其在股骨上的止点。

十一、术后常见并发症的预防与处理

1. 止血带伤 关节镜手术最好在上止血带的情况下进行，可避免关节内出血，以利手术进行。止血带应用不当可引起暂时性神经麻痹及止血带压迫处损伤。应注意调整止血带压力及每次上止血带时间。

2. 生理盐水外渗 向关节腔注入生理盐水扩张关节囊时，生理盐水外渗到关节腔外，液体外渗可压迫关节囊，一般对关节镜观察无大妨碍。由髌外侧注入液体时应将注入针插到髌股关节面之间，则可避免将液体注射到关节外。手术入路切口应尽量小些。注入关节腔的液压不可过大。

3. 关节软骨面损伤 多因操作技术生疏，强行粗暴操作或入路选择不当所致。由于软骨损伤后修复困难，在进行关节镜检查和手术时，所用的器械不可强力插入关节间隙或在软骨表面划动，应在直观下进行手术操作。

4. 关节内积血或创伤性滑膜炎 为术后常见并发症，表现为膝关节肿痛，患肢不能直腿抬高，关节穿刺为血性液体。只要加强关节镜手术操作技巧训练，此类并发症即可明显降低。如果积血较多，关节张力较大，疼痛严重，应在关节腔局部麻醉下行关节镜冲洗和加压包扎，必要时术后 24 小时放置负压引流。患肢抬高休息 3 ~ 5 天，减少活动，暂停功能锻炼。

5. 关节腔内感染 发生率虽极低，但后果较为严重。曾有报道经关节镜半月板切除术后继发革兰氏阴性细菌性败血症引起死亡的病例。关节镜术后感染不常见。但膝关节是全身最大的滑膜关节，一旦感染难以控制，且常常是灾难性的。对于关节感染发生率的报道分别为：DeLee 0.08 %；Sherman 等 0.1 %；D'Angelo 等 0.23 %；Armstrong 等 0.42 %。关节镜术后感染的致病菌最多见是金黄色葡萄球菌。关节感染的诊断也并非易事。典型的关节化脓性感染表现为急性发作的关节红、肿、热、痛，伴有高热等全身中毒症状及白细胞增高、红细胞沉降率增快、CRP 阳性等。不典型的常为隐袭发病，关节的红、肿、热、痛出现缓慢，症状轻微，无高热及显著的白细胞增高和全身中毒症状，且滑液革兰氏染色阴性，此时应做细菌培养确诊。造成感染的因素有手术时间过长或复杂，周身及局部有感染灶，皮肤有破损及关节内注射类固醇激素等。主要原因为术中无菌操作不严格、老年或糖尿病等患者抵抗力差、术后处理不当所致；主要表现为患侧膝关节红、肿、热、痛，全身发热，血常规示白细胞总数升高等。处理方法：早期行关节穿刺，将关节内积液送细菌培养及药敏试验，早期更换并应用足量有效的抗生素；发生感染后，应及早切开引流，也可在关节镜下行感染关节清理术，必要时可考虑急诊行关节镜下关节清洗、滴注引流术。

6. 深静脉血栓形成、血栓性并发症 由于关节镜手术时间短，术后活动早，血栓性并发症较少发生。有些因素可促成血栓形成，如年龄 > 40 岁、手术时间过长及以往有血栓形成和栓塞的病史。若年龄较大、手术或止血带时间较长，尤其以往有血栓性疾患病史者术后要予以防血栓治疗。

7. 器具断裂 微小的镜下操作器具可因粗暴操作而发生断裂。报道有灯泡脱落或破裂于关节内、剪刀折断、光源座弯曲等，应引起术者注意。现已有改进的弹性关节镜系统，如此既加强了器械的可操作性，又在一定程度上扩大了视野。

十二、临床效果评价

可以根据一些国际上常用的膝关节评分标准来评价膝关节镜手术的临床效果。目前国际上常用的膝关节评分标准主要有以下几种。

1. Lysholm 评分　由 Lysholm 和 Gillqui 在 1982 年提出，是评价膝关节韧带损伤的条件特异性评分，它也被广泛地运用于其他各种膝关节疾病，如半月板损伤、软骨退变或软化。从评分内容上看，跛行、交锁、疼痛、支持、不稳定、肿胀、上楼困难、下蹲受限都是膝关节相关韧带和半月板损伤及膝软骨疾病所出现的症状，Lysholm 评分简单、明了、直接、全面地评述了患者的局部功能，而且询问方式简便，占用患者时间短，不具有创伤性，易于被患者接受。Lysholm 评分不仅能评价患者最为重要的日常活动的功能感知，而且对于患者不同强度的运动功能等级也能做出初步评估。它通过数字式的评分和患者活动级别的联系，对于患者功能障碍的程度做出清楚的划分，从而使评估系统中每一个内容参数都能反映治疗过程（表 11-1）。

2. IKDC 评分　关于国际膝关节文献委员会膝关节评估表（the international knee documentation committee knee evaluation form，简称 IKDC 评分），目前国际上公认 IKDC 评分对于韧带损伤尤其是前交叉韧带损伤、缺损的评估有着比较高的可靠性、有效性和敏感性。IKDC 评分可运用于各种条件的膝关节，但它并不是专门针对运动或膝关节不稳定的评分，而是全面评价膝关节系统的主观症状和客观体征，此评分的缺点是不能反映患者的基本生活环境。国际膝关节文献委员会指出目前的 IKDC 评分还不是最完善的，他们的最终目标是设计出一个简单但是能精确反映各种膝关节功能紊乱包括韧带损伤、髌股关节疾病、半月板疾病和骨关节炎的评估系统（表 11-2）。

3. WOMAC 骨关节炎指数评分　美国西部 Ontario 和 McMaster 大学骨关节炎指数评分（the western Ontario and McMaster universities osteoarthritis index，简称 WOMAC 骨关节炎指数评分），WOMAC 骨关节炎指数评分是由 Bellamy 等于 1988 年首先提出，此评分是根据患者相关症状和体征来评价膝关节炎的严重程度及其治疗疗效。从统计资料可以看出，WOMAC 评分在 OA 及 RA 的文献中使用频率相对较高。从内容上看，此评分从疼痛、僵硬和关节功能 3 大方面来评价膝关节的结构和功能，覆盖了整个骨关节炎的基本症状和体征。WOMAC 评分的有效性体现在能准确地反映出患者治疗前后的一些情况，如患者对治疗的满足程度。相对而言，此评分对于骨关节炎的评估还有着较高的可靠性。但是，它对于韧带和半月板等膝关节损伤，凡不是急性损伤的评估不及 Lysholm、IKDC 评分准确和有效（表 11-3）。

4. Lequesne 损伤评分　Lequesne 指数是国际骨关节炎常用的评分标准，评估项目有以下 6 大项。

（1）膝关节休息痛：正常为 0 分；轻度疼痛、不影响工作为 1 分；较重、不影响睡眠为 2 分；重、影响睡眠为 3 分。

451

（2）膝关节运动痛：正常为 0 分；上下楼有症状、屈伸无影响为 1 分；上下楼有症状、下蹲疼痛为 2 分；行走时疼痛为 3 分。

（3）压痛：正常为 0 分；重压时疼痛为 1 分；中度压力疼痛为 2 分；轻压疼痛 3 分。

（4）肿胀：正常为 0 分；稍肿、膝眼清楚为 1 分；软组织肿胀、膝眼不太清楚为 2 分；膝眼不清、浮髌试验（＋）为 3 分。

（5）晨僵：正常为 0 分；屈伸僵硬但很快恢复（<10 分钟）为 1 分；僵硬、短时可恢复（10 ~ 30 分钟）为 2 分；僵硬、较长时间才恢复（>30 分钟）为 3 分。

（6）行走能力：没有限制为 0 分；超过 1km，但受限制为 1 分；大约 1km 或步行 15 分钟为 2 分；500 ~ 900m 或 8 ~ 15 分钟为 3 分；300 ~ 500m 为 4 分；100 ~ 300m 为 5 分；少于 100m 为 6 分；使用单拐加 1 分；使用双拐加 2 分。

以上 6 项评分之和为 Lequesne 总指数。

表 11-1　Lysholm 膝关节评分表　（1- 术前评分，2- 术后评分）

1- 术前评分			
项目	分数	项目	分数
有无跛行（5 分）		偶然发生绞痛	6
没有	5	经常发生绞痛	2
轻度或周期性	3	体检时关节已绞痛	0
是否需要支撑物（5 分）		关节不稳（25 分）	
不需	5	从来没有打软腿	25
拐棍或拐杖	2	少见，仅在运动或重体力活动时有	20
不能承重	0	经常在重体力活动时出现或不能参与	15
有无绞痛（15 分）		偶尔在日常生活中出现	10
无绞痛或绊住感	15	经常在日常生活中出现	5
有绊住感但不绞痛	10	每一步都出现	0
2- 术后评分			
项目	分数	项目	分数
有无疼痛（25 分）		持续	0
没有	25	上下楼梯有无困难（10 分）	
不经常或重体力活动时轻微	20	无困难	10
在重体力活动时明显	15	有轻微困难	6
在行走超过 2km 或之后明显	10	一次只能上一个台阶	2
在行走不到 2km 或之后明显	5	下蹲有无困难（5 分）	
持续	0	无困难	5
有无肿胀（10 分）		轻微困难	4
没有	10	不超过 90°	2
重体力活动时有	6	不能下蹲	0
一般体力活动时有	2		

452

5. HSS 评分　美国特种外科医院膝关节评分（hospital for special surgery knee score，简称 HSS 评分）。

6. AKS 评分　美国膝关节协会评分（American knee society knee score，简称 AKS 评分）。

7. AAOS 评分　美国骨科协会膝关节评分（the American academy of orthopaedic surgeons，简称 AAOS 评分）。

8. KOOS　膝关节损伤和骨关节炎评分（the knee injury and osteoarthritis score，简称 KOOS）。

9. 辛辛那提评分系统（the Cincinnati knee rating system）等。

表 11-2　国际膝关节文献委员会膝关节评估表（2000 IKDC 评分，术前、术后）

姓名

填表日期　　年　月　日

受伤日期　　年　月　日

症状 *：

* 将您认为在无明显症状时您能达到的最高活动水平下的症状分级，即使您实际上并未进行过这种水平的活动。

1. 您在不产生膝关节疼痛的情况下，最大活动量有多大？

（　）运动量非常大的运动，如篮球或足球中的跳跃或旋转。

（　）运动量大的运动，如重体力劳动、滑雪或网球。

（　）中度的运动，如中体力劳动、赛跑或慢跑。

（　）轻度的运动，如步行、家务或园艺。

（　）因膝痛而不能从事上述任何一种活动。

2. 在最近 4 周内，或从受伤时开始，疼痛发生的频率如何：

　　　　0 1 2 3 4 5 6 7 8 9 10

从没有 □□□□□□□□□□□ 经常

3. 如果您有疼痛，严重程度怎么样？

　　　　0 1 2 3 4 5 6 7 8 9 10

从没有 □□□□□□□□□□□ 经常

4. 在最近 4 周内，或从受伤时开始，膝关节僵硬或肿胀的程度如何：

（　）没有 （　）轻度 （　）中度 （　）较重 （　）非常重

5. 膝关节无明显肿胀情况下，您能进行的最大程度的活动是：

（　）运动量非常大的运动，如篮球或足球中的跳跃或旋转。

（　）运动量大的运动，如重体力劳动、滑雪或网球。

（　）中度的运动，如中体力劳动、赛跑或慢跑。

（　）轻度的运动，如步行、家务或园艺。

（　）因膝痛而不能从事上述任何一种活动。

6. 在最近 4 周内，或从受伤时开始，您的膝关节是否出现过交锁：

（　）是　　　　（　）否

7. 您在膝关节不发生明显酸软的情况下，能进行的最大程度的活动是：

（　）运动量非常大的运动，如篮球或足球中的跳跃或旋转。

453

（　）运动量大的运动，如重体力劳动、滑雪或网球。

（　）中度的运动，如中体力劳动、赛跑或慢跑。

（　）轻度的运动，如步行、家务或园艺。

（　）因膝痛而不能从事上述任何一种活动。

8. 您能有规律地参加的最大程度的活动是：

（　）运动量非常大的运动，如篮球或足球中的跳跃或旋转。

（　）运动量大的运动，如重体力劳动、滑雪或网球。

（　）中度的运动，如中体力劳动、赛跑或慢跑。

（　）轻度的运动，如步行、家务或园艺。

（　）因膝痛而不能从事上述任何一种活动。

9. 您的膝关节对以下活动的影响达到何种程度：

		无困难	困难很小	中度困难	非常困难	不能完成
a	上楼					
b	下楼					
c	向前跪下					
d	爬					
e	弯膝坐下					
f	从椅子上站起					
g	向前直跑					
h	用相关腿跳跃后落地					
i	疾起疾停					

功能：

10. 以 10 分为满分，您如何评价自己膝关节的功能呢？ 10 分表示正常良好的功能，0 分表示不能进行任何日常活动，包括体育运动。

膝关节受伤前

不能进行　　　　　　　　　　　　　日常活动

日常活动 0　1　2　3　4　5　6　7　8　9　10 不受限

膝关节目前的功能

不能进行　　　　　　　　　　　　　日常活动

日常活动 0　1　2　3　4　5　6　7　8　9　10 不受限

表 11-3　美国西部 Ontario 和 McMaster 大学骨关节炎指数可视化量表（WOMAC）

2000 IKDC 主要膝关节功能评价表（术后）

姓名

填表日期　　　年　月　日　手术日期　　年　月　日

受伤日期　　　年　月　日

症状 *:

* 将您认为在无明显症状时您能达到的最高活动水平下的症状分级，即使您实际上并未进行过这种水平的活动。

1. 您在不产生膝关节疼痛的情况下，最大活动量有多大？

（　　）运动量非常大的运动，如篮球或足球中的跳跃或旋转。

（　　）运动量大的运动，如重体力劳动、滑雪或网球。

（　　）中度的运动，如中体力劳动、赛跑或慢跑。

（　　）轻度的运动，如步行、家务或园艺。

（　　）因膝痛而不能从事上述任何一种活动。

2. 在最近 4 周内，或从受伤时开始，疼痛发生的频率如何：

0 1 2 3 4 5 6 7 8 9 10

从没有 □□□□□□□□□□□ 经常

3. 如果您有疼痛，严重程度怎么样？

0 1 2 3 4 5 6 7 8 9 10

从没有 □□□□□□□□□□□ 经常

4. 在最近 4 周内，或从受伤时开始，膝关节僵硬或肿胀的程度如何：

（　　）没有（　　）轻度（　　）中度（　　）较重（　　）非常重

5. 膝关节无明显肿胀情况下，您能进行的最大程度的活动是：

（　　）运动量非常大的运动，如篮球或足球中的跳跃或旋转。

（　　）运动量大的运动，如重体力劳动、滑雪或网球。

（　　）中度的运动，如中体力劳动、赛跑或慢跑。

（　　）轻度的运动，如步行、家务或园艺。

（　　）因膝痛而不能从事上述任何一种活动。

6. 在最近 4 周内，或从受伤时开始，您的膝关节是否出现过交锁：

（　　）是　　　　　（　　）否

7. 您在膝关节不发生明显酸软的情况下，能进行的最大程度的活动是：

（　　）运动量非常大的运动，如篮球或足球中的跳跃或旋转。

（　　）运动量大的运动，如重体力劳动、滑雪或网球。

（　　）中度的运动，如中体力劳动、赛跑或慢跑。

（　　）轻度的运动，如步行、家务或园艺。

（　　）因膝痛而不能从事上述任何一种活动。

8. 您能有规律地参加的最大程度的活动是：

（　　）运动量非常大的运动，如篮球或足球中的跳跃或旋转。

（　　）运动量大的运动，如重体力劳动、滑雪或网球。

（　　）中度的运动，如中体力劳动、赛跑或慢跑。

（　　）轻度的运动，如步行、家务或园艺。

（　　）因膝痛而不能从事上述任何一种活动。

9. 您的膝关节对以下活动的影响达到何种程度：

		无困难	困难很小	中度困难	非常困难	不能完成
a	上楼					
b	下楼					
c	向前跪下					
d	爬					
e	弯膝坐下					
f	从椅子上站起					
g	向前直跑					
h	用相关腿跳跃后落地					
i	疾起疾停					

10. 以 10 分为满分，您如何评价自己膝关节的功能呢？10 分表示正常良好的功能，0 分表示不能进行任何日常活动，包括体育运动。

膝关节受伤前

不能进行　　　　　　　　　　　　　　　　日常活动

日常活动 0　1　2　3　4　5　6　7　8　9　10　不受限

膝关节目前的功能

不能进行　　　　　　　　　　　　　　　　日常活动

日常活动 0　1　2　3　4　5　6　7　8　9　10　不受限

知道患者回答 48 小时内关节的每一个情况

第一部分——疼痛

你的疼痛有多严重……

（1）在平地上走路时？

（2）上下楼梯时？

（3）晚上睡觉时？

（4）坐起或者躺下时？

（5）站立时？

第二部分——僵直

你的僵直有多严重……

（1）早晨刚醒来时？

（2）在以后时间内坐、卧或休息之后时？

第三部分——进行日常活动的难度

你有多少困难……

（1）下楼时？

（2）上楼时？

（3）从座位上站起来时？

（4）站立时？

（5）向前弯腰时？

（6）在平地上行走时？

（7）进出小轿车或者上下公共汽车时？

（8）购物时？

（9）穿袜时？

（10）起床时？

（11）脱袜时？

（12）躺在床上时？

（13）进出浴缸时？

（14）坐着时？

（15）坐马桶上或从马桶上站起来？

（16）做重体力家务活时？

（17）做轻体力家务活时？

评分和说明

没有困难 0

轻微 1

中等 2

非常 3

极端 4

视觉模拟评分法（VAS）可作为评分尺，0 为没有困难，10 为极端。

说明：

* 总分最低分值：0

* 总分最高分值：96

* 疼痛 总分最低分值：0

* 疼痛 总分最高分值：20

* 晨僵 总分最低分值：0

* 晨僵 总分最高分值：8

* 身体功能 总分最低分值：0

* 身体功能 总分最高分值：68

膝关节半月板损伤

一、关节镜下膝关节半月板切除术

半月板最常见的损伤是撕裂伤，根据病因可分为慢性退变性撕裂或急性外伤性撕裂。前者与老龄化和反复慢性损伤有关，组织学表现为黏液样变性，包括糖胺聚糖基质增加、软骨细胞坏死、原纤维分离和微小囊肿形成等。随着病程进展，纤维软骨分离断裂，沿胶原纤维的方向形成水平状的离断层，当其延伸到关节面时即形成半月板撕裂。退变的发生顺序是：内侧半月板的后角和体部，外侧半月板的前角、体部和后角，内侧半月板的前角。内侧半月板后角的下关节面比其他部位更容易发生退变和退变性撕裂。后者为运动损伤所致，多见于青年人。其损伤机制与关节突然旋转和剧烈运动密切相关。股骨骤然旋转使半月板移向中心造成边缘撕裂，猛烈屈伸使半月板后角及体部挤压于胫股关节之间而导致撕裂。

为了取得半月板切除的最佳效果，必须了解半月板损伤后产生疼痛的原因。半月板自身并无痛觉神经，当撕裂的半月板活动缘嵌压于股胫关节之间而牵拉周围的关节囊则引起疼痛。将半月板损伤的游离缘切除后，即消除了牵拉关节囊致痛的因素，也可避免半月板进一步撕裂。尽量保留半月板周边 2～3mm 宽度，基本保持了半月板的外形，起到减震作用。

半月板全切除后由于失去半月板分布滑液作用及缓冲重力作用，会引起关节软骨面的退变及关节不稳定，为了最大限度地保存损伤半月板的功能，应施行最小限度地半月板切除或半月板缝合。保留半月板边缘部分比全切能更多地保持关节的稳定性，并可缓冲应力。关节镜半月板切除的原则是能采用部分切除即不采用全切除术。

（一）适应证

根据半月板撕裂的类型不同，可以选择适当的半月板手术方式（图 11-7，图 11-8）。

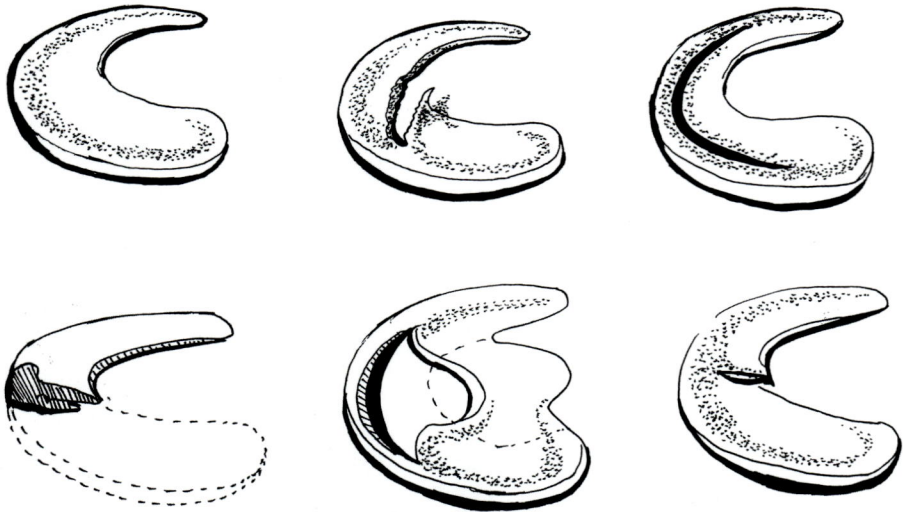

图 11-7　半月板撕裂的类型：正常、斜裂、纵裂、层裂、桶柄样裂、横裂

1.半月板部分切除术　适用于桶柄样撕裂，纵行及斜行撕裂。切除活动的撕裂片而保持稳定的完整的周边半月板（最少 2～3mm）。

2.半月板次全切除术　适用于半月板边缘部发生撕裂，而需部分切除半月板边缘部者。

3.半月板全切除术　适用于半月板由于关节囊撕脱或半月板横断或水平撕裂的病例，

半月板已不能部分保留。

（二）禁忌证

其禁忌证同"膝关节镜检查术"。

（三）术前准备

1. 术前膝关节拍摄正、侧位 X 线片，排除骨性异常。

2. MRI 明确半月板损伤的程度和类型。

3. 麻醉　同"膝关节镜检查术"。

4. 体位　同"膝关节镜检查术"。

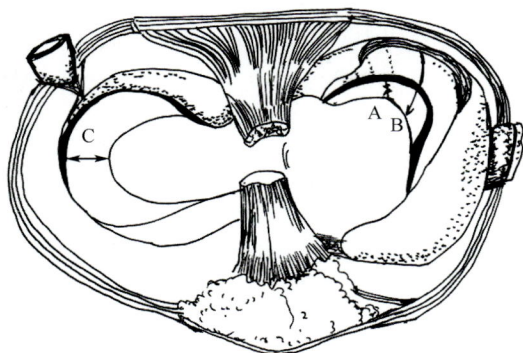

图 11-8　半月板切除的类型
A. 部分切除；B. 次全切除；C. 全切除

（四）手术要点、难点及对策

1. 手术入路　常规双侧膝眼，即膝关节前内外侧入路即可，如视野欠清晰，可增加髌外侧上入路放置出水管。

2. 操作步骤

（1）常规外侧入路置镜，内侧入路置入手术器械。熟练的关节镜医师，不需要交换入路即可以完成半月板的成形手术。

（2）内侧入路置入探针，弹拨内外侧半月板，明确损伤的部位和类型、损伤的严重程度。

（3）外侧半月板一般取患肢"4"字试验体位，必要时可以向外压膝关节以使外侧间隙加大，从而得到更好的暴露。内侧半月板一般由助手保持膝关节屈膝 15° 左右，外翻外旋，以使相对狭窄的内侧间隙得到更好的暴露。

（4）根据不同的损伤部位，可以选择不同角度的篮钳来完成成形手术，并利用刨削器清除切除的碎片，发散的损伤部位，也可以直接使用刨削器切除修整。

（5）有购置冷凝汽化仪的，可以直接使用冷凝汽化仪修整，应用更为方便，还可以进行止血。

（6）半月板成形的原则：半月板疼痛的原因在于裂隙两边的组织受到牵拉，刺激痛觉神经而让患者感觉到疼痛，因此修整损伤的部位，使之恢复一个相对平滑的边缘，去除牵拉因素是消除疼痛的主要措施。

3. 手术难点及对策　半月板切除是关节镜治疗最基本的技术，需要注意以下方面。

（1）必须清楚了解半月板撕裂类型，用探针检查半月板的股骨面和胫骨面，检查半月板撕裂瓣的基底宽度，明确撕裂部位及类型，以免过多或过少切除。

（2）为了便于操作，应牵拉撕裂瓣，使半月板的切除部位处于张力状态，以利操作。

（3）半月板撕裂瓣较大时，最好将撕裂部分整块切除，对较复杂的撕裂可采用小块咬除法。

（4）半月板咬除缘应是弧形，而不要遗留三角形活动瓣。

459

（5）咬除半月板时，咬钳应沿半月板内侧缘方向，而不能伸向边缘部。尽量不要咬断半月板边缘部，使半月板失去半月形状，导致半月板失去减震作用及稳定性。

（6）由预计切除半月板侧的膝眼作为观察侧髌下入路插入关节镜。由对侧插入手术器械，以便应用三角式式进行手术。首先观察半月板有无撕裂损伤变性或不稳定现象。借助探针触诊半月板，了解撕裂情况，并可将探针探入半月板胫骨侧深面，探查有无撕裂，用探针探压半月板 股骨面有无变软（退变）或皱起现象（水平撕裂）。

（7）行内侧半月板切除时，将小腿下垂于手术台床下屈曲10°～30°，强力外翻膝关节，扩大膝关节内侧间隙，进行操作。进行外侧半月板切除时，屈膝关节60°～80°强力内翻牵拉，以加大外侧关节间隙。

（8）根据半月板撕裂情况及类型进行半月板部分切除、次全切除或全切除。半月板纵裂、桶柄样断裂、大瓣状断裂可整块切断取出（图11-9），对变性或撕裂组织可零星咬除（图11-10）。半月板部分损伤，先用半月板篮钳咬除破损之后，用射频汽化沿半月板损伤的游离缘，进行汽化，部分切除和修整。咬除边缘应修整，并用套筒冲洗，半月板碎屑及血液冲出关节腔，将皮肤切口缝合，用弹力绷带包扎。如果边缘有损伤，可以进行关节镜下缝合术。

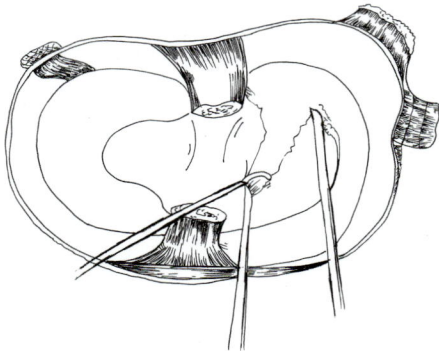

图 11-9　半月板撕裂，整块切断切除取出　　　图 11-10　半月板咬除术

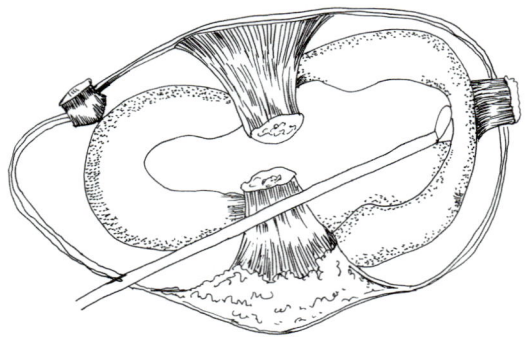

（9）术后监测与处理：同"膝关节镜检查术"。

（10）术后常见并发症的预防与处理：同"膝关节镜检查术"。

（11）临床效果评价：同"膝关节镜检查术"。

二、关节镜下膝关节半月板缝合术

正如前节所述半月板损伤的手术原则，适合缝合的半月板要尽量缝合，以期保留半月板的重要功能，防止半月板切除后造成膝关节退变，随着半月板缝合器械和技术的提高，半月板缝合的适应证也在扩大。

（一）适应证

1. 半月板红区或者红白区的单纯纵裂。
2. 新鲜的提篮样撕裂。
3. 半月板组织质量好，无变形。
4. 距离损伤时间越短越好。
5. 年龄＜45岁（相对适应证）。

（二）禁忌证

1. 同"关节镜下膝关节半月板切除术"。
2. 估计缝合以后难以愈合的半月板白区损伤。
3. 陈旧性撕裂。
4. 半月板组织质量差，退变严重。

（三）术前准备

1. 术前膝关节拍摄正、侧位 X 线片，排除骨性异常。
2. MRI 明确半月板损伤的程度和类型。
3. 麻醉 同"关节镜下膝关节半月板切除术"。
4. 体位 同"关节镜下膝关节半月板切除术"。
5. 特殊器械 半月板缝合器械。

（四）手术要点、难点及对策

461

1. 手术入路 常规双侧膝眼，即膝关节前内外侧入路即可，常需要辅助小切口。
2. 操作步骤 关节镜下半月板缝合的技术可以分为3种：①由内向外（inside-out）；②由外向内（outside-in）；③全关节内（all-inside）。
   （1）由内向外缝合方法：顾名思义，是缝合针带线自关节内向关节外穿过损伤的半月板的方法，在关节镜监视下，置入导向器，经导线器穿入导针，贯穿半月板裂隙处，再拉出缝线，在皮肤切开小切口，收紧打结。优点：视野好，缝合位置好，适应证广，缺点：神经血管结构损伤的风险；需要后侧切口（图 11-11）。
   （2）由外向内缝合方法：是指缝合针带线自关节外向关节内穿过损伤半月板的方法。常规入路探查关节腔，明确半月板损伤的类型和部位。经皮肤刺入细针定位后，做一个皮肤切口，顺着切口将腰椎穿刺针由关节外刺入关节内，贯穿半月板损伤裂隙，再经细针导入细线，导出关节外，在皮下打结固定（图 11-12）。优点：切口小，无须专用器械；缺点：缝合位置困难，适用于半月板前角撕裂。
   （3）全关节内缝合方法：前面两种方法都需要再附加切口在关节囊外进行打结固定，而全关节内的半月板缝合技术则避免了再切口的麻烦，特别是对半月板后角的缝合，因为腘窝部神经血管的影响，使全关节内的半月板缝合技术更显优势，常见的有可吸收钉固定方法、Fast-Fix 缝合方法等。

1）可吸收钉固定方法：在关节镜监视下，用专门的半月板缝合枪对着撕裂的半月板的适当位置，打入专门设计的、带倒刺防滑出的可吸收钉固定（图 11-13）。

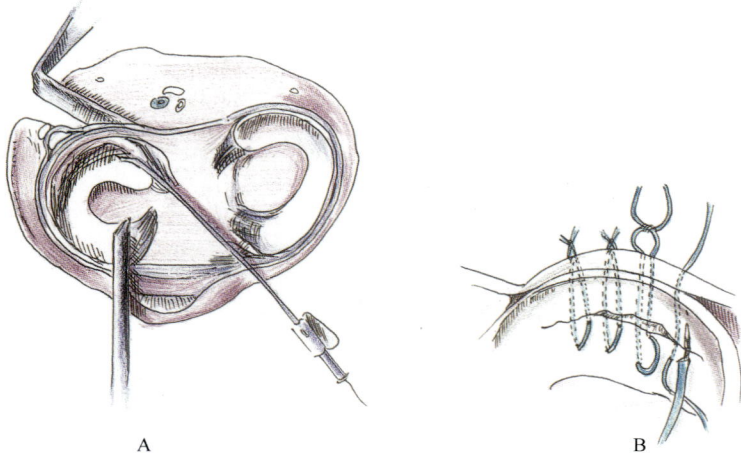

图 11-11　由内向外缝合方法及器械示意图（A）；缝合后打结情况（B）

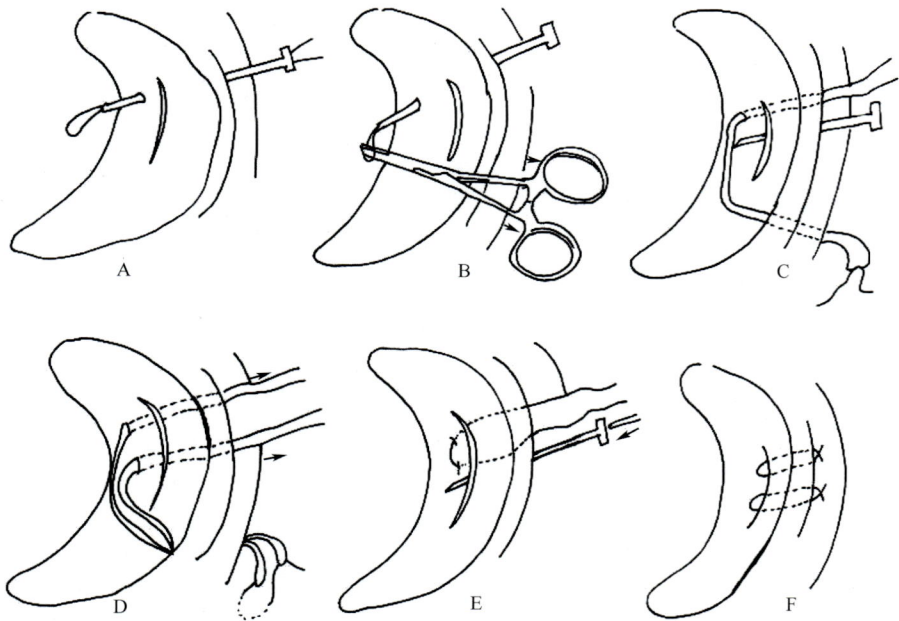

图 11-12　由外向内缝合方法

A. 做一个小切口，通过切口将腰椎穿刺针套管穿入关节；B. 缝线通过针穿过半月板进入关节；C. 缝线被抓住后通过一个穿线器，从第二个腰椎穿刺针中引出；D. 缝线的两端均在关节外；E. 同样方法缝合第二针；F. 打结，注意不要结扎任何神经血管结构

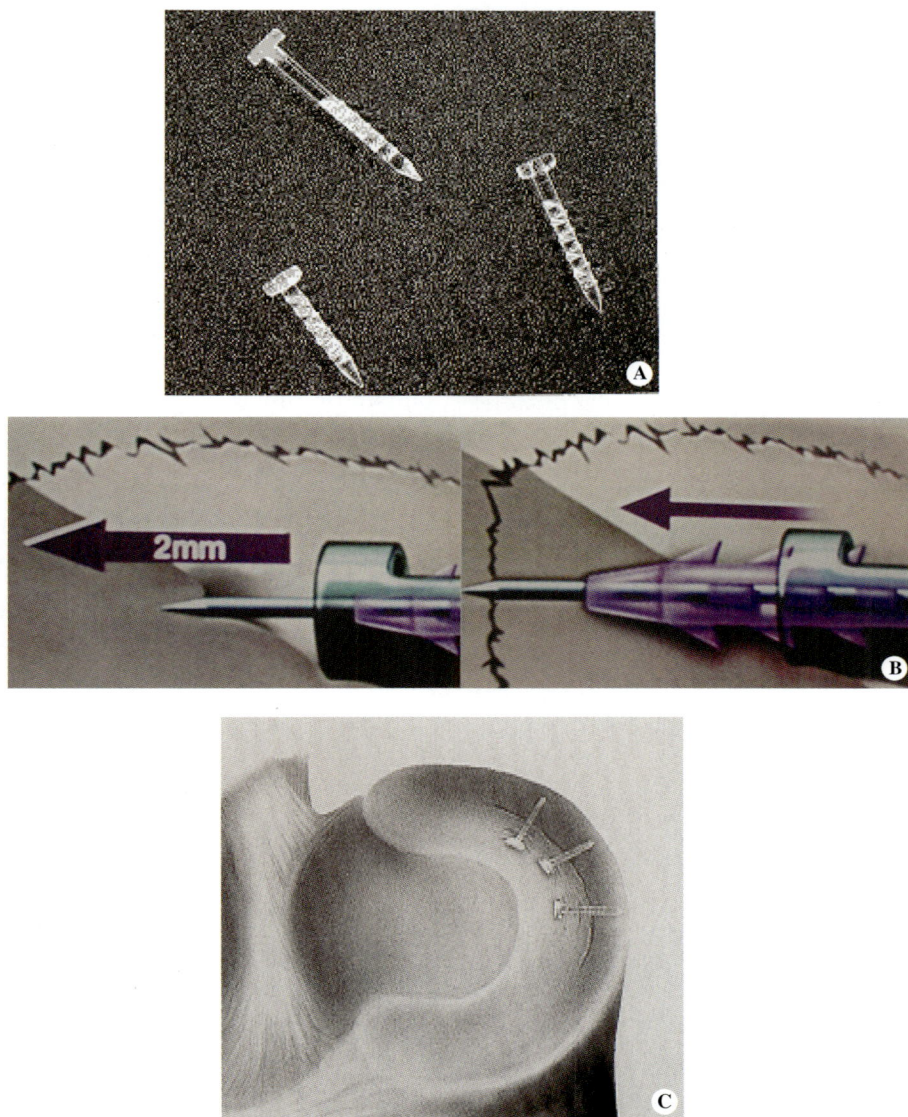

图 11-13　可吸收钉固定方法

A.缝合用的可吸收钉；B.器械及操作要点；C.缝合后的效果示意图

2）施乐辉 Fast-Fix 技术：关节镜下检查明确诊断后，使用探钩确定损伤类型、部位、范围及长度。用半月板深度探钩测量半月板撕裂处距滑膜缘的距离，并明确缝合进针点，依此确认 Fast-Fix 深度限制器前端的长度。缝合时，患者取仰卧位，患肢屈膝 45° ~ 60°。Fast-Fix 缝合针末端有 0° 和 30° 两种角度可选。对于后角撕裂因缝合间隙狭小操作困难，宜选用 30° 缝合针，以利于调控进针角度及进针点。缝合前，半月板锉刀和刨削刀修整撕裂边缘，使半月板组织新鲜化，防止撕裂部位瘢痕组织或滑膜干扰撕裂缘对合及术后愈合。在清理半月板组织时，不可清除过多，且缝合时入针点距半月板组织撕裂缘不宜太近，以防缝合后张力过大发生缝合处撕裂。将 Fast-Fix 缝合针插入裂隙套管，由关节镜器械入口插入关节腔，关节镜直视下将 Fast-Fix 缝合针置于半月板缝合位置，小心拔出裂隙套管。垂直刺入半月板游离侧，随后继续刺入半月板滑膜侧直至深度限制器末端。穿透半月板滑膜缘时有突破感，左右轻微摆动回抽 Fast-Fix 缝合针同时向前推动以释放第 1 枚锚钉。随后向前推动触发器使第 2 枚锚钉前移至针槽前部。第 2 针与第 1 针距离 5mm。于第 2 针进针点插入 Fast-Fix 缝合针，直至深度限制器底部，将缝合针从关节内撤出，仅保留缝合线游离端，拉紧线端使半月板撕裂部解剖复位，缝线滑结贴至半月板表面，推结器压紧线结，探钩检查半月板缝合张力，剪断缝线（图 11-14）。

3. 手术难点、要点及对策

（1）对于体部至后角、前角至后角的全层纵行撕裂及盘状半月板桶柄样撕裂，可结合由内至外（inside-out repair）或由外至内（outside-in repair）缝合技术共同完成修复。

（2）在内侧半月板缝合时，腘动脉、隐静脉、隐神经、缝匠肌、内侧副韧带深层及腘肌肌腱都有被穿刺针损伤的可能。因此，术中应谨慎操作，避免神经血管肌腱的损伤。在行 Fast-Fix 缝合前，首先用半月板深度探钩精确测量进针点至半月板滑膜缘的距离，明确缝合针刺入的深度。对于陈旧性损伤，应采用射频对边缘进行修整，以免瘢痕组织及滑膜干扰测量的准确性。随后根据测量长度剪去 Fast-Fix 深度限制器前端相应长度，露出缝合针。该步骤是缝合成功的前提。如套管过长，缝合针无法穿透半月板滑膜缘，可致缝合失败；而太短又有缝合针头进入过深，误伤邻近组织的可能。缝合时，患肢屈膝 45° ~ 60°，使腘窝组织松弛后移，增大神经血管肌腱与半月板滑膜缘的距离；此时，助手切忌将手置于腘窝后方并向前提拉，这将大大增加损伤概率。

（3）如何处理乱结：Fast-Fix 在推结的过程中，有时候会遇到乱结，当牵拉缝线时，缝线无法拉紧，这时可以用探钩帮忙，轻轻牵拉缝线环，能够清理矫正缝线，将结复原在正确的方向（图 11-15）。

（五）术后监测与处理

1. 其术后监测与处理同"膝关节镜检查术"。

2. 半月板缝合术的术后康复，早期活动膝关节，逐步早期负重，根据半月板缝合术部位及方式，确定术后康复功能练习中的某些事项；半月板前、后角损伤缝合术后可早期部分负重；半月板体部损伤缝合术后 4 周内患肢完全不负重，并且术后 1 ~ 2 周内不进行屈曲练习，术后 4 周内不进行主动屈曲练习，只进行每周 2 ~ 3 次被动屈曲练习。

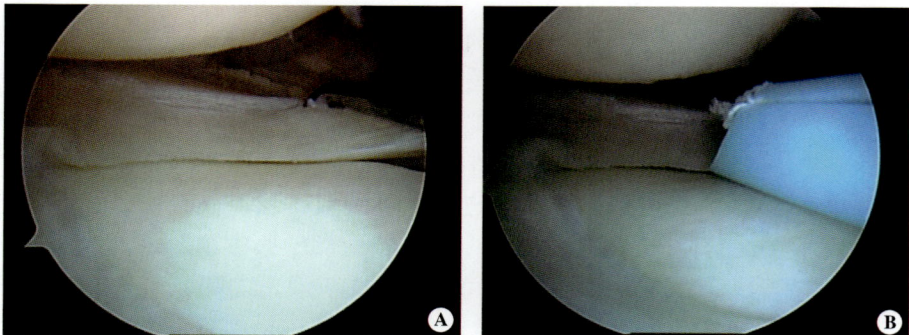

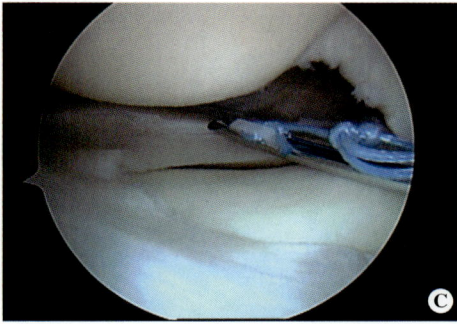

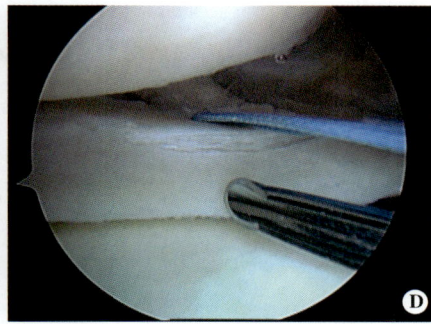

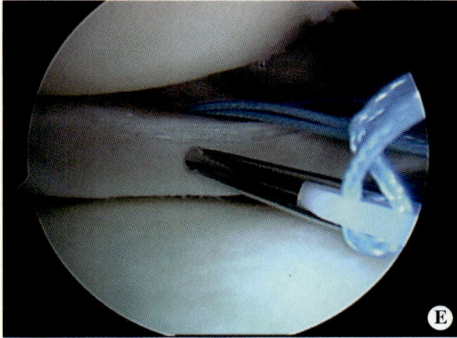

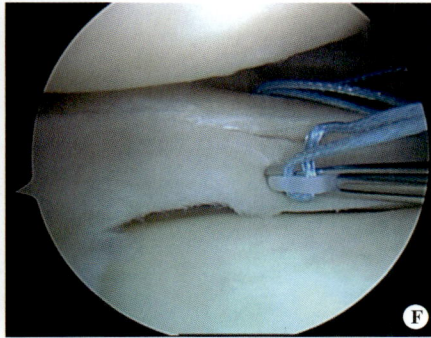

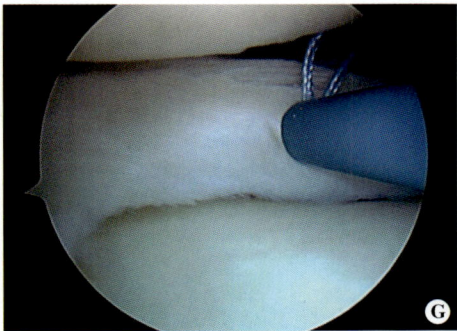

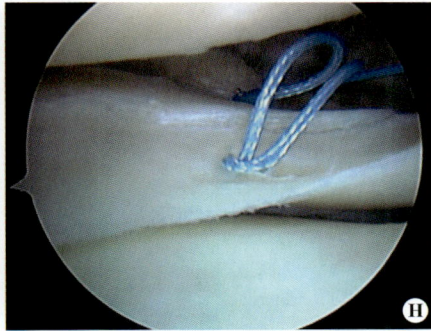

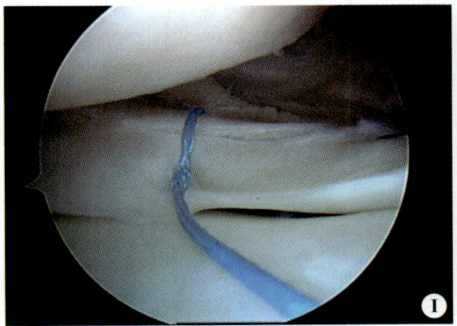

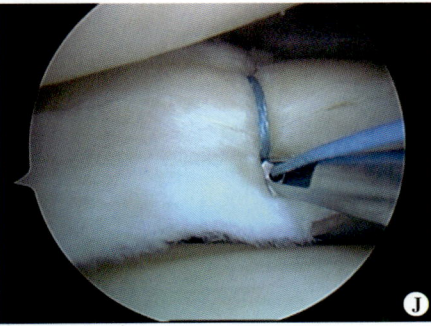

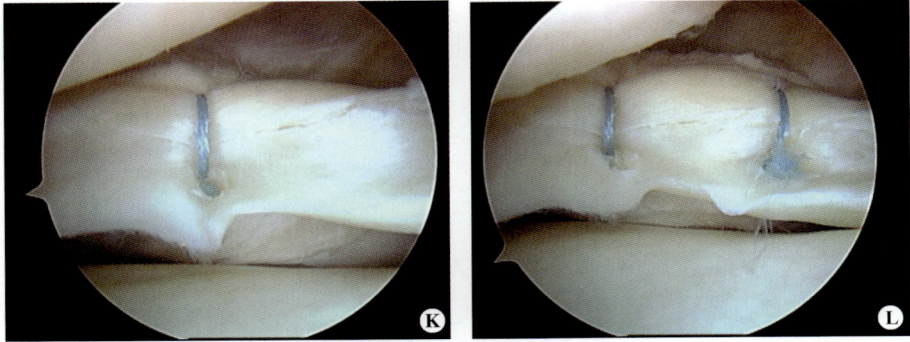

图 11-14　关节镜下 Fast-Fix 缝合半月板的操作过程

A. 发现外侧半月板后角的撕裂；B. 使用分离套管将缝合套件置入关节腔；C. 取出套管，可以看到 T1（植入体 1）和 T2（植入体 2）的结；D. 对于垂直缝合，T1 位于撕裂的上方（植入体位于半月板关节囊连接处），向前推器械，直至感觉有突破感，刚好把结穿过去，平稳地退回器械，当器械退出半月板时，保持器械尖端的位置；E. 推入后缝合套件的位置；F. 可以轻轻地牵拉缝合套件，确保 T1 的正确安置，使用金色按钮将 T2 向前推（确定按钮向前推到尽头），在进行这一步骤时，保持对器械尖端的观察（植入体）；G. 如图所示使用 T2，注意穿刺点在半月板内缘和撕裂处的中间位置；H. 向前推缝合套件，直至有突破感，将缝合套件从关节内退出；I. 在手术入路处能够看到缝线，向外牵拉缝线的末端，结就会滑到半月板的表面；J. 可以在半月板表面看到结；K. 使用推 / 切结器进一步拉紧结，将撕裂彻底关闭并且将结推入半月板内；L. 使用推结器将缝线切断，对于这种撕裂，可以在旁边再使用一个，通常距离 5 mm（也视撕裂情况而定）

3. 对于半月板撕裂口较大患者，可采用数字卡盘可调式膝关节支具固定患肢，冰敷 24 ~ 48 小时。早期行直腿抬高 30° 及踝泵股四头肌训练。单纯半月板损伤，术后无须支具固定，患肢活动度不受限，可立即行部分负重训练。合并前交叉韧带重建者应按其康复程序行功能锻炼。

（六）术后常见并发症的预防与处理

1. 其术后常见并发症的预防与处理同"膝关节镜检查术"。

2. 全内缝合采用的内固定装置术后移位、断裂、延迟吸收导致滑膜炎，以及造成邻近关节软骨损伤等并发症已有报道，生物力学强度不足也是全内缝合需要进一步改进的问题所在。

（七）临床效果评价

所有患者通过门诊或电话随访，填写随访表格并完成 Lysholm 评分。根据 Barrett 标准判断手术成功率：关节无交锁、无肿胀、关节间隙无压痛，McMurray 试验阴性，经 MRI 检查证实，认为半月板已经愈合；如有 1 项或多项结果为阳性，则认为半月板修复失败。根据 Lysholm 评分

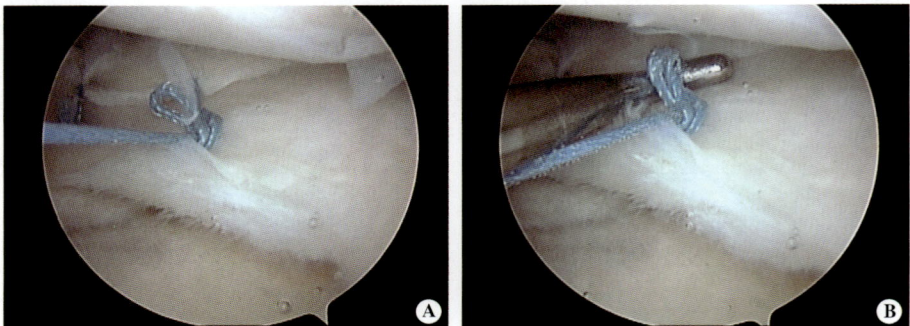

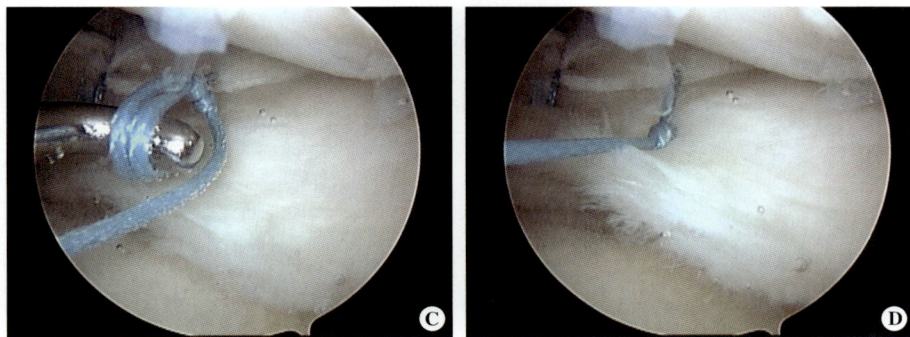

图 11-15　如何处理乱结

A. 这是一个典型的乱结，因为当牵拉缝线时，缝线不能彻底拉紧，造成如图所示的环；B. 如发生此种情况，将一个探针放入缝线环内；C. 轻轻牵拉缝线环，能够清理矫正缝线，将结复原在正确的方向；D. 然后正常牵拉缝线，不要忘记使用推 / 切结器

评估疗效：总分 100 分，分数越高说明膝关节运动功能恢复越好。优：>87 分；良：74 ~ 86 分。

前交叉韧带损伤

关节镜下前交叉韧带重建术，具体内容如下。

膝关节前交叉韧带损伤是最常见而严重的运动创伤之一，前交叉韧带撕裂引起膝关节不稳，治疗不当将引起膝关节功能严重障碍。由于损伤暴力较大，常合并其他主要结构损伤，诊断、处理不当将会延误治疗，同时由于前交叉韧带的力学功能日益得到重视，以及损伤后造成的功能性不稳定，造成的膝关节不能满足日常生活和运动的需要，并可导致膝关节一系列后遗病变，因此应该行手术治疗，重建韧带及其功能。前交叉韧带损伤的修复重建一直是骨科和运动创伤领域的重要研究课题。目前临床上多采用关节镜下前交叉韧带重建术修复损伤的前交叉韧带，根据股骨隧道定位技术的不同，分为经前内侧入路 AM（anteromedial）和经胫骨隧道入路 TT（transtibial）两种手术方式，根据移植物材料的不同又分为：①自体肌腱，主要有髌骨 - 髌腱 - 骨（BPTB 或 BTB）和股薄肌 - 半腱肌肌腱（ST-G，又称为腘绳肌肌腱）；②异体肌腱；③人工韧带。

467

一、适应证

并非所有的前交叉韧带损伤都需要手术治疗。康复锻炼和手术的目的都是恢复韧带损伤后丧失的关节稳定性，重建关节的功能性稳定。首先需要判断前交叉韧带损伤的患者，是否存在关节不稳，以及出现关节不稳的运动程度。关节不稳首先表现为行走中"打软腿"，不能快速奔跑、急转弯等。如果患者通过功能锻炼，或者降低运动强度，能够避免关节不稳症状的，可以考虑康复锻炼的保守治疗。前交叉韧带损伤后重建的目的是重建关节稳定，减少关节退变。手术适应证包括以下几点。

1.存在关节功能不稳者，即不能满足患者需要的关节功能，不能达到伤者理想的生活和运动水平。

2. 同时存在半月板损伤，进行半月板修复手术者，因为没有满意的关节稳定，修复半月板难以愈合。

3. 50岁以下的中年患者重建指征相对放宽，50岁以上的患者是否选择重建，需要考虑韧带损伤前关节的退变程度和功能情况，退变严重者倾向于二期选择关节置换手术。

二、禁忌证

患者一般情况差，不能耐受手术；或患者合并多种严重并发症。

三、术前准备

1. 术前膝关节拍摄正、侧位 X 线片，排除骨性异常。
2. 必要时可查 MRI，帮助明确诊断和检查有无合并损伤。

四、移植物选择

所有膝关节损伤的患者，尤其是半月板损伤，怀疑韧带损伤的患者，为避免不必要的纠纷，术前需常规和患者及家属沟通移植物的选择，笔者在工作中经常碰到非常"纠结"的患者，与其术中临时沟通，不如术前提前告知并给予充分的时间让患者做出选择，这样患者有一定的心理准备和经济上的准备，避免日后纠纷，因为不论是自体还是异体肌腱都各有利弊，往往使人难以抉择，甚至经常碰到患者进入手术室都还在犹豫的情况。

在此笔者就不同的移植物的优缺点进行一次简单的梳理，为大家提供参考。

首先，来看看自体移植物。相对来说，髌骨 - 髌腱 - 骨（BTB，如图 11-16）重建材料更容易愈合，但有术后跪地痛、膝前痛等并发症的可能；而腘绳肌肌腱（ST-G，如图 11-17）的术后并发症较少，绝大部分患者取材后不会造成功能丧失，国内有文章报道，其可能对于足球的后卫运动员有一定影响，也就是说对于"倒着跑"可能有稍许影响。自体肌腱最大的优点是"经济"，不担心"免疫排斥""传播疾病"等。虽然没有证据表明自体肌腱取材后对于患者功能有明显影响，但是"天生我才必有用""自身的结构缺失""对可能发生功能丧失的畏惧"使得一些患者和患者家长拒绝使用自体肌腱。然而坦诚的说，自体肌腱或异体肌腱重建的患者，其术后最终的功能恢复没有明显差异。

异体肌腱的取材范围很广，从尸体上取

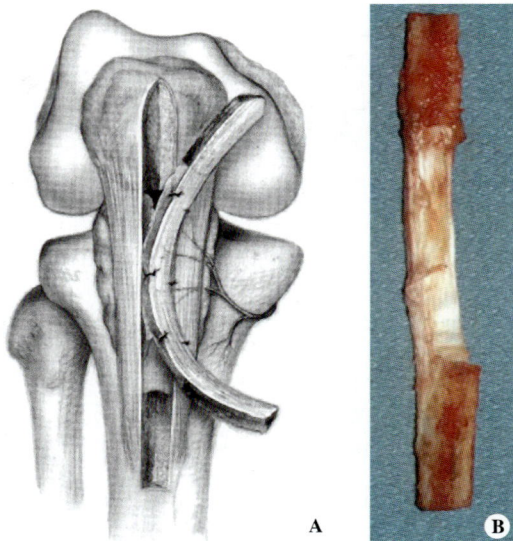

图 11-16 髌骨 - 髌腱 - 骨示意图
A. 骨 - 腱骨示意图；B. 取下的骨腱骨

468

材，全身多处能获取可供使用的移植物。目前仅有几家国家批准的商业公司供给，应该说来源的安全性是有保证的。异体肌腱除了 BTB、ST-G 外，还可以使用跟腱、胫骨前肌肌腱等。跟腱、胫骨前肌肌腱等的腱性结构粗大，是理想的前交叉韧带移植物，但不能在患者自身取材，因为会造成残疾。异体肌腱最大的优势是避免了"拆东墙补西墙"。缺点是"额外增加了医疗费用"，一根前交叉韧带重建的异体肌腱材料 1 万 ~ 2 万元。常常有患者咨询异体肌腱是否会有排斥？应该说人体对于异体肌腱的免疫排异反应比较小，以笔者所在诊疗中心每年数百例的经验看，发生者寥寥。

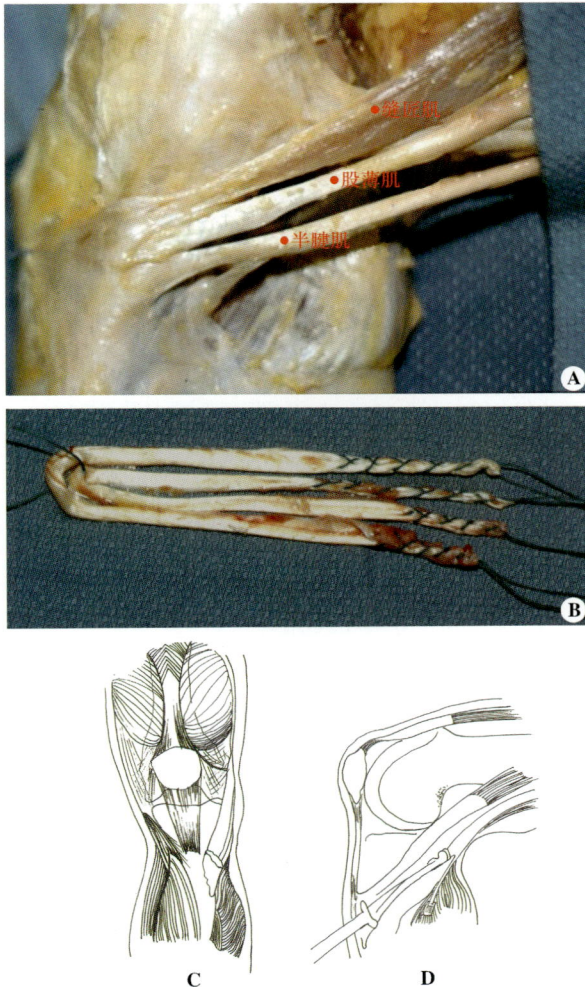

图 11-17　自体腘绳肌解剖结构图（A）；处理好的肌腱（B）；取肌腱示意图（C、D）

不论是自体肌腱还是异体肌腱，术后都有一个再塑形（remodeling）的过程，因此术后半年到一年是不应该参加剧烈运动的，以免肌腱与骨结合部、肌腱内部等未达到满意的生物力学性能，而发生松弛或再断裂。相比之下，人工韧带很好地解决了这个问题。人工韧带不存在再塑形的问题，它是通过金属的螺钉将人工韧带挤压在骨壁上达到固定作用的，犹如"用钉子将一幅画挂在墙上"。因此，人工韧带最大的优势就是早期运动。这无疑为职业运动员带来了福音，因为对于他们来说，早日恢复运动就意味着"收入"。当然，对于工作压力很大的人群，急于恢复工作者等，人工韧带也是不错的选择。但人工韧带有其自身的"软肋"，并不适合所有的患者。首先人工韧带应使用于急性韧带损伤，或有残端保留的慢性损伤。缺乏自体韧带残端的病例，可能加剧韧带磨损。其次，正如前面所说，人工韧带和骨壁间是通过螺钉挤压获得固定的，人工韧带和骨壁之间永远不可能获得愈合。那么如果发生骨质疏松、骨隧道壁的骨质吸收等问题时，就可能出现螺钉的松动，进而导致韧带的松动。最后，使用人工韧带并非像很多医生想象的那样"简便易行"，人工韧带的重建必须要寻找股骨隧道和胫骨隧道相对的"等长点"，才能保证术后膝关节活动过程中韧带始终保持紧张，否则要么影响活动度，要么在某个角度时韧带松弛而关节不稳。

综上所述，如果是运动员或有特殊需要，建议使用人工韧带；其余的绝大部分患者，建议在自体或异体移植物中选择。而在"自体"或"异体"中摇摆不定的人，笔者的意见是，如果经济上没有压力，就用"异体"的；如果经济上有压力，"自体"的完全可以，没有必要给自己增加额外的负担。

五、手术要点、难点及对策

1. 麻醉　脊椎麻醉或者硬膜外麻醉。
2. 体位　平卧位，膝关节下垂于床缘（图 11-18）。
3. 韧带重建移植物来源
（1）自体组织：骨-髌腱-骨复合体、四股半腱肌肌腱、股薄肌肌腱、髌腱、股四头肌肌腱。
（2）同种异体材料：髌腱、股四头肌肌腱、胫骨前肌肌腱、胫骨后肌肌腱。
（3）人工材料：LARS 人工韧带。
4. 手术入路　常规取双侧膝眼，加上取肌腱切口，以及胫骨隧道入口。
5. 特殊器械　电钻、摆锯、前交叉韧带专用定位器械、取肌腱器械。
6. 操作步骤
（1）准备移植物
1）髌腱中 1/3 重建前交叉韧带：于髌腱正中行纵切口，或者横切口均可，切开皮肤、皮下组织，保留髌腱，纵向切开髌腱中 1/3，上下用电刀标记其移行部后，用专门的环钻或者摆锯取下髌腱两端的骨头，即部分髌骨和胫骨结节，长度要求在 25mm 左右，修整成过一定直径的套管，一般在 8～10mm，并在髌腱两端的骨头钻 1.5mm 的细孔，穿线作为牵引用。
2）四股腘绳肌肌腱重建：自同侧胫骨结节下内侧行 3～4cm 直切口，显露鹅足腱，翻开缝匠肌肌腱膜，显露半腱肌肌腱和股薄肌肌腱，分别将肌腱游离端套入肌腱剥离器，屈膝 90°，牵拉肌腱游离端，上推剥离器，将肌腱与肌腹分离，取出肌腱，去除残留肌组织，肌腱长度为 260～320 mm。将取下的半腱肌肌腱、股薄肌肌腱各折叠为两股，用爱惜邦 2 号不可吸收线编织线缝合两端约 3cm，测量移植腱直径，其直径一般为 7.0～8.0 mm，长度约为 120 mm。对折后的另一端用爱惜邦 5 号不可吸收线编织线套住，用亚甲蓝在此端 3cm 处做标记。肌腱在 80N 的预张力下牵拉 10 分钟。
3）异体肌腱：笔者所在科室常规采用异体胫骨前肌肌腱作为移植材料，材料都是深低温冷藏，手术当天早上从库中取出，并用冷藏盒送至手术室，使用前以常温生理盐水500ml 加庆大霉素 8 万 U 和地塞米松 5mg 浸泡 5 ~ 10 分钟处理。

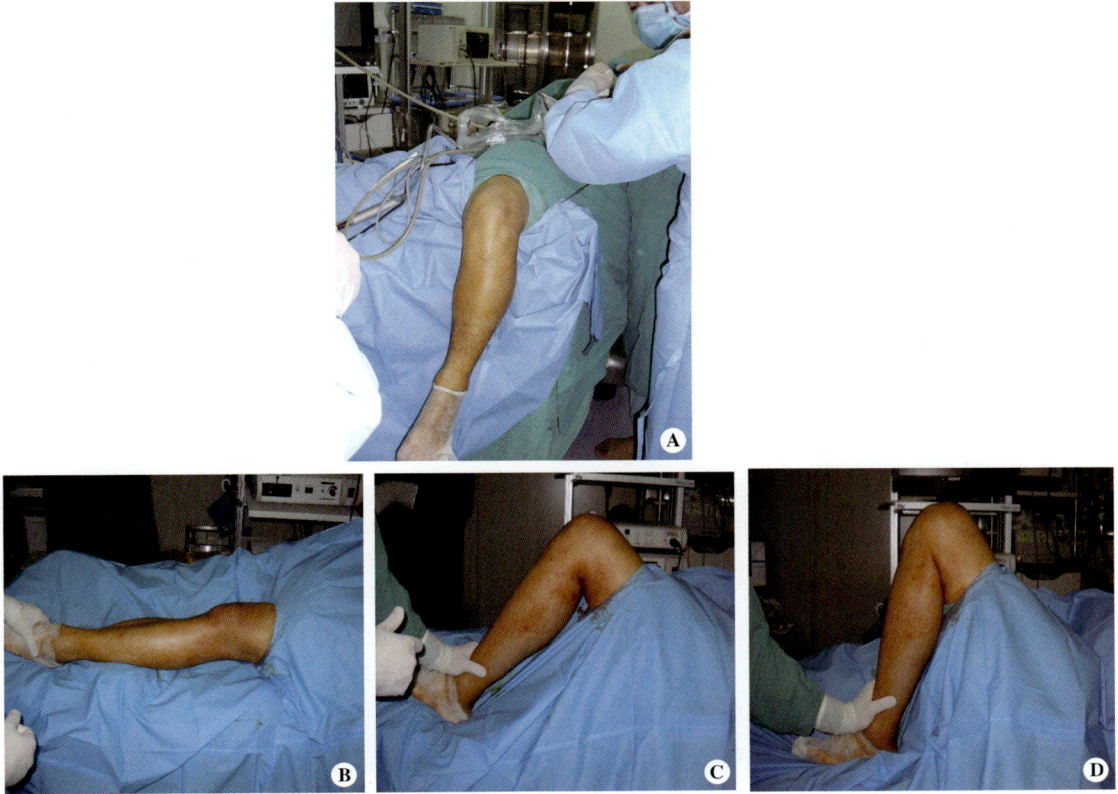

图 11-18 膝关节镜前交叉重建常用体位

A. 垂腿位；B ~ D. 放置于手术台上，并在屈膝 90° 位预先垫一块沙袋并固定牢靠，便于术中固定膝关节于合适体位

4）人工材料：不需要预先处理。

（2）常规关节镜探查，处理其他关节损伤，明确前交叉韧带断裂。

（3）清理关节腔和韧带过多的瘢痕，初学者尽量清理干净以保证视野清晰及准确定位，手术经验丰富者可对前交叉韧带残端粗略地刨削，保留部分前交叉韧带保留残端。如有半月板损伤，需同时处理。髁间窝狭窄者可行髁间窝成形术。

（4）胫骨隧道定位：用前交叉韧带胫骨隧道定位器定位，一般进针点在胫骨结节内侧 1 ~ 3cm 处，与胫骨成 55° 角，而出针点在前交叉韧带胫骨止点纤维的中心，或外侧半月板前角和内侧髁间嵴连线的中点。导针出针后紧靠后交叉韧带（图 11-19）。

（5）股骨隧道定位：股骨隧道有两种方法，一种是经前内侧入路定位即 AM 技术（anteromedial），即先在 90° 位，在髁间窝外髁后壁 11 点（右膝）或 1 点（左膝）处用前交叉韧带股骨隧道定位器定位，再将膝关节屈曲 120°，将导针在定位点处钻穿股骨外髁，从股骨前外侧穿出，再用移植腱同样大小的刻度钻在股骨外髁钻 3.5cm 股骨隧道，保留股骨外髁后壁 2mm。再用 4.5mm 的空心钻由关节内沿导针钻穿股骨外髁（图 11-20）。还有一种是经胫骨隧道定位股骨隧道，即 TT 技术（transtibial）。

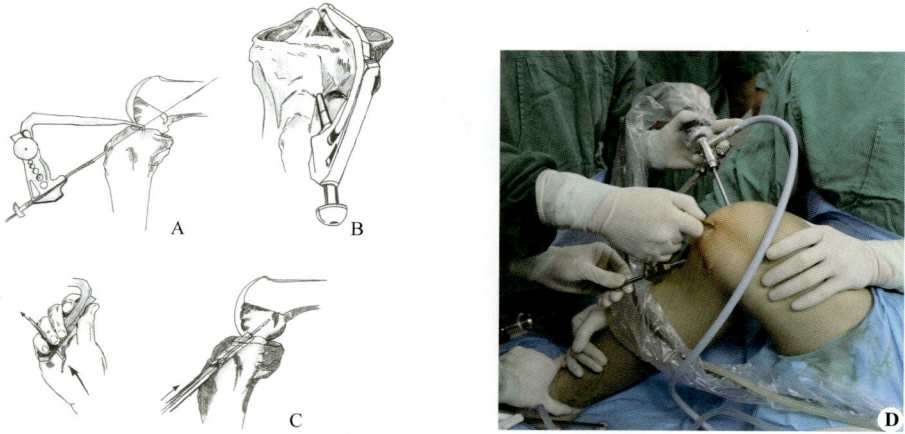

图 11-19 胫骨隧道定位方法

A. 胫骨瞄准器可以设置多种角度，医生的喜好和患者的实际情况将决定这个角度的大小，胫骨瞄准器一般最常设定的角度是 55°，角度越大则胫骨隧道的长度越长；B. 胫骨突起垂直线往内侧 1 ~ 2cm 及关节面下 2 ~ 2.5cm，放置瞄准器在正确的部位（保持瞄准臂与胫骨平台平行），通过取韧带的切口放置瞄准管，锁定阀盘，锁定瞄准管；C. 用 2.4cm 的钻尖导针及适当大小的钻头共同钻取胫骨隧道，在钻的时候，在顶端要非常小心，防止导针及钻头切割或撕裂后交叉韧带；D. 术中大体观

（6）测量股骨隧道的长度：根据股骨隧道的长度选择不同长度的 Endobutton。将尾部带孔导针穿爱惜邦 5 号线并打结成环，在关节镜监视下由前内侧入口在膝屈曲 120° 将此导针引入股骨隧道内并从大腿前外侧穿出，将针尾的线环带入关节腔，用抓钳从胫骨隧道进入关节腔内将环线抓出备用。将 Endobutton 的环套入备好的移植腱对折端，用爱惜邦 5 号线分别穿入 Endobutton 的两个孔内，一个作牵拉线，另一个作提拉线，将此两线套入带孔导针的线环内，牵引导针将牵拉线和提拉线从大腿前外侧引出。用力提拉牵引线将 Endobutton 及其套住的自体或异体肌腱从胫骨隧道带入关节内并进入股骨隧道。当肌腱的标志线进入股骨隧道，再继续牵拉至 Endobutton 的一半通过股骨外侧皮质时，提拉提拉线。当感觉钢板由直变横，提示翻板成功。拉紧自体和异体肌腱胫骨隧道外的缝线时，被牵引的异体肌腱移植物很牢靠不滑动，说明钢板已经牢牢横在股骨外侧皮质上（图 11-21）。

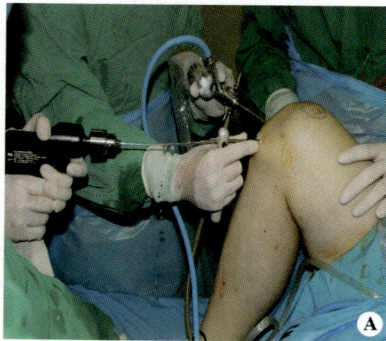

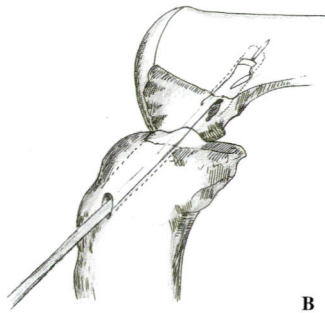

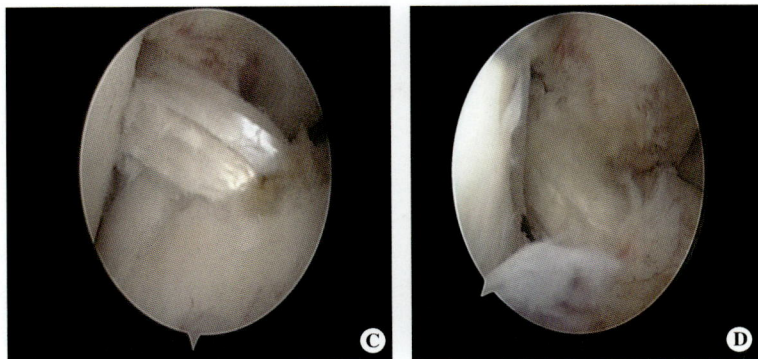

图 11-20 股骨隧道的准备

A.AM 技术术中情况；B.TT 技术示意图；C.AM 技术重建的韧带，相对倾斜角度小，韧带低平；D.TT 技术重建的韧带，相对倾斜角度更大

（7）股骨端的固定也可以采用界面螺钉或 Rigid fix 固定：采用界面螺钉时，胫骨隧道和股骨隧道制备方法基本相同，肌腱引入后，经前内侧入路，顺着骨道方向，在上止点骨块与骨道界面之间插入界面螺钉导针拧入界面螺钉固定骨块。采用 Rigid fix 方法固定时，需制备孔道，在屈膝 120°将 RIGFIX 侧孔定位器导向杆插入股骨隧道 3cm 深，调节其角度后打入 Rigid fix 的侧孔定位套筒针，在使用 Rigid fix 侧孔瞄准定位器打好侧孔之后，应用一根直径 2.5mm 的克氏针依次插入 2 个侧孔内，从前内侧入路用关节镜观察其位于股骨隧道的中央。用带孔导针的孔穿爱惜邦 5 号线，将其对折后从胫骨隧道放入关节腔，将双线从前内侧入路引出，套入移植并将移植物逆行从胫骨隧道拉出，再将带孔导针插入股骨隧道，将移植物的牵引线带出股骨隧道。牵拉牵引线至移植物进入股骨隧道 3cm 标志线处。在 Rigid fix 侧孔套筒针打入 2 枚 Rigid fix 钉。股骨端固定完毕（图 11-22）。

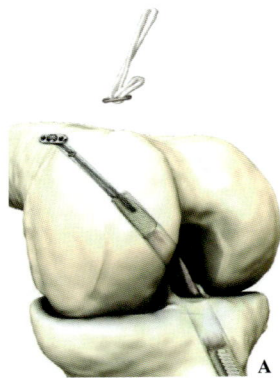

473

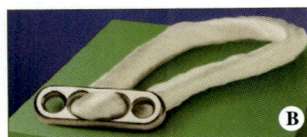

图 11-21 Endobutton 重建前交叉韧带示意图（A）；Endobutton 器械（B）

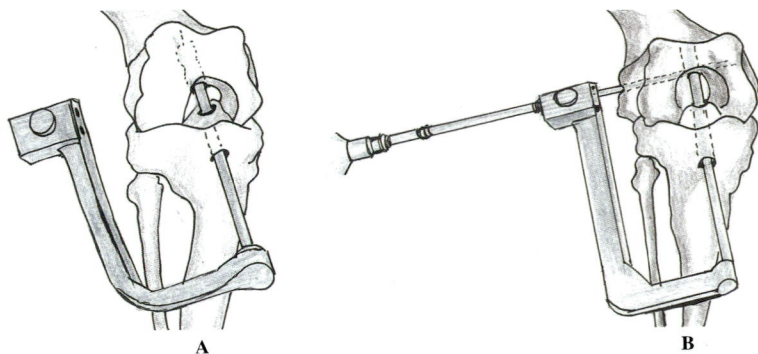

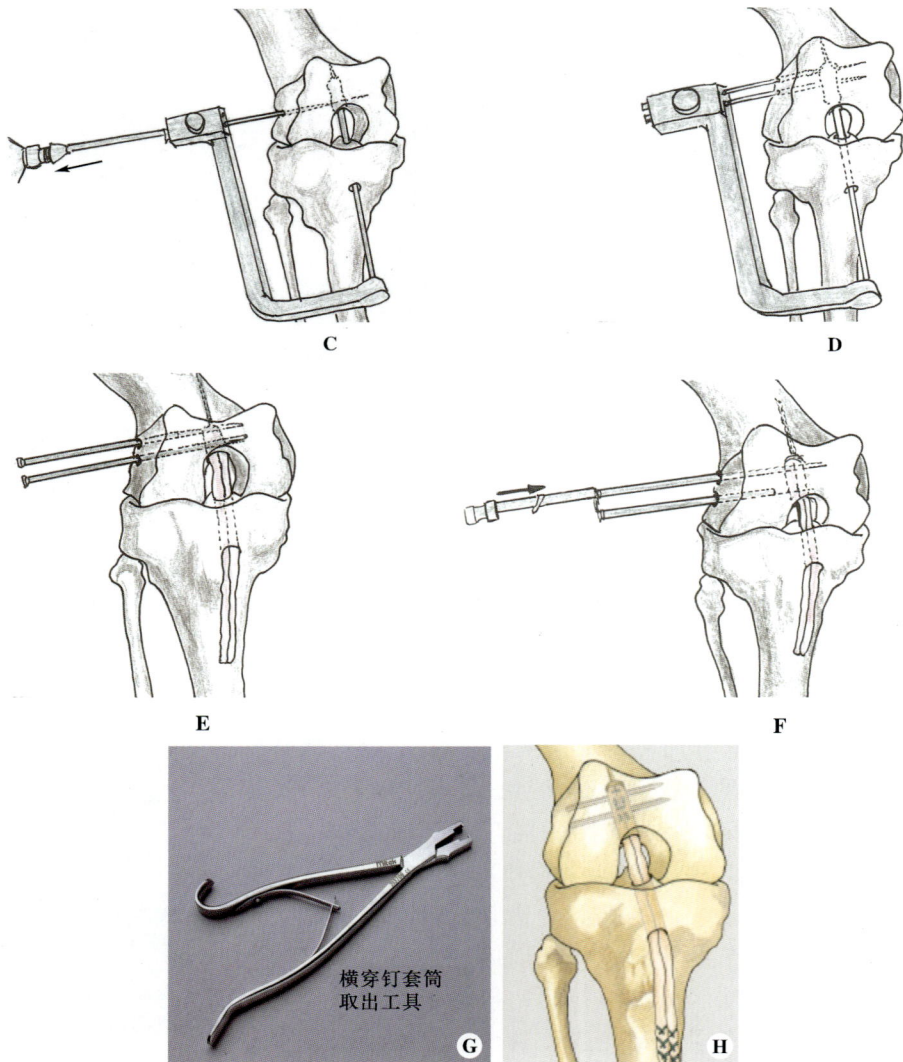

图 11-22　Rigid fix 使用操作示意图

A. 沿着胫骨隧道把 Rigid fix 导向器向上插入股骨，杆的肩部应该接触到股骨隧道的底部，保证接近关节线固定；B. 钻入袖套，从股骨外侧钻入钻头，钻的时候不要对框架过分加压；C. 取出钻头，把袖套管留在导向器中（敲打钻夹，使交锁钉从套管中心松解出来，然后可以取出钻头）；D. 插入第二根袖套 / 钻头；E. 取下导向器，再把移植物拉入关节前，如果使用 Intrafix，用试验工具插入胫骨隧道深度到 30mm，为 Intrafix 器械开辟空间，把移植物拉入隧道（移植物上 30mm 的标记应该在股骨孔的边缘）；F. 用植入杆和锤子，插入交锁钉（插入植入杆直至碰到袖套的肩部），移植物被 2 根交锁钉固定；G. 用移除工具取出袖套（拉紧移植物，确保不移动）；H. 手术完成后示意图

　　（8）此时在屈膝 30° 位牵拉胫骨侧之四股牵引线，活动膝关节 20 次，使自体和异体肌腱进一步拉紧。在后抽屉状态下，自胫骨隧道外口平行于隧道插入导针，沿导针向胫骨隧道拧入挤压螺钉，至平胫骨隧道关节内口平面，再将移植物在胫骨端出口处用爱惜邦 2 号线缝合固定，将其两残端与鹅足腱残端拉紧缝合做加强固定。

　　（9）胫骨固定还可选择 BIOSURE™ SYNC 固定翼方式。操作示意图见图 11-23。

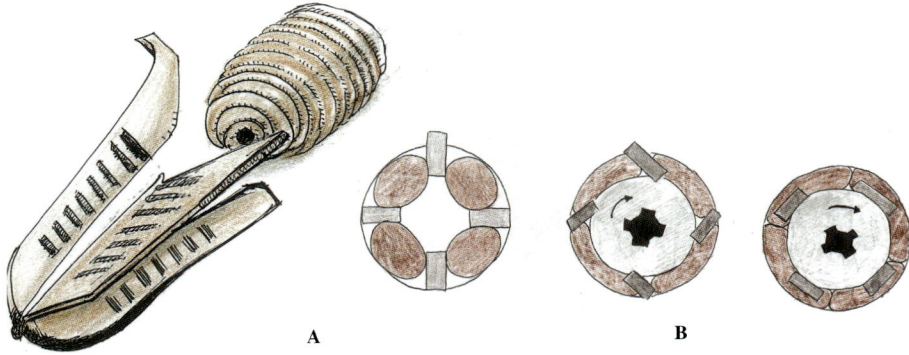

A

B

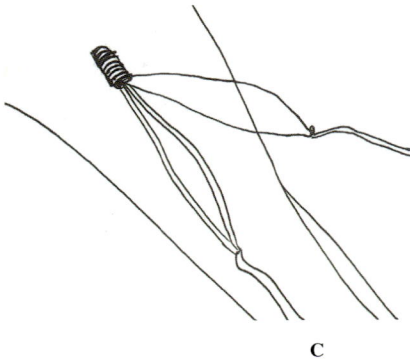

C

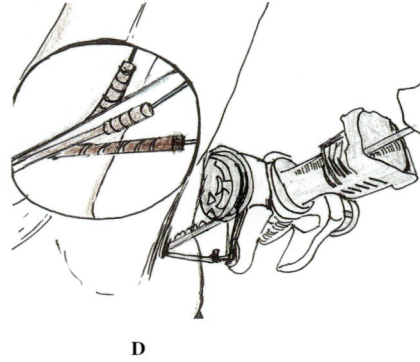

D

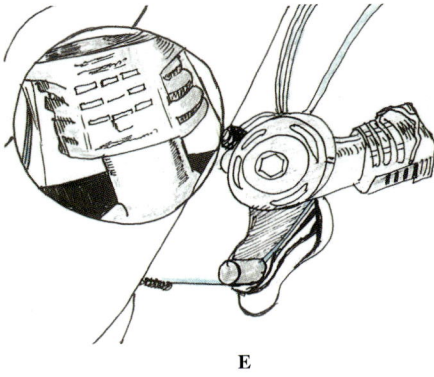

E

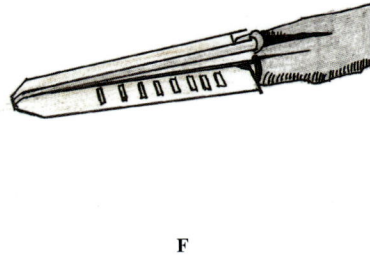

F

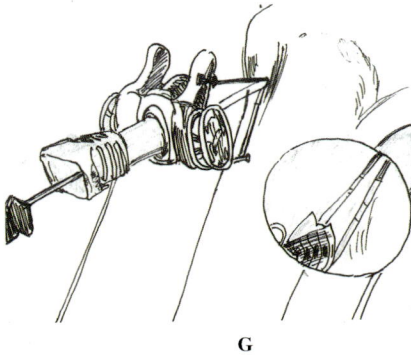

G

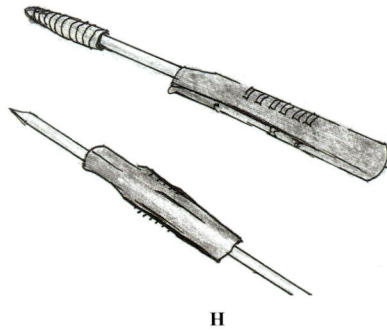

H

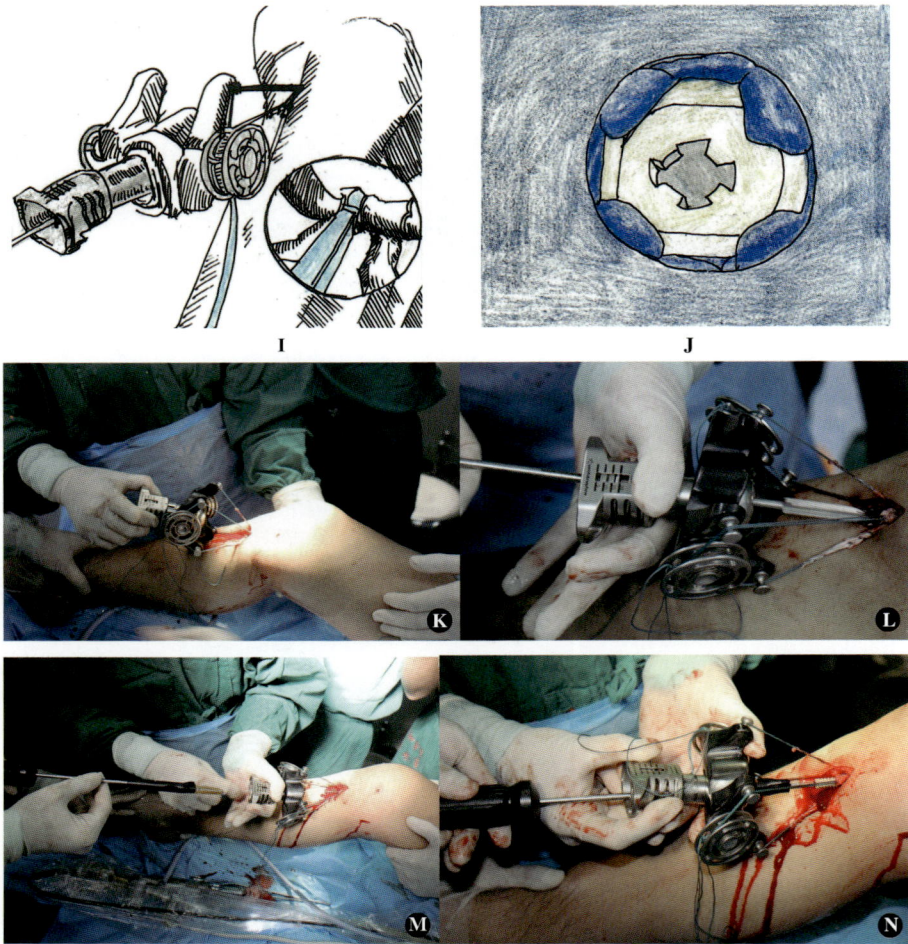

图 11-23　BIOSURE ™ SYNC 胫骨固定翼系统操作示意图

A.BIOSURE ™ SYNC 胫骨固定翼系统；B. 插入固定翼后，四束移植物均在翼之间，翼垂直于隧道壁；C.BIOSURE PK 界面螺钉拧入外鞘后，翼就会开始扭曲，挤压每一束移植物在隧道壁上；D. 一旦螺钉全部拧入，翼就平行于隧道壁，保持移植物在原先位置，在翼后面多出来的移植物部分由螺钉本身固定，使肌腱 360° 骨腱接触，形成双重固定；E. 一旦股骨端固定完成，确定胫骨隧道内的移植物没有扭曲及交叉，为容易区别出相对应的移植物末端，建议对一移植物的末端用相同颜色的缝线进行编制，另一移植物用不同颜色的缝线进行编制（或者采用不同粗细的线辨别，如爱惜邦 2 号线和 5 号线），编制好的移植物一定要成对拉紧在距离隧道口 10cm 处结成一个线圈；F. 用 SYNC 张力器，套上线圈，于胫骨隧道成一直线方向拉紧移植物的远端束，牵拉张力器直到达到期望的张力，注意张力显示可以是牛顿和磅；G. 为更顺利地将 BIOSURE™ SYNC 固定翼植入，使用合适尺寸的扩张器从张力器的中间通道穿入，当扩张器插入移植物的束之间，将各束分开并挤压至隧道壁，继续插入扩张器直至限深器在胫骨隧道开口上方接触到皮质；H. 通过张力器中间通道插入一根细导丝并在移植物束之间进入胫骨隧道，将固定翼放在插入器上并确定皮质栓与插入器上的凹口对合，通过导丝将固定翼插入胫骨隧道；I. 调整固定翼的方向将移植物的四束分离成 4 个象限，皮质栓尽可能地接近 12 点方向，植入固定翼分离移植物各束，维持张力器对于移植物的拉力，直至皮质栓与胫骨隧道远端上表面齐平；J.注意导针置于原位，将插入器从隧道移开，扭转黑色护套，转换成螺钉改锥，根据隧道及固定翼的尺寸，选择合适的螺钉置于改锥上；K.通过导丝将螺钉插入至固定翼内，顺时针方向拧入螺钉直至螺钉没入隧道，在螺钉的拧入过程中，固定翼将逆时针方向扭转，将移植物挤压至隧道壁上，翼上的倒刺把持住移植物，避免移植物滑脱；L.移除改锥及导丝，修整多出的移植物；M ～ N.术中大体观

（10）探针检查移植物张力，结束手术（图11-24）。

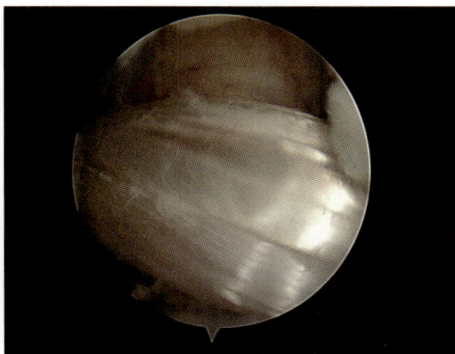

图11-24　重建好的韧带

六、术后监测与处理

1. 术后伸直位固定4周，可佩戴卡盘式支具固定伸直位，允许适当直立行走。

2. 第5周开始屈膝练习，要求在术后6周达到120°，术后12周基本完全达到全范围的屈膝。加强静力练习。

3. 术后3个月以后，开始练习慢跑、跳舞、快走。加强肌力练习。

4. 术后9个月至1年，恢复体育运动。

七、术后常见并发症的预防与处理

1. 膝关节镜手术并发症　同半月板手术。需要特别指出，前交叉韧带损伤早期行韧带重建手术有增加关节僵硬、关节内纤维性粘连的风险。现在大多数的学者均认为前交叉韧带断裂应早期确诊，尽早治疗，全面修复，其理由是：晚期修复比早期修复困难得多，而疗效又远不及早期；早期尚未引起不稳定的韧带损伤，都极可能发展成为晚期不稳定；早期创伤治疗前交叉韧带的解剖位置清楚；修复晚期不稳的韧带损伤，往往已继发半月板损伤和关节退行性改变，疗效当然不好。尽管如此，近年来，临床经过膝关节韧带损伤治疗后的远期跟踪观察，推翻了在损伤后头72小时内急诊做前交叉韧带重建术的信条。其理由是：急诊做前交叉韧带重建术会导致严重和长期并发症，并发症主要是关节内纤维性粘连和关节僵硬，是损伤时炎症期反应引起的结果，所以如果延迟到炎症期消退，待关节恢复完全活动才做手术，则明显降低术后并发症的发生。

2. 韧带重建特有的并发症　骨-髌腱中1/3—骨复合体并发症较多，如取材点术后症状包括取材点疼痛、髌股关节疼痛、股四头肌无力，髌骨下神经分支损伤，还有髌骨骨折可能（如图11-25）。而自体腘绳肌取肌腱对患者功能干扰较少，一般来说，不存在功能方面的限制，但少数患者仍反映术后供区不适，但一般症状轻微。另有少数患者不能接受"拆东墙，补西墙"，不愿意切取自身的肌腱。所以一般建议取腘绳肌肌腱为移植物。

异体肌腱用于治疗膝关节交叉韧带损伤已有较长历史，用于前交叉韧带重建最多，临床资料也最充分。目前应用的同种异体肌腱重建前交叉韧带有BPTB，半腱肌与股薄肌肌腱、胫骨前肌肌腱、胫骨后肌肌腱，跟腱—骨和股四头肌肌腱—骨等。异体肌腱移植仍有许多值得注意的问题。首先异体肌腱移植除增加细菌感染的风险外还增加病毒感染的风险。Nemzek JA等采用猫科动物作动物模型，采用与HIV-1有着同样的复制循环的逆转录病毒作为研究对象。发现用感染了此逆转录病毒动物的新鲜和新鲜冷冻的结缔组织做同种异体移植，造成了100%的此逆转录病毒感染。通过对供体进行严格的筛

477

选和检查可将感染 HIV 的可能性降到 1 ∶ 1 667 600，而且经聚合酶链反映检测病毒核酸可进一步降低感染的可能性。但尽管如此，仍有用肌—骨骼异体移植后感染 HIV 的报道。同样也有移植后感染乙型肝炎、丙型肝炎等病毒感染的报道。所以术后长期的随访仍是必要的。

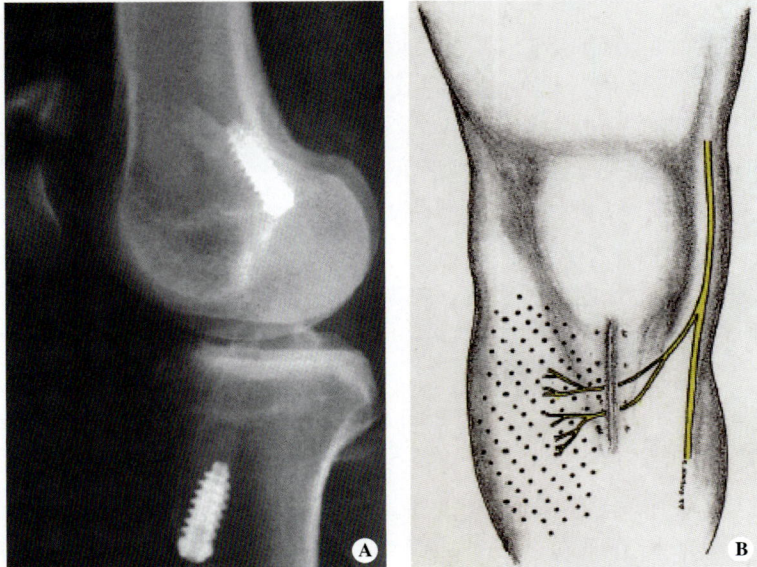

图 11-25　前交叉韧带重建使用骨 - 髌腱中 1/3—骨复合体，术后出现髌骨骨折（A）；髌骨下神经分支损伤（B）

478

一般来说，异体移植物虽然移植物免疫排斥反应不明显，但仍然存在。受体的免疫系统对移植物的免疫反应也会对移植物的生物力学性能产生影响。虽然采用现阶段的、先进的检测手段对这些免疫学变化都能加以检测，但这些变化都是亚临床性的，而且也都没有与临床上的症状和体征结合起来观察。

八、临床效果评价

前交叉韧带合并半月板损伤极为常见，前交叉韧带合并半月板及关节软骨损伤达 50% ~ 90.9%，以内侧半月板为多见，20 世纪 70 ~ 80 年代半月板破裂损伤主要采用手术切除，近 10 年来，不少专家学者通过对半月板生物力学的研究认为，半月板是传导经膝关节各种应力的重要成分，半月板切除后作用于关节软骨的单位面积负荷显著增强，不稳定的膝关节无法承受增强的应力，反会加重不稳定的症状，加速关节退行性改变的发生，严重影响了修复或重建后前交叉韧带的疗效。前交叉韧带合并半月板损伤者，应积极修复半月板，恢复其功能，也是前交叉韧带损伤修复重建提高疗效的重要因素。

另外，Nikolaou PK 等的研究表明，异体移植物在植入后的早期强度下降比自体移植物快，再血管化和塑形过程比自体移植物慢。在 24 周内，异体移植物的强度始终比自体移植物小，而在 36 周时两组之间没有明显差异。组织学研究发现用异体肌腱重建膝关节前交叉韧带后，移植物在 6 个月时胶原纤维束的排列基本正常。在 18 个月时达到完全成熟。Drez DJ 等和 Jackson DW 等的研究表明在第 6 周时，异体肌腱移植物的最大载荷只有完整膝关节前交叉韧带的 25% ~ 50%，而自体肌腱移植物的最大载荷为完整膝关节前交叉韧带的 60%。此两组资料在半年 Lysholm 评分上有显著性差异，异体肌腱移植比自体肌腱移植好，这点与上面资料有区别，可能与国人自体肌腱直径比异体肌腱直径小有关。但一年 Lysholm 评分上两者没有显著性差异，但从数据上看 1 年后异体组要好于自体组。

　　尽管异体肌腱已广泛用于临床，但对异体肌腱移植时的相关问题仍需加以重视并进行相关研究。如异体肌腱移植时的疾病传播问题、免疫原性问题、植入后的生物力学性能变化的问题等。研究合理的异体肌腱制备方法，既能减少移植感染的可能性和降低其抗原性又尽可能地保留原肌腱的机械强度和腱细胞的活性是今后值得研究的问题。本组关节镜下自体腘绳肌和异体胫前肌单束重建前交叉韧带都能取得令患者和医生满意的治疗效果，但自体和异体肌腱重建前交叉韧带疗效之间没有差异。可根据患者的经济状况，对异体肌腱的心理承受能力来选择。然而不可否定异体肌腱仍有传播疾病的可能，因而如何规范异体肌腱组织库应是我们所有关节镜医生应重视的课题。

前交叉韧带胫骨止点撕脱骨折

关节镜下前交叉韧带胫骨止点撕脱骨折复位内固定术，具体内容如下。

一、适应证

479

　　前交叉韧带胫骨止点胫骨髁间嵴撕脱骨折是常见的膝关节损伤，损伤机制与前交叉韧带损伤相似，处理不当可能出现膝关节不稳、髁间撞击征、膝伸直受限症状。目前认为对于无明显移位的骨折即 Meyers-Mckeever Ⅰ型可进行保守治疗，但对于骨折移位的即 Meyers-Mckeever Ⅱ型、Ⅲ型、Ⅳ型需要手术复位固定（图 11-26）。

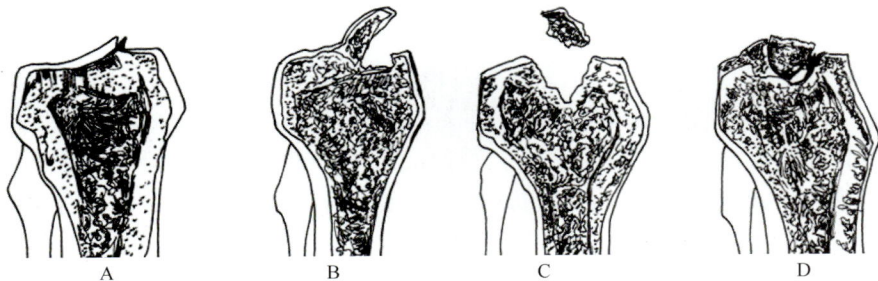

图 11-26　Meyers-Mckeever 骨折分型

A. Ⅰ型，髁间隆突的前缘抬起。B. Ⅱ型，髁间隆突自骨床上撕脱的骨块的前 1/3 ~ 1/2 被抬起，侧位 X 线片出现"鸟嘴样表现"。
　C. Ⅲa 型，髁间隆起完全位于骨床之上，与胫骨无联系；Ⅲb 型：髁间隆起完全抬起并旋转。D. Ⅳ型，髁间隆起粉碎性骨折

二、禁忌证

无明显禁忌证。

三、术前准备

1. 术前膝关节拍摄正、侧位 X 线片，明确诊断和骨折类型。
2. 必要时可查 MRI，帮助明确诊断和检查有无合并损伤。

四、手术要点、难点和对策

1. 麻醉　腰脊椎麻醉或者硬膜外麻醉。儿童患者无法配合者采用全身麻醉。
2. 体位　平卧位，膝关节下垂于床缘。
3. 手术器械：①常规关节镜器械；②电钻，2mm 克氏针；③腰椎穿刺针；④强聚酯纤维缝线；⑤ PDS 线（引导线）；⑥后交叉韧带重建引导器。
4. 手术入路　常规双侧膝眼入路。
5. 操作步骤

（1）所有患者均取硬膜外麻醉，上止血带，膝关节自然下垂 90°，以膝关节前内、外侧入路进入关节镜，冲洗清除积血，并据视野情况切除交叉韧带前方的翼状韧带、脂肪垫，同时明确诊断，了解撕脱骨块的大小、移位程度、止点与外侧半月板前角的残余连接情况、是否有粉碎及其程度。同时探查是否合并半月板等损伤。

（2）清除骨折块与胫骨间血痂、纤维组织，陈旧性病例用刨削打磨骨折面纤维组织，直至骨折面轻微渗血。

（3）镜下复位：复位时需先清理骨折断端的血凝块，显露骨折创面，了解骨折端情况，可以用探钩试行复位。经内侧入路置入导向器，使其圆圈形头钩住撕脱骨块解剖复位，其中必须要刚好在骨折块的边缘处，在其引导下经胫骨结节内侧（已经切开 5 ~ 8mm 长度的皮肤切口至骨膜）处钻入 2.0mm 克氏针，并需要保证克氏针出口在骨折块的边缘以保证后面的固定效果。若复位困难的，可以镜下再行清理影响骨折复位的嵌入软组织或小骨块尖端，至骨折试复位良好。复位时要注意保护半月板前角及膝前横韧带，有内侧半月板前角嵌于骨折端之间者，术中应予以钩出。

（4）镜下内固定：缝线固定方法，用前交叉韧带重建胫骨隧道导向器，出口分别定位骨折胫骨断面的四角，分别钻孔，拔除 2.0mm 克氏针，插入 18 号腰椎穿刺针。经腰椎穿刺针穿入细线，使细线进入关节。以同样的方法，在骨折段的另外一侧钻孔，置入腰椎穿刺针，将线穿入腰椎穿刺针直至关节内。把关节内的 2 个线头同时从内侧膝眼入路拉出关节，系上坚强的固定线，回抽拉回牵引线，将固定线穿过骨孔压住骨折块。皮肤外面的线头打结。然后对角线经前交叉韧带基底部穿线，线端打结固定于胫骨结节前内侧。空心螺钉固定方法：在屈膝 90° 位，用平头腰椎穿刺针于髌骨内缘经髌股关节穿刺，穿刺针指向骨折块，方向满意后，于穿刺点皮肤戳孔至关节腔，镜下复位后，探钩维持，同时用一空心套管选择合适入针点抵按在骨块上，空心螺钉导针经空心套管钻入，术中 C 形臂透视了解导针位置，位置满意选择适合长度螺钉固定。术毕，常规行 X 线透视以了解骨折复位及内固定情况。

（5）儿童患者，为避免骨骺损伤，可先以注射器针头确定骺板的位置，在其近端用硬膜外穿刺针由胫骨内侧面向髁间嵴骨折块外侧穿出。其余过程与成人相同（图 11-27）。

五、术后监测与处理

1. 术后 1 周内　常规抗炎消肿治疗，禁止下地，但不需要外固定。

2. 术后 2 ~ 4 周　禁止下床走路，但是可以伸直负重，可以在床上屈伸活动膝关节，练习直腿抬高，可以垂膝坐椅。

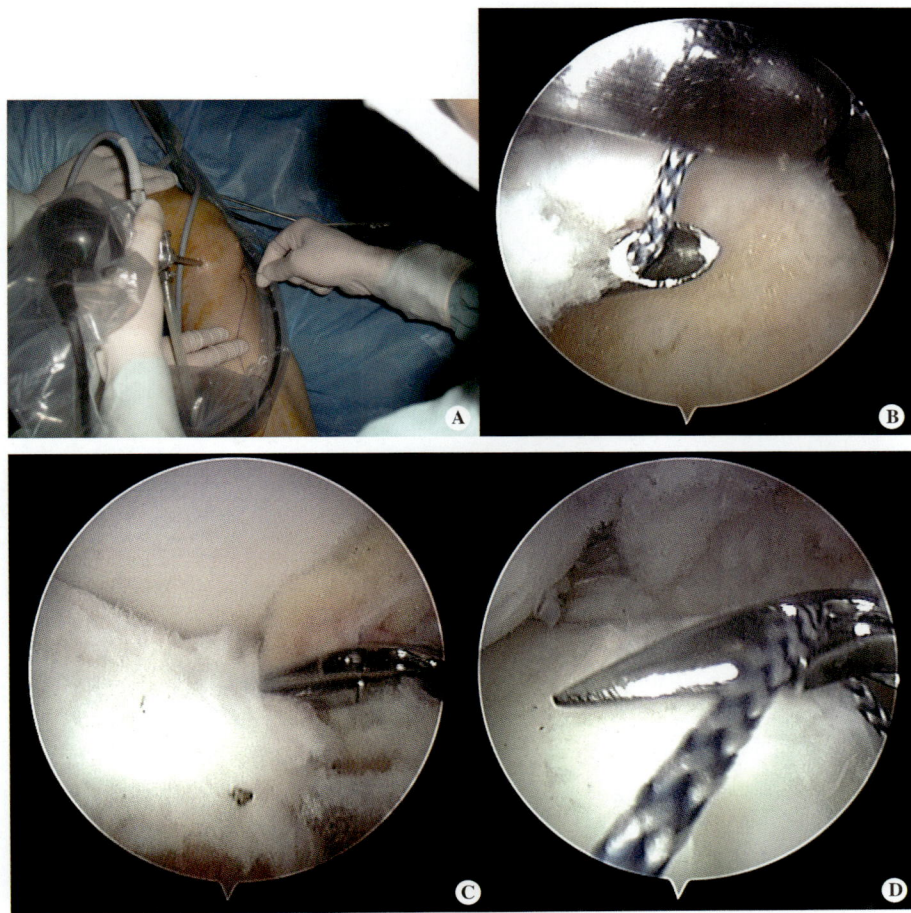

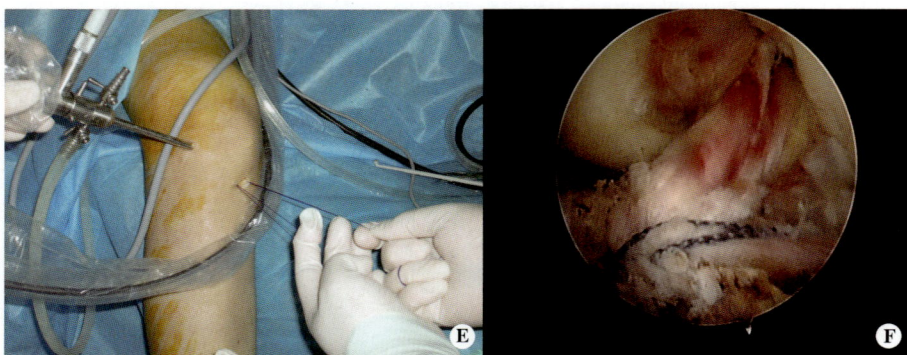

图 11-27　注射器针头确定髌板的位置，在其近端用硬膜外穿刺针由胫骨内侧面向髁间嵴骨折块外侧穿出，确定位置良好后将 Orthocord 缝线从硬膜外穿刺针内导入关节（A、B）；从内侧入路用 Penetrator 将之从内向外穿过前交叉韧带基底部，抓住 Orthocord 缝线，从内侧入路带出（C、D）；再用硬膜外穿刺针从第一根线的外侧穿入，从骨折块外侧穿出，将第二根 Orthocord 缝线导入关节，并从内侧入路拉出，将其尾端与第一根缝线尾端打结，牵拉第二根缝线，直至线结拉出，去除第二根缝线，将第一根缝线打结，关节镜下监视骨折复位情况（E、F）

3. 术后 5 ~ 8 周　在佩戴膝关节活动支具保护下开始练习平地走路，但禁止上下楼梯。

4. 术后 9 ~ 12 周　佩戴膝关节活动支具正常行走。

5. 术后 4 ~ 6 个月　拍摄 X 线片复查，骨折愈合良好，去除膝关节活动支具行走，可加强股四头肌肌力训练，但是禁止激烈运动。

6. 术后 6 个月以后　无限制。

六、术后常见并发症的预防与处理

对于胫骨近端骨骺线未闭合的青少年，采用缝合线的方法，防止空心螺钉对骨骺板的损伤影响发育。成人 Meyers-Mckeever Ⅳ型骨块粉碎，用空心螺钉不能固定牢固，所以也采用缝合线的方法。我们采用的是交叉"十"字形缝合的方法，早期我们也利用常规钢丝水平位固定，但出现固定后骨块移位，"跷跷板"现象，即固定钢丝位于骨块前侧时收紧钢丝骨块后侧翘起，反之亦然。加之钢丝柔顺性较差，术中操作困难。目前我们选择了强度及柔顺性较好的强生 Orthocord 缝线缝合。同时改良固定方法，穿线方法和传统方法一致，只是改变线的固定方向，胫骨穿线孔分别位于骨折胫骨断面的四角，缝合线经角线孔再经前交叉韧带穿线，这样在骨块表面形成交叉"十"字样，同时收紧，骨块固定确实。

对于成人 Meyers-Mckeever Ⅱ型、Ⅲ型、Ⅳ型，临床选择有一定争议，笔者所在单位一般常规采用缝线固定方式，固定切实可靠，避免二次手术取出螺钉，但也有学者建议利用螺钉固定，增加固定强度，早期负重活动。

当选择螺钉固定时，术中有以下几点应予以注意：①螺钉固定方向应尽可能垂直胫骨平台关节面，但由于解剖关系及入口的原因，如果经入口螺钉过于水平，不利于骨折端固定，此时可在髌骨内缘做辅助入口，可以改善螺钉方向，螺钉可与胫骨平台成45°左右，提高固定效果。②空心螺钉导针的进针点决定了空心螺钉在骨块上的位置，所以术中要确定空心螺钉导针的进针点位于骨块中心位置，特别是骨折块比较小时，防止拧入螺钉时骨折块劈裂；如果术中观察骨折块 <15mm 则用缝线固定。③螺钉固定后，伸膝观察螺钉尾于髁间窝顶或内、外侧髁缘是否发生撞击，若有可予局部适度髁间窝成形。④空心螺钉固定后有小的骨折块未复位的，可以联合应用缝合线的方法经或不经前交叉韧带固定。⑤还需注意，骨块体积至少是螺钉帽的 3 倍，这就意味着成人骨折要用螺钉固定，骨折块不能小于 15 mm。

七、临床效果评价

关节镜下前交叉韧带胫骨止点撕脱骨折复位内固定术，创伤小，恢复快。一般而言，缝线固定对各型骨折基本适合，对骨骺的生长影响小，不但价格低廉，又免去二次手术，减轻了患者的痛苦及经济负担，所以被广泛应用于对前交叉韧带止点撕脱骨折的治疗。术后能够早期进行功能锻炼，对更全面地恢复膝关节功能有利。缝线具有良好的弹性，可缓冲意外暴力，防止骨块松动或再次损伤，相对其他固定更安全，值得临床推广。

后交叉韧带断裂

关节镜下后交叉韧带重建术，具体内容如下。

后交叉韧带（posterior cruciate ligament，PCL）是膝关节中最强的韧带，其断裂多见于高能量损伤。后交叉韧带损伤后导致膝关节后向不稳，继而引起膝关节炎，从而损伤关节功能。单纯的 Ⅰ 度及 Ⅱ 度（下沉试验阳性，胫骨后移 < 10 mm）的后交叉韧带损伤通常可采取保守治疗而且疗效非常好。但是对于有明显症状的 Ⅱ 度及 Ⅲ 度损伤，特别是伴发其他损伤者应积极进行手术治疗（图 11-28）。

483

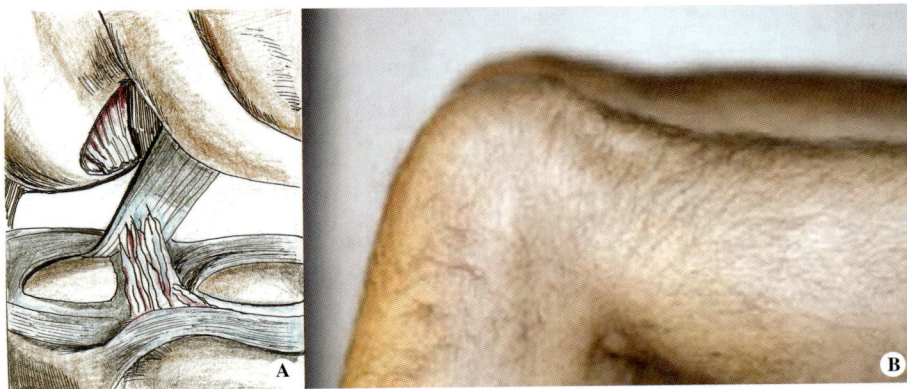

图 11-28　断裂的后交叉韧带示意图（A）；下沉试验阳性（B）

一、适应证

单独的后交叉韧带断裂，Ⅲ级不稳应考虑重建，尤其是急性损伤。在复合型不稳形式（包括内侧和外侧）或者膝关节脱位，最好在急性期手术治疗修复和重建所有必要的韧带缺陷。在后交叉韧带完全断裂复合其他韧带损伤的膝关节，胫骨后脱位很难避免，周围撕裂的关节囊结构很难恢复到正常的解剖位置，尤其是后外侧角。这些原本可以在急性期修复的结构，如果到了慢性关节不稳时期就需要重建。

二、禁忌证

一般无禁忌证。

三、术前准备

1. 术前膝关节拍摄正、侧位 X 线片，MRI 检查。
2. 重建内固定器械的准备。
3. 明确重建物双束或单束，髌腱或股薄肌、半腱肌或股四头肌肌腱。

四、手术要点、难点及对策

1. 麻醉　脊椎麻醉或硬膜外麻醉。
2. 体位　仰卧位。
3. 操作步骤

（1）常规膝关节前内侧、前外侧及外上入路：常规膝关节镜探查，明确后交叉韧带损伤，处理关节内其他损伤。其他切口根据取材决定。移植物的制备见"关节镜下前交叉韧带重建术"。下文以骨—髌腱—骨为例，进行描述。

（2）取肌腱方法：见"关节镜下前交叉韧带重建术"。

（3）胫骨骨道准备

1）经前内侧入路放置关节镜，将镜头置于髁间窝高位以观察后关节囊。经中央或前外侧入路置入器械，注意保护前交叉韧带，采用后内侧入路作为观察后交叉韧带附着部的交换入路。经髁间窝插入下止点剥离器仔细游离后关节囊，并恢复后交叉韧带后方正常的关节囊反折。此步骤使关节囊后移，可保护神经血管束（图11-29）。

2）在直视下用弧形刨刀和篮钳切除后交叉韧带的胫骨残端，也可从后内侧入路置入刨刀（图11-30）。

3）胫骨隧道定位：胫骨隧道位置可选择在胫骨结节内侧。在关节线远端 3 ~ 4cm 处做 2.5cm 皮肤切口，恰在胫骨结节内侧。隧道位置与胫骨结节约为 50°（图11-31）。

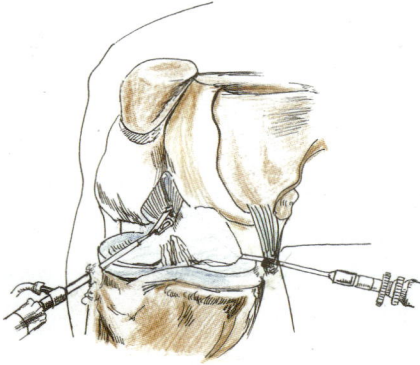

图 11-29　关节镜置入观察断裂的后交叉韧带

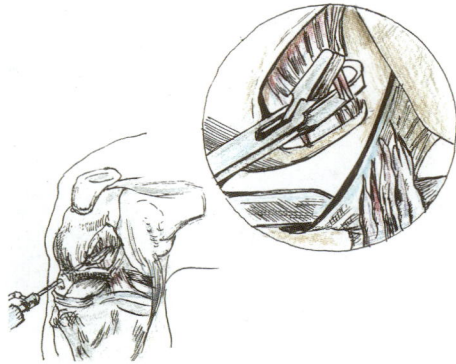

图 11-30　直视下用弧形刨刀和篮钳切除后交叉韧带的胫骨残端

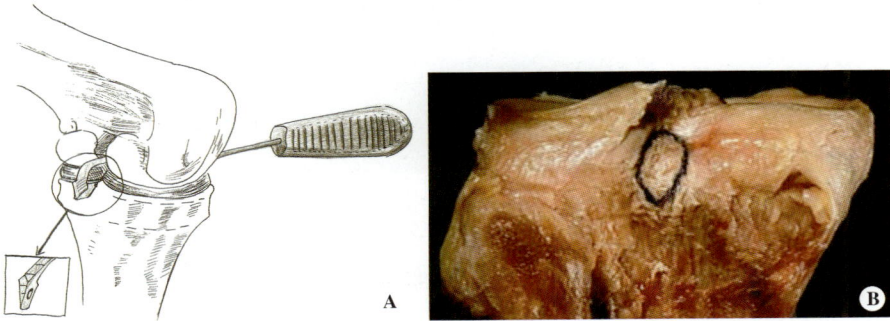

图 11-31　从前内侧入口将胫骨止点后交叉韧带定位器置于胫骨后窝（A）；关节线平面下 15mm 处（B）

485

4）胫骨隧道钻孔：经前内侧入路将 AUFEX 胫骨导向器置于胫骨后方骨皮质上，导向器的尖端支撑在后关节囊附着部上方，目标是胫骨干骺端后坡 6mm 处，后交叉韧带足迹区内，这样可以确保隧道近端有足够的骨质，防止重建术后的撞击。选择理想的导向器角度，旋紧锁扣。测量骨道长度，并在电钻上固定相同长度的导针。关节屈曲 90° 钻入导针，可使用 X 线透视检验导针的定位。

5）将后交叉韧带剥离器置于导针头上，将导针从胫骨后方骨皮质中穿出。根据所测量的移植物宽度，将隧道扩大到理想孔径，通常为 10 ～ 11mm。用电钻完成钻孔，需注意的是在快穿出皮质时必须缓慢。

6）刨削器处理胫骨骨道，可用骨锉打磨隧道前缘以防移植物卡压、摩擦。切除后交叉韧带残端，在后交叉韧带足迹上方保存 12 ～ 15mm 骨质最为理想，以防移植物通过胫骨时受到切割、会造成胫骨隧道增宽和移植物松弛。

（4）股骨骨道准备：处理股骨止点，可用刨削器或射频刀处理后交叉韧带股骨残端。隧道定位，单束重建技术用来重建前外侧束，导针安放于后交叉韧带前外侧束在股骨的标志点上，这可通过右膝 1 点钟方向，距关节缘 6mm 的关节镜前外侧入路来实现。关节镜经前内侧入路采集图像。手工钻出直径为 10 ～ 11mm、深 30mm 的股骨隧道（图 11-32）。

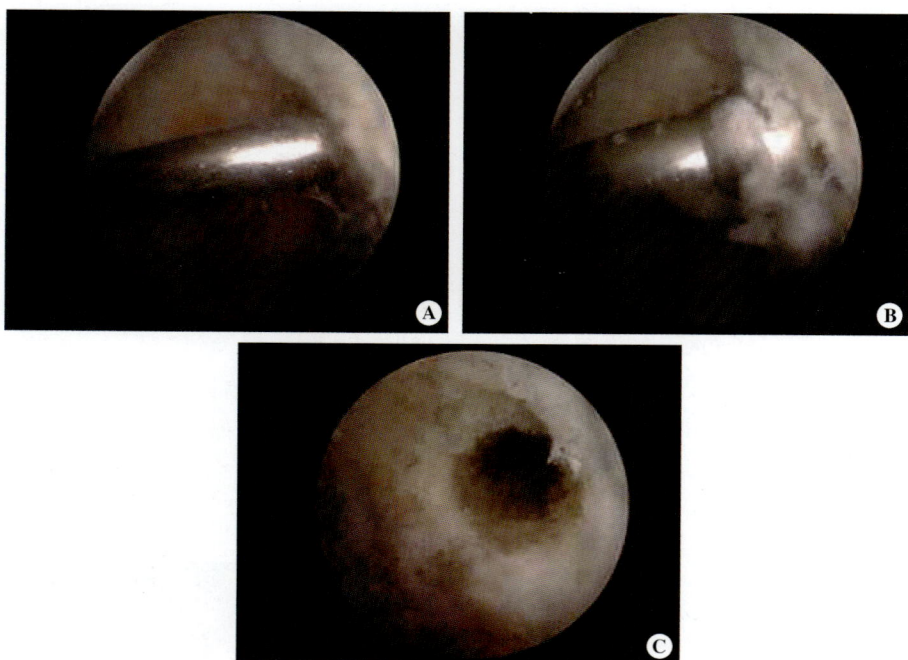

图 11-32 股骨隧道的制备

A、B.屈膝 90°，先从外侧入口置入空心钻于股骨髁间窝内侧壁，左膝 10 点，右膝 14 点，以后交叉韧带股骨内髁附着处足印作为参考，从股内侧髁钻入导针，沿导针钻直径与移植腱相同的股骨隧道，深度为 30mm；C.制备好的股骨隧道

（5）将移植物引入骨道，可以将髌骨块牵引线打结后用直髓核钳自胫骨隧道内送入，然后用探针或翘头髓核钳从前交叉韧带的内侧自外侧切口拉出，将移植物大部分导入关节内。

（6）电钻将导引钻从股骨隧道中钻出，牵引线自导引针尾部的孔中穿过后牵出。

（7）于镜下，在探针辅助下将移植物牵引入骨道。

（8）股骨端的固定：经前外侧入路，顺着骨道方向，在上止点与骨道界面之间插入界面螺钉导针，拧入界面螺钉固定（图 11-33），也可用 Rigid fix 方法固定股骨端。详见"关节镜下前交叉韧带重建术"。

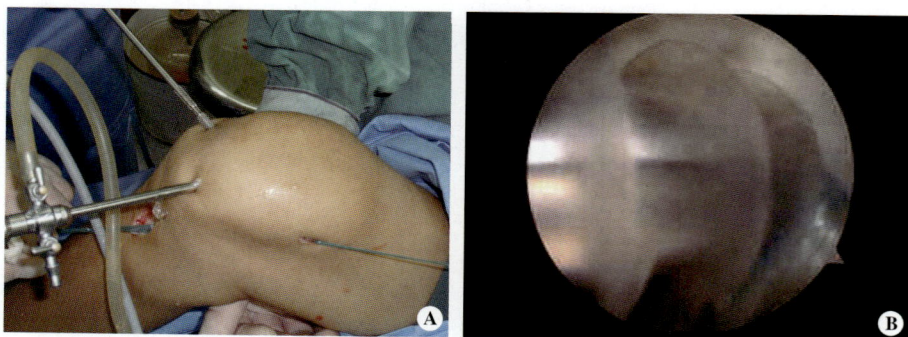

图 11-33 拧入界面螺钉固定股骨端

A.大体观；B.镜下观

（9）将胫骨保持复位，并对移植物施加张力，膝关节充分屈伸多个周期，使移植物得到调整。前抽屉试验下，在胫骨隧道内同样使用界面螺钉固定下止点（图 11-34）。

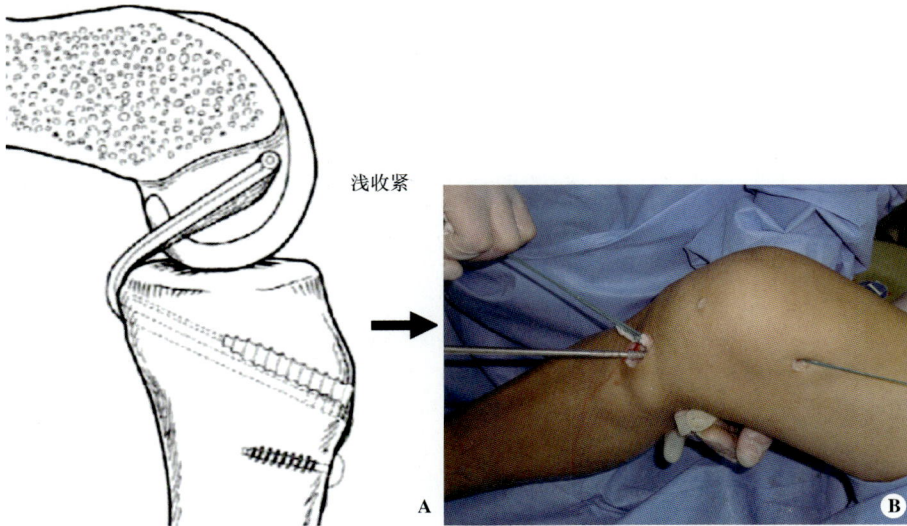

浅收紧

图 11-34 前抽屉试验下固定胫骨端

A. 示意图；B. 术中所见大体观

（10）探针检查移植物张力（图 11-35）。

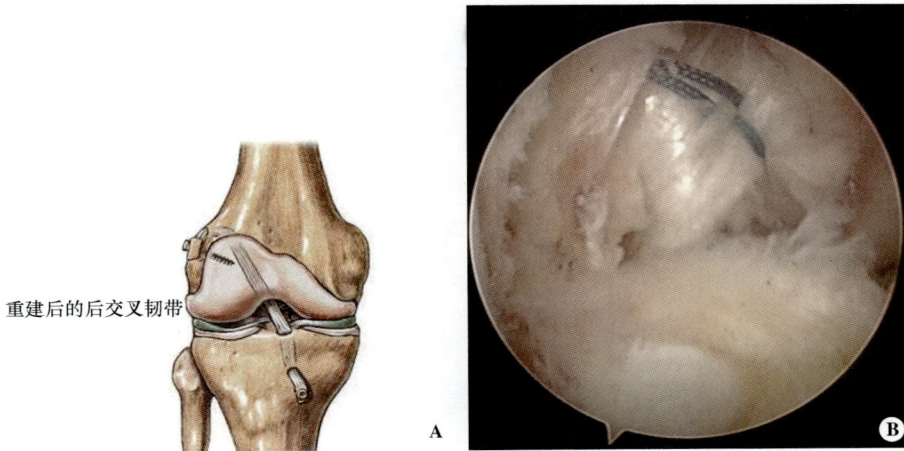

重建后的后交叉韧带

图 11-35 重建后的韧带示意图（A）和镜下观察（B）

五、术后监测与处理

1. 术后 4 周内石膏托伸直位固定膝关节，股四头肌等长训练。

2. 3 周后开始部分负重。

3. 4 周后开始屈伸功能锻炼。

4. 3 个月内佩戴活动支具。

六、术后常见并发症的预防与处理

除了通常的手术并发症外，与后交叉韧带重建有关的最常见的并发症是活动度丢失。屈曲受限比伸直受限更常见。未取得客观稳定性是另一个常见并发症。血管神经损伤也见诸报道，因为膝后关节囊紧邻血管神经（图 11-36）建立胫骨隧道时需特别小心，应在屈膝 90° 位进行操作，导针突破后侧骨皮质后立即停止，稳定定位器，将导针退出，空芯钻沿导针钻入，至后侧骨皮质应减慢钻速，并用定位器头或剥离器保护。曾有报道股骨内髁发生骨坏死，被认为是由于软组织分离和髁部钻孔时损伤了软骨下骨的血供。

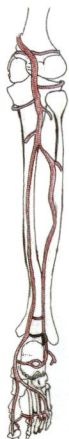

图 11-36 腘血管和腘神经走向

七、临床效果评价

患者入院、随访时记录关节活动度、后抽屉试验不稳定程度，按 Lysholm 膝关节功能评分和 IKDC 标准评定膝关节功能。

术中坚实的移植物固定是手术成功的关键之一，而挤压螺钉是 BPTB 的标准固定方式，此种固定为韧带关节内止点的解剖位置固定，以保证重建韧带的刚度。另外可吸收螺钉逐渐在体内吸收避免了二次手术或者金属异物在体内造成的不适感，同时这种固定不会影响患者再次行 MRI 检查。可吸收挤压螺钉的直径应与骨隧道相同或大于骨隧道，而腘绳肌肌腱应该有足够的长度及一定的直径，尤其折叠后的长度越长越好。通常其长度不小于 12cm，直径为 7.0 ~ 8.0mm 的腘绳肌肌腱可以满足后交叉韧带重建的要求，这可以使腘绳肌肌腱充满股骨、胫骨隧道全长，增加骨与移植腱的接触愈合界面。挤压螺钉解剖位置固定后，再将移植物胫骨端或其牵引线与鹅足腱残端拉紧缝合，以形成复合固定。

后交叉韧带胫骨止点撕脱骨折

后交叉韧带胫骨止点骨折切开复位内固定术，具体内容如下。

一、适应证

对单纯后交叉韧带胫骨止点撕脱骨折，可直接后方入路修复后交叉韧带带骨片的撕脱。

二、禁忌证

一般无明显禁忌。

三、术前准备

其术前准备同"关节镜下后交叉韧带重建术"。

四、手术要点、难点及对策

1. 麻醉　脊椎麻醉或硬膜外麻醉。
2. 体位　俯卧位。
3. 操作步骤

（1）做小弧形切口。切口水平部分靠近膝关节屈曲皮肤皱褶，垂直部分位于腓肠肌内侧的表面。分离到深筋膜层并沿腓肠肌内侧头纵行切开（图11-37）。

（2）保护内侧腓肠皮神经（小腿后侧皮神经），它通常在横行切口的远侧穿出深筋膜。找到内侧腓肠肌的内侧缘，钝性分离它与半膜肌肌腱的间隙，显露后关节囊。在后关节囊的中部可能会遇到膝中动脉，如有必要可以结扎。向外侧牵开腓肠肌内侧头，不会使支配腓肠肌内侧头的运动神经支受到直接的牵拉，该支是胫神经在腘窝内唯一向内横行发出的运动支。当显露后关节囊时，粗大的肌腹可以保护血管神经结构。因此在腘窝内侧得到保护的情况下分离是比较安全的。

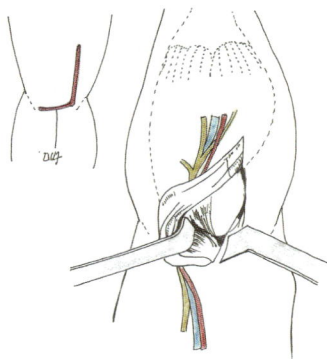

图 11-37　切口示意图及局部解剖示意图

（3）显露胫骨近端的后面和股骨髁后缘。如需进一步显露外侧，可部分松解腓肠肌内侧头肌腱在股骨远端和关节囊上的腱性起点。轻度屈膝有助于显露，很少需要完全切断腓肠肌内侧头。在后关节囊上做纵行切口来显露髁间后凹内的结构和后交叉韧带的胫骨止点。

（4）复位并固定撕脱的后交叉韧带胫骨止点，透视满意。

（5）缝合关节囊，使腓肠肌复位，缝合皮下，常规闭合创面。一般不需要放置引流管。

五、术后常见并发症的预防与处理

其术后常见并发症的预防与处理同"关节镜下后交叉韧带重建术"。

六、临床效果评价

后路切开复位后交叉韧带胫骨止点骨折，手术操作简单，创伤小，患者术后恢复快，是一种值得推广的手术方式。

489

膝关节侧副韧带损伤

膝关节侧副韧带损伤修复术、重建术，具体内容如下。

膝关节的关节囊松弛薄弱，关节的稳定性主要依靠韧带和肌肉。膝关节韧带是保证膝关节正常运动功能的重要稳定结构。以内侧副韧带最为重要，其次为外侧副韧带及前、后交叉韧带。膝关节侧副韧带损伤，多由直接撞伤或在屈膝旋转位突然跌倒引起。轻者部分损伤，重者可完全断裂、或伴有半月板损伤、或十字韧带损伤。膝关节韧带损伤如果治疗不当均可导致膝关节不稳而影响关节功能，其继发关节内结构损伤又会加重关节损害。因此，膝关节韧带断裂的修复与重建对恢复膝关节的稳定性与功能显得尤为重要。近年来对膝关节的结构功能从组织解剖、超微结构、生物力学和动力学等多方面进行了深入的研究，特别是对韧带损伤的研究有了很大的进展。临床方面，随着现代关节镜微创外科技术的发展与应用，膝关节内韧带断裂修复与重建的传统开放手术逐渐被关节镜手术所取代，手术方法亦不断改进，临床疗效明显提高。

膝关节单纯韧带损伤按损伤程度分为 3 度：Ⅰ 度，限于少数韧带纤维的撕裂，局部疼痛，关节的稳定性无变化；Ⅱ 度，多数韧带纤维撕裂，局部反应较重，功能受限明显，但对关节稳定性影响不大；Ⅲ 度，韧带完全断裂。Ⅲ 度损伤根据韧带断裂后应力试验测定的关节面移位程度又可分为轻度不稳定（5 mm，+）、中度不稳定（5 ~ 10 mm，++）和重度不稳定（> 10 mm，+++）。Ⅰ 度、Ⅱ 度损伤需保守治疗，单纯侧副韧带断裂轻度不稳定者也可用保守治疗，石膏固定 4 ~ 6 周，加强股四头肌锻炼，也可收到良好效果。如侧副韧带及周围组织损伤较重，明显不稳，或合并交叉韧带或半月板损伤，则应及时手术修复。

一、适应证

1. 对于新鲜的侧副韧带完全断裂者，应进行急症手术修复断裂的韧带，若合并交叉韧带损伤，应先修复交叉韧带，然后修复侧副韧带；如合并半月板损伤，应先处理半月板损伤，然后修复损伤的韧带。

2. 对于陈旧性侧副韧带断裂者，应加强股四头肌锻炼，以增强膝关节的稳定性，如膝关节很不稳定，可用邻近部位肌腱或异体肌腱做韧带重建术。

二、禁忌证

无明显禁忌证。

三、术前准备

完善术前常规检查，排查下肢血管彩超检查等。

四、手术要点、难点及对策

膝关节内侧副韧带为关节囊纤维层的增厚部分，呈基底向前的扁宽三角形，分为深浅两层。深层较短，为关节囊的一部分，即关节囊韧带，内侧面与半月板相连；浅层较长，起于股骨内髁的内收肌结节附近，斜向内下方止于胫骨上端的内面，下止点在鹅掌腱的深方、胫骨结节旁内侧、胫骨关节面下 2～4 cm 处。内侧副韧带浅层前部纤维纵行向下，称为前束；后部纤维较短称为斜束，斜束又分为上斜束与下斜束，分别斜向后下方与后上方相交于膝关节边缘。膝关节内侧副韧带具有保持关节稳定和调节关节活动的功能，其紧张度随关节位置不同而改变。膝关节在完全屈曲位时韧带前束紧张，后束松弛；半屈位时前后束均松弛，完全伸直时全部韧带紧张。因此，膝关节半屈位时内侧副韧带最易受伤。此外，韧带紧张时，通过神经反射作用可使膝关节周围肌肉收缩，从而加强关节的稳定性。如果韧带断裂或在松弛状态下愈合，膝关节将会失去这一神经肌肉反射作用，加重关节不稳。

有研究表明，在新鲜的和陈旧性膝关节外翻不稳中，内侧副韧带浅层和后斜韧带合并损伤的发生率很高，这也提示后斜韧带对于维持膝关节内侧的静态稳定发挥了重要的作用。处理这种合并损伤的手术方法包括对内侧副韧带浅层和后斜韧带的直接修复、一期修复并增强、内侧副韧带浅层胫骨止点前移、鹅足移位、内侧副韧带浅层止点前移伴鹅足移位，以及重建术等，后者目前尚缺乏生物力学研究的支持。

1. 急性内侧副韧带损伤　完全断裂应予以手术修复缝合修复断端，恢复其稳定性。需要强调指出的是，内侧副韧带下止点断裂，断端从鹅足与胫骨间的夹缝中拉出，保守治疗不可能使其复位。此外，胫骨内面为皮质骨，表面光滑很难与断端愈合，因此，更应尽早手术治疗。单纯膝关节内侧副韧带断裂直接修复韧带；若合并关节内损伤，应先探察处理关节内（有条件者应用关节镜），然后修复内侧副韧带。

（1）上止点与体部断裂的修复：用 4 号丝线或涤纶编织线直接进行断端的对端或重叠缝合修复；如果上止点断裂为撕脱性断裂，需将断端上提缝合（"U"形缝合或"8"字缝合）在骨膜上；带有骨块的撕脱，骨块较大时可用螺钉或齿状垫圈固定，骨块较小时用克氏针缝合固定，可在骨面钻孔用涤纶编织线缝合。

（2）下止点断裂的修复：由于下止点附着在胫骨上端光滑而坚硬的内侧面，断裂多为撕脱性断裂，很少带撕脱骨块，其断端很难直接缝合与固定，需要进行止点重建（将断端嵌埋入骨洞后固定）。方法为：在鹅足深方（水平切开鹅足进入更便于操作）内侧副韧带下止点处沿其走行方向用骨钻在骨面上开骨洞至髓腔，再在骨洞远端钻两个与骨洞相通的骨孔，用涤纶编织线缝合断合后将断端引入骨道，两根缝编线经骨孔引出拉紧打结固定。带撕脱骨块的断裂可以用带齿垫圈的螺钉进行原位固定修复。

2. 陈旧性膝关节内侧副韧带损伤

（1）韧带上止点及体部断裂延长松弛愈合者：可行上止点上移手术。术中根据韧带的宽窄及附着部的范围确定骨块的大小后连同韧带附着部凿取连有韧带附着部的骨块

491

（一般约为 2 cm×2 cm 大小），然后从韧带上方开始沿韧带前后缘连同关节囊一起进行松解，直至关节间隙水平能够将韧带向前上移位紧缩并将骨块连同韧带向上拉紧，紧缩内侧副韧带（通常可上内移 1 ~ 1.5 cm），然后在该处皮质骨开槽后将骨块嵌入、用松质骨螺钉固定。

（2）下止点损伤不能进行韧带紧缩者：可以利用半腱肌肌腱加固内侧副韧带。

1）静力性韧带重建：利用半腱肌肌腱重建。解剖半腱肌肌腱远端，保留远侧附着部，切断肌腱近侧端；在股骨内髁内收肌结节处内侧副韧带上止点上方开一纵行骨槽后屈膝30°、膝关节内翻位在股骨内髁内收肌结节处内侧副韧带上止点上方开骨槽后拉紧，近侧游离端用带齿螺钉固定或用骑缝钉固定。

2）动力性加固内侧副韧带：解剖游离半腱肌肌腱，两端均不切断，保持其连续性。在股骨内髁内收肌结节处内侧副韧带上止点上方开一横行骨性沟槽，将半腱肌肌腱牵引嵌入悬挂在骨槽内。该方法的优点是保持肌腱与肌肉的完整和连续性，当肌肉收缩时又可使肌腱紧张，从而增强膝关节内侧的稳定性。

大多数内侧副韧带损伤可以直接缝合，而对于伤及内侧副韧带浅层、后斜韧带及内侧副韧带深层的膝关节内侧完全损伤，我们更倾向于解剖重建内侧副韧带浅层和后斜韧带（图 11-38，图 11-39）。该方法应用两条移植物通过 4 个骨隧道分别重建膝关节内侧的两个主要结构。通过 1 个前内侧切口或 3 个小的膝关节切口显露内侧副韧带浅层和后斜韧带在股骨和胫骨上的解剖附着点。生物力学研究显示，切断内侧结构后，膝关节屈曲 30° 加载外翻应力时关节间隙的松弛最为明显，因此，在正常情况下膝关节屈曲这一角度时内侧副韧带浅层通常是绷紧的。而后斜韧带在膝关节屈曲 0° 时明显绷紧，同样按照上述的生物力学研究，膝关节屈曲 0° 时这一韧带限制内旋的作用最为明显。

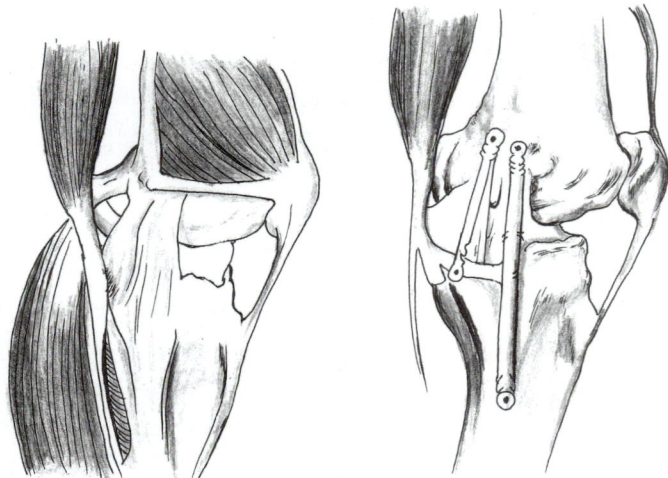

图 11-38 膝关节内侧重建方法（左膝内侧面观）

内侧副韧带浅层（sMCL）和后斜韧带（POL）分别应用两条移植肌腱经 4 个骨隧道进行重建。注意内侧副韧带浅层的近侧胫骨附着点主要通过软组织附着于关节线稍下方，术中可将内侧副韧带浅层的移植物缝合到半膜肌的前头进行重建

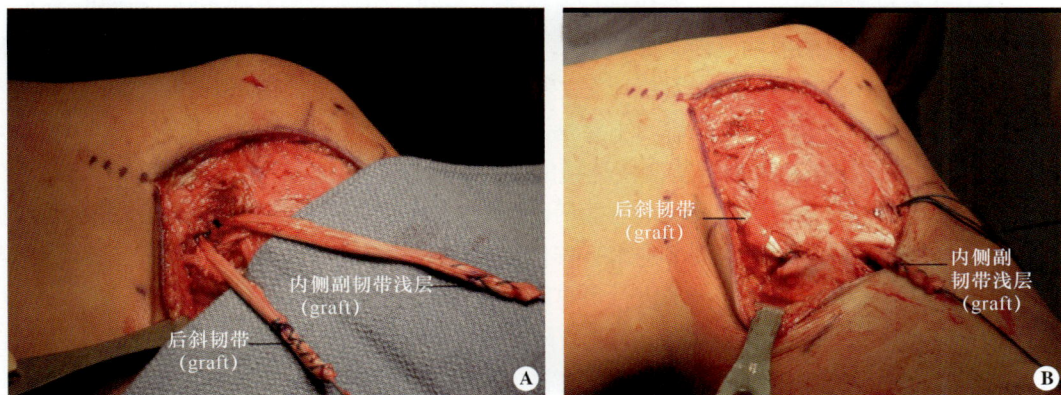

图 11-39 术中照片显示经左膝单一前内侧切口暴露内侧副韧带浅层（sMCL）和后斜韧带（POL）在股骨和胫骨的解剖附着点。解剖重建需用到两条相互独立的移植肌腱并建立 4 个骨隧道。图中植入的内侧副韧带浅层和后斜韧带的股骨端均已固定于其股骨骨隧道中（A）。在该图中，内侧副韧带浅层和后斜韧带的移植肌腱沿其各自的解剖路径，从缝匠肌筋膜深面穿出，而后斜韧带移植肌腱的远端也已固定于其胫骨骨隧道中。接下来再将内侧副韧带浅层的移植肌腱穿入骨隧道，在屈膝 30° 位时进行重建（B）

　　3. 膝关节外侧副韧带损伤　　外侧副韧带为一长约 5 cm 的圆索，位于股骨外上髁与腓骨小头之间，有腘肌肌腱和疏松组织与关节囊相隔，不与半月板相连。膝下外侧动脉、神经穿过其深面。伸膝时，此韧带紧张，与髂胫束共同限制膝关节内收和胫骨的旋转活动。在屈膝时松弛，允许小腿做少许内收和外旋运动。若膝关节过度内收，可造成外侧副韧带的撕脱或撕裂。外侧副韧带是膝关节伸直时抵抗内翻应力的主要稳定结构，该副韧带完全断裂将引起膝关节外侧不稳。因此，外侧副韧带完全断裂应行手术治疗。

　　4. 单纯外侧副韧带断裂的处理

　　（1）韧带中间部断裂可用 Bunnell 法做端 - 端缝合，并可从股二头肌肌腱末端前缘部切一腱条，长 6 ~ 8 cm，于近端切断与之缝合，亦可用丝线进行两端的 "8" 字缝合。

　　（2）腓骨部的撕裂可用粗丝线按 Bunnell 法固定附着于骨。

　　（3）上止点处断裂要采用骨钻孔法进行断端的原位修复重建。

　　5. 复合韧带伤的修复

　　（1）外侧副韧带和腘肌的股骨外髁附着部撕裂，可用带齿垫圈或螺钉固定，将外侧副韧带近端固定在原附着部，同时用丝线将腘肌缝合固定该处。

　　（2）后外侧的弓状韧带和豆腓韧带复合体从腓骨小头撕裂，用丝线缝合；上端撕裂缝合在腓肠肌外侧头深面的骨膜上；如撕裂在中部，则做间断缝合，并将外侧缘向前推进，缝合在外侧正中关节囊的后缘和外侧副韧带的后缘。还可应用股二头肌肌腱，腓肠肌肌腱和髂胫束加强修补。

五、术后监测与处理

　　手术以后，必须在关节内发生粘连之前尽早开始活动膝关节。重要的一点是，术前应告知患者，可能需要等到术后 6 ~ 9 个月才能完全恢复运动。

493

在膝关节重建术后的第一周，避免进行过度的关节活动范围的练习是非常关键的。然而，也必须告知患者在术后的前两周内，膝关节活动范围的练习应在屈曲0°～90°；并且术后应该立即佩戴铰链式支具进行简单的力量练习。主要包括股四头肌的等长练习、直腿抬举、伸髋及外展练习等。最初的关节活动范围练习主要是为了防止粘连形成，伸展的范围可达0°，但必须避免过伸及屈曲超过90°，否则可能会使移植的肌腱承受过度的张力。最初两周过后，如果患者能耐受则可逐渐进行全范围的膝关节屈曲活动。一般推荐重建术后约4个月内不要进行对抗性的或反复的腘绳肌练习，以使关节的水平移位减至最小，而这种水平移位则可能会拉长尚未愈合的移植肌腱。最初6周在保护下进行负重练习，此后可进行闭链运动以强化其功能，并可在双上肢抓扶下开始进行下蹲练习，但屈膝应限制在70°以内，以尽可能减少关节的过度移位。告知患者应避免胫骨外旋和内旋，务必向其宣教，在足部固定时不能做肢体的旋转动作。

自第7周开始可允许完全负重，此时应特别注意恢复正常的步态。同样，医生也应该注意观察，判断患者是否能耐受完全负重练习及是否出现渗出、积液。持续的关节腔积液会使股四头肌的功能受到抑制，此时应暂停负重练习，加强力量训练。医生必须密切观察患者的步态，确认其行走的站立期没有出现膝关节过伸和股四头肌失用的情况。另外还有一点也非常关键，患者应避免患足站立时倚靠在外侧的支柱上以图减轻关节的负荷，这个动作实际上会增加膝关节的外翻力矩，甚至可能损伤移植的肌腱。术后16～20周，如果患肢的力量、关节活动及本体感觉都恢复良好，则可以开始进行慢跑、基本的超等长收缩训练和灵活性训练。患者在进行间隙性的慢跑之前，必须能够坚持快走1～2mile（1.6～3.2km）无跛行，且单腿蹲时有足够的运动控制能力。如果患者能够顺利完成这一康复计划，功能测试提示力量恢复满意且客观的临床检查显示膝关节稳定性良好，此时外科医生才可以考虑和患者探讨完全恢复运动。膝关节内侧重建同时还进行了前交叉韧带重建的患者也可采用类似的康复计划，不过完全恢复运动的时间还要更长一些。

六、术后并发症的预防与处理

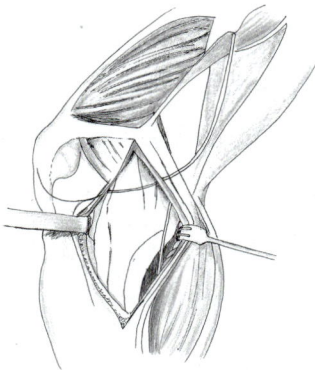

图 11-40 膝关节内侧面隐神经及其缝匠肌支和髌下支的走行，所标为神经与相关解剖标志之间测得的距离

其他并发症同一般的膝关节手术，比较特殊的并发症有隐神经损伤。膝关节内侧修复和重建的手术入路通常都采用前内侧切口。隐神经行经膝关节内侧，术中较易导致神经损伤。在膝关节水平损伤隐神经可能会导致一系列的神经症状，如一定程度的感觉障碍及神经性疼痛等。有解剖学研究明确了隐神经缝匠肌支的具体位置，进而指出了膝关节内侧重建手术的安全区域可避免伤及神经（图11-40）。隐神经缝匠肌支的走行位于内侧副韧带浅层和后斜韧带的稍后方，而这两者恰是最常见的由于损伤而需要进行修复或重建的膝关节内侧结构。为了在完全修复或重建膝关节内侧结构，恢复其正常解剖形态的同时避免损伤神经，确切地了解隐神经缝匠肌支的解剖位置是很有必要的。

膝关节骨软骨损伤

膝关节骨软骨骨折主要发生在运动员身上，是一种严重的运动损伤，大部分是骨软骨切线骨折，也有凹陷型骨折。可单纯发生，亦可以伴随其他损伤发生，多为青少年。

一、适应证

诊断明确后应早期手术。

二、禁忌证

一般无明显禁忌证。

三、术前准备

其术前准备同"膝关节镜检查术"。

四、手术要点、难点及对策

根据不同部位可有不同的手术方式。

1.非持重面的骨折　该区包括滑车嵴、脂肪垫区及半月板外缘及内缘接近髁间部区域。此处骨折可直接摘除，可在关节镜下进行，参见"关节镜下游离体摘除术"，骨折创面应予以清理，术后可以很快恢复运动功能。

2.持重面骨折　通过关节镜评估缺损情况，并根据损伤情况进行相应处理。

（1）直接修复和固定：包括探查和清理骨床使之新鲜化，直接修复和固定骨软骨骨折块，固定可用可吸收棒、克氏针、螺钉或其他固定方式，关节镜下如复位困难，可根据病变所在部位使用髌骨内侧或外侧缘切口，若骨软骨块放入骨床低于周围关节面，可用松质骨置入骨床再将骨软骨块放回固定，以保证与周围关节面平滑一致。不同学者报道骨软骨块与骨床愈合多在 90% 以上，优良结果在 70% 以上。

（2）游离体的摘除和清理：如果不适合修复和固定，需要摘除骨软骨块，并对缺损处进行相应处理，如钻孔或微骨折修复，以促进软骨的生长。

五、术后监测与处理

单纯摘除术者宜早期活动。骨床钻孔者可扶拐 2 ~ 3 周，关节屈伸练习在术后 2 周后开始，若关节面负重区出现大面积骨缺损，活动宜晚，负重应该在 3 个月以后。骨软骨块固定者，只有当 X 线证实骨块已经完全愈合后，方允许活动。训练应先以训练膝关节周围的肌力为主,逐渐恢复关节活动,先以周期性活动为主,逐渐增加训练量,最后全面正常训练。

关节镜下游离体摘除术

一、适应证

关节游离体是膝关节镜较常见的适应证,游离体的主要临床表现为膝关节疼痛、交锁和活动受限,若影像学提示膝关节游离体存在,并有持续的上述症状时,则应行关节镜彻底检查。

二、禁忌证

一般无明显禁忌证。

三、术前准备

1. 影像学检查　膝关节 X 线片、CT 或 MRI。判断游离体的位置、大小、数目,以利膝关节镜入路和手术方式的选择。

2. C 形臂。

3. 麻醉　同"膝关节镜检查术"。

4. 体位　同"膝关节镜检查术"。

四、手术要点、难点及对策

小于 4mm 游离体、游离关节腔内的尿酸盐结晶、结核性米粒体等可通过关节鞘管内流水或第 2 入路置于吸引管大关节镜的监控下吸出,类似于吸尘器的作用游离体较大不能通过 4mm 直径的关节镜鞘,或者游离体粘连、嵌顿在关节囊壁上。可在关节镜监控下,从第 2 入口进入,持物钳钳夹游离体,拖至入口处,用尖刀扩大进入口,取出游离体,排尽冲洗液,退出关节镜,缝合创口。

关节游离体可分为纤维素游离体,纤维游离体、软骨游离体,骨软骨游离体及其他游离体如异物、肿瘤等。关节游离体可位于膝关节任何部位,其较易停留的部位为髌上囊、髁间切迹、内外侧髁沟、关节线及后关节腔。在检查时应特别注意这些部位。在进行关节镜检查关节游离体时应结合病史及 X 线表现数量,不要遗漏。发现较大游离体位于髌上囊或内外髁沟内时,在关节镜观察下,手指轻压游离体两侧的表层皮肤,经皮肤用针刺入游离体固定之,然后用齿钳夹持,切开皮肤取出,小的游离体可钳夹或用套筒负压吸引出来。

五、术后监测与处理

膝关节加压包扎,术后 6 小时即可下床活动。

髌股关节疾患

髌股关节疾患在临床上非常多见，有统计认为髌股关节疼痛症状在膝关节疾病中占到20% ~ 40%。ACSM 将它称为髌骨疼痛综合征（PFPS）来统一表示具有髌股关节疼痛症状的很多疾病，临床上的各种命名，包括髌骨关节紊乱、髌骨软化、髌股关节病、髌股关节挤压综合征等都可以归入此类。PFPS 的症状有疼痛、膝关节不稳定、滑膜皱襞综合征、颊脂垫综合征、髌腱炎、膝关节假性交锁、髌骨软骨化。对 PFPS，起始的治疗均为保守治疗，包括休息、改变活动方式、非甾体药物对症治疗，应用髌骨保护支具，持续不缓解者方考虑手术。手术方式有多种，笔者所在科室应用关节镜下外侧支持带松解与内侧支持带加强和关节囊紧缩治疗 PFPS，疗效肯定，这里做一简要介绍。

一、适应证

对于髌股关节疾患经过正规保守治疗，仍持续存在症状者，可考虑手术治疗。

二、禁忌证

对手术有顾忌者，为了避免不必要的纠纷，不要轻易动员患者手术。因为少数患者术后症状改善并不理想，或达不到期望值。

三、术前准备

1. 手术器械准备　除关节镜常用器械外，需准备 PDS 丝线，50ml 注射器（针头）、腰椎穿刺针、环形刮、推结器（图 11-41）。

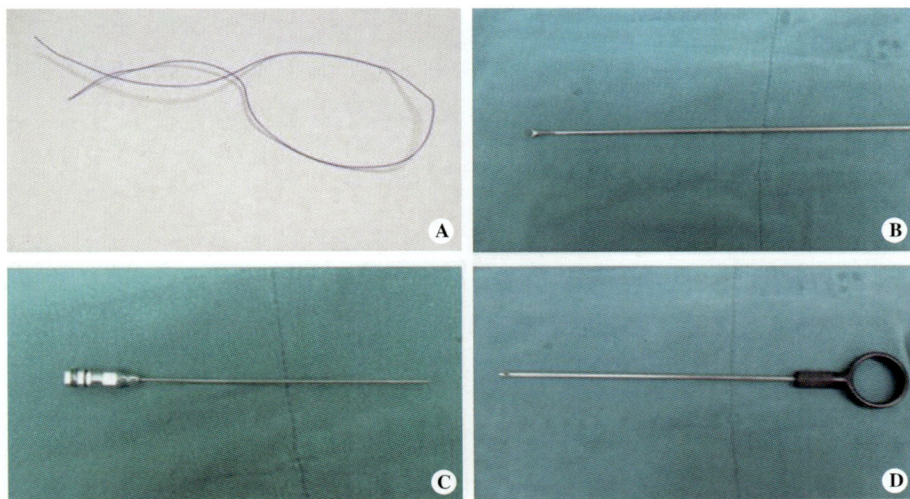

图 11-41　手术器械准备

A.PDS 丝线；B. 环形刮；C. 腰椎穿刺针；D. 推结器

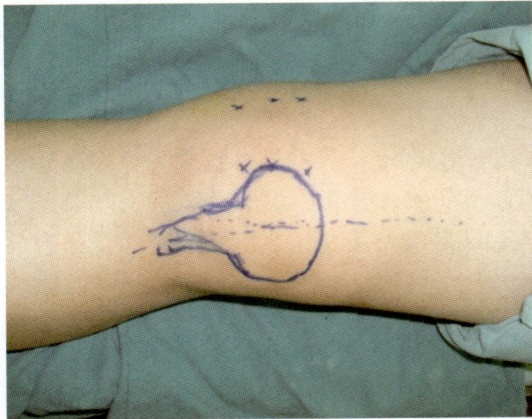

图 11-42 手术前计划如图所示，髌骨内侧缘平行髌骨上极、中点和下极切口，髌骨内侧平行于上述切口三点切口

2.麻醉　连续硬膜外麻醉。

3.入路　常规入路，需提前用记号笔勾画髌骨边缘，并做手术设计（图 11-42）。

四、操作过程

1.前外侧入路与前内侧入路进入关节腔，置入关节镜器械，依次探察关节腔，并行关节清理术。术中屈伸活动膝关节，观察髌骨是否骑跨在股骨上，若屈曲膝关节时，髌骨有 25% ～ 35% 骑跨在股骨上，则需行外侧支持带松解手术。

2.随后用汽化刀在髌骨外侧缘将髌骨外侧支持带切断，对不伴有髌骨轨迹异常和不稳的患者，外侧支持带松解效果较好，不必行内侧支持带紧缩或重建等其他手术。同时，外侧支持带的感觉神经被切断，使关节疼痛也得到缓解。

3.然后，用尖刀在髌骨内侧缘平行髌骨上极、中点和下极做小切口，将 1-0PDS 线穿 50ml 注射器针头后分别贴髌骨内侧缘穿刺进入关节腔，将 1-0PDS 线引入关节内，再将引入关节内的线用抓钳从前内侧入路引出，此线作为髌骨内侧支持带紧缩缝线。用环形刮分别从髌骨内侧缘平行髌骨上极、中点和下极的切口插入髌骨内侧支持带皮下，再将 1-0PDS 线穿 50ml 注射器针头从皮外对准环形刮的环穿过后，在靠近内侧关节囊股骨内髁附着处穿入，进入关节腔，用抓钳将线从前内侧入口引出，此线作为引导线。分别在关节外将引出的缝线打结，将环形刮从髌骨内侧缘平行髌骨上极、中点和下极的切口抽出，将引导线从上述切口引出，抽拉引导线，将内侧紧缩缝线从切口拉出，分别打紧上、中、下 3 个切口处的紧缩缝线。

4.再次探察见髌骨位置正常，在 0°、20°、60° 和 90° 膝关节活动时轨迹正常。常规冲洗、置引流管，并用 1 号线缝合伤口，加压包扎。患膝关节支具外固定。

五、手术要点、难点及对策

该手术中较难掌握的是打结方法及技巧，在此简要说明。首先，我们采用的固定材料为 1-0PDS 线。由于其缝线质软，因此缝合时对组织损伤极小，同时也易于打结，且其生物相容性较好，组织反应轻。初始强度大，在体内的维持时间较长，6 周时在体内仍保留 25%，此时软组织已经基本愈合。

我们采用的方法为双线内固定，因此打结及穿线的方法不同于普通打结方法。具体如下。

以髌骨内侧缘中点切口处缝线打结为例，笔者首先采用将 50ml 注射器针头穿 1-0PDS 线双线后，紧贴髌骨内侧缘中点穿刺进入关节腔，将 1-0PDS 线引入关节内，再将引入关节内的线用抓钳从前内侧入路引出，此线作为髌骨内侧支持带紧缩缝线。

　　用环形刮从髌骨内侧缘平行髌骨中点切口插入髌骨内侧支持带皮下，再将 50ml 注射器针头穿 1-0PDS 线单线从皮外对准环形刮的环穿过后在靠近内侧关节囊股骨内髁附着处穿入，进入关节腔，用抓钳将线从前内侧入口引出，此线作为引导线。

　　在关节外将引出的紧缩缝线与引导线打结，将环形刮从髌骨内侧缘平行髌骨中点的切口抽出，将引导线从上述切口引出，抽拉引导线。将内侧紧缩缝线从切口拉出，解开引导线，将紧缩缝线闭环端用手法做成双环，并把紧缩缝线双头端穿过做好的双环，拉紧，并用推结器将双线头端相互打结固定。

　　髌骨内侧缘上极和下极切口处缝线打结同中点处打结。如图 11-43 所示为镜下及大体观操作过程，图 11-44 示操作过程示意图。

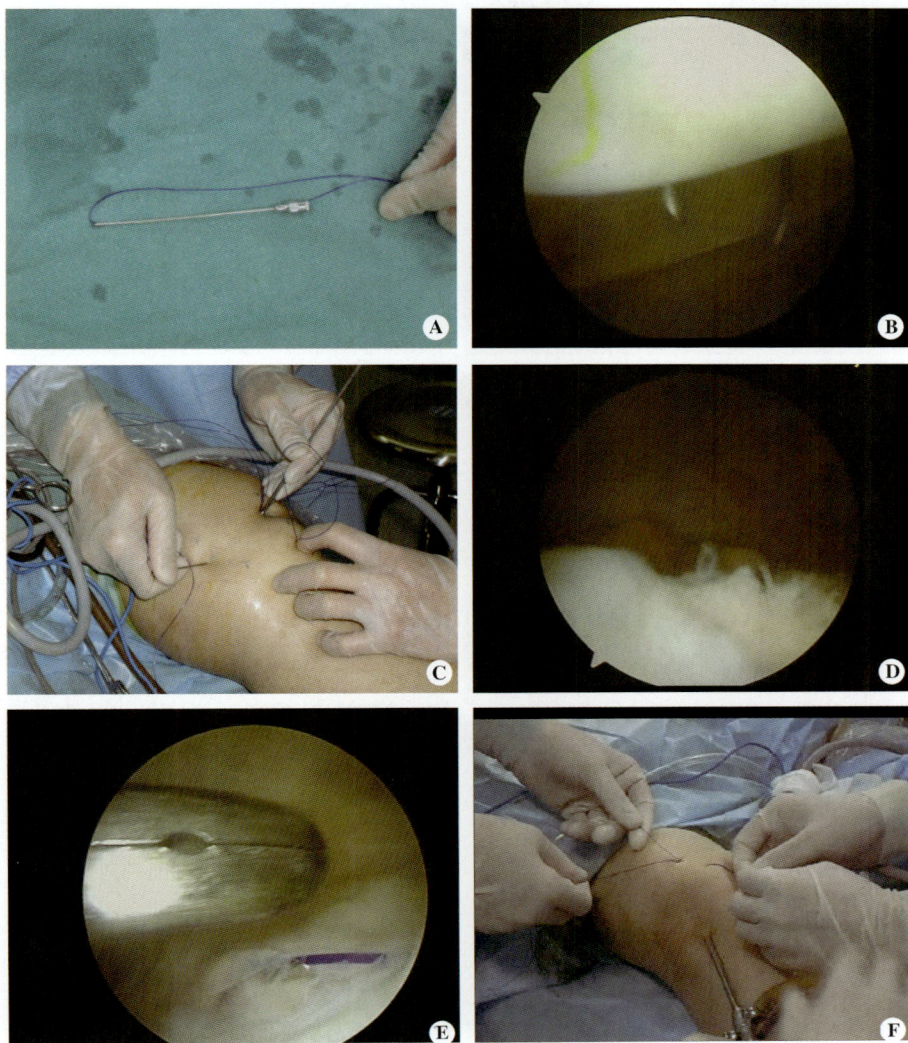

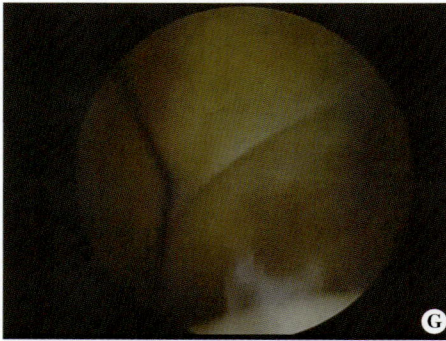

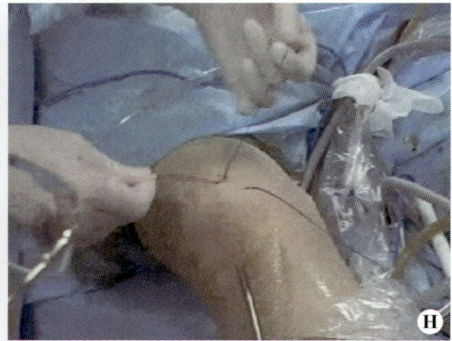

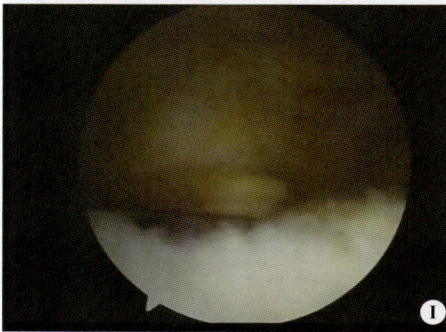

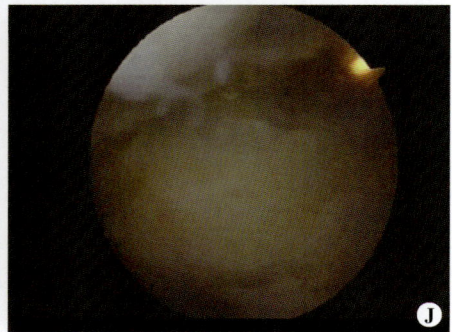

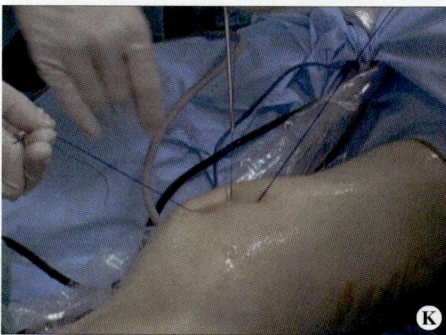

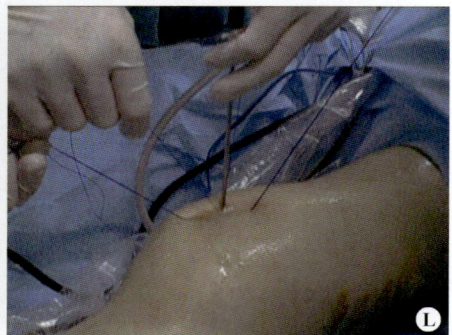

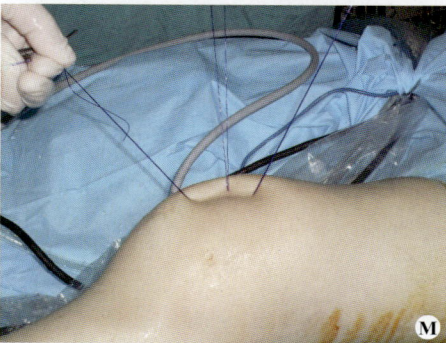

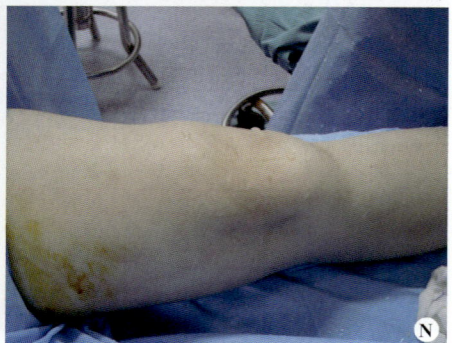

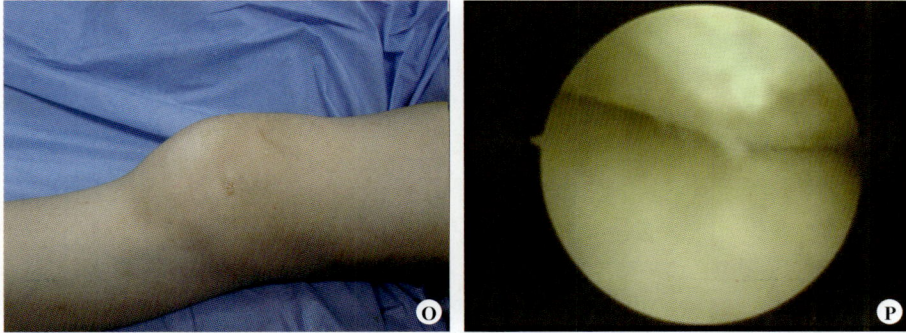

图 11-43　手术操作过程，大体及对应的关节镜下所见

A、B.腰椎穿刺针穿 1-0PDS 线双线后，紧贴髌骨内侧缘上极、中点、下极穿刺进入关节腔，将 1-0PDS 线引入关节内，并用抓钳从前内侧入路引出；C、D.用环形刮从髌骨内侧缘平行髌骨旁切口插入髌骨内侧支持带皮下，再将腰椎穿刺针针头穿 1-0PDS 单线从皮外对准环形刮的环穿过后在靠近内侧关节囊股骨内髁附着处穿入；E.关节镜下用抓钳将单线从前内侧入口引出，作为引导线；F、G.在关节外将引出的紧缩缝线与引导线打结，抽出环形刮，将引导线另一端从髌骨旁切口引出，抽拉引导线，将紧缩缝线从髌骨旁切口拉出，再解开引导线；H、I.将缝线拉紧，打结，行内侧稳定结构加强；J.用汽化刀在关节镜辅助下行外侧支持带松解术；K~M.用推结器打紧缝线；N、O.术后切口示意图；P.术后镜下观察，屈膝 20° ~ 90° 时，髌股关节对合良好，髌骨外移得以纠正，髌骨活动轨迹恢复正常

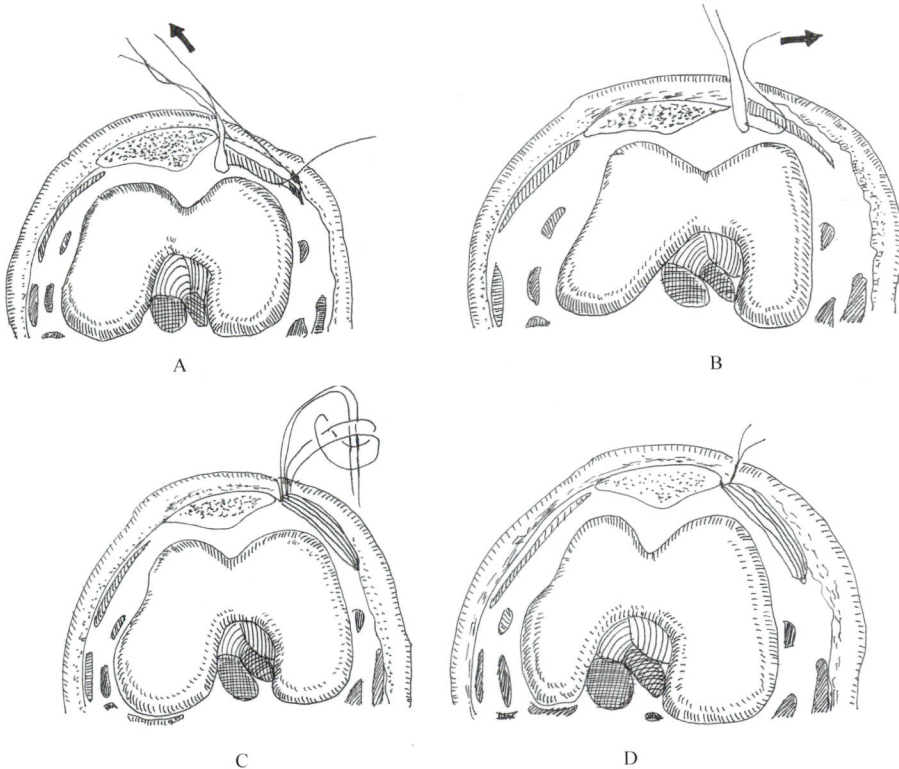

A

B

C

D

E

F

G

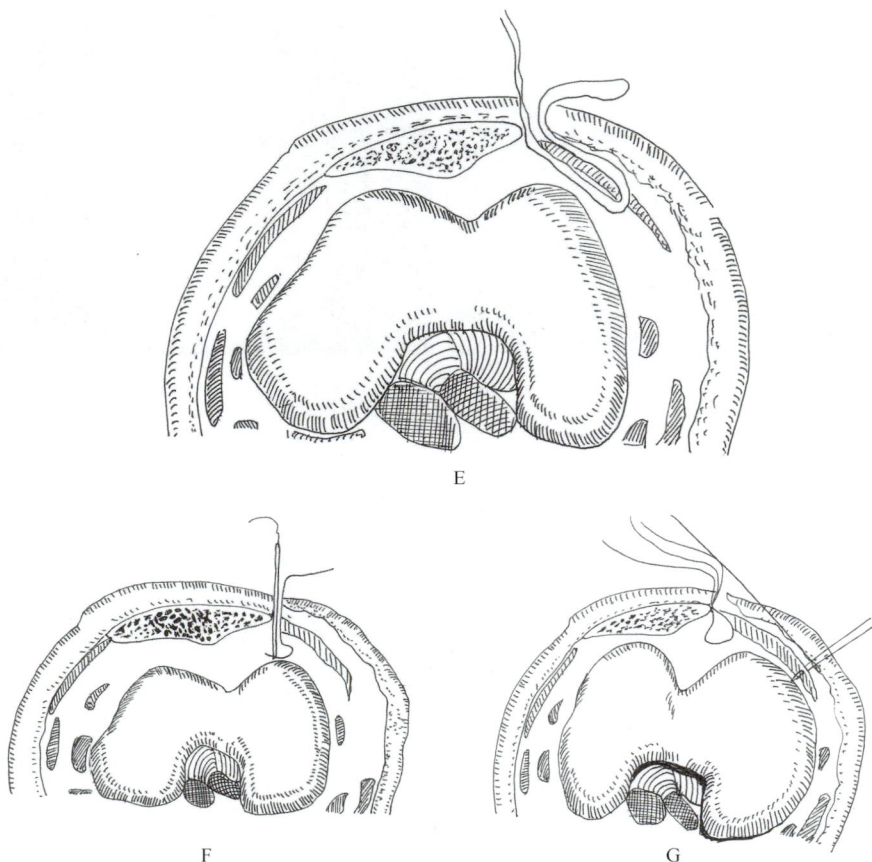

图 11-44 手术操作示意图

六、术后监测与处理

术后给予常规髌骨保护支具外固定,患膝冰敷等对症治疗,术后第1天行直腿抬高练习,术后第2天拔除引流管后即行适当膝关节伸屈锻炼,1周内屈膝30°,3周内达90°即可。如此可有效防止关节粘连僵直,又可避免因过度弯曲致使关节再次脱位的可能。

七、术后常见并发症的预防与处理

关节镜手术切口小,疼痛较轻,并发症发生率低,有报道关节积液和皮下血肿,但发生率很低。也有持续较久的关节水肿、皮下血肿、滑膜炎、深部静脉血栓、血栓性静脉炎、反射性交感神经性营养不良等并发症,但很少见。

八、临床效果评价

由于髌骨半脱位关节镜下髌骨外侧支持带松解与内侧支持带加强和关节囊紧缩方法最

近几年才开展，目前尚缺乏中、远期疗效观察。但目前的资料均证实，该手术方法在近期、中期固定牢固，疗效确切，不易发生再次脱位，手术操作方法简单，切口小，术后患者恢复快。行双线固定牢固，不易复发，疗效可靠。

第四节　踝关节运动损伤

踝关节是由胫腓骨下端的关节面与距骨滑车构成，故又名距骨小腿关节。胫骨的下关节面及内、外踝关节面共同形成的"冂"形的关节窝，容纳距骨滑车（关节头），由于滑车关节面前宽后窄，当足背屈时，较宽的前部进入窝内，关节稳定；但在跖屈时，如走下坡路时滑车较窄的后部进入窝内，踝关节松动且能做侧方运动，此时踝关节容易发生扭伤，其中以内翻损伤最多见，因为外踝比内踝长而低，可阻止距骨过度外翻。踝关节运动损伤是临床上常见的运动损伤，踝关节骨折及周围韧带损伤详见足踝部损伤章节。踝关节镜技术是诊断和治疗踝关节损伤的重要手段，本节主要介绍踝关节镜检术的基本知识。

踝关节镜检查术

一、适应证

1.软组织病变，如慢性非特异性滑膜炎、类风湿滑膜炎、色素绒毛结节性滑膜炎、软组织撞击综合征、化脓性关节炎。

2.关节软骨损伤。

3.骨软骨损伤，包括经软骨的骨软骨骨折，骨软骨切线骨折、剥脱性骨软骨炎等。

4.滑膜软骨瘤病及游离体。

5.早期和中期骨关节病。

6.急慢性踝关节骨折、关节监视下复位。

7.急慢性下胫腓联合分离。

8.距后三角骨损伤和第二距骨损伤等后撞击综合征。

9.诊断性关节镜检查术，对于其他检查都不能明确诊断而患者症状又非常明确的应进行诊断性关节镜检查术，在诊断明确的同时进行相应的手术治疗。

二、禁忌证

1.绝对禁忌证，包括踝关节周围皮肤的感染或污染可视为关节镜手术的绝对禁忌证。

2.相对禁忌证

（1）重度骨关节病，关节间隙狭窄，或者关节周围皮肤严重瘢痕，液体不能进入关节

503

腔将关节充盈，关节镜不能进入关节等情况。

（2）关节囊广泛破裂，灌注的液体很快从破口流出，不能充盈关节腔，并且流入关节外组织引起水肿。

（3）全身情况较差，如高热，血常规明显异常，凝血功能异常，心、肾、肺、肝等其他器官和系统功能不全或障碍等。此项与一般外科手术原则相同。

（4）其他暂时不宜进行关节镜手术的情况，如下肢静脉血栓等。

三、术前准备

1. 术前用高锰酸钾泡脚，每日2次，每次20分钟，术前1日剪趾甲，常规肥皂水清洗皮肤。

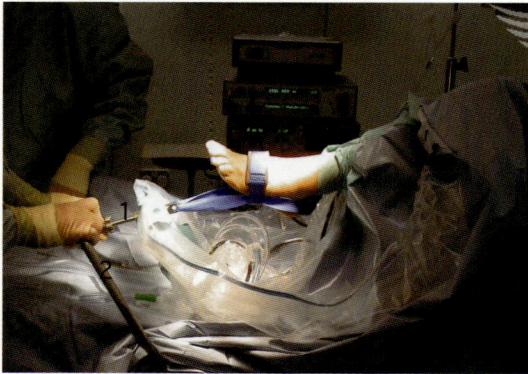

图 11-45 踝关节镜体位及术中牵引专用器械

2. 器械准备　一般膝关节镜器械，若有小口径关节镜更佳；踝关节术中牵引器械：牵引装置能帮助术中牵引，使关节间隙扩大便于手术操作。

3. 其他准备　同一般关节镜手术。

4. 体位　一般采用仰卧位，患肢放置于手术台上，自然休息位，或膝关节垂于手术台尾，踝关节自然下垂。牵引的方法很多，有专门的踝关节牵引装置更好，没有时可让助手徒手牵引（一手握住足跟、一手握在足背）或用绷带制作简单的牵引（图 11-45）。

四、踝关节镜入路

1. 前方入路　常规使用前内侧和前外侧入路，用于踝关节镜检查和一般关节镜下手术。前外侧入路位于𧿹长伸肌肌腱外侧的关节线上；前内侧入路位于胫骨前肌肌腱内侧的关节线上，这两个入路位置一般不会损伤重要的结构。

2. 后方入路　关节镜如从前方进入踝关节后室，需要做踝关节牵引，从后方进入踝关节后室采用俯卧位。后内侧入路位于跟腱内侧的关节线上，后外侧入路位于跟腱外侧的关节线上，经跟腱入路在关节线水平上劈开跟腱的中央纤维，进入后关节室。

五、术中难点及注意事项

1. 足踝部皮肤粗糙角化层厚，皮纹深，容易隐藏细菌，术前应特别注意清洁，必要时应用毛刷蘸肥皂水刷洗，如足趾间有足癣，应提前治疗，治愈后方可进行手术。

2. 术中器械进出入口时应轻柔，并减少进出次数，避免使用锐性器械，以防并发症的发生。

504

3. 通常情况下，可先用厚棉垫加压包扎后，再松开止血带，但如果术中出血较明显，又找不到出血的血管时，术后应松开止血带，观察有无活动性出血，必要时应扩大切口，找到出血点并止血。当术中滑膜切除较多时，应在骨赘咬除后应用镜下等离子电凝止血。术后常规放置引流管，一般不用负压吸引。引流管在 24 ~ 48 小时拔除。

4. 术中发现游离体及其他病变并存时，应先取出游离体，再治疗其他病变，防止游离体位置移动后难以找到取出。

5. 在处理剥脱的软骨和骨软骨碎片及骨关节病的骨赘时，应清理一块取出一块，避免残留于关节内形成游离体。

6. 对合并明显关节不稳者，应在关节镜手术结束后，同期重建关节的稳定，以防关节软骨损伤进一步加重。

六、术后常见并发症的预防与处理

1. 踝关节周围神经血管损伤，术前充分熟悉踝关节解剖及其周围的血管神经走行，初学者可做出标记。做皮肤切口时，小刀仅切开皮肤，钝性分离至关节囊，再用注射器注入生理盐水，充盈关节腔，勿直接用刀刺入关节囊。缝合时也仅缝合皮肤，不能缝合过深。当术中滑膜切除较多时，应使用等离子电凝止血。

2. 皮肤切口或关节内感染。充分的术前准备，严格的无菌操作。

3. 关节粘连。术后按康复计划早期进行功能锻炼，冰敷，必要时结合静脉或口服药物镇痛，鼓励早期活动。

4. 关节内结构损伤及入口周围肌腱损伤。术中操作轻柔准确，避免粗暴。

5. 器械断裂于关节内，术中操作轻柔，在手术开始前，一定检查器械完整，一旦发现器械破损，应及时停止向关节内注水，避免关节活动，并将断裂的器械取出，必要时可结合 C 形臂透视，果断切开取出，切勿反复在镜下寻找，追求镜下取出。

6. 软骨碎片遗留关节内。在处理剥脱的软骨和骨软骨碎片及骨关节病的骨赘时，应清理一块取出一块，避免残留于关节内形成游离体。

7. 深静脉血栓和脂肪栓塞，早期功能锻炼是避免此类并发症的最好办法。

8. 止血带损伤和骨筋膜隔室综合征，严格控制止血带时间。

9. 关节血肿。对软组织处理较多的手术，尤其是滑膜切除术，应使用等离子电凝止血，可以有效避免术后出血。关节腔内放置引流管、局部制动、冰敷等辅助治疗也非常重要。

七、临床效果评价

踝关节镜具有皮肤切口小，患者痛苦少等优点，一般情况下只有 2 个小切口，避免了皮肤大范围的切口和剥离，创伤小，患者恢复快。一般术后 3 天可以下床行走，7 天已经接近正常走路。距骨剥脱性软骨炎和严重的骨关节软骨损伤施行骨床清创钻孔和微骨折术时，术后 6 ~ 8 周方可部分负重，术后 12 周可负重行走，恢复较慢。而其他患者基本在术后 2 个月已能完全恢复运动或专项训练。

505

第五节　肘关节运动损伤

肘关节由肱骨下端和尺骨、桡骨上端构成，包括 3 个关节，即肱尺关节、肱桡关节和桡尺近侧关节，可做前屈、后伸运动，也参与前臂的旋前和旋后运动。比较常见的肘关节运动损伤有肱骨外上髁炎、肱骨内上髁炎、肘关节游离体、肱骨小头剥脱性骨软骨炎、肘滑车骨软骨骨折，晚期可导致继发性肘关节骨关节病。随着运动医学的发展，上述疾病均可在关节镜下手术治疗，下面首先就肘关节镜做一概述。

肘关节镜检查术

在拥有膝关节镜及配套器械的单位可以常规开展肘关节镜检术，无须特殊设备。

一、适应证

1. 游离体的评估和摘除。
2. 肱骨小头剥脱性骨软骨炎的评估和治疗。
3. 肱骨小头软骨或骨软骨损伤的评估和治疗。
4. 其他诊断性检查无结果的肘关节疼痛的评估。

二、禁忌证

1. 骨性关节强直或严重的纤维性强直，妨碍关节镜安全进入关节腔。
2. 关节周围感染。
3. 以往改变肘关节正常解剖的手术，如尺神经前置。

三、体位及麻醉

肘关节镜检查可采用仰卧位、俯卧位或侧卧位，使用止血带控制出血，并且尽可能将止血带置于上臂较高的位置，以获得尽量大的术野。但止血带并非必需。麻醉常采用全身麻醉，因为全身麻醉可以使患者肌肉完全松弛，而且患者在术中不会感觉不适。常用的入路有以下几种。

1. 直接外侧入路或软点入路　位于肱骨外上髁、桡骨小头与尺骨鹰嘴尖端构成的三角形的中点，或称为软点，此点为行肘关节镜手术时，最初进行关节穿刺注水充盈关节的位置。在建立该入路时，应注意避开前臂后侧皮神经，通过此入路可以观察桡尺近侧关节和桡骨头下表面。

2. 近端外侧入路　是传统上标准的诊断性入路，在肘关节膨胀后，常是第一个建立的入路。该入路位于外上髁近侧 2cm，前方 1cm 处。做此入路时，应避免损伤前臂外侧皮神经。

通过此入路，可观察到肱骨远端、滑车嵴和尺骨冠突。

3.前外侧入路　也被叫作外侧入路，由于近端外侧入路更加安全，因此这一入路的使用逐渐减少。此入路位于外上髁远端3cm，前方约1cm处。经过此入路也可以观察到肱骨远端、滑车嵴和尺骨冠突。

4.前内侧入路　此入路往往在前外侧入路建立后，关节内直视下建立。此入路位于内上髁远端2cm，前方2cm处，接近屈曲肘关节时肘内侧皱纹延伸处。确定入路位置后，可先用18号腰椎穿刺针，方向朝向肘关节中心，通过关节镜观察针头位置。理想的位置位于肱尺关节稍近端和肱骨的偏前方处。需要避免损伤的结构包括正中神经、肱动脉、前臂内侧皮神经、贵要静脉。经过此入路可以观察肱骨小头和桡骨头、环状韧带。

5.近端内侧入路　位于内上髁近端、前方2cm处，肌间隔前方，此入路距尺神经仅4mm，因此建立该入路时必须确定尺神经位置。了解患者既往有无行尺神经前置手术，避免术中损伤尺神经，此入路还可能损伤前臂内侧皮神经、正中神经和肱动脉，但相比而言，近端内侧入路是最安全的内侧入路。在俯卧位和侧卧位时，往往作为最初的观察入路。

6.后外侧入路　位于尺骨鹰嘴顶点近端3cm处，沿肱骨外上髁嵴紧贴肱三头肌肌腱边缘的外侧，需避免损伤前臂后侧和外侧的皮神经。由于尺神经位于肘关节中央内侧约2.5cm处，因此如果套管走行过于靠近内侧，则有损伤尺神经的危险。通过该入路可以观察到尺骨鹰嘴窝、肱骨远端后部和尺骨鹰嘴尖。

7.后正中入路　位于尺骨鹰嘴端后方约3cm，后外侧入路内侧2cm处，直接穿过肱三头肌肌腱。通常也是在外侧入路直视下建立该入路，并注意避免损伤尺神经。后正中入路是后方的工作入路，可用来取出后方的游离体，也可切除尺骨骨赘。

四、手术要点、难点及对策

1.骨突入路做标记，注意防水敷料（图11-46）。
2.关节腔充盈，注入15～30ml生理盐水，充盈关节腔（图11-47）。

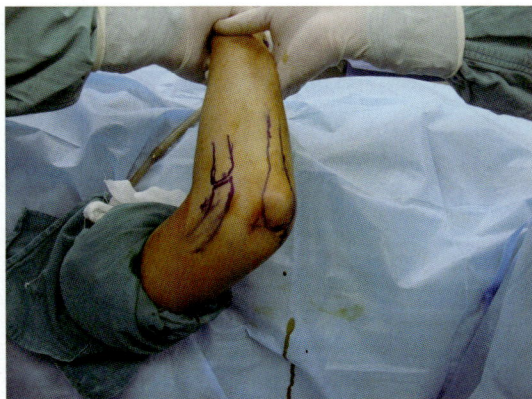

图11-46　肘关节镜体位及术前勾画出重要的骨性标志

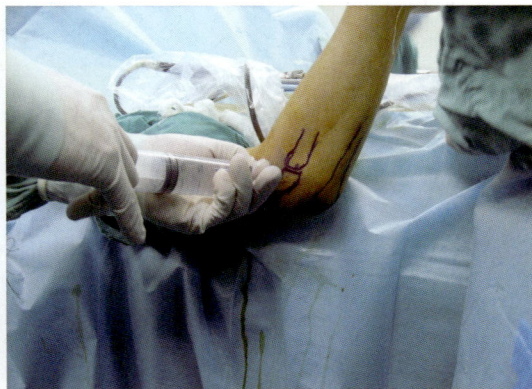

图11-47　注入生理盐水

3. 切口　皮肤切口，皮下用止血钳钝性分离，用钝头棒带 4mm 套管，先从外上入路穿刺入前关节腔，有突破感，有液体流出，证明穿刺成功。从外上入镜、注水充盈关节腔，从内上触尺神经，确认后，从内上入路，沿桡骨头方向，用钝头棒带 4mm 套管，穿刺入关节（图 11-48）。

4. 检查前间隙　从内上入路观察肱桡关节前侧、环状韧带及外侧关节囊，从外上入路，观察内侧结构，包括冠突、滑车及内侧关节囊。清理前间隙的增生滑膜，进一步观察（图 11-49）。

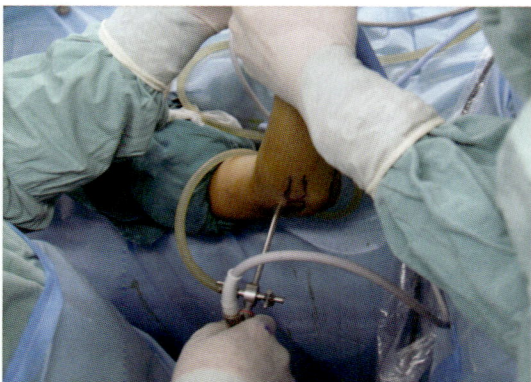

图 11-48　肘关节镜检查术中情况

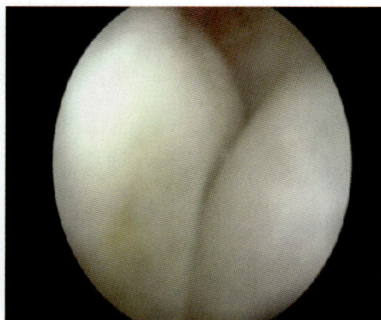

图 11-49　镜下看到肘关节尺骨冠状突或桡骨小头关节面，证实关节镜在关节腔内

5. 检查后侧关节间隙　保留前外侧入路注水，直接外侧入路进入后外侧关节腔，观察肱桡关节后方、环状韧带后侧、滑车、半月切迹及鹰嘴窝，增加后内侧、后外侧或后正中入路，作为工作入路，将关节镜移至后外侧入路或后正中入路，进一步观察后内侧间隙、鹰嘴、后外侧间隙。

五、术后常见并发症的预防与处理

肘关节镜检查除了关节镜检查一般性并发症外，有其特有的并发症，包括正中神经、尺神经、桡神经及皮神经的损伤。一般而言，永久性神经损伤非常罕见，多为一过性神经麻痹。因此手术时，需注意以下几点。

首先要熟悉局部的解剖，后内侧间隙操作注意保护尺神经。其次，初学者尽量选择较安全的入路，注意标记清楚骨突、入路和重要的结构。注意用小刀切开皮肤，皮下用血管钳钝性分离。穿刺前关节腔注意保持充盈，用钝头棒穿刺，有条件者尽量在工作通道套管内操作，避免反复进出关节，避免术中扩大切口。关节囊损伤后，周围软组织肿胀很快，使术野和操作空间变差，因此操作中尽量减少吸引器、刨刀的使用，减少关节囊的穿透。避免过多液体进入前臂间隙，还要注意止血带反应。

六、术后处理及康复

术后可常规放置引流管，估计出血多者需加压包扎。支具固定或前臂悬吊固定，3 天后开始关节活动度训练，并逐渐增加角度。活动后冰敷。一般在术后 1 ~ 4 周可恢复日常生活，1 ~ 2 个月恢复专项训练。

肱骨外上髁炎

肱骨外上髁炎，又称为"网球肘"，是指手肘外侧肌腱发炎疼痛。疼痛的产生是由于负责手腕及手指背向伸展的肌肉重复用力而引起的。患者会在用力抓握或提举物体时感到患部疼痛。"网球肘"是过劳性综合征的典型例子。研究显示，手腕伸肌，特别是桡侧腕短伸肌，在进行手腕伸直及向桡侧用力时，张力十分大，肌肉筋骨连接处的部分纤维容易出现过度拉伸，形成轻微撕裂。

肱骨外上髁软组织劳损分为原发和继发两种。因急慢性损伤引起附着点肱骨外上髁肌群的无菌性炎症病变，引起肘外方痛与沿伸肌群的放射痛不适感，为原发性肱骨外上髁软组织劳损。但不少患者是因冈下肌或前斜角肌劳损的放射痛持久不愈，也在外上髁附着处继发无菌性炎症病变，为继发性肱骨外上髁软组织劳损。

尽管 90% 以上的"网球肘"可以通过非手术治疗取得满意疗效，尤其是"网球肘"的早期或初发，通过下述非手术治疗措施可以消除症状，接受并坚持功能康复锻炼可以避免复发。

一、非手术治疗

509

1. 休息　避免引起疼痛的活动，疼痛消失前不要运动，尤其是打网球。

2. 冰敷　冰敷肘外侧 1 周，1 天 4 次，1 次 15 ~ 20 分钟。毛巾包裹冰块，不要冰块接触皮肤以免冻伤皮肤。

3. 服药　阿司匹林或非甾体消炎止痛药。但本病非全身性疾病及疼痛引起的肌肉痉挛，炎症导致的组织粘连等因素不利于血液循环，药物治疗很难在局部达到有效的药物浓度。

4. 护具　在前臂使用加压抗力护具，可以限制前臂肌肉产生的力量。

5. 热疗　只在重返体力活动（运动）时才使用热疗，热疗应用在牵拉疗法和运动准备活动之前。

6. 牵拉疗法　当急性疼痛消失后即按医嘱开始轻柔牵拉肘部和腕部，不要产生疼痛，保持牵拉状态 10 秒，重复 6 次。

7. 力量练习　按医嘱进行加强腕伸肌力量的训练。

8. 逐渐恢复运动　按医生建议，开始锻炼运动项目（工作活动）需要的手臂运动（如网球中的抽球、高尔夫球的挥杆、油漆工的动作等）。

9. 可的松局部封闭　在肘关节特定部位注射可的松类药物可以消炎、止痛。注射部位、时间间隔、次数要求较高，很有讲究，要由有经验的医师慎重进行。

10. 膏药治疗　由于膏药具有较高的稠度，故而其具备有效成分含量高、析出速度缓慢、作用长期持久的特点。

二、手术治疗

少数患者经过正规保守治疗半年至1年后，症状仍然严重，影响生活和工作，称为顽固性"网球肘"，继续保守治疗没有意义，建议采取手术治疗。手术方法有微创的关节镜手术和创伤亦不大的开放性手术，目的是清除坏死、不健康的组织，改善或重建局部的血液循环，使肌腱和骨愈合。本节重点介绍关节镜下肱骨外上髁炎的治疗。

关节镜下治疗肱骨外上髁炎

一、适应证

1. 在伸肌肌腱的体表部位有明确的局限性疼痛，此疼痛为持续性疼痛，影响肘部功能，干扰日常生活或体育锻炼和工作者。
2. 保守治疗6个月仍无效者。
3. 封闭治疗3次以上疼痛无明显缓解者。
4. 症状反复出现者。
5. MRI显示伸肌肌腱止点处有明显异常信号者。

二、禁忌证

1. 未经过正规保守治疗者。
2. 没有自我不适的患者（尤其是没有活动受限）。
3. 疼痛和压痛部位不局限者。
4. 未排除其他疾病者，如颈椎病、桡神经受压（桡管综合征）和骨间背神经综合征、肱桡或肱尺关节软骨不平、桡骨头纤维化、剥脱性骨软骨炎、骨关节炎和类风湿关节炎、颈脊髓综合征、神经根病、肌肉痉挛等。

三、术前准备

1. 详细的病史询问和必要的体格检查。
2. 术前应行X线检查，必要时行MR检查对患者关节进行评估。

四、手术要点、难点及对策

1. 麻醉　臂丛麻醉。

2.体位　侧卧位，患肢放在支架上。

3.入路　常用入路包括软点入路（肱骨外上髁、桡骨小头和尺骨鹰嘴尖端构成三角形的中心）、外上入路（外上髁上2cm，前方约1cm处）、内上入路（内上髁2cm，前方约2cm处）。

4.手术步骤

（1）在外上入路处将50ml注射器针头刺入关节内并注入10～20ml生理盐水，以最大限度膨胀关节并使肘前窝中的神经血管前移。将此针拔出、绷紧皮肤并以11号刀片切开皮肤，以蚊式血管钳钝性分开筋膜以减少损伤皮下神经或桡神经的风险。紧贴肱桡关节近前侧，将钝头套管沿穿刺针途径进入关节腔，将关节镜沿套管插入并连接进水管。在关节镜监视下，根据需要以此建立其他入路。

（2）关节内探查和伸肌肌腱内表面及环状韧带病灶清理：内上入镜，外上入刨刀等器械，切除内侧滑膜，探查桡侧腕长伸肌（ECRL）和桡侧腕短伸肌（ECRB）肌腱内表面。针头定位做直接入路入刨刀，清理内表面至周围光亮。然后探查指伸肌（EDC）内表面及环状韧带，若有毛糙或灰白等病灶一并清理。

（3）外上髁钻孔：在内上入镜监视下，行外上髁钻孔2～3个，以激活修复机制。

（4）关节外探查伸肌肌腱外表面并清理病灶：从外上入路，钝性分离外上髁表面，入镜，观察外上髁和伸肌肌腱外表面。若从外上髁见到指伸肌表面粘连，肌腱表面近止点毛糙，则需要清理。

（5）缝合：若见到指伸肌与桡侧腕长伸肌间裂口，则需镜下以PDS线缝合，以封闭裂口。

五、术后监测与处理

术后根据需要进行引流，术后以支具或夹板外固定。

六、术后常见并发症的预防与处理

术后需谨防邻近神经损伤。

七、临床效果评价

关节镜下伸肌肌腱松解术缺陷是没有将桡侧腕短伸肌病灶切除后关节囊留下的缺损予以缝合，对环状韧带重视不足。有人还提出关节镜下肱桡关节复合体切除联合病灶清理术，此术式倡导者认为桡骨头前侧变异、致密的桡肱关节囊复合体皱襞撞击桡肱关节腔而导致"网球肘"保守治疗无效，故提出在镜下将病变的肱桡关节复合体切除，同时行伸肌肌腱病灶清理术。该术式重视环状韧带及关节囊的病变，更加完善了对顽固性"网球肘"的认识和关节镜治疗。结合目前的研究，我们认为未来"网球肘"的治疗趋势可能是运用微创技术行局部病灶清理，外上髁钻孔或去皮质以激活修复机制，并对指伸肌和桡侧腕长伸肌缝合修补，并注意对病变的环状韧带及关节内病损进行处理。

八、术后处理

1. 术后注意患肢血运，抬高患肢及活动手指。

2. 石膏外固定约数周后，摄片示切骨断端骨愈合后，可去掉石膏，拔出钢针，逐步锻炼肘关节伸屈及前臂旋转活动。

肱骨内上髁炎

肱骨内上髁炎又叫"高尔夫球肘"，常见于网球、高尔夫球、棒球等运动员，目前认为此病与"网球肘"同属于末端病，故其治疗理念与"网球肘"相似。其发病的原发部位在旋前圆肌、掌长肌和桡侧腕屈肌、继发部位在尺侧腕屈肌和指浅屈肌。另外，在肱骨内上髁的病例中，有 35% ~ 60% 合并尺神经炎，这决定了是否同时行神经松解术，还要判断有无内侧副韧带损伤以决定是否行内侧副韧带修复或重建术。

一、适应证

1. 经正规保守治疗 3 ~ 6 个月并排除了所有可能导致疼痛的因素后，仍无效。

2. 对高水平投掷运动员，如果体检和影像学证据表明肌腱断裂，可早期行手术治疗，因为此时保守治疗不足以使其恢复至最佳训练状态。

二、禁忌证

1. 未经过正规保守治疗者。

2. 没有自我不适的患者（尤其是没有活动受限）。

3. 疼痛和压痛部位不局限者。

4. 未排除其他疾病者。

三、手术方法

1. 麻醉　臂丛麻醉。

2. 体位　侧卧位，患肢放在支架上。

3. 入路　常用入路包括软点入路（肱骨外上髁、桡骨小头和尺骨鹰嘴尖端构成三角形的中心）、外上入路（外上髁上 2cm，前方约 1cm 处）、内上入路（内上髁 2cm，前方约 2cm 处）。

4. 手术步骤　①入路的建立同"网球肘"。②关节内探查和屈肌肌腱表明病灶清理，外上入路入镜，内上入路入刨刀等器械，切除内侧滑膜，探查屈肌肌腱内表面并清理至周围光亮。③关节外探查屈肌肌腱外表面并清理病灶，由内上入路，钝性分离至内上髁表面，入镜，观察内上髁表面。若见到屈肌肌腱表明近止点毛糙，则附加内侧入路行刨刀予以清理。④内上髁钻孔，在外上入镜监视下，行内上髁钻孔 2 ~ 3 个，以激活修复机制。

四、术后处理

术后根据需要行引流，以支具行外固定。

五、并发症

关节镜治疗肱骨内上髁炎可能发展的并发症包括感染、器械破损、关节软骨损伤、止血带损伤和神经血管损伤。其中神经损伤最常见，包括尺神经、正中神经、桡神经及其分支都有可能在操作中损伤。

肘关节游离体

一、适应证

肘关节游离体是肘关节镜最常见的适应证，游离体的主要临床表现为肘关节疼痛、交锁和活动受限，若影像学提示肘关节游离体存在，并有持续的上述症状时，则应行关节镜彻底检查。

二、禁忌证

其禁忌证同"肘关节镜检查术"。

三、术前准备、麻醉、体位及注意事项

其术前准备、麻醉、体位同"肘关节镜检查术"，需要注意的是，由于游离体可能游走到关节的各个位置，所以必须全面彻底地检查整个关节腔，以免遗漏，尤其是内外侧沟、尺骨鹰嘴窝、鹰嘴滑车关节或肱桡关节中也常发现小的游离体，有些游离体可能会隐匿或包裹在软组织中，常需要刨刀清理滑膜或软组织后才可顺利取出游离体，对于难以取出的较大的游离体，应在完成所有关节镜检查后，扩大入路取出，避免灌注液外渗。

513

肘关节、屈戌关节骨软骨骨折

　　肘关节、屈戌关节急性损伤发生骨软骨或软骨骨折远较桡骨小头损伤少见。文献报道很少。但在对肘关节晚期病变的运动员进行手术时，多发现来源此处的关节游离体，可能因为受伤时，此处损伤被其他损伤症状所掩盖，没有得到及时诊断，而实际的损伤并不少见。

一、适应证

　　如已经确诊，应行关节镜探查。应加以强调的是，引起关节交锁表现的情况较多，尤其是滑膜引起的病例不在少数，并不能认为有交锁症状的存在就一定存在游离体，应该先采取保守治疗。

二、禁忌证

　　其禁忌证同"肘关节镜检查术"。

三、体位

　　其体位同"肘关节镜检查术"。

四、麻醉

　　其麻醉方式同"肘关节镜检查术"。

五、手术步骤及注意事项

　　其手术步骤及注意事项同"肘关节镜检查术"，取出脱落的关节游离体，如果脱落的软骨片较大，损伤处软骨面应钻孔以促进修复。

六、术后处理及康复

　　术后患者局部加压包扎 2～3 天，3 天后开始关节活动度训练，逐渐增加角度，活动后冰敷，一般可在 1～2 周恢复日常生活，活动练习要重点训练静力训练，1～2 个月后恢复专项训练。

肱骨小头剥脱性骨软骨炎的关节镜治疗

运动员的肘关节软骨损伤和骨软骨损伤比较常见。晚期可引起创伤性关节炎而严重影响关节功能。肱骨小头软骨骨折、骨软骨骨折及剥脱性骨软骨炎在早期表现和病因方面可有不同，但在晚期症状和表现方面不易区分，因此一并介绍。

一、适应证

1.急性肱骨小头软骨骨折，软骨片要尽早清除，因为软骨撕裂后不可能再愈合，清除后有利无害。骨软骨骨折也应及时手术，较小的骨片直接摘除，摘除后的骨床可能由于骨髓新生纤维组织化生软骨修复缺损的关节面，如果骨软骨片较大，可考虑手术固定。

2.肱骨小头急性骨软骨骨折或软骨骨折没有及时治疗而发展到晚期，或剥脱性骨软骨炎。患者症状明显、疼痛、交锁、屈伸障碍，影响专项训练者。

二、禁忌证

其禁忌证同"肘关节镜检查术"。

三、体位

其体位同"肘关节镜检查术"。

四、麻醉

其麻醉方式同"肘关节镜检查术"。

五、手术步骤及注意事项

其手术步骤及注意事项同"肘关节镜检查术"，取出脱落的关节游离体，如果脱落的软骨片较大，损伤处软骨面应钻孔以促进修复。

六、术后处理及康复

术后患者除内固定术后需石膏固定直至愈合者外，一般宜尽早活动。手术后宜在肘伸位固定，防止伸直受限。术后5～6天可小量主动伸屈活动，逐渐增大范围及活动量。支撑动作在症状完全消失、肌肉力量恢复后进行，重点训练静力训练，3个月左右恢复专项训练。

(华中科技大学同济医学院附属协和医院骨科医院　王　洪)

参 考 文 献

敖英芳.2012.关节镜外科学.北京：北京大学医学出版社.

陈光兴，杨柳，唐康来，等.2006.髋关节镜下髋臼盂唇撕裂的诊断与治疗.重庆医学，35：1163-1167.

崔国庆，敖英芳.2006.肩关节镜技术与临床应用.继续医学教育，20(12)：44-47.

黄华扬，郑小飞，张余，等.2012.肩关节镜下缝线锚钉修复合并关节盂唇前后延伸撕裂的严重SLAP损伤.中华关节外科杂志，6(4)：44-47.

姜春岩，冯华，洪雷，等.2005.复发性肩关节前脱位的关节镜治疗.中华骨科杂志，25(6)：321-325.

李安平，陈游，黄国良，等.2013.关节镜下锚钉植入治疗肩关节bankart损伤疗效分析.中南大学学报：医学版，38(3)：268-273.

李众利，刘玉杰，魏民，等.2008.关节镜下双排固定治疗肩袖损伤.中华创伤骨科杂志，10(4)：346-349.

刘玉杰，李方祥，王志刚，等.2005.髋关节镜清理治疗髋臼盂唇损伤10例报告.中国运动医学杂志，24：696-698.

刘玉杰，李众利，王志刚，等.2002.关节镜在诊断和治疗髋关节疾患中的应用.中华外科杂志，40：912-915.

刘玉杰，王志刚，王岩，等.2004，肩袖损伤的影像学及关节镜诊疗价值.中华创伤杂志，20：33-35.

魏民，刘玉杰，李众利，等.2013.关节镜下修复肩关节V型从前到后上盂唇损伤的临床效果.解放军医学院学报，34(10)：1020-1021.

闫辉，崔国庆，王健全，等.2011.关节镜下Bankart修复术治疗肩关节复发性前脱位：手术效果及复发危险因素分析.中华外科杂志，49(7)：597-602.

袁锋，蔡俊丰，周炜，等.2014.关节镜下采用可吸收锚钉前后入路治疗Snyder II型肩关节上盂唇前后部损伤.中国修复重建外科杂志，282(5)：197-200.

Ben Tov T，Amar E，Shapira A，et al. 2014. Clinical and functional outcome after acetabular labral repair in patients aged older than 50 years. Arthroscopy，30(3)：305-310.

Burkhart S S，Cole B J. 2010. Bridging self-reinforcing double-row rotator cuff repair：we really are doing better. Arthroscopy，26(5)：677-678.

Burkhart S S，Lo I K Y. 2006. Arthroscopic rotator cuff repair. J Am Acad Orthop Surg，14：333-346.

Cho H L，Lee C K，Hwang T H，et al. 2010. Arthroscopic repair of combined Bankart and SLAP lesions：operative techniques and clinical results. Clin Orthop Surg，2(1)：39-46.

Ellman H，Hanker G，Bayer M. 1986.Repair of the rotator cuff：end –result study of factors influencing reconstruction. J Bone Joint Surg (Am)，68：1136 -1144.

Friel N A，Karas V，Slabaugh M A，et al. 2010.Outcomes of type II superior labrum，anterior to posterior (SLAP) repair：prospective evaluation at a minimum two-year follow-up. J Shoulder Elbow Surg，19(6)：859-867.

Genuario J W，Donegan R P，Hamman D，et al.2012. The cost-effectiveness of single-row compared with double-row arthroscopic rotator cuff repair. J Bone Joint Surg Am，94(15)：1369-1377.

Gorantla K，Gill C，Wright R W. 2010. The outcome of type II SLAP repair：a systematic review. Arthroscopy，26(4)：537-545.

Kanatli U，Ozturk B Y，Bolukbasi S. 2011. Arthroscopic repair of type II superior labrum anterior posterior (SLAP) lesions in patients over the age of 45 years：a prospective study. Arch Orthop Trauma Surg，131(8)：1107-1113.

Kartus J，Kartus C，Povacz P，et al. 2001. Unbiased evaluation of the arthroscopic extra-articular technique for

Bankart repair：a clinical and radiographic study with a 2- to 5-year follow-up. Knee Surg Sports Traumatol Arthrosc，9(2)：109-115.

Kim D S，Park H K，Park J H，et al. 2012.Ganglion cyst of the spinoglenoid notch：comparison between SLAP repair alone and SLAP repair with cyst decompression. J Shoulder Elbow Surg，21(11)：1456-1463.

Kim S J，Kim T W，Moon H K，et al. 2009. A combined transglenoid and suture anchor technique for bony Bankart lesions. Knee Surg Sports Traumatol Arthrosc，17(12)：1443-1446.

Laith A F，James M G，Thomas G S. 1999. Hip arthroscopy for acetabular labrumtear . Arthroscopy，15：132 -137 .

Liem D，Lengers N，Dedy N，et al.2008. Arthroscopic debridement of massive irreparable rotator cuff tears. Arthroscopy，24(7)：743-748，749.

Lo I K，Burkhart S S. 2003. Double-row arthroscopic rotator cuff repair：Re-establishing the footprint of the rotator cuff.Arthroscopy，19：1035-1042.

Lo I K Y，Lind C C，Burkhart S S. 2004.Glenohumeral arthroscopy portals established using an outside -in technique：neurovascular anatomy at risk. Arthroscopy，206：596-602.

Morgan C D，Burkhart S S，Palmeri M，et al.1998. Type Ⅱ SLAP lesions：three subtypes and their relationships to superior instability and rotator cuff tears. Arthroscopy. 14(6)：553-565.

Nho S J，Shindle M K，Sherman S L，et al. 2007. Systematic Review of Arthroscopic Rotator Cuff Repair and Mini-Open Rotator Cuff Repair. J Bone Joint Surg Am，89：127-136.

Pillai G，Baynes J R，Gladstone J，et al.2011. Greater strength increase with cyst decompression and SLAP repair than SLAP repair alone. Clin Orthop Relat Res，469(4)：1056-1060.

Randelli P，Ragone V，Carminati S，et al. 2012. Risk factors for recurrence after Bankart repair a systematic review. Knee Surg Sports Traumatol Arthrosc，20(11)：2129-2138.

Sekiya J K，Wojtys E M，Loder R T，et al. 2000.Hip arthroscopy using a limited anterior exposure：an alternative approach for arthroscopic access. Arthroscopy，16：16-20 .

Snyder S J，Karzel R P，Del Pizzo W，et al. 1990.SLAP lesions of the shoulder. Arthroscopy，6(4)：274-279.

Stabile K J，Neumann J A，Mannava S，et al. 2014.Arthroscopic treatment of bucket-handle labral tear and acetabular fracture. Arthrosc Tech，21，3(2)：e283-287.

Stetson W B，Karzel R P，Bana M P，et al. 1997.Long-term clinical follow-up of 140 patients with injury to the superior glenoid labrum. Arthroscopy，13(3)：376.

Uggen C，Wei A，Glousman R E，et al. 2009. Biomechanical comparison of knotless anchor repair versus simple suture repair for type Ⅱ SLAP lesions. Arthroscopy，25(10)：1085-1092.

Zaffagnini S，Marcheggiani Muccioli G M，Giordano G，et al.2012.Long-term outcomes after repair of recurrent post-traumatic anterior shoulder instability：comparison of arthroscopic transglenoid suture and open Bankart reconstruction. Knee Surg Sports Traumatol Arthrosc，20(5)：816-821.

第十二章　儿童骨折及骨骺损伤

第一节　小儿骨折概述

一、小儿骨折的特点

运动系统损伤在儿童身上比较常见，这与儿童日常活动密切相关，如玩耍、体育活动、意外伤等。骨折患儿约占急诊就诊儿童的1/7。儿童骨折不是成人的缩影，主要区别是两者骨骼的物理特性和生长能力不同。

儿童的骨骼比较柔韧，常发生可塑性的弯曲损伤，儿童骨膜比成人厚，通常会在骨折的一侧保持完整，这有助于保持复位稳定，减少移位（如儿童肱骨髁上骨折），这也是儿童开放性骨折的发生率较成人低的原因之一。儿童邻近关节的骨折和与关节运动平面一致的骨折可发生重塑形，但内翻、外翻成角畸形和旋转对线不良不容易矫正。另外，儿童的长骨有多个骨骺和骺板，其中骺板是儿童骨骼最薄弱的部位，这些薄弱环节可以解释儿童骨折与成人骨折发生部位的明显差异，骨骺和骺板损伤必须保持在正常的解剖部位，所以儿童骨折治疗的难点主要是：骺板是骨骼最薄弱的部位，但又是儿童骨折的多发部位，治疗中这些结构必须保持在接近正常的状态。

骨骼的生长取决于患者的年龄和部位，幼儿骨折后的生长塑形可以代偿骨折对线不良。患儿年龄越小，畸形靠近骨端，较大的成角也可以接受，但患儿接近骨发育成熟，或者骨折发生在骨干中部，骨折复位需要做得尽可能完美。另外，儿童骨生长取决于两类不同的生长调控系统：骨骼的纵向生长受骨骺系统调节（长度），骨骼的周径生长受骨内外膜系统调控（直径和厚度）。在临床上，外伤导致的骨骼纵向过度生长或生长抑制时有发生，外伤性过度生长通常是暂时的，极少引起明显畸形。骺板损伤导致的骨生长抑制，形成骨生长抑制线相对少见，但后果非常严重。

二、骨骺损伤

骨骺和骺板是儿童骨骼特有的部位，有回顾性分析发现，在儿童长骨骨折中发生骺板损伤的占骨折总数的 30%，而且上肢发生的概率是下肢的双倍。累及骺板和骨骺的损伤可引起生长停顿并进而产生成角畸形。

对于骨骺损伤，目前应用最广泛的是 Salter 与 Harris 根据骨折 X 线影响进行的分类法（图 12-1），此分类法描述骺板、骨骺和关节的受累程度，其中序号越大，发生骺板生长停顿和关节面不平整的可能性越大。Ⅰ型骨折时穿越骺板的单纯骨骺分离，有或无移位，通过应力位 X 线有助于判断是否发生此类型骨折。Ⅱ型骨折有干骺端三角形骨折块与分离的骨骺相连，其中骨折线也穿越骺板，此型最为多见。Ⅲ型骨折时骺板分离，骨折线穿越骨骺进入关节，如果骨折出现移位，关节面将会不平整。Ⅳ型骨折时经过干骺端、骺板和骨骺的骨折，骨折线通向关节，同样可以产生关节面的不平整。Ⅴ型骨折较为少见，只有在追溯既往史时才能得到诊断，是指骺板垂直方向的压缩骨折，早期容易漏诊，一旦发生可造成永久性损伤。

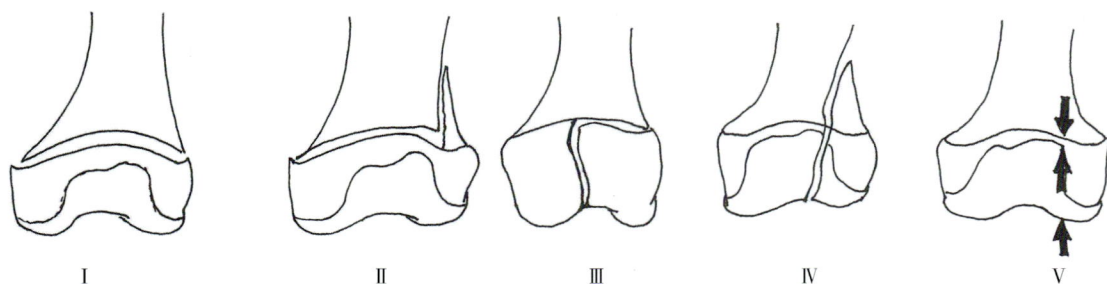

图 12-1　Salter-Harris 法分类

但 Peterson 质疑 Salter-Harris Ⅴ 型骺板压缩性损伤的正确性，他指出在同一肢体并非压缩引起的其他类型骨折中骺板也一律发生完全闭合，并提出了 Peterson 分类方法（图 12-2）。第Ⅰ型是干骺端横向骨折，骨折线累及骨骺，骺板没有纵向骨折，且干骺端无移位，可能有与干骺端或骨骺不相连的脱落小骨片，受伤机制多为纵向压力，表现为皮质骨突起或弯曲，干骺端增宽或粉碎。第Ⅱ型是部分骨骺滑脱，干骺端仅有一部分附着于骨骺上，骺板损伤的部分可以仅是一小部分或几乎全部骨骺滑脱，而仅有小部分干骺端附着。此型的主要特征是累及位于骨骺和干骺端的骺板，损伤比较轻微，无贯穿骨骺端、骺板及干骺端的骨折线，粉碎性和开放性骨折不多见。第Ⅲ型是骨骺与骨干的完全分离损伤，通过解剖

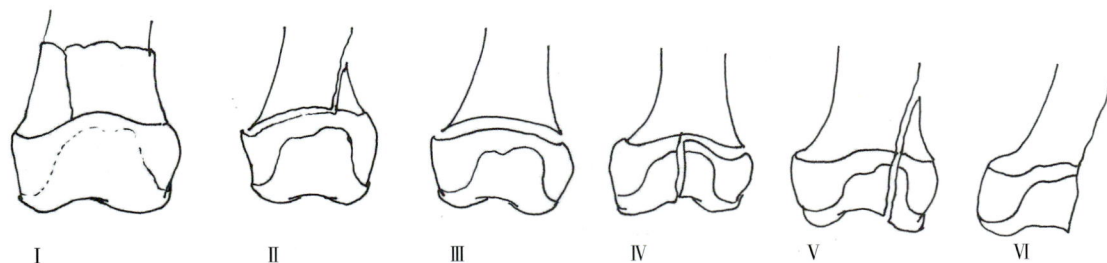

图 12-2　Peterson 分类方法

学可以发现骨折线通过骺板的不同层次。第Ⅳ型是骨骺骨折累及骺板并沿骺板延伸，骨折通常是中心部位，骨生长过早停滞较常见，损伤通常是完全性的，极少引起成角畸形。第Ⅴ型是骨骺骨折累及骨骺、骺板及干骺端关节软骨，粉碎性及开放性骨折较多见，最常发生于肱骨外髁、指骨、胫骨远端。第Ⅵ型是骨折位部分骺板移位甚至缺如，通常伴有骨骺或与其相对应部位的干骺端缺如，多见于开放性损伤。

这些骨骺损伤的分类法对于指导骨折治疗提供了帮助，但仍有一些骨折的表现与预期不符，例如，并非所有的Ⅰ型和Ⅱ型骨折采用闭合复位效果都好，也不是所有的Ⅲ型、Ⅳ型骨折采用切开复位都能顺利治愈。有明显移位的Ⅱ型股骨远端骺板骨折往往会出现生长停顿和成角畸形，这类骨折需要轻柔的闭合解剖复位。无移位的Ⅲ型、Ⅳ型胫骨远端骺板骨折可采用闭合复位治疗。在Ⅲ型、Ⅳ型骨折中，光滑钢针应在骨折部位穿过骨骺，而在Ⅱ型和Ⅳ型骨折中，钢针应穿过干骺端而不是骺板。

骨骺损伤的预后取决于以下几个因素：损伤的严重程度，包括骨折移位程度，粉碎程度及是否为开放性或闭合性损伤；患儿的年龄；骺板损伤及骨骺骨折的X线分型。

骨骺损伤常见的并发症主要包括骨骺板早闭、骨长度减少、成角畸形等。其他少见的并发症包括延迟愈合或不愈合、骨筋膜隔室综合征等。

三、开放性骨折

儿童开放性骨折的分类及治疗原则与成人开放性骨折相同，亦属于外科急诊范畴，需要积极干预治疗，以免造成感染和永久性功能障碍。

儿童开放性骨折的处理需要详细询问病史，在病史有疑问的情况下应将小的开放性损伤切口加以扩大、冲洗，进行彻底的清创，决不能姑息缝合开放伤。儿童开放性骨折固定采用外固定架可以获得良好的结果，但必须保证钢针不能穿过骺板，采用适当的切口打入钢针，可防止皮肤坏死及感染。妥善的固定，积极地清创和灌洗，合理地运用抗生素可以降低骨不连和感染的发生率。

四、儿童骨折手术治疗的基本原则

儿童骨折如需手术干预治疗，应遵循以下手术治疗的一半原则。

1. 不可认为所有的儿童骨折都可以完美重构，而不采取妥善的复位。

2. 应该熟悉骺板的解剖结构，骺板都呈波浪形，每一处关节的骺板都具有特殊的外形，并非一块平板。

3. 儿童骨折如果需要切开复位，尽可能轻柔操作，勿过多剥离骨膜，尽可能将骨折块解剖复位，这在骺板损伤中尤为重要，若有偏移，可能会形成骨桥和关节面不平整。

4. 手术需要配合妥善的固定，但勿超过必须范围，配合合理的康复训练及早期活动对骨折的愈合相当有益。

5. 尽量使用容易卸除的固定装置。

6. 尽量使用光滑的钢针，不要使用带螺纹的粗针。

7. 尽量勿使钢针穿越骺板，而是平行骺板穿过骨骺，或者穿过干骺端的三角形骨块。

8. 术中避免不必要的钻孔，因为钻孔过多可能造成医源性的病理性骨折。

9. 避免将钢针穿入关节腔。

10. 对于不配合的患儿足够的制动非常必要。

11. 在康复期需要注意观察骨折愈合情况及关节功能。

12. 告知患者家属手术后可能出现的早期和晚期并发症，如骨桥形成、畸形愈合及骨坏死等。

第二节　锁骨骨折

锁骨骨折通常指锁骨干骨折，占儿童全身骨折的 8% ~ 15.5%，最常见的发病部位是中、外 1/3 交界处，常见发生原因是跌倒、肩部侧方着地。骨折发生后骨折近端在胸锁乳突肌作用下向上移位，骨折远端在胸小肌作用下向下移位，锁骨下肌的作用使锁骨短缩、断端重叠移位。锁骨具有很强的愈合能力，愈合后再塑形能力强，所以锁骨骨折以保守治疗为主，尽量减少手术。

一、骨折切开复位钢板内固定术

（一）适应证

1. 年龄 > 8 岁儿童。

2. 骨折压迫神经血管需要探查者。

3. 骨折端有刺破皮肤的危险者。

4. 骨折为粉碎性，移位明显者。

（二）禁忌证

禁忌证为开放性骨折。

（三）术前准备

术前拍摄普通正位 X 线片，确定骨折部位及移位程度。常规术前准备。

（四）手术要点、难点及对策

1. 采用锁骨下缘切口，尽量少剥离骨膜，但应足够放置钢板。

2. 使用 4 孔或 5 孔钢板放于锁骨上面。在钻孔和拧螺钉时应极其小心，以避免损伤锁骨下静脉和胸腔内容物。钻孔时要在锁骨下面放置一个保护性器械，以防钻头偶然刺入胸腔。

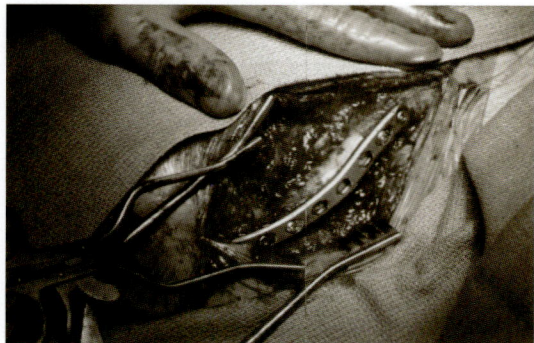

图 12-3 锁骨骨折钢板内固定术

3. 严密止血，放置引流管，缝合骨膜，关闭切口（图 12-3）。

（五）并发症

1. 血管神经损伤　尤以血管损伤值得重视，远端动脉搏动不能排除，锁骨下动脉的损伤，如果发现患儿血肿迅速扩大或血压变化，血红蛋白进行性下降。应在有效抗休克的措施下果断进行手术探查。由于反复闭合复位，造成静脉栓塞或骨痂过度增长、神经血管压迫，亦需要相应手术治疗。

2. 畸形愈合　骨折端重叠愈合造成枪刺样畸形，或成角畸形是非常常见的情况，但由于锁骨的强大愈合能力和再塑形能力，影响外观和功能的报道少见。

3. 延迟愈合和不愈合　正常情况下，儿童锁骨骨折几乎没有不愈合。常见的延迟愈合和不愈合几乎全部是过度治疗所致。反复闭合复位，愈合过程中移位再复位，切开复位内固定及闭合复位经皮穿针，均可能造成延迟愈合和不愈合。不愈合一旦发生往往需要植骨和牢固内固定，且仍有不愈合可能。

4. 内固定导致的内固定移位、感染　在任何可能的情况下尽量减少或不用内固定来固定儿童锁骨骨折。

二、骨折切开复位髓内钉固定术

（一）适应证

其适应证为：闭合复位失败者；年龄大于 5 岁者。

（二）手术要点、难点及对策

1. 患儿全身麻醉后仰卧于手术床上，常规消毒铺巾。

2. 于骨折顶点处皮肤做一小切口，长约 2cm，逐层剥离至显露骨折端，清除骨折处的软组织及瘀血。

3. 将一枚合适直径的斯氏针插入内侧骨髓腔，插入的深度为 3cm。然后取出斯氏针，并插入外侧骨髓腔，从锁骨锥形结节处穿出。

4. 将皮肤向一侧轻轻牵开，并在皮肤上刺破一个小切口，使钉由此穿出，然后拔出斯氏针。

5. 选择合适大小的髓内钉，用尾部从骨折处穿入外侧骨块的髓腔并缓慢推进，在助手以持骨器协助对抗下直至穿出肩部皮肤。

6. 将髓内钉继续缓慢抽出，直至弯曲的头部能刚好进入骨折处。复位骨折并维持位置，助手协助将髓内钉缓慢推进穿过骨折处，注意调整髓内钉使得弯曲的头部朝向胸腔外侧。

7. 剪断髓内钉并将残端埋入皮下，注意避免残端残留过短，以便再次取出。

8. 透视下确定骨折复位情况及髓内钉固定情况，冲洗并逐层关闭切口（图 12-4）。

（三）术后处理

上臂用吊带悬吊支持 1～2 周。骨折应在 8～10 周后牢固愈合，然后拔除斯氏针。日常生活中可以轻轻活动，但骨折愈合前上臂不能抬过头。

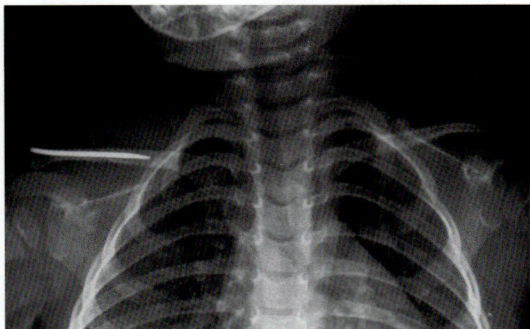

图 12-4　小儿锁骨骨折髓内钉固定术

（四）并发症

1. 血管神经损伤　尤以血管损伤值得重视，远端动脉搏动不能排除锁骨下动脉的损伤，如果发现患儿血肿迅速扩大或血压变化，血红蛋白进行性下降，应在有效抗休克的措施下果断进行手术探查。由于反复闭合复位，造成静脉栓塞或骨痂过度增长、神经血管压迫，亦需要相应手术治疗。

2. 畸形愈合　骨折端重叠愈合造成枪刺样畸形，或成角畸形是非常常见的情况，但由于锁骨的强大愈合能力和再塑形能力，影响外观和功能的报道少见。

3. 延迟愈合和不愈合　正常情况下，儿童锁骨骨折几乎没有不愈合。常见的延迟愈合和不愈合几乎全部是过度治疗所致。反复闭合复位，愈合过程中移位再复位，切开复位内固定及闭合复位经皮穿针，均可能造成延迟愈合和不愈合。不愈合一旦发生往往需要植骨和牢固内固定，且仍有不愈合可能。

4. 内固定导致的内固定移位、感染　在任何可能的情况下尽量减少或不用内固定来固定儿童锁骨骨折。

523

第三节　肱骨骨折

肱骨近端骨折

肱骨近端骨折包括肱骨近端骨骺损伤和肱骨近端干骺端骨折，肱骨近端骨骺分离只见于新生儿和婴幼儿，一般非常少见。儿童与青春期的肱骨近端骨折大多数为 S-H Ⅱ 型骨骺损伤，少数为干骺端骨折，而且往往骨折线延伸至骺生长板。肱骨近端骨骺损伤和干骺端骨折的损伤机制、治疗及预后都非常相似。肱骨近端骨折绝大多数由于间接暴力引起，治疗上由于其巨大的生长塑形潜力而不必过分追求解剖复位，以闭合复位为主的措施是主要治疗手段。

一、闭合复位经皮穿针固定治疗肱骨近端骨折

（一）适应证

其适应证为：Ⅰ型骨骺滑脱者；S-H Ⅱ型骨骺损伤患者；复位后位置不稳定者。

（二）禁忌证

其禁忌证为：稳定性骨折，不伴有骨骺损伤者；开放性骨折患儿。

（三）术前准备

常规术前准备，并拍摄高质量的肩关节平片，排除合并关节盂骨折或脱位，采用全身麻醉。

（四）手术要点、难点及对策

1.体位及切口　患者平卧固定于手术台上，垫高头、颈背部，一般情况下，采用闭合复位骨折，当骨折断端嵌入组织时，需要经三角肌、胸大肌间隙入路切开复位骨折。

2.复位　由于肩部肌肉的牵拉作用，近端骨块倾向于外展外旋，而在胸大肌的牵拉作用下，骨干趋于内收。纠正骨折移位的第一步应将手臂外展外旋，然后牵引使得骨折断端解除嵌插。在复位时，助手稳定患者躯干会有一定帮助，需要纠正的典型成角是内翻和尖端向前成角；在维持上臂外展纠正内翻时，将骨干近端下压有助于纠正成角。

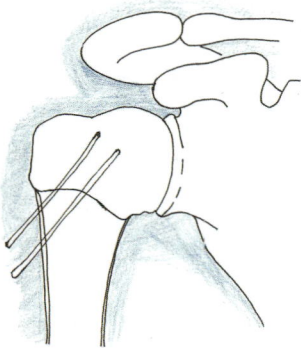

闭合复位没能成功的情况很少。主要是由于骨膜或肱二头肌肌腱的嵌入，对于此类患者，可做胸大肌－三角肌切口。注意这是一个有限的切口，不必像切开复位内固定那样广泛地显露，通常用一手指经小切口深入以清理嵌顿的组织。

3.固定　一旦复位，开始固定骨折。在透视下于肱骨近端前外侧穿入两根克氏针或尖端带螺纹的钢针（图 12-5）。注意避免损伤腋神经和肌皮神经。进针方向由远端外侧向近端内侧，于皮下剪断钢针，上肢固定于中立位。

图 12-5　肱骨近端骨折闭合复位经皮穿针固定

必要时还可插入第三根针，

（五）术后监测与处理

术后仍需要将上肢固定于中立位，前臂悬吊带制动，钢针留置在皮肤外的患者需要注意局部护理和换药。术后 4～6 周骨折愈合稳定后可再次手术取出钢针，钢针取出后，指导患者开始主动及被动肩部关节活动训练。

（六）术后常见并发症的预防与处理

术后可能并发骨折畸形愈合、延迟愈合甚至不愈合。根据情况可能需要进一步处理。

（七）临床效果评价

此方法是合并骨骺损伤患者治疗的常用有效方法。

二、闭合复位外固定架固定治疗肱骨近端骨折

（一）适应证

其适应证为：骨折复位后不稳定者；开放性骨折。

（二）禁忌证

其禁忌证为：稳定性骨折，不伴有骨骺损伤者；适合闭合复位克氏针固定治疗的患者。

（三）术前准备

其术前准备同上。

（四）手术要点、难点及对策

1. 患者麻醉后仰卧于手术床上，常规消毒铺巾。
2. 透视下确定骨折位置及移位情况、骺板的位置等。
3. 闭合下手法复位，难以复位者可于骨折处做一小切口辅助复位。
4. 分别于骨折近端和远端置入螺钉，避免将螺钉钻入骺板。
5. 透视确定复位是否满意，维持复位后的位置并将外固定架固定于螺钉上（图 12-6）。

525

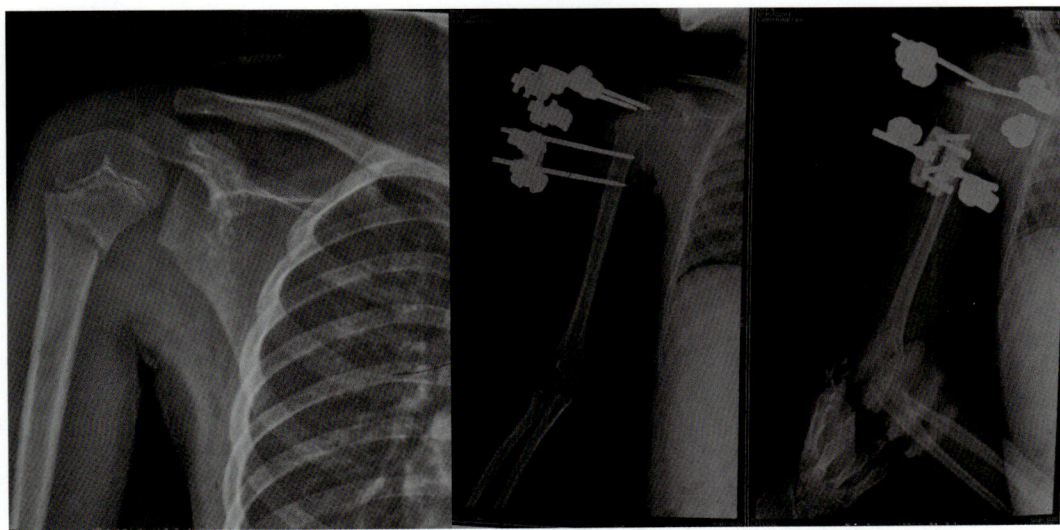

图 12-6　7 岁女孩，右肱骨近端骨折，闭合复位后外固定器固定

（五）术后监测与处理

术后前臂悬吊带制动 3 周，间断功能锻炼，注意螺钉进针处皮肤的消毒护理。6 ~ 8 周骨折愈合后可拆除外固定器。

（六）术后常见并发症的预防与处理

1. 肱内翻　可见于 5 岁以内患儿的骺损伤，可导致进行性加重的肩外展上举受限和肱骨短缩，需要进行手术矫正。

2. 肢体不等长　肱骨骨折后可有过度生长，但一般不超过 1cm。骨折重叠移位造成的肱骨短缩是导致上肢不等长的重要原因。

3. 其他　手术造成的并发症如关节活动受限、钉道感染、皮肤瘢痕、穿钉损伤邻近的神经肌腱、内固定松动及经骨皮质钉孔的再骨折等。

（七）临床效果评价

闭合复位外固定架固定治疗肱骨近端骨折是骨折复位后不稳定者或开放性骨折患儿的首选治疗手段。

肱骨干骨折

小儿肱骨干骨折是指胸大肌止点上缘至肱骨远端髁上的骨折，比较少见，占儿童骨折的 2% ~ 5.4%，3 岁以下和 12 岁以上的儿童最多见。肱骨干骨折可由直接暴力引起，骨折多为横行或粉碎性骨折；间接暴力可造成斜行、螺旋形骨折。儿童肱骨干骨折中大部分为单一闭合骨折，非手术治疗是主要手段。

一、闭合复位外固定器固定治疗肱骨干骨折

（一）适应证

1. 开放性骨折。
2. 合并血管神经损伤的骨折。
3. 多发创伤。
4. 合并同侧肘关节或前臂骨折。

（二）禁忌证

无明显手术禁忌。

（三）术前准备

术前拍摄肱骨正、侧位 X 线片，常规术前准备，全身麻醉下操作。

（四）手术要点、难点及对策

1.体位及切口　全身麻醉下患者平卧固定于手术床上，垫高患侧肩部。需要切开复位的患儿于骨折处行小切口辅助复位。施行开放复位和内固定术可经后侧肱三头肌入路或前外侧入路，于肱肌和肱桡肌间向近端在三角肌和胸肌间延伸。

2.复位　当骨折部位在胸大肌止点与三角肌止点之间，骨折近端内收内旋，复位时先牵引，矫正重叠畸形，使骨折端分开，在维持牵引的情况下，术者前臂置于患儿腋窝，在外展位向上、向外提拉骨折远端，内收上肢横过患者胸部，内收、内旋骨折远端，完成复位。

骨折线在三角肌止点远侧，骨折近端出现外展、外旋时，使前臂处于外展和外旋位向下牵引，以矫正骨折重叠畸形，在助手维持牵引的情况下，术者用双手使骨折远端的上部外展，再推移骨折近端成为内收，完成复位。

闭合复位困难者可于骨折断端处做小切口暴露骨折断端辅助复位。

3.固定　于骨折近端、远端各穿2根螺钉固定，一般选择外侧进针，术中避开桡神经的走行，在透视下复位骨折端，并用外固定架固定牢固，再次透视确定骨折复位情况及外固定器固定情况（图12-7）。

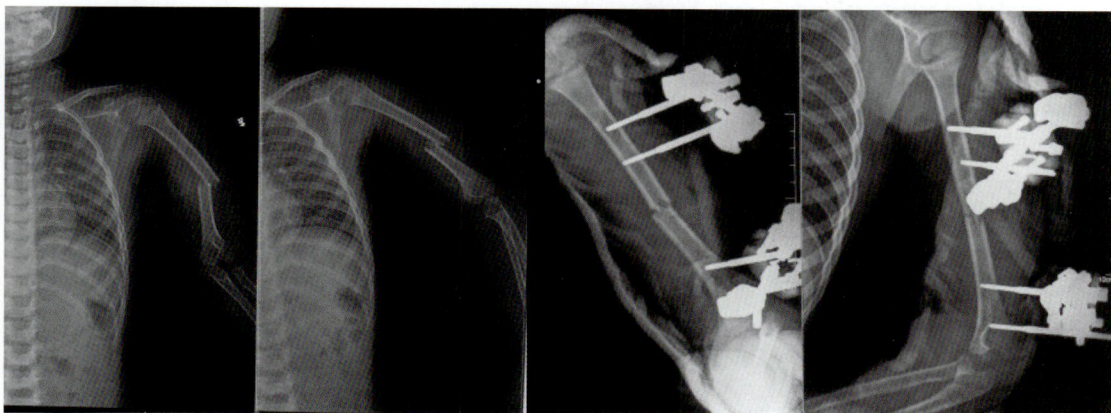

图 12-7　4岁男孩左肱骨中段骨折闭合复位外固定器固定

4.辅助石膏或夹板固定。

（五）术后监测与处理

术后辅助石膏固定，3～4周后开始功能训练。4～6周骨折愈合稳固后再次手术取出内外固定器。

（六）术后常见并发症的预防与处理

术后可能并发骨折愈合不良、不愈合等，必要时根据情况进一步处理。

527

（七）临床效果评价

闭合复位外固定器固定治疗肱骨干骨折为治疗开放性骨折患儿的一种有效治疗手段。

二、闭合复位髓内固定治疗肱骨干骨折

（一）适应证

其适应证为骨折移位明显，闭合复位难以维持位置者。

（二）禁忌证

其禁忌证为开放性骨折患儿。

（三）术前准备

其术前准备同前。

（四）手术要点、难点及对策

1. 全身麻醉后患者取仰卧位，常规消毒铺巾。
2. 透视下确定骨折位置及移位情况。
3. 于肱骨远端外侧选择进针点，先于进针点皮肤做3cm切口，钻孔器钻孔后，逆行穿针。当髓内针到达骨折处时，闭合下手法复位，然后缓慢将髓内针推进并穿过骨折近端，继续进针至干骺端（图12-8）。闭合难以复位者或桡神经症状患者可于骨折处做小切口辅助复位。

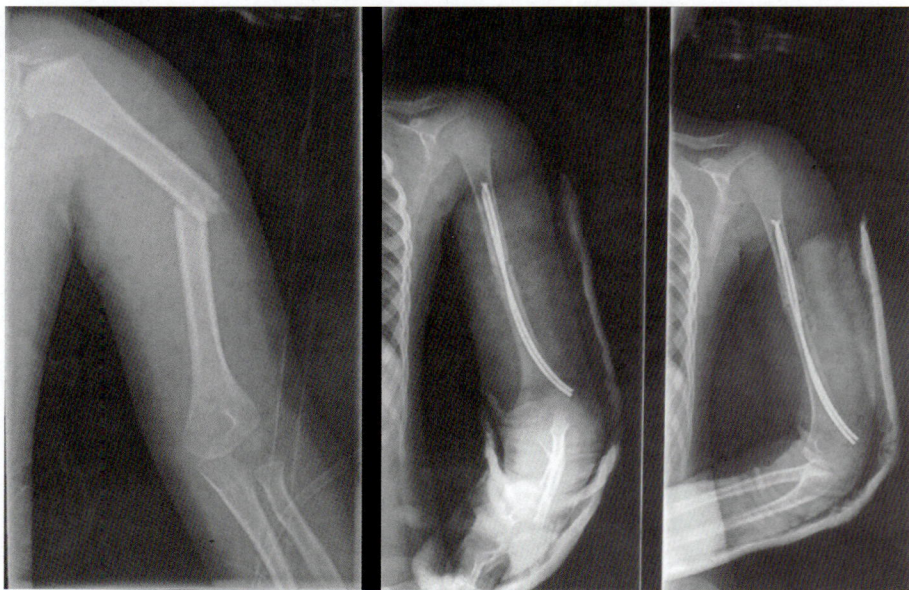

图 12-8　5岁男孩左肱骨骨折闭合复位髓内针固定

4. 透视确定骨折复位情况及髓内针固定情况，剪断多余弹性钉，石膏固定于前臂中立位。

（五）术后监测与处理

术后辅助石膏固定，3～4周后开始功能训练。4～6周骨折愈合稳固后再次手术取出内外固定器。

（六）术后常见并发症的预防与处理

1. 畸形愈合　儿童肱骨干畸形愈合不多见，内翻20°～30°是允许的，但前屈20°将出现明显畸形，15°以内的内旋畸形不会引起任何功能不协调，绝大多数6岁以下的患儿随年龄增长成角畸形可消失。

2. 不愈合或延迟愈合　肱骨干骨折一般4～6周即可达到临床愈合，延迟愈合及不愈合多由固定物松动或骨折端分离、开放性骨折感染或闭合骨折后过度牵引所致。急性期治疗过程中应注意避免。

3. 血管、神经损伤　血管损伤有明显症状，需要及时治疗，充分稳定骨折以避免破坏血管的修复。

最常见的神经损伤为桡神经损伤，多见于肱骨中、下1/3骨折，患儿表现为伸肌瘫痪、垂腕等畸形并伴有感觉障碍。单纯闭合骨折合并的神经损伤多为牵拉所致，神经外膜连续性尚在，可自行恢复。

4. 其他如感染、关节僵硬　采用手术治疗的患者中有关于感染的报道。由于术后长期制动，肩关节和肘关节活动度丧失较常见，一般是邻近骨折部位的关节受累，需要术后注意及时进行关节活动的训练。

529

（七）临床效果评价

闭合复位髓内固定治疗肱骨干骨折是闭合的肱骨干骨折患儿治疗的有效手段。

肱骨髁上骨折

肱骨髁上骨折在儿童肘部骨折中最多见，在肘部损伤住院患儿中，67%是肱骨髁上骨折，它占所有儿童骨折的17%，好发年龄在5～7岁，男孩多于女孩，左侧多于右侧。常见原因是高处摔倒，绝大多数的肱骨髁上骨折是伸直型损伤。该骨折并发神经及血管损伤，后遗症较多，占肘部损伤的首位。

一、闭合复位经皮穿针内固定

（一）适应证

其适应证为有移位的Ⅱ型骨折、Ⅲ型骨折。

（二）禁忌证

其禁忌证为开放性骨折患儿。

（三）术前准备

复读所有X线片，对合并其他骨折特别是前臂骨折的患者需要保持高度警惕，一旦存在，并发骨筋膜隔室综合征的风险会增加。术前进行完整的神经血管检查并做记录。肿胀严重者需要及时治疗，待消肿后再行手术。常规术前准备，麻醉评估。

（四）手术要点、难点及对策

1. 内侧及外侧交叉克氏针固定法

（1）患者仰卧于手术床上，肘部消毒铺单。勾画出肘后三角。

（2）采取纵向牵引使骨折复位，牵开骨折间隙后用拇指推挤外侧，整复骨折的外侧倾斜、内侧嵌插和向后移位（图12-9）。将肘关节屈曲至90°～100°，透视下检查正侧位的复位情况。

（3）在外侧置入克氏针穿过骨折线，达到内侧皮质。如果需要增加稳定性，则置入第2枚或第3枚克氏针（图12-10）。

（4）对于极不稳定的骨折，可采用1枚内侧克氏针固定。在置入第2枚克氏针后，将肘关节伸展到屈曲45°。做一个内侧切口，辨认内上髁及尺神经。置入1枚克氏针穿过骨折线进入外侧皮质（图12-11）。

530

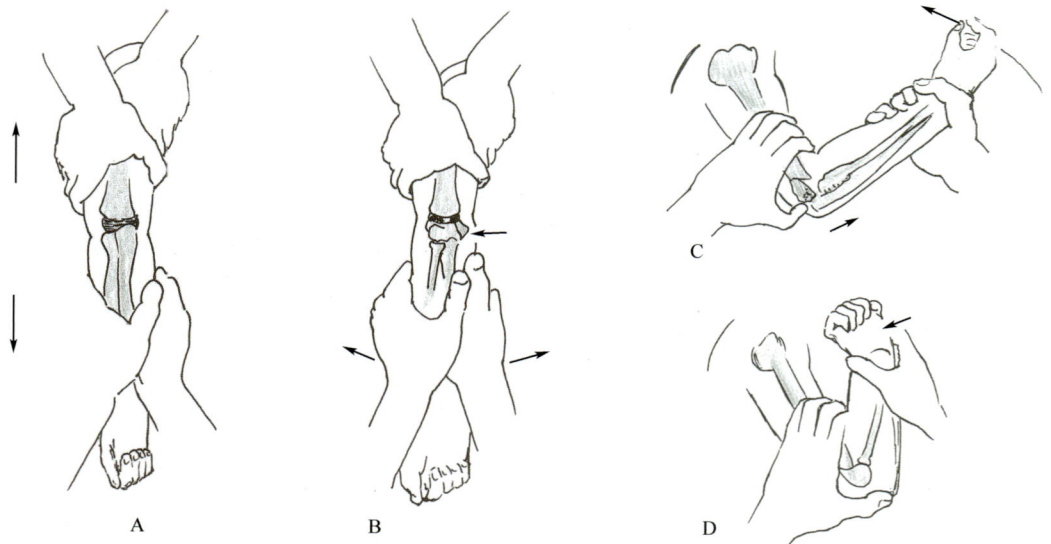

图 12-9　闭合复位手法

A. 肘关节过伸位及前臂旋后位牵引；B. 继续牵引并轻轻旋转纠正内、外翻畸形；C. 肢体对位对线恢复后，屈曲肘关节，在鹰嘴后方施加压力维持远侧骨折端的复位；D. 将前臂旋前使远近侧的骨折端稳定

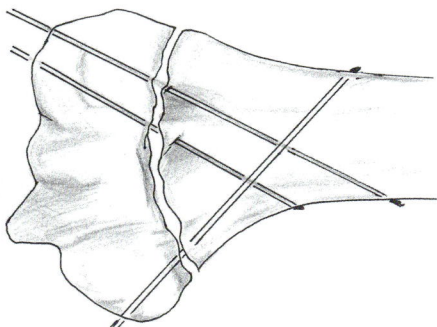

图 12-10　肱骨髁上骨折交叉穿针布局

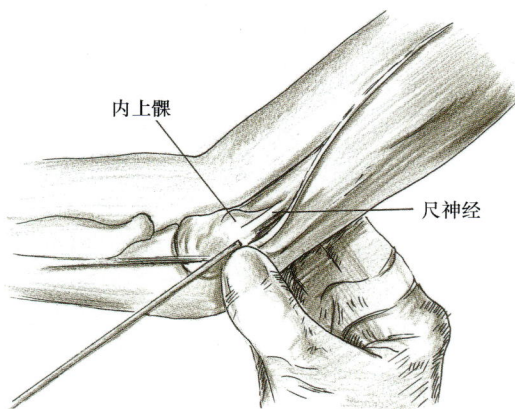

图 12-11　内侧穿针进针点在内上髁，且穿针时屈曲肘关节

（5）在皮肤外剪断克氏针，将其弯折或埋入皮下。

2. 两枚外侧针固定法

（1）患者采取仰卧位，透视确定骨折移位方向，检查受伤肢体的软组织状态。

（2）分别将前臂旋后和旋前，拉紧内外侧软组织铰链，再将肘关节伸直和屈曲，拉紧前后侧软组织铰链。

（3）对罕见的屈曲型肱骨髁上骨折，骨折远端骨折块向前方移位，应在肘关节伸直时进行闭合复位。

（4）对于常见的伸直型肱骨髁上骨折，牵拉前臂和肱骨进行对抗牵引。将前臂旋前或旋后，使骨折远端旋转从而符合骨折近端的生长力线，再次使得骨折远端内移或外移以矫正侧方移位。在持续牵引和正确旋转前臂的同时，缓慢屈曲肘关节，同时对尺骨鹰嘴进行轻柔加压，矫正骨折远端向后移位。再将肘关节屈曲至最大幅度，并将前臂旋前，锁紧后侧及内侧铰链。

（5）透视下将肱骨从内侧向外侧旋转，核实正位复位情况；通过将肩关节外旋核实侧位复位情况。

（6）维持复位后的位置，透视下将 2 根克氏针由外侧穿进骨折两端（图 12-12）。

（7）置入克氏针后，尽可能将肘关节伸直，但避免伸肘过多使克氏针弯曲。透视下旋转挤压肘关节以判断复位稳定性，并确定是否需要第 3 根克氏针（内侧或外侧）固定。

（五）术后监测与处理

上肢石膏托或夹板固定 3 周，术后检查尺神经、桡神经及正中神经功能。术后 3 ~ 4 周拔出克氏针，更换石膏托固定。术后第 4 周开始间断性去除石膏，行肘关节主动屈伸训练，避免被动活动和强力手法活动肘关节。

（六）术后常见并发症的预防与处理

术后可能并发骨折畸形愈合、延迟愈合或者不愈合，根据情况可能需要进一步处理。

531

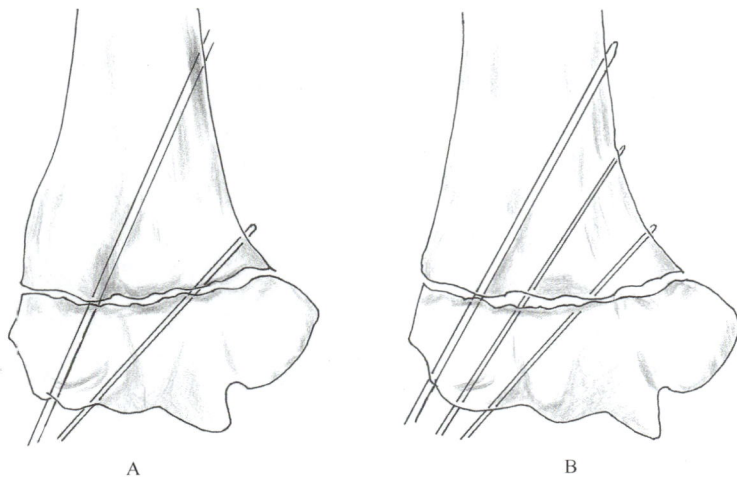

图 12-12 外侧穿针

A.2 根针布局；B.3 根针布局

（七）临床效果评价

闭合复位经皮穿针内固定是目前治疗儿童肱骨髁上骨折的主要手段。

二、切开复位内固定

（一）适应证

1. 急性血管损伤造成末梢血运障碍者。

2. 严重移位骨折，骨折近端刺穿肱前肌和皮肤，在闭合复位后桡动脉搏动变弱，为了避免更大的软组织损伤考虑切开复位者。

3. 开放性骨折需要彻底清创者。

（二）禁忌证

其禁忌证为简单的闭合骨折，适合克氏针固定的患儿。

（三）术前准备

常规术前准备，确定好手术入路。

（四）手术操作要点、难点及对策

1. 患者取仰卧位，备皮铺巾。

2. 在肱骨外髁上做一个弧形切口，由鹰嘴远侧 2cm 起，向近侧延伸至外髁以上约

6cm。解剖包括肘肌和伸肌共同起点在内的软组织，将其向前向后牵开。注意将桡神经牵向后方。可能需要排空一个大血肿才能看到骨折部。

3.如果采用前方入路，在肘关节前方做一个横切口（图12-13）。在肱二头肌和肱肌之间分开间隙，在保护肱动脉的同时，切开肱二头肌肌腱膜，分开肱二头肌，在肱肌内侧和肱桡肌外侧进入，保护桡神经和骨间后神经。

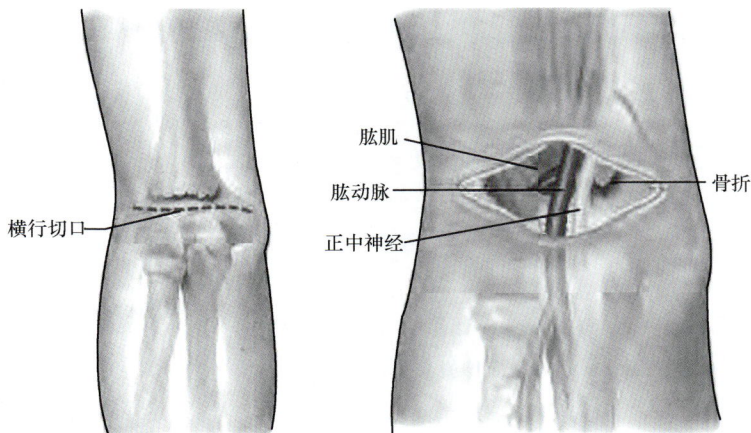

图12-13　做前方横切口治疗肱骨髁上骨折

4.观察肱骨髁上骨折断端，检查肱骨近侧骨折端的力线。用刮勺去除骨折断端间的血肿。注意骨折端交错部，仔细将其对合以复位骨折。

5.使用2根交叉斯氏针固定，方法类似上文所述经皮穿针固定。透视下观察斯氏针的位置，在皮外剪断斯氏针，以利于日后拔出。

6.逐层闭合伤口。

（五）术后监测与处理

用上肢石膏托或夹板固定，麻醉后检查桡动脉搏动和神经系统功能，术后3～4周去除钢针，开始进行主动活动训练。

（六）术后常见并发症的预防与处理

其术后常见并发症的预防及处理同前。

三、闭合复位外固定架固定

（一）适应证

其适应证同经皮穿针固定，年龄＞5岁者。

（二）禁忌证

其禁忌证为适合闭合复位克氏针固定的患儿。

（三）术前准备

复读所有 X 线片，对合并其他骨折特别是前臂骨折的患者，需要保持高度警惕，一旦存在并发骨筋膜隔室综合征的风险会增加。术前进行末梢血运及神经功能的评估。

（四）手术操作要点、难点及对策

1. 全身麻醉后患者仰卧于手术台上，垫高患侧肩部及上肢，手术区域消毒铺巾。
2. 透视下定位骨折断端。
3. 于骨折远端（肱骨内外髁连线）、近端（鹰嘴窝上）各钻入固定针 1 枚，避免穿破对侧皮肤。
4. 助手牵拉肱骨，对抗牵引复位，复位方法如经皮穿针固定，透视下确定复位情况，位置稳定后以外固定架固定。由骨折远端外侧向内上方穿 1 根克氏针稳定骨折（图 12-14）。

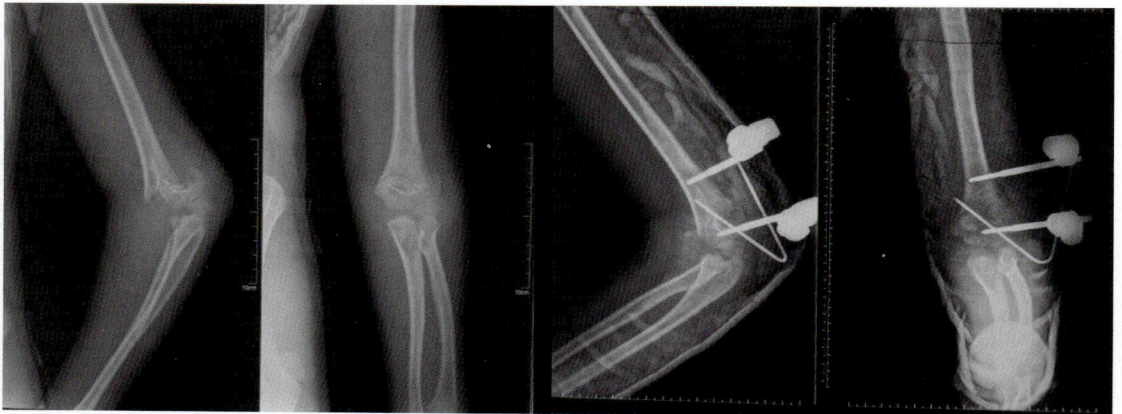

图 12-14　10 岁男孩左侧肱骨髁上骨折外固定架治疗

（五）术后监测与处理

中立位上肢石膏托固定 3 周，之后去除石膏间断性进行肘关节主动活动锻炼。6～8 周骨折愈合后可拆除外固定架。注意避免强力牵拉活动肘关节。

（六）术后常见并发症的预防与处理

1. 肘内翻　是肱骨髁上骨折最多见的并发症，骨折远端内移和旋转被认为是最常见的原因。治疗前要向患者家长说明肘内翻发生的可能性。肘内翻超过 15° 是肱骨远端外翻截骨的适应证。手术时间宜选择在骨折牢固愈合和肘关节功能恢复到最大限度时进行。

534

2.骨突形成 肱骨髁上骨折的骨折近端向前下移位，畸形愈合，在侧位缘可见骨突形成。如有骨突而无肘内翻畸形，不必行骨突切除术。若存留肘内翻合并骨突畸形，则应该行楔形截骨治疗。

3. 神经损伤 肱骨髁上骨折占 3% ～ 22% 的患者发生神经损害，通常为神经失用。任何一条周围神经如正中神经、骨间前神经、桡神经和尺神经均可能受损。神经功能常常能够完全恢复，然而需要几个月时间，6 ～ 8 周神经无法恢复者，需要行探查术。

4.肱动脉损伤 约占肱骨髁上骨折的 10%，往往骨折一经复位，血液循环也恢复正常。复位后出现严重的缺血性疼痛表明存在血管问题。尝试骨折复位时（肘关节非极度屈曲位），桡动脉搏动消失，意味着桡动脉嵌入骨折端，需要手术探查。

5.骨筋膜隔室综合征 虽不常见，但却是最严重的并发症。一旦出现该综合征的征象，应立即做好深筋膜切开减压的准备。

6.其他如针眼感染、肘关节活动僵硬 对于针眼的感染要注意穿针处皮肤的护理，及时换药。关节僵硬多是由于术后缺乏主动活动所致，所以石膏托固定 3 ～ 4 周后进行主动功能锻炼。

肱骨外髁骨折

肱骨外科骨折非常常见，多发生在 6 岁左右的儿童。肱骨外髁骨折是最常见的肱骨远端骺板骨折，发生率仅次于肱骨髁上骨折。典型的肱骨外科骨折发生机制是由于摔倒时手臂外展伸直位撑地导致。肱骨外髁骨折不稳定，常常因伸肌的牵拉而移位，甚至在固定期间也可发生，由于骨折横穿骺板，所以需要精确的解剖学复位。

切开复位内固定治疗肱骨外髁骨折，具体内容如下。

（一）适应证

其适应证为有移位 > 2mm 或旋转移位的骨折，保守治疗再移位者。

（二）禁忌证

其禁忌证为简单骨折、无明显移位适合保守治疗的患儿。

（三）术前准备

常规术前准备。

（四）手术要点、难点及对策

1.采用 Kocher 外侧 J 形手术入路（图 12-15）显露肘关节，继续分离至肱骨外髁。剥离肱三头肌和肱桡肌之间的软组织。分离伸肌群的肌纤维，显露肘关节的前面和后面。尽量减少剥离软组织的附着处，仅限于满足显露骨折端和关节的需要。

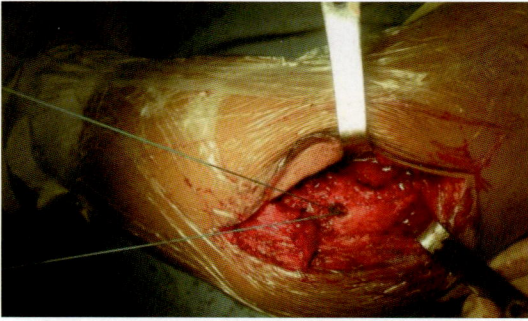

图 12-15 肱骨外髁骨折外侧切口

2.骨折块的体积和移位程度总是比 X 线上显示得大,因为大部分骨折块是软骨。骨折块通常伴有旋转和移位。冲洗关节腔,清除血凝块和骨碎块后将关节面准确复位,观察关节面特别是滑车嵴处以确定复位的程度。用一个小把持器维持复位。

3.如果骨折块带有较大的干骺端碎片,则通过干骺端骨片钻入 2 根光滑克氏针到达干骺端的内侧;如果需要更结实的固定,也可通过骺板钻入克氏针;如果骨骺部分较小,则通过外髁和骺板钻入 2 根克氏针进入肱骨的干骺端。进针方向保持在 45°～60°（图 12-16）。也可用生物可吸收材料固定,注意选择合适型号的可吸收钉棒（图 12-17）。

4.闭合伤口前通过透视观察复位和内固定针的位置。于皮下剪断克氏针,但需要保留足够的长度,以便容易取出。

5.采用上肢石膏托将肘关节固定在屈曲 90°。

（五）术后监测与处理

术后石膏固定 3～4 周。如果骨折愈合顺利,可拔除克氏针（可吸收生物材料不用取出）。然后间断去掉石膏,采取轻柔、主动的肘关节功能锻炼。由于肱骨外髁骨折容易发生晚期愈合和延迟愈合,有些需要固定和间歇功能联系超过术后 6 周。

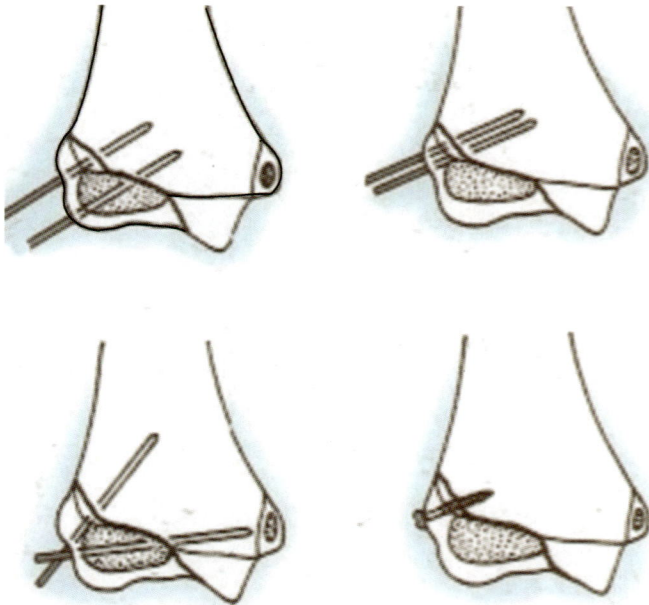

图 12-16 肱骨外髁骨折不同固定方法

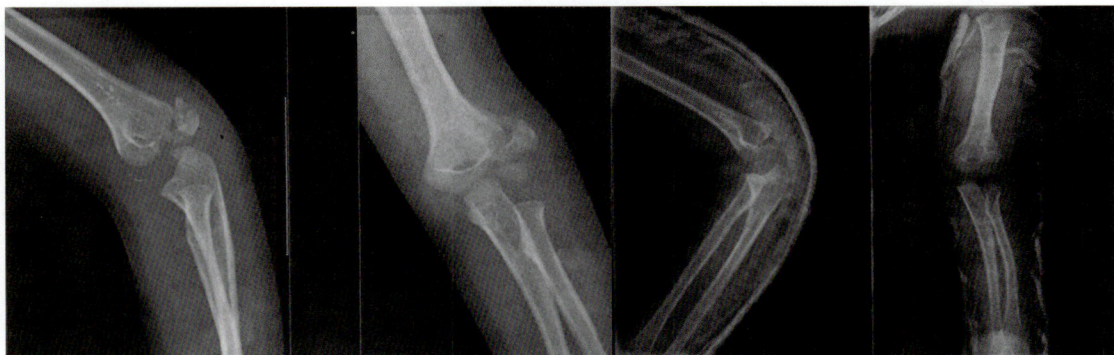

图 12-17 3 岁男孩，左肱骨外髁骨折，切开复位可吸收棒固定

（六）术后常见并发症的预防与处理

1. 延迟愈合 造成延迟愈合的原因有伸肌的牵拉，关节液的浸泡抑制骨痂的生成，肱骨外髁缺血性坏死，切开复位内固定不牢固等。

2. 不愈合 骨折 6 个月后不愈合，即称为骨折不愈合。轻度移位的患儿可用螺钉横贯干骺端加压固定，同时进行自体骨移植术。不愈合多发生在早期误诊或轻度移位治疗不当发生更大移位者。因为关节软骨与骨折面相接无法愈合。

3. 肘外翻 是肱骨外髁骨折中最常见的并发症，常见的原因有畸形愈合、不愈合和外髁骺板早闭，其后果是引起迟发性尺神经麻痹。

肱骨内上髁骨折

肱骨内上髁骨折常发生于 7 ～ 15 岁儿童，约占儿童肘部骨折的 10%。大多数肱骨内上髁骨折是由于前臂屈肌肌腱过度牵拉所致的急性撕脱性损伤。无移位和轻度移位的骨折经闭合复位治疗即可，明显移位的骨折可能需要更复杂的治疗。这类骨折可伴发肘关节脱位，骨片有可能嵌在关节内，阻碍肘关节复位。

切开复位内固定治疗肱骨内上髁骨折，具体内容如下。

一、适应证

1. 由于前臂屈肌无力造成旋转和移位超过 1cm，或影响美观者。
2. 脱位的肘关节复位后骨折片仍卡在关节内者。
3. 尺神经功能异常。
4. 外翻时不稳定。

二、禁忌证

其禁忌证为简单骨折、无明显移位可以保守治疗的患儿。

三、术前准备

1. 术前仔细查看影像学资料，评估肘关节的复位情况和内上髁骨折的移位程度。
2. 全面评估上肢的神经血管状况，特别注意对尺神经的检查。
3. 常规术前准备。

四、手术要点、难点及对策

1. 患者仰卧固定于手术床上，手术区域消毒铺巾。
2. 上臂止血带驱血充气后，采用内侧切口，长约 4cm；在移位骨折中不需要太多解剖，骨折块就在皮下。显露并保护好尺神经。
3. 显露骨折端并清理血肿，使用巾钳复位骨折，屈肘并旋转前臂有助于复位；如果内上髁骨折过于粉碎，对要求高的或伴有肘内侧不稳定者，可将腱性组织缝合并缝合到内上髁撕脱骨折断面附近的骨膜上；如果骨折片嵌入关节，仅见到粗糙的骨折面但看不到游离骨片，可将前臂旋后，对肘关节施以外翻应力，并将手腕背屈，此时骨折块可以从关节内抽出。
4. 复位后维持复位的位置用克氏针或空心加压螺钉固定，亦可使用合适直径和长度的生物可吸收材料固定。透视下确认骨折复位和内固定位置满意。检查肘关节的稳定性并确保其活动度。
5. 缝合撕裂的关节囊和前臂肌肉后，闭合伤口，采用上肢石膏托或夹板将肘关节固定在屈肘 90° 位置上。

五、术后监测与处理

石膏或夹板固定 2～3 周，然后上肢在吊带悬吊的基础上，允许肘关节主动活动，但避免被动腕关节用力背伸和前臂旋后活动。

六、术后常见并发症的预防与处理

1. 迟发性尺神经炎　如果内上髁骨折未达到解剖复位，尺神经沟内骨质不平及邻近的瘢痕组织，最终可导致迟发性尺神经炎。
2. 关节僵硬　术后患儿主动训练不够，或骨化性肌炎导致关节活动范围的丢失。
3. 其他　如骨不连、骨化性肌炎。

第四节　肘关节及前臂骨折

一、尺骨鹰嘴骨折

儿童尺骨鹰嘴骨折较少见，有报道多发生于 5 岁左右的儿童，有移位者多发生在 10 ~ 12 岁。直接暴力与间接暴力均可造成尺骨鹰嘴骨折。尺骨鹰嘴骨折常伴有肘关节其他部位损伤，由于次级骨化中心的存在，诊断时要注意鉴别。没有移位或移位较轻的鹰嘴骨折及青枝骨折应当采取保守治疗，移位明显者需要手术治疗。

切开复位内固定，具体内容如下。

1.适应证　移位明显的骨折、闭合复位失败的骨折。

2.禁忌证　移位不明显可以保守治疗的患儿。

3.术前准备　仔细阅片并选择合适内固定材料，其他常规术前准备。

4.手术要点、难点及对策

（1）切口起于鹰嘴近侧 2.5cm，与鹰嘴外侧缘平行，紧贴尺骨骨干的外侧缘向远侧延长。

（2）显露骨折部位，清除骨折处的瘀血及软组织，巾钳协助复位并以 2 枚克氏针固定（图 12-18）。如果选择钢丝带"8"字固定，则在尺骨远侧骨块从一侧向另一侧钻孔。在肱三头肌肌腱膜下穿过 18 号不锈钢钢丝并绕过鹰嘴顶端。把钢丝的一端斜行跨过骨折处的后面至远侧骨块的对侧，穿过钻孔，最后再斜行跨过骨折处到肱三头肌的对侧（图 12-19）。

（3）助手用巾钳夹住鹰嘴并向远侧牵引，整复骨折，将钢丝拧紧。若骨折在更远处，这种固定可能不够稳定，通过屈曲肘关节很容易确定。

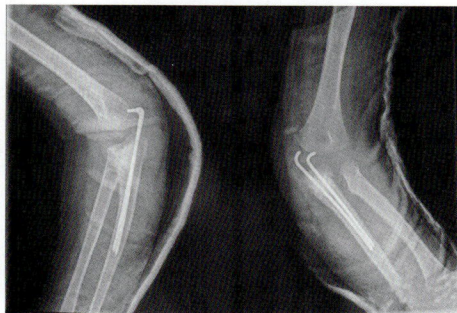

图 12-18　左侧尺骨鹰嘴骨折 2 枚克氏针固定

（4）如果近端骨块有向后成角倾向，可通过鹰嘴向尺骨髓腔插入 1 枚髓内针或螺钉。

（5）髓内针要顶住尺骨的后侧皮质，可以不充满髓腔，若将其置于中央或前面，则骨折块可能向前移位。

（6）由于髓内针和钢丝环均位于皮下，以后可以取出。

5.术后监测与处理　术后上臂石膏托固定肘关节于屈曲 90°，3 ~ 4 周后开始可以主动活动肘关节。6 ~ 8 周骨折愈合后可取出克氏针。

6.术后常见并发症的预防与处理　并发症包括骨突形成、骨折不愈合、肘关节僵硬等。必要时根据情况行进一步处理。

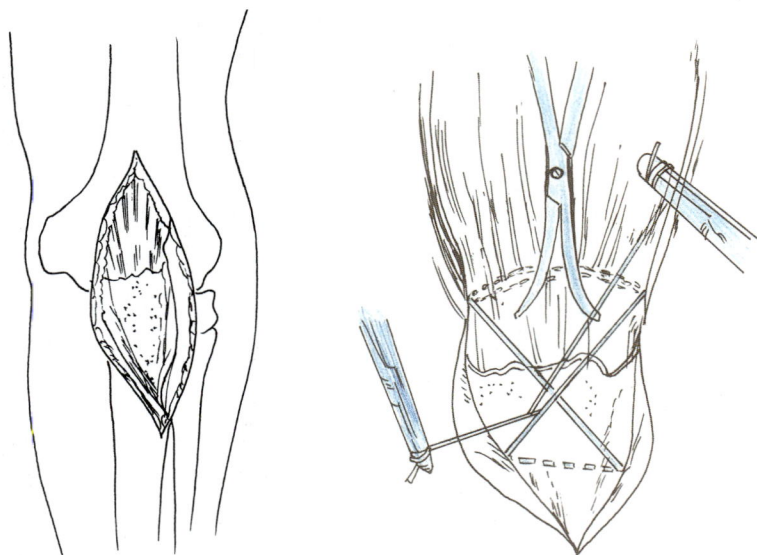

图 12-19　"8"字钢丝带修复鹰嘴骨折

二、孟氏骨折

孟氏骨折是一种前臂与肘关节的复合损伤，1814 年 Monteggia 首次报道了 2 例尺骨上 1/3 骨折合并桡骨头前脱位，后来人们即称此类损伤为孟氏骨折。1950 年乌拉圭医生 Bado JL 对此种骨折做了大量研究，并根据损伤机制提出了分型与治疗方法。

（一）闭合复位内固定

1. 适应证　复位后桡骨不稳定者。

2. 禁忌证　开放性骨折、骨折复杂、闭合复位困难或者可以合并神经、血管损伤者；简单骨折、移位不明显或者闭合复位后稳定适合保守治疗的患儿。

3. 术前准备　术前拍摄患侧尺桡骨正、侧位 X 线片，仔细复读 X 线，必要时加拍对侧尺桡骨正侧位，常规术前准备，在全身麻醉下操作。

4. 手术要点、难点及对策

（1）患者全身麻醉后仰卧固定于手术台上，透视下确定骨折位置及桡骨头状态。

（2）Ⅰ型骨折复位时，前臂旋前位纵行牵引恢复尺骨长度并手法纠正成角畸形，尺骨的长度与对线纠正后，肘关节屈曲超过 90°，使肱二头肌松弛，再用手直接按压桡骨头使之复位（图 12-20）。Ⅱ型骨折复位时，屈肘 60° 纵向牵引复位尺骨，桡骨头可自动复位或可向前轻压其后方达到复位（图 12-21）。Ⅲ型骨折复位时，肘关节于纵向牵引下伸展位，在尺骨骨折部位施加外翻应力，桡骨头可以自动复位或于外侧轻压下复位（图 12-22）。Ⅳ型骨折由于伴有桡骨骨折，可先复位桡骨，再按Ⅰ型损伤复位。透视下确定复位情况。

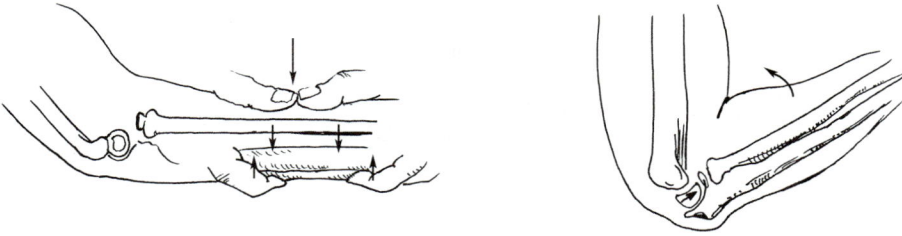

图 12-20 先纠正尺骨成角畸形，屈肘时桡骨头自动复位，有时需要手指按压桡骨头

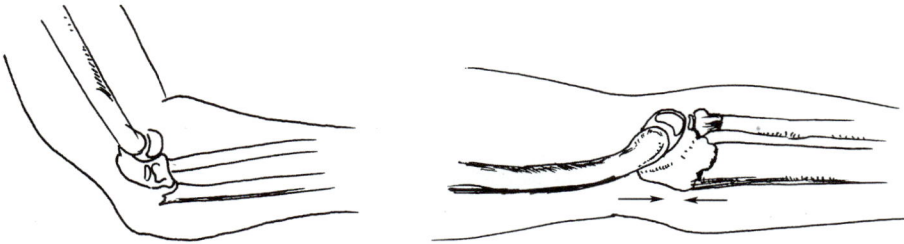

图 12-21 屈肘 60° 纵向牵引前臂，使肘部伸直，可在桡骨头处施加压力辅助复位

（3）复位后维持复位的位置，于尺骨近端钻入克氏针，透视确定其位置是否良好。

（4）剪断外露的针尾，埋入皮下。

（5）上肢石膏托固定。

5. 术后监测与处理 前臂石膏固定 3 ～ 4 周，Ⅰ 型、Ⅲ 型固定于前臂旋后位，屈肘小于 90°；Ⅱ 型固定于前臂旋前位，肘关节伸直；Ⅳ 型固定于前臂中立位，屈肘约 120°。拆除石膏后，练习肘关节屈伸及前臂旋转活动。

6. 术后常见并发症的预防与处理 术后可能并发骨折畸形愈合、延迟愈合及骨折不愈合，根据情况可能需要行进一步处理。

（二）骨折切开复位内固定术

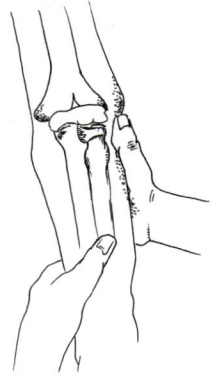

图 12-22 复位Ⅲ型损伤

1. 适应证 尺骨或桡骨闭合复位失败者。

2. 禁忌证 移位不明显适合保守治疗的患儿。

3. 术前处理 同前。

4. 手术要点、难点及对策

（1）患者全身麻醉后仰卧固定于手术台上，手术区域消毒铺巾。

（2）经 Boyd 手术入路显露尺骨骨折和脱位的桡骨头。清除嵌入肱桡关节的软组织，将桡骨头解剖复位（图 12-23）。

541

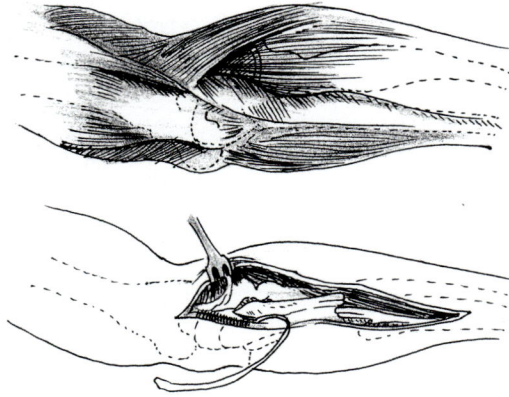

图 12-23　孟氏骨折手术入路于肘肌与尺侧腕长伸肌之间进入

（3）如果肱桡关节不稳定，则需要修复环状韧带。

（4）尺骨骨折常可以闭合复位，软组织嵌顿者，于尺骨骨折处做纵行切口，分离软组织并复位骨折。复位后以 4 孔或 5 孔钢板固定（图 12-24），也可经皮克氏针固定，剪断针尾并埋入皮下。

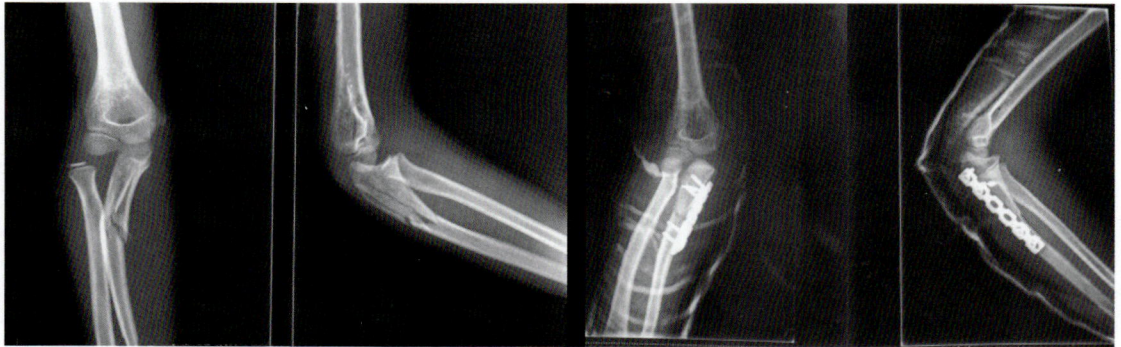

图 12-24　12 岁男孩，右侧孟氏骨折切开复位钢板固定

（5）关闭伤口，覆盖敷料。

（6）上肢石膏固定。

5. 术后监测与处理　石膏固定 3 ～ 4 周开始进行肘关节主动活动。

6. 术后常见并发症的预防与处理

（1）骨间背侧神经损伤：骨间背侧神经位于旋后肌最上部分，骨间背侧神经损伤约占孟氏骨折前、后侧脱位的 20%，几乎所有的骨间背侧神经麻痹都是功能性损伤，多在 2 ～ 3 个月后恢复。

（2）其他并发症：如上尺桡关节纤维性或骨性连接，需要手术治疗；骨化性肌炎及桡骨头再脱位者极为少见。

三、桡骨颈骨折

儿童桡骨颈骨折发生率占儿童全部骨折的 2% 左右，桡骨骨化中心一般于 5 岁之后出现，高发年龄在 4 ~ 14 岁。骨折多数为 Salter-Harris Ⅱ 型损伤，骨折线累及骺板及桡骨颈。发生机制是肘关节伸直旋后位时的外翻性损伤。与成人不同，儿童很少发生桡骨头骨折，而表现为桡骨颈骨折或桡骨头骨骺分离，故一般称为桡骨颈骨折。

（一）桡骨颈骨折闭合及切开复位术

1. 适应证　桡骨颈骨折移位明显，或者成角 > 30°。
2. 禁忌证　骨折移位不明显适合保守治疗的患儿。
3. 术前准备　常规术前准备，一般采用全身麻醉。
4. 手术要点、难点及对策

（1）全身麻醉后，患儿取仰卧位。

（2）使用 Patternson 法进行手法整复。让助手握住上肢近端，术者一手放在肱骨远端的内侧，然后纵向向远端牵引。对前臂施加一内翻力，用手指对倾斜的桡骨头直接加压以完成复位（图 12-25）。保持前臂于 90° 屈曲和旋前位。

（3）上述方法不奏效，可以尝试 Pesudo 和 Bernstein 等描述的方法。让助手握住上臂保持肩关节外展 90° 和前臂旋后位。透视下在肘关节桡侧经皮插入克氏针直达成角和移位的桡骨头与颈。Bernstein 建议将针穿到桡骨的尺侧面以避开 Frohse 腱弓，因为桡神经深支行经此处，用克氏针将骨折端撬拨和推挤，使其解剖复位（图 12-26）。拔除克氏针，屈肘 90°，前臂中立位石膏固定 4 ~ 6 周。

543

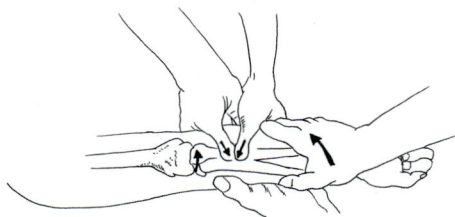

图 12-25　桡骨颈骨折的整复技术

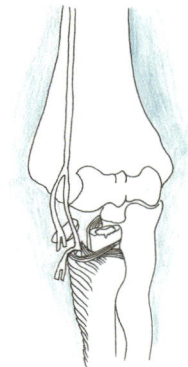

图 12-26　克氏针经皮撬拨复位桡骨颈骨折

（4）如果这些方法还是不能成功地使骨折整复至成角 < 30°，则准备切开复位。常规消毒铺单，经 Boyd 手术入路显露脱位的桡骨头，清除所有骨碎片和撕裂的环状韧带。将骨折轻柔的复位。用细克氏针斜行通过骨折端，将桡骨头确实固定于桡骨近端上。

（5）如果环状韧带被撕裂，则将其修复。常规闭合切口，保持前臂中立位或旋前位、屈肘 90°，上肢石膏固定。

5. 术后监测与处理 术后 3 ~ 6 周拔除克氏针，如果存在延迟愈合的倾向，适当延长石膏固定时间。

6. 术后常见并发症的预防与处理 术后可能并发骨折畸形愈合、骨折不愈合等，必要时根据情况行进一步处理。

（二）闭合复位髓内固定术

1. 适应证 桡骨颈骨折移位明显，或者成角 > 30°。

2. 禁忌证 开放性骨折；骨折复杂，闭合复位困难者。

3. 术前准备 常规术前准备。

4. 手术要点、难点及对策

（1）全身麻醉后，上肢消毒铺巾。

（2）桡骨远端 Lister 结节处，骺板近端 1 ~ 2cm 处桡侧做一个短切口暴露桡骨远侧干骺端，注意避免损伤桡神经皮支。

（3）使用钻孔器钻孔。

（4）取一根直径 2.0 ~ 3.0mm 的弹性髓内钉穿入骨髓腔。用锤子轻轻敲打使其弯曲处到达骺板，抬起克氏针直至骨折复位于肱骨外髁下方，这样有助于防止过度矫正。

（5）如果骨折仍有外侧移位几毫米，将弹性钉按其长轴旋转 180°，使其顶点面向内。使桡骨头向内侧移动达到复位（图 12-27）。侧方完整的骨膜紧张能够防止矫枉过正。

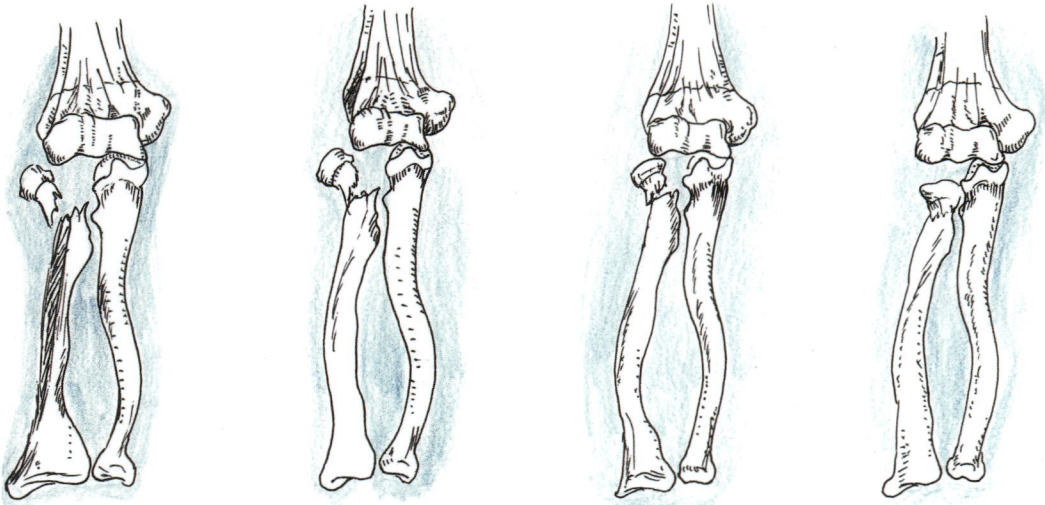

图 12-27 采用克氏针撬拨和髓内钉逆行穿钉固定法使桡骨头复位。注意稍弯的针尖起初朝向外侧，进入桡骨头后以其自身为轴旋转 180°

（6）剪断弹性钉末端，缝合切口。

（7）当不能到达骨骺部位时，通过体外操作或经皮克氏针使倾斜超过 80° 的骨骺至少部分复位，通过髓内钉维持复位。如果复位欠佳，按照第 1 根克氏针的方法置入第 2 根克氏针固定骨折。退出第 1 根克氏针；采用第 2 根克氏针的倾斜度与骨折块倾斜角度一致。

5. 术后监测与处理　上肢长臂石膏托固定 2 ~ 3 周。克氏针拔除需等待 2 个月后骨折愈合时。

6. 术后常见并发症的预防与处理

（1）骺板早闭：桡骨颈骨折 Salter-Harris Ⅰ 型、Ⅱ 型、Ⅳ 型损伤可造成骺板早闭。但对桡骨长度影响不大。

（2）骨骺缺血性坏死：这种情况发生在骨折严重移位的患者中。但这种骨折水平常在干骺端，于血管进入骨骺的远端，所以伤后很快能重建血运。

（3）桡骨头膨大：较常见，尤其是骨折移位较严重的患者，但对功能影响不大。

（4）上尺桡骨融合：此种情况罕见，这种情况是损伤严重，治疗不及时、不恰当而造成骨化性肌炎者，临床上主要是旋转功能受限。

（5）骨不连：较罕见，多发生于移位严重，骨折嵌入组织或切开复位延迟的患者。

（6）关节活动受限：此为较严重的并发症。桡骨头膨大、上尺桡骨融合均可造成关节活动受限，特别是前臂旋转功能。另外，原始移位程度，往往表示损伤的严重程度，严重损伤不仅涉及桡骨颈，也累及周围软组织，这也是造成功能受限的原因。

四、尺桡骨干骨折

尺桡骨骨干骨折是儿童第三大常见骨折。骨折可发生在任何平面、双骨或单骨，可以是青枝骨折，也可以是完全骨折。骨折最常发生在摔倒时手臂外展撑地，通常累及双骨。儿童尺桡骨骨折不论在治疗上与预后上都与成人有很大差别，保守治疗是首选治疗方法，治疗目的是恢复前臂的旋转功能，所以其治疗较困难，常有治疗不当而导致的功能缺陷。

545

闭合复位髓内针固定，具体内容如下。

1. 适应证　完全移位骨折、不稳定骨折、闭合复位后成角大于 20° 的骨折。

2. 禁忌证　不完全移位、稳定性骨折适合保守治疗的患儿。

3. 术前准备　常规术前准备；确定尺桡骨直径以便选择合适髓内针；评估前臂的软组织条件，判定是否存在骨筋膜隔室综合征的风险。

4. 手术要点、难点及对策

（1）患者取仰卧位，上充气止血带暂不充气，以备切开复位。

（2）在移位较少的尺骨或桡骨远侧干骺端的外侧做一个长 1cm 的纵行小切口。

（3）用锥钻在干骺端近侧 1cm 处钻一小孔，钻孔方向先垂直，然后向肘关节方向倾斜。

（4）根据髓腔的直径选择合适型号的髓内针，针的近端预弯 30°。将预弯的一头穿入髓腔并将其推向近端，必要时用锤子轻轻敲打直达骨折部位。

（5）通过外部手法操作使骨折复位，继续敲打髓内针，使其通过骨折端到达近端干骺端。将针尾剪断，保留骨骼外针尾长 5 ~ 10mm（图 12-28，图 12-29）。如果需要的话，对尺桡骨骨折切开复位。

（6）闭合切口，上肢石膏托固定。

5.术后监测与处理 髓内针固定术后6周去除石膏。术后半年或更长时间取出髓内针，之后3个月内避免剧烈活动。

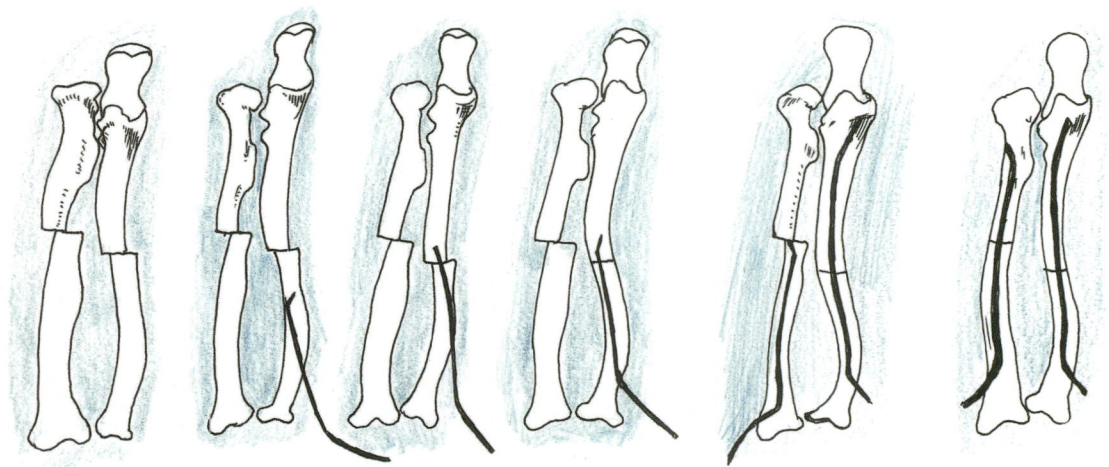

图 12-28 尺桡骨双骨折的髓内针固定

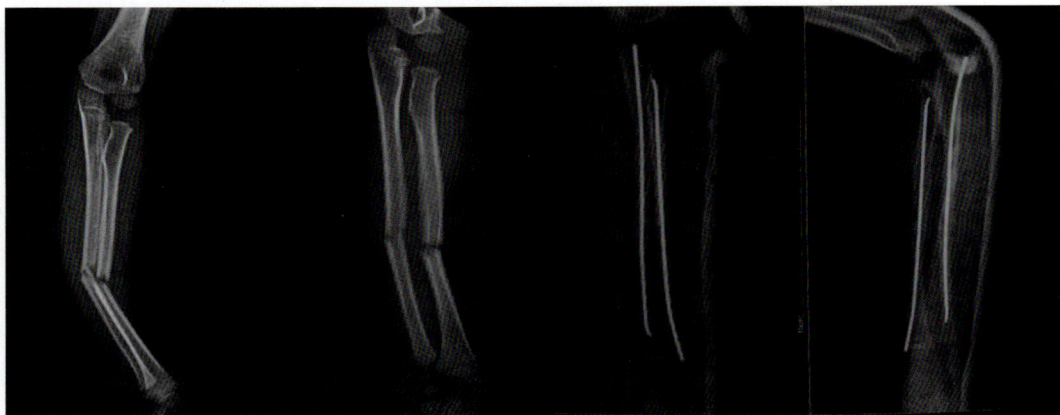

图 12-29 5岁男孩，左侧尺桡骨双骨折，闭合复位髓内针固定

6.术后常见并发症的预防与处理

（1）再骨折：即使愈合过程顺利也有发生再骨折的可能，常发生在6个月内，再骨折后往往畸形加重。所以尺桡骨骨折愈合后半年内应当注意保护，避免再次损伤。

（2）肢体缺血：石膏等外固定压迫、创伤后骨筋膜室压力增加、骨折同时合并血管损伤都是造成肢体缺血的原因。出现缺血征象时，必须松解石膏，必要时行骨筋膜室松解。

（3）神经损伤：儿童尺桡骨骨折可合并正中神经、尺神经及骨间背侧神经的损伤，多为一过性损伤。如果在髓内固定过程中损伤桡神经浅支，则往往为永久性损伤，若不及时处理，损伤则难以恢复。

（4）活动受限：前臂的轻度旋转受限，患儿及家长往往不重视，特别是30°以内的旋前受限可以通过外展或内旋肩关节代偿。旋后受限不能被肩关节活动代偿，一旦存在，容易察觉。

（5）尺桡骨融合：这是前臂骨折最严重的并发症之一，损伤本身及手术切开复位均可能造成尺桡骨交叉愈合。如果患者需要切开复位，应选择两个独立切口完成，术中注意不要让尺桡骨骨折的血肿融为一体。

（6）感染：切开复位过程中的污染是造成感染的常见原因。严重感染会造成大块骨吸收坏死，造成骨不连。

五、桡骨远端骨折

桡骨远端骨折是儿童前臂骨折中常见损伤，包括干骺端骨折和骨骺损伤。损伤机制是摔倒时手和腕伸出着地。远折端常向背侧移位。累及骨骺的损伤多为 Salter-Harris Ⅱ 型损伤。

闭合复位外固定器固定，具体内容如下。

1. 适应证　复位后不稳定的骨折；开放性骨折。

2. 禁忌证　骨折移位不明显、复位后稳定适合保守治疗的患儿。

3. 术前准备　常规术前准备。

4. 手术要点、难点及对策

（1）全身麻醉后患者固定于手台，消毒铺巾。

（2）透视确定骨折移位方向，在助手协助下牵引复位。

（3）分别于桡骨骨折近端和第 2 掌骨各钻入 2 枚螺钉（图 12-30）。

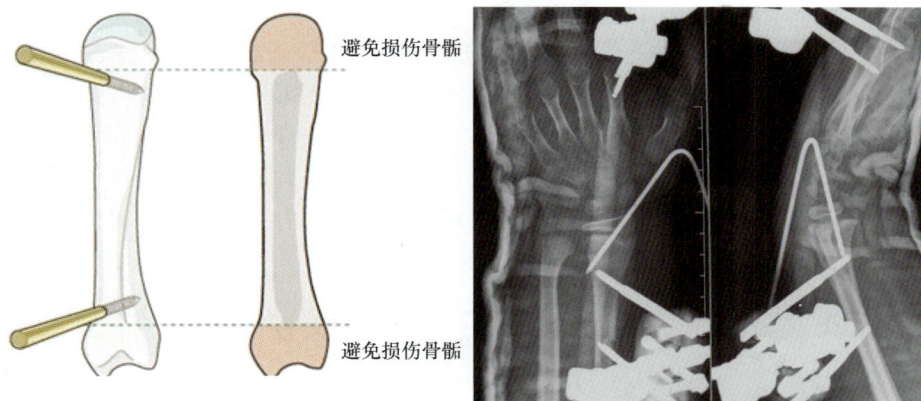

图 12-30　桡骨远端骨折闭合复位外固定器治疗的掌骨进针布局

（4）透视下确定位置是否满意，复位后助手将外固定器与螺钉拧紧。

5. 术后监测与处理　术后石膏托固定 3 ~ 4 周，6 ~ 8 周骨折愈合良好后拆除外固定器。

6. 术后常见并发症的预防与处理

（1）骺板早闭：桡骨远端骨骺损伤导致的骺板早闭是最严重的并发症，特别是年龄小的患儿，随着生长畸形会加重，出现创伤后继发的马德隆畸形，要后期再次手术矫形治疗。

（2）其他：外固定器针眼的感染、骨折愈合不良等。

第五节　股骨颈骨折

　　儿童股骨颈骨折相对少见，约见全部儿童的1%，多由高能量损伤所致，也可见于病理性骨折。近年来，儿童股骨颈骨折的治疗取得了很多新的进展，但并发症如股骨头坏死、髋内翻、骺板早闭及不愈合仍相对较高。

　　儿童股骨颈骨折分型（图12-31），具体内容如下。

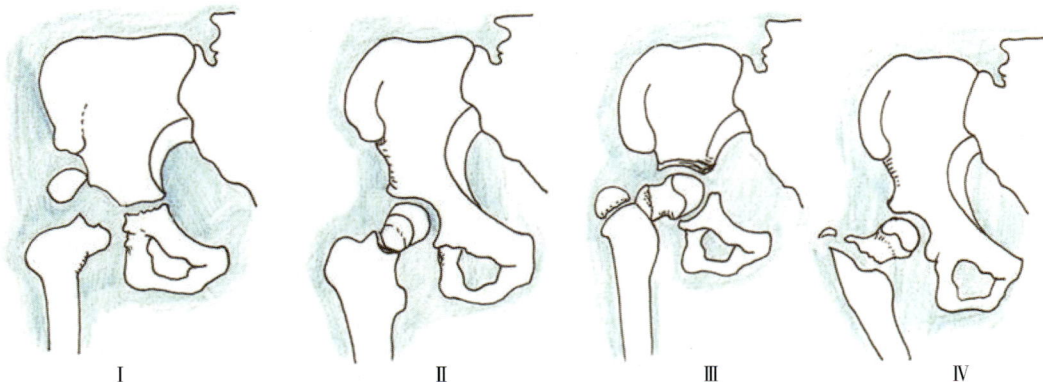

Ⅰ　　　　　　Ⅱ　　　　　　Ⅲ　　　　　　Ⅳ

图 12-31　小儿股骨颈骨折分型

　　分型方法：① 经骺板的骨骺分离（Ⅰ型），在各个类型的股骨颈骨折中，该型骨折的结果最差。该型骨折可伴有或不伴有骨股头脱位，可并发骨股头坏死。②经颈骨折（Ⅱ型），比其他分型骨折更为常见，多数都有移位，移位的程度与骨股头坏死的发生有直接的关系。此外由于Ⅱ型骨折多不稳定，发生髋内翻的概率较高。③ 股骨颈转子部骨折（Ⅲ型），儿童的该型骨折类似于成人股骨颈基底部骨折，但骨股头坏死的发生率较成人高。选择何种治疗方案取决于骨折是否有移位，若确实没有移位，可采取保守的治疗方式，对于难以判断是否有移位及明确移位的骨折，都要行手术治疗，以防髋内翻的产生。④粗隆间骨折（Ⅳ型），该型骨折出现并发症的概率较小，由于儿童粗隆间区的成骨潜力，骨折端快速愈合，因此通常情况下牵引2 ~ 3周，待肢体离线稳定后，使用髋人字石膏外展位固定6 ~ 10周；少数病例也需要内固定治疗。

一、闭合复位和内固定术

（一）适应证

儿童股骨颈骨折均应尝试闭合复位，并行内固定术。

（二）禁忌证

骨折复杂，闭合复位效果不佳者。

（三）术前准备

完善术前常规检查；反复熟悉骨折 X 线片。

（四）手术要点、难点及对策

1. 患者仰卧于骨折牵引床上，双足固定到足牵引托上。

2. 采取外展、内旋位纵向牵引，轻柔闭合复位，利用正侧位 X 线片或影响增强仪器、核实复位情况，如复位满意，消毒患髋并铺单。

3. 在影像增强仪的辅助下，于大转子下方的皮肤上切孔，或做一长约 5cm 的切口，切开阔筋膜，剥离股外侧肌起点并拉向前内侧，显露股骨近端。骨膜下剥离时将牵开器置于股骨近端两侧以帮助显露。

4. 借助影像增强仪，确定在股骨干外侧钻孔的正确位置和方向，用电钻将导针穿过骨折线并达到股骨颈骨折近端。对年幼儿童，注意避免穿过骺板，用影像增强仪核实导针穿入的正确位置。

5. 测量导针在骨内的长度，选用与导针相同长度的螺纹针或空心螺钉，套在导针或与其平行穿过骨折的部位。

6. 拔出导针，把第 2 根螺纹针或空心螺钉与第 1 根平行或经拔出导针的孔穿过骨折线。至少用 2 根螺纹针或 1 个直径为 6mm 的空心螺钉固定。确保内固定针或螺钉相互平行和"成簇"的形成。

7. 闭合切口，应用髋人字石膏外展位固定髋关节。

（五）术后监测与处理

石膏固定 6 周后允许患者借助拐杖逐渐负重。术后 1 年当骨折已经愈合或出现股骨头坏死的征象时取出内固定物（图 12-32）。

549

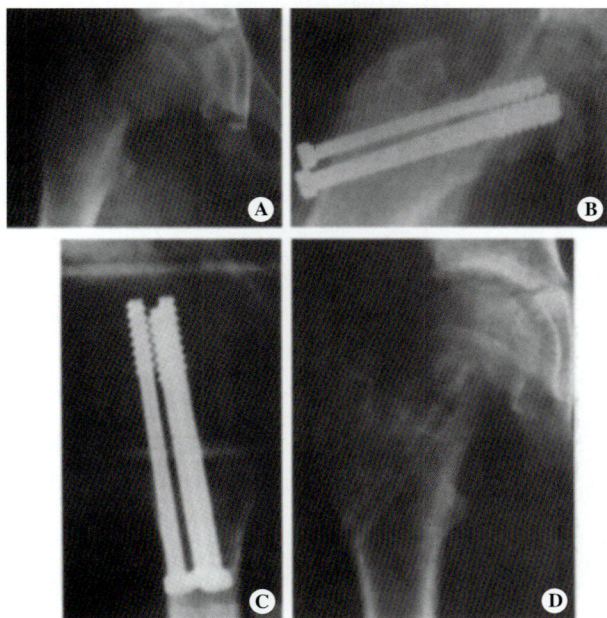

图 12-32　Ⅱ型，经颈型骨折（A）；闭合复位和用 Asnis 空心螺钉系统内固定术后（B、C）；术后 1 年，取出螺钉，未见坏死（D）

（六）术后常见并发症的预防与处理

1. 股骨头坏死

（1）分型：Ratliff 描述了 3 种形式的股骨头坏死（图 12-33）。

1）Ⅰ型股骨头坏死是严重而广泛的坏死，全部股骨头和近端股骨颈均受累。股骨头坏死伴随有不同程度的塌陷，从节段性坏死的轻度塌陷到完全的塌陷和半脱位。此型最为常见，占 50% 以上，预后最差。

2）Ⅱ型股骨头坏死的特点是较局限的坏死改变，常出现在股骨头的前上部，很少有塌陷，预后较好。

3）Ⅲ型股骨头坏死的特点是从股骨颈骨折线到骺板的硬化，但股骨头不受累，该型预后较好。

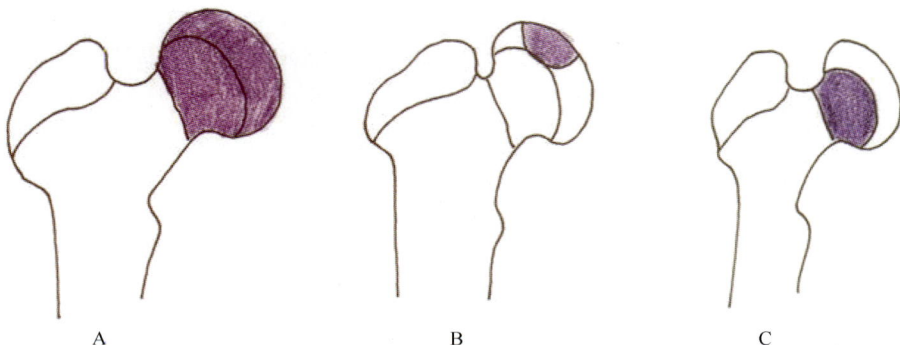

图 12-33　Ⅰ型为整个股骨头受累（A）；Ⅱ型为节段性股骨头受累（B）；Ⅲ型的坏死区介于骨折线和骺板线之间（C）

（2）治疗方式：对于多数 10 岁以下的Ⅰ型或是Ⅱ型股骨头坏死的患者，取出螺纹针后改用"外展限制"式支具治疗，获得可接受的结果（图 12-34）。

2. 髋内翻　可能主要是由以下 4 个原因造成：①复位不佳造成骨折内翻位移位；②由于骨折固定不可靠造成再移位；③延迟愈合或不愈合最终导致内翻；④股骨近端骺板早闭合并股骨大粗隆的过度生长。

严重的髋内翻可引起肢体短缩、臀肌失效步态及迟发型退行性骨关节炎改变。通常采用转子下外翻截骨术，矫正髋内翻和治疗骨不连。

（1）手术要点、难点及对策

1）患者仰卧于骨科手术台上，准备影像增强仪或 X 线设备置于合适的位置，术中拍摄正位和侧位片，常规消毒髋部皮肤并铺单。如果需自提骨移植，还应消毒髂嵴皮肤和铺单。

2）于大转子下方外侧做一切口，向远端延长 8 ~ 10cm，逐层显露至股骨外侧面，剥离骨膜后，将牵开器置入股骨两侧的骨膜下，显露股骨外侧面。

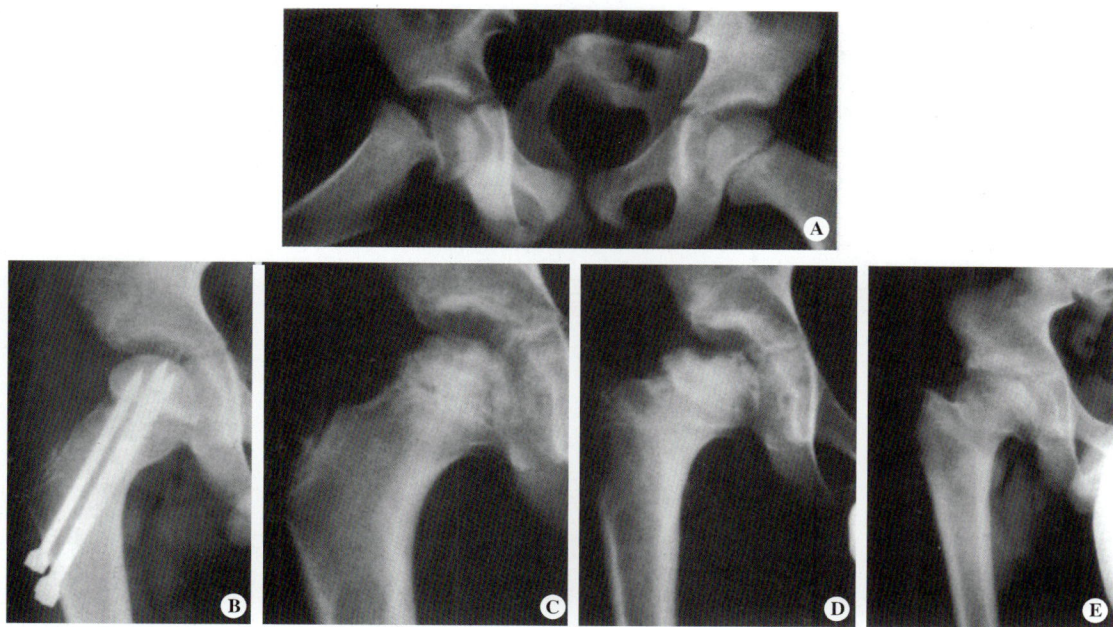

图 12-34 限制性疗法治疗股骨头坏死

A.6 岁儿童发生 I 型骨骺分离；B.闭合复位和无螺纹针固定术后；C.术后 1 年取出内固定物，发生股骨头坏死；D.外展治疗期间；E.治疗坏死后第 4 年，股骨颈因骺板早闭而变短，股骨头得到适当的塑形，获得可接受的结果

3）借助术前对比双侧 X 线片，确定髋部获得适当力线所需的外翻角。无论在转子下区或转子间区实施内翻还是外翻截骨，不改变股骨头、颈段的长度，只改变颈干角和肢体长度。通过两个角度的差值计算出肢体长度的改变。肢体长度的改变即 ΔH，等于截骨线中点到股骨头中点（L）的距离，乘以一角余弦再减去新形成角余弦的差。从内翻到外翻增加肢体长度，即 ΔH。

如图 12-35 所示：表示 θ 角变为 θ_1；头颈长度（L）不变，高度的改变为 ΔH。反之，从外翻位到内翻位减少的肢体的长度即 ΔH。由于使用正弦和余弦表有些困难，故列表见表 12-1，包括股骨头 - 颈长 2cm、3cm 和 4cm 的原始颈干角（L）。内翻或外翻截骨获得的角度，作为希望得到的角度，根据该角度可估算出肢体增加或减少的长度（ΔH）。

4）一旦所要矫正的角度已经确定，则可确定外侧闭合楔形截骨的基地。首先横行钻入股骨导针，测定股骨的直径，再采用模板、正切表（W= 切线角 × 直径）或公式即 W=0.2× 直径 × 角，确定楔形基底尺寸。在转子下区标出闭合楔形截骨的适当位置。

5）适当准备后，注意髋部滑动加压螺钉的位置。在大转子正下方钻孔，经影像增强仪核实后，将适当长度的导针在可调节角度的导向器帮助下钻入股骨颈内（图 12-36A）。年幼儿童应尽量避免穿透骺板。只有股骨颈的近端不愈合时，为了获得愈合需要穿过骺板。股骨近端骺板提供股骨生长的 30% 和整个下肢的 15%（图 12-36B）。所以多数情况下优先考虑股骨颈的愈合，其次是担心后期出现的轻、中度的肢体不等长。用影像增强仪检查导针钻入的位置。

551

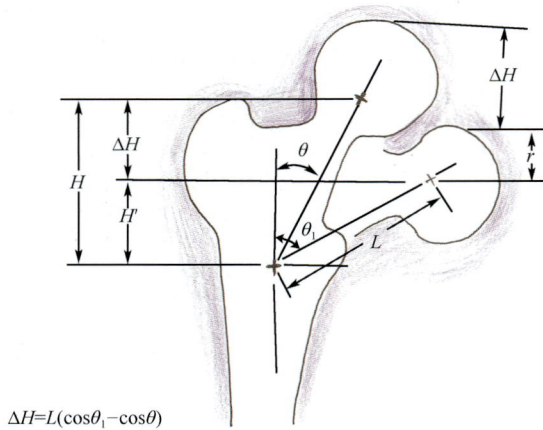

$$\Delta H = L(\cos\theta_1 - \cos\theta)$$

图 12-35 髋内翻截骨矫形角度测量示意图

6）导针置入后，使用测深器经皮直接测出导针的长度和联合钻孔器外圈扩孔钻头的长度，设定可调节的联合钻孔器外圈扩孔钻头的定深器旋钮，将钻孔器套入导针开始钻孔直至定深器旋钮抵住外侧骨皮质为止（图 12-36C）。钻孔过程中应定期使用透视监视钻入的深度，确保导针不会在不经意间向前进入骨骺近端。

7）将技术丝攻与定深器连接安装后设定与刚才同样的长度，拧入已扩好的骨洞，直至定深器旋钮抵住外侧骨皮质为止，然后将合适长度的滑动加压螺钉套入导针拧入（图 12-36D，图 12-36E）。

8）将术前选好的钢板套筒部分套入滑动螺钉的尾部，钢板的角度决定了最终的颈干角。去掉保护套筒，插入加压螺钉放置骨折复位时钢板脱开，使用改锥拧紧加压螺钉，或使用内六角改锥拧紧活动加压螺钉。如果钢板阻碍截骨，拧松螺钉旋转钢板。

9）用电锯精确地楔形截骨，去除楔形骨块，合拢截骨端。

10）复位截骨区，用钢板把持钳将钢板固定在股骨上。伸直位检查下肢的旋转位置。

11）为获得加压效果，在钢板最远端加压孔的钻孔或攻丝，钻头要穿透对侧骨皮质。如果需要加压力量小一点，则选倒数第 2 孔或第 3 孔同法操作可获得 2.5mm 的加压。

12）选择合适长度的骨皮质螺钉，用内六角改锥拧紧螺钉。使用自动把持夹防止螺钉从螺丝起子上脱落（图 12-36F）。最后，在最近端的钉孔，钻头或攻丝可能成角，导致钻头或螺钉通过截骨线。这种情况下拧紧近端螺钉会给截骨端提供更多的稳定性。最后拧入其他螺钉。

13）方头螺钉可被更深拧入，为骨不连提供加压作用。若将方头螺钉的加压作用设定为 5mm 左右，需要把方头螺钉拧到钉杆上两个刻度中间的部分对准外侧骨皮质（图 12-36G）。如果是 10mm 的加压作用，须拧到第 2 个刻度对准外侧骨皮质（图 12-36H）。

14）逐层关闭切口，放置负压吸引管，用半髋人字石膏 30°～40° 外展位固定髋关节。

（2）术后监测及处理：根据患儿年龄确定髋人字石膏固定时间，通常为 12 周左右。拆除石膏后，开始借助拐杖触地负重。

552

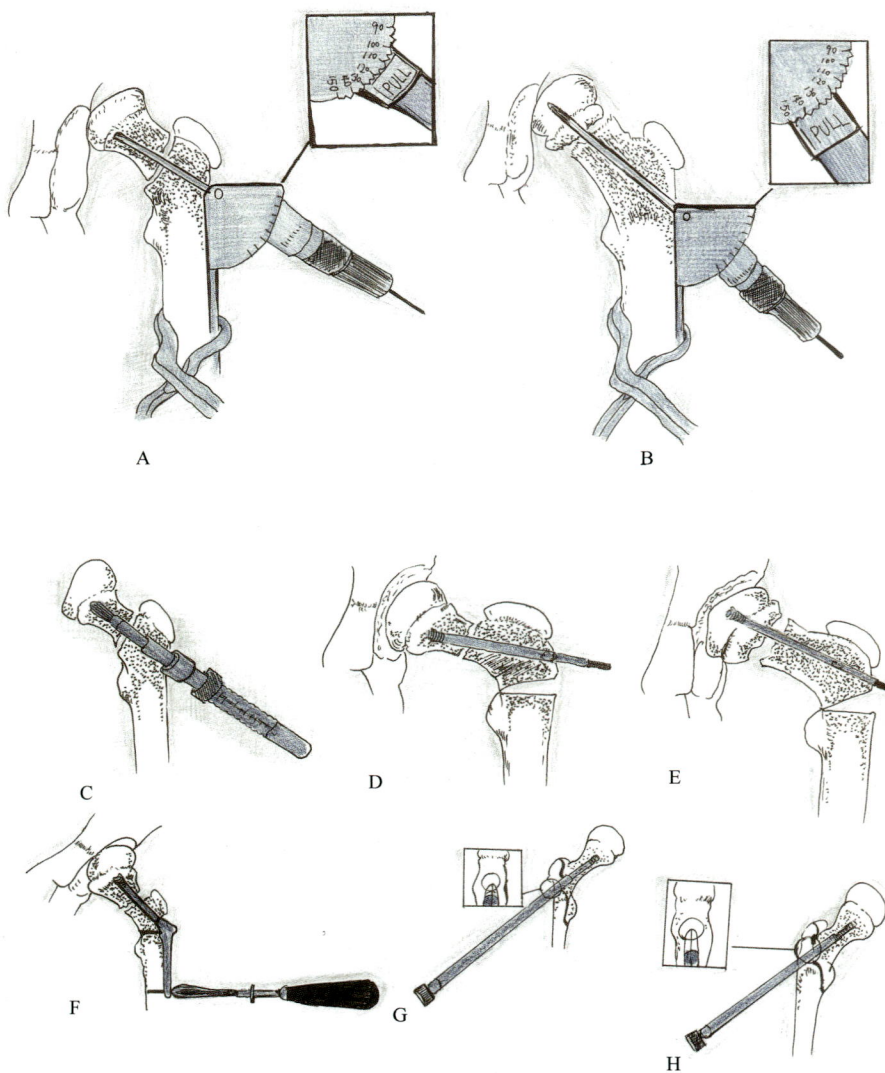

图 12-36　滑动加压螺钉的打入技术

表 12-1　从颈干角的改变估计肢体长度的改变

L 原始角（°）	期望角（°）								
	90	100	110	120	130	135	140	150	160
2cm									
90	0	0.3	0.6	1	1.3	1.4	1.5	1.7	1.9
100	-0.3	0	0.3	0.7	0.9	1.1	1.2	1.4	1.5
110	-0.6	-0.3	0	0.3	0.6	0.7	0.9	0	1.2
120	-1	-0.7	-0.3	0	0.3	0.4	0.5	0.7	0.9
130	-1.3	-0.9	-0.4	-0.3	0	0.1	0.2	0.4	0.6
135	-1.4	-1.1	-0.5	-0.4	-0.1	0	0.1	0.3	0.5

续表

L 原始角（°）	期望角（°）								
	90	100	110	120	130	135	140	150	160
140	-1.5	-1.2	-0.7	-0.5	-0.2	-0.1	0	0.2	0.3
150	-1.7	-1.4	-0.9	-0.7	-0.4	-0.3	-0.2	0	0.1
160	-1.9	-1.5		-0.9	-0.6	-0.5	-0.3	0.1	0
3cm									
90	0	0.5	1	1.5	1.9	2.1	2.3	2.6	2.8
100	-0.5	0	0.5	1	1.4	1.6	1.8	2.1	2.3
110	-1	-0.5	0	0.5	0.9	1.1	1.3	1.6	1.8
120	-1.5	-1	-0.5	0	0.4	0.6	0.8	1.1	1.3
130	-1.9	-1.4	-0.9	-0.4	0	0.2	0.4	0.7	0.9
135	-2.1	-1.6	-1.1	-0.6	-0.2	0	0.2	0.5	0.7
140	-2.3	-1.8	-1.3	-0.8	-0.4	-0.2	0	0.3	0.5
150	-2.5	-2.1	-1.6	-1.1	-0.7	-0.5	-0.3	0	0.2
160	-2.3	-2.3	-1.8	-1.3	-0.9	-0.7	-0.5	-0.2	0
4cm									
90	0	0.7	1.4	2	2.6	2.8	3.1	3.5	3.5
100	-0.7	0	0.7	1.3	1.9	2.1	2.4	2.8	3.1
110	-1.4	-0.7	0	0.6	1.2	1.5	1.7	2.1	2.4
120	-2	-1.3	-0.6	0	0.6	0.8	1.1	1.5	1.8
130	-2.6	-1.9	-1.2	-0.6	0	0.3	0.5	0.9	1.2
135	-2.8	-2.1	-1.5	-0.8	-0.3	0	0.2	0.6	0.9
140	-3.1	-2.4	-1.7	-1.1	-0.5	-0.2	0	0.4	0.7
150	-3.5	-2.8	-2.1	-1.5	-0.9	-0.6	-0.4	0	0.3
160	-3.8	-3.1	-2.4	-1.8	-1.2	-0.9	-0.7	-0.3	0
5cm									
90	0	0.9	1.7	2.5	3.2	3.5	3.8	4.3	4.7
100	-0.9	0	0.8	1.6	2.3	2.7	3	3.5	3.8
110	-1.7	-0.8	0.8	1.5	1.8	2.2	2.6	3	
120	-2.5	-1.6	-0.8	0	0.7	1	1.3	1.8	2.2
130	-3.2	-2.3	-1.5	-0.7	0	0.3	0.6	1.1	1.5
135	-3.5	-2.7	-1.8	-1	-0.3	0	0.3	0.8	1.2
140	-3.8	-3	-2.2	-1.3	-0.6	-0.3	0	0.5	0.9
150	-4.3	-3.5	-2.6	-1.8	-1.1	-0.8	-0.5	0	0.4
160	-4.7	-3.8	-3	-2.2	-1.5	-1.2	-0.9	-0.4	0
6cm									
90	0	1	2.1	3	3.9	4.2	4.6	5.2	5.6
100	-1	0	1	2	2.8	3.2	3.6	4.2	4.6
110	-2.1	-1	0	0.9	1.8	2.2	2.5	3.1	3.6
120	-3	-2	-0.9	0	0.9	1.2	1.6	2.2	2.6
130	-3.9	-2.8	-1.8	-0.9	0	0.4	0.7	1.3	1.8
135	-4.2	-3.2	-2.2	-1.2	-0.4	0	0.4	1	1.4
140	-4.6	-3.6	-2.5	-1.6	-0.7	-0.4	0	0.6	1
150	-5.2	-4.2	-3.1	-2.2	-1.3	-1	-0.6	0	0.4
160	-5.6	-4.6	-3.6	-2.6	-1.8	-1.4	-1	-0.4	0

在表 12-1 中列出了不同的角度，以及 L（股骨颈部到股骨头圆形的距离）为 2cm、

3cm、4cm、5cm 和 6cm 的不同长度。从左边的原始角度一列开始，到期望的角度，列出了高度改变的估计值 ΔH（cm）。

二、切开复位和内固定术

（一）适应证

其适应证为骨折复杂、闭合复位效果不佳者。

（二）禁忌证

其禁忌证为适合闭合复位的患儿。

（三）术前准备

其术前准备同上。

（四）手术要点、难点及对策

1.患者取仰卧位，肢体铺单使其在术中可被移动。

2.应用 Watson-Jones 手术途径显露髋关节（图 12-37）。

3.纵行切开关节囊，高压冲洗和吸引清除血肿。

4.用骨膜剥离器复位骨折，适当外展牵引使骨折更易复位。

5.用克氏针临时固定，检查股骨距是否复位。用加垫片的骨松质螺钉固定，螺钉的螺纹达骨折近端，避免进入股骨头骺板。

6.X 线证实复位满意后，缝合关节囊。

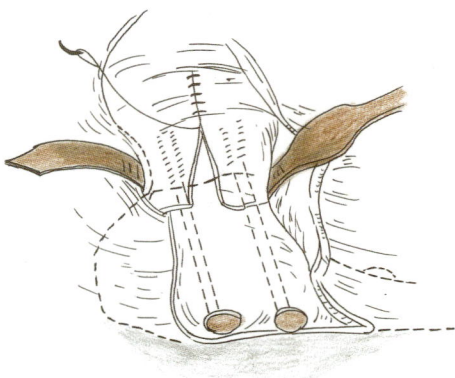

图 12-37　关节囊松解。清除血肿和切开复位及金属针内固定，急诊修复关节囊

（五）术后监测与处理

用双膝下管型石膏固定，并加用横杆，保持内旋 10°～15°。术后 2 周拆除石膏，开始不负重主动活动，穿戴 Thomas 双足支具 8～10 个月，术后 1 年取出内固定。

（六）术后常见并发症的预防与处理

其术后常见并发症的预防与处理同前。

第六节　股骨干骨折

股骨是全身最大的管状骨，骨质坚强，有向前和向外的弯曲，沿骨干后方中部有隆起

555

的骨嵴，以增加骨干的强度，并有肌肉附着。正常情况下，股骨干向内倾斜 3°～15°，平均 9°；前倾 5°～6°，以克服股骨颈的倾斜，使膝关节面与身体重心靠近。股骨周围覆盖和附着肌肉较多，骨折时因肌肉牵拉而移位，丰富的肌肉容易掩盖骨折成角等畸形。股骨干不易骨折。骨折多系强大的暴力所致，如车祸和高处跌落，股骨干骨折较容易诊断。小儿股骨干骨折治疗后容易残留短缩和成角畸形，但由于生长和塑形，又可获得较为满意的后果。

儿童股骨干骨折相对愈合快，既往多采用保守方法治疗。今年来随着对骨折愈合机制认识的深入和固定技术的进步，渐渐倾向于手术治疗。

股骨干骨折治疗原则（表 12-2）：①股骨干骨折治疗的目标是使骨折短缩小于 1cm，无成角，无旋转畸形，可接受对位的范围内，短缩不大于 2cm，成角不大于 15°（或 25°），无旋转或轻度旋转，其预后也是好的。②获得满意疗效的最简单治疗方式是最好的方式。③精确的解剖复位对取得有益的效果来说是不必要的。④对位力线好（包括重叠和旋转）比骨折断端对位良好更为重要。⑤小儿年龄越小，股骨距生长停止时间越长，恢复正常骨结构的可能越大。⑥能够和应该能够用简单方法矫正的任何畸形，都应加以矫正，不能因小儿有自行矫正的能力而不予矫正。⑦过激治疗常比治疗结果不满意要坏得多。⑧治疗方法的选择应根据患儿的年龄、皮肤、软组织情况、骨折平面、移位情况、是否存在复合伤来决定。

表 12-2　儿童股骨干骨折总的治疗指南

年龄	0～1 岁	1～6 岁	6～13 岁	15 岁以上
最佳治疗方法	连衣挽具	早期人字形石膏固定	早期髓内针	＞8mm 的 IM 针
下列情况时可选治疗方法				
头部损伤		牵引和人字形石膏固定	牵引和人字形石膏固定	加压锁定钢板
高速损伤（粉碎性）			加压锁定钢板	桥接钢板
浮膝			桥接钢板	
定位困难（近端 1/3 和远端 1/3）				
肥胖				
手术风险（复合伤）				
开放性骨折		外展位固定	外展位固定	外展位固定

一、髋人字石膏的使用

1. 适应证　骨折易复位且稳定者。
2. 禁忌证　骨折不易复位或者复位后不稳定者。
3. 术前准备　完善常规术前检查。
4. 手术要点、难点及对策
（1）全身麻醉后，拔除骨牵引，消毒清洁伤口。
（2）依据患儿年龄，在膝关节屈曲 50°～90° 状态下，使用短腿或者长腿石膏。对近端部分取模，以防出现成角畸形。

（3）将患儿置于髋人字石膏支架上或者骨折治疗台上，检查复位情况。

（4）在膝关节屈曲50°～90°的状态下，完成石膏固定。3岁以上的患儿，对双90°人字石膏的耐受性很好。这个姿势可以避免发生短缩畸形，且有助于运送患儿。

（5）石膏上缘在肚脐和乳头之间，在石膏和胸部皮肤之间放置一个厚度为10mm毛巾。打完石膏后，取出毛巾以利于胸廓活动。

（6）增强腹股沟和臀部的石膏板，防止断裂。

（7）修剪好石膏和拍摄完X线片，获得满意复位。

5.术后监测与处理　观察石膏的松紧度及稳定性，根据情况进行调整。

6.术后常见并发症的预防与处理　石膏过紧可能导致局部皮肤坏死、肢体缺血；石膏过松可能导致固定效果不佳。

二、弹性髓内针固定术

1.适应证　易闭合复位，但复位后不稳定者。

2.禁忌证　骨折复杂、闭合复位困难者。

3.术前准备　同前。

4.手术要点、难点及对策

（1）逆行性固定

1）应在骨折牵引床上纵向牵引，患肢上无菌止血带，其压力为患者的收缩压加100mmHg。用X线透视机确定髁板位置并在皮肤相应部位做一标记。

2）于大腿内侧做一长2cm的切口，切开软组织及覆盖股内侧肌表面的筋膜，钝性分离并将肌肉翻向前方，保留股骨骨膜完整。在大腿外侧另做一相似的切口，切开髂胫束，向前撑开股外侧肌，保留股骨远端外侧骨膜。

3）用一4～4.5mm钻头在股骨远侧髁板近端约3cm处的干骺端内外侧皮质孔各钻一孔，继之将钻头向头侧倾斜，为髓内针置入孔内预制隧道。

4）将1枚选好的髓内针置于患腿上，在X线透视下确定其长度和直径是否合适。长度合适的髓内针，应能从股骨远端髁板水平至大转子髁板下方1cm及股骨头髁板下方约2cm处。

5）将髓内针距钝端预弯，预弯的顶点位于骨折线上，当髓内针打入髓腔其尖端顶到对侧皮质后，再将髓内针旋转30°，防止针尖端穿透骨皮质。然后在透视下手法整复大腿使髓内针通过骨折端。

6）于股骨远端的对侧将第2枚髓内针插入髓腔并通过骨折端，然后锤击2枚髓内针到达预定的位置。针尾应保留在股骨远端髁板的近端数毫米处。为了便于取出，应将针孔侧弯10°～15°，使其离开骨皮质。

7）如果在同侧已经打入1根髓内针，还需要增加另1根髓内针，应使其进针点位于原进针点的前方或后方，并将此针打入预定部位，同时应注意避免其旋转至对侧皮质和通过骨折端时与第1根髓内针发生缠绕，还应防止当髓内针打入到预定位置时使骨折端分离。

8）当髓内针通过骨折端后，应解除纵向牵引。为了防止骨折端分离，术者可用手法加压，用X线透视机检查骨折复位情况及髓内针的位置。

9）放松止血带，彻底止血和逐层闭合切口。

（2）顺行性固定

1）于粗隆下向骨干部做一长约5cm的纵行切口，沿皮肤切口线切开皮下组织及髂胫束，沿肌纤维方向分离股外侧肌，显露股骨近端外侧骨皮质。

2）在干骺端与骨干交界处的骨皮质上钻一4～4.5mm的孔。

3）将1枚S形髓内针插入髓腔内，并敲击尾端使其通过骨折部位。

4）在第1孔的邻近部位钻第2个孔，再将另1枚C形髓内针插入髓腔内，也使其通过骨折处。

5）然后从锤击S形髓内针开始，将2枚髓内针打入到预定位置。

5.术后监测及处理 儿童稳定骨折及家长能够合作者，术后2周不做外固定，应保持不负重。在此期间开始髋和膝关节的训练。2周后骨折部位已稳固，可开始负重。儿童粉碎性骨折或父母不合作者，用长腿石膏或髋人字石膏固定。4周后去除石膏，并开始下地负重。骨折愈合后取出髓内针。对于单纯性股骨骨折，通常于术后3～4个月取出髓内针（图12-38）。

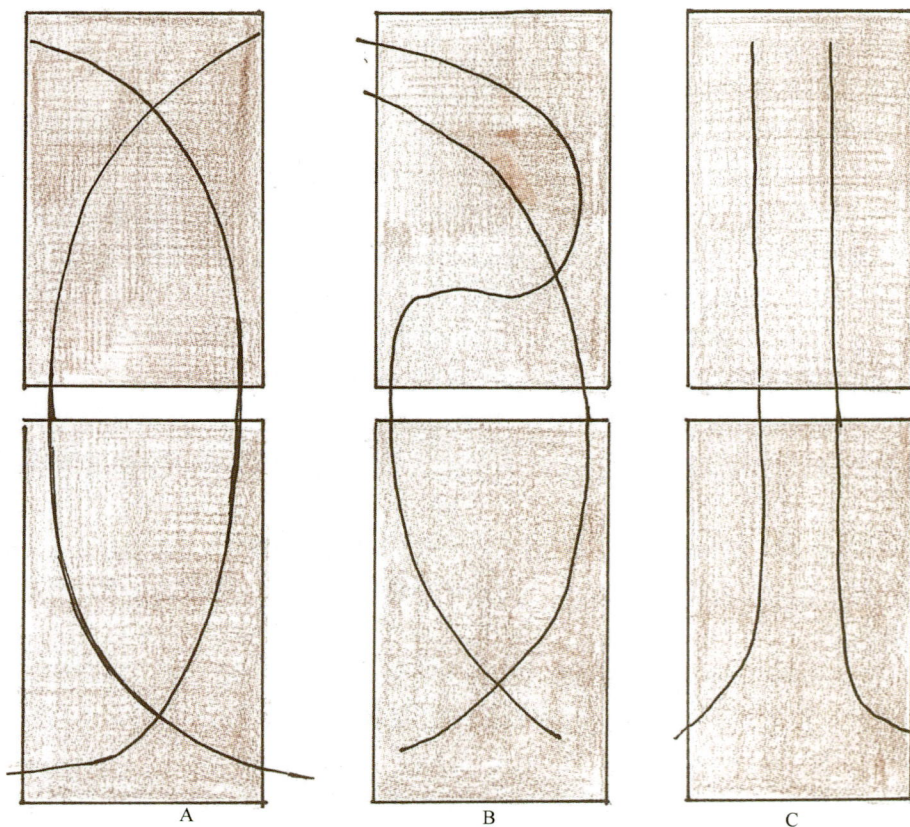

图 12-38 儿童型髓内针

A. 股骨中断骨折模型（用2根C形髓内针固定）；B. 骨干中断骨折用1枚S形和1枚C形髓内针固定；C.2枚髓内针固定

三、稳定弹性髓内针

1. 适应证　骨折固定要求更高者。
2. 禁忌证　同前。
3. 术前准备　同前。
4. 手术要点、难点及对策

（1）患者仰卧于骨科牵引床上，在透视下将骨折部分复位（图 12-39A，图 12-39B）。

（2）使用刚性材料将一端冷锻成 140° 的钝头，或使用钛合金材料。Nancy 针长 45cm，根据患儿的体重和年龄，选择不同的直径（3mm、3.5mm 和 4mm）。

（3）术前将 Nancy 针的前端弯成 45° 以利于穿入髓腔，术中也可将整根 Nancy 针弯成更大的弧度。

（4）在股骨远端干骺端骺板的上方，钻一个 4 ~ 5mm 的纵向骨孔，插入 Nancy 针，利用 T 形把手将其旋转钻入髓腔并通过骨折端。使用 2 枚 Nancy 针，1 枚从外侧，另 1 枚从内侧插入固定骨折。小心向髓腔近端拧入，通过已复位的骨折端。接触到对侧内侧骨皮质后，Nancy 针会自动弯曲朝向股骨的纵轴方向，Nancy 针应该通过远端到达骨折端（正常情况下距骨折端 4 ~ 6cm）（图 12-39C）。

（5）旋转 T 形把手或手法活动肢体使 Nancy 针进到骨折的近端。如果第 1 枚受阻，在透视监视下尝试第 2 根。确认第 2 根 Nancy 针都位于髓腔内并通过骨折端。在通过骨折平面时，应放松牵引，同时将 Nancy 针向骨折近端推进至干骺端的骨松质内，但应避免其穿透骺板（图 12-39 D）。通过旋转 Nancy 针可以矫正骨折端小的分离。为避免残留成角，2 枚髓内针应在同一平面掺入并具有同样的弧度（图 12-39 E）。将 Nancy 针的末端稍微翘起以便后期取出（图 12-39F）。

559

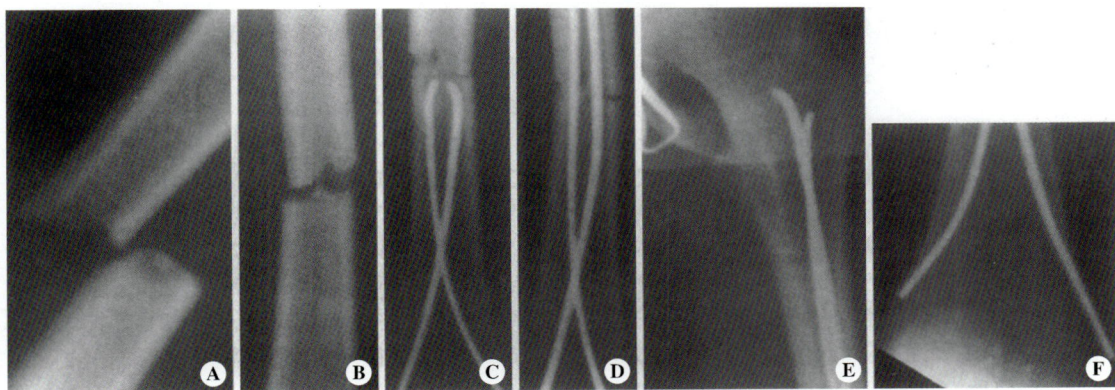

图 12-39　股骨干复位前（A）和复位（B）后 X 线检查（A、B）；内外侧 2 枚 Nancy 针临时置于骨折线稍下方，以备顺利通过骨折线行固定（C）；使用手法牵引远端骨折，必要时使针紧贴髓腔壁，使 2 枚 Nancy 针穿过骨折区（D）；2 枚针通过大转子、股骨颈部（E）；针的远端部分稍向左突出一些，以利于拔出，但不宜过长而影响膝关节活动（F）

（6）如果准确操作，2 枚 Nancy 针就可将骨折固定，每一根都具有 3 个固定点。固定是弹性的，但又非常稳定，在肢体负重期间通过限制位移而允许自动微型矫正。

5. 术后监测与处理　术后用枕头将患肢垫高，膝关节止痛泵会使患者更舒服。在骨折不再引起疼痛的情况下，鼓励患者尽早使用拐杖不负重行走。术后发现旋转或成角畸形时，可改用髋人字石膏。在第 3 周开始允许部分负重。钙化的外骨痂出现后，允许完全负重。术后第 3 个月，或医师认为已经愈合了，即可取出 Nancy 针。

6. 术后常见并发症的预防与处理　同前。

第七节　股骨远端骨折

一、分型

骨骺损伤（epiphyseal injury）Salter-Harris 分型：Ⅰ 型骨骺分离；Ⅱ 型骨骺分离伴干骺端骨折；Ⅲ 型骨骺骨折；Ⅳ 型骨骺和干骺端骨折；Ⅴ 型骺板挤压性损伤。

股骨远端骺板骨折比其他部位骺板损伤少见，只占下肢骺板损伤的 7%（图 12-40）。

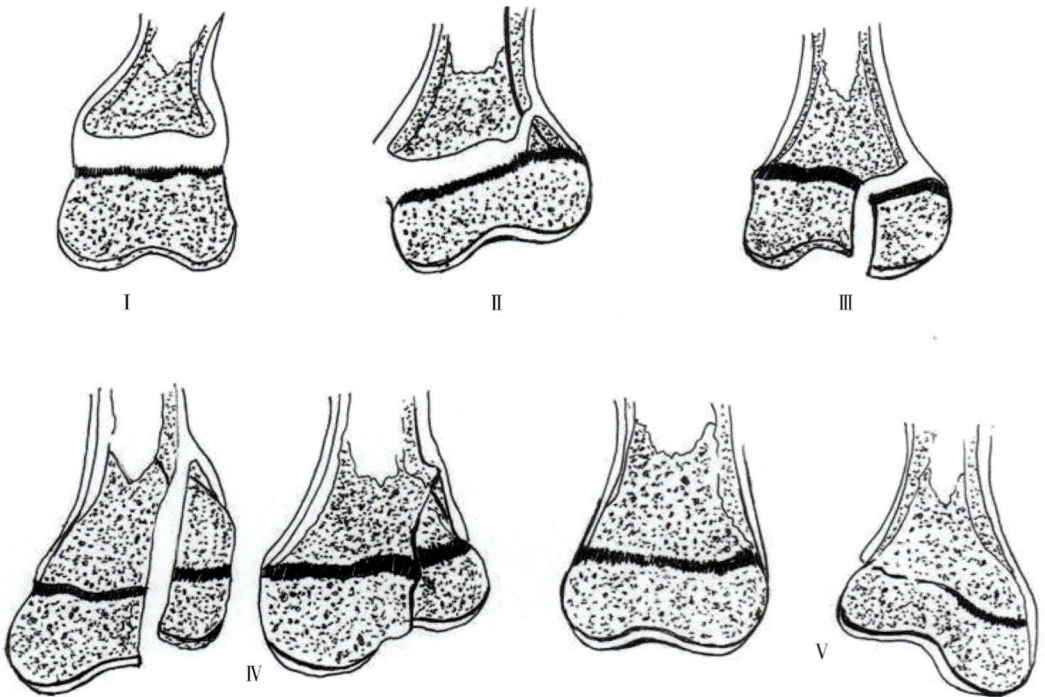

图 12-40　小儿骨骺损伤分型

二、闭合或切开复位内固定术

1. 适应证

（1）复位后稳定的 Salter-Harris Ⅰ 型和 Ⅱ 型骨折适合闭合复位。

（2）复位后不稳定的 Salter-Harris Ⅰ 型和 Ⅱ 型骨折及 Salter-Harris Ⅲ 型骨折、Salter-Harris Ⅳ 型骨折适合开放复位。

2.禁忌证　简单骨折闭合复位后骨折稳定者；适合保守治疗的患儿。

3.术前准备　完善术前检查。

4.手术要点、难点及对策

（1）常规复位后，如果不能维持复位，用2枚直径2.4mm（3/32in）无螺纹光滑克氏针，从内外髁插入干骺端内交叉固定，闭合复位后，可从水平方向经皮钢针或螺钉固定。

（2）如果 Salter-Harris Ⅰ 型和 Ⅱ 型骨折的闭合复位不成功，则经外侧纵行切口显露干骺端。利用手法牵引和较小的杠杆作用，尽可能轻柔地使分离的骨折完全复位。如果需要使用器械，注意避免损伤骨骺，去除嵌入骨折间的任何软组织，并采取轻柔手法将骨骺恢复至正常的解剖位置。一旦实现成功的复位，分别经内、外髁钻入直径2.4mm无螺纹钢针，使2枚无螺纹钢针接近骨骺中心交叉并进入干骺端，再剪除皮肤外的针尾。若按上述方法插入钢针，并于术后4～6周时拔出钢针，则不会引起任何生长紊乱。如果Ⅱ型或Ⅳ型骨折伴较大的干骺端骨折片，与其使用无螺纹钢针交叉固定，倒不如使用2枚螺纹针或骨松质螺钉，将干骺端骨片与骨折近端的干骺端固定，这将提供良好的稳定性并避免穿透骺板。若骨折片太小，用交叉钢针穿过骺板固定（图12-41，图12-42）。

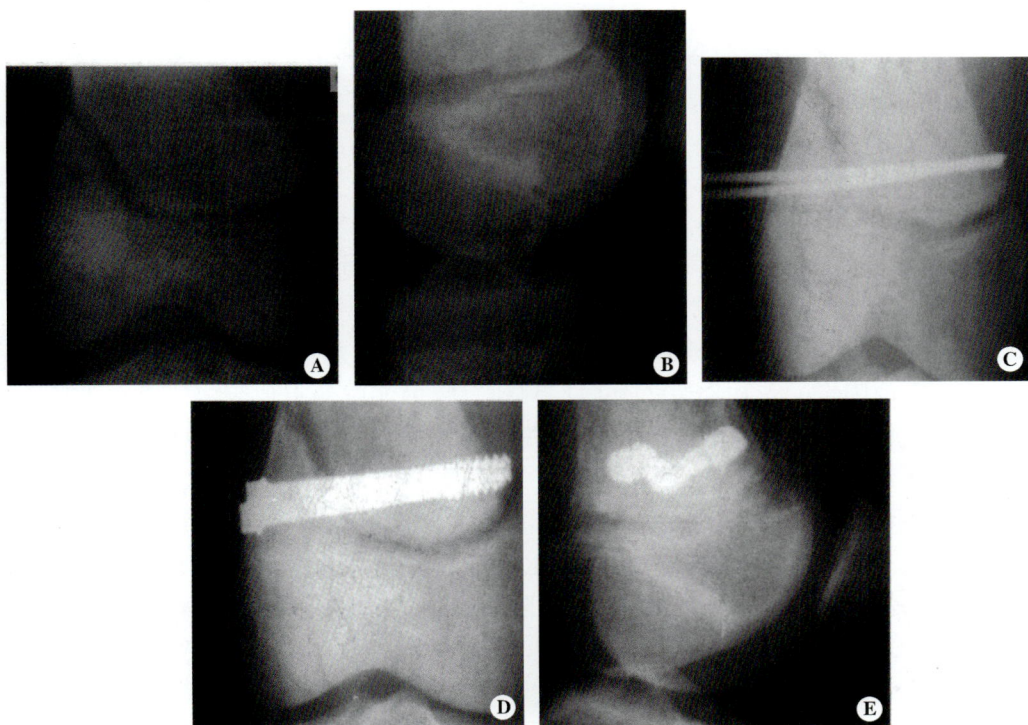

图12-41　有移位的股骨远端 Salter-Harris Ⅱ 型骨骺骨折，采用闭合的方法复位，但不能维持复位（A、B）；置入空心针固定之前，用导针维持骨折复位（C）；用空心针固定（D、E）

（3）对有移位的 Salter-Harris Ⅲ 型骨折，根据股骨髁受累部位，可选择前内侧切口或前外侧切口，显露移位的股骨髁。只有切开关节囊，才能保证关节面的解剖复位，分别钻入 1 枚粗大螺纹的克氏针、骨松质螺钉或空心骨松质螺钉的导针于移位的股骨髁内，利用钢针或螺钉仔细轻柔地将移位的股骨髁复位，再将克氏针或螺钉横行插入对侧未受损的股骨髁内，但避免穿过骺板，然后用 X 线检查证实复位的情况；也可用长度合适的螺纹针或骨松质螺钉穿入骨骺固定，但最好用无螺纹钢针。钢针应该在皮下尖端，便于日后取出。

（4）生长紊乱常见于未实现解剖复位或固定不确实的Ⅳ型骨折，常需要切开关节囊，才能保证关节面的准确复位。据股骨髁受累部位或干骺端骨折片所在部位，选择前内侧或前外侧手术途径显露骨折。应用无螺纹克氏针、骨松质螺钉或套管螺钉，使关节面及骺板准确复位，在于无损伤的股骨髁上横行固定，尽可能避免穿透骺板（图 12-43）。例如，Ⅱ型骨折的干骺端骨折片较大并有明显的移位，可在透视下使骨折实现解剖复位，用螺纹针、螺钉或骨松质螺钉将干骺端骨片与干骺端的近端确实固定。如果干骺端骨片较小，难以保证坚强的固定，抑或横行固定不够确实，可用无螺纹钢针穿过骺板交叉固定。

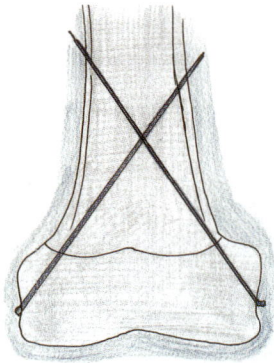

图 12-42　透视下交叉钢针固定，应用无螺纹钢针并应穿透对侧骨皮质

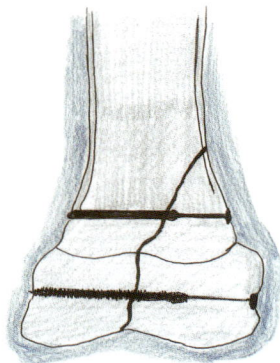

图 12-43　用骨松质螺钉将 Salter-Harris Ⅳ型骨折的干骺端骨片横行固定

5. 术后监测与处理　如初期骨折是向前移位，根据稳定程度，用长腿或简易髋人字石膏屈膝 45° 位固定。若初期骨折是向后移位，膝关节应伸直位固定。通常术后 4 ~ 6 周可愈合，然后可拆除石膏和取出固定用的钢针，并开始功能练习。术后 8 ~ 10 周允许负重行走。

6. 术后常见并发症的预防与处理　闭合复位或切开复位的早期并发症包括血管损伤、腓总神经麻痹、骨折再移位和成角畸形（图 12-44）。晚期并发症包括关节僵硬和骺板早闭。对所有股骨远端骺板骨折的儿童，都应定期随访观察，直至骨骼发育成熟。对于骺板早闭伴有短缩畸形、成角畸形或两者同时存在者，必要时刻进行对侧肢体骨骺阻滞术。由于骨桥形成所致的成角畸形常见于股骨远端骺板骨折，可能需要采取骨桥切除、对侧肢体骨骺阻滞及截骨手术，矫正肢体不等长和成角畸形。

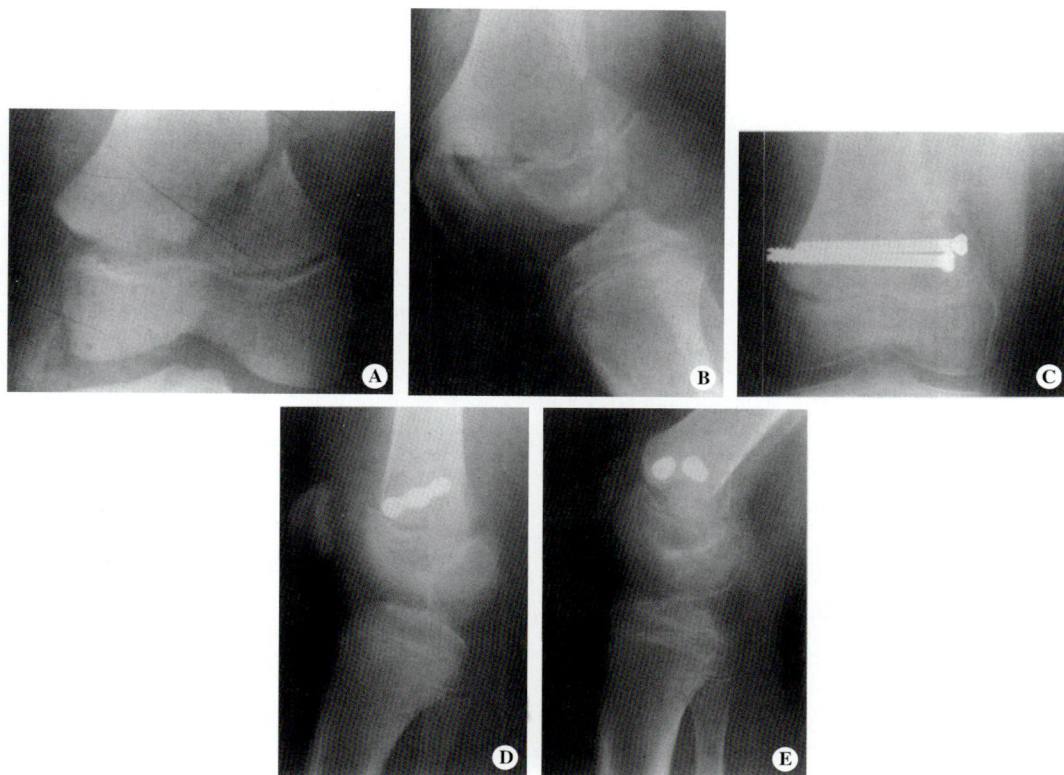

图 12-44 股骨远端骺板 Salter-Harris Ⅱ 型骨折伴有较小的干骺端骨片（A）；闭合复位和经皮穿螺钉固定术后（C、D）；术后 2 周仅仅由于通过干骺端骨片的不充分固定，导致复位失败（E）

第八节 脊柱骨折

一、脊柱骨折分类

（一）齿突骨折

儿童齿突骨折通常发生于 7 岁以前，且骨折部位总是在齿突与枢椎椎体之间。此类骨折通常可用被动手法、仰卧位分离的体位垫褥和伸展位头环牵引加以整复。使用颈部支具或头环石膏或背心制动使骨折愈合。骨折复位后方可使用头环石膏。如紧急骨折未能复位，可能需要骨牵引或全身麻醉下闭合手法复位。有研究指出，儿童齿突骨折治疗效果较好（图 12-45）。

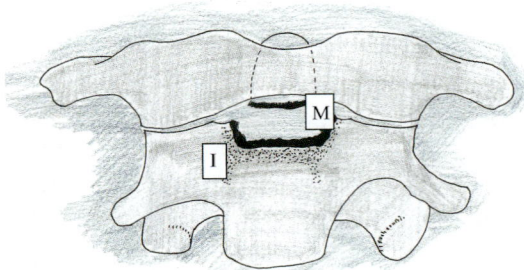

图 12-45 齿突骨折的形式：M 表示成人通常发生骨折的平面；I 表示儿童软骨结合发生骨折的部位

（二）C₃ ~ C₇ 骨折

幼儿 C_2 以下骨折极少见且难以诊断，这是因为椎体前部往往有楔形变，很像椎体前部压缩性骨折。因为儿童的小关节面呈水平位且韧带松弛，上位脊椎前移 3mm 以上有时很像脱位。不应将嗜酸性肉芽肿的扁平椎误认为创伤性骨折，这种病理性塌陷多能自行愈合。儿童颈椎的明显骨折像成人一样需要做稳定性手术。

需要注意的是，儿童颈椎融合较成年人快，发展迅速且体积大，因而最好将探查范围仅限于融合的间隙，否则，如将融合范围扩展至骨折或脱位范围以上或以下，会造成不必要的大范围融合和颈部僵硬。

（三）胸、腰椎骨折

儿童胸椎与腰椎骨折较颈椎骨折少见。儿童胸椎和腰椎骨折的手术适应证与方法和成人相似，很少做椎板切除术，如果有需要只在神经损伤不断加重时，在其他情况下，如同成人一样要避免椎板切除。

二、Gardner-Wells 颅骨钳的应用

1. 适应证　稳定的骨折。
2. 禁忌证　骨折部位不稳定者。
3. 术前准备　完善术前检查等。
4. 手术要点、难点及对策

（1）在患者头部两侧放置沙袋或由助手把住头部，可以在前额套头箍，但要避开牵引固定的位置。

（2）选取耳尖上方 1 ~ 2cm（1 ~ 2指宽），耳道后 1 ~ 2cm 的进钉点，分开此处的头发，如有必要，剪去少量头发显露此处皮肤。

（3）如果有屈曲位牵引的必要，牵引弓连线可以在耳道水平，但不能太向前以免损伤颞动脉。

（4）消毒进钉处的皮肤。

（5）进钉处骨膜下注射利多卡因。

（6）检查牵引弓确认无松动损坏，并确保其尖端没有损坏。

（7）将牵引弓轻柔地摆放在患者的头部，向皮内拧钉，将它们保持平衡。

（8）为避免旋转，保持患者的鼻子位于牵引弓的中央。

（9）逐渐拧入，直至中央的颅骨钉完全旋出。

（10）牵引弓置好后，接下来进行牵引。维持位置的沙袋等物可以移开。局部无须包扎（图 12-46）。

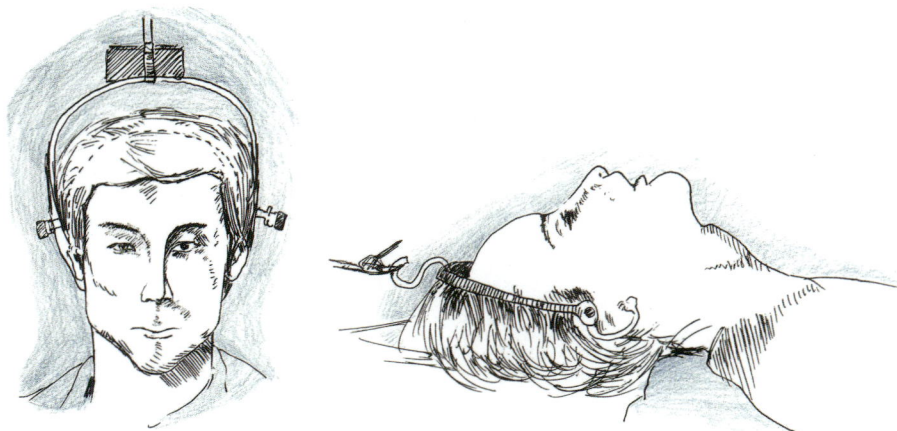

图 12-46 Gardner-Wells 颅骨钳的位置紧邻耳部上方，在最大颅骨直径以下

三、头环的用法

1. 适应证　基本同前。
2. 禁忌证　基本同前。
3. 术前准备　无特殊。
4. 手术要点、难点及对策

（1）患者仰卧，头部由助手在牵引器末端托住，或者用既能与牵引器相连又能维持头环位置的辅助器械支撑头部。

（2）用外科消毒液对皮肤、头皮进行消毒准备。

（3）选择合适大小的头环，由助手将头环套在患者的头上，或将头环置于把持器械上。头环要摆放在颅骨最大直径以下，在耳尖以上 1cm 左右。

（4）在所选的 4 个进钉点区域行局部麻醉，在无毛发的皮肤上置入 2 枚前侧钉，中央沟通常是后方最好的进钉点。

（5）将钉拧入，将成对角的 2 枚钉同时旋紧。在置入 2 枚前侧钉时，患者的眼睛一定要保持闭合状态，以保证作用于皮肤和肌肉的牵引力不会影响眼睛闭合。

（6）继续将 4 枚螺钉旋紧使之嵌入皮肤和骨中，用扭力扳手反复将对角的钉成对拧紧。

（7）用适当的锁定螺母将钉与头环固定在一起。

（8）用前后立柱将头环与配套背心相连，也可以与塑形良好的石膏背心相连。

（9）拍摄正、侧位 X 线片记录脊柱序列情况（图 12-47）。

四、前路减压融合术治疗下颈椎骨折

1. 适应证　前柱骨折、不稳定骨折者；经保守治疗无效的患儿。
2. 禁忌证　稳定性骨折有望通过保守治疗缓解的患者。

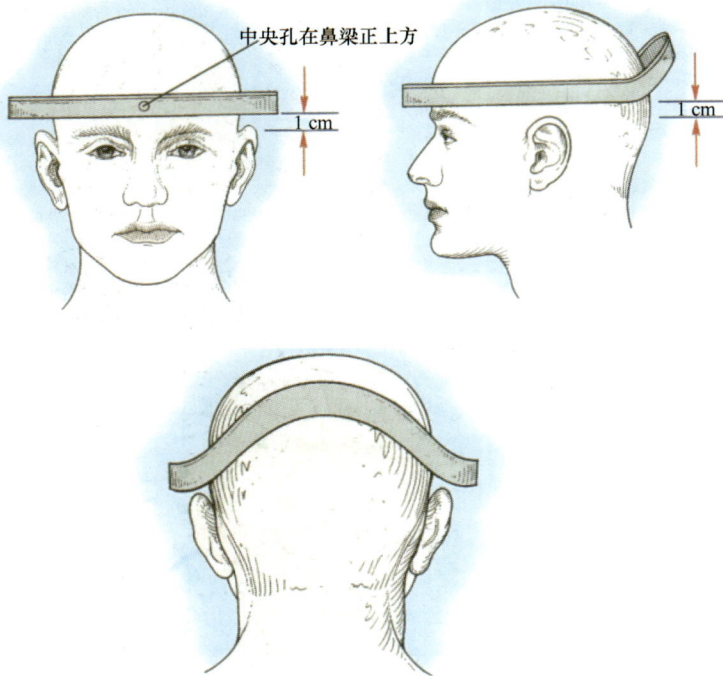

中央孔在鼻梁正上方

1 cm

1 cm

图 12-47 进钉位置应该位于眉弓外 1/3 以上 1cm，以及枕部区域（乳突区）耳尖上的同样距离处

3. 术前准备　完善术前检查。

4. 手术要点、难点及对策

（1）体位及切口：患者取仰卧位，维持颅骨钳或头环牵引，根据术者习惯，选取纵切口或是横切口。一般来说，显露 $C_3 \sim C_5$ 水平时，切口要选在锁骨上 3 ~ 5 横指的位置；显露 $C_5 \sim C_7$ 水平时，切口应选在锁骨上 2 ~ 3 横指的位置，横切口的中点应位于胸锁乳突肌前内缘。皮肤和皮下组织用 1 : 500 000 肾上腺素盐水浸润以利于止血；按照皮肤切口方向切开颈阔肌；辨认胸锁乳突肌的前内缘，用手指触及动脉搏动后，纵向切开颈深筋膜浅层；小心分离位于颈动脉鞘内侧、包裹肩胛舌骨肌的颈深筋膜中层；向外侧牵开胸锁乳突肌和颈动脉鞘，用手触摸到颈椎前部；确认气管后，将气管、食管和甲状腺向内侧牵开；钝性分离颈深筋膜深层，包括气管前层和覆盖颈长肌的椎前筋膜，将颈长肌从颈椎前部骨膜下剥离，并向侧方牵开至钩突关节处，为广泛减压和植骨做准备。

（2）减压：通常骨折的椎体很容易辨认，为准确定位减压区域，可在椎间隙插入 1 枚定位针并拍摄侧位 X 线片；确定了需要减压的部位后，切开前纵韧带和相邻椎间盘的纤维环，并将这些组织用刮匙刮出；用咬骨钳或高速磨钻将骨折椎体的前部切除；向后切除椎间盘组织后确认后纵韧带，并确定椎体切除的范围；用磨钻或刮匙小心地取出椎体后部骨质，切除椎体后部皮质时，可以用髓核钳操作；从椎管内小心摘除后突的骨块和椎间盘的碎片；可以用钩突关节来确定减压的外侧界限。注意不要过分向外切除以避免损伤椎动脉。

（3）植骨：完成椎体切除后，显露上位和下位椎体的终板，用带角度的刮匙或磨钻做出为植入三面皮质髂骨块或腓骨植骨块的骨槽；使骨槽位于终板中央，并且大约可以容纳小指末节的一半；骨槽制成后，可在加压后膨起的硬膜囊表面覆盖明胶海绵；取植骨用髂骨块并将其修整成形，其骨松质部分朝向前方；增加纵向牵引力量，将植骨块植入骨槽中；修整植骨块前部至与椎体表面平齐，以免磨损食管。

（4）固定：拍摄侧位 X 线片，确认植骨块的位置良好，必要时辅助颈前路钛板固定；椎前留置引流管，以防术后发生椎前间隙血肿而影响呼吸；逐层缝合颈阔肌、皮下组织和皮肤。

5. 术后监测与处理　根据稳定的程度不同，可以用牢固的颈部支具固定 8 ～ 12 周，直至植骨愈合。

6. 术后常见并发症的预防与处理　术后可能并发植骨不愈合或内固定断裂等，需根据情况行进一步处理。

五、椎弓根螺钉脊柱内固定术

1. 适应证　累及后柱的骨折、不稳定骨折者。

2. 禁忌证　简单的、稳定性骨折有望通过保守治疗达到效果的患儿。

3. 术前准备　同前。

4. 手术要点、难点及对策

（1）体位及切口：进行脊柱 C 形臂透视以明确复位的程度，决定切口的位置。胸腰椎术区和髂嵴处消毒铺单；在邻近固定区域上、下各一节段的棘突间做一个切口；用 1：500 000 的肾上腺素盐水浸润 Pixar 组织和肌肉；用电刀切开深筋膜，理顺筋膜以便闭合切口。在筋膜下行进一步分离。用 Cobb 骨膜剥离子和电刀从棘突、椎板上剥离椎旁肌；在剥离骨折部位肌肉组织时要非常小心，注意有无脑脊液漏和离断的神经根；继续向两侧分离至胸腰椎横突尖部。

（2）定位并植钉：透视明确需要固定的上位节段；透视确认一侧的胸椎椎弓根，可调整管球直至可以看清椎弓根；用磨钻去除椎弓根后侧的皮质；用钝头锥子插入椎弓根，并经椎弓根向前钻入，通过 C 形臂透视正位和侧位像监控其路径。进入椎体后将其拔出；用一个带小球头的探针探查确认椎弓根内壁的连续性。探查椎弓根的四壁以确定在一个坚实的骨管内，而未侵入椎管或向下侵入椎间孔；根据术前对椎弓根的测量确定螺钉的直径，选择相合适的攻丝对椎弓根和椎体进行攻丝，深度至少要超过椎体的一半；拧入带方向头的椎弓根螺钉。按此种方法完成其他节段螺钉的置入。腰椎椎弓根钉的进钉点在横突平分线与上关节突长轴的交点处；当螺钉置入所有要固定的节段后，将棒预弯，在比需要的长度稍长点处剪断以适应撑开的需要。

（3）固定并撑开、植骨：将棒置入，撑开复位骨折。如果骨折部位或其邻近部位有椎板缺损，或发现有脑脊液漏，应将这一区域的椎板全部切除。根据情况探查和修复硬膜，硬膜修复后可继续进行复位。安装横向连接杆；C 形臂透视正、侧位像以明确复位的情况；用磨钻磨去余下的椎板和横突表面的骨皮质另做一切口，显露髂嵴后部，从髂嵴取松质骨植入去皮质区域。

（4）关闭切口：筋膜缝好后，在皮下组织缝合前放置 1 个负压引流管。用皮内缝合法缝合皮肤。

5. 术后监测与处理　患者术后当天行胸腰支具固定后即可下地行走。支具佩戴 12 ～ 18

周，直至骨折愈合或后路指骨融合。

6.术后常见并发症的预防与处理 术后可能并发脑脊液漏、断钉、断棒等情况，需根据情况行进一步处理（图12-48）。

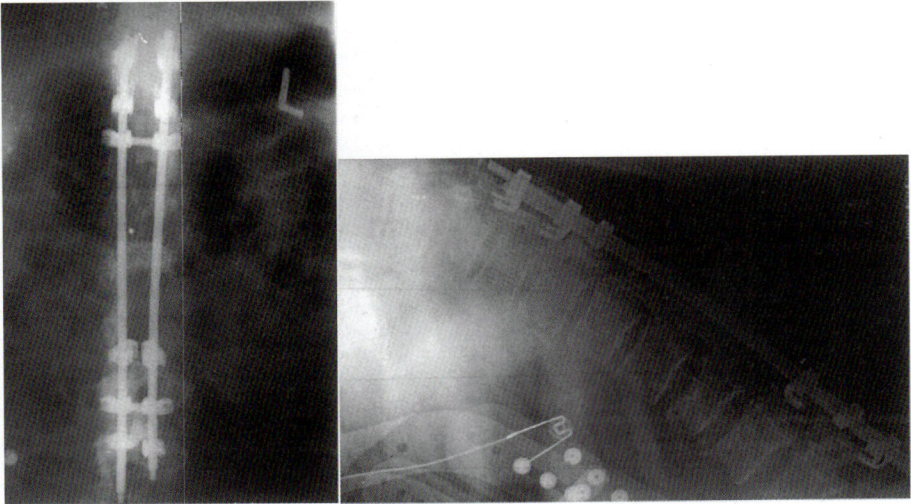

图 12-48 脊柱骨折椎弓根螺钉内固定术后正侧位片

第九节 膝关节损伤和胫腓骨骨折

一、髌骨袖套样骨折

据估计，髌骨骨折仅占所有骨折的1%，发生在骨骼未成熟身上者又只占髌骨骨折的1%，因此儿童髌骨骨折极为罕见。髌骨袖套样骨折是小儿特有的一种髌骨骨折类型，通常在X线片上只能看到一个小骨片，而实际上却是相当大的软骨"袖"附着在髌韧带上。如不恰当地复位而发生愈合及骨化，将导致力线异常，长髌骨及髌骨伸膝装置异常。此种类型的损伤多发生在8～14岁儿童，下极撕脱多见。

髌骨骨折切开复位内固定术，具体内容如下。

1.适应证 髌骨袖套样骨折者。

2.禁忌证 简单的横行骨折者。

3.术前准备 仔细阅片，选择合适的内固定；常规术前准备。

4.手术要点、难点及对策

（1）体位及切口：全身麻醉后患儿仰卧于手术床，消毒铺单，使用消毒止血带。采取髌骨下极经过内侧髌旁切口，长7cm，仅切开远端部分。显露髌骨骨折的远端顶点。

（2）骨折复位：大量生理盐水冲洗骨折端，并用小刮匙清除血凝块及骨松质碎屑。用小持骨器将骨折复位，再从前方观察骨折端，并尝试观察后方关节面的复位情况。若观察有难度，用戴手套的手指触摸关节面是否有成角畸形或偏移，采用张力性钢丝带和双克氏针固定。

（3）固定：骨折复位后，将2根平行的克氏针纵行置入髌骨并穿过骨折两端。保留远端针尾部约0.5cm，以便日后取出。再用张力性钢丝带从髌骨上方顶点至下方顶点自身交叉，与2根平行的克氏针缠绕在一起。充分拉紧钢丝，但不要过紧，以防骨折端压缩或成角畸形（图12-49）。

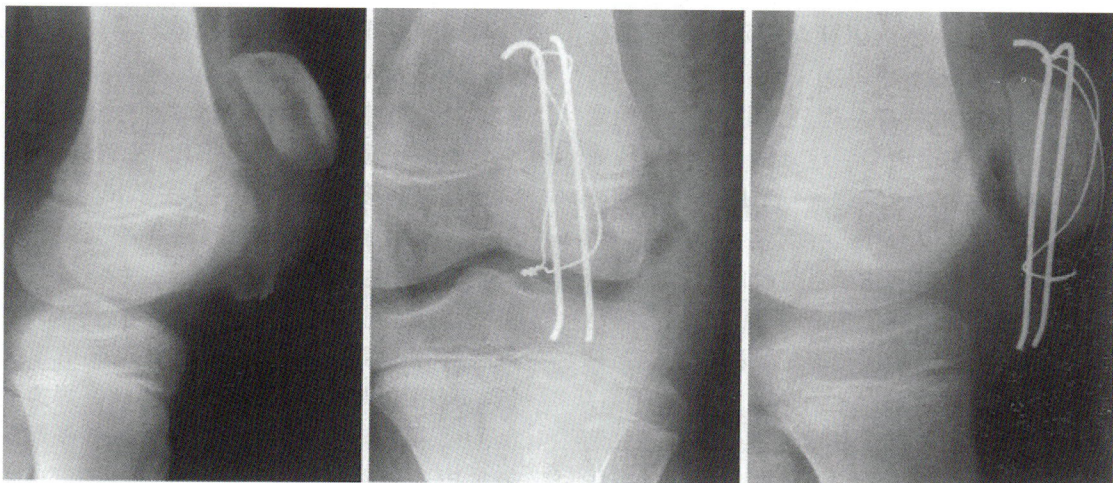

图 12-49　髌骨袖套样骨折，复位用克氏针张力丝带固定

（4）逐层缝合伤口，用合适的石膏将膝关节固定在轻度屈曲位。

5. 术后监测与处理　术后 3～4 周，去除石膏固定，并开始关节活动练习。

6. 术后常见并发症的预防与处理　包括髌骨高位、伸膝迟滞、股四头肌萎缩，另外还有伤口的感染等。

569

二、胫骨结节撕脱性骨折

胫骨结节撕脱性骨折比较少见，多发生在年长儿童，特别是从事体育运动的青少年。股四头肌的强烈收缩，尤其是起跳和落地运动时，可引起胫骨结节撕脱性骨折。X 线片往往只显示较小的损伤征象，但 CT 扫描可显示有明显移位。无移位、轻度移位或小块的撕脱性骨折，患者主动伸膝可达 0° 者，通过保守治疗可获得满意效果。对于 Ogden Ⅰ B 型、Ⅱ型、Ⅲ型骨折应切开复位内固定。

胫骨结节撕脱骨折切开复位内固定，具体内容如下。

1. 适应证　胫骨结节有一片或更多的骨折片向前和向上明显移位；骨折片向胫骨近端骨骺延伸进入膝关节者。

2. 禁忌证　小片的撕脱骨块、无明显移位者。

3. 术前准备　常规术前准备；仔细阅读影像学资料；术前麻醉评估。

4. 手术要点、难点及对策

（1）体位及切口：于胫骨近端前内侧，做一个邻近胫骨结节和平行于髌韧带的长约 5cm 的纵行切口，剥离胫骨结节外侧及髌韧带附着处。显露骨折处，并用刮匙清理骨折基底部，注意不要解剖到致使胫骨结节附着点处于完全游离的程度。

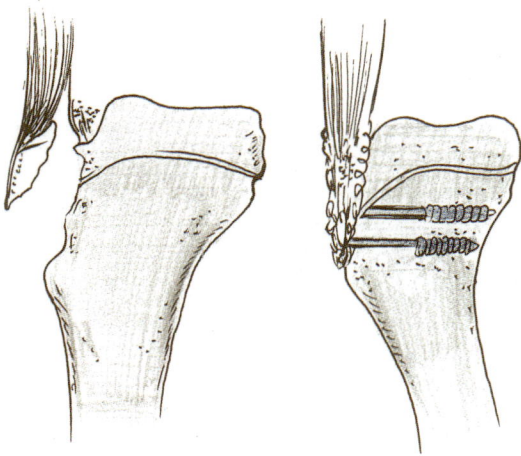

图 12-50　胫骨结节撕脱性骨折切开复位空心螺
钉固定

（2）复位：寻找和辨认有无较大的骨膜瓣，它可能从胫骨结节内侧、外侧、双侧或远端撕脱。如果骨膜已经破裂则将其切除；如果没有破裂则将其保留，以增加稳定性。于膝关节完全伸直位，将骨折复位。

（3）固定：用 2 根克氏针或 1 枚或 2 枚空心螺钉固定骨折片（图 12-50）。如果骨折片较大，且患儿为大龄儿童，则可用骨松质螺钉获得满意固定；确认螺钉帽已充分埋入，避免因钉帽的激惹引起慢性不适。

（4）透视检查复位情况，缝合任一骨膜瓣，逐层关闭切口。

5. 术后监测与处理　采用管型石膏将膝关节固定在完全伸直位，术后 4～6 周拆除石膏。如应用无螺纹针固定，拆石膏时也将其拔出。

6. 术后常见并发症的预防与处理　胫骨结节撕脱性骨折的早期并发症包括小腿骨筋膜隔室综合征、半月板损伤、感染、不愈合；晚期并发症包括膝反屈、屈曲活动受限、再骨折。

三、胫骨髁间嵴骨折

儿童的胫骨髁间嵴骨折比较少见，且绝大多数是胫骨髁间前嵴的撕脱性骨折，骨折块包括胫骨髁间前嵴及基底部一大块骨骺，实际上是一种骨骺的骨软骨骨折。胫骨髁间嵴骨折可分为 3 型：Ⅰ型，轻度或无移位；Ⅱ型，部分移位向近端前方隆起，但有软骨铰链；Ⅲ型，完全移位。治疗目的是尽可能将骨折复位。对于无移位或移位很小的骨折，多数采用闭合复位石膏固定；对于有移位的骨折采取切开复位内固定。

胫骨髁间嵴骨折切开复位内固定，具体内容如下。

1. 适应证

（1）完全移位的骨折（Ⅲ型）。

（2）Ⅱ型骨折但闭合复位不理想者。

2. 禁忌证　骨折移位不明显者可考虑保守治疗。

3. 术前准备　常规术前准备；仔细阅读所有的影像学资料；麻醉评估；内固定材料的选择。

4. 手术要点、难点及对策

（1）体位及切口：患者麻醉后平卧于手术床上，放置止血带并消毒铺巾驱血。经髌旁前内侧切口的远端部分暴露膝关节，切开内侧关节囊，显露骨折片和胫骨近端缺损。先检查内侧半月板，在牵拉下检查外侧半月板的前角，从而确定半月板并未妨碍骨折复位。

（2）复位：清除血凝块和胫骨近端缺损处的骨松质碎屑后，于膝关节伸直位将骨折复位。

570

（3）固定：从胫骨近端骨骺的远端向近端钻 2 个孔，注意骨孔应位于骨骺的近端。进入关节内的骨孔应位于：①恰好在骨折片的内侧与外侧；②进入胫骨近端的缺损处，如果骨折片够大可进入骨折片。此时用钢丝或 1-0 不可吸收缝线，于骨折片的近端和前十字交叉韧带的远端穿入，再用缝线引导器把缝线的两个尾端穿过骨孔（图 12-51）。当骨折复位满意后，拉紧缝线并打结固定。

（4）将膝关节屈伸活动，以确定骨折复位后的稳定性。冲洗和关闭切口。此术式也可在关节镜下操作，减少创伤。

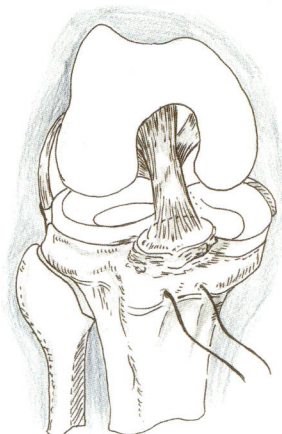

图 12-51 胫骨髁间嵴骨折缝线修复

5. 术后监测与处理 采用管型石膏将膝关节固定于伸直位。术后 4 ~ 6 周拆除石膏，开始练习膝关节正常范围内的活动。

6. 术后常见并发症的预防与处理 并发症包括移位骨折的畸形愈合，复位不当导致的伸膝功能受限、关节内感染、关节纤维化、股四头肌萎缩等。

四、胫骨近端骨骺骨折

胫骨近端骨骺上方有股骨远端骨骺的保护，前方有坚强的髌韧带及胫骨结节向前下方延伸使其不容易向后移位；外侧有腓骨近端；内侧有半膜肌肌腱等保护。所以胫骨近端骨骺骨折发生率低，此种骨折好发于学龄前和青少年期这两个年龄段。前者多为暴力损伤，后者除车祸外，多为间接损伤。无移位的胫骨近端骨骺分离包括 Salter-Harris Ⅰ 型、Ⅱ 型损伤采取保守治疗；移位的 Ⅲ 型、Ⅳ 型损伤可采取切开复位内固定。

胫骨近端骨骺骨折切开复位内固定，具体内容如下。

1. 适应证 有移位的 Salter-Harris Ⅲ 型、Ⅳ 型骨折，特别是移位超过 2cm 的骨折。

2. 禁忌证 移位不明显、稳定性骨折者。

3. 术前准备 术前仔细阅读影像学资料并确定内固定材料的选择；术前麻醉评估；其他常规术前准备。

4. 手术要点、难点及对策

（1）体位及切口：全身麻醉后患者仰卧于手术床，常规消毒皮肤，膝关节铺单，上充气止血带。根据骨折位置，选择髌骨内侧或外侧并与其平行的切口，切开软组织并广泛显露骨折端。Salter-Harris Ⅲ 型、Ⅳ 型骨折通常为舌状骨折，整个胫骨结节向前翘起，其后侧与胫骨近端有铰链连接。继续向内侧或外侧解剖至膝关节，直至显露骺板骨折为止。骺板骨折块可位于关节中部或后侧。

（2）复位：将整个骺板骨折块提起，清除骨折碎片及所有软组织如剥脱的骨膜等，以利于骨折复位。将骨折解剖复位，如有软组织嵌入骨折间隙，即使膝关节伸直也不能使骨折完全闭合。骨折复位后，观察膝关节是否协调及骨折边缘的复位情况。

571

（3）固定：对纵向骨折的固定，应横向插入克氏针固定。因患者通常是较大的儿童，所以可用螺纹针、螺钉或骨松质螺钉固定；对于年龄较小的儿童则采用无螺纹克氏针横向或水平固定。

（4）大量生理盐水冲洗伤口后，常规闭合切口。石膏将膝关节固定在屈曲位。

5. 术后监测与处理　术后维持石膏固定 4 ~ 6 周。术后 2 天将石膏开窗，拆除缝线，更换敷料。根据患儿年龄，术后 4 ~ 6 周开始进行轻度膝关节活动。

6. 术后常见并发症的预防与处理　胫骨近端骨骺骨折的并发症包括腓总神经损伤、膝关节不稳定、近端骨骺生长停滞、血管损伤等。

五、胫腓骨骨干骨折

70% 的儿童胫骨骨折是单发骨折，大多数 11 岁以下的儿童胫骨骨折是由扭转外力引起，发生于远侧 1/3 段。斜行、螺旋形骨折通常是足固定于地面，而身体发生扭转时发生。近 30% 儿童胫骨骨折伴有腓骨骨折，儿童单一腓骨骨折罕见，多由小腿外侧受到直接外力打击引起。儿童胫腓骨骨干骨折通常不复杂，可通过手法复位和石膏固定治疗，但移位的骨折及开放性骨折需要手术治疗。

（一）弹性髓内针治疗胫骨骨折

1. 适应证　闭合复位后不稳定的骨折；移位明显的骨折；病理性骨折；腓骨完整的胫骨骨折。

2. 禁忌证　感染性骨折不愈合；近端 1/4 胫骨骨折；Gustilo 三度开放性骨折。

3. 术前准备　术前仔细阅读所有的 X 线片；麻醉评估；选择合适的内固定材料。

4. 手术要点、难点及对策

（1）体位及切口：全身麻醉后，在大腿近端上充气止血带，常规消毒患肢，铺无菌单。通常止血带不需要充气。术中透视并在皮肤上标记骨折位置、胫骨近端骺板及髓内针入口，髓内针入口距胫骨远端骺板 1.5 ~ 2.0cm。在胫骨近端干骺端侧面靠近进针处做 2cm 纵行切口。

（2）骨折复位：根据髓腔宽度选择直径 2mm、3mm 或 4mm 的髓内针。选择适合髓腔的尽可能最大直径的髓内针。如测量的直径为 6mm，可选择 2 根 3mm 的髓内针。将髓内针的斜面钝头端弯成 45°，以便于穿过骨折远端皮质，帮助骨折复位。预弯整个髓内针，使其有轻微弧度，使弧顶在骨折复位后位于或靠近骨折断端处。弧的宽度应当接近髓腔直径的 3 倍，从而便于在插入和稳定之间获得最佳平稳。

（3）固定　在进针点使用钻孔器垂直开孔，待钻孔至髓腔中点附近时，开口器逐渐斜向尾部，直至与胫骨长轴成 45°。进针点注意避开胫骨结节骨骺。将预弯的髓内针从进针孔插入，从近端向远端插入，透视下沿骨皮质滑至骨折端。将骨折复位，继续插入髓内针穿过骨折线，直至胫骨远端干骺端，但不要突破骨皮质或骺板。从胫骨近端另一侧以同样方法插入另 1 根髓内针。如有必要，在通过骨折线后可旋转髓内针针头，以增加解剖复位的效果，注意避免导致骨折分离。

（4）缝合：将髓内针近端弯曲，在距皮质 1cm 处剪断，埋入皮下。逐层关闭筋膜和皮肤后，长腿管型石膏固定（图 12-52）。

5. 术后监测与处理　通常在术后 5 周开始出现桥状骨痂时，开始负重。骨折 6 ~ 12 个月可以去除髓内针，取针后无须固定。

6. 术后常见并发症的预防与处理　并发症包括筋膜隔室综合征、血管损伤、成角畸形、骨折延迟愈合或不愈合及小腿不等长等。

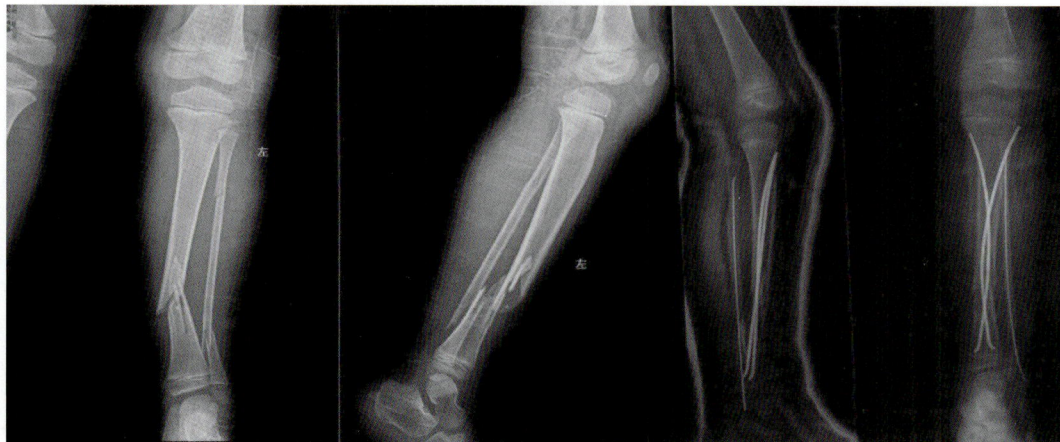

图 12-52　左胫腓骨骨折复位后髓内针固定

（二）闭合复位外固定器治疗儿童胫骨骨折

573

1. 适应证　明显移位骨折、开放性骨折及不愈合的骨折；长螺旋形骨折不适宜弹性钉固定者。

2. 禁忌证　闭合的无明显移位、适合髓内钉固定的患儿。

3. 术前准备　评估损伤严重程度；仔细阅片；麻醉评估；其他常规术前准备。

4. 手术要点、难点及对策

（1）体位及切口：全身麻醉后患者仰卧于手术床上，常规消毒铺巾。对于开放性骨折先行彻底的清创冲洗，并应用抗生素。

（2）复位：术中透视骨折位置并标记，助手协助术者复位骨折并维持复位后的位置。

（3）固定：选择合适外固定器及螺钉，于骨折两端分别置入 2 枚螺钉，注意避免穿破对侧皮肤。透视确定骨折复位后情况，并由助手协助牢牢固定外固定器（图 12-53）。

（4）缝合：开放性伤口暂时不关闭，以无菌敷料覆盖。下肢石膏托固定。

5. 术后监测与处理　石膏固定 4 ~ 6 周后开始负重训练，开放性损伤术后应用抗生素并定期清创直至创面生成良好的肉芽组织。待骨折愈合牢固切口皮肤生长好后拆除外固定。

6. 术后常见并发症的预防与处理　并发症包括血管神经损伤、骨折延迟愈合或不愈合及下肢不等长等。

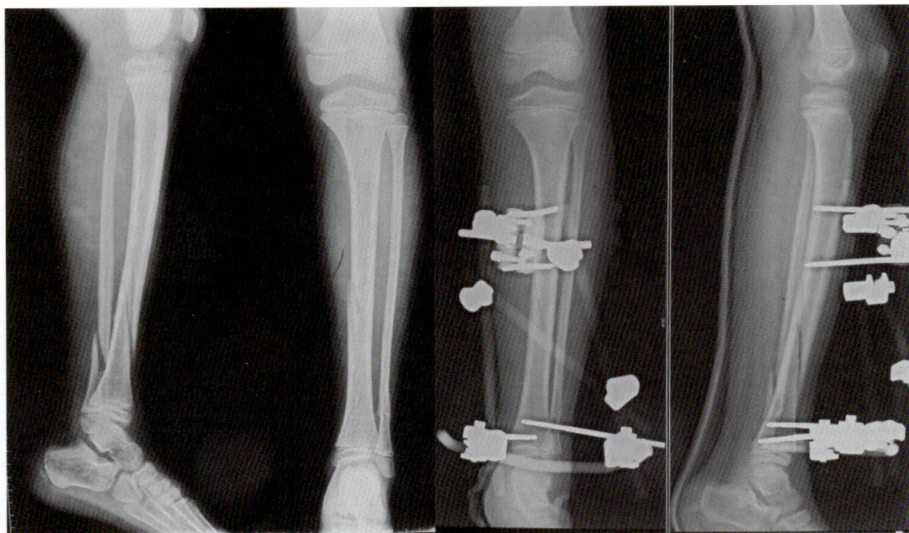

图 12-53　左胫腓骨骨折闭合复位后外固定架固定

第十节　足踝部骨折

胫腓骨远端骨骺骨折约占儿童全部骺损伤的 25% ～ 38%，仅次于桡骨远端骨骺损伤。胫骨远端骨骺损伤的常见年龄是 8 ～ 15 岁。多数损伤是由间接暴力引起，当足固定于某一位置，如内翻或外翻位，而小腿发生旋转即可发生骨折，直接暴力、高能量损伤及垂直压缩少见。治疗方法需考虑患者损伤的程度、类型等，大多数可经保守治疗，闭合复位后石膏制动即可，而对于复位后不稳定者及闭合复位失败者则需要手术治疗。

一、切开复位内固定治疗胫骨远端骨骺骨折

1. 适应证　闭合复位失败者、骨折移位超过 2mm 的 Salter-Harris Ⅲ 型、Ⅳ 型骨折。
2. 禁忌证　骨折移位不明显、适合闭合复位、保守治疗的患儿。
3. 术前准备
（1）术前仔细阅读所有影像学资料，准确判断损伤的类型。
（2）评估软组织损伤情况。
（3）选择合适的内固定材料。
（4）其他术前常规准备。
4. 手术要点、难点及对策
（1）体位及切口：患儿平卧于手术台上，常规消毒铺单，应用止血带。在内踝表面的前外侧做一个长约4cm的直切口，切开软组织，剥离到骨折位置，清除该区域的软组织，

尽可能保留骨膜。

（2）复位：轻柔地显露骨折端，去除嵌入骨折块中的软组织，特别是骨膜和小骨片。显露踝关节的前方，借助持骨器将骨折解剖复位。如果骨折是 Salter-Harris Ⅳ型骨折伴有小的干骺端骨块，切除骨块以更好地观察复位，并防止晚期形成周围性骨桥。

（3）固定：用细的无螺纹斯氏针于水平位平行穿过骨折，除非有必要，否则斯氏针不要穿过骺板。如有需要，应用空心螺钉或骨松质螺钉于水平方向将骨折固定，但必须确定螺钉未损伤骺板（图 12-54）。透视核实骨折复位情况及斯氏针或螺钉的位置。腓骨骨折采用手法复位。

（4）缝合：缝合伤口，采用长腿石膏将膝关节固定于屈曲位，踝关节固定于中立位。

5. 术后监测与处理　根据患儿年龄，术后 4 ~ 6 周不许负重。然后用短腿负重石膏固定 3 周。术后 6 ~ 8 周可取出斯氏针或螺钉。生物可吸收螺钉不需取出。

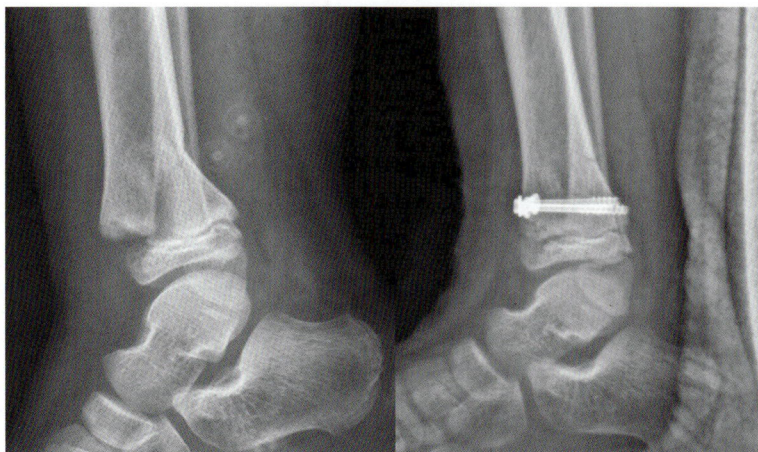

图 12-54　胫骨远端骨骺骨折水平螺钉固定

6. 术后常见并发症的预防与处理　术后可能并发伤口感染、骨折畸形愈合、骨折不愈合等，需根据情况行进一步处理。

二、切开复位内固定治疗 Tillaux 骨折

1. 适应证　青少年特有的 Tillaux 骨折。

2. 禁忌证　同前。

3. 术前准备　同前。

4. 手术要点、难点及对策

（1）体位及切口：患者麻醉消毒后，经前外侧长 6cm 的切口，从前外侧显露Ⅲ型或Ⅳ型骨折（图 12-55）。轻柔地清理和观察骨折片，注意不要切除骨膜，但要将嵌入骨折端的骨膜拉出来。

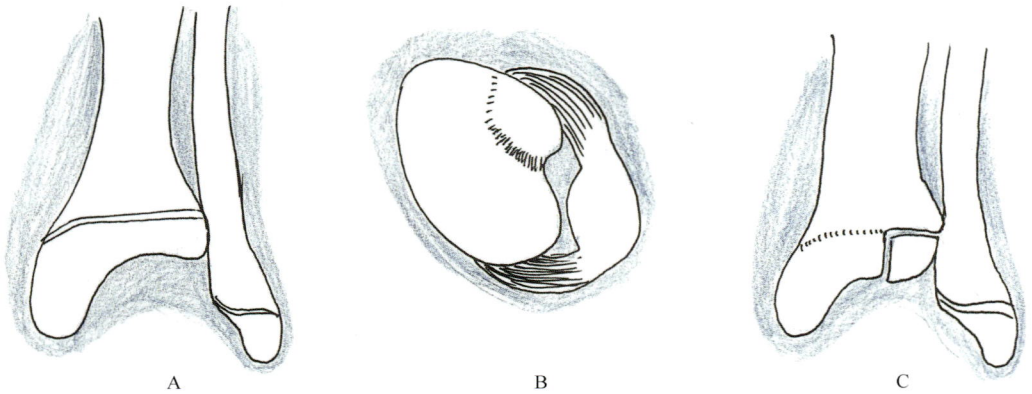

图 12-55　Tillaux 骨折损伤机制

A. 年长儿童的骺板内侧已闭合而外侧开放；B. 外旋应力作用于胫腓前韧带，引起外侧骺板撕脱性骨折；C. 因为骺板内侧闭合，

撕脱性损伤产生 Salter-Harris Ⅲ型骨折

（2）复位：用持股钳将骨折复位，通过检查踝关节中的骨折片来确认复位情况。

（3）固定：用 2 枚克氏针平行穿入或用 1 枚小骨松质螺钉横行穿过骨折固定，但不能穿过骺板。透视确定骨折复位情况。

（4）缝合：缝合皮肤切口，用长腿石膏将膝关节固定于屈曲位。

5. 术后监测与处理　6 ～ 10 周内避免负重，并根据患者年龄，于术后 4 ～ 6 周去除克氏针。

6. 术后常见并发症的预防与处理　术后可能并发伤口感染、骨折畸形愈合、骨折不愈合、骨骺损伤等，需根据情况做进一步处理。

三、经皮穿针闭合复位内固定治疗 Tillaux 骨折

1. 适应证　骨折移位不明显或者闭合复位可行的骨折。

2. 禁忌证　骨折移位明显、闭合复位失败的患者。

3. 术前准备　常规术前准备。

4. 手术要点、难点及对策

（1）体位及切口：患者在全身麻醉下，透视进行骨折闭合复位。如果闭合复位失败则需要切开复位，下肢应用止血带，但暂不充气。常规皮肤消毒铺巾，在外踝前缘和胫腓下支持带前上方的第 3 腓骨肌之间的中线上做皮肤标记（图 12-56）。

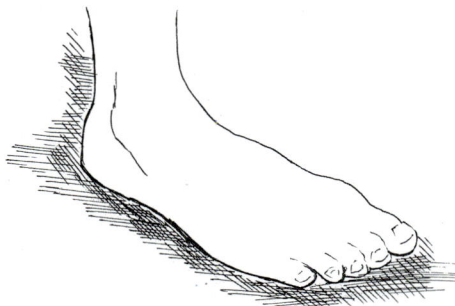

图 12-56　皮肤切口标记

（2）复位及固定：透视下，用 2 根 2mm 的斯氏针撬拨使骨折复位，透视确定骨折复位情况。若复位满意，将 2 根直径 1.6mm 的克氏针插进骨折片中央并穿过骨折两端，再进行透视检查复位情况（图 12-57）。如果复位满意，将斯氏针拔

出，并把克氏针尾端留在皮外或埋入皮下。

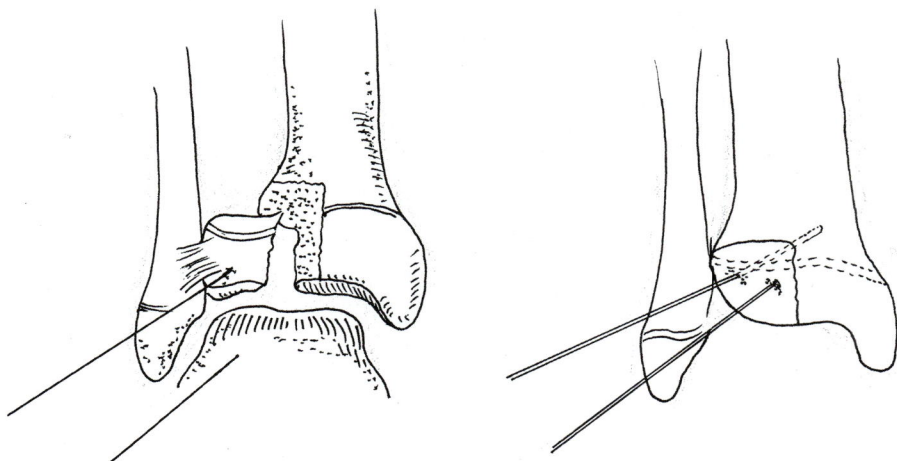

图 12-57　斯氏针复位后，将 1 根克氏针穿过骨折固定

（3）缝合：缝合切口，应用小腿石膏固定。

5. 术后监测与处理　石膏固定 6 ～ 8 周，拆除石膏时将克氏针拔除。

6. 术后常见并发症的预防与处理　术后可能并发骨折畸形愈合、骨折不愈合、骨骺损伤，需根据情况行进一步处理。

四、切开复位内固定治疗三平面骨折

577

1. 适应证　踝关节三平面骨折者。

2. 禁忌证　局部皮肤软组织条件不佳者。

3. 术前准备　同前。

4. 手术要点、难点及对策

（1）体位及切口：患者全身麻醉消毒后，在胫骨远端内侧做一个纵切口，向下延伸到踝关节。

（2）复位：显露骨折片，但不要切除任何骨膜。检查骨折间隙，确认没有骨膜卷入间隙内，再将干骺端骨折片复位。

（3）固定：如果未达到解剖复位，则此时不进行内固定，而是开始处理外侧骨折片的操作。若骨折复位满意，用 2 枚平行骨松质螺钉横行穿过干骺端骨折片，此时三平面骨折变为 Tillaux 骨折或外侧的 Salter-Harris Ⅲ 型骨折。在前外侧做一个纵切口，显露外侧骨折片，将其解剖复位，确认骨折间隙没有骨膜嵌入。用无螺纹钢针横行穿过骨折，或用 1 枚骨松质螺钉固定，并确定其螺纹未损伤骺板（图 12-58）。

（4）缝合：检查踝关节确认复位情况，同时透视了解骨折复位及钢针的位置。闭合切口后，应用长腿石膏固定。

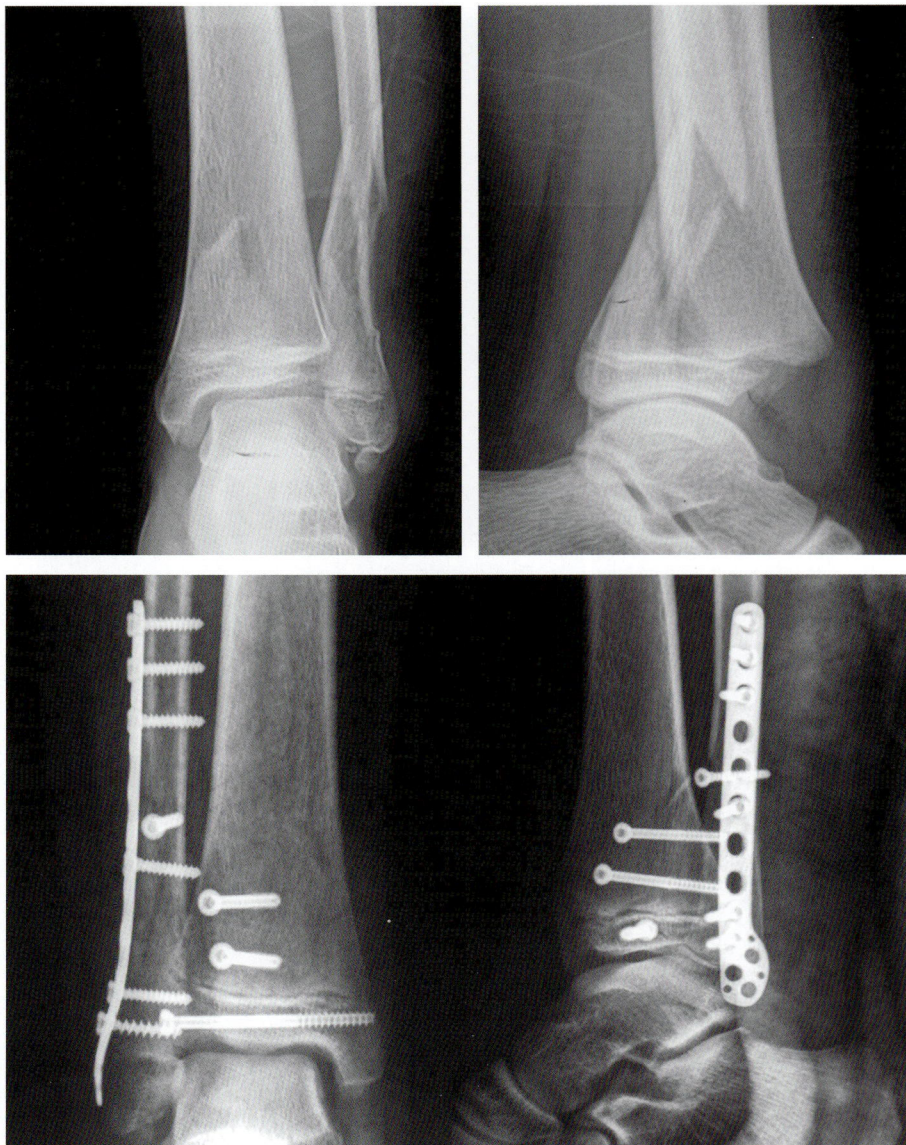

图 12-58　胫骨远端三平面骨折，两侧均用螺钉固定

5.术后监测与处理　术后 8 周不允许负重。术后 6 周拆除长腿石膏，更换短腿石膏。术后 8 周可取出内固定。

6.术后常见并发症的预防与处理　并发症包括骨折不愈合或延迟愈合、旋转畸形、内外翻畸形、跖屈畸形、骺板早闭及创伤性关节炎等。

五、内踝骨折切开复位术

1.适应证　内踝 Salter-Harris Ⅲ 型或Ⅳ型骨折，骨折移位超过 2mm 者（图 12-59）。

2. 禁忌证　局部皮肤软组织条件不适合者。

3. 术前准备　常规术前准备；局部皮肤软组织条件准备。

4. 手术要点、难点及对策

（1）体位及切口：患者仰卧于手术台上，手术野消毒铺单，下肢驱血上充气止血带。做踝关节上至内踝尖后 1cm 弧形切口，或做内踝 4 ~ 6cm 横行切口，分离牵开隐静脉，打开踝关节前内侧关节囊，显露骨折线、破裂的骨膜和软骨膜。

（2）复位：将关节面及骨折端清理干净后，使用小巾钳或复位钳抓紧复位骨折，可检查关节面和骨折线边缘来评估复位情况。

（3）固定：如果骨折碎片足够大，可用 4mm 空心螺钉水平通过骨骺拧入，或者使用 2 枚光滑克氏针斜行固定骨折，将针尾弯曲剪断后留于皮下。

（4）缝合：冲洗，关闭伤口，小腿管型石膏固定。

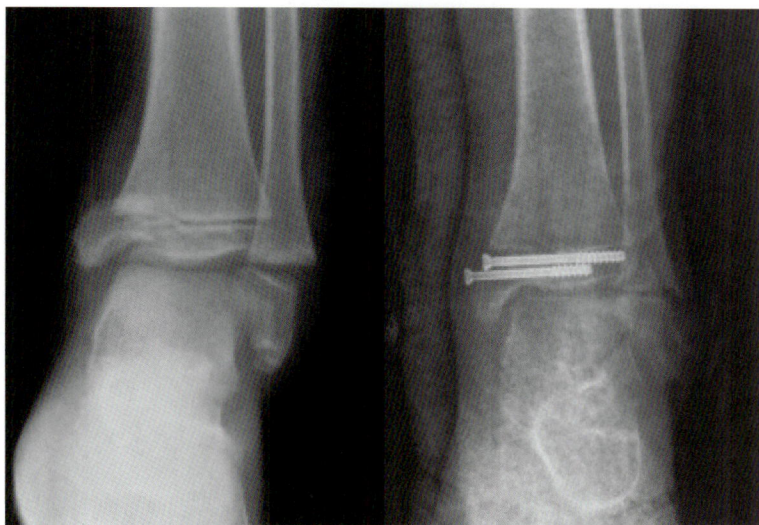

图 12-59　内踝骨折，使用 2 枚空心螺钉固定

5. 术后监测与处理　小腿管型石膏固定 4 周，拆除石膏部分负重 4 周，术后 8 ~ 12 周取出内固定物。

6. 术后常见并发症的预防与处理　骨折不愈合、内踝骨桥形成、踝关节内翻畸形等。

（华中科技大学同济医学院附属协和医院骨科医院　李　进）

<h2 align="center">参 考 文 献</h2>

吉世俊，潘少川，王继孟 .2001. 小儿骨科学 . 山东：山东科学技术出版社 .

卢世璧，王继芳，王岩 .2006. 坎贝尔骨科手术学 . 北京：人民军医出版社 .

张长青，曾炳芳 .2013.Wiesel 骨科手术学 . 上海：上海科学技术出版社 .

索　引